全国高等医药院校临床实习指南系列教材
全国高等医药院校规划教材

案例版™

编写委员会主任委员　张晓杰

编写委员会副主任委员　毕红霞　罗庆东　宁景志　李晓华

妇产科学、儿科学临床实习指南

总主编　关　郁　张丽文

第一部分　妇产科学临床实习指南

主　编　关　郁　高　航　李跃文

副主编　刘　杰　赵　薇

编　委　(以姓氏汉语拼音为序)

高　峰　高　航　关　郁　李晓宏

李跃文　刘　杰　王　娜　许　敏

岳明桂　张洪涛　赵　薇

第二部分　儿科学临床实习指南

主　编　张丽文　高晓宇

编　委　(以姓氏汉语拼音为序)

高晓宇　＊胡亚萍　＊李翠萍　＊王　佳

王伟娟　＊温玉玲　张丽文　＊赵丽艳

(＊齐齐哈尔市中医院)

科学出版社

北　京

内 容 简 介

为满足医学本科学生的妇儿专业临床实践的需要,使学生在临床实习过程中能更好把医学理论知识与临床实践相结合,特编写了此本妇产科学、儿科学临床实习指南。

此书以七版教材及执业医师考试教材为蓝本,引入了大量典型病例,更贴近于临床,把新理论、新知识、新技术精辟简明的融入书中,使学生能够便于理解和学习,以启发学生临床思维;每章后以习题形式覆盖每章的重要知识点,以加深理解,同时本书增加了操作诊疗常规,以提高学生的动手操作的能力。

本书共分五篇,书中妇产科内容分为妇科、产科、临床诊疗操作常规三大部分,共30章;儿科内容分为病例分析、诊疗常规两部分,共14章。

阅读此书时,读者可根据临床遇到的相似病例,进行自我训练,逐渐培养自己的临床思维过程,这也是我们编写此书的初衷。

本书供妇产科、儿科医师及实习医生参考使用。

图书在版编目(CIP)数据

妇产科学、儿科学临床实习指南 / 关郁,张丽文总主编 .—北京:科学出版社,2012.8

全国高等医药院校临床实习指南系列教材·全国高等医药院校规划教材

ISBN 978-7-03-035317-7

Ⅰ.妇… Ⅱ.①关… ②张… Ⅲ.①妇产科学-医学院校-教材 ②儿科学-医学院校-教材 Ⅳ.①R71 ②R72

中国版本图书馆 CIP 数据核字(2012)第 190872 号

责任编辑:王 颖 周万灏 / 责任校对:林青梅
责任印制:肖 兴 / 封面设计:范璧合

科 学 出 版 社 出版
北京东黄城根北街 16 号
邮政编码:100717
http://www.sciencep.com
源海印刷有限责任公司 印刷

科学出版社发行 各地新华书店经销

*

2012 年 8 月第 一 版 开本:787×1092 1/16
2012 年 8 月第一次印刷 印张:29 1/2
字数:774 000
定价:62.00 元
(如有印装质量问题,我社负责调换)

《全国高等医药院校临床实习指南系列教材》
编写委员会

序

　　医学是复杂的实践科学,医学实践教学在整个医学教育中占有极为重要的地位,提高医学实践教学质量将有助于提高医学教育的整体水平。临床实习是培养医学生综合运用所学的基础理论、专业知识、基本技能等处理临床实际问题的重要环节,对医学生临床综合思维能力的培养起着关键作用。近年来,由于诸多原因,致使部分住院医师不注重临床技能的提高,分析问题、解决问题的能力得不到有效提升,严重影响未来医疗事业的发展和为广大群众服务的质量。国内很多院校对传统的实践教学进行积极改革和有益的尝试,积累了非常宝贵的经验。目前虽有诸多高等医药院校临床实习教材,但适用于医学生临床实习的案例版实习指南系列教材却较为少见。2011年国家教育部下发的《关于全面提高高等教育质量的若干意见》,对教育教学改革和提高教学质量提出了更高的要求。

　　在上述背景下,齐齐哈尔医学院成立了以附属第三医院为主的《全国高等医药院校临床实习指南系列教材》编写委员会,组织具有丰富临床和教学经验的专家、教授共同编写了这套教材。全套教材吸收了临床教学专家多年医学教学的改革经验,在总结临床实习教学经验,不断积累典型案例的基础上编写而成,涵盖了内科学,外科学,妇产科学、儿科学,眼科学、耳鼻咽喉-头颈外科学,医学影像学,神经与精神病学等六册十个学科。其内容除包括丰富的临床典型案例及分析外,还配备了大量灵活多变的临床综合思考题。

　　该套临床实习指南系列教材具有创新性,其特点是构思新颖、视角独特。以临床思维为抓手,激发学生积极参与临床实习的兴趣,培养学生自主学习的能力;以典型案例为切入点,深入浅出,立足多角度、多视野、多途径锻炼医学生的临床综合分析能力;以国家执业医师考试为准绳,培养学生理论与实践相结合的能力。本套教材不仅适用于各专业医学生的临床实习,也是住院医师规范化培训不可多得的教材。

　　本套教材的编写与应用已经被批准为黑龙江省新世纪教改工程项目,部分成果已经应用于临床实习并取得较好的成果。

　　本套教材的编写出版,得到了齐齐哈尔医学院有关部门领导、专家的支持和指导,同时出版社给予了总体策划、严格审校,更凝聚了众多临床一线教师的心血与智慧。谨在此一并表示衷心地感谢。

　　虽然编写组在编写过程中不断总结、修改并反复完善,但仍难免存在缺陷和不足,衷心希望使用该套教材的广大教师、学生及临床医生提出宝贵的意见,以便我们进一步修订完善,亦敬请同行不吝赐教。

《全国高等医药院校临床实习指南系列教材》编写委员会

2012 年 7 月

前　　言

　　临床实习是临床医学的重要组成部分,是医学教育过程中较为重要的实践阶段,是教学思维与临床思维相关联的关键性培养阶段,是巩固理论知识、锻炼操作技能、开拓思维的重要过程。

　　本书内容全面、简明、新颖、实用,涉及妇产科、儿科临床理论及操作的方方面面,是临床医学生、妇产科、儿科专业学生进入专业领域的入门书之一,是妇产科、儿科实习医生、见习医生、低年资医师及妇女儿童保健工作者不可不读的一部很有价值的参考书。

　　如何把新理论、新知识、新手术、新技术精辟简明的融入本书中,如何编排才能够便于理解和学习,是我们在编写过程中求索的问题,在广泛查阅国内外文献,紧密结合妇产科临床实践以及分析读者需求后,我们尽力全面介绍了目前妇产科、儿科学专业涉及的理论、实践等内容,又增加了大量的新病例,并结合病例提出与疾病的发病机制、诊断、鉴别诊断、治疗、预后等有关问题,以启发学生思维,然后针对病例以临床思维为基础进行分析、解决问题。又对操作诊疗常规中适应证、禁忌证、术前准备、处理、体位、步骤及注意事项等根据临床需要、发展趋势进行详细描写,使本书更完善,更丰富实用。本书共分五篇,书中妇产科内容分为妇科、产科、临床诊疗操作常规三大部分,共30章;儿科内容分为病例分析、诊疗常规两部分,共14章。

　　本书是全体编者集体努力的成果。本书编者多为有丰富临床经验的妇产科、儿科专家,感谢他们在繁忙的医疗、教学和科研工作与社会活动之余,将其精湛的专业知识与技术整理成文。还要感谢我院的学生们,他们具有的创新思想与实践激情激励着我们,真切希望把有限的技巧、技能等经验进行传授、探讨,希望对同学们有所帮助。

　　但由于成书时间较为紧迫而写作能力也参差有别,本书难免存在不足之处,敬请读者批评指正。

编　者

2012 年 3 月 17 日

目 录

第二部分　儿科学临床实习指南

第一部分

妇产科学临床实习指南

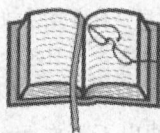

第一篇　妇科临床实习病例分析

第一章　妇科急腹症
第一节　异位妊娠

病例 1-1-1

患者,女性,24 岁。因"停经 2 个月余,下腹痛 4 小时伴晕厥一次"入院。末次月经 2001 年 9 月 4 日,停经 44 天查尿 HCG(＋),B 超提示:"宫内见孕囊 21mm×21mm"。于 2001 年 10 月 21 日行药物流产,未见绒毛,立即给予清宫,但是仍然未见绒毛。1 周后复查尿 HCG 为弱阳性,10 日后阴道出血止。流产后未转经,有同房史。于 2001 年 12 月 13 日 18 时 30 分突感下腹痛,伴肛门坠胀,晕厥一次,即来院就诊,查尿 HCG(＋)。体格检查:血压 55/30mmHg,心率 100 次/分,体温正常,患者呈失血貌,下腹有压痛,移动性浊音(＋),肝脾肋下未及。妇科检查:宫颈举痛明显,子宫增大如孕 50 天大小,左侧附件区可以触及 10cm×9cm×8cm 的包块,有压痛。辅助检查:Hb84g/L,血 HCG 22162.0U/L。盆腔 B 超:盆腔内见 100mm×97mm×86mm 的杂乱回声,轮廓不清,孕囊可能是在宫角部或子宫肌层。腹盆腔有中等量积液。后穹隆穿刺抽出不凝血 5ml。

1. 最可能的诊断?
2. 诊断依据有哪些?
3. 如何鉴别诊断?
4. 治疗方案是什么?

参考答案

1. **诊断**　腹腔内出血、异位妊娠、失血性休克。

根据病史为妇科急腹症,妇科的急腹症主要有三大类:出血、感染和肿瘤并发症。这名患者是内出血型,应该考虑:异位妊娠、黄体破裂、子宫穿孔。因为患者尿 HCG(＋),首先想到是异位妊娠,但是也不能完全排除妊娠黄体破裂及滋养细胞疾病穿破子宫的出血。患者在一个多月前因"早孕"而行药物流产,手术前 B 超提示宫内有孕囊,可是在流产过程中未见到绒毛,流产后也未来月经。应考虑前次的"早孕"可能是"异位妊娠",而 B 超提示的孕囊可能是在宫角部或子宫肌层,清宫也未能见到绒毛,或本次的妊娠是药流后再次妊娠(因为未转经,有同房史)。不足的是流产清宫后没有复查 B 超,不能明确流产后子宫内是否还有孕囊。

2. **诊断依据**　患者有停经史、阴道出血、急性下腹痛、晕厥,B 超附件区有包块,腹腔内有积液,后穹隆穿刺抽出不凝血,HCG(＋)等。

3. **鉴别诊断**　①不全流产。②卵巢黄体破裂或滤泡破裂。③卵巢肿瘤蒂扭转。④卵巢巧克力囊肿破裂。⑤卵巢肿瘤破裂。

4. **治疗**　①支持疗法:输血补液,补足血容量。②手术治疗:剖腹探查明确诊断。术中发现子宫底部有蓝色瘀斑,并有一个破口,有活动性出血,两侧附件未见异常,子宫周围有积血块,盆腔内积血约 2000ml,将破口打开,挖出胚胎样组织,囊腔位于子宫肌层,不通子宫腔,缝合子宫肌层。最终的诊断为子宫肌壁层妊娠。

病例 1-1-2

患者,女性,24 岁。停经 53 天,5 天前开始有少量断续阴道出血,昨日开始右下腹疼痛,今晨加剧,呕吐两次。患者以往月经规律,13 岁初潮,4～6/28～30,无痛经史,已婚,G_2P_1,宫内放置 IUD 2 年。LMP:2005 年 5 月 4 日。体格检查:体温 37.5℃,血压 75/45mmHg,脉搏 100 次/分,呼吸 25 次/分,体重 65kg,发育正常,营养中等,神志清楚,精神倦怠,面色苍白,被人扶入病房,口唇黏膜苍白,眼睑苍白,双肺呼吸音急促,未闻及病理性呼吸音,心律规律,100 次/分,心音有力,无器质性杂音,腹部微隆起,右下腹部有压痛、反跳痛,移动性浊音(+)。妇科检查:外阴发育正常,阴道通畅,有陈旧性出血;子宫口闭,宫颈举痛(+);子宫前倾前屈,较正常稍大,软;子宫右侧可触及拇指大小的块状物。血常规:WBC$10×10^9$/L,N0.8,Hb75g/L。尿 HCG(±),后穹隆穿刺吸出 10ml 不凝血。

1. 最可能的诊断?
2. 诊断依据有哪些?
3. 还应该做哪些检查帮助诊断?
4. 最合适的治疗方法?

参考答案

1. **诊断** 该患者最可能的诊断是异位妊娠。

2. **诊断依据** 已婚女性,带环 2 年,本次发病前先有停经史,然后出现阴道少量出血 3 天,右下腹痛 1 天,加重半天,伴有恶心、呕吐两次。患者有急性失血面容,外出血少量,后穹隆穿刺阳性,说明患者有内出血,现在 Hb75g/L,结合停经史,尿 HCG(±),考虑是与妊娠有关性的疾病,附件区触及肿块物,最可能的诊断是异位妊娠。

3. **辅助检查** ①B 超检查了解子宫腔内有没有孕囊,附件区内可见囊性占位,盆腔内有积液。②需要再做血 HCG 测定。③必要时做腹腔镜检查并治疗。

4. **治疗** ①建立静脉通道,补液,必要时输血。因为患者已经出现血压下降,因此应该尽快抢救。②抽血测定血中 HCG 含量。③手术治疗:可以行腹腔镜检查,另一方面明确诊断,一方面在镜下手术,切除输卵管,或是取出妊娠物后,修复输卵管。

临床思维:异位妊娠

受精卵种植发育在子宫体腔以外的地方,称为异位妊娠(ectopic pregnancy),习称宫外孕。根据受精卵种植部位的不同,异位妊娠分为:输卵管妊娠、宫颈妊娠、卵巢妊娠、腹腔妊娠(图 1-1-1)。异位妊娠约占所有妊娠的 1%～2%,并逐年增加。其发病率升高除与患异位妊娠的高危因素的升高有关以外,还与现代诊断技术的改善有关。一些在过去无临床症状或临床症状轻微未被诊断能自愈的异位妊娠患者,在今天也能被诊断,因此现代临床上还存在着过度治疗的问题。异位妊娠对将来的妊娠是有影响的,以后总的妊娠率为 60%～80%,再次异位妊娠的复发率为 10%～28%,两次输卵管妊娠的

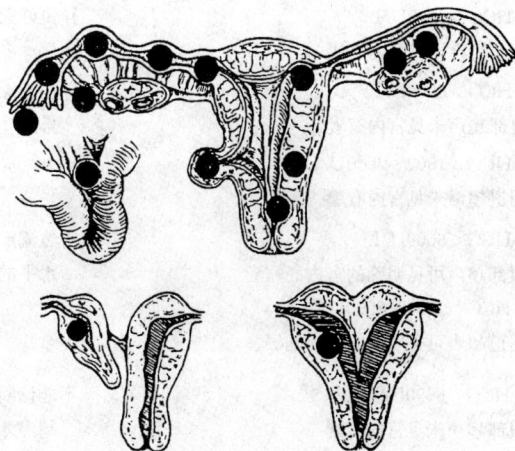

图 1-1-1 异位妊娠的发生部位

复发率＞30％。仅三分之一的患者以后分娩活婴。宫内孕合并宫外孕是很罕见的,约占四千分之一到三万、四万分之一。异位妊娠是孕产妇前 3 个月最常见的急腹症和最主要的死亡原因,占所有产妇死亡率的 10％～15％。

【病因】　盆腔炎症性疾病、异位妊娠史、子宫内膜异位症、输卵管手术史、盆腔手术史、不育和不育的治疗史、子宫输卵管发育异常、己烯雌酚的接触及吸烟等;多性伴侣、初次性生活年龄较早、阴道冲洗等为非直接的高危因素,可能导致性传播性疾病及上行感染,增加了异位妊娠的发生几率。以上这些因素会导致输卵管的粘连、解剖和功能的异常,影响了受精卵的运送及输卵管的活动力。

【临床表现】　典型的异位妊娠的三联症是停经、腹痛及不规则阴道出血。患者可能有 6～8 周的停经史,无停经史的也不能除外异位妊娠。在已破裂或正在破裂的患者都有盆腹腔疼痛,可以发生在腹部任何地方,主要在下腹部,患侧更为严重。当支持子宫内膜的人绒毛膜促性腺激素(HCG)水平下降时可表现为少量断续或持续褐色出血。在异位妊娠最初 3 个月胎盘和卵巢激素的刺激下,子宫轻度生长增大(25％)。5％～10％的患者排出子宫蜕膜管型,排出时的绞痛如同自然流产时的绞痛。在腹部和阴道检查时可有剧烈的触痛,75％的患者有宫颈举痛。40％的患者子宫直肠凹可触及包块。腹腔积血多时,膈肌受到刺激可以引起胸痛及肩部疼痛。严重患者可伴有晕厥、眩晕。少于 10％的患者有低热(图 1-1-2,图 1-1-3)。

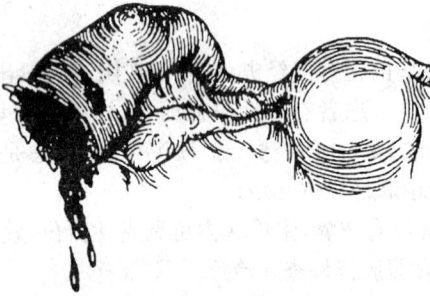

图 1-1-2　输卵管妊娠流产

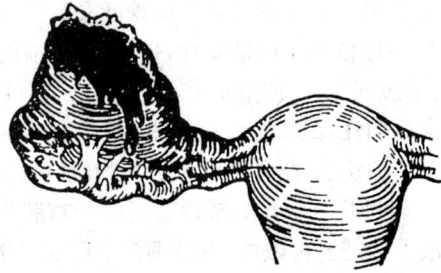

图 1-1-3　输卵管妊娠破裂

【辅助检查】

1. 超声结合血 β-HCG 水平及意义(表 1-1-1)

表 1-1-1　超声结合血 β-HCG 水平及意义

超声结合血 β-HCG 水平	意义
β-HCG＞6000U/L 腹部超声可见宫内有囊	异位妊娠可以被排除(除了罕见者)
β-HCG＞6000U/L 腹部超声未见宫内有囊	异位妊娠的可能性很大,自然流产也有可能有这个图像,需注意排除
β-HCG＞1500～2500U/L 阴道超声未见宫内有囊	
β-HCG＜6000U/L 腹部超声可见明确的宫内妊娠囊	自然流产的可能性很大,但也必须除外异位妊娠,此时血清的孕酮水平的测定很有意义
β-HCG＜1500～2500U/L 阴道超声可见明确的宫内妊娠囊	
β-HCG＜6000U/L 腹部超声未见宫内有囊	不能诊断。受精后 8 天血清 β-HCG 能证实妊娠。孕后 28 天阴道超声才能辨认出宫内妊娠囊。8～28 天间有 20 天的盲区,需要动态的观察血清
β-HCG＜1500～2500U/L 阴道超声未见宫内有囊	β-HCG 水平与随诊超声检查来解决

2. 后穹隆穿刺(图 1-1-4) 后穹隆穿刺是一种传统的辨别腹腔内积血的一个简单快速方法。后穹隆穿刺时吸出 2~3ml 以上暗红而不凝血者为阳性;抽出脓性或草黄色液体则可除外异位妊娠的诊断。穿刺阳性异位妊娠的可能性为 85%,其他的腹腔内出血情况还有黄体出血、腹腔其他脏器的破裂、滤泡出血、经血倒流等。以前有输卵管炎和盆腔炎的患者可由于子宫直肠陷凹消失使后穹隆穿刺不满意。

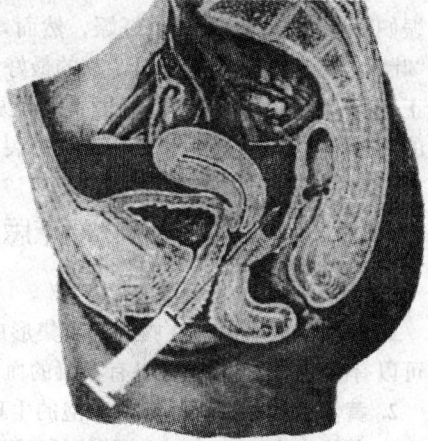

图 1-1-4 后穹隆穿刺

【治疗】

1. 手术治疗

(1) 保守性手术:输卵管远端三分之二的异位妊娠可行输卵管造口术,在输卵管系膜对侧缘妊娠包块上线型切开,取出妊娠物,出血点可用激光或电烧止血。在输卵管峡部妊娠时,也可行部分输卵管切除术,两断端日后再行吻合术,避免造口术后瘢痕进一步狭窄。输卵管伞端妊娠时,妊娠物从伞端挤压排出。

(2) 输卵管切除术:适用于不能控制的出血、广泛的输卵管损伤或在同一条输卵管的复发的异位妊娠以及想要绝育的患者。

手术方式的选择:患者生命体征不稳定或处于休克状态,应尽可能快的送入手术室,必要时需用大的两条静脉通路复苏。腹腔镜手术微创、恢复快,如有腹腔镜的设施、技术,腹腔镜手术是异位妊娠的首选手术方式。

2. 非手术治疗

(1) 期待疗法。

(2) 药物治疗(medical treatment)。

第二节 黄体囊肿破裂

病例 1-1-3

患者,女性,25 岁,停经 10 周,主诉近 1 小时剧烈腹痛且自觉虚弱乏力。1 天前早晨开始有中量暗红阴道出血,有似肉样组织从阴道排出。排出的组织置入生理盐水中呈现一种叶状图案。目前无阴道流血,有头晕。体检:血压 90/60mmHg,心率 120 次/分,体温 36℃。腹膨隆,有反跳痛,存在液波震颤。妇科检查:外阴、阴道正常;宫颈闭合;子宫基本为正常大小,比较软;两侧附件区未触及异常。

1. 最可能的诊断是什么?

2. 应该如何选择治疗?

参考答案

1. 最可能的诊断 妊娠黄体囊肿破裂伴腹腔积血。

2. 治疗方法 入院手术(腹腔镜或开腹手术)。

患者在孕 10 周主诉的是血容量减少的症状。自觉虚弱乏力是低血压症状,同时有心动过速,这些症状符合失血性休克症状。并且患者有剧烈腹痛,腹部膨隆,反跳痛,同时液波震颤阳性。最可能的原因是腹腔积血。腹腔内血液刺激腹腔壁,引起反跳痛。90%的妊娠妇女伴腹腔积血是异位妊娠。然而,在此病例中,患者排出的组织在生理盐水中漂洗呈"叶状图案",这恰恰是妊娠产物的最好证据。事实上,漂洗试验对于诊断绒毛95％以上是正确的。宫内宫外同时妊娠是非常罕见的(1/10000),因此,腹腔积血可能是黄体破裂引起的,另一较少见原因是脾损伤或脾破裂。

临床思维：黄体囊肿破裂

【概述】

1. 腹腔积血 血液在腹腔内聚集形成腹腔积血。血液最初凝成血块然后溶解,所以腹腔积血可以有凝结的血块,也可以有不凝的血液。

2. 黄体囊肿 来自排卵后卵泡的生理性卵巢囊肿可以分泌孕酮。

3. 黄体出血 黄体出血可以引起腹腔积血或囊肿增大。

4. 黄体破裂 成熟的卵泡排卵后发展成为黄体,参与正常的内分泌功能或者使孕酮的分泌延长,通常其直径不超过3cm。由于壁薄的毛细血管侵入颗粒细胞壳内会出现卵泡内出血。如果出血增多,囊肿也增大则增加了破裂的风险。在妊娠期更容易破裂,可能是由于孕期黄体脆性增加,因此黄体破裂的发生率增加。抗凝治疗也会使囊肿易于破裂,因此抗凝治疗的妇女应接受药物抑制排卵。黄体出血的患者通常会表现为突然出现剧烈的下腹痛。这些表现尤其会常发生在腹腔积血的患者。有些妇女主诉一侧下腹绞痛,并且明确前下腹痛持续1～2周。黄体囊肿破裂通常发生在月经周期的第20～26天。

疑似黄体破裂出血者应与异位妊娠、卵巢子宫内膜样囊肿破裂、附件扭转、阑尾炎、脾损伤或脾破裂相鉴别。B超检查可见腹腔内液体,并且液体可能在卵巢周围。腹腔镜可以确诊。黄体囊肿破裂治疗的第一步是可靠的止血,一旦出血停止无需进一步的治疗;如果继续出血则行保留正常卵巢组织的囊肿切除术。

妊娠10周以前黄体大量分泌孕酮。直至约孕7周妊娠是依赖黄体分泌的孕酮来维持的。绒毛膜促性腺激素维持黄体功能直至胎盘类固醇生成建立为止。妊娠7～10周胎盘和黄体功能共存,孕10周后胎盘形成作为孕激素的主要来源。因此,如果在妊娠10周前切除黄体则需外源性孕激素维持妊娠,如果妊娠10周后切除黄体则无需补充孕激素。

第三节 腹 腔 妊 娠

病例 1-1-4

患者,30岁,G_2P_0,因停经38^{+4}周,横位,B超怀疑子宫下段血管瘤入院。患者平素月经正常,早、中孕期无腹痛,阴道流血,孕34^+周时因上腹痛在当地县医院诊断为"胰腺炎",经休息、抗感染治疗后好转。未在我院行产前检查。入院前2天院外B超怀疑子宫下段血管瘤转入我院。B超考虑诊断:①部分性葡萄胎? ②子宫下段血管瘤?

该患者诊断该如何考虑?

参考答案

初步诊断:患者术前一直行常规产前检查,均无异常发现。故诊断可拟诊:①孕38^{+4}周,单活胎,横位;②部分性葡萄胎? ③子宫下段血管瘤?

经充分术前准备行剖宫产术,术中见子宫孕3个多月大,左旋90°(术后探查证实),整个子宫被羊膜囊及胎盘覆盖、挤压至盆腔左后下方,羊膜囊内可见黄染胎粪,胎盘部分种植左侧宫角,部分与大网膜相连,部分游离于腹腔(约 1/3),胎位为横位,胎头位于右侧腹腔,于胎头前方无血管区分开胎膜,羊水Ⅲ度污染,量约 1000ml,顺娩一活女婴,评分 9～10 分,体重 2900g,身长 48cm,脐带长 40cm。胎儿刚娩出,大量鲜血自胎盘剥离面涌出,以左侧宫角出血为甚,立即钳夹出血部位,紧贴子宫左侧角切下胎盘,见胎盘附着于子宫平滑肌层,未在宫腔,左侧宫角处有一直径 1.15cm 的小孔与宫腔相通。术中出血约 4500ml,输全血 2350ml,红细胞悬液 3U。术中患者一度出现休克、烦躁,经气管插、加压输血后好转。

术后诊断:①G_2P_1,腹腔足月妊娠活胎横位剖一女活婴;②失血性休克;③足月成熟儿。

临床思维:腹腔妊娠

腹腔妊娠是指位于输卵管、卵巢及阔韧带以外的腹腔内妊娠,其发生率约为 1:15000 次正常妊娠,属异位妊娠。腹腔妊娠由于胎盘附着异常,血液供应不足,胎儿不易存活至足月。腹腔妊娠一般有停经后的腹痛及阴道流血,随后阴道流血停止,腹部逐渐长大,产检发现子宫轮廓不清,胎儿肢体极易触及,胎位多异常,胎心音异常清晰。腹腔妊娠出血往往较多,若术前准备不充分,如备血不足等,则很可能因抢救不及时而危及母儿生命。胎儿娩出后,对胎盘的处理要根据其附着部位、胎儿存活及死亡时间来决定,否则可能引起大出血。胎盘附着于腹膜或肠系膜处,胎儿存活或死亡不足 4 周,则不能触动胎盘,活胎取出 4 周或死胎死亡 4 周则可行开腹取胎盘或让其自行吸收,若未吸收或发生感染者,可行剖腹酌情切除或引流。该患者胎盘部分着床于子宫角,部分与大网膜相粘连,部分游离于腹腔,故行分离粘连、紧贴子宫角完整切除胎盘,子宫予以保留。

复 习 题

单选题

1. 27 岁女性,G_2P_0,诉下腹痛、阴道点滴出血,行后穹隆穿刺,共抽出凝固血液 3ml。下列哪一个是最佳解释(　　)

　　A. 腹腔积血　　　　　B. 无腹腔积血　　　　　C. 抽出为血管内血　　　　　D. 患者可能是异位妊娠

2. 28 岁女性,G_2P_0,主诉阴道点滴出血且 β-HCG 水平在 1930U/L。行刮宫术,镜下未见绒毛。下列描述中哪一个是此患者最可能的诊断(　　)

　　A. 完全性葡萄胎　　　　　B. 宫腔内妊娠　　　　　C. 部分性葡萄胎

　　D. 异位妊娠　　　　　E. 自然流产

3. 在健康妇女中下列哪一个是最早诊断血容量减少的指标(　　)

　　A. 心动过速　　　　　B. 低血压　　　　　C. 正性倾斜

　　D. 嗜睡及精神错乱　　　　　E. 尿量减少

4. 患者 20 岁女性,血压 70/40mmHg,心率 130 次/分,有大量阴道出血病史。哪一个是首要处理措施(　　)

　　A. 静脉注射等渗液体　　　　　B. 迅速饮用液体　　　　　C. 立即输血

　　D. 立即刮宫　　　　　E. 静脉注射多巴胺治疗

5. 25 岁已婚妇女,在急诊室,根据下列哪项有价值的病史及体检所见,考虑为输卵管妊娠破裂(　　)

　　A. 有停经史　　　　　B. 出现多次呕吐,面色苍白

　　C. 下腹部胀感明显　　　　　D. 阴道流血少量,与重度贫血外貌不成比例

6. 已婚妇女,26 岁,停经后突感下腹部剧痛伴休克。为确诊最简便有效的辅助诊断方法是(　　)

　　A. 阴道镜检查　　　　　B. 尿妊娠试验　　　　　C. 阴道后穹隆穿刺　　　　　D. 腹腔镜检查

7. 30 岁不孕患者,现停经 47 天,阴道不规则流血 3 天,今晨从阴道排出三角形膜样物,检查下腹部压痛及反跳痛。本例正确的治疗措施是(   )

    A. 静脉滴注缩宫素   B. 尿妊娠试验   C. 立即行刮宫术   D. 行剖腹探查术

8. 26 岁未产妇,停经后出现阴道少量流血伴右下腹隐痛。今晨起床时突然右下腹剧痛来院。血压 90/60mmHg,面色苍白,下腹部稍膨隆,移动性浊音阳性。妇科检查:子宫稍大稍软,右附件区触及有压痛包块,阴道后穹隆饱满,有触痛。Hb76g/L。本例最可能的诊断是(   )

    A. 输卵管妊娠流产   B. 输卵管妊娠破裂   C. 急性阑尾炎   D. 急性输卵管炎

9. 患者,28 岁,停经 52 天,阴道少量流血 4 日,今晨突然出,现下腹剧痛,伴明显肛门坠胀感,血压 60/40mmHg。妇科检查:宫颈举痛明显,子宫稍大稍软,右附件区触及有压痛包块,本例恰当的处置是(   )

    A. 立即行刮宫术   B. 行剖腹探查术

    C. 输血输液,观察病情进展   D. 输血输液,同时行剖腹探查术

参 考 答 案

1. C 2. D 3. E 4. A 5. D 6. C 7. D 8. A 9. D

(高　航)

第二章 妊娠时限异常——流产

病例 1-2-1

患者,女性,26 岁,停经 50 天,下腹痛及阴道多量流血已 10 小时。患者既往月经规律,周期 5~6/28~30,停经 40 天时自测尿 HCG(+),G_2P_0,一年前曾自然流产一次,10 小时前无明显诱因开始出现阴道多量流血伴腹痛,并排出肉样组织后,腹痛缓解,但阴道流血量仍多,超过月经量。体格检查:血压 90/60mmHg,脉搏 90 次/分,呼吸 25 次/分,精神倦怠,面色苍黄,被人扶入病房,口唇苍白,贫血貌。心肺未见异常。妇科检查:外阴发育正常;阴道通畅,有多量鲜红色出血;子宫口开大 2cm,宫口有胎盘组织填塞;子宫后位,稍大,软,活动好。超声示:子宫稍大,宫腔内可见不规则液性暗区,厚度 10mm,宫颈管内可见类圆形中强回声团块填堵于内,大小 21mm×17mm。血常规:Hb87g/L。

1. 最可能的诊断是什么?诊断依据有哪些?
2. 患者最有效的紧急止血措施是什么?

参考答案

1. 最可能的诊断　不全流产;失血性贫血。诊断依据为出血多,排出部分组织,且排出组织后腹痛症状缓解。子宫小于停经月份,为不全流产。流血时间长,量多,可致失血性贫血,结合患者体征和血常规可明确诊断。

2. 治疗方案　清除宫腔内残留组织,起到立即止血作用。如流血多,合并贫血,有休克征,应输液、输血纠正贫血及休克,同时静脉推注或肌内注射缩宫素,准备清除宫腔残留。

病例 1-2-2

患者,女性,29 岁,已婚,停经 9 周,活动后下腹部突发性剧痛 6 小时伴阴道多量流血,色鲜红,超过月经量,且腹痛症状有所加剧。体格检查:心率 80 次/分,心音有力,无器质性杂音,腹部微隆起,下腹部有压痛。妇科检查:外阴发育正常,阴道通畅,有少许鲜红色出血,子宫口开大 2cm,宫颈着色,质软,子宫后位,如孕 8 周大小,软,活动好。实验室检查:尿 HCG(+)。超声示:子宫后位,如孕 8 周大小,近宫颈内口可见 27mm×21mm 大小的孕囊,内可见少许胎芽,未见原始心管搏动。

1. 该患者最可能的诊断是什么?
2. 诊断依据有哪些?
3. 下一步该患者应该如何处理?

参考答案

1. 最可能的诊断　难免流产。
2. 诊断依据　子宫口开大,羊膜囊突出,或已破裂,阴道流血量甚多,为诊断难免流产的依据。
3. 治疗方案　一旦确诊为难免流产,应尽早使妊娠产物完全排除。可行清宫术。

病例 1-2-3

患者,女性,25 岁,已婚,停经 60 天,阴道少量流血 2 天,色鲜红,伴轻度下腹阵发性疼痛。体格检查:血压 100/60 mmHg,心律规律,80 次/分,心音有力,腹部微隆起,下腹部有压痛。妇科检查:外阴发育正常,阴道通畅,有少许鲜红色出血,子宫口闭,宫颈着色,质软,子宫前倾前屈,如孕 8 周大小,软,活动好。尿 HCG(+)。B 超显示:子宫前位,如孕 8 周大小,宫腔内可见 21mm×17mm 大小的孕囊,内可见少许胎芽,并可见原始心管搏动。

1. 该患者最可能的诊断是什么?

2. 试述这样诊断的依据?

3. 最合适的治疗原则是什么?

4. 导致该疾病发生的病因有哪些?

参考答案

1. 最可能的诊断　先兆流产。

2. 诊断依据　阴道流血量少、子宫口未开大、子宫大小符合停经月份者,为先兆流产。

3. 治疗原则　以保胎为治疗原则,约 60%先兆流产经恰当治疗有效。先经 B 超检查胚胎存活者,绝对卧床休息,待症状消失后适当活动。尽量避免一切能引起子宫收缩的刺激,如阴道检查、性生活等。减少患者不必要的思想紧张与顾虑。内分泌治疗如黄体功能不足者,可用黄体酮,另外绒毛膜促性腺激素早期应用,可促进孕酮合成。维生素 E(生育酚)有利于孕卵发育,可口服。

4. 导致流产的原因　很复杂,是多种的,早期流产较为常见的原因为遗传基因缺陷、环境因素、内分泌异常、子宫发育不良或畸形、胎盘内分泌功能不足以及免疫因素。

病例 1-2-4

患者,女性,32 岁,流产 3 次入院。患者月经规律,分别于 1998 年、2000 年及 2004 年自然流产 3 次,均发生在妊娠 2~3 个月之间,流产后未曾行清宫术。体格检查:心律规律,80 次/分,心音有力。腹部平坦,腹部无压痛,反跳痛。妇科检查:外阴发育正常,阴道通畅,子宫颈光滑,子宫前位,常大,质中,活动可。双侧附件区未触及异常包块。超声提示:子宫及双侧附件未见异常。宫腔镜示:子宫不全纵隔。

1. 患者最可能的诊断是什么?

2. 导致患者反复流产的原因最有可能是什么?

3. 还需要做哪些进一步检查?

参考答案

1. 最可能的诊断　连续 3 次或以上自然流产称为习惯性流产,且流产往往发生于同一月份。结合宫腔镜所见考虑诊断为:习惯性流产;子宫不全纵隔。

2. 病因　导致患者反复流产的原因最有可能是子宫纵隔。子宫纵隔形成的原因是双侧副中肾管在胚胎发育过程中汇合时未完全融合,导致在宫腔内形成隔,将子宫腔分为两部分,如果孕卵在其中一个宫腔着床并发育到一定阶段,就会因宫腔容积狭小,限制胚胎继续发育而发生自然流产。

3. 辅助检查　包括卵巢功能检查,夫妇双方染色体检查与血型鉴定及其丈夫的精液检查,女方尚需进行生殖道的详细检查。

病例 1-2-5

患者,女性,27 岁,停经 78 天,阴道中等量流血 5 日伴发热。2 日前阴道排出一块肉样组织,今晨突然大量阴道流血。急诊来我院就诊,来院途中晕厥一次。体格检查:体温 38.2℃,

血压 80/60mmHg,脉搏 116 次/分,呼吸 25 次/分,精神倦怠,面色苍黄,抬入病房,口唇黏膜苍白,贫血貌。双肺呼吸音急促,未闻及病理性呼吸音。心律规律,116 次/分,心音有力,无器质性杂音。腹部微隆起,下腹部有压痛,反跳痛。妇科检查:外阴发育正常;阴道通畅,阴道分泌物明显臭味;子宫前位,子宫如孕 2 个月大小,压痛明显,宫口通过一指,松、软、活动欠佳。实验室检查:血常规提示 WBC 20×10^9/L,N 0.89,Hb 72g/L。超声提示:子宫如孕 8 周大小,宫腔内可见梭状液暗区,范围 23mm×14mm,内透声差,前壁见大小 23mm×31mm 的中强回声团块附着,内回声不均匀。盆腔内可见厚度为 21mm 的液暗区,透声差。

1. 对本病例的诊断应如何思考?
2. 需要进行的紧急处理措施有哪些?

参考答案

1. 诊断依据　患者有发热、腹痛、阴道流血,阴道有恶臭分泌物,子宫压痛,子宫复旧不好,白细胞增多,中性粒细胞升高等炎症表现。并有晕厥病史。B 超检查子宫腔有组织残留。诊断考虑为流产感染、感染性休克。

2. 治疗原则　积极控制感染。若阴道流血不多,应用广谱抗生素 2~3 日,待感染控制后再行刮宫,清除宫腔残留组织以止血。若阴道流血量多,应用广谱抗生素和输血的同时,用卵圆钳将宫腔内残留组织夹出,使出血量减少,切不可用刮匙全面搔刮宫腔,以免造成感染扩散。若已合并感染性休克者,应积极纠正休克。

病例 1-2-6

患者,女性,32 岁,已婚,停经 3 个月,间断不规则阴道流血半个月,加重 3 天。患者平素月经规律,停经 40 天时,自测尿 HCG(+),半月前无明显诱因出现阴道少量流血 1 天,当时 B 超提示:宫内早孕,活胎。给予黄体酮 10mg 肌内注射 5 天后,阴道流血止。3 天前再次出现阴道少量流血,无腹痛,否认有肉样组织流出。体格检查:体温 37.2℃,血压 100/60mmHg,脉搏 86 次/分,呼吸 20 次/分,体重 55kg,发育正常,营养中等,神志清楚,精神倦怠,步入病房,双肺呼吸音清,未闻及病理性呼吸音,心律规律,86 次/分,心音有力,无器质性杂音,腹部平坦,腹部无压痛,反跳痛。妇科检查:外阴发育正常,阴道通畅,子宫口闭,质软,子宫前位,如孕 8 周大小,质中,活动可。超声提示:子宫如孕 8 周大小,宫腔内可见 32mm×23mm 的孕囊,内未见胎芽及原始心管搏动。尿 HCG(-)。

1. 患者最可能的诊断是什么?
2. 诊断依据有哪些?
3. 与哪些疾病做鉴别?
4. 如果需要清宫,需要完善哪些检查?

参考答案

1. 最可能的诊断　稽留流产。

2. 诊断依据　胚胎停止发育后已死亡尚未自然排出者,称为稽留流产。孕妇多有早期妊娠先兆流产经过,此后子宫不再长大,反渐缩小,且不像一般妊娠那样柔软。妊娠试验从阳性变为阴性,胎盘机化与子宫壁紧密粘连,不易分离。

3. 鉴别诊断　流产时子宫出血量一般较异位妊娠为多;与其他异常妊娠以不同。异位妊娠多位点滴阴道流血;葡萄胎之流血常为暗红色,也可反复流血,甚至发生大量阴道流血,如仔细检查,有时在血中可查到水泡样组织;功能失调性子宫出血则多发生在生育期年龄的两端,其发生在 40 岁以上者常有停经史,虽阴道大量流血,但多无腹痛,很少杂有其他排出物。凡此种种情况,结合孕产史及有无避孕措施,不难区别。如有疑问,可行诊断性刮宫,经病理检查,多可确诊,也有利于治疗。不少流产病例,确实误诊为功血。

4. 治疗 胚胎死亡时间愈久,由于组织机化,刮宫愈困难,胚胎死亡后,胎盘溶解,产生溶血活酶进入母体血液循环,引起微血管内凝血,消耗大量凝血因子,稽留宫腔时间愈长,引起凝血功能障碍的可能性愈大。清宫术前检查血常规、出凝血时间、血小板计数、凝血酶原时间、纤维蛋白原等,并做好输血准备。

临床思维:流产

【定义及分类】

1. 流产(abortion) 妊娠不足 28 周,胎儿体重不足 1000g 而终止者称流产。

2. 早期流产(early abortion) 在妊娠 12 周前终止者。

3. 晚期流产(late abortion) 在妊娠 12 周至不足 28 周终止者。

【病因及病理】

导致流产的原因有很多,如遗传基因缺陷、母体因素、全身性疾病、生殖器官异常、内分泌异常、不良习惯、创伤刺激、免疫功能异常、环境因素等。

孕 8 周前:胚胎多先死亡,随后发生底蜕膜出血,造成胚胎绒毛与底蜕膜分离、出血,已分离的胚胎组织如同异物,引起子宫收缩而被排出。由于此时胎盘绒毛发育不成熟,与子宫蜕膜联系还不牢固,此时妊娠物可以完全排出,出血不多。

【临床表现】 停经后出现阴道流血和腹痛。早期流产的全过程:先出现阴道流血,后出现腹痛。晚期流产的全过程:先出现腹痛(阵发性子宫收缩),后出现阴道流血。

【临床类型及发展过程】

1. 先兆流产 妊娠不足 28 周出现阴道流血,通常宫颈口未开。

2. 难免流产 妊娠不足 28 周出现阴道流血,下腹坠痛,宫颈口未开,没有组织排出。

3. 不全流产 妊娠不足 28 周出现阴道流血,下腹坠痛,宫颈口开,部分组织排出,但部分组织残留在宫腔内。由于宫缩,宫颈口开,子宫持续收缩试图排出宫内残留的组织。

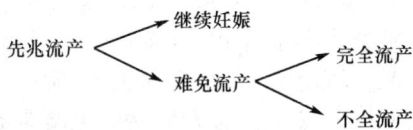

先兆流产 → 继续妊娠
先兆流产 → 难免流产
难免流产 → 完全流产
难免流产 → 不全流产

4. 完全流产 妊娠不足 28 周妊娠产物已全部排出,宫颈口通常是闭的。因为所有的组织已排出,子宫不再收缩,宫颈口闭(图 1-2-1)。

【流产的三种特殊情况】

1. 稽留流产(missed abortion) 指胚胎或胎儿已死亡滞留宫腔内尚未自然排出者。妊娠小于 20 周,妊娠产物没有排出,没有症状。

2. 习惯性流产(habitual abortion) 连续自然流产 3 次或以上者,且流产发生在同一月份。

3. 流产感染(septic abortion) 多见于阴道流血时间较长的流产患者,也常发生在不全流产或不洁流产时。流产过程中,若阴道流血时间长,有组织残留于子宫腔内或非法堕胎等,有可能引起宫腔感染,严重时感染可扩展到盆腔、腹腔甚至全身,并发盆腔炎、腹腔炎、败血症及感染性休克等,称流产感染。

【鉴别诊断】 鉴别诊断见表 1-2-1。

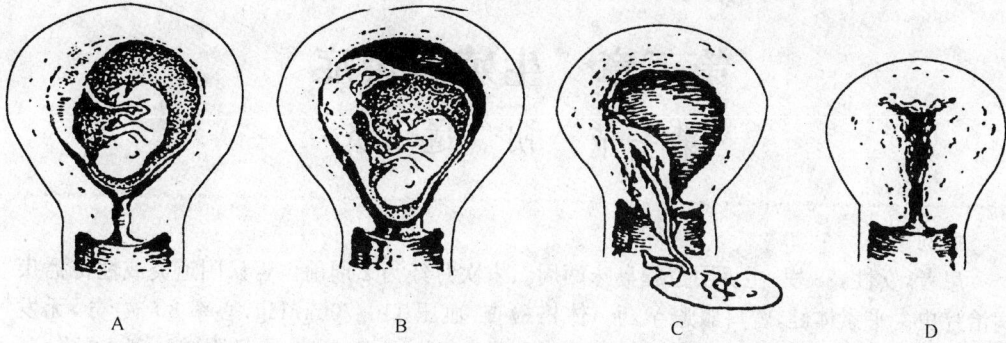

图 1-2-1　流产
A. 先兆流产;B. 难免流产;C. 不全流产;D. 完全流产

表 1-2-1　流产鉴别诊断

分类	病史	组织排出	宫口	胎儿是否存活	治疗
先兆流产	阴道流血	无	闭	不确定,50%出现流产	超声和 HCG 的水平
难免流产	腹痛,阴道流血	无	开	流产不可避免	刮宫期待治疗
不全流产	腹痛及持续性阴道出血	组织不完整	开	不	刮宫
完全流产	腹痛及阴道流血已消失	所有的组织已排出	闭	未存活	随访 HCG 的水平
稽留流产	无症状		闭	未存活	刮宫期待治疗

注:早期流产还应与异位妊娠、葡萄胎、功能失调性子宫出血、子宫肌瘤鉴别

【处理原则】

1. 先兆流产　卧床休息,禁性生活。少量镇静剂;黄体酮、维生素 E、甲状腺片。

2. 难免流产　一旦确诊,应尽早使胚胎组织完全排出。

3. 不全流产　立即清宫。

4. 完全流产　无特殊处理。

5. 稽留流产　做相关检查(血常规、凝血功能检查、输血准备),检查正常:口服雌激素,提高子宫肌对缩宫素的敏感性;或口服米非司酮＋米索前列醇,必要时行清宫术。

6. 习惯性流产　孕前遗传咨询,进行相关检查。宫颈内口松弛者,14~16 周行宫颈内口环扎术。原因不明的习惯性流产者,怀孕先兆时,给予黄体酮、维生素 E。

7. 流产感染　治疗原则为积极控制感染,尽快清除宫内残留物。

复 习 题

单选题

　　A. 先兆流产　　　B. 难免流产　　　C. 不全流产
　　D. 完全流产　　　E. 稽留流产　　　F. 以上都不是

1. 19 岁女性,G_2P_0,14 周妊娠,既往曾做过宫颈锥切的手术,主诉无腹痛,宫口扩张 3cm,宫颈管消失达 90%(　　)

2. 33 岁女性,主诉阴道流血并有白色肉样组织排出,仍然腹痛,宫颈扩张 2cm(　　)

3. 20 岁女性,G_2P_0,12 周妊娠怀孕期间无不适,体检无胎心,超声示孕囊 10 周,无胎心搏动(　　)

4. 28 岁女性,G_1P_0,孕 22 周出现少量阴道出血,胎心搏动在 140~145 次/分之间(　　)

参 考 答 案

1. B　2. C　3. E　4. F

（高　航）

第三章 生殖器炎症

第一节 阴 道 炎

病例 1-3-1

患者,女性,28 岁,主诉阴道腥臭味两周。末次月经为 2 周前。否认阴道炎或性传播疾病治疗史。平素体健,曾口服避孕药。体格检查:血压 110/70mmHg,心率 80 次/分,无发热。外生殖器正常,窥阴器检查见均质白色阴道分泌物,有腥臭味,未见阴道红斑或损伤。

1. 最可能的诊断是什么?

2. 该病例最佳治疗方案是什么?

参考答案

1. 最可能的诊断 细菌性阴道病(BV)。

2. 该病例最佳治疗方案 口服或阴道放置甲硝唑;或克林霉素。

患者诉阴道有腥臭味,这是细菌性阴道病最常见的症状。BV 特征性分泌物为白色均质阴道壁被覆物,就像"牛奶泼在薄纸上"。病例中未给出 pH。同时,虽然未使用 KOH 进行胺臭味试验,但从性交后症状加重可推测是由于精液为碱性。阴道上皮未见红斑或炎症,此项同样符合细菌性阴道病。在阴道感染的三种最常见原因(念珠菌、滴虫及 BV)中,细菌性阴道病不是引起炎症的病因;其实际为厌氧菌优势生长而非真正的感染。因此,针对厌氧菌的抗生素治疗,如甲硝唑或克林霉素均可使用。

病例 1-3-2

患者,女性,40 岁,因"白带增多伴外阴瘙痒 5 天"就诊,自述白带有臭味。既往无性传播疾病史,患者平时月经规律,月经干净 3 天。妇科检查:外阴黏膜充血,阴道壁充血,呈草莓样,分泌物黄色、稀薄、泡沫状,宫颈充血,子宫及附件未发现异常。

1. 患者应进行哪些辅助检查?

2. 患者诊断什么?最终的诊断要靠什么决定?

3. 治疗方法有哪些?

参考答案

1. 患者应行阴道分泌物悬滴法查滴虫。此方法的敏感性 60%～70%,显微镜下见到波状运动的滴虫时即可确诊。

2. 诊断:根据白带增多、外阴瘙痒等病史及妇科检查发现的外阴黏膜充血,阴道壁充血,呈草莓样,阴道分泌物呈黄色、稀薄、泡沫状应诊断滴虫性阴道炎。

3. 治疗

(1) 全身用药:首选甲硝唑。

(2) 局部用药:甲硝唑片或甲硝唑泡腾片 200mg,每晚一粒,连用 7 日。

(3) 性伴侣同时治疗:滴虫性阴道炎主要由性交传播,性伴侣应同时进行治疗,治疗期间禁止性交。

病例 1-3-3

患者，女性，28 岁。因肺部感染，应用两周抗生素后出现阴道分泌物增多伴外阴奇痒 1 周而就诊。自述近一年先后 3 次出现上述症状，给予阴道栓剂治疗后好转。患者月经周期规律，G₂P₂，用工具避孕。妇科检查见外阴潮红，阴道壁黏膜充血，阴道内大量块状分泌物，无异味，宫颈充血，子宫及附件未发现异常。实验室检查：空腹血糖 8.5mmol/L。

1. 该患者最可能的诊断是什么？
2. 其发病与哪些因素有关？
3. 最合适的治疗方法是什么？

参考答案

1. 最可能的诊断　外阴阴道假丝酵母菌病。其诊断依据：①白带增多，外阴瘙痒；②妇科检查发现阴道壁充血，阴道内有大量块状分泌物，无异味；③曾复发过 3 次。
2. 发病诱因　长期应用抗生素；糖尿病；妊娠；免疫抑制剂。
3. 治疗　①积极消除诱因，治疗糖尿病，停用抗生素；②局部用药：制霉菌素栓剂等每晚一粒，连用 7～14 日，下次月经后进行随访；③口服药物：氟康唑 150mg 顿服。

临床思维：阴道炎

阴道感染的三种最常见类型为细菌性阴道病、滴虫性阴道炎及外阴阴道假丝酵母菌病（表1-3-1）。

【细菌性阴道病】　细菌性阴道病并不是真正的感染，它实际上是厌氧菌过度生长，取代了阴道内正常的乳酸杆菌，虽然也可通过性传播，但并不常见。最常见的症状是阴道腥臭味，经期及性交后尤甚，因为这两种情况下阴道内均有碱性物质，阴道 pH 高于正常；添加氢氧化钾（KOH）会导致胺释放，散发胺臭味（胺臭味实验）。没有炎症反应，因此患者不会出现刺痛及肿胀，通常显微镜检不会发现白细胞。分泌物盐水涂片（湿固定）显微镜检可发现典型的线索细胞（表1-3-1），为细菌附着于上皮细胞的外表面而形成。细菌性阴道病与生殖道感染有关，如子宫内膜炎、盆腔炎以及妊娠并发症如早产及胎膜早破。治疗包括口服或阴道放置甲硝唑。

表 1-3-1　各种阴道炎的特征

	细菌性阴道病	滴虫性阴道炎	外阴阴道假丝酵母菌病
表现	均质的白色分泌物	泡沫状，黄绿色	凝乳状，块状
阴道 pH	>4.5	>4.5	<4.5
胺臭味试验（遇 KOH 释放腥臭味）	++++	++	－
镜检	线索细胞	滴虫	假菌丝
治疗	甲硝唑	甲硝唑	口服氟康唑或外用咪唑膏剂

【滴虫性阴道炎】　滴虫性阴道炎是由一种单细胞厌氧鞭毛原生动物引起的强烈的炎症反应，通常是性传播疾病。滴虫可在湿环境中存活长达 6 小时。除了引起阴道感染以外，这种生物还能在尿道或尿道旁腺中存活。滴虫病最常见的症状是大量阴道分泌物（泡沫样）或阴道刺激感。亦可发现阴道及宫颈的重度炎症伴典型的宫颈斑点状损伤（草莓宫颈）。此病常伴腥臭味，臭味是因滴虫无氧酵解碳水化合物，产生腐臭气体。KOH 可使其轻度加重。盐水涂片显微镜检通常会发现运动的有鞭毛的生物体。如果盐水温度较低或有过多的白细胞存在，滴虫的运

动可能受限。最佳治疗包括相当大剂量的甲硝唑(口服 2g)作为单次剂量,及其他辅助治疗。耐药的病例可能需要每日服用同样的剂量,并连服 7 天。

【外阴阴道假丝酵母菌病】 外阴阴道假丝酵母菌病通常由白色念珠菌引起,约 75% 妇女一生中至少一次患过念珠菌性外阴阴道炎,其中 40%~50% 经历过一次复发,酸性环境适于假丝酵母菌的生长。阴道中的乳酸杆菌抑制菌类生长,因此,抗生素可能降低乳酸杆菌浓度,导致念珠菌过度生长;糖尿病可抑制免疫系统,故可使患者易感染。外阴阴道假丝酵母菌病通常不是性传播疾病。患者常出现强烈的外阴或阴道烧灼感,刺激感及肿胀。患者最主要的主诉可能会是性交困难,阴道分泌物常呈凝乳状或似白软干酪,不同于细菌性阴道病的均质分泌物。阴道 pH 一般正常(<4.5)。分泌物置于氯化钠溶液中涂片,显微镜下见菌丝或假菌丝可确诊,KOH 溶液可溶解红细胞和白细胞,使念珠菌更易被鉴别。治疗包括口服氟康唑或局部使用咪唑类药物,如咪康唑。

第二节　性传播疾病

病例 1-3-4

患者,女性,32 岁。主诉性交后阴道排液、流血 2 周。患者否认有性传播疾病,近期未口服避孕药,末次月经在 10 天前。检查:血压 100/60mmHg,心率 80 次/分,体温 38℃。心肺功能正常,腹软无包块。妇科检查提示阴道脓性分泌物,经革兰染色提示革兰阴性双球菌,HCG(—)。

1. 最可能的诊断是什么?
2. 下一步治疗是什么?
3. 此病的并发症是什么?

参考答案

1. 最可能的诊断　淋球菌性宫颈炎。
2. 下一步治疗　肌内注射头孢噻肟钠治疗淋球菌,口服多西环素治疗衣原体。
3. 并发症　输卵管炎,可导致不孕或异位妊娠的危险性增加,可能出现播散性感染。

育龄患者主诉排液和性交后出血,首先考虑与阴道出血相关的疾病是妊娠相关疾病,如异位妊娠或先兆流产,但患者的妊娠试验是阴性。脓性分泌物经革兰染色诊断为淋球菌感染,因为淋球菌容易侵犯宫颈黏膜,这位患者可以肯定至少患有宫颈炎。宫颈内膜炎的诊断需要取材培养或做 DNA 监测,下一步是估计病变的范围。患者没有输卵管炎的证据,因为没有附件区压痛,没有下腹部区的疼痛。而这些均表明为上生殖道疾病。而且,她的主诉中没有提及有淋球菌性关节炎,或皮肤触痛结节,表明没有扩散性的淋球菌性疾病。

淋球菌性宫颈炎最常见的治疗方法头孢噻肟钠。因为衣原体感染通常合并淋球菌感染,治疗要加用多西环素 100mg,每日口服 2 次,疗程 7~10 天。在这个病例中淋球菌似乎只局限于宫颈,但是并发症包括上行感染输卵管或者引起宫外孕。

临床思维:性传播疾病

宫颈感染和男性尿路感染相似。性传播疾病的微生物,例如沙眼衣原体、淋球菌、单纯疱疹病毒可以感染宫颈。淋球菌衣原体容易侵犯宫颈柱状上皮。通常,宫颈出现红斑,使宫颈变脆,患者主诉性交后出血。宫颈黏液脓性分泌物是最常见的主诉,与男性尿路感染渗出性分泌物相似。虽然淋球菌是常见的感染微生物,但宫颈脓性、黏液分泌物最常见的微生物是衣原体。

当患者出现这种宫颈分泌物时,须做革兰染色;如果有淋球菌出现的证据存在,细胞内存在革兰阴性染色的双球菌,可以直接给予头孢噻肟钠抗淋球菌治疗,因为同时存在衣原体感染,通常同时给予多西环素100mg,每日口服2次,疗程7～10天。如果宫颈分泌物革兰染色阴性,抗衣原体治疗需谨慎,应该进行培养寻找病原体。如果症状缓解,无须进一步培养。最后患者和伴侣同时就诊,同时检测其他性传播疾病的病原微生物,例如,艾滋病、梅毒和肝炎病毒。

淋球菌性宫颈炎可以导致更严重的并发症。微生物可上行感染输卵管,导致输卵管炎。盆腔炎通常指的就是急性输卵管炎。输卵管感染易导致患者不孕和异位妊娠,归因于输卵管粘连或闭塞。淋球菌可以导致感染性关节炎,通常累及大的关节,并且是游走性的,实际上在美国年轻女性的关节炎多由淋球菌引起。扩散性的淋球菌感染也易发生,感染患者会出现腐烂的疼痛的脓疱,基底带有红斑。诊断依靠革兰染色和脓疱分泌物培养。

第三节 盆 腔 炎

病例 1-3-5

患者,女性,28岁。"慢性盆腔炎"病史4年,反复发作,此次因为阴道分泌物增多半个月、高热伴下腹痛5天而入院。检查:血压120/70mmHg,心率100次/分,体温39℃。心肺正常,腹肌紧张,有压痛、反跳痛。妇科检查:阴道有少量脓性分泌物,宫颈充血,举痛明显,子宫后倾、正常大小,右侧子宫后方可触及5cm×6cm×6cm大小囊性包块,边界不清,活动受限,压痛明显。尿HCG(一)。血常规:WBC15×10⁹/L,Hb130g/L,N0.9,L0.1。

1. 可能的诊断?
2. 诊断依据有哪些?
3. 适当的治疗方法?
4. 患者治疗两天后包块增大伴腹痛加重,其原因是什么?应做何处理?

参考答案

1. **诊断** 慢性盆腔炎急性发作。
2. **诊断依据** ①患者曾有"慢性盆腔炎"病史;②阴道分泌物增多半个月,高热伴下腹痛5天;③患者发热,体温39℃;④腹肌紧张,有压痛、反跳痛;⑤妇科检查:阴道有少量脓性分泌物,宫颈充血,举痛明显,子宫后倾、正常大小,右侧子宫后可触及5cm×6cm×6cm大小囊性包块,边界不清,活动受限,压痛明显;⑥血常规:WBC15×10⁹/L,Hb130g/L,N0.9。
3. **治疗方法** ①血培养＋药敏或宫颈分泌物培养＋药敏;②支持治疗;③避免不必要的妇科检查;④抗生素静脉滴注。
4. 患者治疗2天后,包块增大伴腹痛加重,其原因可能是输卵管或盆腔积脓,可做经腹或经后穹隆脓液引流术。

临床思维:急性盆腔炎

【定义】 盆腔炎(PID)是指女性上生殖器及其周围组织的炎症,主要有子宫内膜炎、输卵管炎、输卵管卵巢脓肿、盆腔腹膜炎。

【临床表现】 常见的症状为下腹痛、发热、阴道分泌物增多等。腹痛为持续性,活动或性交后加重。若病情严重可有寒战、高热、头痛、食欲不振。若有脓肿形成,可伴有下腹部包块及局部压迫刺激症状。体征:严重病例呈急性病容。体温升高,心率加快,下腹部有压痛、反跳痛及肌紧张。盆腔检查:阴道可见脓性分泌物;穹隆触痛明显;宫颈充血、水肿,宫颈举痛;宫体稍大有压痛,活动受限;子宫两侧压痛明显。

【临床诊断标准】 PID的最新诊断标准旨在提高对盆腔炎的认识,对可疑患者做进一步评价,及时治疗,减少后遗症的发生。

1. 最低标准 宫颈举痛或子宫压痛或附件区压痛。

2. 附加标准 体温超过38.3℃(口表);宫颈或阴道异常黏液脓性分泌物;阴道分泌物生理盐水涂片见到大量白细胞;红细胞沉降率升高;血C-反应蛋白升高;实验室证实的宫颈淋球菌或衣原体阳体。

3. 特异标准 子宫内膜活检组织学证实子宫内膜炎;阴道超声或核磁共振检查显示输卵管增粗,输卵管积液,伴或不伴盆腔积液、输液管卵巢肿块,以及腹腔镜检查发现PID征象。

【治疗】 主要为抗生素治疗。及时正确的抗生素治疗可清除病原体、改善症状及体征、减少后遗症。脓肿破裂:突然腹痛加剧、寒战、高热、恶心、呕吐、腹胀、腹部拒按或有中毒性休克的表现,均应怀疑脓肿破裂,需立即剖腹探查。

【预后及预防】 盆腔炎的远期并发症包括慢性盆腔疼痛、不孕症及异位妊娠。输卵管受损是导致不孕的高危因素,其与PID感染的程度直接相关。放置宫内节育器的患者有较多的风险患PID。然而采用口服药避孕(孕激素使宫颈的黏液变黏稠)可降低患PID的风险。

临床思维:慢性盆腔炎

【概念】 慢性盆腔炎常为急性盆腔炎未能彻底治疗,或患者体质较差病程迁延所致,但亦可无急性盆腔炎病史。

【病理】 常见的病理类型:①慢性输卵管炎、输卵管积水;②输卵管卵巢炎、输卵管卵巢囊肿;③盆腔结缔组织炎。

【临床表现】 下腹痛、腰骶部疼痛、肛门坠胀,劳累、经前经后及排便加重;白带多,月经紊乱,多伴痛经;原发或继发不孕。体征:子宫后位或偏向一侧,活动受限或固定,一侧或双侧条索状增厚,形成输卵管积水或卵巢囊肿时,盆腔可及囊性包块。

【鉴别诊断】 慢性盆腔炎可与子宫内膜异位症、盆腔结核、卵巢肿瘤、盆腔静脉淤血、卵巢癌进行鉴别。

【治疗】 身心治疗、抗生素治疗、物理疗法,手术治疗用于已形成较大包块者。

第四节 生殖器结核

病例 1-3-6

患者,女性,30岁,结婚6年不孕,月经量明显减少1年,周期正常,伴下腹下坠不适、乏力、低热、消瘦。妇科检查:宫颈可见浅表溃疡,子宫正常大小,活动差;双侧宫旁增厚。辅助检查:子宫输卵管造影见子宫腔边缘成锯齿状,输卵管腔细小,僵硬。

1. 该患者最可能的诊断?

2. 如何确诊?

参考答案

1. **最可能的诊断** 生殖器结核。

2. **确诊** 子宫内膜病理检查。注意事项:①术前3天、术后4天应每天肌内注射链霉素;②应注意刮取子宫两侧角的内膜组织;③取子宫内膜组织的时间应选在月经前1周或月经来潮6小时内;④子宫小而硬,无组织刮出,不应排除此病的可能性;⑤病理诊断阴性不排除此病的可能。

临床思维:生殖器结核

【定义】　由结核杆菌引起的女性生殖器炎症称生殖器结核,多见于 20~40 岁妇女,最主要的传播途径是血行传播。

【临床表现】　不孕;月经失调:早期宫内膜充血及溃疡——经量增多,患病已久——内膜不同程度被破坏——月经稀少或闭经;下腹坠痛。全身及妇科检查:消瘦体型,有低热。妇科检查:子宫发育较差,活动受限;附件受累——子宫两侧大小不等形状不规则肿块,质硬、表面不平、呈结节或乳头状突起,或为钙化结节。

【辅助检查】　子宫内膜病理检查是诊断子宫内膜结核最可靠的依据。经前 1 周或月经来潮 6 小时内做刮宫术,术前 3 日及术后 4 日应每日肌内注射链霉素 0.75g 及口服异烟肼,以预防手术引起结核病灶扩散。注意取检部位重在双侧宫角。病检有典型结核结节可确诊,阴性也不能排除结核可能,有条件可做培养,同时结合临床病史及症状、X 线检查、HCG、腹腔镜检查、结核菌培养与动物接种。

【治疗】　抗结核药物治疗,90% 有效。原则:早期、联合、规律、适量、全程。将疗程缩短为 6~9 个月。

复 习 题

单选题

1. 下列每一项均符合细菌性阴道病除了(　　)
    A. pH 小于 4.5　　B. 均质阴道分泌物　　C. 厌氧菌优势生长　　D. 胺臭味实验阳性

2. 26 岁女性因膀胱炎口服抗生素,诉阴道瘙痒、烧灼感,并有淡黄色分泌物。下列哪一项是最佳治疗(　　)
    A. 甲硝唑　　B. 红霉素　　C. 氟康唑　　D. 氢化可的松　　E. 克林霉素

3. 下列哪种生物在培养后脱离湿表面可生存 6 小时(　　)
    A. 白色念珠菌　　B. 阴道毛滴虫　　C. 葡萄球菌　　D. 消化链球菌

4. 27 岁女性主诉阴道分泌物腥臭味,窥器检查发现阴道壁红斑及宫颈斑点状损伤,哪一项是最可能的诊断(　　)
    A. 念珠菌性阴道炎　　B. 滴虫性阴道炎　　C. 细菌性阴道病
    D. 人乳头瘤病毒　　E. 单纯疱疹病毒

5. 检查发现宫颈点状出血和分泌物中大量的细胞,下列哪项是最可能的病因(　　)
    A. 淋球菌　　B. 沙眼衣原体　　C. 尿支原体　　D. 细菌性阴道炎

6. 22 岁女性,用节育器避孕,主诉下腹疼痛和性交痛。腹腔镜检查发现输卵管充血,下列哪种微生物可能被分离出来(　　)
    A. 淋球菌　　B. 沙眼衣原体　　C. 消化链球菌　　D. 放线菌

(7~10 共用选项)
    A. 淋球菌　　B. 沙眼衣原体　　C. 都是　　D. 都不是

7. 34 岁女性诊断患有阴道炎,阴道分泌物腥臭同时患有外阴炎,宫颈正常。可能是下列哪项病原体引起的(　　)

8. 21 岁女大学生患有性传播的咽炎。可能是下列哪项病原体引起的(　　)

9. 28 岁女性皮肤表面多发性痛性脓疱。可能是下列哪项病原体引起的(　　)

10. 下列哪种宫颈感染可引起新生儿失明(　　)

11. 以下哪一种致病菌不是导致输卵管炎的常见病原体(　　)
    A. 淋球菌　　B. 衣原体　　C. 链球菌属　　D. 梅毒螺旋体

12. 诊断输卵管炎症最准确的方法是哪种( )
    A. 临床诊断标准　　B. 超声检查　　C. CT 扫描　　　　D. 腹腔镜检查

13. 以下哪种不是导致 PID 的高危因素( )
    A. 未孕者　　　　B. 有多个性伴侣　　C. 口服避孕药　　D. 阴道灌洗

14. 33 岁女性采用宫内节育器避孕,有急性输卵管炎的症状,腹腔镜检查可见输卵管伞端有硫黄样的颗粒物质,最可能的病原体是以下哪项( )
    A. 沙眼衣原体　　B. 结核杆菌　　C. 淋球菌　　D. 梅毒螺旋体　　E. 放线菌属

参 考 答 案

1. A　2. C　3. B　4. B　5. B　6. D　7. D　8. A　9. A　10. C　11. D　12. D　13. C　14. E

（高　航）

第四章 宫颈病变

第一节 宫颈上皮内瘤病变

病例 1-4-1

患者,女性,35 岁,已婚,G_2P_0,分泌物增多半年余,偶有接触性出血 2 个月余。妇检:宫颈中度糜烂,宫颈后唇略凸出,易出血,子宫前位,大小正常,质地正常,双附件区未及异常。宫颈 TCT 检查:宫颈中度不典型增生。阴道镜检查:宫颈致密、轮廓清楚的醋白区,有规则的边界,宫颈后唇可见异状血管分布。宫颈活检:宫颈上皮内瘤变(CIN)Ⅱ级。

1. 该患者的诊断和诊断依据?

2. 诊断依据有哪些?

3. 该患者应如何处理?

参考答案

1. 初步诊断 宫颈上皮内瘤变Ⅱ级。

2. 诊断依据 ①分泌物增多半年余,偶有接触性出血 2 月;②妇检:宫颈中度糜烂,宫颈后唇略突出,易出血,子宫前位,大小正常,质地正常,双附件区未及异常;③宫颈 TCT 检查:宫颈中度不典型增生。阴道镜检查:宫颈致密、轮廓清楚的醋白区,有规则的边界,宫颈后唇可见异状血管分布。宫颈活检:宫颈 CINⅡ级。

3. 处理原则 宫颈锥形电切术、激光或冷冻治疗,定期随访。

病例 1-4-2

患者,女性,54 岁,已婚,绝经 3 年,G_5P_4,阴道排液增多 3 个月余。妇检:子宫及宫颈萎缩,双附件区未及明显包块。B 超提示:子宫萎缩,子宫内膜显现不清,宫颈管回声略增宽,双附件区未见异常。宫颈 TCT 检查:良性反应改变(中度炎症)。宫颈活检:3、6、9 点为慢性宫颈炎,12 点处为 CINⅢ级。

1. 该患者的初步诊断和诊断依据?

2. 该患者应如何处理?

参考答案

1. 初步诊断 宫颈上皮内瘤变Ⅲ级。诊断依据:①54 岁已婚女性,绝经 3 年,G_5P_4;②阴道排液增多 3 月余;③妇检:子宫及宫颈萎缩,双附件区未及明显包块;④B 超提示:子宫萎缩,子宫内膜显现不清,宫颈管回声略增宽,双附件区未见异常。宫颈 TCT 检查:良性反应改变(中度炎症)。宫颈活检:3、6、9 点为慢性宫颈炎,12 点处为 CINⅢ级。

2. 处理原则 行宫颈锥形电切术或全子宫切除术。

临床思维:宫颈上皮内瘤变

宫颈上皮内瘤变是与宫颈浸润癌密切相关的一组癌前病变,它反映宫颈癌发生的连续发展过程。包括宫颈不典型增生和原位癌。

【病因】 流行病学调查发现 CIN 与性生活活跃、人乳头瘤病毒(HPV)感染、吸烟、性生活过早(＜16岁)、性传播疾病、经济状况低下、口服避孕药和免疫抑制相关。

1. 人乳头瘤病毒感染 接近90％CIN有人乳头瘤病毒感染。约20％有性生活妇女感染HPV但常可以自然消退,但若在吸烟、使用避孕药、性传播疾病等因素下,可诱发宫颈上皮内瘤病变。

2. 宫颈组织学特性 宫颈上皮是由宫颈阴道部鳞状上皮和宫颈管柱状上皮组成。组织学上分为宫颈阴道部鳞状上皮、宫颈管柱状上皮和移行带。移行带区成熟的化生鳞状上皮对致癌物的刺激相对不敏感,但未成熟的化生鳞状上皮却代谢活跃,在一些物质如精子、精液组蛋白及人乳头瘤病毒等的刺激下发生细胞分化不良、排列紊乱、细胞核异常、有丝分裂增加,最后形成宫颈上皮内瘤变。

【病理学诊断与分级】 宫颈上皮内瘤变分3级:

Ⅰ级:即轻度不典型增生。上皮下1/3层细胞核增大,核染色稍加深,核分裂象少,细胞极性正常。

Ⅱ级:即中度不典型增生。上皮下1/3～2/3层细胞核明显增大,核质比例增大,核深染,核分裂象较多,细胞数量明显增多,细胞极性尚存。

Ⅲ级:即重度不典型增生和原位癌。病变细胞几乎或全部占据上皮全层,细胞核异常增大,核质比例显著增大,核形不规则,染色较深,核分裂象增多,细胞拥挤,排列紊乱,无极性。

【临床表现】 宫颈鳞状上皮内瘤病变无特殊症状。偶有阴道排液增多,伴或不伴臭味。也可有接触性出血,发生在性生活或妇科检查(双合诊或三合诊)后出血。检查宫颈光滑或仅见局部红斑、白色上皮,或宫颈柱状上皮异位表现,未见明显病状。

【诊断】

1. 宫颈刮片细胞学检查 为最简单的宫颈鳞状上皮内瘤变的辅助检查方法,可发现早期病变。凡婚后或性生活过早的青年应常规作宫颈刮片细胞学检查,并定期复查(每1～3年1次)。应告诉患者宫颈刮片细胞学检查有一定的漏诊及误诊率;约有20％假阴性率。炎症可导致宫颈鳞状上皮不典型改变,故应按炎症治疗3～6个月后再重复检查。若发现异常细胞,可作阴道镜检查,进一步明确诊断。

2. 阴道镜检查 可了解病变区血管情况。注意宫颈移行带区内无血管的醋酸白色上皮、毛细血管形成的极细红点、异形血管以及由血管网围绕的镶嵌白色或黄色的上皮块。在上述病变区域活检,可以提高诊断的准确性。阴道镜不能了解宫颈管的病变情况,应刮取宫颈管内组织或用宫颈管刷取材作病理学检查。

3. 宫颈活组织检查 任何肉眼可见病灶均应作单点或多点活检,若无明显病变选择在移行带区3、6、9、12点取活检。

4. 高危型HPV-DNA检测

【治疗】 根据细胞学、阴道镜以及宫颈活组织检查结果决定治疗方法。

CINⅠ:约60％～85％会自然消退,若病变发展或持续存在2年可行冷冻和激光治疗等。

CINⅡ和CINⅢ:约20％CINⅡ会发展为原位癌,5％发展为浸润癌,所以所有的CINⅡ和CINⅢ均需要治疗。较好的治疗是宫颈环形电切术。经宫颈锥切确诊、年龄较大、无生育要求的CINⅢ也可以行全子宫切除术。

第二节 宫 颈 癌

病例 1-4-3

患者,女性,56岁,已婚,绝经3年,不规则阴道流血1个月,流血量时多时少,既往偶有性出血3～5年。妇检:宫颈为菜花状赘生物,直径约3cm,质地脆,易出血,子宫前位,大小正常,阴道后穹隆消失,活动差,双附件区增厚,三合诊两侧宫旁组织较硬,但与盆壁间尚有间隙。B超见子宫大小正常,宫颈回声增宽,回声不均,双附件区未见异常。宫颈活检为鳞癌。

　　1. 该病诊断及诊断依据是什么?

　　2. 处理原则是什么?

　　参考答案

　　1. 诊断　宫颈鳞癌ⅡB期。诊断依据:①绝经3年,不规则阴道流血1个月,流血量时多时少,既往偶有性出血3~5年;②妇检:宫颈为菜花状赘生物,直径约3cm,质地脆,易出血,子宫前位,大小正常,阴道后穹隆消失,活动差,双附件区增厚,三合诊两侧宫旁组织较硬,但与盆壁间尚有间隙;③B超见子宫大小正常,宫颈回声增宽,回声不均,双附件区未见异常;④宫颈活检为鳞癌。

　　2. 处理原则　放射治疗。

　　病例 1-4-4

　　患者,女性,29岁,已婚,G_5P_0,阴道分泌物带血丝半年余,未重视,曾患外阴尖锐湿疣,现已治愈,此次为女工普查发现宫颈柱状上皮,接触性出血(+),子宫大小正常,活动佳,压痛(-),双附件未及明显异常,宫颈病理筛查为阳性,阴道镜下取宫颈活检,为宫颈鳞癌(镜下间质浸润深度2mm,水平扩散为5mm),患者要求保留生育功能。

　　1. 该病诊断及诊断依据是什么?

　　2. 处理原则是什么?

　　参考答案

　　1. 诊断　宫颈鳞癌($ⅠA_1$期)。诊断依据:①阴道分泌物带血丝半年余,未重视,曾患外阴尖锐湿疣,现已治愈;②普查发现宫颈柱状上皮,接触性出血(+),子宫大小正常,活动佳,压痛(-),双附件未及明显异常;③宫颈病理筛查为阳性;④阴道镜下取宫颈活检,为宫颈鳞癌(镜下间质浸润深度2mm,水平扩散为5mm)。

　　2. 处理原则　宫颈锥形切除术,定期随诊。ⅠA期选用子宫全切除术,年轻患者卵巢正常,可保留。对要求保留生育功能的年轻患者,ⅠA期可行宫颈锥形切除术。

临床思维:宫颈癌

　　宫颈癌病因可能与以下因素有关:①性行为和分娩次数;②某些病毒感染,如单纯疱疹病毒Ⅱ型、人乳头瘤病毒、人巨细胞病毒等可能与宫颈癌发生有关,90%以上宫颈癌伴有HPV感染,主要为16、18、31、33、35、39、45、51、52、56或58亚型。

　　宫颈癌的临床分期:

　　0期　　　原位癌(浸润前癌)。

　　Ⅰ期　　　肿瘤限于子宫(扩展至宫体将被忽略)。

　　ⅠA期　　镜下浸润癌。所有肉眼可见的病灶,包括表浅浸润,均为ⅠB期。

　　$ⅠA_1$期　　间质浸润<3mm,水平扩散≤7mm。

　　$ⅠA_2$期　　间质浸润深度3~5mm,水平扩散≤7mm。

　　ⅠB期　　肉眼可见癌灶局限于宫颈,或者镜下病灶>$ⅠA_2$。

　　$ⅠB_1$　　　肉眼可见癌灶最大径线≤4cm。

ⅠB₂ 肉眼可见癌灶最大径线＞4cm。

Ⅱ期 肿瘤超出子宫，但浸润未达盆壁，或未达阴道下 1/3。

ⅡA期 无宫旁浸润。

ⅡB期 有明显的宫旁浸润。

Ⅲ期 肿瘤浸润已达盆壁和(或)累及阴道下 1/3 和(或)引起肾盂积水或肾无功能。

ⅢA期 肿瘤浸润未达盆壁，但累及阴道 1/3。

ⅢB期 肿瘤浸润已达盆壁，或肾盂积水，或肾无功能。

ⅣA期 肿瘤侵犯膀胱黏膜或直肠黏膜和(或)超出真骨盆。

ⅣB期 远处转移。

宫颈癌转移途径为：直接蔓延、淋巴转移及血行转移。临床表现主要为：①阴道流血；②阴道排液；③晚期症状：恶病质状态。体征为：外生型宫颈可见息肉状、菜花状赘生物；内生型表现为宫颈肥大、质硬、宫颈管膨大；晚期癌组织坏死脱落，形成溃疡或空洞伴恶臭。根据病史及病理活组织检查，宫颈癌诊断不难。

【处理】 主要以手术和放疗为主、化疗为辅的综合治疗方案。

1. 手术治疗 主要用于早期宫颈癌(ⅠA～ⅡA期)患者。

2. 放射治疗 用于：①ⅡB～Ⅳ期患者；②全身情况不适宜手术的早期患者；③宫颈较大病灶的术前放疗；④手术治疗后病理检查发现有高危因素的辅助治疗。

3. 化疗 用于晚期或复发转移的患者。

【随访】 治疗后2年内应每3个月复查1次；3～5年内每6个月复查1次；第6年每年复查1次。随访内容包括盆腔检查、阴道刮片细胞学检查、胸部 X 线摄片及血常规等。

复 习 题

单选题

1. 属于宫颈癌前病变的是(　　)

　A. 宫颈Ⅱ级糜烂　　B. 宫颈鳞状上皮化生　　C. 宫颈轻度不典型增生　　D. 宫颈鳞状上皮化

2. 宫颈癌的好发部位(　　)

　A. 宫颈管内　　　B. 宫颈组织内口　　　C. 宫颈阴道部　　　D. 宫颈移行带区

3. 宫颈癌的临床分期，哪项不正确(　　)

　A. Ⅰ期癌灶局限在宫颈　　　　　　　B. Ⅰ期肉眼可见癌灶，无须显微镜检查

　C. ⅠB期临床可见癌灶局限在宫颈　　　D. 癌灶已浸润阴道下 1/3 属于Ⅲ期

4. 宫颈癌的临床分期是根据(　　)

　A. 临床症状严重程度　　B. 有无淋巴转移　　C. 病灶侵犯范围　　D. 病理分期

5. 53岁已婚女性，G₂P₁，宫颈病理为"病变细胞几乎占据上皮全层，细胞核异常增大，核质比例显著增大，核形不规则，染色较深，核分裂象增多，排列紊乱，无极性"。应如何处理(　　)

　A. 按炎症治疗，随访　　　　　　B. 子宫切除＋双附件切除

　C. 宫颈锥形电切术　　　　　　　D. 子宫全切除术

参 考 答 案

1.C　2.D　3.B　4.C　5.D

(王　娜)

第五章 子宫肌瘤

病例 1-5-1

患者，女性，52岁，已婚，G_2P_1，以"月经血量增多半年余，加重1个月"入院，既往月经规律，5～7/30，末次月经 2010-01-09，量中。近半年出现月经血量增多，经期延长，伴有分泌物增多，呈黄脓性，有异味，近1个月加重伴有头晕，乏力症状。体格检查：血压 90/60mmHg，心率 78 次/分。妇科检查：阴道分泌物略多，呈黄脓性，宫颈轻度糜烂，宫口松，并见直径约 3.5cm×3cm×2cm，鲜红色球状微生物，可及蒂部及直达宫腔，子宫水平位，大小正常，压痛(±)，双附件(−)。超声提示子宫略增大，子宫低，可见一内突中低回声团，直径约 3.5cm×3cm×2cm，宫颈增宽，内见异常中低回声延至阴道，双附件区未见异常。Hb85g/L。

1. 该患者如何诊断？
2. 诊断依据是什么？
3. 应与哪些疾病鉴别？
4. 治疗原则是什么？

参考答案

1. **诊断** ①子宫肌瘤（黏膜下）；②慢性宫颈炎；③阴道炎；④继发性贫血（中度）。

2. **诊断依据** ①月经血量增多半年余，加重1个月，近半年出现月经血量增多，经期延长，伴有分泌物增多，呈黄脓性，有异味，近1个月加重伴有头晕，乏力症状；②查体：血压 90/60mmHg，心率 78 次/分；③妇科检查：阴道分泌物略多，呈黄脓性，宫颈轻度糜烂，宫口松，并见直径约 3.5cm×3cm×2cm，鲜红色球状微生物，可及蒂部及直达宫腔，子宫水平位，大小正常，压痛(±)，双附件(−)；④超声提示子宫略增大，子宫低，可见一内突中低回声团，直径约 3.5cm×3cm×2cm，宫颈增宽，内见异常中低回声延至阴道，双附件区未见异常；⑤Hb85g/L。

3. **鉴别诊断**

（1）不全流产：患者可有停经史，HCG(＋)，出现阴道流血量较多，可有组织物排出，检查宫颈口可见到组织物堵塞，子宫应增大，质软。

（2）宫颈尖锐湿疣：患者可能有不洁性生活史，内诊查外阴及宫颈可有散在簇状疣状物，易出血，病理可见挖空细胞。

（3）功血：患者有月经改变，继发性贫血症状，但检查子宫及双附件无异常，无器质性病变。

4. **治疗** 经宫腔镜下子宫黏膜下肌瘤电切术。

病例 1-5-2

患者，女性，47岁，已婚，G_3P_1，以"尿频半年，发现下腹部肿块1个月"，一年前行乳腺纤维瘤手术治疗，既往月经规律 7～10/28～30，量略多，偶有头晕，乏力症状。体格检查：呈贫血貌，口唇苍白。血压 90/60mmHg，心率 84 次/分。妇科检查：宫颈中度糜烂，子宫不规则增大。如孕4个月妊娠子宫大小，质硬，无压痛，活动度尚可，双附件(−)。超声提示子宫增大明显，于子宫前壁突出，直径 4cm×5cm 及 2cm×2cm 无回声区，肌层回声，子宫内膜厚 8mm，双附件(−)。血常规示 Hb62g/L。尿常规示 WBC(＋)，Pro(−)。

1. 该病如何诊断？
2. 鉴别诊断是什么？
3. 治疗原则是什么？

参考答案

1. 诊断　子宫多发肌瘤,继发性贫血(中度)。

2. 鉴别诊断　①卵巢肿瘤:附件区触及包块有时包块较大时挤压子宫,宫体触及不清,可误诊子宫肌瘤;②妊娠子宫及于妊娠有关的疾病;③子宫畸形:双子宫或残角子宫易误为子宫肌瘤,B超检查、腹腔镜检查、子宫输卵管造影可协助诊断。

3. 治疗原则　子宫全切除术。

病例 1-5-3

患者,女性,54 岁,已婚,G_3P_2,绝经 2 年,近 1 个月腹部坠胀痛,以中下腹为尤,无阴道流血,排尿、排便均正常,既往子宫肌瘤病史 6 年余,最近一次随访 B 超声提示子宫肌瘤体积较 1 个月前明显增大,双附件区未见异常。妇科检查:阴道畅,宫颈充血明显,子宫增大如孕 8 周大小,不规则,压痛(±),双附件区增厚,压痛(±),宫颈 TCT 检查,慢性炎症。

1. 最可能的诊断及诊断依据是什么？
2. 治疗原则是什么？

参考答案

1. 诊断　子宫肌瘤(肉瘤样病变?),宫颈炎。

诊断依据:①绝经 2 年,近 1 个月腹部坠胀痛,以中下腹为尤,无阴道流血,排尿、排便均正常,既往子宫肌瘤病史 6 年余;②最近一次随访 B 超声提示子宫肌瘤体积较 1 个月前明显增大,双附件区未见异常;③妇科检查:阴道畅,宫颈充血明显,子宫增大如孕 8 周大小,不规则,压痛(±),双附件区增厚,压痛(±),宫颈 TCT 检查,慢性炎症。

2. 治疗原则　手术治疗。若术中病理提示为子宫肉瘤,应行广泛子宫切除术及盆腔淋巴结清扫术。若术中病理提示为良性,行子宫切除术。

病例 1-5-4

患者,女性,29 岁,已婚,G_2P_0,以"停经 3 月余伴恶心、呕吐早孕反应。下腹剧痛 1 小时"入院,既往有子宫肌瘤病史 2 年。查体:体温 37.5℃,心率 84 次/分,血压 100/70mmHg。妇科检查:阴道畅,宫颈软,子宫增大如 4 个半月妊娠大小,压痛明显,双附件区压痛明显。B 超提示:子宫增大,子宫前壁有一个 7cm×6cm×5cm 大小呈现低回声的结节,内见多个液性暗区,宫腔内可见胎儿,胎心 142 次/分,羊水透声佳,胎盘位宫低,后壁 0级。血常规:WBC $0.8×10^{12}$/L,Hb110g/L。

1. 最可能的诊断是什么？
2. 诊断依据是什么？
3. 如何鉴别诊断？
4. 处理原则是什么？

参考答案

1. 诊断　子宫肌瘤(红色样变),宫内早孕。

　　2. 诊断依据　①病史:停经 3 月余伴恶心、呕吐早孕反应。下腹剧痛 1 小时,既往有子宫肌瘤病史 2 年;②妇科检查:阴道畅,宫颈软,子宫增大如 4 个半月妊娠大小,压痛明显,双附件区压痛明显;③B超提示:子宫增大,子宫前壁有一个 7cm×6cm×5cm 大小呈现低回声的结节,内见多个液性暗区,宫腔内可见胎儿,胎心 142 次/分,羊水透声佳,胎盘位宫低,后壁 0 级;④血常规 WBC $0.8×10^{12}$/L,Hb110g/L。

　　3. 鉴别诊断　①先兆流产:患者有之内停经史,出现有腹痛症状,故需与此相鉴别。停经 3 个月之内,多表现为持续性坠痛,有时为阵发性。大于 3 个月妊娠的患者,多表现为阵发性腹痛,超声提示宫内孕,但该患者无明显阴道流血,并宫腔内无提示积血,故可排除。②卵巢肿瘤扭转:多表现为突发性一侧下腹性腹痛,伴恶心、呕吐,盆腔可及包块,有压痛,尤以蒂部为重,超声可协助诊断。

　　4. 处理原则　保守治疗:①抗感染及营养支持治疗;②保胎治疗。

临床思维:子宫肌瘤

　　子宫肌瘤是女性生殖器最常见的良性肌瘤,由平滑肌及结缔组织组成。常见于 30～50 岁妇女,20 岁以下少见。因子宫肌瘤好发于生育年龄,青春期少见,绝经后萎缩或消退,提示其发生可能与女性性激素相关。

【分类】

　　1. 根据肌瘤的部位分类　可分为子宫体肌瘤和子宫颈肌瘤。

　　2. 根据肌瘤与子宫肌壁的关系分类

　　(1) 子宫肌壁间肌瘤:肌瘤位于肌壁内,周围均为肌层所包围,初发病时多为此类肌瘤,故最常见,约占 60%～70%。

　　(2) 子宫浆膜下肌瘤:肌壁间肌瘤向浆膜而发展,并突出于子宫表面,与浆膜层直接接触,约占 20%。如突入阔韧带两叶之间生长,即为阔韧带内肌瘤。

　　(3) 子宫黏膜下肌瘤:肌壁间肌瘤向宫腔内生长,突出于子宫腔内,与黏膜层直接接触,约占 10%～15%。此瘤可使子宫腔逐渐增大变形,并常有蒂与子宫相连,如蒂长可堵住子宫颈口或脱出于阴道内。

　　【肌瘤变性】　由于子宫肌瘤生长较快,当供血不良时,可以发生不同变性。肌瘤愈大,缺血愈严重,则继发变性愈多。

　　1. 良性变　①玻璃样变(透明变性);②囊性变;③红色样变;④钙化。

　　2. 恶性变　肉瘤样变。

　　【临床表现】　多数患者无明显症状,仅于盆腔检查时偶被发现。若出现症状,与肌瘤的部位、有无变性相关,而与肌瘤大小、数目关系不大。

　　1. 月经改变　为最常见的症状,表现为月经周期缩短、经量增多、经期延长、不规则阴道流血等。

　　2. 腹部包块　腹部胀大,下腹扪及肿物,伴有下坠感。

　　3. 白带增多　白带增多,有时合并感染可产生大量脓血性排液及腐肉样组织排出伴臭味。

　　4. 压迫症状　肌瘤向前或向后生长,可压迫膀胱、尿道或直肠,引起尿频、排尿困难、尿潴留或便秘。当肌瘤向两侧生长,则形成阔韧带肌瘤,其压迫输尿管时,可引起输尿管或肾盂积水;如压迫盆腔血管及淋巴管,可引起下肢水肿。

　　5. 其他　可有疼痛、不孕、继发性贫血等。

【鉴别诊断】 子宫肌瘤易与妊娠子宫、卵巢肿瘤、子宫腺肌病等相鉴别。

【治疗】 治疗应根据患者年龄、生育要求、症状及肌瘤的部位、大小、数目全面考虑。

1. 随访观察 无临床症状,肌瘤较小,特别接近绝经的妇女建议每3～6个月随访1次。

2. 药物治疗 适用与症状轻、近绝经年龄或全身情况不宜手术者。可用促性腺激素释放激素类似物或米非司酮。

3. 手术治疗 用于月经过多致继发贫血药物治疗无效;严重腹痛、性交痛或慢性腹痛、有蒂肌瘤扭转引起急性腹痛;有膀胱、直肠压迫症状;能确定肌瘤是不孕或反复流产的唯一原因者。

复 习 题

单选题

1. 根据肌瘤与子宫肌壁的关系,子宫肌瘤可分为(　　　)
   A. 宫体肌瘤与宫颈肌瘤　　　　　　　B. 游离性肌瘤与阔韧带肌瘤
   C. 宫体肌瘤与游离性肌瘤　　　　　　D. 肌壁间肌瘤、腺膜下肌瘤与黏膜下肌瘤

2. 子宫肌瘤的症状与哪项关系最密切(　　　)
   A. 肌瘤大小　　　　　　　　　　　　B. 肌瘤数目
   C. 肌瘤与肌层的关系(黏膜下、浆膜下、肌壁间)　　D. 肌瘤生长部位

3. 多数子宫肌瘤患者的临床表现(　　　)
   A. 不孕　　　　B. 月经改变　　　　C. 下部血块　　　　D. 压迫症状(如尿频)

4. 子宫肌瘤的手术指征(　　　)
   A. 子宫肌瘤数目多　　　　　　　　　B. 药物治疗肌瘤体积不缩收
   C. 子宫肌瘤大小如孕 7^+ 周　　　　D. 合并继发贫血药物治逆境效果不佳

5. 关于子宫肌瘤的治疗说法正确的是(　　　)
   A. 月经量多,肌瘤不小者可用雌激素治疗　　B. 子宫大于3个月妊娠子宫大小需手术治疗
   C. 肌瘤一旦发生红色变,应立即手术治疗　　D. 短期子宫肌瘤增长速度较快者可定期随诊

参 考 答 案

1. D　2. D　3. B　4. D　5. B

(王　娜)

第六章　子宫内膜癌和子宫肉瘤

第一节　子宫内膜癌

病例 1-6-1

患者,女性,60 岁,已婚,肥胖,G_3P_2,绝经 5 年,阴道流血 2 个月,呈略红色,一般状态良好。妇科检查:子宫增大如孕 8^+ 周大小,质软(一),活动度欠佳,双附件(一)。辅助检查:B超提示子宫 26cm×58cm×35cm,子宫内膜厚 11cm,肌层回声均匀,双附件区未见异常,血糖(空腹)9.2mol/L。

1. 下一步应该做什么?

2. 可能的诊断是什么?

3. 诊断依据及下一步治疗是什么?

参考答案

1. 下一步行诊断性刮宫术,刮出物送病理。

2. 诊断　子宫内膜癌。

3. 诊断依据及治疗　患者有绝经后阴道流血,且伴高危因素如肥胖、糖尿病病史等,结合辅助检查绝经后子宫内膜增厚明显,相对子宫增大。首先排除子宫内膜恶性病变,要行诊断性刮宫,术中注意宫腔深度及刮出物性状,进一步明确临床分期指导下一步治疗。

临床思维:子宫内膜癌

子宫内膜癌是发生于子宫内膜的一组上皮性恶性肿瘤,以来源于子宫内膜腺体腺癌最常见,为女性生殖道三大恶性肿瘤之一,占女性全身恶性肿瘤 7%,占女性生殖道恶性肿瘤 20%～30%。子宫内膜癌有两种发病类型:一种是雌激素依赖型,另一种是非雌激素依赖型。

【病理】

1. 巨检　不同组织学类型的内膜癌肉眼表现无明显区别。大体可分为弥散型和局灶型。①弥散型:子宫内膜大部或全部为癌组织侵犯,并突向宫腔,常伴有出血、坏死,较少有肌层浸润。晚期癌灶可侵及深肌层或宫颈,若阻塞宫颈管可引起宫腔积脓。②局灶型:多见于宫腔底部或宫角部,癌灶小,呈息肉或菜花状,易浸润肌层。

2. 镜检及病理类型

(1) 内膜样腺癌:占 80%～90%。按腺癌分化程度分为Ⅰ级(高分化,G1),Ⅱ级(中分化,G2),Ⅲ级(低分化,G3)。分级愈高,恶性程度愈高。

(2) 腺癌伴鳞状上皮分化:腺癌组织中含鳞状上皮成分,伴化生鳞状上皮成分者称为棘腺癌(腺角化癌),伴鳞癌者称为鳞腺癌,介于两者之间称为腺癌伴鳞状上皮不典型增生。

(3) 浆液性腺癌:又称为子宫乳头状浆液性腺癌(UPSC),占 1%～9%。恶性程度高,易有深肌层浸润和腹腔、淋巴及远处转移,预后极差。无明显肌层浸润时也可能发生腹腔播散。

(4) 透明细胞癌:恶性程度高,易早期转移。

【转移途径】　多数子宫内膜癌生长缓慢,局限于内膜或在宫腔内时间较长,部分特殊病理类型(浆液性乳头状腺癌、鳞腺癌)和低分化癌可发展很快,短期内出现转移。其主要转移途径为直接蔓延、淋巴转移,晚期可有血行转移。

【分期】　子宫内膜癌的分期,现广泛采用国际妇产科联盟(FIGO)制定的手术-病理分期。

子宫内膜癌分期(FIGO分期)

0期　原位癌(浸润前癌)

Ⅰ期　肿瘤局限于子宫体

　　ⅠA　肿瘤局限于子宫内膜

　　ⅠB　肿瘤浸润深度<1/2肌层

　　ⅠC　肿瘤浸润深度>1/2肌层

Ⅱ期　肿瘤侵犯宫颈,但未超越子宫

　　ⅡA　仅宫颈黏膜腺体受累

　　ⅡB　宫颈间质浸润

Ⅲ期　局部和(或)区域的扩散

　　ⅢA　肿瘤侵犯浆膜层和(或)附件(直接蔓延或转移),和(或)腹水或腹腔洗液有癌细胞

　　ⅢB　阴道浸润(直接蔓延或转移)

　　ⅢC　盆腔和(或)腹主动脉旁淋巴结转移

Ⅳ期　肿瘤侵犯其他区域远处转移

　　ⅣA　肿瘤侵犯膀胱和(或)直肠黏膜

　　ⅣB　远处转移,包括腹腔内淋巴结转移,不包括阴道、盆腔浆膜和附件的转移以及主动脉旁和(或)腹股沟淋巴结转移。

【临床表现】

1. 症状　早期无明显症状,以后出现阴道流血、排液,疼痛等。

(1)阴道流血:主要表现为绝经后阴道流血,量一般不多。尚未绝经者可表现为月经增多、经期延长或月经紊乱。

(2)阴道排液:多为血性液体或浆液性分泌物,合并感染则有脓血性排液,恶臭。

(3)下腹疼痛及其他:癌肿累及宫颈内口,可引起宫腔积脓,出现下腹胀痛及痉挛样疼痛。晚期浸润周围组织或压迫神经引起下腹及腰骶部疼痛。晚期出现贫血、消瘦及恶病质等症状。

2. 体征　早期患者妇科检查可无异常发现。晚期可有子宫明显增大,合并宫腔积脓时可有明显触痛,宫颈管内偶有癌组织脱出,触之易出血。癌灶浸润周围组织时,子宫固定或在宫旁可及不规则结节状物。

【诊断】　除根据临床表现及体征外,确诊依据是病理组织学检查。

1. 病史及临床表现　对于绝经后阴道流血、绝经过渡期月经紊乱,均应排除内膜癌后再按良性疾病处理。下述情况的妇女应密切随诊:①有子宫内膜癌发病高危因素者,如肥胖、不育、绝经延迟等;②有长期应用雌激素、他莫昔芬或雌激素增高疾病史者;③有乳腺癌、子宫内膜癌家族史者。

2. B型超声检查　经阴道B型超声检查可了解子宫大小、宫腔形状、宫腔内有无赘生物、子宫内膜厚度、肌层有无浸润及深度,为临床诊断及处理提供参考。

3. 分段诊刮　分段诊刮是最常用、最有价值的诊断方法。其优点是能鉴别子宫内膜癌和宫颈管腺癌,也可明确子宫内膜癌是否累及宫颈管,为制订治疗方案提供依据。

4. 宫腔镜检查　可直接观察宫腔及宫颈管内有无癌灶存在,癌灶大小及部位,直视下取材活检,减少对早期子宫内膜癌的漏诊。

5. 其他

(1)宫颈管搔刮及子宫内膜活检:对绝经后阴道流血,宫颈管搔刮可协助鉴别有无宫颈癌。若B型超声检查确定宫腔内有明显病变,做宫腔内膜活检也可明确诊断。

(2)细胞学检查:宫颈刮片、阴道后穹隆涂片及宫颈管吸片取材做细胞学检查辅助诊断子宫内膜癌的阳性率不高,分别为50%,65%及75%。近年宫腔冲洗、宫腔刷或宫腔吸引涂片法等准

确率可达 90%，但操作较复杂，阳性也不能作确诊依据，故应用价值不高。

（3）MRI、CT 等检查及血清 CA125 测定：MRI、CT 等检查可协助判断病变范围。有子宫外癌播散者，其血清 CA125 值明显升高。

【鉴别诊断】 绝经后及绝经过渡期阴道流血为子宫内膜癌最常见的症状，故子宫内膜癌应与引起阴道流血的各种疾病鉴别。

1. 更年期功血 绝经过渡期阴道流血以月经紊乱（月经量增多、经期延长及不规则阴道流血）为主要表现。妇科检查无异常发现，应做分段诊刮活组织检查确诊。

2. 萎缩性阴道炎 主要表现为血性白带。检查时可见阴道黏膜变薄、充血或出血点、分泌物增多等。治疗后可好转，必要时可先抗感染治疗后，再做诊断性刮宫排除子宫内膜癌。

3. 黏膜下肌瘤与内膜息肉 子宫黏膜下肌瘤或内膜息肉有月经过多或经期延长症状，可行 B 型超声检查、宫腔镜检查及分段诊刮确定诊断。

4. 宫颈管癌、子宫肉瘤及输卵管癌 均可有阴道排液增多或不规则流血。宫颈管癌因癌灶位于宫颈管内，宫颈管变粗、硬或呈桶状。子宫肉瘤可有子宫明显增大、质软。输卵管癌以间歇性阴道排液、阴道流血、下腹隐痛为主要症状，可有附件包块。分段诊刮及 B 型超声可协助鉴别。

【治疗】 本病的主要治疗方法为手术、放疗及药物（化学药物及激素）治疗。应根据患者全身情况、癌变累及范围及组织学类型，选用和制定适宜的治疗方案。早期患者以手术为主，按手术-病理分期的结果及存在的复发高危因素选择辅助治疗；晚期则采用手术、放射、药物等综合治疗。

1. 手术治疗 Ⅰ 期患者应行筋膜外全子宫切除及双侧附件切除术。有下述情况之一者，行盆腔及腹主动脉旁淋巴结切除或取样：①可疑的腹主动脉旁及髂总淋巴结及增大的盆腔淋巴结；②特殊病理类型，如乳头状浆液性腺癌、透明细胞癌、鳞状细胞癌、癌肉瘤、未分化癌等；③子宫内膜样腺癌 G3；④肌层浸润深度≥1/2；⑤癌灶累及宫腔面积超过 50%。Ⅱ 期应行改良根治性子宫切除及双侧附件切除术，同时行盆腔及腹主动脉旁淋巴结切除术。Ⅲ 期和 Ⅳ 期的手术范围与卵巢癌相同，进行肿瘤细胞减灭手术。

2. 放疗 放疗是治疗子宫内膜癌有效方法之一，分腔内照射及体外照射两种。

（1）单纯放疗：仅用于有手术禁忌证或无法手术切除的晚期患者。对 Ⅰ 期 G1、不能接受手术治疗者，可选用单纯腔内照射外，其他各期均应采用腔内腔外照射联合治疗。

（2）术后放疗：是内膜癌最主要的术后辅助治疗，可明显降低局部复发，提高生存率。对已有深肌层浸润、淋巴结转移、盆腔及阴道残留病灶的患者，术后均需加用放疗。

3. 化疗 为晚期或复发子宫内膜癌综合治疗措施之一。也有用于术后有复发高危因素患者的治疗，以期减少盆腔外的远处转移。

4. 孕激素治疗 对晚期或复发癌可用孕激素治疗，也用于治疗子宫内膜不典型增生和试用于极早期要求保留生育功能的患者。

【预后】 影响预后的因素主要有：①肿瘤生物学恶性程度及病变范围，包括病理类型、组织学分级、肌层浸润深度、淋巴转移及子宫外病灶等；②患者全身状况；③治疗方案选择。

【随访】 治疗后应定期随访，75%～95% 复发在术后 2～3 年内。随访内容应包括详细询问病史、盆腔检查、阴道细胞学涂片、胸部 X 线摄片、血清 CA125 检测等，必要时可作 CT 及 MRI 检查。一般术后 2～3 年内每 3 个月随访 1 次，3 年后每 6 个月 1 次，5 年后每年 1 次。

第二节 子宫肉瘤

病例 1-6-2

患者，女性，53 岁，已婚，近 6 个月来月经紊乱，周期 20～25 天，经期 5～10 天，量时多时少,无特殊治疗。近 20 天阴道流血不止,口服及静脉点滴止血药无效。体格检查:血压 120/80mmHg,心、肺(一),腹壁较厚,耻骨合上可及包块。妇科检查:外阴发育正常,阴道畅,未见明显充血,宫颈柱状上皮,宫口向阴道脱出脓肉样赘物,暗红色,质脆,触之易出血,子宫增大,如孕 10 周大小,质软,附件未见异常,三合诊检查未见宫旁及宫骨韧带明显增厚。

1. 最可能诊断是什么?

2. 下一步需要检查是什么?

3. 治疗原则是什么?

参考答案

1. 诊断　子宫肉瘤。

2. 检查　为进一步明确诊断可行分段刮宫,刮出物送组织病理学检查。

3. 治疗　如组织病理学检查为子宫肉瘤,明确临床分期考虑为子宫肉瘤Ⅱ期,行广泛子宫切除术及盆腔淋巴结清扫术。

临床思维:子宫肉瘤

子宫肉瘤少见,恶性程度高。来源于子宫肌层、肌层内结缔组织和内膜间质,也可继发于子宫平滑肌瘤,多见于 40～60 岁妇女。根据不同的组织发生来源,主要有 3 种类型:子宫平滑肌肉瘤、子宫内膜间质肉瘤和恶性中胚叶混合瘤。临床表现为阴道不规则流血,可出现压迫症状。晚期患者全身消瘦、贫血、低热或出现肺、脑转移相应症状。

【诊断】　因子宫肉瘤临床表现与子宫肌瘤及其他恶性肿瘤相似,术前诊断较困难。对绝经后妇女及幼女的宫颈赘生物、迅速长大伴疼痛的子宫肌瘤,均应考虑有无子宫肉瘤可能。辅助诊断可选用阴道彩色多普勒超声检查、诊断性刮宫等。确诊依据为组织病理学检查。

【治疗】　治疗原则以手术为主。Ⅰ期行全子宫及双侧附件切除术。宫颈肉瘤、子宫肉瘤Ⅱ期、癌肉瘤应行根治性子宫切除及盆腔淋巴结切除术,必要时行腹主动脉旁淋巴结活检。根据病情早晚,术后化疗或放疗有可能提高疗效。

复　习　题

单选题

1. 子宫内膜癌与哪个因素无关(　　)

　　A. 雌激素长期刺激　　　B. 多产　　　　　C. 不典型增生　　　　D. 复杂型增生

2. Ⅰ期子宫内膜癌患者的治疗首选是(　　)

　　A. 手术治疗　　　　　　B. 化疗治疗　　　C. 放射治疗　　　　　D. 内分泌治疗

3. 哪种病理类型的子宫内膜癌恶性程度高(　　)

　　A. 内膜样腺癌　　　　　B. 黏液性腺癌　　C. 浆液性腺癌　　　　D. 透明细胞癌

4. 临床上与子宫内膜癌最易混淆的疾病是(　　)

　　A. 宫颈癌　　　　　　　B. 黏膜下肌瘤　　C. 子宫内膜炎　　　　D. 围绝经期功血

5. 子宫内膜癌的早期临床症状主要表现为(　　)

　　A. 阴道流血　　　　　　B. 阴道排液　　　C. 接触性出　　　　　D. 腹痛

参　考　答　案

1.B　2.A　3.C　4.D　5.A

(王　娜)

第七章 卵巢肿瘤

第一节 卵巢性索间质肿瘤

病例 1-7-1

患者,女性,55 岁,已婚,绝经 3 年,阴道少量流血半年,无明显腹痛,既往因乳腺纤维瘤行手术治疗。体格检查:一般状态良好,心肺(一),腹软,腹部可见偏实性包块。妇科检查:子宫较正常稍大,右附件可见 6cm×8cm×7cm 实质性肿块,光滑,形态规则,活动度尚佳,左附件未及明显异常,胸片(一),心电图均正常,B超提示子宫略大,右附件区实性包块,直径 6cm×8cm×7cm 无腹水,行子宫内膜活检提示为"子宫内膜腺囊型增生过长"。

1. 本例最可能的诊断是什么?

2. 辅助检查是什么?

3. 治疗原则是什么?

参考答案

1. 最可能的诊断　右侧卵巢性系间质肿瘤。

2. 辅助检查　激素水平测定,腹腔镜应用。

3. 治疗原则　手术治疗,术中切除物送快速病理检查,若为卵巢卵泡膜细胞瘤行子宫全切＋双侧附件切除;若为卵巢颗细胞瘤行子宫全切＋双侧附件切除＋大网膜切除＋淋巴结清扫,术后根据分期行 3～6 个疗程的化疗。

临床思维:卵巢转索间质肿瘤

卵巢转索间质肿瘤来源于原始性腺中的性索及间质组织,占卵巢肿瘤的 4.3%～6%。性索向上皮分化形成颗粒细胞瘤或支持细胞瘤;向间质分化形成卵泡膜细胞瘤或间质细胞瘤。此类肿瘤常有内分泌功能,故又称为卵巢功能性肿瘤。

【病理分类和临床表现】

1. 颗粒细胞——间质细胞瘤　由性索的颗粒细胞及间质的衍生成分如成纤维细胞及卵泡膜细胞组成。

(1)颗粒细胞瘤:分为成人型颗粒细胞瘤(占 95%)和幼年型颗粒细胞瘤(占 5%)。成人型属低度恶性肿瘤,可发生于任何年龄;幼年型主要发生在青少年,恶性度极高。

(2)卵泡膜细胞瘤:常与颗粒细胞瘤同时存在,但也有单一成分。良性多为单侧,圆形、卵圆形或分叶状,表面被覆薄的有光泽的纤维包膜。恶性较少见,预后比卵巢上皮性癌好。

(3)纤维瘤:占卵巢肿瘤的 2%～5%,多见于中年妇女,单侧居多,中等大小,表面光滑或结节状,切面灰白色,实性、坚硬。镜下见由梭形瘤细胞组成,排列呈编织状。纤维瘤伴有腹水或胸腔积液,称为梅格斯综合征手术切除肿瘤后,胸腔积液、腹水自行消失。

2. 支持细胞　间质细胞瘤又称为睾丸母细胞瘤,罕见,多发生在 40 岁以下妇女。单侧居多,通常较小,可局限在卵巢门区或皮质区,实性,表面光滑。高分化者属良性。

【治疗】

1. 良性肿瘤　年轻、单侧良性肿瘤应行患侧卵巢肿瘤剥出或卵巢切除术,保留患侧正常卵巢组织和对侧正常卵巢;双侧良性肿瘤应行肿瘤剥出术。绝经后期妇女应行子宫及双侧附件切除术。

2. 恶性肿瘤 手术方法参照上皮性卵巢癌的治疗方法。常用化疗方案为 PAC、EBP、PVB，一般化疗 6 个疗程。肿瘤有晚期复发特点，应长期随诊，对复发者仍主张积极手术。

第二节 卵巢转移性肿瘤

病例 1-7-2

患者，女性，49 岁，已婚，$G_4 P_1$。发现下腹部包块 3 个月。偶有下腹腹胀感，月经欠规律，5～10/25～30，患者 2 年前因"胃癌"行"胃大部分切除术"，术后定期随访。查体：体温 36.5℃，脉搏 80 次/分，血压 110/70mmHg，心、肺（一）。腹部检查：腹软，腹部可触及一包块，活动度欠佳，边界清晰，直径为 7cm，叩诊移动性浊音（±）。妇科检查：宫颈光滑，子宫大小正常，质地正常，双附件区均可见直径约 7cm 实性包块，边界清，活动度可。超声提示：双附件区均可见直径 7cm 囊实性包块，内可见血流分布。

1. 初步诊断是什么？
2. 需进一步检查什么？
3. 处理原则是什么？

参考答案

1. 初步诊断 卵巢转移性肿瘤。
2. 辅助检查 ①可行 CT 进一步检查；②血 CEA；③消化道检查。
3. 处理原则 行剖腹探查术，术中切除物送快速病理检查。如为恶性，行原发病灶切除术＋子宫及双附件切除术＋大网膜切除，术后化疗。

临床思维：卵巢转移性肿瘤

卵巢转移性肿瘤占卵巢肿瘤的 5%～10%。体内任何部位，如乳腺、肠、胃、生殖道、泌尿道等的原发性癌均可能转移到卵巢。库肯勃瘤即印戒细胞癌是一种特殊的卵巢转移性腺癌，原发部位在胃肠道，肿瘤为双侧性，中等大，多保持卵巢原状或呈肾形。一般无粘连，切面实性，胶质样。镜下见典型印戒细胞，能产生黏液。治疗原则是缓解和控制症状。如原发瘤已经切除且无其他转移和复发迹象，转移瘤仅局限于盆腔，可进行肿瘤细胞减灭术，术后配合化疗或放疗，但预后很差。

第三节 卵巢生殖细胞肿瘤

病例 1-7-3

患者，女性，19 岁，未婚，下腹腹胀 2 个月来院就诊。妇科检查：子宫水平位，大小正常，质地正常，子宫右侧可触及一直径 6cm×8cm 大小，半囊半实性血块，活动度佳，超声提示：右附件区有 6cm×8cm 囊实性无回声区，内见 2cm×1cm 强回声，界限清晰。

1. 本例最可能诊断是什么？
2. 相关辅助检查有哪些？
3. 治疗原则是什么？

参考答案

1. 初步诊断 卵巢畸胎瘤。
2. 辅助检查 AFP 监测及腹腔镜检查、治疗。
3. 治疗原则 手术治疗，术中切除物送快速病理检查。若为良性，行卵巢囊肿剥离术；若为恶性，行一侧附件切除术，以保留生育功能；若为Ⅰb 期以上，术后需化疗。

临床思维：卵巢生殖细胞肿瘤

【病理】

1. 畸胎瘤 由多胚层组织结构组成，偶见只含一个胚层成分。

（1）成熟畸胎瘤：又称为皮样囊肿，属良性肿瘤，可发生于任何年龄，以 20～40 岁居多。多为单侧，中等大小，呈圆形或卵圆形，壁光滑、质韧。多为单房，腔内充满油脂和毛发，有时可见牙齿或骨质。囊壁内层为复层扁平上皮，囊壁常见小丘样隆起向腔内凸出称为"头节"。肿瘤可含外、中、内胚层组织。偶见向单一胚层分化，形成高度特异性畸胎瘤，如卵巢甲状腺肿，分泌甲状腺激素，甚至引起甲亢。成熟囊性畸胎瘤恶变率2%～4%多见于绝经后期妇女。"头节"的上皮易恶变，形成鳞状细胞癌，预后较差。

（2）未成熟畸胎瘤：属恶性肿瘤，多见于年轻患者，复发及转移率高。肿瘤多为实性，可有囊性区域。肿瘤恶性程度根据未成熟组织所占比例、分化程度及神经上皮含量而定。复发后再次手术，可见到未成熟肿瘤组织向成熟转化，即恶性程度逆转现象。

2. 无性细胞瘤 好发于青春期及生育期妇女。中度恶性，单侧居多，右侧多于左侧，圆形或椭圆形，中等大，实性，触之如橡皮。表面光滑或呈分叶状，切面淡棕色。对放疗敏感。

3. 卵黄囊瘤 又名内胚窦瘤。较罕见，常见于儿童及年轻妇女。恶性程度高，生长迅速，易早期转移，预后差，但该肿瘤对化疗十分敏感，既往平均生存期仅 1 年，现经手术及联合化疗，生存期明显延长。多为单侧，较大，圆形或卵圆形。切面部分囊性，组织质脆，多有出血坏死区；呈灰红或灰黄色，易破裂。镜下见疏松网状和内皮窦样结构。瘤细胞扁平、立方、柱状或多角形，产生甲胎蛋白（AFP），故患者血清 AFP 升高，是诊断及治疗后监测的重要标志物。

【治疗】

1. 良性肿瘤 手术治疗。

2. 恶性生殖细胞肿瘤

（1）手术治疗：对年轻并希望保留生育功能者，手术基本原则是无论期别早晚，只要对侧卵巢和子宫未被肿瘤浸润，在进行全面手术分期的基础上，均可行保留生育功能手术。对复发者仍主张积极手术。

（2）化疗：ⅠA 期、分化Ⅰ级患者不需化疗，其他患者均需化疗。常用的化疗方案是：BEP 方案，BEP 方案无效者，可以采用 VIP 方案化疗。

（3）放疗：无性细胞瘤对放疗敏感，但放疗会影响患者生育功能，故目前较少应用。放疗用于治疗复发的无性细胞瘤。

第四节　卵巢囊肿蒂扭转

病例 1-7-4

患者，女性，28 岁，已婚，人流术后 3 天，突起右下腹剧痛伴呕吐，向右侧卧时腹痛加重。体格检查：体温 37.8℃，脉搏 100 次/分，血压 120/85mmHg，痛苦病容，下腹软，有压痛，右侧明显。妇科检查：子宫大小、质地正常，后倾，欠活动，子宫右侧可扪及一拳头大小不活动的囊性肿块，近子宫处压痛明显。B超：子宫大小正常，右侧附件区可见直径为 7cm×6cm×7cm 无回声区，直肠窝处可见 12mm 液性暗区。查血常规 WBC $12.4×10^9/L$，N 0.78。

1. 初步诊断及诊断依据是什么？

2. 处理原则是什么？

参考答案

1. 初步诊断 右卵巢囊肿蒂扭转。诊断依据:①患者人流术后子宫位置改变为诱因;②典型症状是突起右下腹剧痛伴随呕吐,向右侧卧时腹痛加重;③妇科检查,子宫右侧可及一拳头大小不活动的囊性肿块,近子宫处压痛明显,考虑为瘤蒂部压痛明显;④血常规示白细胞升高,提示有感染征象,考虑为蒂扭转后可继发感染;⑤B超提示左附件可见直径7cm×6cm×7cm无回声区。

2. 处理原则 患侧附件切除,注意术中应送快速病理检查以排除交界性、恶性肿瘤,并制定相应的诊疗方案,并注意术中勿回复扭转,以防栓塞脱落。

临床思维:卵巢囊肿蒂扭转

卵巢因某种诱因导致其根蒂扭转而发生急性下腹痛,是卵巢肿瘤最常见的并发症,是常见的妇科急腹症。10%的卵巢肿瘤并发蒂扭转。患者突然改变体位、剧烈运动、肠蠕动等均易导致腹腔内肿瘤发生扭转;妊娠子宫增大将肿瘤挤入腹腔,或产后子宫缩小、腹壁松弛,使卵巢肿瘤活动空间增大,也易导致腹腔内肿瘤发生扭转。卵巢的瘤蒂有骨盆漏斗韧带、卵巢固有韧带、输卵管及卵巢输卵管系膜组成。双合诊检查可扪及压痛的肿块,以蒂部最明显。瘤蒂的长度与厚度因肿瘤类型而不同。一经确诊,则尽快行剖腹手术。术时应先在扭转蒂部靠子宫的一侧钳夹后,再切除肿瘤和扭转的瘤蒂,钳夹前不可先将扭转的蒂回复,以防蒂部血栓脱落栓塞至身体的重要器官或组织。

第五节 卵巢上皮性肿瘤

病例 1-7-5

患者,女性,59 岁,绝经 8 年,腹胀,食欲不振半年,自服胃药未见好转,2 个月前自觉腹部包块逐渐增大。体格检查:体温 36.8℃,血压 120/80mmHg,腹软,腹部触及囊性包块,活动欠佳,压痛不明显。妇科检查:子宫稍小,双侧附件区均可及包块,直径约 7cm,囊实性,活动欠佳。B超提示:双侧附件区囊实性无回声区,内见血流信号,CA125 924000U/L。

1. 最可能的诊断是什么?

2. 最合适的处理方法是什么?

参考答案

1. 最可能的诊断 卵巢浆液性囊腺癌。

2. 处理方法 剖腹探查,术中切除物送快速病理检查,明确良性、恶性。如为恶性,手术后辅以化疗。

临床思维:卵巢上皮性肿瘤

卵巢上皮性肿瘤为最常见的卵巢肿瘤,多见于中老年妇女,很少发生在青春期前和婴幼儿。卵巢上皮性肿瘤分为良性、交界性和恶性。未产、不孕、初潮早、绝经迟等是卵巢癌的危险因素,多次妊娠、哺乳和口服避孕药是保护因素。5%~10%卵巢上皮性癌有家族史或遗传史。

【病理】 本病组织学类型主要有:浆液性肿瘤、黏液性肿瘤和卵巢子宫内膜样肿瘤。

1. 浆液性肿瘤

(1)浆液性囊腺瘤:占卵巢良性肿瘤 25%,多为单侧,球形,大小不等,表面光滑,囊性,壁薄。

(2)交界性浆液性囊腺瘤:占卵巢浆液性囊腺瘤的10%。多为双侧,中等大小,较少在囊内乳头状生长,多向囊外生长。预后好。

(3)浆液性囊腺癌:占卵巢上皮癌的75%。多为双侧,体积较大,囊实性。结节状或分叶状,灰白色,或有乳突状增生,切面为多房,腔内充满乳头,质脆,出血、坏死。

2. 黏液性肿瘤

(1)黏液性囊腺瘤:占卵巢良性肿瘤的20%,恶变率为5%～10%。多为单侧,圆形或卵圆形,体积较大,表面光滑,灰白色。切面常为多房,囊腔内充满胶冻样黏液,含黏蛋白和糖蛋白,囊内很少有乳头生长。偶可自行破裂,瘤细胞种植在腹膜上继续生长并分泌黏液,在腹膜表面形成胶冻样黏液团块,极似卵巢癌转移,瘤细胞呈良性,分泌旺盛,很少见细胞异型和核分裂,多限于腹膜表面生长,一般不浸润脏器实质,称为腹膜黏液瘤。

(2)交界性黏液性囊腺瘤:一般较大,单侧较多,表面光滑,常为多房。切面见囊壁增厚,有实质区和乳头状形成,乳头细小、质软。

(3)黏液性囊腺癌:占卵巢上皮性癌的20%。多为单侧,瘤体较大,囊壁可见乳头或实质区,切面为囊实性,囊液混浊或血性。

3. 卵巢子宫内膜样肿瘤 良性肿瘤及交界性瘤很少见。卵巢子宫内膜样癌占卵巢上皮性癌的2%。多为单侧,中等大,囊性或实性,有乳头生长,囊液多为血性。常并发子宫内膜癌,不易鉴别何者为原发。

【治疗】 首选手术治疗。较小卵巢良性肿瘤常采用腹腔镜手术,恶性时多采用剖腹手术。

1. 良性肿瘤 根据患者年龄、生育要求及对侧卵巢情况决定手术范围。年轻、单侧良性肿瘤应行患侧卵巢肿瘤剥出术或卵巢切除术,保留患侧正常卵巢组织和对侧正常卵巢;双侧良性肿瘤应行肿瘤剥出术。绝经后期妇女应行子宫及双侧附件切除术。术中切下肿瘤后应剖开肿瘤观察判断肿瘤良、恶性,必要时作冷冻切片组织学检查,明确性质以确定手术范围。

2. 恶性肿瘤 治疗原则以手术为主,辅以化疗、放疗等综合治疗。

第六节 卵巢肿瘤概述

【组织学分类】 卵巢肿瘤组织学分类见表1-7-1。

表 1-7-1 卵巢肿瘤组织学分类(WHO,1973,部分内容)

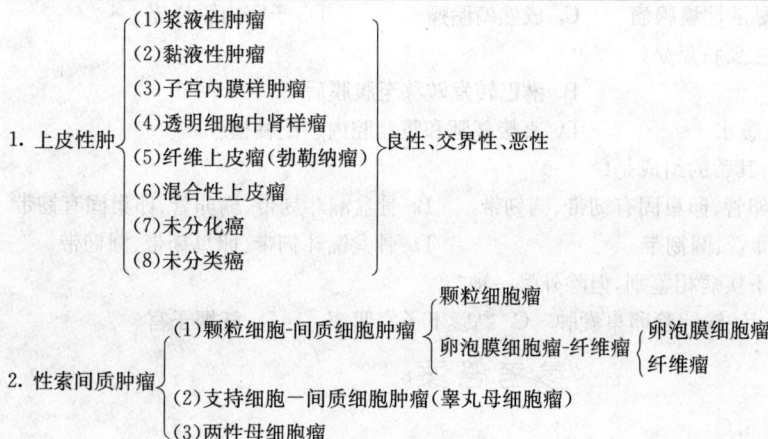

1. 上皮性肿	(1)浆液性肿瘤	良性、交界性、恶性
	(2)黏液性肿瘤	
	(3)子宫内膜样肿瘤	
	(4)透明细胞中肾样瘤	
	(5)纤维上皮瘤(勃勒纳瘤)	
	(6)混合性上皮瘤	
	(7)未分化癌	
	(8)未分类癌	
2. 性索间质肿瘤	(1)颗粒细胞-间质细胞肿瘤	颗粒细胞瘤
		卵泡膜细胞瘤-纤维瘤(卵泡膜细胞瘤 / 纤维瘤)
	(2)支持细胞-间质细胞肿瘤(睾丸母细胞瘤)	
	(3)两性母细胞瘤	

续表

```
                (1)无性细胞瘤
                (2)卵黄囊瘤
                (3)胚胎癌
                (4)多胎瘤
                                        未成熟型
3.生殖细胞肿瘤                           实性
                (5)绒毛膜癌  成熟型        囊性   皮样囊肿
                                                皮样囊肿恶变
                          单胚性和高度特异性(卵巢甲状腺肿和类癌)
                (6)畸胎瘤
                (7)混合型
4.转移性肿瘤
```

【病理】 卵巢恶性肿瘤的手术-病理分期见表1-7-2。

表1-7-2 卵巢恶性肿瘤的手术-病理分期

Ⅰ期　肿瘤局限于卵巢
　Ⅰ A　肿瘤局限于一侧卵巢,包膜完整,卵巢表面无肿瘤;腹水或腹腔冲洗液未找到恶性细胞
　Ⅰ B　肿瘤局限于双侧卵巢,包膜完整,卵巢表面无肿瘤;腹水或腹腔冲洗液未找到恶性细胞
　Ⅰ C　肿瘤局限于单侧或双侧卵巢并伴有如下任何一项:包膜破裂;卵巢表面有肿瘤;腹水或腹腔冲洗液有恶性细胞
Ⅱ期　肿瘤累及一侧或双侧卵巢,伴有盆腔扩散
　Ⅱ A　扩散和(或)种植至子宫和(或)输卵管;腹水或腹腔冲洗液无恶性细胞
　Ⅱ B　扩散至其他盆腔器官;腹水或腹腔冲洗液无恶性细胞
　Ⅱ C　Ⅱ A或Ⅱ B,伴腹水或腹腔冲洗找到恶性细胞
Ⅲ期　肿瘤侵犯一侧或双侧卵巢,并有显微镜证实的盆腔外腹膜转移和(或)局部淋巴结转移
　Ⅲ A　显微镜证实的盆腔外腹膜转移
　Ⅲ B　肉眼盆腔外腹膜转移灶最大径线≤2cm
　Ⅲ C　肉眼盆腔外腹膜转移灶最大径线>2cm,和(或)区域淋巴结转移
Ⅳ期　超出腹腔外的远处转移

复 习 题

单选题

1.临床上最常见的良性卵巢瘤是(　　　)
　A. 纤维瘤　　　B. 成熟畸胎瘤　　　C. 浆液性囊腺瘤　　　D. 黏液性囊腺瘤
2.患者血清中 AFP 浓度明显升高的卵巢肿瘤是(　　　)
　A. 内胚窦瘤　　　B. 黏液性囊腺瘤　　　C. 成熟畸胎瘤　　　D. 子宫内膜样癌
3.卵巢恶性肿瘤转移的主要特点是(　　　)
　A. 局限于双侧附件　　　　　　　　　B. 淋巴转发转移至腹膜后
　C. 转移至大网膜形成腹水　　　　　　D. 直接蔓延和腹盆腔内广泛种植
4.卵巢囊肿发生蒂扭转,其蒂的组成是(　　　)
　A. 骨盆漏斗韧带、输卵管、卵巢固有韧带、圆韧带　　B. 骨盆漏斗韧带、输卵管、卵巢固有韧带
　C. 骨盆漏斗韧带、输卵管、圆韧带　　　　　　　　　D. 骨盆漏斗韧带、卵巢韧带、圆韧带
5.卵巢实性肿瘤须与以下疾病相鉴别,但除外哪一项(　　　)
　A. 卵巢瘤样病变　　　B. 输卵管卵巢囊肿　　　C. 黏膜下子宫肌瘤　　　D. 妊娠子宫

参 考 答 案

1.C　2.A　3.D　4.A　5.C

(王　娜)

第八章　妊娠滋养细胞疾病

第一节　葡萄胎

病例 1-8-1

患者,女性,28岁,G_0P_0。因"停经10周余,反复不规则阴道流血10天"入院。停经40余天出现食欲下降,伴恶心、呕吐,自测妊娠试纸显示阳性。曾诊断为"早孕,妊娠剧吐",予以对症治疗,症状无明显改善。于10日前无明显诱因出现阴道流血,量少,色鲜红,疑诊"先兆流产"予以保胎治疗。阴道流血时多时少,多时伴有少量血块,伴下腹隐痛、头晕。因反复不规则流血未愈就诊。体格检查:生命体征平稳,贫血面容,心肺听诊无异常。腹部平坦柔软,肝脾肋下未触及。下腹部耻骨联合上2cm可扪及一包块,边界清楚,活动可、无压痛。妇科检查:外阴发育正常;阴道通畅;宫颈光滑,少量暗红色血液自宫颈口流出;子宫前位,增大如孕14周大小,质软,活动可,无压痛;左侧附件区可触及囊性包块,约7.0cm×6.0cm×5.0cm,边界清,活动,无压痛;右侧附件无压痛,未触及包块。辅助检查:血 β-HCG10000U/L。

1. 该患者应考虑哪些临床诊断?

2. 在明确诊断之前,应做哪些实验室检查?

3. 如何鉴别诊断?

参考答案

1. 诊断　葡萄胎,早孕流产,卵巢囊肿,贫血。根据病史考虑是与妊娠有关的疾病,有停经史,伴阴道流血,妇科检查子宫增大,右侧附件区囊性包块,血HCG值明显升高,应考虑为:葡萄胎,卵巢囊肿,贫血。因为患者有停经史,伴阴道流血,血HCG值明显升高,可考虑是早孕流产。但是子宫增大明显大于停经月份,伴左侧附件区囊性包块,故应先考虑为葡萄胎,卵巢黄素化囊肿可能。

2. 实验室检查　在明确诊断之前,应做盆腔B超及血常规。盆腔B超下显示,如为宫内孕可见胎囊及胎心搏动,如为葡萄胎,则显示子宫明显增大,无心管搏动和胎儿,宫腔内充满大小不一的小囊,无回声区,并相间点状强回声,形容为"蜂窝状"和"落雪图征",这是葡萄胎B超下特征性表现。结合临床表现及 β-HCG 检查可初步确诊为葡萄胎,最后应待清宫后病理检查确诊。

3. 鉴别诊断　①流产;②双胎妊娠;③羊水过多。通过B超可鉴别。

临床思维:葡萄胎

葡萄胎是指妊娠后胎盘绒毛滋养细胞增生,间质水肿,形成大小不等的水泡,水泡间借蒂相连成串形如葡萄,称为葡萄胎,也称水泡状胎块。葡萄胎分为完全性葡萄胎和部分性葡萄胎两类,多数为完全性葡萄胎。

【病理】

1. 完全性葡萄胎　大体检查水泡状物形如串串葡萄。镜下见绒毛体积增大,轮廓规则,滋养细胞增生,间质水肿和间质内胎源性血管消失。

2. 部分性葡萄胎 大体检查仅部分绒毛变为水泡,常合并胚胎或胎儿,胎儿多已死亡。镜下见绒毛大小不等,常呈扇形,轮廓不规则,有明显的滋养层基质内陷,部分间质水肿,滋养细胞增生程度较轻,间质内可见胎源性血管及其中的有核红细胞。

完全性葡萄胎和部分性葡萄胎的核型、病理特征鉴别要点见表1-8-1。

表 1-8-1 完全性和部分性葡萄胎核型和病理特征

特征	完全性葡萄胎	部分性葡萄胎	特征	完全性葡萄胎	部分性葡萄胎
核型	46,XX(90%)和46,XY	三倍体	绒毛呈扇形	缺乏	存在
胚胎或胎儿	缺乏	存在	滋养层基质内陷	缺乏	存在
绒毛水肿	弥漫	局限	羊膜、胎儿红细胞	缺乏	存在
滋养细胞增生	弥漫	局限			

【临床表现】

1. 完全性葡萄胎

(1) 停经后阴道流血:为最常见的症状。常在停经8~12周左右开始出现不规则阴道流血,量多少不定,可反复发作。

(2) 子宫异常增大、变软:约半数葡萄胎患者的子宫大于相应停经月份,质地变软,并伴有血清 HCG 水平异常增高。其原因为葡萄胎迅速增长及宫腔内积血所致。部分患者子宫大小与停经月份相符或小于停经月份,可能与水泡退行性变,停止发展有关。

(3) 妊娠呕吐:多发生于子宫异常增大和 HCG 水平异常升高者,出现时间一般较正常妊娠早,症状严重且持续时间长。

(4) 子痫前期征象:多发生于子宫异常增大和 HCG 水平异常升高者;可在妊娠早期发生高血压、水肿、蛋白尿。

(5) 卵巢黄素化囊肿:一般无症状,只有妇检或 B 超时发现;偶有胀痛,扭转后出现急性下腹腔痛;黄素囊肿的出现和大小与恶变倾向无关,葡萄胎清除后 HCG 下降,囊肿可自然消退。

(6) 腹痛:葡萄胎增长迅速,子宫过度快速扩张所致,表现为阵发性下腹痛,一般不剧烈,能忍受,常发生于阴道流血之前。

(7) 甲状腺功能亢进征象:7%患者出现轻度甲状腺功能亢进表现,如心动过速、皮肤潮湿和震颤,但突眼少见。

2. 部分性葡萄胎 除阴道流血外,部分性葡萄胎常没有完全性葡萄胎的典型症状。子宫大小与停经月份多数相符或小于停经月份,妊娠呕吐少见并较轻,多无子痫前期症状,常无腹痛,一般也不伴卵巢黄素化囊肿。

【辅助诊断】

1. 超声检查 B 型超声检查是诊断葡萄胎的重要辅助检查方法,最好采用经阴道彩色多普勒超声。完全性葡萄胎典型超声影像呈"落雪状",若水泡较大呈"蜂窝状"。

2. 绒毛膜促性腺激素 葡萄胎时,血清 HCG 滴度通常高于相应孕周的正常妊娠值。

3. 流式细胞仪测定 完全性葡萄胎的染色体核型为二倍体,部分性葡萄胎为三倍体。

4. 其他检查 包括胸部 X 线摄片、血常规、出凝血时间、血型及肝肾功能等。

【诊断】 葡萄胎的诊断需结合:①病史;②临床表现;③辅助检查。

【鉴别诊断】

1. 流产 不少病例最先被误诊为先兆流产。流产有停经史及阴道流血症状,妊娠试验可阳性,而葡萄胎患者子宫多大于同期妊娠子宫,孕期超过12周时 HCG 水平仍高。B 型超声图像显示葡萄胎特点。

2. 双胎妊娠 子宫较同期单胎妊娠大,HCG水平亦稍高,易与葡萄胎混淆,但双胎妊娠无阴道流血,B型超声显像可确诊。

3. 羊水过多 可使子宫迅速增大,虽多发生于妊娠后期,但发生在中期妊娠者需与葡萄胎鉴别。羊水过多时不伴阴道流血,HCG水平较低。B型超声显像可确诊。

【葡萄胎的处理】

1. 清除宫腔内容物 葡萄胎确诊后应及时清除宫腔内容物。由于葡萄胎子宫大而软,容易发生子宫穿孔,一般采用吸刮术,手术较安全,且能迅速排空宫腔,即使子宫增大至妊娠6个月左右大小,仍可使用负压吸引。注意在输液、配血准备下,充分扩张子宫颈管,选用大号吸管吸引,待子宫缩小后轻柔刮宫,刮出物选取宫腔内及近种植部位组织分别送病理检查。术时使用缩宫素静脉滴注加强宫缩可减少失血及子宫穿孔,但需在宫口扩大后给药,以防滋养细胞压入宫壁血窦,促使发生肺栓塞或转移。子宫大于妊娠12周者,一般吸刮2次,1周后行第二次刮宫,每次刮出物均需送病理检查。

2. 黄素化囊肿的处理 因囊肿可自行消退,一般不需处理,即使并发扭转,在B型超声或腹腔镜下穿刺吸液后多可自然复位。若扭转时间较长发生坏死,则行患侧附件切除术。

3. 子宫切除 单纯切除子宫只能去除病变侵入局部的危险,不能防止转移的发生,不作为常规处理。年龄较大,无生育要求者可行全子宫切除术。手术后仍需定期随访。

4. 预防性化疗 适用于有高危因素且随访困难的患者。尽可能选在清宫前或清宫时,一般选用甲氨蝶呤、氟尿嘧啶或放射菌素D等单一药物。其不能代替随访。

【随访】

(1)每周测定HCG一次,直至连续三次正常,然后每月一次持续至少半年。此后每半年一次,共随访2年。国外推荐每2月一次,供随访1年。

(2)每次随访必须测定HCG,还应注意月经是否规则,有无异常阴道出血,有无咳嗽、咯血及转移灶症状,并作妇科检查,选择一定间隔定期或必要时做B超、胸部X线摄片或CT检查。

(3)避孕方法推荐避孕套和口服避孕药,一般不选用宫内节育器。

第二节 妊娠滋养细胞肿瘤

病例 1-8-2

患者,女性,30岁。因"葡萄胎清宫术后不规则阴道流血2个月余"入院。患者于2个月前因"葡萄胎"行清宫术,术后未随访,术后持续少量阴道流血至今。体格检查:生命体征平稳。心肺听诊未发现异常。腹部平软,无压痛反跳痛,肝脾肋下未触及。四肢活动自如。妇科检查:外阴发育正常;阴道通畅;宫颈光滑;子宫水平位,稍大,质软,无压痛;双侧附件区可触及直径约5cm的囊性包块,活动可,无压痛。盆腔B超:子宫略增大,前壁肌层回声欠均匀,一大小4cm×3cm蜂窝状声像病灶,血流丰富,宫内膜厚8mm,双侧附件区见4cm×6cm液性暗区,界清,透声可。血HCG 6000U/L。

1. 该患者最可能的诊断是什么?
2. 还应该做哪些检查帮助诊断?
3. 最合适的治疗原则是什么?

参考答案

1. 最可能的诊断 侵蚀性葡萄胎。根据病史首先考虑是妊娠滋养细胞疾病。患者为葡萄胎清宫术后,持续阴道流血,伴血 HCG 6000U/L,首先应排除葡萄胎组织宫内残留及再次妊娠可能,如排除了上述情况,则可诊断侵蚀性葡萄胎。盆腔 B 超子宫后壁肌层一大小 4cm×3cm 蜂窝状声像病灶,血流丰富,宫内膜厚 8mm,双侧附件区见 4cm×6cm 囊性包块。为原发灶的表现,无转移灶表现,可初步诊断为侵蚀性葡萄胎。

2. 辅助检查 胸片检查,其典型表现为棉球状或团块状阴影。必要时做诊刮协助诊断。组织学诊断对于妊娠滋养细胞肿瘤的诊断并不是必需的。

3. 治疗原则 首选化疗,手术为辅。

病例 1-8-3

患者,女性,40 岁。因"人工流产术后半年,阴道不规则流血 30 天,伴咳嗽、咯血 2 周"入院。患者半年前人工流产术,术中见绒毛组织。术后 1 个月后月经恢复正常。近 30 天无诱因出现尖端少量阴道流血至今,尿妊娠试验阳性,超声示子宫增大,肌层可见高回声光团,血流丰富,呈"火球征"。胸片右肺可见团块状阴影。

1. 应考虑何种疾病?

2. 何为最佳治疗方案?

参考答案

1. 诊断 绒毛膜癌。患者不规则阴道流血 30 天,尿妊娠试验阳性,考虑与妊娠有关,常见病可能为早孕流产。但患者伴咳嗽、咯血,盆腔 B 超示子宫肌层内高回声团块,血流丰富,且胸片右肺可见团块状阴影,则考虑滋养细胞肿瘤可能。结合病史,半年前有人工流产史,绒毛膜癌诊断可能性大。

2. 最佳治疗方案 首选化疗,其次为手术、放疗等。

病例 1-8-4

患者,女性,47 岁。因"药流术后阴道流血 2 个月"入院。患者 2 个月前行早孕药流术,排出完整绒毛组织,阴道流血减少,术后未按时随访。因阴道淋漓出血 2 个月而就医。体格检查:生命体征平稳,心肺听诊未发现异常。腹部平软,肝脾肋下未触及,无压痛反跳痛。妇科检查:外阴发育正常;阴道通畅,少量暗红色积血;宫颈光滑,着色;子宫水平位,如孕 40 天大小,质软,无压痛;双侧附件无压痛,未触及包块。辅助检查:B 超检查提示"肌层间边界不清回声不均匀团块";血 HCG 6000U/L。

1. 病例应该如何诊断?

2. 诊断依据有哪些? 需要与哪些疾病作鉴别?

参考答案

1. 诊断 患者有流产史,B 超检查提示"肌层间边界不清回声不均匀团块",血 HCG 6000U/L,首先考虑诊断:①绒毛膜癌;②药流不全。

2. 诊断依据与鉴别诊断 患者有药流史,术后持续阴道流血 2 个月,伴有血 HCG 升高,考虑药流不全、宫内残留可能;但超声宫内未见异常回声,肌层间边界不清回声不均匀团块,则考虑绒毛膜癌可能。药流不全可行宫腔镜下诊刮术。在子宫肌层内或子宫外转移灶中,见到绒毛结构或退化的绒毛阴影,诊断为侵蚀性葡萄胎;仅见成片滋养细胞浸润及坏死出血,未见绒毛结构,诊断为绒毛膜癌。

病例 1-8-5

患者,女性,36 岁。因"流产术后 2 个半月,术后停经 2 个月,阴道持续不规则流血一周"就诊。患者平时月经规律,流产后以避孕套避孕。妇科检查:外阴发育正常;阴道通畅,少量暗红色积血;宫颈光滑,着色;子宫水平位,如孕 14 周,均匀性增大,无压痛;双侧附件无压痛,未触及包块。辅助检查:B超提示子宫和病灶血流丰富,低阻抗血流图像。血 HCG(＋)。血 HPL 轻度升高。入院后行诊断性刮宫术,病理报胎盘部位滋养细胞肿瘤。

1. 该病病理诊断依据的特点?

2. 该病如何处理?

参考答案

1. 病理诊断依据的特点   单一类型中间型滋养细胞,无绒毛;缺乏典型的细胞滋养细胞和合体细胞;出血坏死较少,如有也较局限;免疫组化染色大多细胞 HPL(＋),仅少数细胞 HCG(＋)。

2. 处理   手术是首选的治疗方法,原则是切除一切病灶,行全子宫加双附件切除术。年轻妇女若病灶局限子宫,卵巢外观正常,应保留卵巢。有高危因素的 PSTT 患者,术后应给予辅助性化疗。

临床思维:妊娠滋养细胞肿瘤

【定义】 侵蚀性葡萄胎、绒毛膜癌和胎盘部位滋养细胞肿瘤统称为妊娠滋养细胞肿瘤,一般多继发于葡萄胎、流产、足月妊娠和异位妊娠。发于葡萄胎排空后半年以内的滋养细胞肿瘤的组织学诊断多数为侵蚀性葡萄胎,一年以上者多数为绒毛膜癌,半年至一年内者绒毛膜癌和侵蚀性葡萄胎都有可能。

【病理特点】

1. 大体检查   可见子宫肌壁内有大小不等、深浅不一的水泡状组织,宫腔内有原发病灶,也可无原发病灶。

2. 镜下检查   侵入肌层的水泡状组织与葡萄胎相似,可见绒毛结构以及滋养细胞增生和分化不良。但绒毛结构也可退化,仅见绒毛阴影。

【临床表现】

1. 无转移妊娠滋养细胞肿瘤的表现   ①阴道不规则流血;②子宫复旧延迟,黄素化囊肿持续存在;③腹痛:一般无腹痛,癌侵及子宫壁或癌组织破溃或转移灶破溃可发生急性腹痛;④假孕症状:表现为乳房增大,乳头及乳晕着色,外阴阴道着色,生殖道质地极软。

2. 转移性滋养细胞肿瘤的表现

(1) 肺转移:最常见。表现为胸痛、咳嗽、咯血及呼吸困难。

(2) 阴道转移:转移灶常位于阴道前壁,呈紫蓝色结节,破溃后大量出血。

(3) 肝转移:为不良预后因素之一,多同时伴有肺转移,表现为上腹部或肝区疼痛。

(4) 脑转移:预后凶险,为主要的致死原因,分三期。①瘤栓期:表现为一过性脑缺血症状,如突然跌倒,暂时性失明、失语;②脑瘤期:患者出现头痛、呕吐、抽搐、偏瘫以至昏迷;③脑疝期:颅内压进一步增加,易致死。

(5) 其他转移:包括脾、肾、膀胱、消化道、骨等,其症状视转移部位而异。

【诊断】

1. 临床诊断   葡萄胎排空后 1 年以上发病者一般临床诊断绒癌,半年内多诊断侵蚀性葡萄胎。继发于流产、足月产、异位妊娠者临床诊断绒癌。

2. 辅助检查 ①血 β-HCG 测定:是葡萄胎后妊娠滋养细胞瘤的主要诊断依据,影像学证据不是必需的;②胸部 X 线摄片:诊断肺转移有价值;③CT 和磁共振成像:主要是用于脑、肝和盆腔病灶的诊断;④超声检查:主要显示丰富的血流信号和低阻力型血流频谱。

3. 组织学诊断 在子宫肌层内或子宫外转移灶中,见到绒毛结构或退化的绒毛阴影,诊断为侵蚀性葡萄胎;仅见成片滋养细胞浸润及坏死出血,未见绒毛结构,诊断为绒癌。对于妊娠滋养细胞肿瘤的诊断不是必需的。

【治疗】 治疗原则以化疗为主,手术和放疗为辅。

1. 化疗 一线化疗药物有甲氨蝶呤、氟尿嘧啶、放线菌素 D 或国产更生霉素、环磷酰胺、长春新碱、依托泊苷等。低危患者首选单一药物化疗,高危患者首选联合化疗。疗效评判:每一疗程结束后,每周测定血 β-HCG,结合 B 超、胸片、CT 等检查。每疗程化疗结束至 18 日内,血 β-HCG 至少下降一个对数称为有效。停药指征:血 β-HCG 每周测定一次,连续 3 次阴性后至少给予 1 个疗程的化疗,而对于化疗过程中 β-HCG 下降缓慢和病变广泛者通常给予 2～3 个疗程的化疗。

2. 手术 多为辅助治疗,对控制大出血等各种并发症、消除耐药病灶、减少肿瘤负荷和缩短化疗疗程等方面有一定作用。无生育要求的低危无转移患者在初次治疗时首选全子宫切除术。一般行全子宫切除术,生育年龄妇女应保留卵巢。多次化疗未能吸收的孤立的肺转移耐药病灶,可行肺叶切除。

3. 放疗 较少用。主要用于肝、脑转移和肺部耐药病灶的治疗。

【随访】 治疗结束后应严密随访。第一次随访是出院后的 3 个月,以后每 6 个月 1 次直至 3 年,此后每年一次直至 5 年,以后可每 2 年 1 次,国外推荐 Ⅰ～Ⅲ 期随访 1 年,Ⅳ 期随访 2 年。随访内容同葡萄胎。随访期间应严格避孕,应于化疗停止 ≥12 个月方可妊娠。

临床思维:胎盘部位滋养细胞肿瘤

胎盘部位滋养细胞肿瘤(PSTT)是指起源于胎盘种植部位的一种特殊类型的妊娠滋养细胞肿瘤。临床罕见。预后良好,仅少数转移,预后不良。

【病理】

1. 大体检查 见肿瘤为突向宫腔的息肉样组织;也可局限于子宫肌层,与子宫肌层界限清楚;还可呈弥漫性浸润至深肌层、浆膜层或子宫外扩散,与子宫肌层界限不清。肿瘤切面呈黄褐色或黄色,有时见局限性出血坏死。

2. 镜下检查 肿瘤几乎均由中间型滋养细胞组成,无绒毛结构。

【临床表现】 多发生于生育年龄,可继发于足月产、流产和葡萄胎,但葡萄胎相对少见,偶尔合并活胎妊娠。症状多为停经后不规则阴道流血或,月经过多。体征为子宫均匀性或不规则增大。仅少数病例发生在宫外转移,受累部位为肺、脑、肝、肾及盆腔和腹主动脉旁淋巴结。一旦发生转移,预后不良。

【诊断】

1. 血 β-HCG 测定 多为阴性或轻度升高。

2. 血 HPL 测定 多为轻度升高或阴性。

3. B 超检查 缺乏特异性。

【临床分期】

采用 FIGO 分期中的解剖学分期,预后评分系统不适用于 PSTT。目前认为与 PSTT 预后相关的高危因素主要有:①肿瘤细胞的有丝分裂指数>5 个/10HP;②距先前妊娠时间>2 年;

③子宫外转移灶。

【处理】 手术是首选的治疗方法,原则是切除一切病灶,行全子宫切除及双侧附件切除术。年轻女性若病灶局限于子宫,卵巢外观正常,应保留卵巢。有高危因素的 PSTT 患者,术后应给予辅助治疗。首选为化疗,首选化疗方案为 EMA-CO。对于无高危因素的患者一般不主张术后辅助性化疗。

【随访】 治疗后应随访。随访内容同妊娠滋养细胞肿瘤。由于缺乏肿瘤标志物,随访临床表现和影像学检查更有价值。

复 习 题

单选题

1. 葡萄胎患者清宫后最理想的避孕方法是(　　)

　　A. 长效口服避孕药　　　　　　B. 短效口服避孕药　　　　　　C. 放置宫内节育器

　　D. 阴茎套　　　　　　　　　　E. 避孕针

2. 患者,女性,28 岁。平时月经规律,停经 2 个月阴道不规则流血 10 余天,偶有轻微阵发性腹痛。妇科检查:宫体如孕 3 个月大小,双附件区均扣及块物。治疗方案应是(　　)

　　A. 吸宫清除宫腔内容物　　　　B. 静脉滴注缩宫素使宫腔内容物排出　　　C. 预防性化疗

　　D. 行子宫切除术　　　　　　　E. 行子宫切除术,随后化疗

3. 患者,女性,25 岁,停经 3 个月,阴道淋漓流血 2 个月,阴道前壁有胡桃大紫蓝色结节,子宫软,如孕 4 个半月大小,尿 HCG(＋),应考虑为(　　)

　　A. 葡萄胎　　　　　　　　　　B. 侵蚀性葡萄胎　　　　　　　C. 双胎妊娠

　　D. 妊娠合并子宫肌瘤　　　　　E. 先兆流产

4. 葡萄胎清宫术后 3 个月,阴道不规则流血,子宫稍大,尿 HCG(＋),胸片示双下肺有多处片状阴影。最可能的诊断是(　　)

　　A. 葡萄胎残留　　　　　　　　B. 先兆流产　　　　　　　　　C. 异位妊娠

　　D. 绒毛膜癌　　　　　　　　　E. 侵蚀性葡萄胎

5. 侵蚀性葡萄胎与绒毛膜癌最主要的区别点是(　　)

　　A. 阴道流血时间长短　　　　　B. 距葡萄胎排空后时间长短　　　C. 尿 HCG 值高低

　　D. 子宫大小程度不同　　　　　E. 活组织镜下见有无绒毛结构

参 考 答 案

1. D　2. A　3. B　4. E　5. E

(李跃文)

第九章 生殖内分泌疾病

第一节 功能失调性子宫出血

病例 1-9-1

患者,女性,17岁,月经紊乱两年,因月经量增多,经期延长半个月,加重1天,急诊入院。本次月经2010年3月12日,量较往增多一倍,觉头晕、心悸,但无腹痛。体格检查:体温36.8℃,心率80次/分,呼吸20次/分,血压107/73mmHg,神清,贫血貌,心肺听诊正常,腹软,全腹无压痛,肝脾肋下未及,外阴可见血污。未行妇检。实验室检查:血常规提示WBC $5.7×10^9$/L,RBC $3.0×10^{12}$/L,Hb 95g/L。B超提示子宫大小正常,双侧附件正常。

1. 该病例如何诊断?
2. 诊断依据是什么?
3. 治疗原则是什么?

参考答案

1. **初步诊断** 无排卵性功血(青春期),轻度贫血。
2. **诊断依据** ①17岁女性,月经紊乱两年;②贫血貌,Hb95g/L;③B型超声检查提示子宫、附件未见异常。
3. **治疗原则** 止血,调整周期促排卵。在青春期,下丘脑-垂体-卵巢轴激素间反馈调节尚未成熟,大脑中枢对雌激素的正反馈作用存在缺陷,FSH呈持续低水平,无促排卵性LH高峰形成,导致卵巢不排卵。所以诱发排卵来调整周期及止血。

病例 1-9-2

患者,女性,38岁,自然流产一次,近两年来月经不调,表现为月经周期缩短,20天行经一次,经量多,基础体温双向型,但高温相持续约10天。体格检查:体温37.2℃,血压120/80mmHg,呼吸18次/分,脉搏68次/分,心肺未见异常。妇科检查:外阴已婚已产型,阴道畅,黏膜光滑,宫颈光滑,子宫前位,正常大,质中,附件未触及包块,无压痛。B型超声检查:子宫附件未见异常。诊断性刮宫病理报告:分泌期内膜,腺体分泌不足。

1. 该病例如何诊断?
2. 诊断依据是什么?
3. 治疗原则是什么?

参考答案

1. **初步诊断** 排卵性功血,黄体功能不足。
2. **诊断依据** ①患者,38岁,生育期,月经紊乱,但无生殖道或全身器质性病变;②基础体温双相型;月经来潮时内膜病检,分泌期内膜腺体分泌不足;③B超提示子宫附件未见异常。
3. **治疗原则** 止血,调整周期。该患月经周期中有卵泡发育及排卵,但黄体期孕激素分泌不足或黄体过早衰退导致子宫内膜分泌反应不良和黄体期缩短。故采取月经后半期补充孕激素疗法,下次月经前10天用黄体酮片10mg,每日一次,10天停药,连续3~6周期。

临床思维:功能失调性子宫出血

功能性子宫出血(功血)是指调节生殖的神经内分泌机制失常引起的异常子宫出血。分为无排卵性出血和排卵性出血两类。其中无排卵性功血占85%。正常月经发生时基于排卵后黄体生命期结束,雌激素和孕激素撤退使子宫内膜皱缩坏死而脱落出血。当机体受内部或外界因素影响时可通过大脑皮层或中枢神经系统引起下丘脑-垂体-卵巢轴功能调节或靶细胞效应异常,导致月经失调。青春期、更年期无排卵型功血最为常见,占功血的90%。青春期功血临床表现为初潮后月经稀发,短时停经后突发不规则性月经过多,经期延长,淋漓不止,严重者导致贫血。更年期功血表现为月经频发,周期不规则,经量过多,经期延长,出血期无下腹疼痛或其他不适,出血多或时间长可导致贫血。排卵型功血较少见,多见于生育年龄妇女,患者有排卵功能,但黄体功能异常。其临床特点是有月经周期,但在月经周期的不同时期有规律地出现不正常出血。

【诊断】　女性如果出现上述异常出血时,应及时就诊。根据详细询问病史(如患者的年龄、月经婚育史及全身有无慢性病史等)并全面体格检查,以便查找尽可能的原因及除外全身性疾病、生殖道器质性病变。辅助诊断检查方法:①B超检查了解子宫、卵巢及盆腔情况;②内分泌激素测定了解卵巢功能;③诊断性刮宫,可明确诊断,又可达到止血的目的;④蝶鞍正侧位像X线检查可以了解有无垂体肿瘤;⑤宫腔镜或腹腔镜检查等了解宫腔及盆腔脏器的病变。

【治疗】　根据患者年龄、功血类型、子宫内膜病理、生育要求等具体情况,采用不同的治疗方案。青春期功血患者应以止血和调整周期为主,促进内分泌功能成熟,促进排卵而达到彻底治愈的目的。如应用雌激素等止血治疗基础上,以雌-孕激素人工周期疗法恢复正常月经的内分泌调节等。更年期功血患者注意除外肿瘤引起的出血,治疗上以止血及对症治疗为主,减少经量为原则,不必多考虑恢复卵巢功能。如应用止血药物、全面彻底刮宫或药物性刮宫等止血后,依子宫内膜病理予激素调经治疗。当激素或药物治疗无效以及子宫内膜腺瘤型增生、不典型增生、合并子宫肌瘤、子宫腺肌症、严重贫血者可施行子宫切除术。

排卵型功血治疗原则是抑制月经过多,辅佐黄体功能,调整周期,防止复发。根据患者具体情况可采用对症或补充激素治疗。

第二节　闭　　经

病例 1-9-3

患者,女性,32岁,G_3P_1,既往月经规律,人流后6个月无月经来潮,连续半年基础体温双相型,用雌激素续贯疗法无撤退性出血。体格检查:体温36.8℃,血压110/70mmHg,呼吸16次/分,脉搏75次/分,心肺未见异常。妇科检查:外阴已婚已产型,阴道畅,黏膜光滑;宫颈光滑,正常大小,宫体前位,常大,质中,附件区未触及包块,无压痛。B型超声检查:子宫、附件未见异常。基础体温双相型,内分泌测定正常。

1. 该病例如何诊断?
2. 诊断依据是什么?
3. 治疗原则是什么?

参考答案

1. 初步诊断　子宫性闭经。
2. 诊断依据　①生育年龄妇女,人工流产后半年没来月经;②基础体温双相型,内分泌测定均正常;③用雌激素序贯疗法治疗无撤退性出血。

3. 治疗原则　该患者属于继发性闭经——子宫性闭经,做宫腔镜如有粘连,手术切开。加用大量雌激素和放置宫内节育器,防止再次粘连,人工周期治疗3～6个月。

临床思维:闭经

【定义】　无月经或月经停止称为闭经。通常将闭经分为原发性和继发性两种。凡年过18岁仍未行经者称为原发性闭经;在月经初潮以后,正常绝经以前的任何时间内(妊娠或哺乳期除外),月经停止超过6个月者称为继发性闭经。这样的区分在很大程度上是人为的,因为引起原发和继发闭经的基本因素有时可能是相同的。但是在提供病因和预后的线索时,这种划分是有价值的,例如多数的先天性异常,包括卵巢或苗勒组织的发育异常,所导致的闭经被列入原发性闭经,而继发性闭经多数是由获得性疾病所引起,且较易治疗。

宫腔粘连(IUA)又称 Asherman 综合征。此综合征继发于宫腔内创伤性手术。大多数系人工流产术后的一种近期并发症。宫颈及宫腔内粘连的发生率近年有增高趋势。宫腔内粘连的发生率,据报告为1.37%。

【病因】　手术创伤和术后感染。人工流产术中扩宫,刮匙或吸头过度锐利,胚胎排出后负压过高或过度吸刮及 IUD 嵌顿、断裂嵌入宫颈管、内膜损伤及感染而造成。也可因药物流产后,绒毛组织虽排出,但蜕膜组织长期残留宫腔内影响子宫收缩,引起长时间的流血,继发宫内感染。

【临床表现】

1. 闭经(或月经过少)　人工流产术后闭经或月经量显著减少(少于平时月经量1/2或2/3)。宫腔完全粘连者出现的闭经,使用雌、孕激素治疗无效;宫腔部分或轻度粘连者,月经周期可正常,但月经量稀少。

2. 腹痛　一般多发生在人工流产术或刮宫术后1个月左右。突发的腹痛或周期性下腹痛或有子宫增大,积血者,应考虑有宫颈粘连。经扩宫术后流出陈旧性血液,症状和体征可明显好转。

【治疗】

1. 用扩张棒扩张　扩张后放宫内节育器,但这种手术盲目且不能恢复原来的宫腔形态,且再粘连的发生率高。

2. 宫腔镜　融诊断治疗于一体,一些较难处理的妇科疾病能直观、简单、安全地解决。对于膜性粘连、纤维肌性粘连可在宫腔镜下分离或用手术剪除;而对于结缔组织样致密粘连则需要在 B 超或腹腔镜监护下行电切分离术,术后放置宫内节育器或蛋白胶防止再粘连,使患者恢复月经来潮,达到生育目的。

第三节　泌　乳

病例 1-9-4

患者,女性,29岁。自从2008年4月自然流产,之后月经不正常,月经周期在35～55天之间,月经量少,并出现双乳流出乳汁。2008年9月口服"克罗米芬",当月做B超提示卵泡发育不佳,此法治疗4个月经周期未孕,近半年出现头痛眼花等不适,2010年3月28日,因上述症状加重而入院。体格检查:生命体征平稳,心、肺正常,双乳外观正常,可挤出白色乳汁。妇科检查:外阴、阴道无异常,宫颈光滑,宫体中位,双侧附件未见异常。内分泌检查:PRL 83μg/L,FSH/LH 较高,E_2 偏低。B型超声检查:子宫、附件未见异常。

1. 该病例如何诊断?

2. 诊断依据是什么? 还需做哪些辅助检查?

参考答案

1. **初步诊断**　高泌乳激素血症。

2. **诊断依据及辅助检查**

(1) 诊断依据:①月经量少两年;②发现双乳流出乳汁,伴头疼眼花;③妇科检查未见异常;④B型超声检查提示子宫、附件未见异常;⑤内分泌检查:PRL 83μg/L,FSH/LH 较高,E_2 偏低。

(2) 辅助检查:激素测定,眼科检查,蝶鞍平片,磁共振检查等。

(3) 治疗:做蝶鞍平片,磁共振检查排除垂体瘤后行药物治疗。用溴隐亭治疗。溴隐亭是多巴胺受体激动剂,能有效的降低催乳素。

临床思维:高催乳激素血症

各种原因致血清催乳激素(PRL)异常升高,>1.14nmol/L(25μg/L),称高催乳激素血症。

【病史、症状及体征】　女性表现为溢乳、闭经(血 PRL>50μg/L,特发性高催乳激素血症者月经正常),不育与性功能减退、青少年发病者发育延迟,还可有多毛和痤疮、骨质疏松、肥胖、水潴留。

【辅助检查】

1. PRL　PRL >100μg/L 者高度考虑泌乳素瘤;PRL>200μg/L 绝大多数为泌乳素瘤;PRL<100μg/L 者多考虑高泌乳激素血症。

2. 其他激素检测　促性腺激素正常或偏低,对 GnRH 兴奋试验呈增强反应;女性患者雌二醇低下;男性睾酮降低。

3. 影像学检查　蝶鞍 X 线摄片大多正常。垂体 CT 扫描或 MRI 可发现微腺瘤。

【治疗措施】　泌乳素瘤的治疗,决定于瘤体大小、PRL 增高的水平、症状及生育要求。

1. 药物治疗　首选溴隐亭,开始睡前 1.25mg,每隔 2～3 天增加 1.25～2.5mg,每日有效量为 5～7.5mg。治疗后血 PRL 下降,2～3 个月后月经来潮。用药 1 年左右可停药观察,但复发率逐年增高。

2. 手术治疗　适用于:①溴隐亭治疗 3 个月以上无明显效果的巨大腺瘤;②要求生育的患者,但手术治疗往往不彻底,术后大多仍须溴隐亭治疗。

3. 放射治疗　可防止停药后复发,以求长期控制。

4. 妊娠期泌乳素瘤的处理　①妊娠期使泌乳素瘤增大的危险性很小;②一旦受孕应立即停用溴隐亭;③下述情况应引产或再服用溴隐亭:瘤体>10mm,每 4～6 周检查视野,如出现头痛、视野缩小者应予以引产,如必须推迟分娩,则应持续应用溴隐亭使瘤体缩小;④用溴隐亭的孕妇产后 24 小时一般宜停药,产后不宜哺乳;⑤产褥期使用溴隐亭的患者应注意避孕药的影响,若需避孕,不宜使用雌激素类避孕药。

【鉴别诊断】　应与高泌乳激素血症的其他病因鉴别诊断。

1. 生理因素　如妊娠、产后、乳头刺激、新生儿、月经中期(因雌激素增高)、睡眠、性交等。

2. 病理因素　其他垂体肿瘤;下丘脑疾病;空蝶鞍综合征;异位泌乳素瘤;原发性甲状腺切能减退症;肾衰竭;胸部及乳房疾病。

3. 药物　如含雌激素的避孕药;吗啡及催眠药;三环类抗郁剂、利血平和氯丙嗪类;抗多巴胺药物；酚噻嗪、异烟肼、异搏停(维拉帕米)、赛庚啶、甲氰咪胍(西咪替丁)等。

4. 特发性高泌乳激素血症 诊断前应排除器质性疾患。

第四节　多囊卵巢综合征

病例 1-9-5

患者,女性,32 岁,婚后 6 年未孕。月经初潮为 14 岁,平时月经不规律,3～5/30～60,月经量中等,近两年经量减少,经期一天。体重增加。体格检查:生命体征平稳,面部有很多痤疮,体毛丰富,心肺无异常。妇科检查:子宫前位,大小正常,双侧卵巢增大。B 超检查:子宫未见异常,双侧卵巢呈多囊改变。性激素检查:LH/FSH>3。

1. 该病例如何诊断?
2. 诊断依据是什么?
3. 治疗原则是什么?

参考答案

1. **初步诊断**　原发性不孕,多囊卵巢综合征。
2. **诊断依据**　①32 岁女性婚后 6 年未孕;②近两年来月经量减少;③妇科检查双侧卵巢增大;④B 超检查:子宫未见异常,双侧卵巢呈多囊改变;⑤性激素检查:LH/FSH>3。
3. **治疗方法**
(1) 药物治疗:①如 LH 高用口服避孕药或 GnRH-α 为降低 LH 水平;②用糖皮质激素,降低雄激素水平;③改善胰岛素抵抗;④诱发排卵。
(2) 手术治疗:腹腔镜下穿刺打孔术,卵巢楔形切除术。

临床思维:多囊卵巢综合征

多囊卵巢综合征的确切病因不详,目前认为是卵巢产生过多雄激素,而雄激素的过量产生是由于体内多种内分泌系统功能异常协同作用的结果。多囊卵巢综合征是内分泌轴功能紊乱所引起的疾病的终期卵巢病理改变,其最初的神经内分泌变化是 GnRH-GnH 释放频率和脉冲振幅增加,LH/FSH 比值增大。

【临床表现】　多囊卵巢综合征是以慢性无排卵、闭经或月经稀发、不孕、肥胖、多毛和卵巢多囊性增大为临床特征的综合征候群。

【辅助检查】

1. B 超　可见双侧卵巢对称性增大,卵巢内可见多个小囊,大小不等。直径 2～6mm,主要分布在卵巢皮质的周边。

2. 腹腔镜检查　可直接看见双侧卵巢呈多囊性增大,包膜增厚呈灰白色。

3. 激素测定　LH 与 FSH 失常,FSH(促卵泡生成素)处于低水平,LH(促黄体生成素)偏高,形成 LH/FSH≥2～3,雄激素(T)水平增高。

4. 子宫内膜活检　月经前或月经时诊刮出子宫内膜活检提示为无排卵性增殖期内膜或内膜增生过长。

【激素测定】　FSH 偏低,LH 升高,LH/FSH>2～3。睾酮升高但不超过正常 2 倍。E_2 正常或稍高,无周期性变化。催乳激素轻度升高。

【治疗】　多囊卵巢综合征是由下丘脑-垂体-卵巢轴功能紊乱引起的,不属于器质性疾病。因此在一般情况下不需要手术治疗。

目前治疗多囊卵巢综合征有三大途径:①激素疗法,常用的激素有达英-35、妈富隆、克罗米酚、二甲双胍等;②中药治疗,是以调经和促排卵为主;③手术治疗,采用卵巢楔形切除术。

第五节　围绝经期月经紊乱

病例 1-9-6

患者,女性,50 岁。主诉不规则阴道流血 7 个月,伴有性欲差,阴道干涩,睡眠差,且有夜间阵发性潮热和出汗。体格检查:血压 120/80mmHg,心率 80 次/分,体温 37℃。甲状腺触摸正常,心肺无异常。乳腺对称,未触及包块,乳头无溢液。内、外生殖器检查未触及包块。B 超提示子宫附件未见异常。

1. 该病例如何诊断?

2. 诊断依据是什么? 需进一步哪些检查?

3. 治疗原则是什么?

参考答案

1. 初步诊断　围绝经期。

2. 诊断依据　①围绝经期妇女,阵发性潮热出汗;②内外生殖器未及异常。需进一步做女性内分泌激素测定。

3. 治疗　①一般治疗,首先进行心理治疗,必要时使用镇静催眠药以助睡眠;②性激素治疗,有适应证无禁忌证时使用,主要是雌激素,辅以孕激素。

临床思维:绝经

【定义】

1. 绝经　40 岁以后(平均 51 岁)由于卵泡闭锁,妇女出现月经停止。

2. 围绝经期(更年期)　绝经前后的一段时间,跨度大约 2～4 年。

3. 潮热　无规律的、无法预知的、间歇性的皮肤温度增高,出汗持续约 3～4 分钟。

4. 卵巢早衰　妇女 40 岁以前,由于卵泡闭锁导致卵巢功能衰竭。若发生在 30 岁以前,应考虑自身免疫疾病或染色体异常。

【临床表现】

1. 泌尿生殖系统　症状有阴道干,伴瘙痒或性交痛。

2. 神经内分泌系统　潮热出汗,血压改变。

3. 心血管系统　早期出现冠状动脉供血不足,出现期前收缩、胸闷、血压波动等症状,到晚期出现心血管疾病。

4. 骨骼系统　绝经后 5～10 年骨质丢失快,出现全身及腰酸背痛。

5. 皮肤　头发脱落且干,毛发稀疏,阴、腋毛脱落。

【辅助检查】

1. 血清 FSH 值及 E_2 值测定　应检查血清 FSH 值及 E_2 值了解卵巢功能。绝经过渡期血清 FSH>10U/L,提示卵巢储备功能下降。闭经、FSH>40U/L 且 E_2<10～20pg/ml,提示卵巢功能衰竭。

2. 氯米芬兴奋实验　月经第 5 日起口服氯米芬,每日 50mg,共 5 日,停药第 1 日测血清 FSH>12U/L,提示卵巢储备功能降低。

【治疗】　性激素治疗。

1. 适应证　主要用于缓解绝经症状(血管舒缩症状及泌尿生殖道萎缩症状),也是预防骨质疏松的有效方法。

2. 禁忌证 ①绝对禁忌证包括以有或可疑乳腺癌、子宫内膜癌、生殖道异常出血、6个月内活动性血栓病、重症肝脏疾病等,脑膜瘤禁用孕激素;②相对禁忌证有心脏病、偏头疼、肝胆疾病史、子宫内膜癌病史、血栓性疾病史、乳腺良性疾病和乳腺癌家族病史。

3. 制剂选择 ①雌激素制剂,如戊酸雌二醇、结合雌激素、尼尔雌醇;②组织选择性刺激素活性调节剂;③选择性雌激素受体调节剂;④孕激素制剂。

复 习 题

单选题

1. 黄体功能不足的临床特点哪项恰当( )
   A. 月经周期正常,经期延长达 9～10 天　　B. 月经周期正常,月经量少
   C. 月经周期缩短,或不规则出血　　D. 月经周期延长,月经量少
   E. 月经周期正常,月经中期出血

2. 患者出现闭经、泌乳,必须测定下列哪一激素( )
   A. LH　　　B. HPL　　　C. HCG　　　D. PRL　　　E. FSH

3. 关于下丘脑性闭经,下列哪项是不恰当的( )
   A. 下丘脑性闭经是最常见的一类闭经　　B. 下丘脑性闭经的原因以器质性病变为主
   C. GnRH 脉冲或分泌模式异常　　D. 常伴有不孕
   E. 全身性疾病可引起下丘脑性闭经

4. 下列治疗哪一项是不恰当的( )
   A. 青春期功血止血——小剂量雌激素
   B. 黄体功能不全——补充孕激素
   C. 育龄期功血内源性雌激素水平较高者——雌、孕激素合并疗法
   D. 青春期功血调整月经周期——雌、孕激素序贯疗法
   E. 青春期功血促排卵——小剂量雌激素配伍氯米芬周期疗法

5. 19 岁,未婚少女,主诉剧烈痛经,与月经来潮时服强镇痛药卧床。平时月经周期规律,基础体温成双相曲线,肛查除子宫稍小外未见异常。最可能的诊断是( )
   A. 子宫内膜炎,子宫肌炎　　B. 子宫腺肌病　　C. 子宫肌瘤　　D. 原发性痛经　　E. 输卵管炎

6. 25 岁,女,结婚 4 年未孕,继发性闭经 8 个月就诊。查子宫稍小。连续 5 日肌注黄体酮注射液,停药后不见阴道流血。行雌、孕激素序贯试验出现阴道流血,放射免疫法测定 FSH 值正常。诊断为( )
   A. 下丘脑闭经　　B. 垂体性闭经　　C. 肾上腺闭经　　D. 卵巢性闭经　　E. 子宫性闭经

7. 26 岁,女,第一胎产后出血达到 800ml,产后无乳汁分泌。且产后 11 个月尚未见月经来潮,自觉畏寒,周身无力,毛发脱落明显。本例属于( )
   A. 子宫性闭经　　B. 卵巢性闭经　　C. 垂体性闭经　　D. 下丘脑性闭经　　E. 肾上腺性闭经

8. 49 岁妇女,近 1 年月经周期缩短,经期延长,此次经量多持续 10 日,检查子宫稍大、稍软。本例止血措施应选择( )
   A. 给予氨甲苯酸　　B. 给予大剂量己烯雌酚　　C. 给予大剂量黄体酮
   D. 给予大剂量丙酸睾酮　　E. 立即行刮宫术

9. 闭经患者雌、孕激素序贯试验阳性,垂体兴奋试验阳性,说明病变部位在( )
   A. 子宫　　　B. 卵巢　　　C. 垂体　　　D. 下丘脑　　　E. 大脑皮层

10. 绝经期尿中促性腺激素的变化哪项恰当( )
   A. 排出量不变　　B. 水平极低　　C. 不确定　　D. 减少　　E. 增加

11. 可以诊断子宫性闭经的检查项目是(　　)
    A. 雌激素试验阳性　　　　　B. 孕激素试验阳性　　　C. 垂体兴奋试验阴性
    D. 雌、孕激素序贯试验阴性　　E. 孕激素试验阴性

12. 40 岁妇女闭经 2 年余,考虑为子宫性闭经,必需的辅助检查方法是(　　)
    A. 静注 LH-RH100μg　　　　　B. 测血中 FSK 及 LH 值　　　C. 阴道脱落细胞检查
    D. 肌注黄体酮 20mg 连用 3~5 日　E. 口服妊马雌酮 1.25mg 20 日,后 10 日家加服甲羟孕酮

13. 哪一项不是围绝经期患者的临床表现(　　)
    A. 月经紊乱　　　　　B. 肥胖、多毛　　　C. 激动易怒,焦虑不安
    D. 情绪低落,抑郁寡欢　E. 皮肤干燥,色素沉着

14. 青春期无排卵性功血患者,已知内膜呈萎缩性合并重症贫血,为达到止血目的应(　　)
    A. 肌注黄体酮　　　　B. 口服小剂量已烯雌酚　　　C. 肌注苯甲酸雌二醇
    D. 肌注丙酸睾酮　　　E. 静脉滴注缩宫素

15. 围绝经期妇女尿中性腺激素排出(　　)
    A. 不变　　　　　B. 增多　　　C. 减少　　　D. 变化无常

16. 下面哪项不是无排卵性功血的病例(　　)
    A. 萎缩性子宫内膜　　　B. 增生期子宫内膜　　　C. 子宫内膜单纯型增生
    D. 子宫内膜复杂型增生　E. 子宫内膜腺体分泌不足

17. 疑为无排卵性功血,理想取内膜活检的时间是(　　)
    A. 月经第 1 日　　　B. 月经第 5 日　　　C. 月经干净过后 3 日
    D. 月经周期中间　　　E. 月经来潮前 12 小时

(共用题干)32 岁,女,1 年前自然分娩一男婴,体重 4500g。产后 2 小时内出血 2500ml,产后至今未有月经,伴性欲减退,毛发脱落,畏寒,嗜睡,低血压等症状。

18. 下列辅助性检查内容哪项与本患者不符 (　　)
    A. 孕激素试验阴性　　　　　　　　　B. 雌、孕激素序贯试验阳性
    C. 放免检测血 FSH、LH 均>5U/L　　　D. HMG 刺激试验阳性
    E. 多次 GnRH 刺激试验,LH 无升高

19. 该患者可能的诊断是(　　)
    A. 肾上腺皮质肿瘤　　　B. 希恩综合征　　　C. 生长激素腺瘤
    D. 空蝶鞍综合征　　　　E. 泌乳激素肿瘤

参 考 答 案

1. C　2. D　3. B　4. A　5. D　6. D　7. C　8. E　9. D　10. E　11. D　12. E　13. B　14. C　15. B
16. E　17. E　18. C　19. B

(高　峰)

第十章 子宫内膜异位症

病例 1-10-1

患者,女性,已婚,35 岁,G_1P_0。五年前曾流产 1 次,其后至今未孕,该患者平素月经规律,12 岁初潮,5～7/30～32,月经量中,有痛经史,末次月经 2005 年 3 月 9 日。近 2 年来经期腹痛逐渐加重,伴肛门坠胀,有性交痛。体格检查:体温 36.8℃,血压 100/65mmHg,脉搏 70 次/分,呼吸 18 次/分,体重 60kg,发育正常,营养中等,神清语明,皮肤黏膜无出血点及黄染,浅表淋巴结未触及。头颈部检查未见异常,双肺呼吸音正常,心率 70 次/分,律齐,无器质性杂音,腹部平坦,无肌紧张,无压痛及反跳痛,脊柱四肢无畸形,活动自如,生理性反射存在,病理性反射未引出。妇科检查:外阴发育正常,阴道畅,宫颈光滑,子宫后位,正常大小,活动差,子宫后壁下方有触痛性结节,直径 0.5～1cm,右侧附件区可以触及一包块,约 5cm 大小,囊性感,活动差,触痛明显。辅助检查:血 CA125 115mIU/L。盆腔彩超显示:子宫正常大小,后倾,内膜 0.8cm,肌层回声欠均匀,后壁见多个低回声结节直径约 0.3～1.0cm,右附件 5.4cm×4.7cm×5.0cm,无回声包块,内见密集光点。

1. 初步诊断是什么?
2. 诊断依据有哪些?
3. 辅助检查有哪些?
4. 治疗方法有哪些?

参考答案

1. 初步诊断 卵巢巧克力囊肿。

2. 诊断依据 根据病史,流产后 5 年不孕,近 2 年来痛经逐渐加重。妇科检查提示子宫后壁有触痛结节,右附件区可触及囊性包块,活动差,触痛明显。盆腔彩超检查见右附件囊性包块,内见密集光点。血 CA125 115mIU/L。综合上述病史、妇科检查、盆腔彩超及血 CA125,可初步考虑她患有子宫内膜异位症——卵巢巧克力囊肿。

3. 辅助检查 为了明确我们的诊断,还需要做:①EMAb 的检查;②必要时做腹腔镜检查,取活体组织做病理检查。

4. 治疗方法 因为这名患者已经 35 岁,流产 1 次,现在希望怀孕,最好做腹腔镜检查及治疗,既可以明确诊断,又可以去除病灶,了解输卵管是否通畅,手术后可以用辅助生育技术帮助她尽快怀孕。

病例 1-10-2

患者,女性,29 岁,两年前曾流产一次,以后一直未能怀孕,近一年来出现经期腹痛,肛门坠胀,大便次数增加,有性交痛。妇科检查:子宫后位固定,子宫后壁下方有触痛性结节,右侧附件区可以触及 5cm 大的囊性包块,与子宫相粘连,活动差,明显触痛。盆腔 B 超显示:子宫后倾,正常大小,子宫内膜 0.4cm,宫壁回声欠均匀,于后壁探及一个约 1.2cm³ 低回声,右卵巢 4.1cm×5.0cm×3.1cm 囊性包块,子宫后壁血流丰富。提示:①子宫肌瘤;②右卵巢囊性肿块;③左宫颈后方囊性暗区。

1. 初步诊断并说明不孕原因。

2. 辅助检查有哪些?

3. 治疗方法有哪些?

参考答案

1. 初步诊断　卵巢巧克力囊肿。诊断依据:根据病史,患者出现继发性的痛经,流产后近两年不孕;妇科检查发现子宫后壁有触痛结节,右侧附件区有不活动的触痛的囊性占位,并与子宫粘连,是引起不孕的原因;B超检查发现子宫后壁上有低回声结节,右侧卵巢呈囊性增大。初步诊断她患有子宫内膜异位症——卵巢巧克力囊肿,此病的特点是:痛经、不孕、腹痛及性交痛、月经紊乱等,给患者造成巨大的痛苦,严重的影响患者的生活质量。

2. 辅助检查　为了明确我们的诊断,还需要做:①血 CA125 和 EMAb 的检查;②必要时做腹腔镜检查,取活体组织做病理检查。

3. 治疗方法　患者需要怀孕,建议最好做腹腔镜检查及治疗,既可以明确诊断,又可以去除病灶,了解输卵管是否畅通,手术后可以用辅助生育技术帮助她尽快怀孕。

病例 1-10-3

患者,女性,已婚,27 岁。19 岁起经期腹痛,并进行性加重,经量略有增加,23 岁结婚,至今未孕,有性交痛。体格检查:体温 36.5℃,血压 90/60mmHg,脉搏 72 次/分,呼吸 18 次/分,体重 54kg,发育正常,营养中等,神智清楚,精神可,皮肤黏膜未见皮疹及出血点,无黄染,浅表淋巴结未触及。头颈部检查无异常,双肺呼吸音正常,心律规律,72 次/分,心音有力,无器质性杂音,腹部平坦,全腹无压痛,反跳痛,脊柱四肢无畸形,活动尚可,生理性反射存在,病理性反射未引出。妇科检查:子宫均匀性增大,质硬,后位固定,子宫后壁下方有触痛性结节,附件区未及异常。辅助检查:血 CA125 62mIU/L。盆腔彩超显示:子宫后倾、正常大,子宫内膜 0.8cm,宫壁回声欠均匀,内膜线后移,子宫前壁厚 2.0cm,后壁厚 4.0cm,于后壁探及多个结节,双卵巢未见异常。

1. 初步诊断是什么?

2. 诊断依据有哪些?

3. 治疗方法有哪些?

参考答案

1. 初步诊断　子宫腺肌病。

2. 诊断依据　根据痛经、进行性加重、经量增加及不孕病史;妇科检查提示子宫均匀性增大,质硬,后位固定,子宫后壁下方有触痛性结节;血 CA125 62mIU/L,同时盆腔彩超显示子宫后倾、正常大,子宫内膜 0.8cm,宫壁回声欠均匀,内膜线后移,子宫前壁厚 2.0cm,后壁厚 4.0cm,于后壁探及多个结节,双卵巢未见异常,因此诊断为子宫腺肌病。

3. 治疗方法　患者需要缓解痛经、解决怀孕的问题,因此建议最好用药物治疗促使子宫缩小,恢复正常,然后诱发排卵、促使怀孕。临床上可以选用假孕疗法、假绝经疗法,如高效孕激素、达那唑、内美通、米非司酮、促性腺激素释放激素激动剂 GnRH-α 等。最好是用 GnRH-α(诺雷得、达菲林等),每月注射一针,共用 6 针,在用药过程中要注意类似更年期的症状出现及骨质疏松的发生。

病例 1-10-4

患者,女性,已婚,27 岁。初潮 13 岁,18 岁起出现经期腹痛,并进行性加重,经量略有增加,24岁结婚,至今未孕,有性交痛。体格检查:体温36.2℃,血压110/70mmHg,脉搏68次/分,呼吸19次/分,体重62kg,发育正常,营养中等,神清语明,皮肤黏膜无出血点及黄染,浅表淋巴结未触及。头颈部检查未见异常,双肺呼吸音正常,心律规律,68次/分,心音有力,无器质性杂音,腹部平坦,全腹无压痛、反跳痛,脊柱四肢无畸形,活动尚可,生理性反射存在,病理性反射未引出。妇科检查:子宫均匀性增大如孕6周,质硬,后位固定,子宫后壁下方有数个0.3~1.0cm大小的触痛性结节,双侧附件区未触及异常。辅助检查:血CA125 78mIU/L。盆腔彩超显示:子宫后倾、增大,子宫内膜0.8cm,宫壁回声欠均匀,内膜线后移,于后壁探及多个结节最大为1.2cm,双卵巢未见异常。

1. 初步诊断是什么?
2. 诊断依据有哪些?
3. 治疗方法有哪些?

参考答案

1. 初步诊断　子宫腺肌病。
2. 诊断依据　根据痛经、进行性加重、经量增加及不孕病史;妇科检查提示子宫均匀性增大如孕6周,质硬,后位固定,子宫后壁下方有数个0.3~1.0cm大小的触痛性结节,双侧附件区未触及异常;血CA125 78mIU/L,同时盆腔彩超显示子宫后倾、增大,子宫内膜0.8cm,宫壁回声欠均匀,内膜线后移,于后壁探及多个结节最大为1.2cm,双卵巢未见异常,因此诊断为子宫腺肌病。
3. 治疗方法　患者的治疗目的需要缓解痛经、解决怀孕的问题,因此治疗方法上应选择药物治疗,使子宫缩小、诱发排卵、促使怀孕。临床上可以选用假孕疗法、假绝经疗法,如高效孕激素、达那唑、内美通、米非司酮、促性腺激素释放激素激动剂GnRH-α等。

病例1-10-5

患者,女性,已婚,50岁。因"经量增多3年,经期延长10天,痛经进行性加重"来院就诊。初潮13岁,30岁起出现经期腹痛,近3年进行性加重,经量增多,经期延长。体格检查:体温36.8℃,血压120/70mmHg,脉搏66次/分,呼吸18次/分,体重75kg,发育正常,营养中等,神清语明,皮肤黏膜无出血点及黄染,浅表淋巴结未触及。头颈部检查未见异常,双肺呼吸音正常,心律规律,66次/分,心音有力,无器质性杂音,腹部平坦,全腹无压痛、反跳痛,脊柱四肢无畸形,活动尚可,生理性反射存在,病理性反射未引出。妇科检查:子宫均匀性增大如孕10周,质硬,表面光滑,后位固定,子宫后壁局限性隆起有结节感,双侧附件区未触及异常。辅助检查:血CA125 60mIU/L。盆腔彩超显示:子宫后倾、增大,子宫内膜0.9cm,宫壁回声欠均匀,内膜线后移,双卵巢未见异常。

1. 初步诊断是什么?
2. 诊断依据有哪些?
3. 治疗方法有哪些?

参考答案

1. 初步诊断　子宫腺肌病。
2. 诊断依据　根据痛经、进行性加重、月经量增加病史;妇科检查提示子宫均匀性增大如孕10周,质硬,表面光滑,后位固定,子宫后壁局限性隆起有结节感,双侧附件区未触及异常;血CA125 60mIU/L,盆腔彩超显示子宫后倾、增大,子宫内膜0.9cm,宫壁回声欠均匀,内膜线后移,双卵巢未见异常,因此诊断为子宫腺肌病。

3. 治疗方法　患者无生育要求,其治疗目的需要缓解痛经,因此治疗方法上应选择手术治疗。可行根治性手术:全子宫 + 双侧附件切除术。

病例 1-10-6

患者,女性,已婚,46 岁。因"月经量增多伴痛经 3 年"就诊,患者平素月经尚规律,初潮 14 岁,5～7/30～33,无明显痛经史。3 年前月经量增多较以往月经量增加一半,有血块,同时伴有痛经且逐渐加重,甚至需服用止痛药,近期伴有肛门下坠感、性交痛。25 岁结婚,怀孕 3 次,人工流产 2 次。体格检查:体温 36℃,血压 120/70mmHg,脉搏 70 次/分,呼吸 19 次/分,体重 65kg,发育正常,营养中等,神清语明,皮肤黏膜无出血点及黄染,浅表淋巴结未触及。头颈部检查未见异常,双肺呼吸音正常,心律规律,70 次/分,心音有力,无器质性杂音,腹部平坦,全腹无压痛,反跳痛,脊柱四肢无畸形,活动尚可,生理性反射存在,病理性反射未引出。妇科检查:子宫稍大,后位固定,质硬,子宫后壁下方有触痛性结节,直径约 0.3～1.0cm,右侧附件区可以触及 7cm 大小的包块,囊性感,左侧附件区可以触及 8cm 大小的囊性包块,与子宫粘连,活动性差,触痛明显。辅助检查:血 CA125 125mIU/L。盆腔彩超显示:子宫后倾、增大,子宫内膜 0.8cm,宫壁回声欠均匀,内膜线后移,于后壁探及多个结节最大为 1.5cm,右侧卵巢 6.8cm×6.0cm×5.6cm 囊性包块,有分隔,左侧卵巢 7.8cm×8.4cm×8.1cm 囊性包块。

1. 初步诊断是什么?
2. 诊断依据有哪些?
3. 如何鉴别诊断?
4. 治疗方法有哪些?

参考答案

1. 初步诊断　卵巢子宫内膜样囊肿——卵巢巧克力囊肿。

2. 诊断依据　根据病史,继发性痛经、进行性加重、经量增多,近期伴有肛门下坠感、性交痛;妇科检查提示子宫稍大,后位固定,质硬,子宫后壁下方有触痛性结节,直径约 0.3～1.0cm 大小,右侧附件区可以触及 7cm 大小的包块,囊性感,左侧附件区可以触及 8cm 大小的囊性包块,与子宫粘连,活动性差,触痛明显;血 CA125 125mIU/L,盆腔彩超显示子宫后倾、增大,子宫内膜 0.8cm,宫壁回声欠均匀,内膜线后移,于后壁探及多个结节最大为 1.5cm,右侧卵巢 6.8cm×6.0cm×5.6cm 囊性包块,有分隔,左侧卵巢 7.8cm×8.4cm×8.1cm 囊性包块,因此诊断为卵巢子宫内膜样囊肿——卵巢巧克力囊肿。

3. 鉴别诊断　还应该与卵巢恶性肿瘤、盆腔炎性包块、子宫肌瘤、子宫腺肌症相鉴别。

4. 治疗方法　全子宫 + 双附件 + 子宫内膜异位灶切除,术中需要做快速病理检查,手术后常规护理,手术后 1 个月门诊随访,必要时服用高效孕激素、达那唑、内美通、米非司酮、促性腺激素释放激素激动剂 GnRH-α 等抑制子宫内膜异位症的复发。也可在术前 3 个月使用上述药物治疗,然后再行手术治疗,这样手术会更彻底、减少粘连。术后还要服药抑制复发。

病例 1-10-7

患者,女性,30 岁,已婚,因"剖宫产后腹部切口发现包块 6 个月"入院。既往月经规律,12 岁初潮,4～7/28～30,月经量中等,无痛经史。3 年前剖宫产,产后未哺乳,6 个月前发现腹部切口处有近 1cm 的结节,在月经期增大并有疼痛感,经后缩小,包块逐月增大。体格检查:腹部平坦,在下腹部的瘢痕下方可触及 4cm×5cm×5cm 大小包块,界限不清,不活动,有压痛,全腹无压痛、反跳痛。妇科检查:子宫常大,后位,双附件区未及异常。辅助检查:血 CA125 35mIU/L。盆腔 B 超显示:子宫后倾、正常大,子宫内膜 0.6cm,腹壁下肌层可见混合性占位灶。

1. 初步诊断是什么?

2. 诊断依据有哪些?

3. 治疗方法有哪些?

4. 预防措施有哪些?

参考答案

1. 初步诊断 腹部切口子宫内膜异位结节。

2. 诊断依据 根据剖宫产病史,患者出现术后腹部切口包块,并存在经期增大、经后缩小,逐月加大;体格检查提示腹部平坦,在下腹部的瘢痕下方可及 4cm×5cm×5cm 大小包块,界限不清,不活动,有压痛;B 超检查发现腹壁下肌层可见混合性占位灶。初步诊断她患有腹部切口子宫内膜异位结节。此病的特点是:有宫壁手术操作史,腹部切口处包块,随月经改变并有疼痛。

3. 治疗方法 手术行腹部切口病灶切除。

4. 预防措施 剖宫产等进入宫腔的手术要注意保护切口,防止内膜种填。

病例 1-10-8

患者,女性,已婚,27 岁,因"产后 8 个月,会阴部肿胀伴肛门坠胀"入院。以往月经规律,12 岁初潮,3~5/28~30,月经量中,无痛经史。一年前会阴侧切分娩产,小孩体重 4000g,侧切口裂伤,产后未哺乳,近 8 个月来感到会阴部肿胀伴肛门坠胀,每次月经后加重,疼痛。妇科检查:外阴发育正常,阴道畅,会阴部见 4cm×4cm×5cm 包块隆起,表面光滑;子宫及附件正常。

1. 这位女性患何疾病?

2. 应该如何证实诊断?

3. 对她最好的治疗如何选择?

参考答案

1. 初步诊断 阴道部子宫内膜异位。

2. 诊断依据 根据病史,因"产后 8 个月,会阴部肿胀伴肛门坠胀"入院。以往月经规律,12 岁初潮,3~5/28~30,月经量中,无痛经史。一年前会阴侧切分娩产,小孩体重 4000g,侧切口裂伤,产后未哺乳,近 8 个月来感到会阴部肿胀伴肛门坠胀,每次月经后加重,疼痛。初步诊断她患有阴道部切口子宫内膜异位症。此病的特点是:有宫腔手术操作史,阴道部切口处包块,每次月经后长大,疼痛。

3. 治疗方法 手术行病灶切除。分娩产手术要注意保护切口,防止子宫内膜种植。

病例 1-10-9

患者,女性,26 岁,因"产后会阴部切口发现包块 5 个月"入院。既往月经规律,13 岁初潮,3~5/25~29,月经量中,无痛经史。2 年前分娩时行会阴侧切助产,产后未哺乳,近 5 个月来发现会阴切口处有一结节,有触痛,每次月经期长大,疼痛加重,月经后缩小。体格检查:腹部平坦,会阴瘢痕下方可及 3cm×4cm×3cm 包块,边界欠清,有压痛,囊实性。妇科检查:子宫常大,后位,双附件区未及异常。

  1. 初步诊断是什么?

  2. 诊断依据有哪些?

  3. 治疗方法有哪些?

  4. 预防措施有哪些?

参考答案

  1. **初步诊断** 会阴部子宫内膜异位。

  2. **诊断依据** 根据病史——2 年前分娩会阴侧切助产,产后未哺乳,近 5 个月来发现会阴切口处发现包块,每次月经期长大,疼痛;体格检查示会阴瘢痕下方可及 3cm×4cm×3cm 包块,边界欠清,有压痛,囊实性。因此初步诊断她患有会阴部切口子宫内膜异位结节。此病的特点是:有宫壁手术操作史,会阴切口处包块,每次月经期长大,疼痛加重,月经后缩小。

  3. **治疗方法** 手术行会阴部子宫内膜异位病灶切除。

  4. **预防措施** 分娩产手术要注意保护切口,防止子宫内膜种植。

临床思维:子宫内膜异位症

  子宫内膜异位症和子宫腺肌病是子宫内膜异位性疾病,两者均存在异位子宫内膜这一共同点,但在发病机制及组织发生上不尽相同,临床表现亦有差异,临床上两者常可并存。

  【定义】 子宫内膜异位症(EMT)是指具有活性的子宫内膜组织(腺体和间质)出现在子宫内膜以外的部位。异位内膜最常见的种植部位是盆腔脏器和腹膜,其中以侵犯卵巢者最常见,也可出现在身体其他部位,如脐、膀胱、肾、输尿管、肺、胸膜、乳腺、淋巴结,甚至在手、臂、大腿等处。

  【病因】 异位子宫内膜来源至今尚未阐明,目前主要学说有:种植学说、血源-淋巴散播学说、体腔上皮化学说、诱导学说("在位内膜决定论")、免疫发病学说、遗传因素、芳香化酶学说及细胞凋亡学说。

  【临床表现】 临床症状主要有慢性疼痛、性交痛、继发性痛经、不孕、月经失调(经量增多或经期延长)及其他部位的子宫内膜异位症状。继发性痛经是子宫内膜异位症的典型症状,多随局部病变加重而逐渐加剧,常于月经开始出现,并持续至整个月经期。疼痛程度与病灶大小不一定成正比,少数患者长期下腹痛,至经期更剧。子宫后倾固定的患者在性交时由于碰撞及子宫收缩和向上提升多有性交痛,子宫内膜异位症患者不孕率高,多数患者常有经量增多、经期延长或经前期点滴出血等月经异常的表现,可能与卵巢无排卵、黄体功能不足或同时合并有子宫腺肌病或子宫肌瘤有关。其他部位的子宫内膜异位症可出现腹痛、腹泻或便秘,甚至有周期性少量便血,血尿、尿频、腰痛等症状。

  体征:随着病变部位、范围及病变程度而有所不同。典型的子宫内膜异位在盆腔检查时,子宫多后倾固定,直肠子宫陷凹、宫骶韧带或子宫后壁下段等部位可扪及触痛性结节。卵巢子宫内膜异位囊肿时,妇科检查时可在一侧或双侧附件处扪及囊性包块,往往有轻压痛,其特点是囊壁较厚,常与子宫粘连固定,并在月经期增大,月经后缩小。若病变累及直肠阴道隔,可在阴道后穹窿处扪及甚至可看到隆起的紫蓝色结节。其他部位的异位病灶如腹壁瘢痕、会阴伤口瘢痕等处在经期可见肿大的结节,月经后肿块缩小。如典型病例 1-10-7、1-10-8、1-10-9,均在宫腔操作后,切口处出现病灶。

  【诊断】 重点询问家族史、月经史、妊娠、流产及分娩史。对生育年龄阶段有痛经、不孕、性交痛、月经紊乱等症状者，需重点询问痛经出现的时间、程度、发展及持续时间等，应与其他疾病所致的痛经加以区别。典型的子宫内膜异位症病史为继发性、进行性的痛经和性交痛，常伴有不孕及月经过多等症状。妇科检查：子宫多后倾固定，子宫骶韧带或直肠子宫陷凹处触及黄豆大或拇指头大的硬节，触痛明显。子宫一侧或双侧可触及囊性或囊实性肿块，可与周围组织粘连成团块，内膜异位囊肿直径一般在 10cm 以内。应常规做三合诊检查，发现子宫后壁或直肠阴道隔的异位病灶。腹腔镜检查是目前公认的诊断子宫内膜异位症的最佳方法。镜检所见最新鲜的种植灶呈黄色小水泡；生物活性最强的为火焰状出血灶；多数散在病灶融合成咖啡色斑块，并向深部植入；骶韧带增粗、硬化、缩短；盆底腹膜瘢痕形成，使子宫直肠陷凹变浅；卵巢种植灶多起于卵巢游离缘及其背侧，最初为 1～3mm 肉芽灶状，渐渐向卵巢皮质发展，形成巧克力囊肿，表面呈灰蓝色，多为双侧，相互粘连，倒向子宫直肠陷凹，与子宫、直肠及周围组织广泛粘连。

【辅助检查】

1. 影像学检查　阴道或腹部 B 型超声、子宫输卵管造影、盆腔 CT 及 MRI。阴道或腹部 B 型超声是鉴别卵巢子宫内膜囊肿和直肠阴道隔子宫内膜异位症的重要手段。B 型超声可确定卵巢子宫内膜异位囊肿的位置、大小和形状，显示较厚的囊肿壁，粗糙不平，与周围脏器特别是与子宫粘连，囊肿呈囊性、混合性，但以囊性最多见。盆腔 CT 及 MRI 对盆腔子宫内膜异位症的诊断价值与 B 型超声相当，但检查费用较高。

2. CA125　CA125 测定在诊断子宫内膜异位症中特异性较高而敏感性较低，中、重度内异症患者血清 CA125 值可能升高，临床上常用测定来监测残留子宫内膜异位病灶的活性，可用于检测内异症的治疗效果和复发情况，若药物或手术治疗有效，CA125 值下降，复发时又升高，因此有利于早期诊断有无复发。

3. 抗子宫内膜抗体　此抗体是子宫内膜异位症的标志抗体，但敏感性不高。

4. 腹腔镜检查　是目前公认的诊断子宫膜异位症的最佳方法，特别是对盆腔检查和 B 型超声检查均无阳性发现的不孕或腹痛患者更是有效手段，往往在腹腔镜下对可疑病变进行活检即可确诊为子宫内膜异位症。在腹腔镜下见到典型病灶或对可疑病变进行活组织检查即可确诊，并能确定临床分期。镜检所见最新鲜的种植灶呈黄色小水泡，多数散在病灶融合成咖啡色斑块，并向深部植入；骶韧带增粗、硬化、缩短；盆底腹膜瘢痕形成，使子宫直肠陷凹变浅；卵巢种植灶多起于卵巢游离缘及其背侧，渐渐向卵巢皮质发展，形成巧克力囊肿，囊肿增大时表面呈灰蓝色，多为双侧，相互粘连，倒向子宫直肠陷凹，与子宫、阔韧带、盆侧壁或乙状结肠等紧密粘连。

【鉴别诊断】　鉴别诊断包括卵巢恶性肿瘤、盆腔炎性包块、子宫腺肌症。

【治疗】　在治疗上应根据患者的年龄、症状、病变部位和范围以及对生育要求等情况进行全面的考虑，再做选择。

1. 期待治疗　适用于症状轻或无症状的轻微病变，可给予前列腺素合成酶抑制剂对症缓解疼痛，如吲哚美辛、奈普生、布洛芬或双氯芬酸钠等。

2. 药物治疗　性激素治疗的主要目的是抑制雌激素合成，使异位种植的子宫内膜萎缩或切断下丘脑-垂体-卵巢轴的刺激和出血周期。采用性激素治疗导致患者较长时间闭经已成为临床上子宫内膜异位症的常用药物疗法。但对较大的卵巢子宫内膜异位囊肿，特别是卵巢包块性质尚未明确者则不宜用性激素治疗。常用药物有：口服避孕药、孕激素、米非司酮、达那唑、孕三烯酮、促性腺激素释放激素激动剂（GnRH-α）。如病例 1-10-3、1-10-4 患者年轻，要求生育，因此选择药物治疗后可以尝试怀孕。

3. 手术治疗　适用于药物治疗后症状不缓解、局部病变加剧或生育功能未恢复者；较大的卵巢内膜异位囊肿且迫切希望生育者。首选腹腔镜，术式有：保留生育功能手术、保留卵巢功能手术、根治性手术。保留生育功能手术适用于年轻有生育要求的患者，特别是采用药物治疗无效者。保留卵巢功能手术适用于 45 岁以下且无生育要求的重症患者。根治性手术适用于 45 岁以上的重症患者。如病例 1-10-5、1-10-6。

【预防】

(1) 避免在临近月经期进行不必要的、重复的或过于粗暴的妇科双合诊,以免将子宫内膜挤入输卵管,引起腹腔种植。

(2) 防止经血逆流,及时发现并治疗引起经血潴留的疾病。及时矫正过度后屈子宫及宫颈管狭窄,使经血引流通畅,避免瘀滞,引起倒流。

(3) 避免手术操作所引起的子宫内膜异位症,尽量避免经期手术,必须进行时,术中操作要轻柔,避免用力挤压宫体,否则有可能将内膜挤入输卵管、腹腔。严格掌握输卵管通畅试验(通气、通液)及造影的操作规程,不可在月经刚干净或直接在刮宫时进行,以免将内膜碎片经输卵管压入腹腔。孕中期剖宫取胎时应用纱布垫保护好子宫切口周围,缝合子宫壁时应避免穿透子宫内膜层。避免多次宫腔手术操作,防止医源性内膜异位种植。

(4) 药物避孕。

复 习 题

单选题

1. 患者,女性,40 岁,已婚,经产妇,月经期延长,量多,痛经明显,子宫孕 50 天大小,有压痛,双附件正常,最可能的诊断为( )
   A. 子宫肌瘤　　　　　　　B. 子宫肌腺病　　　　　　　C. 子宫肥大
   D. 子宫内膜异位症　　　　E. 早孕

2. 患者,女性,30 岁,婚后 5 年不孕,痛经 3 年且逐渐加重。妇科检查子宫后位,后壁有 2 个触痛性结节,右侧附件区扪及 5mm 囊性肿物,活动差,压痛不明显。
   (1) 本例右侧附件区囊性肿物最可能是( )
   　　A. 卵巢滤泡囊肿　　　　B. 卵巢黄体囊肿　　　　　　C. 卵巢内膜异位囊肿
   　　D. 输卵管卵巢囊肿　　　E. 多囊卵巢综合征
   (2) 为进一步确诊,最有价值的辅助检查方法是( )
   　　A. 腹部 X 线摄片　　　　B. 盆腔 B 型超声检查　　　　C. 诊断性刮宫活组织检查
   　　D. 子宫输卵管碘油造影　E. 腹腔镜检查

3. 最常见的子宫内膜异位症病灶部位在( )
   A. 子宫肌层　　　　　　　B. 卵巢　　　　　　　　　　C. 宫颈
   D. 直肠子宫陷凹　　　　　E. 宫骶韧带

参 考 答 案

1. B　2. (1)C　(2)E　3. B

（岳明桂）

第十一章 生殖器官发育异常

第一节 处女膜闭锁

病例 1-11-1

患者,女性,16岁,学生,以"周期性下腹痛半年余,小便困难1周"为主诉入院。患者第二性征发育正常,至今尚无月经来潮。检查可见处女膜膨出,表面呈紫蓝色;肛诊可扣及阴道膨隆突向直肠。B型超声检查发现盆腔包块18cm×12cm,子宫和阴道内有积液。

1. 最可能的诊断是什么?

2. 应与哪些疾病相鉴别?

3. 处理方案如何?

参考答案

1. 最可能的诊断 处女膜闭锁。

2. 鉴别诊断 可与先天性无阴道、阴道闭锁、尿潴留、腹水、巨大卵巢肿瘤等鉴别。

3. 处理 处女膜切开术。步骤:先用粗针穿刺处女膜膨隆部,抽出积血后以小孔为点,向周围做"X"形切开直到阴道壁。隔膜薄,可环形切除隔膜多余组织,将切口两层黏膜与基底稍做游离,纵形缝合,使缝合缘呈锯齿状,不在一个平面,防止日后出现环形狭窄。若隔膜厚,应先在外层黏膜面做"X"形切口,深度以横隔厚度1/2,分离黏膜瓣,然后将内层横做"十"字形切开,将内外四对黏膜瓣互相交错镶嵌缝合,愈后不致因瘢痕挛缩而再狭窄。

临床思维:处女膜闭锁

处女膜孔的形状、大小和膜的厚薄,因人而异。一般处女膜孔位于中央,呈半月形,偶有出现中隔,将处女膜孔分割为左右两半,称中隔处女膜或双孔处女膜。也有膜呈筛状,覆盖于阴道口,称筛状处女膜。如处女膜褶发育过度,呈无孔处女膜,即为处女膜闭锁,是女性生殖器官发育异常中较常见的。

【临床表现】 患者表现为周期性下腹痛,有坠胀感。严重者伴肛门坠胀、尿频、小便困难等症状。妇检时发现外阴处女膜膨出,黏膜变薄,表面呈紫蓝色,无阴道口。在检查发现阴道横隔时,首先要注意横隔上(常在中央部位)有无小孔,有孔隙者可用探针插孔内,探查小孔上方阴道的宽度及深度以明确诊断。

【诊断】 阴道横隔厚度亦有很大差别,有的很薄,似纸,有的则较厚(1~1.5cm)。两层黏膜组织中间的间质内可含丰富的胶原纤维及平滑肌,偶可混有中肾样组织成分。有无临床症状出现,完全按隔膜有无小孔而定。完全性横隔少见,多数在横隔中央有一小孔,有时只能通过细探针,经血可以外流则无症状发生,直到婚后因性交困难或分娩时胎头梗阻而发现。如无孔,则初潮后因经血潴留而出现症状。在检查发现阴道横隔时,首先要注意横隔(常在中央部位)有无小孔,有孔隙者可用探针插孔内,探查小孔上方阴道的宽度及深度以明确诊断。

第二节 先天性无阴道

病例 1-11-2

患者,女性,25 岁,工人。以"婚后 3 个月,性生活不满意"为主诉来院就诊,要求治疗。患者第二性征发育正常,从无月经来潮,也无周期性下腹疼痛,性生活困难。妇科检查:未见阴道口,前庭后部呈一浅凹。B 型超声未见发育正常的子宫。

1. 最可能的诊断是什么?
2. 最好的治疗是什么?

参考答案

1. 最可能的诊断 先天性无阴道。
2. 处理 方法多种,各有利弊。常见术式有:羊膜阴道成形术、盆腔腹膜阴道成形术、乙状结肠代阴道术等方法。

临床思维:先天性无阴道

本病系胚胎在发育期间受到内在或外界因素阻挠,亦可能由于基因突变(可能有家庭史)引起副中肾管发育异常所致。以正常女性染色体核型、全身生长及女性第二性征发育正常、外阴正常、阴道缺失、子宫发育(仅有双角残余)、输卵管细小、卵巢发育及功能正常为特征的 Rokitansky-Kustner-Hauser 综合征患者为最多见。睾丸女性化(雄激素不敏感综合征)患者较为少见。很少数为真性两性畸形或性腺发育不全者。

【临床表现】 第二性征发育良好,外阴发育正常,但无阴道口。盆腔 B 超检查无子宫,双侧卵巢多正常。绝大多数先天性无阴道患者在正常阴道口部位仅有完全闭锁的阴道前庭黏膜,无阴道痕迹。亦有部分患者在阴道前庭部有浅浅的凹陷,个别具有短于 3cm 的盲端阴道。可能同时伴有畸形,在正常子宫位置仅见到轻度增厚的条索状组织,位于阔韧带中间。无月经或直至婚后因性交困难就诊检查而发现。

【诊断】 正常阴道口部位仅有完全闭锁的阴道前庭黏膜,无阴道痕迹。部分患者在阴道前庭部有浅浅的凹陷,可有短于盲端阴道。正常子宫位置仅见到轻度增厚的条索状组织,位于阔韧带中间。可有部分子宫体发育,且有功能性子宫内膜。无月经或直至婚后因性交困难就诊检查而发现。

【治疗】 先天性无阴道的处理原则就是重建阴道。人工阴道成形方法多种多样。有非手术疗法,即应用顶压的手段,逐渐把正常阴道位置上的闭锁的前庭黏膜沿阴道轴方向向头侧端推进,形成一人工腔穴。现已基本废弃,很少采用。手术疗法主要是在尿道膀胱与直肠之间分离,形成一个人工腔道,应用不同的方法寻找一个适当的腔穴创面覆盖物,重建阴道。往年应用患者自身中厚游离皮片移植法最多,但术后需要长时间应用硬质阴道模具扩张人工阴道,防止移植皮片覆盖的人工腔穴挛缩,增加患者痛苦,给工作、生活带来极大不便。而且,皮肤与黏膜组织特性差异太大,亦不符合生理要求为其最大缺点。利用阴唇皮瓣阴道成形,破坏正常外阴形态,常为患者所拒绝。利用乙状结肠或回肠肠段再造,增加手术复杂性。利用羊膜或盆腔腹膜覆盖亦有其自身的缺点。因此,方法虽多,但至今还无非常理想的成形手术,主要应根据患者外阴局部解剖及其他临床具体情况进行抉择。近年随着显微外科手术的进展,已有应用带血管的肌皮瓣覆盖腔穴,为此项手术开辟了新途径,其利弊还需要推广后始能得出结论。严重副中肾管发育异常时,常有肾旋转不全、肾脏低移,或移至盆腔,形成盆腔肾、马蹄肾、越界性肾异位

(两肾位于身体同侧)、肾缺如、肾功能不全等泌尿道畸形。文献报告,在 RKH 综合征中,肾畸形占 30%以上。因此,对先天性无阴道病例施行阴道成形术时,在术前均应做静脉肾盂造影,警惕有上述畸形存在,避免手术损伤。

第三节　纵隔子宫

病例 1-11-3
患者,女性,28 岁,结婚 3 年,自然流产 2 次,月经规律,门诊宫腔镜检查可见双侧输卵管开口,宫底部向内凸出。
1. 最可能的诊断是什么?
2. 适宜的治疗方法是什么?
参考答案
1. 最可能的诊断　纵隔子宫。
2. 适宜的治疗方法　宫腔镜下纵隔切除术。

临床思维:纵隔子宫

【定义】　纵隔子宫是指两侧副中肾管会合后,纵隔未被吸收,将宫体分为两半,但子宫外形完全正常。纵隔贯穿整个宫腔为完全纵隔,部分分隔为不全纵隔。有时纵隔不完全,导致两个分开的子宫-宫颈间有小通道,故称相通子宫。常伴有阴道纵隔,通道常位于子宫峡部。有时一侧阴道部分闭锁,潴留的经血可通过峡部通道向对侧通畅阴道缓慢流出,因而患者可因经常有陈旧性血性分泌物自阴道流出而就诊。发育异常的子宫于妊娠后往往引起流产、早产或胎位异常,纵隔子宫流产率可高达 75%。

【治疗】　早期治疗方法是开腹手术,自宫腔镜问世以后,子宫纵隔即可在腹腔镜或超声监护下,通过宫腔镜予以切除。术时将腹腔镜光源弄暗,使助手能观察到从宫底透出的宫腔镜光源,以指导手术进行。术者先通过宫腔镜观察宫腔及纵隔外形,然后从纵隔的最低点中线开始锐性分离,直至见到子宫输卵管锥形部。切缘一定要维持中线水平,不能靠后以免穿孔。当纵隔分离完毕时,于宫颈内口即可见到匀称的宫腔全貌。为了解纵隔切开宽度是否足够,可在术中关闭腹腔镜光源,注意宫腔镜的光从一侧宫角到另一侧宫角中间是否有中断现象。术后用两个周期的雌、孕激素治疗。停药后行子宫造影,估计手术结果和宫腔形态。此种方法较腹式子宫整形手术简单,术后病率低,无宫腔粘连,不需置入宫内节育器。激素治疗两周期后即可怀孕,妊娠结局好,且剖宫产率低,是目前治疗子宫纵隔的首选方法。

第四节　残角子宫

病例 1-11-4
患者,女性,25 岁,停经 40 余天,诊断为早孕,因人工流产失败,继续妊娠后,15 周时出现剧烈腹痛伴心悸、头晕、四肢湿冷。体格检查:下腹腹肌紧张,压痛明显,宫底脐下一指,可触及不规则的胎儿。B超提示:子宫增大,约 15cm×14cm×11cm 大小,盆腹腔大量液性暗区,腹腔内可见死胎。

1. 最可能的诊断是什么?

2. 应如何处理?

参考答案

1. 诊断　残角子宫妊娠破裂伴失血性休克。

2. 治疗　应抗休克治疗同时立即急诊手术。

临床思维:残角子宫

　　一侧副中肾管发育正常,另一侧在发育过程中发生停滞等异常情况、而形成不同程度的残角子宫,多数仅通过纤维条束与对侧的单角子宫连接。正常子宫与残角子宫各有一条输卵管和一个卵巢。由于内膜多半无功能,常无症状出现。如有功能,则在青春期后出现周期性下腹疼痛等经血潴留症状。有些与对侧子宫有一狭窄腔道相通,这种情况下可发生残角子宫妊娠,其症状如输卵管间质部妊娠,常在妊娠 3~4 个月破裂,发生严重内出血。残角子宫如输卵管通畅,则孕卵可着床于残角子宫内,但由于其子宫肌层发育不良,常于孕期破裂,症状同宫外孕。

复 习 题

单选题

1. 关于处女膜闭锁的描述不正确的是(　　)

　　A. 青春期被确诊者占绝大多数　　　　　B. 确诊后即应手术治疗

　　C. 有导致子宫内膜异位症的可能　　　　D. 常规检查子宫是否正常

　　E. "X"形切开

2. 有关先天性无阴道的描述错误的是(　　)

　　A. 无月经来潮　　B. 卵巢正常　　C. 无子宫　　D. 无生育能力　　E. 不能结婚

3. 阴道闭锁患者(　　)

　　A. 不影响性生活　　　　　　B. 有周期性腹痛　　　　　　　C. 有阴道开口

　　D. 无生育能力　　　　　　　E. 治疗与先天性无阴道患者相同

4. 有关阴道横隔患者描述不正确的是(　　)

　　A. 影响性生活　　　　　　　B. 不影响生育　　　　　　　　C. 影响分娩

　　D. 横隔可位于阴道任何部位　　E. 完全横隔少见

5. 阴道纵隔是由于何种原因所致(　　)

　　A. 两侧副中肾管完全未融合　　　　B. 两侧副中肾管未完全融合

　　C. 两侧副中肾管未会合　　　　　　D. 两侧副中肾管发育不全

　　E. 两侧副中肾管会合后即停止发育

6. 始基子宫是指(　　)

　　A. 无子宫　　B. 无宫腔子宫　　C. 子宫较正常子宫小　　D. 幼稚子宫　　E. 痕迹子宫

参 考 答 案

单选题

1. D　2. E　3. B　4. B　5. E　6. B

(张洪涛)

第十二章 女性生殖器官损伤性疾病

第一节 阴道脱垂

> **病例 1-12-1**
>
> 患者,女性,58 岁,绝经 3 年,G_5P_2,阴道口脱出肿物半年,用力屏气时有尿液溢出。妇科检查:阴道口外见半球形膨出,触之柔软,用力屏气见尿液溢出,部分阴道前壁脱出至阴道口外。子宫稍小,位于阴道内,表面光滑,水平位质中,活动可,双侧附件未扪及异常。
>
> 1. 可能的诊断是什么?
> 2. 应和那些疾病鉴别?
> 3. 应该如何选择治疗?
>
> **参考答案**
>
> 1. 可能的诊断 阴道前壁Ⅱ度脱垂;压力性尿失禁。
> 2. 鉴别诊断 可与黏膜下肌瘤、阴道壁囊肿、阴道的肠疝、肥大的宫颈等鉴别。
> 3. 治疗 首选手术治疗,手术方式为阴道前壁修补术。

> **病例 1-12-2**
>
> 患者,女性,60 岁,G_5P_4,阴道口肿物脱出 1 年,近半年排便困难,咳嗽时有尿液溢出。妇科检查:会阴陈旧性Ⅱ裂伤,阴道外口两个半球形隆起。触之柔软,用力屏气见尿液溢出,阴道前后壁完全脱出阴道口外。宫颈萎缩,子宫萎缩,表面光滑,质中,活动可,双附件未及异常。肛诊时指端向前可进入凸向阴道的盲端内。
>
> 1. 可能的诊断是什么?
> 2. 诊断依据是什么?
> 3. 如何治疗?
>
> **参考答案**
>
> 1. 可能的诊断 阴道前壁Ⅲ度脱垂伴阴道后壁Ⅲ度脱垂;压力性尿失禁;会阴陈旧性Ⅱ度裂伤。
> 2. 诊断依据 病史:患者为老年女性,有 4 次阴道分娩史。主诉阴道口脱出一块状物 1 年,近半年以来常有排便困难。咳嗽时有尿液溢出。妇科检查:会阴口陈旧性Ⅱ度裂伤,阴道口外见两个半球形隆起,触之柔软,用力屏气见尿液溢出,阴道前后壁完全突出阴道口外。导尿时可在前部隆起的肿块内扪及导尿管。
> 3. 治疗 首选手术治疗术式为阴道前后壁修补术、会阴裂伤修补术及经阴道尿道悬吊术。

临床思维:阴道脱垂

【**阴道前壁脱垂**】 阴道前壁主要由耻骨膀胱宫颈筋膜及泌尿生殖膈深筋膜支持。分娩时,上述筋膜、韧带过度伸展或撕裂,产褥期又过早参加体力劳动,致使阴道支持组织不能恢复正常,膀胱及与其紧邻的阴道前壁上 2/3 段即可向下膨出,形成膀胱膨出。当支持阴道的耻骨膀胱宫颈筋膜前段受损,尿道及与其紧邻的阴道前壁下 1/3 段,以尿道外口为固定点,向后旋转和下降，形成尿道膨出。临床上将阴道前壁脱垂分三度：Ⅰ度，阴道前壁向下凸出，但仍位于阴道内，有时伴有膨出的膀胱；Ⅱ度，部分阴道前壁脱出至阴道口外；Ⅲ度，阴道前壁全部脱出至阴道口外。膨出均合并膀胱膨出和尿道膨出。

临床表现：轻者无明显症状。重者自觉下坠、腰酸，并有块状物自阴道脱出。长久站立、激烈活动后或腹压增加时块状物增大，下坠感更明显。若膀胱膨出合并尿道膨出，阴道前壁完全膨出，尿道膀胱后角消失，当咳嗽等腹压增加时有尿液溢出，称压力性尿失禁。无症状的轻度患者不需要治疗。有症状但有其他慢性疾病不宜手术者，可置子宫托缓解症状。症状明显的重度患者应行阴道前壁修补术。

预防：正确处理产程。凡头盆不称者应及早行剖宫产术；宫口未开全时产妇不得用力向下屏气；及时行会阴后侧切开，必要时手术助产避免第二产程延长；发生会阴撕裂应立即缝合；产后避免过早参加重体力劳动。

【阴道后壁脱垂】　阴道后壁脱垂常伴有直肠膨出。阴道后壁脱垂可以单独存在，也常合并阴道前壁脱垂。阴道分娩的产妇，当第二产程延长时，直肠阴道间筋膜以及耻骨尾骨肌纤维长时间受压而过度伸展或撕裂，导致直肠前壁似盲袋凸向阴道后壁，成为伴直肠膨出的阴道后壁脱垂。阴道后壁脱垂较阴道前壁脱垂少见。长期便秘、排便时用力向下屏气以及年迈体弱可加剧其膨出程度。若损伤发生在较高处的耻骨尾骨肌纤维，可引起直肠子宫陷凹疝，疝囊内常有肠管，故又名肠膨出。

临床表现：轻者多无不适。重者自觉下坠、腰痛及排便困难，有时需用手指推压膨出的阴道后壁方能排出粪便。

诊断：检查时见阴道后壁呈半球状块物膨出，肛诊时指端向前可进入凸向阴道的盲袋内。患者多伴有陈旧性会阴裂伤。治疗轻者不需治疗，重者多伴有阴道前壁脱垂，应行阴道前后壁及会阴修补术。

预防：同阴道前壁脱垂。

第二节　子宫脱垂

病例 1-12-3

患者，女性，56 岁，G₄P₂，阴道口脱出一块状物 2 年，休息可还纳，近 1 个月以来休息后亦不能还纳，大笑、咳嗽时有尿液溢出，有腰骶部的下坠感。妇科检查：会阴Ⅱ度陈旧性裂伤，阴道前壁见一球形膨出，触之柔软，用力屏气见尿液溢出，导尿时可在隆起的肿块内扪及导尿管。屏气后宫颈及全部宫体脱出于阴道口外，双侧附件未扪及异常。

1. 正确的诊断是什么？
2. 应和哪些疾病鉴别？
3. 应该如何选择治疗？

参考答案

1. 诊断　阴道前壁Ⅲ度脱垂；子宫Ⅲ度脱垂；会阴陈旧性Ⅱ度裂伤；压力性尿失禁。
2. 鉴别诊断　①子宫黏膜下肌瘤或宫颈肌瘤；②阴道壁囊肿；③宫颈延长。
3. 治疗　首选手术治疗。患者 56 岁，子宫Ⅲ度脱垂，无生育要求，不需保留子宫，故应行经阴道子宫全切术加阴道前后壁修补术。

病例 1-12-4

患者,女性,30 岁,农民,G_2P_2,经阴道分娩。主诉产后阴道脱出肿物 2 年,逐渐加重,休息后不能还纳而来就诊。用力屏气后见宫颈及部分宫体脱出阴道口外,宫颈光滑,长约 4cm,阴道前后壁部分膨出,子宫附件未触及异常。

1. 该患者的诊断是什么?

2. 诊断依据有哪些?

3. 应选择怎样的治疗方法?

参考答案

1. 诊断　阴道前、后壁Ⅱ度脱垂;子宫Ⅱ度轻型脱垂。

2. 诊断依据　孕龄期妇女,G_2P_2,均经阴道分娩。由于产后可能过早参加重体力劳动。主诉产后阴道脱出肿物 2 年,逐渐加重,休息后不能还纳。用力屏气后见宫颈及部分宫体脱出阴道口外。阴道前后壁部分膨出。

3. 治疗方法　患者年轻,需保留生育功能。其阴道前、后壁Ⅱ度脱垂;子宫Ⅱ度轻型脱垂;宫颈延长。故行阴道前后壁的修补、主韧带缩短术和宫颈部分切除术,即 Manchester 手术。

病例 1-12-5

女性,患者,38 岁,主诉大便时阴道脱出一物,平时无不适。既往有便秘病史近十年,检查发现,用力屏气后可见阴道前壁膨出但仍位于阴道内,宫颈外口距阴道口约 2cm,宫颈表面光滑,宫体大小活动度均正常,双侧附件未扪及异常。

1. 对本病例应该如何诊断?

2. 应选择怎样的治疗方法?

3. 此治疗方法应注意什么?

参考答案

1. 诊断　阴道前壁Ⅰ度脱垂;子宫Ⅰ度轻型脱垂。

2. 治疗方法　患者年轻,平时无症状,子宫及膀胱脱垂均为轻度,可选用保守的治疗方法即放置子宫托。放子宫托之前应行宫颈涂片,如有炎症应先治疗炎症后再放子宫托。

3. 注意事项

(1) 放置子宫托之前,阴道内应有一定的雌激素水平作用。

(2) 子宫托的大小应因人而异,以放置后不脱出又无不适感为宜。

(3) 应于每晚睡前取出,早晨起床后放置,取出后应洗干净置于清洁杯内备用,长期不取易造成子宫托嵌顿,甚至造成坏死性的尿、粪瘘。

(4) 放托后每 3~6 个月复查一次。

病例 1-12-6

患者,女性,43 岁,G_4P_2。16 年前曾妊娠足月难产经阴道产钳助产分娩一男婴。既往体健。主诉阴道脱出一肿物 8 年余,平卧可还纳,同时伴腹部下坠,腰骶部酸胀。体格检查:生命体征平稳,心肺阴性。妇科检查:外阴已婚经产型,宫颈Ⅰ度糜烂,用力后脱出阴道口外约 3cm,同时伴阴道前壁部分膨出,子宫正常大小仍位于阴道内,水平位,活动好无压痛,双侧附件未触及异常。

　　1. 如何诊断？主要是哪种组织损伤引起的？

　　2. 诊断依据有哪些？

　　3. 应选择怎样的治疗方法？

参考答案

　　1. **诊断**　阴道前壁Ⅱ度脱垂；子宫Ⅱ度轻型脱垂。

　　2. **诊断依据**　43岁妇女，G_4P_2，16年前曾有难产经阴道产钳助产分娩史。主诉阴道脱出一种物8年余，平卧可还纳，同时伴腹部下坠，腰骶部酸胀。妇科检查：外阴已婚经产型，宫颈Ⅰ度糜烂，用力后脱出阴道口外；同时伴阴道前壁部分膨出，子宫常大，仍位于阴道内，水平位，活动好无压痛，双侧附件未触及异常。说明子宫及附件无异常。

　　3. **手术治疗**　手术方式阴道前后壁修补术。

临床思维：子宫脱垂

　　【定义】　子宫从正常位置沿阴道下降，宫颈外口达坐骨棘水平以下，甚至子宫全部脱出于阴道口以外，称子宫脱垂。子宫脱垂常伴有阴道前壁和后壁脱垂。

　　【病因】　分娩损伤是造成子宫脱垂的主要原因；长期腹压增加；盆底组织发育不良或退行性变子宫脱垂偶见于未产妇，甚至处女。

　　【临床分度】

　　Ⅰ度：轻型，子宫颈外口距处女膜缘少于4cm，尚未达处女膜缘；重型，子宫颈外口已达处女膜缘，在阴道口能见到宫颈。

　　Ⅱ度：轻型，宫颈已脱出阴道口外，宫体仍在阴道内；重型，宫颈及部分宫体已脱出至阴道口外。

　　Ⅲ度：宫颈及宫体全部脱出阴道口外。

　　【临床表现】　Ⅰ度患者多无自觉症状。Ⅱ、Ⅲ度患者常有程度不等的腰骶部疼痛或下坠感。Ⅱ度患者在行走、劳动、下蹲或排便等导致腹压增加时，有块状物自阴道口脱出，开始块状物经平卧休息可变小或消失。Ⅲ度脱垂者，即使休息后，块状物也不能自行回缩。Ⅲ度子宫脱垂患者多伴有重度阴道前壁脱垂，容易出现尿潴留；若同时有Ⅲ度阴道前壁脱垂，还可发生张力性尿失禁。

　　【鉴别诊断】

　　1. **阴道壁囊肿**　壁薄，呈囊性，界限清楚，位置固定不变，不能移动。

　　2. **子宫黏膜下肌瘤或宫颈肌瘤**　为鲜红球状块物，质硬，表面找不到宫颈口，但在其周围或一侧可扪及被扩张变薄的宫颈边缘。

　　3. **宫颈延长**　单纯宫颈延长者宫体位置多无明显下移。用子宫探针探测宫颈外口至宫颈内口距离，即可确诊。

　　【治疗】

　　1. **一般支持疗法**　增强体质，注意休息，避免增加腹压和重体力劳动。

　　2. **非手术疗法**　安放子宫托；盆底肌肉锻炼；绝经后妇女可适当补充雌激素，增加肌肉筋膜组织张力。

　　3. **手术治疗**

　　(1) 阴道前后壁修补术：适用于Ⅰ、Ⅱ度阴道前后壁脱垂患者。

　　(2) 阴道前后壁修补、主韧带缩短及宫颈部分切除术（Manchester手术）：适用于年龄较轻、宫颈较长，希望保留子宫的Ⅱ、Ⅲ度子宫脱垂伴阴道前、后壁脱垂患者。

　　(3) 经阴道子宫全切除及阴道前后壁修补术：适用于Ⅱ、Ⅲ度子宫脱垂伴阴道前、后壁脱垂、年龄较大、不需保留子宫的患者。

（4）阴道纵隔形成术：适用于年老体弱不能耐受较大手术、不需保留性交功能者。

（5）阴道、子宫悬吊术：可采用手术缩短圆韧带，或利用生物材料制成各种吊带，达到悬吊子宫和阴道的目的。

第三节　尿　失　禁

病例 1-12-7

患者，女性，50岁，G₅P₂，阴道口脱出肿物半年，在咳嗽、打喷嚏、提重物等活动时，有尿液溢出。严重时有排尿困难，导致尿潴留。取中段尿做尿液分析，未发现异常。妇科检查：阴道口外见半球形膨出，触之柔软，用力屏气见尿液溢出，部分阴道前壁脱出至阴道口外。子宫稍小，位于阴道内，表面光滑，水平位，活动可，双侧附件未扪及异常。

1. 该患者最可能的诊断是什么？

2. 进一步做什么检查？

3. 首选治疗方法是什么？

4. 此病如何预防？

参考答案

1. 最可能的诊断　阴道前壁Ⅱ度脱垂膀胱膨出；压力性尿失禁。

2. 辅助检查　进一步需查尿动力学检查。

3. 治疗方法　首选阴道前壁修补术。

4. 预防　正确处理产程。凡头盆不称者应及早行剖宫产术；宫口未开全时产妇不得用力向下屏气；及时行会阴后侧切开，必要时手术助产避免第二产程延长；发生会阴撕裂应立即缝合；产后避免过早参加重体力劳动。

临床思维：压力性尿失禁

【定义】　尿失禁有充溢性尿失禁、功能性尿失禁、压力性尿失禁、急迫性尿失禁、结构异常性尿失禁和混合性尿失禁等类型，以压力性尿失禁最常见。压力性尿失禁是指增加腹压甚至休息时，膀胱括约肌和尿道括约肌不能维持一定压力而有尿液溢出。

【临床表现】　起病初期患者平时活动时无尿液溢出，仅在增加腹压时有尿液溢出，严重者休息时也有溢出。检查时嘱患者不排尿，取仰卧截石位，观察咳嗽时有无尿液自尿道口溢出。若有尿液溢出，检查者用食、中两指深入阴道内，分别轻压阴道前壁尿道两侧，再嘱患者咳嗽，若尿液不再溢出，提示患者有压力性尿失禁。

【诊断】　根据病史、症状和检查可作出初步诊断。确诊压力性尿失禁必须结合尿动力学检查。尿道括约肌不能收缩，当腹压增加超过尿道最大关闭压力时发生溢尿。目前临床上常用压力试验、指压试验和棉签试验作为辅助检查方法，以排除其他类型尿失禁及尿路感染。此外，膀胱尿道造影、超声检查、尿道压力、腹压漏尿点压、尿流率等测定也有助于诊断压力性尿失禁。

【治疗】

1. 非手术治疗　盆底肌锻炼；药物治疗，多选用肾上腺素 α 受体药物；电刺激疗法；周围充填物注射，如聚四氟乙烯胶。

2. 手术治疗　尿道前壁修补术；经阴道尿道膀胱颈筋膜缝合术；耻骨后尿道固定悬吊术；经阴道尿道悬吊术。

第四节　女性生殖道瘘

病例 1-12-8

患者,女性,30 岁,G_2P_1,身高 152cm,临产已 30 小时,双顶径达棘下,宫口开全 2 小时,行产钳分娩。产后 7 天开始有阴道流液。

1. 本病的可能诊断是什么? 本病在我国最常见的病因是什么?

2. 诊断依据有哪些? 还应做哪些检查以确定诊断?

3. 选择怎样的治疗方法?

4. 本病如何预防?

参考答案

1. 可能的诊断　膀胱阴道瘘。在我国常见的原因为产伤。

2. 诊断依据　患者身高 152cm 较矮,很可能存在骨盆平面的狭窄,易造成头盆不称,产成延长,后产钳助产。产后 7 天开始有阴道流液。不能控制排尿,尿液均由阴道排出是膀胱阴道瘘的特点。需要进一步做的检查是亚甲蓝试验,用于鉴别是膀胱阴道瘘还是膀胱宫颈瘘或是输尿管阴道瘘,并可协助辨认位置不明的极小瘘口。

3. 治疗方法　因患者为坏死型的尿瘘。应等 3~6 个月待炎症消除、瘢痕软化、局部血供恢复后再行手术治疗。手术方式有:经阴道、经腹或经阴道腹部联合手术修补瘘孔。

4. 预防　认真进行产前检查,细致观察产程,正确处理异常分娩,防止第二产程延长和滞产。经阴道手术助产时,术前必须导尿,小心使用手术器械,术后常规检查生殖泌尿道有无损伤。对产程延长、膀胱及阴道受压过久,疑有损伤可能者,产后应留置导尿管持续开放 10~14 日,保持膀胱空虚,有利于改善局部血运和防止尿瘘形成。

临床思维:尿瘘

生殖器官瘘是指生殖道与其邻近器官间有异常通道,临床上尿瘘最多见,其次为粪瘘。尿瘘是指生殖道与泌尿道之间形成的异常通道。根据泌尿生殖瘘的发生部位,分为膀胱阴道瘘、膀胱宫颈瘘、尿道阴道瘘、膀胱尿道阴道瘘、膀胱宫颈阴道瘘及输尿管阴道瘘。临床以膀胱阴道瘘最多见,有时两种类型尿瘘同时并存。

【病因】　泌尿生殖瘘的病因很多,以产伤和妇科手术损伤为主。

【临床表现】　常见的临床表现为漏尿、外阴皮炎、尿路感染、闭经、性交困难及不孕。漏尿的原因不同,出现漏尿的时间也不同。分娩时压迫及手术时组织剥离过度所致坏死型尿瘘,多在产后及手术后 3~7 日开始。手术直接损伤引起的,于术后立即开始漏尿。

【诊断】　妇科检查应明确瘘孔的位置、大小及周围瘢痕的情况。并可用亚甲蓝试验鉴别膀胱阴道瘘还是膀胱宫颈瘘或是输尿管阴道瘘,并可确定瘘孔的位置。

【治疗原则】　均需行尿瘘修补术。手术损伤的新鲜的漏孔应立即修补;因感染、组织坏死当时不能修补,或第一次修补失败,则应在 3~6 个月待局部炎症水肿充分消退后、瘢痕软化、局部血供恢复后再行手术治疗修补。

【预防】　绝大多数尿瘘可预防,预防产伤所致的尿瘘更重要。正确处理异常分娩,防止第二产程延长和滞产。经阴道手术助产时,术前必先导尿,术后常规检查生殖泌尿道有无损伤。对产程长、膀胱及阴道受压过久、疑有损伤可能者,产后应留置导尿管持续开放 10~14 日,妇科手术损伤所致尿瘘多系子宫全切除术时损伤输尿管,应对盆腔内器官有广泛粘连者先充分暴露输尿管,明确解剖关系后再行子宫全切。若术时发现有输尿管或膀胱损伤应立即修补。

病例 1-12-9

患者,女性,30 岁。主诉阴道有黄色带有臭味的液体流出 1 年余,患者平素月经规律,G_2P_1,分娩时难产,产钳助产分娩一子,产后 10 天左右开始出现阴道排气,后逐渐出现稀便,粪便干燥时无稀臭的液体排出。平素体健。妇科检查:外阴已婚已产型,发育正常,会阴陈旧性Ⅱ度裂伤;阴道畅,阴道后壁可见一颜色鲜红的小肉芽组织,分泌物正常;宫颈光滑,子宫水平位,常大,活动度好;双侧附件未触及异常。

1. 本病例可能的诊断是什么?

2. 诊断依据有哪些? 如何明确诊断?

3. 正确的处理方法有哪些?

参考答案

1. 可能的诊断　①粪瘘;②会阴陈旧性Ⅱ度裂伤。

2. 诊断依据　病史:患者难产,产后 10 天出现阴道的排气及以后出现的稀便符合粪瘘的特点。妇科检查:外阴已婚已产型,发育正常,会阴陈旧性Ⅱ度裂伤。阴道畅,阴道后壁可见一颜色鲜红的小肉芽组织。明确诊断:可通过探针,从阴道后壁肉芽组织处探入另一只手放入直肠内,如可触及探针即可明确诊断,也可通过钡剂灌肠明确瘘口位置。

3. 手术方式　经阴道手术修补瘘孔。术前 3 日进少渣饮食,每日用 1:5000 高锰酸钾坐浴 1~2 次。口服抗生素预防肠道细菌,术前晚及手术当日晨清洁灌肠。术后保持局部清洁,每日会阴擦洗 2 次;进少渣饮食 4 日,为避免大便干燥,术后第 5 日用缓泻剂。

临床思维:粪瘘

粪瘘是指肠道与生殖道之间有异常通道,致使粪便由阴道排出,以直肠阴道瘘居多。

【病因】　分娩时胎头长时间停滞在阴道内,阴道后壁及直肠受压,造成缺血坏死是形成粪瘘的主要原因。Ⅲ度会阴撕裂,修补后直肠未愈合;或会阴切开缝合时,缝线穿透直肠黏膜未被发现,可导致直肠阴道瘘;长期放置子宫托不取出,生殖道癌肿晚期破溃或放疗不当,均可发生粪瘘。此外,新生儿先天性直肠阴道瘘常合并肛门闭锁。

【临床表现】　直肠阴道瘘孔较大者,多量粪便经阴道排出,稀便时更是持续外流,无法控制。若瘘孔极小,且粪便成形时,阴道内可无粪便污染,但阴道内不时出现阵发性排气现象,若为稀粪时则由阴道流出。

【诊断】　大的直肠阴道瘘在阴道窥器暴露下能直接窥见瘘孔。瘘孔极小者往往在阴道后壁只见到一颜色鲜红的小肉芽样组织,若从此处用探针探测,同时用另一手食指放入直肠内能直接接触到探针即可确诊。小肠或结肠阴道瘘需经钡剂灌肠方能确诊。

【治疗】　均需手术治疗。

【预防】　产时注意缩短第二产程,避免第二产程延长。注意保护会阴,避免会阴Ⅲ度撕裂,缝合后常规肛查,发现有缝线穿透直肠黏膜,应立即拆除重缝。避免长期放置子宫托不取。生殖道癌肿放射治疗时,应掌握放射剂量和操作技术。

复 习 题

单选题

1. 子宫脱垂患者,宫颈及部分宫体脱出阴道口,应属(　　)

A. Ⅰ度轻　　　　B. Ⅰ度重　　　　C. Ⅱ度轻　　　　D. Ⅱ度重　　　　E. Ⅲ度

2. 39 岁妇女。子宫Ⅱ度脱垂伴阴道前后壁轻度膨出,张力性尿失禁。妇科检查:宫颈长约 6cm,子宫后位,正常大小,附件未扪及包块,要求手术治疗。首选手术应是(　　)
　　A. 阴道前后壁修补术　　　　B. 子宫切除＋阴道前后壁修补术　　　C. 曼氏手术
　　D. 阴道纵隔形成术　　　　E. 子宫悬吊术

3. 37 岁妇女,因阴部有块物脱出就诊。妇科检查见部分宫体与宫颈外露于阴道口,宫颈较长。本例恰当处理应是(　　)
　　A. 阴道前后壁修补术　　　B. Manchester 手术　　　C. 阴道纵隔形成术
　　D. 阴道子宫全切除及阴道前后壁修补术　　　E. 经腹子宫全切除术

4. 47 岁妇女,自述阴部有一肿物脱出 7 个月。妇科检查见宫颈全部及部分宫体外露于阴道口,触之宫颈较长。本例选择恰当的手术应是(　　)
　　A. 阴道前后壁修补术　　　B. Manchester 手术　　　C. 经腹子宫全切除术
　　D. 经阴道子宫全切及阴道前后壁修补术　　　E. 阴道纵隔形成术

5. 我国发生尿瘘最常见的原因是(　　)
　　A. 产伤　　　　　　B. 妇科手术损伤　　　C. 放射性损伤
　　D. 阴道内放腐蚀性药物　　E. 膀胱病变

6. 关于子宫脱垂正确的诊断及病因是(　　)
　　A. 盆底组织及子宫的韧带过度松弛　　　　B. 初产妇居多
　　C. 子宫颈已达处女膜缘为Ⅰ度轻　　　　D. 子宫颈已脱出阴道口外为Ⅱ度重
　　E. 子宫颈及部分宫体脱出阴道口外为Ⅲ度

7. 对防止子宫脱垂的发生,最重要的韧带是(　　)
　　A. 子宫圆韧带　　B. 子宫阔韧带　　C. 骨盆漏斗韧带　　D. 主韧带　　E. 卵巢固有韧带

8. 宫颈裂伤造成的阴道出血的重要特征,哪项恰当(　　)
　　A. 阴道出血为间歇性,色暗红　　　B. 产妇较快出现休克症状
　　C. 胎儿娩出后阴道大出血,色鲜红　　D. 子宫轮廓不清,按压宫底出血较多
　　E. 不会引起休克症状

9. 50 岁妇女,自觉阴道口脱出肿物 2 年。妇科检查:宫颈及部分宫体脱出阴道口外,宫颈肥大。应诊断为(　　)
　　A. 子宫Ⅰ度脱垂轻度　　B. 子宫Ⅰ度脱垂重度　　C. 子宫Ⅱ度脱垂轻度
　　D. 子宫Ⅱ度脱垂重度　　E. 子宫Ⅲ度脱垂

10. 因难产损伤而形成的尿瘘何时手术修补为宜(　　)
　　A. 立即　　B. 3～6 个月后　　C. 1～3 个月后　　D. 6～12 个月后　　E. 12 个月后

11. 60 岁女性,G_4P_3,诉阴道块状物脱出 1 年,伴排尿困难近 3 个月,每次咳嗽或大笑时有尿液溢出。妇科检查:会阴陈旧性裂伤,阴道口可见膨出的阴道前壁,宫腔及部分子宫亦膨出阴道口外,嘱患者向下屏气用力可见尿液溢出。恰当的处理应为(　　)
　　A. 支持疗法　　B. 阴道前后壁修补术　　C. 曼氏手术
　　D. 阴式子宫切除＋阴道前后壁修补术　　　E. 阴道纵隔成形术

12. 45 岁妇女,8 年前曾妊娠足月难产分娩一女婴,5 年前发现阴道有肿物脱出,平卧时能消失,经妇科检查子宫脱垂Ⅱ度。推测该患者是哪种组织损伤所引起(　　)
　　A. 圆韧带松弛　　　B. 骨盆底及子宫韧带损伤
　　C. 宫骶韧带损伤　　D. 会阴深浅横肌及部分肛提肌损伤
　　E. 骨盆漏斗韧带

13. 30 岁女性,G_2P_2,产后 1 年,子宫Ⅱ度脱垂重度,查宫颈长 4cm,阴道后壁膨出,如何处理(　　)
　　A. 使用子宫托　　B. 行曼氏手术　　C. 行阴道纵隔成形术
　　D. 经腹全子宫切除术　　E. 经阴道行全子宫加阴道前后壁修补术

14. 下列哪项与生殖道瘘的发生无关（　　）
   A. 生殖道晚期癌肿破溃　　B. 会阴Ⅲ度裂伤修补术　　C. 胎盘滞留
   D. 分娩时胎头长时间滞留在阴道内，以致局部长时间受压缺血、坏死
   E. 妇科手术组织粘连分离造成损伤

15. 58 岁女性，2 年前阴道有块状物脱出，逐渐增大，咳嗽时伴尿液流产。妇科检查：外阴Ⅱ度陈旧性裂伤，阴道前后壁膨出，宫颈光，用力时宫颈脱出阴道口外，子宫萎缩，双附件正常。此患者诊断（　　）
   A. 子宫Ⅲ度脱垂伴张力性尿失禁　　B. 子宫Ⅱ度脱垂伴阴道前后壁膨出
   C. 子宫Ⅱ度脱垂伴张力性尿失禁　　D. 子宫Ⅲ度脱垂伴会阴陈旧性裂伤
   E. 子宫Ⅰ度脱垂伴阴道前后壁膨出

16. 对于亚甲蓝试验，下列描述不恰当的是（　　）
   A. 可协助辨认位置不明的小的瘘口　　B. 目的是为鉴别膀胱阴道瘘、输尿管阴道瘘
   C. 蓝色液体由宫颈流出为膀胱宫颈瘘　　D. 流出液体为无色或淡黄色为尿道阴道瘘
   E. 蓝色液体由阴道流出为膀胱阴道瘘

17. 关于尿瘘，下列哪项不恰当（　　）
   A. 产后一周时如发现尿瘘，即行修补　　B. 亚甲蓝试验，阴道内流出清亮液体，为输尿管阴道瘘
   C. 产伤是引起尿瘘的主要原因　　D. 尿瘘患者常合并尿路感染
   E. 行膀胱镜检查，可直接了解瘘口位置

18. 26 岁女性，G_4P_1，身高 150cm，临产 25 小时，有血性分泌物，阴道口见胎头已 2 小时。阴道检查：双顶径达棘下，宫口开全，行产钳分娩，产后 12 天开始有阴道流液，可考虑（　　）
   A. 产后尿道口松弛　　B. 产后子宫内膜炎　　C. 产伤尿瘘
   D. 产后恶露增多　　E. 产后尿失禁

参 考 答 案

1. D　2. C　3. B　4. A　5. A　6. A　7. D　8. C　9. D　10. B　11. D　12. D　13. B　14. C
15. B　16. D　17. A　18. C

（刘　杰）

第十三章 计划生育

第一节 避 孕

病例 1-13-1

患者,女性,36岁,已婚,门诊咨询避孕方法。G_3P_1,3年前足月自然分娩一男婴,有吸烟史10年,甲亢病史10余年。平素安全期避孕或采用避孕套避孕,月经初潮14岁,周期4～6/28～30,末次月经是1周前。体格检查:生命体征平稳,体型偏胖,面部蝴蝶斑,心肺正常,腹部无压痛及反跳痛,未触及包块。妇科检查:外阴已婚经产式;阴道通畅,分泌物正常;宫颈轻度糜烂;子宫前位,质地中等,大小正常,无压痛。双附件区未触及包块,无压痛。辅助检查:乳腺红外线扫描提示双侧乳房小叶增生。

此患者选择何种避孕方式较为妥当? 给出进一步的保健指导。

参考答案

已婚无生育计划的妇女,有1个孩子。此患者吸烟史10年,甲亢病史10余年是甾体类避孕药的禁忌证,且其体型偏胖,面部有斑,均不推荐口服避孕药,选择宫内节育器避孕较妥。口服避孕药副反应包括:类早孕反应,阴道不规则流血,闭经,体重增加,面部蝴蝶斑,还可能有头痛、乳房胀痛、复视、皮疹、食欲增加等。宫内节育器是一种安全、有效、经济、可逆的避孕工具,为我国育龄妇女的主要避孕措施。

告知患者 IUD 放置最初3个月内可能有经量过多、经期延长或中期点滴出血以及腰腹坠胀的情况。如果有类似情况发生可以门诊随访处理。选用没有尾丝的宫内节育器,以免加重宫颈糜烂。月经后3～7天没有性生活史即可放置。患者宫颈糜烂建议行宫颈脱落细胞学检查,可行宫颈 LEEP 刀环切术治疗。

病例 1-13-2

患者,女性,45岁,已婚,月经周期近1年明显缩短,由原来28天变化为25～40天不等,经期4～6天。目前周期变化后咨询避孕方法。G_3P_2,患有高血压病史、糖尿病病史。体格检查:生命体征平稳,心肺无异常,腹部检查无压痛,未触及包块。四肢活动自如。妇科检查:外阴已婚已产型;阴道通畅,分泌物正常;宫颈光滑;子宫前位,质地硬,饱满感。双侧附件区未及触包块,无压痛。辅助检查:B超提示有子宫肌瘤可能。

此患者选择何种避孕方式较为妥当?

参考答案

围绝经期45岁女性,月经不规则1年,经量不多,B超检查及妇科检查考虑子宫肌瘤可能。围绝经期仍可能排卵,必须坚持避孕,可以选用宫内节育器、避孕套或外用避孕药。该患有高血压病史、糖尿病病史,45岁禁用口服避孕药或避孕针,长期应用甾体激素避孕药可增加脑卒中、心肌梗死的发病率,部分使用者胰岛功能受影响,可出现糖耐量异常,加之此患者有子宫肌瘤,药物避孕更不推荐使用(雌、孕激素可促进子宫肌瘤生长)。选择避孕套避孕较好,也可以选用不带药物的宫内节育器。对于子宫肌瘤,建议其定期随访,包括B超和妇科检查。

临床思维:避孕

避孕是计划生育的重要组成部分,是指采用科学手段使妇女暂时不受孕,主要控制生殖过程中三个环节:①抑制精子与卵子产生;②阻止精子与卵子结合;③使子宫环境不利于精子获能、生存,或不适宜受精卵着床和发育。理想的避孕方法,应符合安全、有效、简便、实用、经济的原则,对性生活及性生理无不良影响,为男女双方均能接受及乐意持久使用。目前常用的女性避孕方法有宫内节育器,药物避孕及外用避孕等。男性避孕在我国主要是阴茎套。

(一) 工具避孕

【宫内节育器(IUD)】

1. 种类

(1) 惰性宫内节育器(第一代):由惰性材料如金属、硅胶、塑料等制成。其金属单环脱落率及带器妊娠率高,已停止使用。

(2) 活性宫内节育器(第二代):其内含有活性物质,分含铜和含药两大类。

1) 含铜IUD:我国应用最广。临床副反应主要表现在点滴出血。避孕有效率均在90%以上。如带铜T型IUD、带铜V型IUD、母体乐、宫铜IUD、含铜无支架IUD。

2) 含药物宫内节育器:①左炔诺孕酮IUD(曼月乐):孕激素使子宫内膜变化不利于受精卵着床、宫颈黏液变稠不利于精子穿透等综合作用,有效率99%以上。主要副反应为点滴出血及闭经。②含吲哚美辛IUD:通过每日释放吲哚美辛,减少防止IUD后引起的月经过多副反应。

2. 作用机制 IUD的主要作用机制包括:杀精毒胚作用;干扰着床;左炔诺孕酮IUD的避孕作用。

【避孕套(阴茎套)】

阴茎套系由优质乳胶制成,有大、中、小(直径35mm、33mm、31mm)三号,作用是使射精时精液排在套内,阻止其进入阴道,达到避孕目的。

【阴道套】

女用避孕套,既能避孕,又能防止性传播疾病,我国尚无供应。

(二) 药物避孕

【避孕原理】 药物避孕的原理:①抑制排卵:避孕药中雌、孕激素负反馈抑制下丘脑释放GnRH,从而抑制垂体分泌FSH和LH,同时直接影响垂体对GnRH的反应,不出现排卵前LH峰,排卵受到抑制;②改变宫颈黏液性状;③改变子宫内膜形态与功能;④改变输卵管功能。

【避孕药的种类】

1. 口服避孕药 有复方短效口服避孕药和复方长效口服避孕药。

2. 长效避孕针 有单孕激素制剂和雌孕激素复合制剂两种。

3. 探亲避孕药 除双炔失碳酯外均为孕激素类制剂或雌孕激素复合制剂。

4. 缓释避孕药 主要是孕激素。①皮下埋植剂;②缓释阴道避孕环;③微球和微囊避孕针;④避孕贴片。

【甾体激素避孕药的禁忌证】 甾体激素避孕药的禁忌证包括:①严重心血管疾病、血栓性疾病不宜应用;②急慢性肝炎、肾炎;③恶性肿瘤,癌前病变;④内分泌疾病:如糖尿病、甲亢;⑤哺乳期不宜使用复方口服避孕药,因雌激素可抑制乳汁分泌;⑥年龄>35岁的吸烟妇女服用避孕药会增加心血管疾病发生率,不宜长期服用,严重吸烟者不宜服用;⑦精神病长期服药;⑧有严重偏头痛,反复发作。

(三)安全期避孕

卵子自卵巢排出后可存活1~2日,而受精能力最强时间是排卵后24小时内,精子进入女性生殖道可存活2~3日。因此,排卵前后4~5日内为易孕期,其余的时间不易受孕视为安全期。采用安全期进行性生活而达到避孕目的称安全期避孕法。由于其单靠避开易孕期性生活而不用药具避孕,又称自然避孕法。

使用安全期避孕需事先确定排卵日期,通常根据基础体温测定、宫颈黏液检查或通过月经周期规律来推算。多数妇女月经周期为28~30日,预期在下次月经前14日排卵,排卵日及其前后4~5日以外时间即为安全期。由于妇女排卵过程可受生活、情绪、性活动、健康状况或外界环境等因素影响而推迟或提前。还可能发生额外排卵,因此,安全期避孕法并不十分可靠,失败率达20%。

第二节 紧急避孕

病例 1-13-3

25岁未婚无生育史女性,末次月经约10天前,诉昨晚有性生活未避孕,希望阻止怀孕,并且希望得到今后的避孕指导。平素用避孕套。既往体健。查体:生命体征平稳。心肺正常,腹部无压痛未及包块。妇科检查:外阴发育正常;阴道通畅,分泌物正常;宫颈光滑;子宫前位,质地中等,大小正常,无压痛。双附件区未及包块无压痛。妊娠试验阴性。下一步做什么?

参考答案

紧急避孕。该患未婚未育,一般不选用宫内节育器,可选用左炔诺孕酮片(毓婷、安婷),或米非司酮10mg或25mg口服紧急避孕。

临床思维:紧急避孕

紧急避孕(postcoital contraception)或房事后避孕:无防护性生活后或避孕失败后几小时或几日内,妇女为防止非意愿性妊娠的发生而采用的避孕方法。

【适应证】

①在性生活中未使用任何避孕方法;②避孕失败,包括避孕套破裂、精脱,体外排精未能做到,安全期计算错误,漏服避孕药,宫内节育环脱落;③遭到性暴力。

【禁忌证】 已确定怀孕或不能绝对排除妊娠的妇女。

【方法】

1. 放置宫内节育器 带铜宫内节育器可以用作紧急避孕方法。特别适合那些希望长期避孕而且符合放环的妇女。一般应在无保护性生活后5日(120小时)之内放入带铜IUD,其有效率可达95%以上。

2. 紧急避孕药 主要有雌、孕激素复方制剂,单孕激素制剂和抗孕激素制剂三大类。适合于那些仅需临时避孕的妇女。一般应在无保护性生活后3日(72小时)之内口服紧急避孕药,其有效率可达98%。

(1)雌、孕激素复方制剂:现有复方左炔诺孕酮片。无保护性生活后72小时内服用4片,12小时重复4片。

(2)单孕激素制剂:现有左炔诺孕酮片。无保护性生活后72小时内服用1片,12小时重复

1 片。有效率 96％。

（3）米非司酮：为抗孕激素制剂。无保护性生活后 3 日内服用 1 片，有效率 85％。

【不良反应】 恶心、呕吐、不规则阴道流血及月经紊乱，一般不需处理。米非司酮不良反应少而轻。紧急避孕药激素剂量大，副作用亦大，不能替代常规避孕。

第三节 人 工 流 产

病例 1-13-4

患者，女性，25 岁，未婚。2 个月前因停经 35 天，自测尿妊娠试验阳性，自行药物流产，术后阴道持续流血 2 周，量时多，时少。行超声检查示宫内囊样组织。行清宫术。术后 6 周，月经未来潮。再次就诊。近 1 周出现下腹坠痛。体格检查：生命体征平稳，无贫血貌，心肺正常，腹平软，无压痛。妇科检查：外阴已婚型，阴道畅，少量血性分泌物，宫颈肥大，光滑，宫颈举痛，子宫前位，质地中等，活动尚可，大小正常，压痛明显。双附件区未触及包块，无压痛。此患者应该做哪些检查，其月经未复潮可能的原因是什么？

参考答案

患者首先应行 B 超检查以了解宫内外情况，及血 HCG 检查。月经未复潮原因可能为宫外孕、清宫术漏吸继续妊娠、再次妊娠。不除外其宫腔粘连可能（Asherman's），宫腔粘连多由宫内感染或宫腔手术造成。此患者子宫压痛、宫颈举痛可诊断盆腔炎感染，应给予抗感染治疗。

临床思维：人工流产

因避孕失败所致的意外妊娠，可在妊娠早期人为地采取措施终止妊娠，作为避孕失败的补救措施，但不能直接用此作为节育方法。

（一）药物流产

目前临床应用的药物为米非司酮配伍米索前列醇，终止早孕完全流产率达 90％以上。米非司酮是一种类固醇抗孕激素制剂，具有抗孕激素及抗糖皮质激素作用。米索前列醇具有子宫兴奋和宫颈软化作用。

药物流产的适应证：妊娠≤49 天、本人自愿、年龄＜40 岁的健康妇女；尿 HCG（＋），B 型超声确诊为宫内妊娠；人工流产高危因素者；多次人工流产史，对手术流产有恐惧和顾虑心理者。

药物流产的禁忌证：有使用米非司酮禁忌证；有使用前列腺素药物禁忌证；其他，如过敏体质、带器妊娠、宫外孕等。

（二）人工流产术

人工流产术是避孕失败的补救方法，是妊娠 14 周以内，因意外妊娠、优生或疾病等原因而采用手术方法终止妊娠，包括负压吸引术和钳刮术。

【负压吸引术】

1. 适应证 妊娠 10 周内要求终止妊娠而无禁忌证，患有某种严重疾病不宜继续妊娠。

2. 禁忌证 生殖道炎症，各种疾病的急性期；全身情况不良，不能耐受手术；术前两次体温 37.5℃以上。

3. 手术前准备 详细询问病史，进行全身检查及妇科检查。尿 HCG 测定，超声检查确诊。

实验室检查包括阴道分泌物、血常规及凝血方面检测。术前测量体温、脉搏、血压。解除患者思想顾虑。排空膀胱。

4. 受术者取膀胱截石位 常规消毒外阴和阴道，铺消毒巾。做双合诊复查子宫位置、大小及附件等情况。阴道窥器扩张阴道，消毒阴道及宫颈管，用宫颈钳夹持宫颈前唇。顺子宫位置的方向，用探针探测宫腔方向及深度，根据宫腔大小选择吸管。宫颈扩张器扩张宫颈管，由小号到大号，循序渐进。扩张到比选用吸头大半号或 1 号。将吸管连接到负压吸引器上，将吸管连着到负压吸引器上，将吸管缓慢送入宫底部，遇到阻力略向后退。按孕周及宫腔大小给予负压，一般控制在 400～500mmHg，按顺时针方向吸宫腔 1～2 周。感到宫壁粗糙，提示组织吸净，此时将橡皮管折叠，取出吸管。用小号刮匙轻轻搔刮宫底及两侧宫角，检查宫腔是否吸净。必要时重新放入吸管，再次用低负压吸宫腔 1 圈。取下宫颈钳，用棉球拭净宫颈及阴道血迹，术毕。将吸出物过滤，测量血液及组织容量，检查有无绒毛。若未见到绒毛组织，应送病理检查。

5. 注意事项 正确判别子宫大小及方向，动作轻柔，减少损伤。扩宫颈管时用力均匀，以防宫颈内口撕裂。严格遵守无菌操作常规。目前静脉麻醉应用广泛，应有麻醉医师监护，以防麻醉意外。

【钳刮术】

钳刮术适用于妊娠 10～14 周时。通过机械或药物方法使宫颈松软，然后用卵圆钳夹胎儿及胎盘。由于此时胎儿较大、骨骼形成，容易造成出血多、宫颈裂伤、子宫穿孔等，应避免大月份钳刮术。术后注意事项与负压吸引术相同。

【人工流产并发症及处理】

1. 术中出血 多发生于妊娠月份较大的钳刮术，主要为组织不能迅速排出，影响子宫收缩。可在扩张宫颈后，注射缩宫素促使子宫收缩，同时尽快钳取或吸取胎盘及胎体，吸管过细或胶管过软时应及时更换。

2. 子宫穿孔 是人工流产严重并发症。发生率与手术者操作技术及子宫本身情况（如哺乳期妊娠子宫，剖宫产后疤痕子宫再次妊娠等）有关。手术时突然有无宫底感觉，或手术器械进入深度超过原来所测得深度，提示子宫穿孔，应立即停止手术。

3. 人工流产综合反应 指受术者在人工流产术中或手术结束时出现心动过缓、心律失常、血压下降、面色苍白、出汗、头晕、胸闷，甚至发生昏厥和抽搐。其发生主要由于宫颈和子宫遭受机械性刺激引起迷走神经兴奋所致，并与孕妇精神紧张，不能耐受宫颈扩张、牵拉和过高的负压有关。因此，术前应予精神安慰、操作力求轻柔，扩张宫颈不可施用暴力，吸宫时掌握适当负压，吸净后勿反复吸刮宫壁。术前宫颈管内放置利多卡可能预防其发生。静脉注射阿托品 0.5～1mg，效果满意。

4. 漏吸或空吸 施行人工流产术未吸出胚胎或绒毛而导致继续妊娠或胚胎停育，称为漏吸。误诊宫内妊娠行人工流产术，称为空吸。应警惕宫外孕。

5. 吸宫不全 为人工流产后常见并发症。主要是部分胎盘残留，也可能有部分胎儿残留。宫体过度屈曲或技术不熟练容易发生。术后流血超过 10 日，血量过多。或流血停止后又有多量流血。应考虑为吸宫不全，B 型超声检查有助于诊断。若无明显感染征象，应行刮宫术，刮出物送病理检查，术用抗生素预防感染。

6. 术后感染 可发生急性子宫内膜炎、盆腔炎等，术后应预防性应用抗生素，口服或静脉给药。

7. 栓塞 少见，往往由于宫颈损伤、胎盘剥离使血窦开放，为羊水进入创造条件，其症状及严重性不如晚期妊娠发病凶猛。

8. 远期并发症 有宫颈粘连、宫腔粘连、慢性盆腔炎、月经失调、继发不孕等。

第四节 不 孕

病例 1-13-5

患者,女性,33 岁,婚后 3 年未孕。既往月经规律,3～4/28～30,经量中等,无痛经。体格检查:生命体征平稳,心肺无异常,全腹无压痛及反跳痛,肝脾肋下未触及。妇科检查:外阴发育正常,阴道畅,分泌物正常;宫颈光滑;子宫常大,水平位,质地中等,无压痛;双附件无异常。辅助检查:B 超检查盆腔未见异常。家族史:无特殊。丈夫体检正常。

1. 诊断及诊断依据是什么?

2. 下一步应如何处理?

参考答案

1. 诊断及诊断依据 诊断为原发性不孕。需要明确婚后 3 年患者是否有正常性生活未避孕而未孕,如确实,则可诊断为原发性不孕。

2. 处理措施 明确病因后针对病因治疗。

病例 1-13-6

患者,女性,30 岁,有性生活史 5 年未孕,婚后一直采用男用避孕套避孕,近 3 年余没有采用避孕措施也未受孕。月经规律,6～7/28～30,经量多,有痛经史。20 岁时曾患有盆腔结核。体格检查:生命体征平稳,体型纤瘦,心肺正常,腹部未扪及包块。妇科检查:外阴已婚型;阴道通畅,分泌物量多、色黄、黏稠;宫颈肥大,Ⅱ度糜烂,颗粒型,无举痛;子宫前位,质地中等,活动尚可,大小正常,无压痛。子宫两侧可触及条索状输卵管,无压痛。辅助检查:B 超检查盆腔未见异常。

1. 诊断及诊断依据是什么?

2. 治疗方案是什么?

参考答案

1. 诊断 ①原发性不孕;②慢性宫颈炎;③盆腔结核。诊断依据患者从未妊娠过连续 3 年不孕(原发性不孕);妇科检查提示宫颈肥大,Ⅱ度糜烂,颗粒型;20 岁时患有盆腔结核,可诊断。

2. 治疗方案 患者患有盆腔结核病史,其活动期间应严格避孕。因盆腔结核多累及输卵管和子宫内膜,多数患者需借助辅助生育技术妊娠。该患应在月经干净后 3～7 天内实施输卵管通畅试验。如有输卵管阻塞或粘连可选择输卵管再造或输卵管再通术,也可以选择辅助生育技术(IVF-ET)。

病例 1-13-7

患者,女性,32 岁,结婚 5 年余,婚后 2 年时有 1 次孕 9 周自然流产史,此后用避孕套避孕,近 2 年未采用避孕措施也没受孕。其月经不规律,初潮 14 岁,7～15/30～50,经量中等,无痛经史。既往体健。体格检查:生命体征平稳,发育中等,体型肥胖,毛发浓密。心、肺正常,腹部未扪及包块。妇科检查:外阴已婚型,阴毛浓密;阴道通畅,分泌物中等、黏稠,无异味;宫颈光滑,无举痛;子宫前位,质地中等,活动尚可,大小正常。双侧附件区均未触及明确包块,无压痛。辅助检查:B 超检查子宫常大,双侧卵巢稍大,可见 12 个发育卵泡,直径 2～10mm。内分泌检查:LH/FSH>2.5。

1. 诊断及诊断依据是什么?

2. 如何处理及治疗?

参考答案

1. 诊断及诊断依据 继发性不孕及多囊卵巢综合征。诊断依据:曾有过妊娠史者而后未避孕,连续 2 年不孕者为继发性不孕。月经稀发,患者毛发较浓密,体型肥胖且加之不孕,LH/FSH>2.5,B 超双侧卵巢稍大,可见 12 个发育卵泡,直径 2～10mm 不等,考虑 PCOS可能。

2. 处理及治疗 监测排卵情况、检查输卵管通畅情况、男方精液常规检查。建议:①监测基础体温,或 B 超监测排卵情况,也可以检测血清 FSH、LH 比值,了解睾酮水平进一步明确 PCOS 的诊断;②检查了解输卵管通畅情况排除输卵管因素导致的不孕;③男方精液常规检查。肥胖型 PCOS 所致不孕一般治疗包括:通过加强锻炼、饮食控制等减轻体重,有利于降低胰岛素、睾酮水平,从而恢复自然排卵。内分泌治疗包括口服避孕药、孕激素后半周期疗法调节月经周期,糖皮质激素、环丙孕酮、螺内酯降低血雄激素水平,改善胰岛素抵抗,诱发排卵。如无效还可选择腹腔镜手术。

病例 1-13-8

患者,女性,33 岁,G_3P_0,结婚已 5 年,婚后 1 年孕 3 个月自然流产 1 次,此后 1 年因输卵管妊娠,切除一侧输卵管。其另一侧输卵管先天缺如。月经周期规律,5～6/28～30,经量中等,无痛经。丈夫体健。患者既往体健。体格检查:发育良好,体型匀称。生命体征平稳。心肺正常,下腹部可见手术切口瘢痕,无压痛反跳痛,四肢活动自如。妇科检查:外阴已婚型;阴道通畅,分泌物稀薄、清亮,无异味;宫颈光滑,无举痛;子宫水平位,质地中等,活动尚可,大小正常,无压痛。双侧附件区均未触及明确包块,无压痛。B 超检查无阳性发现。

1. 诊断及诊断依据是什么?

2. 治疗方案是什么?

参考答案

1. 诊断及诊断依据 继发性不孕。诊断依据:曾有过妊娠史者而后未避孕,连续 2 年不孕者为继发不孕。

2. 治疗方案 此患者病因明确因输卵管因素造成的不孕。体外受精-胚胎移植(IVF-ET)是其最佳选择。主要步骤为药物促进与监测卵泡发育,B 型超声介导下取卵,配子体外受精和胚胎体外培养,胚胎移植和黄体支持。常见并发症是卵巢过度刺激综合征和多胎妊娠。

IVF-ET 的应用指征:①输卵管问题:梗阻、切除、伞端粘连、输卵管炎症或盆腔内粘连影响输卵管与卵巢间的联系;②子宫内膜异位症;③精子问题:少精、弱精;④免疫性不孕;⑤不明原因不育;⑥绝育术后要求复孕。

临床思维:不孕

有正常性生活,未经避孕一年未妊娠者,称为不孕症。未避孕而从未妊娠者称为原发性不孕;曾有过妊娠而后未避孕连续一年不孕者称为继发性不孕。

【原因】 妨碍受孕的因素可能在女方、男方或男女双方。据调查不孕属女性因素约占 40%;属男性因素约占 30%～40%;属男女双方因素约占 10%～20%。

1. 女性不孕因素 有排卵障碍、输卵管因素、子宫因素、宫颈因素。以排卵障碍和输卵管因素居多。

2. 男性不育因素 有精液异常;性功能异常和免疫因素。主要是生精障碍与输精障碍。

3. 男女双方因素 包括:性生活不能或不正常;免疫因素;不明原因不孕症。

【检查步骤与诊断】

通过男女双方全面检查找出原因,这是诊断不孕症的关键。

1. 男方检查 询问既往有无慢性疾病,如结核、腮腺炎等;了解性生活情况,有无性交困难。除全身检查外,重点应检查外生殖器有无畸形或病变,尤其是精液常规检查。

2. 女方检查

(1) 询问病史。

(2) 体格检查:注意第二性征发育情况,内外生殖器的发育情况,有无畸形、炎症、包块、触痛及泌乳等。

(3) 女性不孕特殊检查:①卵巢功能检查;②输卵管通畅试验;③宫腔镜检查;④腹腔镜检查;⑤其他。

【女性不孕的治疗】 引起不孕的原因虽很多,但首先要增强体质和增进健康,纠正营养不良和贫血;戒烟、不酗酒;积极治疗内科疾病;掌握性知识、学会预测排卵日期性交(排卵前 2~3日或排卵后 24 小时内),性交次数适度,以增加受孕机会。

1. 治疗生殖器质性疾病 若发现妇科肿瘤、生殖器炎症、阴道横隔、宫腔粘连等疾病应积极治疗。若为宫颈口狭窄,可行宫颈管扩张术。

2. 诱发排卵用于无排卵

(1) 氯米芬:为首选促排卵药,适用于体内有一定雌激素水平者。

(2) 绒促性素(HCG):具有类似 LH 作用,常与氯米芬合用。于氯米芬停药 7 日加用 HCG 2000~5000U 一次肌注。

(3) 尿促性素(HMG):含有 FSH 和 LH 各 75U,促使卵泡生长发育成熟。于月经来潮第 6日起,每日肌注 HMG 一支共 7 日。

(4) 黄体生成激素释放激素(LHRH)脉冲疗法:适用于下丘脑性无排卵。

(5) 溴隐亭:属多巴胺受体激动剂,能抑制垂体分泌催乳激素。适用于无排卵伴有高催乳激素血症者。

3. 免疫性不孕的治疗 目前尚缺乏肯定有效的治疗方法和疗效指标。

4. 辅助生殖技术 包括人工授精、体外受精-胚胎移植及其衍生技术等。

复 习 题

单选题

1. 复方短效口服避孕药的副反应,正确的是(　　)

　　A. 能引起经血量增多,不适用于经量偏多的妇女　　B. 孕激素引起宫颈黏液量增多致白带增多

　　C. 体重减轻系因食欲不佳、进食少　　D. 孕激素刺激胃黏膜致类早孕反应

　　E. 能使水钠潴留

2. 口服避孕药后不规则出血,正确的处理方法是(　　)

　　A. 加服少量雌激素　　　B. 需立即停药　　　C. 加服少量孕激素

　　D. 加服少量雄性激素　　　E. 加倍服药

3. 下列哪种情况可放置宫内节育器(　　)

　　A. 子宫畸形　　　B. 宫颈过松、子宫脱垂　　　C. 生殖道急性炎症

D. 发现卵巢囊肿直径小于 4cm   E. 子宫肌瘤月经过多

4. 服用甾体避孕药后可引起对下丘脑、垂体的持续性抑制,子宫内膜不应当是( )

   A. 分泌型子宫内膜   B. 静止型子宫内膜   C. 萎缩型子宫内膜

   D. 子宫内膜腺体增生   E. 有时甚至腺瘤型增生

5. 人工流产吸宫术适用于( )

   A. 妊娠 14 周   B. 急性生殖道炎症   C. 各种慢性疾病的急性期

   D. 手术当天体温两次超过 37.5℃   E. 妊娠剧吐

6. 29 岁女性,人工流产术中突感胸闷、头晕、恶心。体格检查:面色苍白、大汗淋漓,血压 70/50mmHg,脉搏 50 次/分。此时应首先给予( )

   A. 输血补液   B. 阿托品静脉注射   C. 苯巴比妥钠肌注

   D. 迅速消除宫腔内容物   E. 阿拉明静脉滴注

7. 28 岁女性,停经 55 天,伴恶心呕吐。妇科检查:子宫增大约妊娠 50 天,双侧附件(一)。若确定为妊娠,应选择最佳的终止妊娠方法是( )

   A. 药物流产   B. 人工流产吸宫术   C. 人工流产钳刮术

   D. 乳酸依沙吖啶引产   E. 缩宫素静脉滴注

8. 负压吸宫术危害最严重的并发症是( )

   A. 吸宫不全   B. 漏吸   C. 出血   D. 子宫穿孔   E. 空气栓塞

9. 28 岁女性,哺乳期闭经,妇科检查:宫颈着色,子宫如孕 3 个月大小,质软,双附件正常,做钳刮术,术中夹出黄色脂肪样组织,患者感到有剧烈牵拉样疼痛,伴恶心,呕吐,该患者的诊断是( )

   A. 人流反应综合征   B. 吸宫不全   C. 子宫穿孔   D. 葡萄胎   E. 宫外孕

10. 29 岁妇女,结婚 3 年不孕,基础体温曲线呈单相型,经前 5 天取宫颈黏液,其特征应是( )

   A. 量少黏稠   B. 量少稀薄   C. 量多黏稠   D. 量多稀薄   E. 量极少,不易取出

11. 月经周期为 28 天的妇女,要取子宫内膜活检,测定是否有排卵,最好在周期的第( )

   A. 7~9 天   B. 11~12 天   C. 13~15 天   D. 17~19 天   E. 26~27 天

12. 因输卵管粘连扭曲使输卵管蠕动受到限制,影响伞端拾捡卵子造成不孕的主要原因( )

   A. 子宫内膜异位症   B. 输卵管过长   C. 输卵管过短

   D. 输卵管再通术   E. 多囊卵巢综合征

13. 正常排卵周期中,宫颈黏液清亮,有粗大分枝,典型的羊齿状结晶出现在( )

   A. 月经干净后 3 天   B. 月经中期   C. 下次月经前 1~2 天

   D. 月经前 3~5 天   E. 育龄女性月经周期中的任何时间

参 考 答 案

1. E   2. A   3. D   4. A   5. E   6. B   7. B   8. E   9. C   10. D   11. E   12. A   13. B

(刘 杰)

第十四章 切口裂开

病例 1-14-1

患者,女性,50岁,确诊为子宫肌瘤,行子宫全切术后第8天,自述切口处有血性液体流出,量较多,急诊入院,患者有糖尿病病史8年。查体:一般状态良,体温36.5℃,心率78次/分,呼吸16次/分,心肺未见异常,腹软,腹部切口见中等量液体流出。

1. 最可能的诊断是什么?

2. 最恰当的诊疗方法是什么?

参考答案

1. 最可能的诊断　腹部切口裂开。

2. 最恰当的治疗方法　患者入院后查体,见皮肤皮下脂肪全程裂开,筋膜完整,未见浓汁,给予切口清创换药,抗生素治疗,行切口缝合术,拆线痊愈出院。

临床思维:切口裂开

1. **切口裂开**　外科切口的分离,但是腹膜是完整的。

2. **筋膜裂开**　筋膜表层的裂开,导致了腹膜与皮肤表层的相通。筋膜裂开是筋膜的裂开,腹膜是完好的,在腹部切口裂开中有0.5%的发生率。通常见于垂直切口。肥胖、糖尿病、糖皮质激素的应用、感染、咳嗽以及营养不良。通常会在外科手术后5～14天出现。筋膜裂开需要尽快地手术治疗以及应用广谱抗生素。

3. **内脏破裂**　腹部切口的全层裂开,包括网膜的裂开以及肠内容物自切口处流出。切口裂开包括表层切口的裂开、筋膜裂开以及内脏破裂。由于感染和血肿造成皮下切口的裂开。在经腹的全子宫切除术中有3%～5%可能会发生切口裂开。这类患者通常会有发红、质硬、疼痛的切口。在手术之后通常会有4～10天发烧,治疗方法是清创以及脓液的引流,需要应用广谱的抗生素,切口需要二次缝合。

4. **腹膜裂开**　腹膜裂开是指小肠以及网膜从裂开的切口处流出,并且伴随有全层切口裂开。由于脓毒血症,会导致死亡率的提高,是外科急症手术的绝对指征。当这种情况发生时,需要用消毒的湿盐水纱布覆盖于裸露的肠管表面,再将患者推进手术室。需要立刻使用抗生素。表现与创面裂开的临床表现类似。

复 习 题

1. 下列各项均为创面裂开的危险因素,除外(　　　)

　　A. 糖尿病　　　　B. 慢性阻塞性肺病　　　C. 纵切口　　　　D. 肥胖

2. 下列哪一项是导致筋膜破裂的最常见的原因(　　　)

　　A. 缝线松动　　　B. 缝线破裂　　　C. 有缺陷的缝线材料　　　D. 缝线的水平

3. 59岁女性在卵巢癌手术后被发现在切口处有清亮的血液流出。外科医生关注的是液体是由淋巴管流出的还是由尿道流出的。哪一种液体有助于鉴别两者(　　　)

　　A. 肌氨酸酐水平　　　B. 白细胞数量　　　C. pH　　　D. 血红蛋白水平　　　E. CA125水平

参 考 答 案

1. D　2. D　3. A

(高　峰)

第二篇 产科临床实习病例分析

第一章 妊娠期高血压疾病

病例 2-1-1

患者,女性,35 岁,已婚,G_2P_0,停经 36 周,头痛 1 周余入院。患者停经后有轻度恶心,呕吐早孕反应,2 个月后自行消退。未系统产前检查。停经 4^+ 月自觉胎动,腹部按停经月份逐渐增大。近 2 月双下肢水肿明显,近 1 周余出现头痛,无视物模糊,今为系统治疗入院,否认有高血压病史。体格检查:体温 36.9℃,脉搏 84 次/分,血压 170/110mmHg,一般状态良好,心、肺(一),腹膨隆,肝脾肋下未触及,肠鸣音 4~5 次/分,移动性浊音(+)。腹壁及双下肢凹陷水肿。产科检查:宫高 32cm,腹围 101cm,估计胎儿体重约 3400g,宫口未开,骨盆未见明显异常。实验室检查:Hb94g/L,HCT0.38,尿蛋白(++),总蛋白 50 g/L,白蛋白 28g/L,球蛋白 25g/L,其他肝肾功能检查未发现异常。

1. 最可能的诊断是什么?
2. 诊断依据有哪些?
3. 如何鉴别诊断?
4. 诊疗计划有哪些?

参考答案

1. **诊断** ①妊娠 36 周,孕产枕位待产;②重度子痫前期;③低蛋白血症。

2. **诊断依据** 重度子痫前期:①该孕妇近 2 个月双下肢水肿明显,近 1 周余出现头痛,无视物模糊,既往否认有高血压病史;②入院时查体:血压 170/110mmHg,腹部移动性浊音(+),腹壁及双下肢凹陷水肿;③化验:Hb94g/L,HCT0.38,尿蛋白(++),总蛋白 50 g/L,白蛋白 28g/L,球蛋白 25g/L,其他肝肾功能检查未发现异常。低蛋白血症:实验室检查提示 Hb94g/L,HCT0.38,尿蛋白(++),总蛋白 50 g/L,白蛋白 28g/L,球蛋白 25g/L,其他肝肾功能检查未发现异常。

3. **鉴别诊断** ①妊娠合并原发性高血压,该病可表现为血压升高,但妊娠前期有血压升高病史,合并妊娠后可能加重,但该患者明确否认有高血压疾病,故暂可排除;②慢性肾合并妊娠,该病可表现有尿蛋白、低蛋白血病及血压改变病史,但尿常规检查可见有红细胞、管型或其他特异性变化,但其缺乏相应病史故暂可排除。

4. **诊疗计划** 患者妊娠 36 周,胎儿已成熟,可终止妊娠,若经治疗症状好转后,如无明显异常可阴道试产,但产程中应加强母儿安危状况及血压监测,一旦出现头痛、眼花、恶心、呕吐等症状,病情加重,立即以剖宫产结束分娩。

病例 2-1-2

患者,女性,36 岁,初产妇,G_3P_0 妊娠 34 周,产前未系统检查,于门诊测血压 180/110mmHg,尿蛋白(++),拒绝入院治疗,5 小时前突然腹痛伴阴道流血,急诊入院。入院查血压 80/50mmHg,脉搏 116 次/分,一般状态欠佳,面色苍白,肺(一),腹膨隆,板状腹,中下腹压痛明显,双下肢水肿(＋＋)。产科检查:腹围 106cm,宫高 30cm,胎位触及不清,胎儿音消失,宫颈管长 2cm,宫口未开,阴道内有中等量活动出血。查超声示:宫内见一胎儿,未及胎心,胎盘位于后壁,其后可见长约 3cm×4cm 无回声区。血常规示 Hb80g/L,HCT0.40。

1. 最可能的诊断是什么?

2. 诊断依据是什么?

3. 最有效的治疗是什么?

参考答案

1. 最可能的诊断 ①宫内孕 34 周 G_3P_0 死胎;②妊娠期高血疾病子痫前期(重度);③胎盘早剥Ⅲ度;④继发性贫血,失血性休克。

2. 诊断依据 重度子痫前期诊断依据:患者妊娠 34 周,血压 180/110mmHg,双下肢水肿(＋＋),尿蛋白(＋＋＋)。胎盘早剥诊断依据:该患者重度子痫前期病史,血压升高达 180/110mmHg,突然腹痛伴有阴道流血,板状腹,胎位不清,胎心消失。失血性休克、贫血诊断依据:阴道流血并呈面色苍白,查血压 80/50mmHg,脉搏 116 次/分,血常规示 Hb80g/L。

3. 最有效的治疗 抗休克同时立即行剖宫产手术治疗,备同型血必要时行输血治疗。

病例 2-1-3

患者,女性,36 岁,经产妇,G_3P_1 妊娠 37 周,头痛、恶心 1 周余入院,停经 40 余天出现恶心、呕吐早孕反应,孕 3 个月好转。孕 4 个月余出现胎动,孕期按时产前检查未见异常,于孕 28 周检查:血压 130/90mmHg,水肿(＋),给予降压药治疗,低盐饮食,近 1 周头痛、恶心症状,无明显视物模糊,不规律性腹痛,可耐受,今测血压 140/100mmHg,尿蛋白(＋＋),急入院。查体:体温 36.9℃,脉搏 84 次/分,血压 140/100mmHg,一般状态良好,心、肺(－),腹软,膨隆,肠鸣音 4 次/分,双下肢水肿(＋)。产科检查:宫高 34cm,腹围 112cm,枕位,胎心 144 次/分,宫颈软,宫颈受容 80%,宫口扩张 2cm,不规律性宫缩 10～20 秒/10～20 分钟,强度弱,骨盆测量未见异常。血常规提示 Hb102g/L,尿蛋白(＋＋)。

1. 最可能的诊断是什么?

2. 诊断依据是什么?

3. 最合适的处理是什么?

参考答案

1. 最可能的诊断 ①宫内孕 37 周 G_3P_1;②子痫前期(重度)。

2. 诊断依据 该患者孕 32 周以前血压较平稳,孕 32 周以后出现血压升高,伴有水肿、尿蛋白,并逐停经月份逐渐加重,故可考虑为妊娠期高血压疾病子痫前期(重度)。

3. 最合适的处理 此患者应立即终止妊娠,在给予硫酸镁同时给予降压药物治疗。考虑患者为经产妇,现有不规律性宫缩,宫口扩大张 2cm,宫颈受容 80%,可以给 0.5%催产素引产。同时,监测胎儿的宫内情况,如存在胎儿窘迫时应及时剖宫产终止妊娠,产后注意血压变化,积极防治产后出血及子痫的发生。

病例 2-1-4

患者,女性,28 岁,初产妇,G_3P_0 孕 37 周,停经 40 天余尿妊娠试纸呈阳性,产前系统检查未见异常,近 1 周来头痛、眼花伴视物不清,突然全身抽搐 1 次,急诊入院,查神志清楚,血压 150/100mmHg,腹软,膨隆,双下肢轻度水肿。产科检查:宫高 34cm,腹围 102cm,胎心 168 次/分。尿蛋白(十十)。胎心监护:胎心率基线±160 次/分,NST(±)。宫颈管长 1.5cm,宫口未开,无宫缩,胎动频繁。

1. 初步诊断是什么?

2. 进一步治疗有哪些?

参考答案

1. 初步诊断　①宫内孕 37 周 G_3P_0;②子痫。

2. 治疗　给予吸氧,解痉治疗同时注意血压情况,考虑其胎心率 168 次/分,胎心监护,胎心率基线±160 次/分,NST(一),胎动频率说明胎心有宫内窘迫情况,结合其现妊娠 37 周有较高的存活机会,故应立即终止妊娠。因为该患者无宫缩,宫颈口未开,颈管长 1.5cm,短时间内不能阴道分娩,故应选择剖宫手术。

临床思维:妊娠期高血压疾病

妊娠期高血压疾病发病常与是否为初产妇、孕妇年龄过小或大于 35 岁、多胎妊娠、妊娠期高血压病史及家族史、慢性高血压、慢性肾炎、抗磷脂抗体综合征、糖尿病、肥胖、营养不良、低社会经济状况,均与妊娠期高血压疾病发病风险增加密切相关。其本病基本病理生理变化是全身小血管痉挛,全身各系统各脏器灌流减少,对母儿造成危害,甚至导致母儿死亡。对脑、肾、肝脏、心血管、血液、内分泌及代谢、子宫胎盘血流灌注均有影响。

【分类与临床表现】　妊娠期高血压疾病分类与临床表现见表 2-1-1。

表 2-1-1　妊娠期高血压疾病分类及临床表现

分类	临床表现
妊娠期高血压	妊娠期首次出现 BP>140/90mmHg,并于产后 2 周恢复正常;尿蛋白(一);少数患者可伴有上腹部不适或血小板减少,产后方可确诊
子痫前期	
轻度	妊娠 20 周以后出现 BP>140/90mmHg;尿蛋白≥0.3g/24h 或随机尿蛋白(+);可伴有下腹不适、头痛等症状
重度	BP≥160/110mmHg;尿蛋白≥2.0g/24h 或随机尿蛋白≥(++);血清肌酐>106μmol/L,血小板<100×10⁹/L;血 LDH 升高;血清 ALT 或 AST 升高;持续性头痛或其他脑神经或视觉障碍;持续性上腹不适
子痫	子痫前期孕妇抽搐不能用其他原因解释
慢性高血压并发子痫前期	高血压孕妇妊娠 20 周以前无尿蛋白,若出现尿蛋白≥0.3g/24h;高血压孕妇妊娠 20 周后突然尿蛋白增加或血压进一步升高或血小板<100×10⁹/L
妊娠合并慢性高血压	妊娠前或妊娠 20 周前舒张压≥90mmHg(除外滋养细胞疾病),妊娠期无明显加重;或妊娠 20 周后首次诊断高血压并持续到产后 12 周

通常正常妊娠、贫血及低蛋白血症均可发生水肿,妊娠期高血压疾病之水肿无特异性,因此不能作为其诊断标准及分类依据。

血压较基础血压升高 30/15mmHg,然而低于 140/90mmHg 时,不作为诊断依据,但必须严密观察。

重度子痫前期是妊娠 20 周后出现高血压、蛋白尿且伴随以下至少一种临床症状或体征者:收缩压≥160～180mmHg 或舒张压≥110mmHg;24 小时尿蛋白>5.0g 或随机尿蛋白(+++)

以上;中枢神经系统功能障碍;精神状态改变和严重头痛(频发,常规镇痛药不缓解);脑血管意外;视力模糊,眼底点状出血,极少数患者发生皮质性盲;肝细胞功能障碍,肝细胞损伤血清转氨酶至少升高2倍;上腹部或右上象限痛等肝包膜肿胀症状,肝被膜下出血或肝破裂;少尿,24小时尿量<500ml;肺水肿,心力衰竭;血小板<100×10⁹/L;凝血功能障碍;微血管病性溶血(血LDH升高);胎儿生长受限,羊水过少胎盘早剥。

子痫前可有不断加重的重度子痫前期,但子痫也可发生于血压升高不显著、无蛋白尿或水肿病例。妊娠期高血压疾病诊断并不难,根据病史患者有本病的高危因素及妊娠20周以后出现高血压、蛋白尿及水肿为主要临床表现,特别应注意有无头痛、视力改变、上腹不适等症状,并注意子痫前期应与慢性肾炎合并妊娠相鉴别,子痫应与癫痫、脑炎、脑肿瘤、脑血管畸形破裂出血、糖尿病高渗性昏迷、低血糖昏迷相鉴别。

【治疗】

1. 妊娠期高血压　可住院也可在家治疗让患者保证充足的睡眠,取左侧卧位,休息不少于10小时。对于精神紧张、焦虑或睡眠欠佳者可给予镇静剂。并密切监护母儿状态。

2. 子痫前期　应住院治疗,防止子痫及并发症发生。治疗原则为休息、镇静、解痉、降压、合理扩容和必要时利尿、密切监测母胎状态、适时终止妊娠。终止妊娠是治疗妊娠期高血压疾病的有效措施。

(1) 终止妊娠的指征:①子痫前期患者经积极治疗24~48小时仍无明显好转者。②子痫前期患者孕周已超过34周。③子痫前期患者孕龄不足34周,胎盘功能减退,胎儿已成熟者。④子痫前期患者,孕龄不足34周,胎盘功能减退,胎儿尚未成熟者,可用地塞米松促胎肺成熟后终止妊娠。⑤子痫控制后2小时可考虑终止妊娠。

(2) 终止妊娠的方式:①引产:适用于病情控制后,宫颈条件成熟者。先行人工破膜,羊水清者,可给予缩宫素静脉滴注引产。第一产程应密切观察产程进展状况,保持产妇安静和充分休息。第二产程应以会阴切开术、胎头吸引或低位产钳助产缩短产程。第三产程应预防产后出血。产程中应加强母儿安危状况及血压监测,一旦出现头痛、眼花、恶心、呕吐等症状,病情加重,立即以剖宫产结束分娩。②剖宫产:适用于有产科指征者,宫颈条件不成熟,不能在短时间内经阴道分娩,引产失败,胎盘功能明显减退,或已有胎儿窘迫征象者。

(3) 延长妊娠的指征:①孕龄不足32周经治疗症状好转,无器官功能障碍或胎儿情况恶化,可考虑延长孕周。②孕龄32~34周,24小时尿蛋白定量<5g;轻度胎儿生长受限、胎儿监测指标良好;羊水轻度过少,彩色多普勒超声测量显示无舒张期脐动脉血反流;重度子痫前期经治疗后血压下降;无症状、仅有实验室检查提示胎儿缺氧经治疗后好转者。

产后子痫多发生于产后24小时直至10日内,故产后不应放松子痫的预防。

3. 子痫处理原则　控制抽搐,纠正缺氧和酸中毒,控制血压,抽搐控制后终止妊娠。

终止妊娠指征:抽搐控制后2小时可考虑终止妊娠。对于早发性子痫前期治疗效果较好者,可适当延长孕周,但须严密监护孕妇和胎儿情况。

复 习 题

单选题

1. 妊娠期高血压疾病最基本的病理改变是(　　)

　A. 子宫胎盘缺血　　B. 全身小动脉痉挛　　C. 血液浓缩　　D. 凝血系统与纤维系统失调

2. 妊娠期高血压疾病可引起全身各系统各脏器小血管痉挛,但除外哪个脏器(　　)

　A. 肺　　　　　　B. 脑　　　　　　C. 内分泌及代谢　　D. 血液

3. 硫酸镁中毒的表现首先是(　　)

  A. 心率减慢   B. 呼吸减慢   C. 血压下降 D. 膝反射消失

4. 妊娠期高血压疾病患者,解痉首选何种药物( )

  A. 硫酸镁   B. 山莨菪碱   C. 安密妥钠 D. 氯丙嗪

5. 妊娠期高血压疾病突然出现抽搐,采取的首要措施是( )

  A. 立即行剖分术   B. 立即测血压、查眼底

  C. 立即静脉注射地塞米松 20～40mg D. 立即静推注 25％硫酸镁 10ml 及镇静剂

6. 下列哪项方法不能预测妊娠期高血压疾病( )

  A. 翻身试验   B. 眼底检查   C. 平均动脉压 D. 尿钙/肌酐

7. 下列哪些疾病与妊娠高血压疾病无关( )

  A. 双胎   B. 前置胎盘   C. 胎盘早剥 D. 胎儿生长受限

8. 妊娠期高血压疾病出现以下哪种症状不属于先兆子痫( )

  A. 视力模糊   B. 胸闷   C. 头痛 D. 头晕

9. 妊娠期高血压 24 小时尿蛋白定量达到或超过下述何项列为重度子痫前期( )

  A. ≥0.1g/24h B. 3.0g/24h   C. 2.0g/24h D. ≥10g/24h

10. 关于子痫,下述哪项不对( )

  A. 大多数子痫患者抽搐前有头痛、胸闷、视力障碍及呕吐等症状

  B. 子痫的发生以产前期为最多见

  C. 抽搐频繁,昏迷不醒的病情严重

  D. 终止妊娠是治疗子痫最根本方法,一旦分娩后子痫就不再发生

参 考 答 案

1. B　2. A　3. D　4. A　5. D　6. B　7. B　8. A　9. C　10. D

(王　娜)

第二章 妊娠期肝内胆汁淤积症

病例 2-2-1

患者,女性,26 岁,G_2P_0,停经 32 周,全身瘙痒 1 个月余,该患者停经 40 余天出现恶心、呕吐早孕反应,孕 4^+ 月自觉胎动,孕期按时产前检查,近 1 月余自觉全身瘙痒,以躯干部及腹部为尤,无明显丘疹,无黄染。体格检查:血压 110/75mmHg,心、肺(一),肝脾下未及,宫高 31cm,腹围 100cm,胎心 140 次/分。肝功能检查:ALT 142U/L,AST 91U/L,总胆红素 8.7nmol/L,AKP 358U/L,甘胆酸 20.4 nmol/L,乙肝五项检查均为阴性。

1. 可能诊断是?

2. 下一步治疗是什么?

参考答案

1. 诊断 宫内孕 32 周,G_2P_0,妊娠期肝内胆汁淤积症。

2. 治疗 可给予保守期待治疗,延长孕周,若药物治疗好转可阴道试产,病情加重,必要时给予促胎儿成熟同时择期剖宫产,从而减少新生儿窒息和避免围生儿死亡的发生。

病例 2-2-2

患者,女性,26 岁,G_1P_0,因"停经 35 周,皮肤瘙痒 1 个月余,阴道流水 1 小时"入院。该患者孕 40 余天出现恶心、呕吐症状,孕 5 月余自觉胎动。近 1 月余自感皮肤瘙痒,以四肢及腋下为尤,无皮肤、巩膜黄染,无明显丘疹。查体:一般状态良好,心肺(一),腹软,胆脾肋下未触及,无压痛。产检:宫高 32cm,腹围 98cm,枕位头浮,胎心率 142 次/分,无宫缩,宫颈消退 20%,宫口通过 1.5cm,S−4,胎膜已破,羊水清。B 超提示:BPD 84mm,FL 57mm,胎盘 II度,羊水指数为 10cm。化验:甘胆酸 47nmol/L,总胆红素 3.5nmol/L,直接胆红素 0.6nmol/L,间接胆红素 2.5nmol/L,AST 20U/L,碱性磷酸酶(AKP)192 U/L,分娩后 1 周,患者瘙痒消退,复查甘胆酸下降为 2.3 nmol/L。

1. 此病例主要诊断是什么?

2. 诊断依据有哪些?

3. 应与哪些疾病相鉴别?

参考答案

1. 诊断 ①宫内孕 35 周,G_1P_0;②妊娠期肝内胆汁淤积症;③胎膜早破。

2. 诊断依据 妊娠期肝内胆汁淤积症:该患者停经 35 周,皮肤瘙痒 1 个月余,化验甘胆酸 47nmol/L,分娩后 1 周患者瘙痒消退,复查甘胆酸下降为 2.3nmol/L。胎膜早破:阴道流水 1 小时,产检可见胎膜已破,羊水清。

3. 鉴别诊断 需排除其他能引起瘙痒、黄疸和肝功能异常的疾病。妊娠期肝内胆汁淤积症患者有发热、急性腹痛等肝炎表现,其症状和实验室检查异常在分娩后很快消失。若患者出现剧烈呕吐、精神症状或高血压,应考虑妊娠期急性脂肪肝和子痫前期;血压正常、无蛋白尿即减少了子痫前期性肝病的可能;转氨酶水平轻、中度升高应考虑妊娠合并肝炎,尤其是妊娠合并慢性肝炎。

临床思维:妊娠期肝内胆汁淤积症

妊娠期肝内胆汁淤积症(ICP)是妊娠中、晚期特有的并发症,临床上以皮肤发痒和黄疸为特征,主要危害胎儿,使围生儿发病率和死亡率增高。本病具有复发性,本次分娩后可迅速消失,再次妊娠或口服雌激素避孕药时常会复发。对孕妇会引起脂溶性维生素 K 的吸收减少,致使凝血功能异常,导致产后出血,也可发生糖、脂代谢紊乱。对胎婴儿发病率和死亡率均显著增加。根据孕晚期出现皮肤瘙痒、黄疸等典型临床症状结合实验室检查血清胆酸升高、门冬氨酸转氨酶(AST)、丙氨酸转氨酶(ALT)轻至中度升高。ICP 诊断并不困难。妊娠期肝内胆汁淤积症需排除其他能引起瘙痒、黄疸和肝功能异常的疾病。ICP 患者有发热、急性腹痛等肝炎表现,其症状和实验室检查异常在分娩后很快消失。若患者出现剧烈呕吐、精神症状或高血压,应考虑妊娠期急性脂肪肝和子痫前期;血压正常、无蛋白尿即减少了子痫前期性肝病的可能;转氨酶水平轻、中度升高应考虑妊娠合并肝炎,尤其是妊娠合并慢性肝炎,如无症状慢性丙型肝炎孕妇 ICP 发病率是正常孕妇的 20 倍。

【治疗】

1. 治疗目的 缓解瘙痒症状,恢复肝功能,降低血胆酸水平,注意胎儿宫内状况的监护,及时发现胎儿缺氧并采取相应措施,以改善妊娠结局。

2. 药物治疗 能使孕妇临床症状减轻,胆汁淤积的生化指标和围生儿预后改善,常用药物有:腺苷蛋氨酸,治疗 ICP 的首选药物;熊去氧胆酸;地塞米松;苯巴比妥。

3. 产科处理

(1) 产前监护:从孕 34 周开始每周行 NST 试验,必要时行胎儿生物物理评分,以便及早发现隐性胎儿缺氧。NST 基线胎心率变异消失可作为预测 ICP 胎儿缺氧的指标。

(2) 适时终止妊娠:孕妇出现黄疸,胎龄已达 36 周;无黄疸、妊娠已足月或胎肺已成熟者;有胎盘功能明显减退或胎儿窘迫者应及时终止妊娠。应以剖宫产为宜,经阴道分娩会加重胎儿缺氧,甚至死亡。

复 习 题

单选题

1. 若怀疑合并有妊娠期肝内胆汁淤积症需检查哪项进一步明确诊断( )

    A. 血清总胆红素   B. 尿胆素   C. 血清甘胆酸   D. 血胆固醇

2. 妊娠期肝内胆汁淤积症对母儿影响,除了( )

    A. 产后出血   B. 胎膜早破   C. 胎儿生长受限   D. 肝坏死

3. 以下哪项不是妊娠期肝内胆汁淤积症的临床表现( )

    A. 多发在妊娠早、中期   B. 临床以皮肤瘙痒、黄疸为特征

    C. 易复发   D. 可伴有尿色加深症状

参 考 答 案

1. C   2. D   3. A

(王 娜)

第三章 异常分娩

病例 2-3-1

患者,女性,26 岁,G_2P_0,停经 40 周,规律性腹痛 4 小时,孕 40 余天出现恶心、呕吐症状,孕 5 月自常胎动,孕期定期做产期检查,未见异常。入院查体:宫口开大 3cm,S－2,胎心 142 次/分,宫缩 10 秒/10～20 分钟,胎膜完整,骨盆内外径正常。5 小时查诊,宫口开大 6cm,S－2,胎心 140～152 次/分,可及前羊膜囊,宫缩 10 秒/10～20 分钟,小囟门在 3 点处。

1. 目前考虑的诊断是什么?

2. 诊断依据有哪些?

3. 下一步治疗原则?

参考答案

1. **诊断** ①宫内孕 40 周 G_2P_0 临产;②宫缩乏力;③胎头下降停滞;④枕左横位。

2. **诊断依据** 宫缩乏力,宫口开大 3cm,宫缩 10 秒/10～20 分钟,5 小时查宫口开大 6cm,宫缩仍持续 10 秒/10～20 分钟,临产后仍宫缩持续时间逐渐延长,间歇期应逐渐缩短考虑为宫缩乏力。胎头下降停滞:入院时查胎头为 S－2,5 小时后仍为 S－2,故考虑为胎头下降停滞。枕左横位:先露为头,小囟门在 3 点处。

3. **治疗原则** 给予人工破膜促进产程进展,观察羊水情况、胎头下降情况,注意宫缩情况,若仍存在宫缩乏力,可给予催产素催产,并可手转胎头。若胎头下降不明显,考虑是否有相对头盆不称,必要时剖宫产终止妊娠。

病例 2-3-2

患者,女性,26 岁,G_2P_0。以"停经 40 周,规律性宫缩 3 小时"入院,孕期按时产前检查,无异常。入院查体:腹部检查发现子宫呈横椭圆形,母体腹部右侧可触到胎头,另一侧触到胎臀,耻骨联合上缘空虚。胎背朝向母体腹壁。胎心 140 次/分。阴道检查:宫口开大 2cm,发现在宫颈口处有条索状物并且有血管搏动,胎膜完整。

1. 最可能的诊断是什么?

2. 诊断依据是什么?

3. 下一步治疗是什么?

参考答案

1. **最可能的诊断** ①宫内孕 40 周,G_2P_0 横位,肩右前位;②脐带脱垂。

2. **诊断依据** ①横位:肩先露,母体腹部右侧触及胎头,另一侧触到胎臀,耻骨联合上缘空虚,胎背部向母体腹壁;②脐带脱垂:耻骨联合上缘空虚,宫颈口处有条索状物并且有血管搏动。

3. **下一步治疗** 横位阴道分娩较困难并且其有脐带脱垂存在,阴道分娩可能造成胎儿窘迫甚至死亡,故其本人及家属详细交代应立即行剖宫产终止妊娠。

病例 2-3-3

患者,女性,27 岁,G_1P_0,孕期按时产前检查,未见异常,以"停经 38 周,规律腹痛 8 小时,阴道流水 2 小时"入院。查体:BP120/80mmHg,心、肺(－),腹膨隆,双下肢轻度水肿,查宫口开大 6cm,先露为胎头,S+1,胎膜已破,见羊水清,估计胎儿体重约 3400g,骨盆内外径大致正常。胎心 144 次/分,2 小时后查内诊示宫口仍开大 6cm,宫颈边薄,S0,枕左前,子宫收缩 20～30 秒/5～6 分钟,强度弱,胎儿 136 次/分。

    1. 最可能的诊断是什么?

    2. 诊断依据是什么?

    3. 如何进一步处理?

参考答案

    1. 最可能的诊断　活跃期停滞。

    2. 诊断依据　宫口开大 6cm 为活跃期,宫口不扩张达 2 小时以上称为活跃期停滞。

    3. 进一步处理　该患者无明显骨盆异常,羊水清,胎心良好,估计胎儿体重约 3400g,无明显胎儿窘迫及胎儿异常,但其进入活跃期宫缩 20～30 秒/5～6 分钟,强度弱,考虑为宫缩乏力引起活跃期停滞,故下一步应给予 0.5%催产素加强宫缩,促进产程。

病例 2-3-4

    患者,女性,28 岁,初产妇,停经 39 周,规律性宫缩 9 小时,阴道流血 1 小时。查体:呈瘦小型,心、肺(一),腹膨隆。产检:宫高 30cm,腹围 98cm,枕位,估计胎儿体重约 3400g,头高浮,宫口开大 4cm,宫缩 20～30 秒/5～6 分钟,骨盆外径髂棘间径 20cm,髂嵴间径 23cm,骶耻外径 16cm,坐骨结节间径 6.5cm,骨盆出口后矢状径 7cm,耻骨弓角略小于 90°。

    1. 最可能诊断是什么?

    2. 诊断依据是什么?

    3. 下一步处理是什么?

参考答案

    1. 最可能诊断　宫内孕 39 周,均小骨盆。

    2. 诊断依据　骨盆外径髂棘间径 20cm,髂嵴间径 23cm,骶耻外径 16cm,坐骨结节间径 6.5cm,骨盆出口后矢状径 7cm,耻骨弓角略小于 90°,骨盆测定值无均小于正常值的最小值 2cm,故为均小骨盆。

    3. 处理　该患者规律性宫缩 9 小时,宫口开大 3cm,头仍高浮,结合其骨盆情况,考虑有头盆不称因素,不宜继续阴道试产,应立即行剖宫产术终止妊娠。

临床思维:异常分娩

    导致异常分娩的因素有产力、产道、胎儿及精神心理因素的异常,这几种因素的异常既互相影响又相互因果关系。臀先露及肩先露是单一胎位异常引起的难产,容易诊断;而最常见的头位难产最难诊断。关键问题是及早识别异常情况,及时作出正确判断,进行恰当处理,保证分娩顺利和母儿安全。

    【诊断】　明显的胎位异常、胎儿发育异常,软产道或骨产道异常,在产前容易诊断。而多数的异常分娩发生在分娩过程中,必须仔细观察产程,绘制产程图,结合病史、体格检查,综合分析才能及时发现下列异常情况。

    1. 产妇出现全身衰竭症状　由于产程延长,产妇烦躁不安,体力衰竭,严重者出现脱水、代谢性酸中毒及电解质紊乱。由于自主神经功能紊乱引起肠蠕动减弱及膀胱平滑肌无力,导致肠胀气和尿潴留,应及时发现并予以纠正。

2. 胎头下降受阻 临产后,一旦发现胎头下降受阻,应想到骨盆狭窄、胎位异常、子宫收缩乏力、软产道异常、胎头过大、胎儿畸形、子宫痉挛狭窄环等。潜伏期胎头迟迟不入盆,应警惕宫缩乏力及头盆不称,应检查胎头有无跨耻征。活跃期及第二产程,胎头下降速度<1 cm/h 或停留原处,最多见中骨盆狭窄及持续性枕后位及枕横位。

3. 宫颈口扩张延缓或停滞 临产后,初产妇宫颈口扩张有明显的规律性,即潜伏期一般约8 小时,可使宫颈口扩张至 3 cm,活跃期约需 4 小时,可使宫颈口开全。若进入活跃期,当初产妇宫颈口扩张速度<1.2cm/h 或经产妇宫颈口扩张速度<1.5cm/h 以至宫颈口停止扩张达 2 小时以上,产程无进展,提示可能有无效的子宫收缩或子宫收缩乏力,宫颈水肿、宫颈坚韧及宫颈瘢痕,头盆不称,胎位异常,巨大儿,中骨盆或骨盆出口平面狭窄。

4. 子宫收缩力异常 首先区别是协调性或不协调性子宫收缩乏力或过强。然后区分单纯性子宫收缩乏力或由其他原因所造成。临床上多见继发性宫缩乏力,当骨盆狭窄、头盆不称或胎位异常时,产程开始前段时间宫缩正常,随着产程进展,胎头下降受阻,使胎头不能紧贴子宫下段及宫颈内口,造成继发性子宫收缩乏力。产妇精神紧张或不适当地应用缩宫素,可出现子宫收缩不协调。如双胎妊娠及羊水过多时,子宫壁过度伸展致使子宫收缩乏力等,如不及时处理,可使产程延长。子宫收缩过强,胎头下降受阻,可发生先兆子宫破裂甚至子宫破裂。因此,必须及时发现子宫收缩力异常,查明原因,及时处理。

5. 胎膜早破 头盆不称或胎位异常时,先露部与骨盆之间有空隙,前后羊水交通,致使前羊水囊压力不均,当宫缩时,胎膜承受压力过大而破裂。羊水过多、双胎妊娠、重度宫颈裂伤也容易发生胎膜早破,胎膜早破往往是异常分娩的征兆,必须查明有无头盆不称或胎位异常,破膜后应立即听胎心音,注意有无脐带脱垂。

6. 胎儿窘迫 由于产程延长,导致胎儿缺氧,胎儿代偿能力下降或失代偿可出现胎儿窘迫征象(胎心率>160 次/分或<120 次/分,胎心率快慢不规律,羊水污染,胎儿头皮血 pH<7.24),应查清胎儿窘迫原因,及时处理。

【处理】

1. 一般处理 首先解除产妇的恐惧与紧张,补充营养,鼓励进食,必要时给予 10%葡萄糖溶液、维生素 C 和补充电解质。可给予温肥皂水灌肠清除粪便,出现尿潴留时应予导尿。

2. 产科处理 凡遇有先兆子宫破裂、骨盆明显狭窄或明显畸形、肩先露、颏后位、高直后位、前不均倾位、初产妇混合臀位或足位、臀位伴有骨盆狭窄、巨大胎儿、连体胎儿等,均应考虑剖宫产术。若遇有轻度头盆不称,特别是骨盆入口平面临界狭窄,要结合产力、胎位及胎儿大小等条件,给予充分试产的机会。对于中骨盆及出口平面的头盆不称及有妊娠合并症试产要慎重。若有明显头盆不称、高直后位、颏后位及前不均倾位均应剖宫产。第一产程末及第二产程出现胎头下降延缓或停滞,胎头可能是在中骨盆平面与出口平面受阻。若为持续性枕横位或枕后位,可考虑徒手旋转胎头至枕前位,胎头继续下降,当 S>+3,可自然分娩或行低位产钳及胎头吸引助产,若 S≤+2,应行剖宫产术。

试产过程中,必须检查胎心。胎心率变快、转慢或不规律,特别是出现频繁的重度变异减速或晚期减速,胎心变异减小等,是胎儿窘迫的表现,应寻找原因,对症处理,若胎心仍不好转,宫口已开全者,应经阴道助产手术,若估计短时内不能经阴道分娩者,为抢救胎儿,应剖宫产术。

试产时必须严密观察产力、胎心、宫口扩张和胎先露下降情况。试产时间不宜过长,一般2~4小时,人工破膜后不超过 2 小时。在试产过程中发现潜伏期及活跃期延长,宫口扩张延缓或停滞,胎头下降延缓或停滞等异常情况,首先应进行阴道检查,如发现有明显头盆不称应行剖宫产术;如无头盆不称,潜伏期延长,应使用镇静剂哌替啶 100mg 或地西泮 10mg 静脉推注,也可很快转入活跃期,如应用镇静剂后或转入活跃期出现子宫收缩

复 习 题

单选题

1. 骨盆外测量坐骨结节间径＜8cm,应进一步测量哪一个径线（   ）

    A. 骶耻外径　　　　B. 坐骨棘间径　　　　C. 骨盆出口后矢状径　　　　D. 骨盆出口前后矢状径

2. 不协调性子宫收缩乏力,正确的处理为（   ）

    A. 第一产程中可使用哌替啶　　　　B. 静脉滴注缩宫素

    C. 人工破膜　　　　D. 立即剖宫产

3. 中骨盆狭窄时主要会导致（   ）

    A. 胎头跨耻征阳性　　　　B. 持续性枕后位或枕横位

    C. 胎膜早破　　　　D. 胎先露入盆受阻

4. 潜伏期延长是指时间超过（   ）

    A. 8 小时　　　　B. 12 小时　　　　C. 16 小时　　　　D. 20 小时

5. 单臀先露是指（   ）

    A. 胎儿双髋关节屈曲,双膝关节直伸　　　　B. 胎儿双髋关节及双膝关节屈曲

    C. 胎儿双足先露　　　　D. 胎儿双膝关节屈曲

6. 协调性子宫收缩乏力,宫口开大 5cm,未破膜,无头盆不称,最佳处理首先为（   ）

    A. 人工破膜后酌情静脉滴注缩宫素　　　　B. 等待产程自然进展

    C. 静脉滴注缩宫素　　　　D. 剖宫产

7. 有关原发性宫缩乏力不正确的是（   ）

    A. 产程开始表现为宫缩乏力　　　　B. 产妇烦躁不安,腹痛难忍

    C. 胎先露下降缓慢　　　　D. 子宫收缩协调但无力

8. 关于均小骨盆,不正确的是（   ）

    A. 形态属正常女性骨盆　　　　B. 多见于身体矮小,体型相称的妇女

    C. 估计胎儿不大,头盆相称可给试产机会　　　　D. 骨盆各径线较正常值小于 1cm

9. 关于胎先露下降受阻的原因,错误的是（   ）

    A. 骨盆狭窄　　　　B. 子宫收缩乏力　　　　C. 胎位异常

    D. 胎头过大或胎儿畸形　　　　E. 胎膜早破

10. 骨盆入口狭窄的临床表现,下列哪项不正确（   ）

    A. 胎膜早破　　　　B. 胎位异常　　　　C. 产力异常

    D. 内旋转困难　　　　E. 衔接受阻

参 考 答 案

1. C　2. A　3. B　4. C　5. A　6. A　7. D　8. D　9. E　10. E

（王 娜）

第四章　妊娠晚期出血性疾病——前置胎盘

病例 2-4-1

患者,女性,28 岁,G_3P_0,曾行人工流产 2 次,现停经 34 周,妊娠期曾有 2 次阴道少量出血史,均住院保守治疗好转,今晨醒来时发现卧于血泊中,无腹痛,但头晕、心悸、乏力、胎动明显减少(每小时<2 次)。查体:面色苍白,血压 80/50mmHg,脉搏 110 次/分,心前区可闻及收缩期吹风样杂音,腹部膨隆,宫高 34cm,先露臀,高浮,胎心 165 次/分,阴道内有活动性出血,耻骨联合上方可闻及胎盘杂音,血常规示 Hb 80g/L,WBC $11×10^9$/L。

1. 最可能的诊断是什么?

2. 诊断依据是什么?

3. 如何处理?

参考答案

1. 最可能的诊断　宫内孕 34 周,臀位,前置胎盘,失血性休克,胎儿宫内窘迫。

2. 诊断依据　前置胎盘,患者今晨醒来发现卧于血泊中,无腹痛,阴道内有活动性出血,耻骨联合上方可闻及胎盘杂音,均提示前置胎盘。失血性休克:无腹痛性阴道流血;检查提示血压 80/50mmHg,脉搏 110 次/分,血常规示 Hb 80g/L。胎儿窘迫:自诉胎动明显减少(每小时<2 次),胎心 165 次/分。

3. 处理原则　进一步完善相关检查,并行超声检查,了解胎盘附着位置,观察阴道流血情况,立即给予抗休克等对症治疗。因现存在胎儿窘迫给予吸氧,促胎儿肺成熟,监测胎动及胎心情况,立即给予剖宫产处理,产后注意继发性感染。

病例 2-4-2

患者,女性,25 岁,G_3P_1,以"停经 30 周,阴道流血 1 天,增多 1 小时"入院。既往月经规律,停经后有轻度早孕反应,孕期未定期产前检查,此次阴道流血无明显腹痛症状。无明显头晕、乏力症状。查体:血压 90/60 mmHg,脉搏 102 次/分,宫底剑突下 2 横指,臀先露,胎心 142 次/分,可触及不规律宫缩。

1. 为进一步确诊应做何检查?

2. 初步诊断是什么?

3. 诊断依据是什么?

4. 应如何处理?

参考答案

1. 辅助检查　为进一步确诊应做 B 超、血常规等检查。

2. 初步诊断　①宫内孕 30 周,G_3P_1;②前置胎盘;③先兆早产。

3. 诊断依据　①前置胎盘:患者无腹痛伴阴道流血 1 天,量增多 1 小时,宫底剑突下 2 横指,大于停经周数,并且伴有胎位异常,故考虑此诊断;②先兆早产:停经 30 周,查体可及不规律宫缩。

4. 处理原则　①密切观察阴道流血情况;②卧床休息,左侧卧位改善子宫胎盘血液循环;③保胎治疗,抑制宫缩,必要时给予促胎儿肺成熟;④预防感染;⑤若提示有贫血给予补血、输血等对症治疗。

病例 2-4-3

患者,女性,26 岁,G_3P_0,停经 35 周,因 1 小时前突然阴道出血来产科急诊,平时月经规律。2 年来人工流产 2 次,此次停经 9 周时出现少量阴道流血,保胎治疗 1 周后好转。妊娠 20 周时感到胎动,产前检查血压正常。实验室检查:肝、肾功能正常,尿常规亦在正常范围。1 小时前无诱因阴道流血,如月经量,不伴有阵发性腹部下坠。查体:一般情况好,血压 120/70 mmHg,脉搏 88 次/分,头高浮,腹软,无宫缩,胎心 140 次/分。血常规:Hb85g/L。尿蛋白(一)。B 超:双顶径 87 mm ,股骨长 68mm,胎盘边缘达宫颈内口。

1. 最可能诊断是什么?

2. 诊断依据是什么?

3. 诊疗计划是什么?

参考答案

1. **最可能诊断**　①宫内孕 35 周,G_3P_0;②前置胎盘;③轻度贫血。

2. **诊断依据**　该患者 1 小时前无诱因阴道流血,不伴有阵发性腹部下坠,B 超提示胎盘边缘达宫颈内口。血常规:Hb85g/L。

3. **诊疗计划**　给予吸氧、左侧卧位、卧床休息保守治疗,注意阴道流血量及贫血情况。患者需为边缘性前置胎盘,但其阴道流血量略多,并不能在短时间内结束分娩不建议阴道试产,应行剖宫产终止妊娠。

病例 2-4-4

患者,女性,27 岁,G_3P_0,末次月经 2009 年 12 月 5 日,入院前 2 周有少量阴道流血,无明显腹痛,未给予重视,孕期定期产前检查。2010 年 8 月 29 日,因无痛性阴道流血入院,随即有规律宫缩,阴道流血减少。入院查体:一般情况好,宫高 36cm,腹围 103cm,头先露,LOA,胎心 146 次/分,宫缩 34~40 秒/3~4 分钟,宫口 3cm,先露平棘。入院完善相关检查,血常规正常,送产房待产。7 小时后自然阴道分娩,产后常规检查胎盘完整,但胎盘边缘有陈旧性凝血块,范围为 2cm×3cm,胎膜破口距胎盘边缘 3cm,余正常。

1. 患者的初步诊断?

2. 诊断依据是什么?

参考答案

1. **初步诊断**　①宫内孕 38 周,G_3P_0;②边缘性前置胎盘。

2. **诊断依据**　①入院前 2 周有少量阴道流血,无明显腹痛,未给予重视,孕期定期产前检查;②2010 年 8 月 29 日,因无痛性阴道流血入院,随即有规律宫缩,阴道流血减少;③产后常规检查胎盘完整,但胎盘边缘有陈旧性凝血块,范围为 2×3cm,胎膜破口距胎盘边缘 3cm。

临床思维:前置胎盘

妊娠 28 周后,胎盘附着于子宫下段,甚至胎盘下缘达到或覆盖宫颈内口,其位置低于胎先露部,称为前置胎盘。前置胎盘是妊娠晚期严重并发症,也是妊娠晚期阴道流血最常见的原因。

【病因】　其病因可能于下述因素有关。

1. 子宫内膜病变或损伤　多次刮宫、分娩、子宫手术史等是前置胎盘的高危因素。

2. 胎盘异常　双胎妊娠时胎盘面积过大,前置胎盘发生率较单胎妊娠高 1 倍,位置正常而副胎盘位于子宫下段接近宫颈内口;膜状胎盘大而薄扩展到子宫下段,均可发生前置胎盘。

3. 受精卵滋养层发育迟缓　受精卵到达子宫腔后,滋养层尚未发育到可以着床的阶段,继续向下游走到达子宫下段,并在该处着床而发育成前置胎盘。

【分类】 根据胎盘下缘与宫颈内口的关系,将前置胎盘分为3类。

1. 完全性前置胎盘 又称中央性前置胎盘,胎盘组织完全覆盖宫颈内口。

2. 部分性前置胎盘 胎盘组织部分覆盖宫颈内口。

3. 边缘性前置胎盘 胎盘附着于子宫下段,胎盘边缘到内口,未覆盖宫颈内口。

【临床表现】

1. 症状 前置胎盘的典型症状是妊娠晚期或临产时,发生无诱因、无痛性反复阴道流血。前置胎盘出血常反复发生,出血量也越来越多。阴道流血发生迟早、反复发生次数、出血量多少与前置胎盘类型有关。完全性前置胎盘初次出血时间早,多在妊娠28周左右,称为"警戒性出血"。边缘性前置胎盘出血多发生在妊娠晚期或临产后,出血量较少。部分性前置胎盘的初次出血时间、出血量及反复出血次数,介于两者之间。

2. 体征 患者一般情况与出血量有关,大量出血呈现面色苍白、脉搏增快微弱、血压下降等休克表现。腹部检查:子宫软,无压痛,大小与妊娠周数相符。

【诊断】

1. 病史及临床表现 对既往患者有多次刮宫、分娩史,子宫手术史,吸烟或滥用麻醉药物史,或高龄孕妇、双胎等病史,有上述症状及体征,可对前置胎盘的类型做出初步判断。

2. 辅助检查 B型超声检查可清楚显示子宫壁、胎盘、胎先露部及宫颈的位置,并根据胎盘下缘与宫颈内口的关系,确定前置胎盘类型。

3. 产后检查胎盘和胎膜 对产前出血患者,产后应仔细检查胎盘胎儿面边缘有无血窦断裂,可提示有无副胎盘;若前置部位的胎盘母体面有陈旧性黑紫色血块附着,或胎膜破口距胎盘边缘距离<7cm,则为前置胎盘。

【鉴别诊断】 前置胎盘主要应与Ⅰ型胎盘早剥、脐带帆状附着、前置血管破裂、胎盘边缘血窦破裂、宫颈病变等产前出血相鉴别。

【对母儿影响】

1. 产后出血 子宫下段肌组织菲薄,收缩力较差,既不能使附着于此处的胎盘完全剥离,又不能有效收缩压迫血窦而止血,故常发生产后出血,量多且难于控制。

2. 植入性胎盘 子宫下段蜕膜发育不良,胎盘绒毛可穿透底蜕膜侵入子宫肌层,形成植入性胎盘,使胎盘剥离不全而发生产后出血。

3. 产褥感染 前置胎盘剥离面接近宫颈外口,细菌易经阴道上行侵入胎盘剥离面,加之多数产妇因反复失血而致贫血、体质虚弱,于产褥期容易发生感染。

4. 早产及围产儿死亡率高 前置胎盘出血多可致胎儿窘迫,甚至缺氧死亡;为挽救孕妇或胎儿生命而终止妊娠,早产率增加。

【处理】 处理原则是抑制宫缩、止血、纠正贫血和预防感染。根据阴道流血量、有无休克、妊娠周数、产次、胎位、胎儿是否存活、是否临产及前置胎盘类型等综合做出决定。

1. 期待疗法 应在保证孕妇安全的前提下尽可能延长孕周,以提高围生儿存活率。适用于妊娠<34周、胎儿体重<2000g、胎儿存活、阴道流血量不多、一般情况良好的孕妇。①应取左侧卧位,绝对卧床休息,血止后方可轻微活动,禁止性生活;②定时间断吸氧,提高胎儿血氧供应;③保持心态平静,适当可给予地西泮等镇静剂;④密切观察阴道流血量;⑤禁止阴道检查及肛查;⑥监护胎儿宫内情况,包括胎心率、胎动计数、行无应激试验等;⑦纠正孕妇贫血状况,维持正常血容量;⑧给予广谱抗生素预防感染。

2. 终止妊娠

(1)终止妊娠指征:孕妇反复发生多量出血甚至休克者,无论胎儿成熟与否,为了母亲安全应终止妊娠;胎龄达孕 36 周以上;胎儿成熟度检查提示胎儿肺成熟者;胎龄未达孕 36 周,出现胎儿窘迫征象,或胎儿电子监护发现胎心异常者;出血量多,危及胎儿;胎儿死亡或出现难以存活的畸形,如无脑儿。

（2）剖宫产:剖宫产是处理前置胎盘的主要手段。指征包括:完全性前置胎盘,持续大量阴道流血;部分性和边缘性前置胎盘血量较多,先露高浮,短时间内不能结束分娩;胎心异常。

（3）阴道分娩:边缘性前置胎盘、枕先露、阴道流血不多、无头盆不称和胎位异常,估计短时间内能结束分娩者,可予试产。人工破膜后,胎头下降压迫胎盘前置部位而止血,并可促进子宫收缩加快产程。若破膜后胎先露部下降不理想,仍有出血或分娩进展不顺利,立即行剖宫产术。

复 习 题

单选题

1. 前置胎盘患者的孕期腹部检查所见往往是（　）
　　A. 子宫持续性收缩,胎位不清,胎心音消失　　B. 阵发性子宫收缩,胎心音好
　　C. 无子宫收缩,胎先露高浮,胎心音好　　D. 阵发性子宫收缩,松弛不全,胎心音弱
　　E. 子宫强直收缩,宫底升高,血压下降,胎心消失

2. 前置胎盘既胎盘部分或全部附着于（　）
　　A. 子宫体的前壁　B. 子宫体的后壁　C. 子宫体的侧壁　D. 子宫体的底部　E. 子宫颈内口

3. 前置胎盘病例,可适用于阴道分娩的是（　）
　　A. 部分性前置胎盘而胎儿为头位　B. 低置胎盘而胎儿为头位　C. 部分性前置胎盘而胎儿为臀位
　　D. 低置胎盘而胎儿为臀位　　E. 边缘性前置胎盘而胎儿为臀位

4. 关于前置胎盘的处理,下列哪项是错误的（　）
　　A. 处理原则为止血及补充血容量
　　B. 依孕周,类型,出血多少,有无休克,决定是否用期待疗法
　　C. 根据流产次数,胎位,胎儿是否存活,综合分析决定处理
　　D. B超根据胎盘与宫口位置,确定前置类型

5. 关于前置胎盘,下述哪项是错的（　）
　　A. 妊娠晚期无痛性阴道流血　　B. 完全性前置胎盘,阴道流血出现较其他类型早
　　C. 常致胎头高浮及胎位异常　　D. 宫高与孕周不相符　　E. B超可提示前置胎盘类型

6. 下列哪项与前置胎盘无关（　）
　　A. 胎位异常　B. 产后感染　C. 妊娠期高血压疾病　D. 产后出血

7. 前置胎盘时、期待疗法不适用于（　）
　　A. 妊娠 37 周以前　　B. 阴道出血量不多　　C. 胎儿存活
　　D. 已临产　　E. 估计胎儿体重小于 2300g

8. 与发生前置胎盘关系最小的病因是（　）
　　A. 精卵滋养层发育迟缓　B. 胎盘面积过大　C. 产褥感染　D. 子痫前期　E. 多次行人工流产术

9. 前置胎盘时进行腹部检查正确的是（　）
　　A. 妊娠末期胎头多数已衔接　B. 不易发生胎位异常　C. 胎位不易扣清
　　D. 胎心常听不清　　E. 耻骨联合上方听到胎盘杂音

10. 前置胎盘并发产后出血的主要原因是（　）
　　A. 子宫下段收缩不良　B. 胎盘剥离不全　C. 子宫颈撕裂　D. 凝血功能障碍

参 考 答 案

1. C　2. E　3. B　4. C　5. D　6. C　7. D　8. D　9. E　10. A

（王　娜）

第五章 妊娠晚期出血性疾病——胎盘早剥

病例 2-5-1

患者,女性,25 岁,G_1P_0,妊娠 36 周,急症入院,外伤后突然剧烈腹痛,少量阴道流血,孕期按时产前检查,偶有血压升高(140/90mmHg),双下肢轻度水肿。查体:血压 80/60mmHg,脉搏 110 次/分,面色苍白,大汗淋漓,下肢水肿,子宫底剑突下 3 横指,胎位不清,胎心听不到,子宫体左前壁压痛,急检血常规 Hb 64g/L,尿常规蛋白(+)。

1. 最可能诊断是什么?
2. 该患者应进一步完善哪些检查?
3. 该患者处理是什么?

参考答案

1. 最可能诊断 ①宫内孕 36 周;②先痫前期(轻度);③胎盘早剥(重度);④失血性休克。

2. 辅助检查 该患者应进一步做超声检查,超声下可发现胎盘与子宫壁之间出现边缘不清楚性低回声区,了解剥离面积,并同时可排除前置胎盘可能。

3. 处理原则 输血、输液抗休克,同时立即行剖宫产终止妊娠。

病例 2-5-2

患者,女性,35 岁,G_3P_0,停经 37 周,半小时前抽搐一次,急入院。孕期未系统检查,曾发现血压升高未重视。半小时前抽搐约 3 分钟,自行缓解,现头痛明显,伴有视物不清,既往无抽搐史。查体:血压 180/120mmHg,脉搏 80 次/分,心、肺(一),腹膨隆,双下肢水肿明显(+++),胎心 144 次/分,无宫缩,立即给予解痉、降压等对症治疗。入院 2 小时后突然出现腹痛,并意识欠清,血压 90/60 mmHg,脉搏 120 次/分,胎心音消失,胎方位触及不清,阴道可见少量流血。急检血常规:Hb84g/L。尿常规尿蛋白(+++)。

1. 该患者最可能的诊断及诊断依据是什么?
2. 需如何进一步诊治?

参考答案

1. 最可能的诊断 宫内孕 37 周,子痫,胎盘早剥,中度贫血。诊断依据:①子痫:该患者半小时前抽搐一次,既往无抽搐史,血压 180/120 mmHg,水肿(+++),尿蛋白(+++);②胎盘早剥:有妊娠期高血压因素,并突然出现腹痛,随即出现血压下降、阴道流血、胎心消失,血常规示 Hb 84g/L,提示中度贫血,故考虑为胎盘早剥。

2. 诊治 为进一步明确诊断可行超声检查。处理:给予输液、输血、抗休克同时应立即剖宫产;进一步完善相关检查(凝血功能,肝、肾功能,DIC 等);预防产后子痫,产后出血,急性肾衰竭,DIC,严重并发症。

临床思维:胎盘早剥

妊娠 20 周以后或分娩期正常位置的胎盘在胎儿娩出前部分或全部从子宫壁剥离,称为胎盘早剥。胎盘早剥是妊娠晚期严重并发症,具有起病急、发展快的特点。

【病因】　胎盘早剥确切的原因及发病机制尚不清楚,可能与下述因素有关。

1. 孕妇血管病变　孕妇患严重妊娠期高血压疾病、慢性高血压、慢性肾脏疾病或全身血管病变时,胎盘早剥的发生率增高。

2. 机械性因素　外伤;脐带过短(<30cm)或脐带因绕颈、绕体相对过短时;羊膜穿刺均有可能造成早剥。

3. 宫腔内压力骤减　如双胎妊娠分娩时;羊水过多时有发生胎盘早剥的可能。

4. 子宫静脉压突然升高

5. 其他　一些高危因素,如高龄孕妇、吸烟、可卡因滥用、孕妇代谢异常、孕妇有血栓形成倾向、子宫肌瘤(尤其是胎盘附着部位肌瘤)等与胎盘早剥发生有关。

【类型及病理变化】　胎盘早剥主要病理改变是底蜕膜出血并形成血肿,使胎盘从附着处分离。按病理类型胎盘早剥可分为显性、隐性及混合性3种。

1. 显性胎盘早剥　又称外出血,是指当底蜕膜出血,形成胎盘后血肿,胎盘剥离面随之扩大,血液冲开胎盘边缘并沿胎膜与子宫壁之间经宫颈管向外流出,称为显性剥离。

2. 隐性胎盘早剥　若胎盘边缘仍附着于子宫壁或由于胎先露部固定于骨盆入口,使血液积聚于胎盘与子宫壁之间,称隐性剥离或内出血。

3. 混合性出血　由于子宫内有妊娠产物存在,子宫不能有效压收缩以压迫破裂的血窦而止血,血液不能外流,胎盘后血肿越积越大,子宫底随之升高。当出血达到一定程度时,血液终会冲开胎盘边缘及胎膜而外流,称为混合型出血。

胎盘早剥发生内出血时,血液积聚于胎盘与子宫壁之间,随着胎盘后血肿压力的增加,血液浸入子宫肌层,引起肌纤维分离、断裂甚至变性,当血液渗透至子宫浆膜层时,子宫表面呈现紫蓝色瘀斑,称为子宫胎盘卒中,又称为库弗莱尔子宫。

【临床表现】　根据病情严重程度,将胎盘早剥分为3度。

Ⅰ度:多见于分娩期,胎盘剥离面积小,患者常无腹痛或腹痛轻微,贫血体征不明显。腹部检查见子宫软,大小与妊娠周数相符,胎位清楚,胎心率正常。产后检查见胎盘母体面有凝血块及压迹即可诊断。

Ⅱ度:胎盘剥离面为胎盘面积1/3左右。主要症状为突然发生持续性腹痛、腰酸或腰背痛,疼痛程度与胎盘后积血量成正比。无阴道流血或流血量不多,贫血程度与阴道流血量不相符。腹部检查见子宫大于妊娠周数,子宫底随胎盘后血肿增大而升高。胎盘附着处压痛明显(胎盘位于后壁则不明显),宫缩有间歇,胎位可扪及,胎儿存活。

Ⅲ度:胎盘剥离面超过胎盘面积1/2。临床表现较Ⅱ度重。患者可出现恶心、呕吐、面色苍白、四肢湿冷、脉搏细数、血压下降等休克症状,且休克程度大多与阴道流血量不成正比。腹部检查见子宫硬如板状,于宫缩间歇时不能松弛,胎位扪不清,胎心消失。患者无凝血功能障碍属Ⅲa,有凝血功能障碍属Ⅲb。

【辅助检查】

1. B型超声检查　典型声像图显示胎盘与子宫壁之间出现边缘不清的液性暗性低回声区,胎盘异常增厚或胎盘边缘"圆形"裂开。

2. 实验室检查　包括全血细胞计数及凝血功能检查。Ⅱ度及Ⅲ度患者应检测肾功能及二氧化碳结合力,并做DIC筛选试验,包括血小板计数、凝血酶原时间、血纤维蛋白原测定。

【诊断及鉴别诊断】　根据病史、症状、体征,结合实验室检查结果做出临床诊断并不困难。Ⅰ度临床表现不典型主要与前置胎盘鉴别,B型超声检查有助于鉴别。Ⅱ度及Ⅲ度胎盘早剥症状与体征均较典型,诊断多无困难,主要与先兆子宫破裂鉴别。

【并发症】

1. DIC 胎盘早剥是妊娠期发生凝血功能障碍最常见原因,伴有死胎时约 1/3 患者可发生。临床表现为皮肤、黏膜及注射部位出血,子宫出血不凝或凝血块较软,甚至发生血尿、咯血和呕血。

2. 产后出血 胎盘早剥发生子宫胎盘卒中时,影响子宫肌层收缩导致产后出血,经治疗多可好转。

3. 急性肾衰竭 主要原因是大量出血使肾灌注严重受损,导致肾皮质或肾小管缺血坏死,出现急性肾衰竭。胎盘早剥多伴发妊娠期高血压疾病、慢性高血压、慢性肾脏疾病等。

4. 羊水栓塞 胎盘早剥时,羊水可经剥离面开放的子宫血管进入母血循环,羊水中有形成分形成栓子,栓塞肺血管导致羊水栓塞。

【处理】 胎盘早剥处理不及时,严重危及母儿生命,应及时诊断,积极治疗。

1. 纠正休克 对处于休克状态的危重患者,开放静脉通道,迅速补充血量改善血液循环。

2. 及时终止妊娠

(1) 阴道分娩:以外出血为主,Ⅰ度患者一般情况良好,宫口已扩张,估计短时间内能结束分娩,可考虑经阴道分娩。

(2) 剖宫产:适用于:①Ⅱ度胎盘早剥,特别是初产妇,不能在短时间内结束分娩者;②Ⅰ度胎盘早剥,出现胎儿窘迫征象,需抢救胎儿者;③Ⅲ度胎盘早剥,产妇病情恶化,胎儿已死,不能立即分娩者;④破膜后产程无进展者。

3. 并发症的处理

(1) 凝血功能障碍:必须在迅速终止妊娠、阻断促凝物质继续进入母血循环的基础上,纠正凝血功能障碍。补充凝血因子、肝素等治疗

(2) 肾衰竭:患者尿量<30ml/h,提示血容量不足,应及时补充血容量;血容量已补足而尿量<17ml/h,可给予利尿等治疗。

(3) 产后出血:胎儿娩出后立即给予子宫收缩药物;胎儿娩出后人工剥离胎盘,持续子宫按摩等。

复 习 题

单选题

1. 关于胎盘早剥处理,正确的是(　　)
   A. 纠正休克,大量补液　　　　B. 确诊为轻型者,可行期待疗法
   C. 经阴道分娩者不宜破膜　　　D. 一旦确诊,不论胎儿是否存活,均应及时终止妊娠
   E. 应用肝素治疗凝血功能障碍

2. 下列哪项不是重度胎盘早剥的临床表现(　　)
   A. 剧烈腹痛后阴道流血　　　　B. 阴道出血量少,出血休克
   C. 胎位、胎心清晰　　　　　　D. 子宫呈板状或宫壁松弛不良
   E. 常合并妊娠期高血压疾病或有外伤病史

3. 关于正常位置胎盘早剥,下述哪项是错误的(　　)
   A. 妊娠 20 周后或分娩期,正常位置的胎盘在胎儿娩出前,部分或全部从子宫壁剥离
   B. 于妊娠晚期发生无痛性阴道出血　　C. 重症胎盘早剥易诱发弥散性血管内凝血
   D. 胎盘早剥一经确诊应迅速结束分娩　　E. 重症胎盘早剥以内出血和混合性出血为主

4. Ⅲ度胎盘早剥的临床表现错误的是(　　)
   A. 破膜时流出血性羊水　　　　B. 触诊子宫硬如板状
   C. 胎位扪不清,胎心听不清　　D. 常伴发重度子痫前期
   E. 阴道流血量与贫血程度成正比

5. 下述哪项不属于重度胎盘早剥(　　)
   A. 多无胎儿窘迫　　　B. 以隐性出血为主　　　C. 子宫胎盘卒中

　　D. 剥离面＞1/3　　　　　　E. 并发 DIC 及急性肾衰

6. 胎盘早剥不多见于(　　)

　　A. 维生素 C 缺乏　　　　B. 双胎伴羊水过多　　　　C. 孕妇长期处于仰卧位

　　D. 妊娠期高血压疾病　　E. 慢性高血压

7. 胎盘早剥隐性出血可靠的诊断依据(　　)

　　A. 腹部超声检查提示血平面　　　B. 腹部有疼痛　　　　C. 宫体某一点或全部有压痛

　　D. 破膜有血性羊水　　　　　　　E. 胎儿有异常心律

8. Ⅲ度胎盘早剥与先兆子宫破裂共有的项目是(　　)

　　A. 跨耻征阳性　　　　　　B. 合并重度子痫前期　　　　C. 腹部剧烈

　　D. 子宫板状硬　　　　　　E. 出现病理缩复环

9. 胎盘早剥的主要病理变化是(　　)

　　A. 胎盘边缘血窦破　　　　B. 胎盘血管痉挛　　　　C. 底蜕膜出血

　　D. 真蜕膜出血　　　　　　E. 包蜕膜出血

10. 胎盘早剥的病理正确的是(　　)

　　A. 主要病理变化为真蜕膜出血

　　B. Ⅰ度凝血块压迫胎盘在母体面上出现压迹

　　C. 底蜕膜分离面大,形成胎盘后血肿,表现显性出血

　　D. 发生隐性出血,不易发生子宫胎盘卒中

　　E. 阴道内的血液与羊水相混,流出血性羊水

参 考 答 案

1. D　2. C　3. B　4. E　5. A　6. A　7. A　8. C　9. C　10. B

（王　娜）

第六章　妊娠期合并糖尿病

病例 2-6-1

患者,女性,37 岁,G_2P_0,停经 25 周,其家庭中其母亲患有糖尿病,用胰岛素治疗,该孕妇妊娠期无明显不适主诉,孕 16 周首次产前检查时查血糖为 5.9mmol/L,尿糖阴性。

1. 该患者应进一步检查哪些?

2. 如何指导孕妇顺利妊娠、分娩?

参考答案

1. 辅助检查　该患者应进一步检查糖尿病筛查(GCT)和 75g 葡萄糖耐量试验。妊娠期仅依靠空腹血糖检查容易漏诊,因该患者 37 岁,其有糖尿病家庭史,对有高危因素的孕妇应行 GDM 筛查,确诊要需 75g 葡萄糖耐量试验进一步明确。

2. 处理　如果诊断为 GDM,则需要对妊娠期血糖进行控制。

病例 2-6-2

患者,女性,36 岁,G_2P_1,停经 34 周,因妊娠期糖尿病提前住院待产,该孕妇在第 1 胎时也诊断为妊娠期糖尿病,在孕 38 周时胎心突然消失,胎儿娩出后称重为 4500g。本次妊娠 B 超及临床估计胎儿重 4100g。

本次妊娠应如何指导治疗?

参考答案

该孕妇存在有既往妊娠期糖尿病史,分娩史并且有胎死宫内病史,故此次妊娠需严密监测,此次妊娠再次合并糖尿病,应指导孕妇进行饮食控制,必要时用胰岛素应用,注意血压、水肿及尿蛋白情况,每周一次产前检查,并待胎儿娩出后注意新生儿低血糖,给予在开奶同时滴服葡萄糖液。

病例 2-6-3

患者,女性,26 岁,G_1P_0,孕期反复发作假丝酵母菌性阴道炎,使用阴道栓剂治疗。在孕 27 周行 50g 葡萄糖筛查为 8.9mmol/L,OGTT 空腹血糖 5.3 mmol/L,服后 1 小时为 11.9 mmol/L,2 小时 9.5 mmol/L,3 小时 6.5 mmol/L,之后医生建议其饮食控制,低糖饮食,但孕妇未系统血糖监测,孕晚期血糖情况不详。现停经 39 周因活跃期停滞行剖宫产术,新生儿体重约 4300g,Apgar 评分 1 分钟 7 分,5 分钟 9 分,10 分钟 10 分。

对该孕妇及新生儿如何处理?

参考答案

该孕妇行糖筛血糖略升高,在 OGTT 试验中,1 小时和 2 小时的血糖值均高,可以确诊为妊娠期糖尿病,建议其低糖饮食控制 3～5 天复查,监测孕妇 24 小时血糖(3 餐前、后及夜间 12 小时血糖),血糖控制不理想者应加用胰岛素。但该患者确诊为 GDM 后,虽然进行了饮食控制,但血糖情况不详,分娩新生儿为巨大儿,有可能血糖控制不理想。产后对孕妇应进行血糖监测,预防产后感染和产后出血。对新生儿注意保暖,开奶同时滴服葡萄糖液,防止出现低血糖,同时注意有无低钙血症和高间接胆红素血症的发生。

临床思维:妊娠期糖尿病

　　妊娠期间的糖尿病有两种情况,一种为妊娠前已有糖尿病的患者妊娠,又称糖尿病合并妊娠;另一种为妊娠前糖代谢正常或有潜在糖耐量减退,妊娠期才出现或发现糖尿病,又称为妊娠期糖尿病(GDM)。GDM 对孕妇影响:可使流产发生率增高;发生妊娠期高血压疾病的可能性较非糖尿病孕妇高 2～4 倍;感染几率多;羊水过多发生率较非糖尿病孕妇多 10 倍;巨大儿发生率明显增高,难产、产道损伤、手术产儿率增高,产程延长易发生产后出血;易发生糖尿病酮症酸中毒;GDM 孕妇再次妊娠时,复发率高。GDM 对胎儿的影响:巨大胎儿发生率高达;胎儿生长受限(FGR)发生率增加;易发生流产和早产;胎儿畸形率高于非糖尿病孕妇,严重畸形发生率为正常妊娠的 7～10 倍。GDM 对新生儿的影响:新生儿呼吸窘迫综合征发生率增高;新生儿低血糖。根据病史具有糖尿病高危因素,包括糖尿病家族史、年龄＞30 岁、肥胖、巨大儿分娩史、无原因反复流产史、死胎、死产、足月新生儿呼吸窘迫综合征儿分娩史、胎儿畸形史等。结合临床表现妊娠期有三多症状(多饮、多食、多尿),或外阴阴道假丝酵母菌感染反复发作,孕妇体重＞90kg,本次妊娠并发羊水过多或巨大胎儿者,及监测空腹血糖、糖筛查试验、75g 糖耐量试验不难诊断。

　　【实验室检查】

　　1. 尿糖测定　尿糖阳性者不要仅考虑妊娠期生理性糖尿,应进一步做空腹血糖检查及糖筛查试验。

　　2. 空腹血糖测定　两次或两次以上空腹血糖≥5.8mmol/L 者,可诊断为糖尿病。

　　3. 糖筛查试验　我国学者建议在妊娠 24～28 周进行 GDM 筛查,50g 葡萄糖粉溶于 200ml 水中,5 分钟内服完,其后 1 小时血糖值≥7.8mmol/L 为糖筛查阳性,应检查空腹血糖,空腹血糖异常可诊断为糖尿病,空腹血糖正常者再行葡萄糖耐量试验(OGTT)。

　　4. OGTT　我国多采用 75g 糖耐量试验。指空腹 12 小时后,口服葡萄糖 75g,其正常上限为:空腹 5.6mmol/L,1 小时 10.3mmol/L,2 小时 8.6mmol/L,3 小时 6.7mmol/L。其中有两项或两项以上达到或超过正常值,可诊断为妊娠期糖尿病。仅 1 项高于正常值,诊断为糖耐量异常。

　　【处理】　处理原则是饮食控制,胰岛素降糖治疗,积极处理妊娠期糖尿病酮症酸中毒。

　　1. 分娩时机原则　应尽量推迟终止妊娠的时间。血糖控制良好,孕晚期无合并症,胎儿宫内状况良好,应等待至妊娠 38～39 周终止妊娠。血糖控制不满意,伴血管病变、合并重度子痫前期、严重感染、胎儿生长受限、胎儿窘迫,应及早抽取羊水,了解胎肺成熟情况,并注入地塞米松促胎儿肺成熟,胎肺成熟后应立即终止妊娠。

　　2. 分娩方式　妊娠合并糖尿病本身不是剖宫产指征,有巨大胎儿、胎盘功能不良、胎位异常或其他产科指征者,应行剖宫产。对糖尿病病程＞10 年,伴有视网膜病变及肾功能损害、重度子痫前期、有死胎、死产史的孕妇,应放宽剖宫产指征。

　　3. 产后处理　产褥期胎盘排出后,体内抗胰岛素物质迅速减少,大部分 GDM 患者在分娩后即不再需要使用胰岛素,仅少数患者仍需胰岛素治疗。胰岛素用量应减少至分娩前的 1/3～1/2。新生儿出生时处理新生儿出生时应留脐血,进行血糖、胰岛素、胆红素、血细胞比容、血红蛋白、钙、磷、镁的测定。无论出生时状况如何,均应视为高危新生儿,尤其是孕期血糖控制不满意者,需给予监护,注意保暖和吸氧,重点防止新生儿低血糖,应在开奶同时,定期滴服葡萄糖液。

复 习 题

单选题

1. 糖尿病产妇娩出的新生儿的特点是(　　)

　　A. 抵抗力强　　　　B. 高血糖　　　　C. 低血糖　　　　D. 多数为巨大儿

2. 妊娠期糖筛的检查时间是( )

　　A. 妊娠 20～24 周　　B. 妊娠 22～24 周　C. 妊娠 20～26 周　D. 妊娠 24～28 周

3. 关于妊娠合并糖尿病,下列哪项是不正确的( )

　　A. 已有严重心血管病史,肾功能减退,不宜妊娠　　B. 用胰岛素控制血糖,不影响胎儿

　　C. 孕期控制饮食　　　　　　　　　　　　　　　D. 产后继续用产前所用胰岛素剂量

　　E. 孕晚期估计胎儿成熟度

4. 糖尿病对孕妇的影响,下列哪些是正确的( )

　　A. 孕妇常不发生手术切口感染

　　B. 妊娠期高血压疾病发病率较普通妇女高 6～10 倍

　　C. 羊水过多,发病率较高

　　D. 不易合并阴道处

5. 以下关于妊娠期糖尿病的叙述不正确的是( )

　　A. 有反复流产史,不明原因的死胎或死产史,新生儿死亡,巨大儿,羊水过多或胎儿畸形等病史的孕妇属于妊娠期糖尿病的高危人群,需要进行严格的糖筛

　　B. 妊娠期间反复检测空腹血糖和尿糖,可以及时发现妊娠期糖尿病,从而更好地指导孕妇进行饮食控制

　　C. 不论糖尿病属何类型和病情轻重或有无并发症,是否在用胰岛素治疗,都应严格执行和长期坚持饮食控制

　　D. 如糖尿病经治疗不能有效控制时,或伴有先兆子痫,羊水过多,眼底动脉硬化,肾功能减退时,应考虑终止妊娠

　　E. 糖尿病孕妇新生儿属于高危新生儿,需要严密监护,防止新生儿低血糖,新生儿低钙血症,新生儿高间接胆红素血症的发生

参考答案

1. C　2. D　3. D　4. C　5. B

（王　娜）

第七章　妊娠合并心脏病

病例 2-7-1

患者,女性,37 岁,G_2P_0,幼时曾患风湿性关节炎,于 3 年前曾人工流产一次,现停经 31 周,做家务劳动时感胸闷气短,近 1 周夜间经常咳嗽咳痰不能平卧。检查:血压 120/80mmHg,呼吸 26 次/分,心率 120 次/分,心界向左扩大,心尖区可闻Ⅲ级收缩期杂音,双肺底闻及小水泡音,咳嗽后不消失,双下肢水肿(+)。产检:体重 60kg,宫高 19cm,腹围 86cm,胎心音 140 次/分,胎方位 LOA。

1. 此患者的诊断是什么?

2. 诊断依据是什么?

3. 最适宜的处理是什么?

参考答案

1. 诊断　①宫内孕 31 周,G_2P_0,LOA;②妊娠合并风湿性心脏病(二尖瓣关闭不全);③心衰早期;④高龄初产。

2. 诊断依据　①37 岁孕妇,停经 31 周,幼时曾患风湿性关节炎,曾人工流产一次;②做家务劳动后感胸闷气短,近 1 周夜间经常咳嗽咳痰,不能平卧;③体格检查:心率 120 次/分,心界向左扩大,心尖区可闻Ⅲ级收缩期杂音,双肺底闻及小水泡音,双下肢水肿(+);④产科检查:胎心音 140 次/分,胎方位 LOA。

3. 最适宜的处理　终止妊娠。妊娠期血容量较妊娠前增加 30%~45%,一般于妊娠第 6 周开始,至妊娠 32~34 周达高峰,之后维持较高水平,血容量增加引起心排出量增加,心率加快,加重心脏负担,加之妊娠晚期子宫增大,膈肌上升使心脏向上向左移位和大血管扭曲,更易使心脏病变加重,甚至发生心力衰竭,危及产妇生命,不宜继续妊娠,故应终止妊娠,为减少因长期宫缩引起血流动力学改变,减少心脏负担,故以剖宫产终止妊娠为宜。

病例 2-7-2

患者,女性,30 岁,G_1P_0,现停经 36 周,第一次妊娠,既往无心脏病史,因头痛、头晕、呼吸困难 1 天入院。体格检查:血压 160/110mmHg,脉搏 130 次/分,呼吸 28 次/分,端坐呼吸,心界稍向左扩大,心尖区及肺动脉瓣区均可闻及Ⅰ级收缩期吹风样杂音,两肺底部可闻及湿性啰音,尿蛋白(++)。产检:体重 88kg,宫高 35cm,腹围 114cm,胎心音 140 次/分,胎方位 ROA。

1. 此患者的诊断是什么?

2. 诊断依据是什么?

3. 最适宜的处理是什么?

参考答案

1. 诊断　①宫内孕 36 周,G_1P_0,ROA;②子痫前期(重度);③妊娠合并心衰(妊娠高血压性心脏病)。

2. 诊断依据　①停经 36 周,第一次妊娠,既往无心脏病史;②头痛、头晕、呼吸困难一天;③体格检查:血压 160/110mmHg,脉搏 130 次/分,呼吸 28 次/分,端坐呼吸,两肺底部可闻及湿性啰音;④辅检:尿蛋白(＋＋)。

3. 最适宜的处理　镇静、解痉、降压,控制心衰后终止妊娠。

妊娠合并心脏病者心脏病变较重,心功能Ⅲ级及Ⅲ级以上患者不宜继续妊娠,若有心衰应在心衰控制后再终止妊娠。该患心功能Ⅳ级,不宜继续妊娠,孕月 36 周,虽为早产,但胎儿已近成熟,应控制心衰同时促胎肺成熟,并及时剖宫产终止妊娠。

病例 2-7-3

患者,女性,24 岁,G_1P_0,停经 3^+ 月,体力劳动时自觉心悸、气短 2 天来医院就诊。检查:血压 100/70mmHg,脉搏 76 次/分,呼吸 18 次/分。听诊胸骨左缘 3、4 肋间可闻及Ⅲ～Ⅳ级全收缩期杂音。多普勒超声示室间隔膜部缺损,少量左心室至右心室分流。妇科 B 超示宫内妊娠,符合 14^{+1} 周。建议终止妊娠,患者未予采纳,该患者于妊娠 28 周时患上感后出现胸闷、气急、咳嗽,夜间不能平卧。检查:血压 100/70mmHg,心率 120 次/分,呼吸 24 次/分,心脏听诊同前,下肢水肿明显。

1. 此患者的诊断是什么?

2. 诊断依据是什么?

3. 最适宜的处理是什么?

参考答案

1. 诊断　①宫内孕 28 周,G_1P_0;②妊娠合并心衰(先天性心脏病);③上呼吸道感染。

2. 诊断依据　①停经 28 周,第一次妊娠;②患上感后出现胸闷、气急、咳嗽,夜间不能平卧;③体格检查:血压 100/70mmHg,心率 120 次/分,呼吸 24 次/分,听诊胸骨左缘 3、4 肋间可闻及Ⅲ～Ⅳ级全收缩期杂音,下肢水肿明显;④辅检:多普勒超声示室间隔膜部缺损,少量左心室至右心室分流。

3. 最适宜的处理　镇静,边控制心衰边剖宫产终止妊娠,抗生素预防感染。妊娠合并先天性心脏病者心脏病变较重,心功能Ⅲ级及以上患者不宜继续妊娠,妊娠 28 周,胎儿虽未成熟,但为抢救孕妇,应控制心衰同时剖宫产终止妊娠。

病例 2-7-4

患者,女性,30 岁,G_1P_0,风心病,心功能Ⅰ级,病情稳定,无流产史,骨盆及胎位正常,现妊娠 39 周,临产 3 小时,血压 100/70mmHg,心率 87 次/分,呼吸 18 次/分,宫口开大 8cm,ROA。心电图大致正常。

1. 此患者的诊断是什么?

2. 诊断依据是什么?

3. 最适宜的处理是什么?

参考答案

1. 诊断　①宫内孕 39 周,G_1P_0,ROA,临产;②妊娠合并心脏病(风湿性心脏病)。

2. 诊断依据　①停经 39 周,第一次妊娠,风心病病史,心功能Ⅰ级,病情稳定;②临产 3 小时;③体格检查:骨盆及胎位正常,血压 100/70mmHg,心率 87 次/分,呼吸 18 次/分,宫口开大 8cm,ROA;④辅检:心电图大致正常。

　　3. 最适宜的处理　尽量使产妇安静,适当镇静,助产,尽量缩短第二产程,监护生命体征。抗生素预防感染。

　　妊娠合并心脏病,心脏病变较轻,心功能Ⅱ级及以下患者可继续妊娠,妊娠期应从妊娠早期开始定期进行产前检查,检查间隔时间适当缩短,及早发现心衰的早期征象,应在妊娠36～38周提前住院待产,对于心功能Ⅰ～Ⅱ级、胎儿不大、胎位正常、宫颈条件好者,可考虑在严密监护下经阴道分娩,尽量缩短第二产程,适当放宽剖宫产指征。

临床思维:妊娠合并心脏病

　　【种类】 妊娠合并风湿性心脏病近年减少,妊娠合并先天心脏病相对增多。最常见的妊娠合并心脏病的种类依次是先天性心脏病、风湿性心脏病、妊娠期高血压疾病性心脏病、围生期心肌病、心律失常、贫血性心脏病、甲状腺功能亢进心脏病、心肌炎等。

　　【妊娠分娩对心脏病的影响】

　　1. 妊娠期 血容量约增加30%～45%,一般于妊娠第6周开始,至妊娠32～34周达高峰,之后维持较高水平,心率增快,心排血量增加至妊娠4～6个月时增加最多,平均较孕前增加30%～50%。妊娠晚期子宫增大,膈肌上升使心脏向上向左移位和大血管扭曲,由于心排出量增加,心率加快,心脏工作量加大,导致心肌轻度肥大,易使心脏病孕妇发生心衰。

　　2. 分娩期 分娩期加重心脏负担,为心脏负担最重的时期。第一产程:每次宫缩时有250～500ml血液被挤入体循环,因此全身血容量增加,回心血量增加,每次宫缩时心排血量约增加24%。同时血压增高、脉压增宽、中心静脉压升高。第二产程:除宫缩外,产妇屏气用力,肺循环压力增高,先心病孕妇可使原来左向右分流转为右向左分流而出现发绀,内脏血液涌向心脏。此期心脏负担最重。第三产程:胎儿胎盘娩出后,子宫突然缩小,胎盘循环停止,子宫血窦内血液大量进入体循环,回心血量剧增。另外腹压骤降,内脏血管扩张,大量血液流向内脏,回心血量又严重减少,造成血流动力学急剧变化,此时,心脏病孕妇极易发生心力衰竭。

　　3. 产褥期 产后3日内仍是心脏负担较重的时期,由于子宫缩复,大量血液进入体循环,加之产妇体内组织间原有潴留的大量液体开始回到体循环,血容量再度增加,也易引起心衰。

　　【心脏病孕产妇最危险的时期】 妊娠32～34周、分娩期及产褥期最初3日内,心脏负担最重,是心脏病孕妇最危险的时期,极易发生心力衰竭。

　　【心脏病代偿功能的分级】

　　Ⅰ级:一般体力活动不受限制(无症状)。

　　Ⅱ级:一般体力活动稍受限制(心悸、轻度气短),休息时无症状。

　　Ⅲ级:一般体力活动显著受限制(轻微日常工作即感不适、心悸、呼吸困难),休息后无不适;或过去有心力衰竭史。

　　Ⅳ级:不能进行任何活动,休息时仍有心悸、呼吸困难等心力衰竭表现。

　　【妊娠期早期心衰的诊断】 出现下述临床表现,应诊断心脏病孕妇早期心力衰竭:①轻微活动后即出现胸闷、心悸、气短;②休息时心率>110次/分,呼吸>20次/分;③夜间常因胸闷而坐起呼吸,或需到窗口呼吸新鲜空气;④肺底部出现少量持续啰音,咳嗽后不消失。

　　【心脏病可否妊娠的依据】 可从心脏病种类、病变程度、心功能级别及具体医疗条件等因素,分析和估计心脏病患者能否随分娩、产褥期的负担,判断心脏病患者可否妊娠。

　　1. 可以妊娠 心脏病变较轻,心功能Ⅰ、Ⅱ级患者,妊娠后经适当治疗,估计能承担妊娠和分娩,很少发生心力衰竭。

2. 不宜妊娠 心脏病变较重,心功能Ⅲ级及以上患者。患风湿性心脏病伴肺动脉高压、发绀型先心病、慢性心房颤动、Ⅲ度房室传导阻滞,因易在孕产期发生心衰,不宜妊娠;若已妊娠,应在妊娠早期人工终止。

【心脏病孕产妇的主要死亡原因】 心力衰竭和严重感染是心脏病孕产妇死亡的主要原因。

【妊娠期处理】 对不宜妊娠者,应于妊娠12周前行人工流产。若有心衰应在心衰控制后再终止妊娠,对允许继续妊娠者,应预防心衰,防止感染。

(1) 每日有足够睡眠,避免过劳和情绪激动。

(2) 加强产前检查,妊娠20周前每2周检查1次,妊娠20周后每周检查1次,了解心脏代偿功能,有无心衰。发现心脏功能Ⅲ级或以上者,尽早住院治疗。心脏病孕妇应在预产期前2周住院待产。

(3) 高蛋白、高维生素饮食,妊娠期体重增加不应超过10kg,妊娠4个月起限制食盐摄入量。

(4) 及早纠正贫血、妊高征、上呼吸道感染等。

(5) 不主张预防性应用洋地黄。有早期心衰的孕妇,选用地高辛0.25mg,每日2次口服,2～3日后可根据临床效果改为每日1次,不应达到饱和量,以备病情变化时能有加大剂量余地。不主张长期应用维持量,病情好转应停药。

【分娩期处理】 心功能良好、无手术指征的心脏病孕妇,产程开始给予抗生素预防感染,缩短第二产程,必要时阴道助产。严密监护下经阴道分娩,胎儿娩出后,产妇腹部放置沙袋,防止腹压骤降诱发心衰。产后立即肌内注射吗啡10mg或哌替啶(度冷丁)100mg。若子宫收缩不佳,肌内注射缩宫素10～20U,禁用麦角新碱、以防静脉压增高,引起心衰。

心功能Ⅲ级的初产妇,或心功能Ⅱ级但宫颈条件不佳,或另有产科指征者,均应择期剖宫产。选择硬膜外麻醉为好。已有心衰时,应控制心衰后再行手术安全。应适当限制输液量,以24小时静脉滴注1000ml为宜。

【产褥期处理】 广谱抗生素预防感染至产后1周。应继续卧床并密切观察心率、呼吸、血压等变化。心功能Ⅲ级或以上者不宜哺乳。不宜再妊娠者,可在产后1周左右行绝育术。

复 习 题

单选题

1. 心脏病孕妇最危险的时期是( )
   A. 妊娠35～38周　　　　B. 妊娠32～34周　　　　C. 妊娠24～27周
   D. 妊娠28～31周　　　　E. 产褥期7天之后

2. 心脏病产妇胎儿娩出后应立即( )
   A. 腹部放置砂袋　　　　B. 静注麦角新碱　　　　C. 鼓励下床活动
   D. 抗感染　　　　E. 行绝育手术

3. 孕早期心脏病患者,决定是否能继续妊娠的最重要依据是( )
   A. 心脏病种类　　　　B. 心脏病变部位　　　　C. 心功能分级
   D. 症状严重程度　　　　E. 有否以往生育史

4. 促使心脏病孕妇死亡的主要因素是( )
   A. 心脏病病程长　　　　B. 产程中用力过度致心衰　　　　C. 孕妇年龄大
   D. 心衰与感染　　　　E. 产后哺乳致心衰

5. 妊娠合并风湿性心脏病,下列哪个体征是早期心衰的可靠诊断依据( )
   A. 心界扩大　　　　B. 心尖部闻及Ⅱ级收缩期杂音　　　　C. 肺底部持续性湿啰音

D. 休息时心率 110 次/分　E. 下肢凹陷性水肿Ⅰ度

6. 在第二产程孕妇的心脏的负担最重,不是由于(　　)

A. 血容量的增加

B. 宫缩使平均动脉压增高 10％,心脏负担进一步加重

C. 腹肌及骨骼肌的运动使周围循环阻力加大

D. 产妇屏气用力,使肺循环压力增高,加重心脏负担

E. 腹压增加,使内脏血管区域血液涌回心脏,加重心脏负担

参 考 答 案

1. B　2. A　3. C　4. D　5. D　6. A

(许　敏　赵　薇)

第八章 子宫破裂

病例 2-8-1

患者,女性,29 岁,G₂P₁,孕 40 周,宫口开全 100 分钟胎儿未娩出,于 2005 年 3 月 20 日急诊入院。体格检查:血压 120/70mmHg,宫高 30cm,腹围 110cm,胎心音 142 次/分,宫口开全,为右枕后位,胎头位于坐骨棘水平,向患者及家属交代病情,患者为经产妇,现在宫口开全 100 分钟,头位置高,若阴道分娩可能需手术助产,患者及家属要求剖宫产,立即术前准备。术中见子宫下段及左侧阔韧带内有一个约 10cm×8cm×8cm 的血肿。新生儿 1 分钟 Apgar 评分 3 分,立即气管插管,清理呼吸道,吸氧后 5 分钟 Apgar 评分 7 分,10 分钟 Apgar 评分 9 分,探查子宫见子宫下段前壁肌层有一个约 3cm 裂口,浆膜层完整,无活动性出血,子宫下段后壁肌层有一个约 4cm 的裂口,未完全穿透肌层,无活动性出血,裂口缝合后,缝合子宫下段切口,逐层关腹。术后抗感染治疗,7 天后切口拆线,甲级愈合,母婴平安出院。

1. 该患者最可能的诊断是什么?
2. 诊断依据有哪些?
3. 分析造成该疾病的原因?

参考答案

1. 诊断 ①宫内孕 40 周,G₂P₂,持续性枕后位产后;②不完全性子宫破裂;③新生儿重度窒息。

2. 诊断依据 ①孕足月,宫口开全 100 分钟,胎头仍在坐骨棘水平,右枕后位;②术中见子宫下段前壁肌层有一个约 3cm 的裂口,浆膜层完整,子宫下段后壁肌层有一个约 4cm 的裂口,未完全穿透肌层;③新生儿 Apgar 评分:1 分钟 3 分,5 分钟 7 分,10 分钟 9 分。

3. 病因 因持续性枕后位(胎位异常)造成胎先露部下降受阻,引起梗阻性难产,为克服阻力引起强烈子宫收缩,使子宫下段过分伸展变薄,导致子宫破裂。

病例 2-8-2

患者,女性,31 岁,已婚。因停经 41 周、下腹痛 20 小时、阴道出血 10 小时,于 2007 年 9 月 10 日急诊入院。患者末次月经 2006 年 11 月 26 日,预产期 2007 年 9 月 3 日,孕期经过顺利,产检 1 次无异常,于 2007 年 9 月 10 日凌晨 1 点出现规律性宫缩,8 点有少许阴道出血,因系经产妇,家庭贫困,拟在家分娩,下午 1 点左右阴道出血增多,且自觉胎动消失,急诊入院就医。体格检查:体温 36.5℃,脉搏 96 次/分,血压 110/80mmHg,神志清楚,面色苍白,双肺听诊无异常,心率 96 次/分,心律齐,未闻及明显杂音,腹部膨隆,全腹压痛,子宫体形态触不清,宫底部似乎能触及部分胎体。妇科检查:阴道内大量血块,最大血块如儿头大,清除血块后查宫开大 5cm,先露头 S-3,羊水似粪状。胎心音未闻及。立即在备血情况下行剖腹探查术,术中见腹腔内胎儿被胎膜包裹,游离出宫腔外,羊水粪染、黏稠,胎儿已无心跳,立即娩出,胎盘已自行剥离,脱出于宫腔外,遂娩出胎盘,清除宫腔积血及羊水共约 40ml。再探查:子宫已呈收缩状态,如孕 4 月大小,子宫下段左侧壁纵行完全破裂,长约 8cm,上自卵巢固有韧带起点处,下破口至宫颈外口,膀胱左后壁有一不规则破口,长约 6~7cm,

膀胱黏膜外翻,可见膀胱三角区。术中清理腹腔后,对子宫破口行全层连续缝合,请泌尿外科对膀胱破口行修补术,手术顺利。术中出血 600ml。术后常规抗感染缩宫治疗,行膀胱冲洗。9 月 26 日拔除导尿管,患者恢复良好,出院。

1. 该患者的诊断是?
2. 诊断依据是什么?
3. 可能的病因是什么?

参考答案

1. **诊断** ①宫内孕 41 周,G_2P_2,枕位死产;②子宫破裂(完全性);③膀胱破裂。

2. **诊断依据** ①停经 41 周、下腹痛 20 小时、阴道出血 10 小时;②查体:体温 36.5℃,脉搏 96 次/分,血压 110/80mmHg,神志清楚,面色苍白,腹部膨隆,全腹压痛,子宫体形态触不清,宫底部似乎能触及部分胎体,宫口开大 5cm,先露头 S—3,羊水似粪状。有规律的宫缩后胎动消失,胎心音未闻及;③术中见子宫下段左侧壁纵行完全破裂,长约 8cm,膀胱左后壁有一不规则破口,长约 6~7cm,膀胱黏膜外翻,可见膀胱三角区。

3. **病因** 该患者导致子宫破裂的原因是产程时间过长、相对头盆不称、胎先露下降受阻,且无专业产科医务人员监护产程,未及时发现、解决问题,延误了病情,最终致子宫破裂。

病例 2-8-3

患者,女性,33 岁,农民,经产妇。因"孕足月产后大量阴道流血、头昏、心慌 3 小时"于 2003 年 12 月 23 日 20:40 急诊入院。患者末次月经 2003 年 3 月 9 日,预产期 2003 年 12 月 16 日。患者入院前 10 小时,在家中由当地医生肌内注射缩宫素 20U 引产。于入院前 3 小时,患者出现剧烈下腹疼痛,立即到该县医院就诊,检查发现胎心消失,宫口已开全,胎儿为臀先露,立即行臀牵引娩出一死胎,胎盘胎膜娩出完整。产时阴道出血约 400ml。患者感头昏、心慌、乏力,行阴道检查时发现子宫下段前壁破裂,立即行剖腹探查术。术中发现子宫下段呈红褐色,右阔韧带血肿达 15cm×10cm×5cm,估计血块约 500g。术中清除血肿内血块,行子宫裂口修补术,并输血 400ml(具体情况不详)。术后即转院。途中仍有活动性大量阴道出血。入院时检查:体温 36℃,脉搏 148 次/分,呼吸 40 次/分,血压测不清,精神委靡,重度贫血貌,四肢冰凉,呼之能应,反应较迟钝。手术切口被敷料覆盖,置有一引流管,有淡红色血性液体流出。外阴水肿,阴道内有暗红色血液流出,子宫底平脐。血常规:RBC $2.38×10^{12}$/L,Hb 67g/L,HLT 20.8%,PLT $180.0×10^9$/L,WBC $11.53×10^9$/L,N 0.83。入院后行颈静脉穿刺术及大隐静脉切开术,快速输液、输血治疗,患者血压回升。经积极抗感染治疗,患者病情逐渐好转。于 2003 年 12 月 31 日出院。

1. 最可能的诊断是什么?
2. 诊断依据是什么?
3. 造成该疾病的最可能原因是什么?

参考答案

1. **诊断** ①宫内孕 41 周,G_2P_2,骶位死产,产后;②子宫破裂(不完全性);③产后出血;④失血性休克;⑤贫血。

2. 诊断依据

(1) 患者末次月经 2003 年 3 月 9 日,预产期 2003 年 12 月 16 日。于 2003 年 12 月 23 日孕足月枕位产后多量阴道流血、头昏、心慌 3 小时急诊入院。

(2) 入院前 3 小时,患者出现剧烈下腹疼痛,立即到该县医院就诊,检查发现胎心消失,宫口已开全,胎儿为臀先露,立即行臀牵引娩出一死胎,胎盘胎膜娩出完整。产时阴道出血约 400ml。患者感头昏、心慌、乏力。

(3) 阴道检查时发现子宫下段前壁破裂,立即行剖腹探查术。术中发现子宫下段呈红褐色,右阔韧带血肿达 15cm×10cm×5cm,估计血块约 500g。

(4) 入院时检查:体温 36℃,脉搏 148 次/分,呼吸 40 次/分,血压测不清,精神委靡,重度贫血貌,四肢冰凉,呼之能应,反应较迟钝。

(5) 血常规:RBC $2.38×10^{12}$/L,Hb 67g/L,HLT 20.8%。

3. 病因 子宫收缩药物(缩宫素)使用不当为导致该患者子宫破裂的主要原因。在产前应用缩宫素,应严格掌握缩宫素引产指征,需先行阴道检查,了解骨产道、软产道有无异常,缩宫素引产时要有专人观察,在胎儿尚未娩出前禁止给予缩宫素肌内注射,而该患者在临产前即肌内注射了 20U 缩宫素,引起子宫强直性收缩造成了子宫破裂。

病例 2-8-4

患者,女性,27 岁,G_2P_2。因停经 37 周,自觉胎动消失 1 天入院。末次月经 1999 年 6 月 26 日,预产期 2000 年 4 月 3 日。停经 40 多天开始出现恶心、呕吐等早孕反应,持续至 3 个多月消失,孕 4 个多月感胎动,孕期未行产前检查,无头晕及阴道流血。入院前 2 天,无诱因自觉腹部剧痛,可耐受。1 天前感胎动消失而入院。入院时查体:体温 37.1℃,脉搏 88 次/分,呼吸 20 次/分,血压 109/90mmHg,神清合作、营养中等,腹部膨隆与孕周相符,腹软,子宫轮廓不清,胎心不清,胎肢表浅,腹围 100cm,宫高 30cm,胎位 LSA,臀先露,骨盆外测量 23cm-24cm-18.5cm-8.5cm。B 超提示:双子宫,一子宫增大,堵在宫内口;另一子宫内见单胎,臀位,胎儿死亡。实验室检查:Hb 110g/L,WBC $3.5×10^{12}$/L。既往史:3 年前在乡镇医院做过 1 次剖宫产,几天后孩子死亡。入院后经积极术前准备,于次日上午在连续硬膜外麻醉下行剖腹取胎术。术中见羊膜囊及胎盘完整地暴露于腹腔内,胎儿及羊水裹在其中,子宫偏左侧,子宫体部前壁纵行破裂,裂口整齐,长约 12cm,边缘无渗血,子宫如妊娠 4 个月大小,收缩好,顺利取出胎儿及其附属物。术中考虑患者无子女,子宫血运较好,破口无出血、坏死等情况,加上患者一般情况好,给予子宫体部修补术。术中出血约 250ml。

1. 该病例的诊断是什么?

2. 诊断依据是什么?

3. 最主要的病因是什么?

参考答案

1. 诊断 ①宫内孕 37 周,G_2P_2,骶位死胎,产后;②完全性子宫破裂;③瘢痕子宫。

2. 诊断依据 ①3 年前在乡镇医院做过 1 次剖宫产;②入院前 2 天,无诱因自觉腹部剧痛,手术前患者停经 37 周,胎动消失 1 天;③查体:子宫轮廓不清,胎肢表浅,胎心消失;④术中证实子宫体部有一长约 12cm 的破裂口。

3. 病因 3 年前行剖宫产术,子宫上遗留有一瘢痕,此次妊娠晚期因宫腔压力增高,导致子宫瘢痕破裂。

病例 2-8-5

患者,女性,25岁,初孕。因停经 40^{+5} 周,枕位,不规律性腹痛 1 天,阴道流液 2 天,见红 3 小时,在当地卫生院用米索前列醇(具体用量用法均不详)引产。半小时后阵发性腹痛较重,于用药后 1 小时感觉剧烈腹痛,如撕裂状。后转为持续性腹痛,胎动消失,胎心音消失,于 3 小时后转来本院。入院查体:体温 37.8℃,脉搏 110 次/分,血压 60/38mmHg。面色苍白,神志清楚,精神差,腹部膨隆,子宫轮廓不清,未闻及胎心音,腹部可触及明显的胎儿肢体,全腹压痛、反跳痛明显,腹肌紧张,腹部叩诊有移动性浊音。肛诊:宫口开大 7cm,胎膜已破,触不到胎先露,无宫缩,阴道流血不多,有血性分泌物。

1. 最可能的诊断是什么?
2. 与何种疾病鉴别?
3. 可能的病因是什么?

参考答案

1. 诊断 ①宫内孕 40 周,G_1P_0,枕位临产;②子宫破裂;③失血性休克。
2. 鉴别诊断 难产并发腹腔感染:有产程长、多次阴道检查史,腹痛及腹膜炎体征,检查胎先露无上升,宫颈无回缩,胎儿位于宫腔内。
3. 病因 该产妇发生子宫破裂,与米索前列醇的应用有直接关系,米索前列醇为 PGE_1 衍生物,对子宫平滑肌有收缩作用,对胎儿无毒性,副作用为腹痛、腹泻、恶心、呕吐、头痛、眩晕等,用于晚期促宫颈成熟引产。文献常有经验报道,但没有像缩宫素一样有规范的用法,所以也曾有此药引起子宫破裂、胎盘早剥、羊水栓塞、胎儿窘迫、胎死宫内、产后大出血等对孕妇和胎儿造成损害甚至死亡的报道,故在应用米索前列醇时应严格掌握指征同时应密切观察宫缩及产程进展,及时发现和纠正引产过程中的问题,避免意外发生。该产妇应用米索前列醇半小时后阵发性腹痛较重,于用药后 1 小时感觉剧烈腹痛,如撕裂状。后转为持续性腹痛,胎动消失,胎心音消失,为子宫收缩过强,造成子宫破裂。

临床思维:子宫破裂

子宫破裂是指妊娠晚期或分晚期子宫体部或子宫下段发生破裂。它是产科极严重的并发症,若未及时诊治可导致胎儿及产妇死亡。按发生原因分为自发性破裂和损伤性破裂;按发生时间分为妊娠期破裂和分娩期破裂;按破裂程度分为完全性破裂和不完全性破裂;按发生部位分为子宫体部破裂和子宫下段破裂。子宫破裂与下列因素有关:①胎先露部下降受阻;②子宫瘢痕;③手术创伤;④子宫收缩剂使用不当。

【临床表现】

1. 先兆子宫破裂 主要表现为子宫病理缩复环形成,下腹部压痛,胎心率改变及血尿。具体表现如下:

(1)诱因:常见于产程长、有梗阻性难产因素的产妇。

(2)子宫呈强制性或痉挛性过强收缩,产妇烦躁不安和下腹疼痛,心率、呼吸加快,少量阴道流血。

(3)因胎先露部下降受阻,子宫收缩过强,子宫体部肌肉增厚变短,子宫下段肌肉变薄拉长,形成病理性缩复环。该环逐渐上升,达脐平或脐上,压痛明显。

(4)膀胱受压充血,出现排尿困难或血尿。

(5)因宫缩过强、过频,胎心率加快或减慢或听不清,胎儿窘迫。

2. 子宫破裂

(1) 不完全性子宫破裂:子宫肌层部分或全层破裂,但浆膜层完整,宫腔与腹腔不相通,胎儿及其附属物仍在宫腔内。多见于子宫下段剖宫产切开瘢痕破裂,常缺乏先兆破裂症状,仅在不全破裂处有明显压痛、腹痛等症状,体征也不明显。若破裂口累及两侧子宫血管可导致急性大出血或形成阔韧带内血肿,查体可在子宫一侧扪及逐渐增大且有压痛的包块。

(2) 完全性子宫破裂:子宫肌壁全层破裂,宫腔与腹腔相通,继先兆子宫破裂症状后,产妇突感下腹撕裂样剧痛后,子宫收缩骤然消失,腹痛稍缓和后,因羊水、血液进入腹腔,又出现全腹持续性疼痛,伴面色苍白、呼吸急促、脉搏细数、血压下降等休克体征;全腹压痛、反跳痛,产科检查可在腹壁下扪及胎体,子宫位于侧方,胎心胎动消失,胎先露上升,宫口缩小,阴道流出鲜红色血液,部分产妇可扪及宫颈及子宫下段裂口。

【处理原则】

1. 先兆子宫破裂 立即抑制子宫收缩,肌注哌替啶 100mg 或静脉全身麻醉,立即行剖宫产术。

2. 子宫破裂 输液、输血、吸氧、抗休克同时,无论胎儿是否存活均应尽快手术治疗。如果子宫破口整齐、距破裂时间短、无明显感染者,或患者全身状况差不能承受大手术,可行破口修补术。子宫破口大、不整齐、有明显感染者,应行子宫次全切术。破口大、撕裂伤超过宫颈者,应行子宫全切除术。如果手术前后给予大量广谱抗生素控制感染。严重休克者应尽可能就地抢救,若必须转院,应输血、输液、包扎腹部后方可转送。术后加强抗感染。

【预防】 子宫破裂一旦发生,处理困难,危及孕产妇及胎儿生命,应积极预防。认真进行产前检查,正确处理产程,提高产科质量,绝大多数子宫破裂可以避免发生。

1. 做好计划生育工作 避免多次人工流产,节制生育,减少多产。

2. 做好围生期保健工作 认真做好产前检查,有瘢痕子宫、产道异常等高危因素者,应提前入院待产。

3. 提高产科诊治质量 正确处理产程,严密观察产程进展,警惕并尽早发现先兆子宫破裂征象并及时处理。严格掌握缩宫素应用指征,诊断为头盆不称、胎儿过大、胎位异常或曾行子宫手术者产前均禁用;应用缩宫素引产时,应有专人守护或监护,按规定稀释为小剂量静脉缓慢滴注,严防发生过强宫缩;应用前列腺素制剂引产应慎重。正确掌握产科手术助产的指征及操作常规,阴道助产术后应仔细检查宫颈及宫腔,及时发现损伤给予修补。正确掌握剖宫产指征,对前次剖宫产指征为骨盆狭窄、术式为子宫体部切口、手术方式为子宫下段切口有切口撕裂、术后感染愈合不良者,均应行剖宫产终止妊娠。

复 习 题

单选题

1. 病理缩复环最常见于( )

  A. 高张性宫缩乏力   B. 低张性宫缩乏力   C. 子宫收缩过强

  D. 子宫收缩过强,伴分娩梗阻   E. 痉挛性子宫收缩

2. 重型胎盘早剥与先兆子宫破裂共有的临床表现是( )

  A. 合并妊娠高血压综合征   B. 剧烈腹痛   C. 跨耻征阳性

  D. 子宫呈板状硬   E. 出现病理缩复环

3. 一产妇,妊娠 41 周,估计胎儿体重 3500g,临产 16 小时,宫口开大 >1cm,以 5% 葡萄糖液 500ml、缩宫素 3U 静脉滴注,4 小时后宫口开大 >8cm,但产妇烦躁不安,疼痛难忍。腹部检查脐下 2 指处可见环状凹陷,下段有压痛,胎心 160 次/分,导尿呈血性。该患者适宜的处理是( )

    A. 立即产钳助产

    B. 继续静脉滴注缩宫素,待宫口开全后行会阴侧切助产

    C. 立即肌内注射哌替啶,停静脉滴注缩宫素,剖宫产结束分娩

    D. 会阴切开后产钳牵引助产

    E. 行阴道检查,了解胎儿宫内窘迫的原因及胎方位

4. 关于子宫下段破裂的临床表现,正确的是( )

    A. 可见病理缩复环随宫缩上升   B. 产妇突感强烈腹痛,随后子宫收缩停止

    C. 产妇疼痛难忍,呼叫,烦躁不安   D. 胎体触及不清

    E. 多伴有阴道多量鲜血流出

5. 出现先兆子宫破裂时应立即( )

    A. 吸氧   B. 补液   C. 行剖宫产

    D. 胎儿死亡者行穿颅术   E. 活胎行产钳术

6. 初产妇孕 40 周。临产 16 小时,宫口开大 1cm,以 5% 葡萄糖液 500ml 及缩宫素 5U,40～50 滴/分,静脉点滴,4 小时后宫口开大 9cm;产妇诉腹痛,呕吐、烦躁;检查下腹部压痛、反跳痛明显,子宫轮廓不清,胎动、胎心消失,阴道少量出血。最可能的诊断是( )

    A. 前置胎盘   B. 胎盘早剥   C. 子宫破裂

    D. 先兆子宫破裂   E. 妊娠合并急性胰腺炎

参 考 答 案

1. D   2. B   3. C   4. B   5. C   6. C

(许 敏 赵 薇)

第九章 产后出血

病例 2-9-1

初孕妇,孕 38^{+6} 周,出现规律宫缩 10 小时宫口开全,第二产程 2 小时 40 分钟,枕位娩出一婴儿,体重 4650g,胎儿娩出后有较多鲜红色血流出,迅速人工剥离胎盘并清理宫腔,发现子宫轮廓不清,出血多,约 800ml。无流产史。

1. 如何诊断?
2. 诊断依据是什么?
3. 如何恰当的处理?

参考答案

1. 诊断 ①宫内孕 38 周,G_1P_1,枕位产后出血;②巨大儿;③子宫收缩乏力;④软产道裂伤?

2. 诊断依据 ①胎儿娩出后阴道出血量>500ml;②存在产后出血的高危因素:产程延长,分娩巨大胎儿;③胎儿娩出后即有较多鲜红色血流出;④胎盘人工剥离并清理宫腔后,发现子宫轮廓不清并且出血较多。

3. 处理 ①首先加强宫缩,按摩子宫的同时,加用促进宫缩的药物,可以应用缩宫素、卡孕栓(卡前列甲酯栓)、米索前列醇等。②立即检查软产道是否有裂伤,在消毒下暴露宫颈,用两把卵钳并排钳夹宫颈前唇并向阴道口方向牵拉,顺时针方向逐步移动卵圆钳,直视下观察宫颈情况,若发现裂伤即用肠线缝合,缝时第一针应从裂口顶端稍上方开始,最后一针应距宫颈外侧端 0.5cm 处止,若缝合至外缘,则可能日后发生宫颈口狭窄。阴道裂伤的缝合需注意缝合至底部,避免留下死腔,注意缝合后要达到组织对合好及止血的效果。阴道缝合过程要避免缝线穿过直肠。缝合采取与血管走向垂直则能更有效止血。③处理过程中注意产妇的生命体片变化,如果出现面色苍白、心慌、出冷汗、头晕、脉细弱及血压下降,应该及时补液、补充新鲜血。④通过如上处理,多能使子宫收缩而迅速止血。若仍不能奏效可采取以下措施:结扎子宫动脉、结扎髂内动脉。结扎血管或填塞宫腔仍无效时,应立即行子宫次全切除术,不可犹豫不决而贻误抢救时机。⑤给予广谱抗生素预防感染。

病例 2-9-2

患者,29 岁,妊娠 40^{+1} 周,G_4P_0,既往有两次人工流产和一次药物流产史,药物流产后因出血时间长曾行清宫术。此次妊娠产检无异常,自然发动宫缩,产程顺利,在会阴侧切下自然分娩一体重为 3450g 的婴儿,10 分钟后因为阴道出血多,胎盘未娩出,行人工剥离胎盘术,剥离至 2/3 时发现剩余部分胎盘与子宫分界不清,无法剥离,此时阴道出血约 1000ml。产妇出现面色苍白,脉搏 98 次/分,血压 80/40mmHg,胸闷不适。

1. 如何诊断?
2. 如何处理?

参考答案

1. 诊断 ①宫内孕 40 周,G_4P_1;②产后出血;③胎盘植入;④失血性休克。诊断依据:该孕妇有多次刮宫史,胎儿娩出后,因为出血多行人工剥离胎盘时发现部分胎盘与子宫分界不清,并在短时间内出现阴道出血,从病史和临床体征可以初步诊断为胎盘植入。产后出血的病因为胎盘因素导致。

2. 处理原则　在快速输血、输液等抗休克治疗的基础上,立即行手术止血,如果术中确定为胎盘植入,无法止血,需行子宫次全切除术。切忌强行剥离胎盘。术后给予广谱抗生素预防感染。

病例 2-9-3

患者,26 岁,G_1P_1,孕 39 周,枕位自然分娩一活女婴,产程顺利,胎儿娩出时感胸闷、气促,10 分钟后缓解,胎盘、胎膜自娩完整,会阴Ⅰ度裂伤,阴道一直持续出血,无凝血块,经用缩宫素、卡孕栓加强宫缩等措施仍出血不止。该孕妇既往无"肝炎"、"血液系统疾病"等病史。体格检查:脉搏 120 次/分,呼吸 30 次/分,血压 90/60mmHg。神情淡漠,查体尚配合。产科检查:宫底在平脐,轮廓尚清,外阴可见活动性出血,色暗红,无凝血块。实验室检查:Hb 97g/L,WBC 13.2×10^9/L。胸片检查:双肺弥漫性点片状浸润影,沿肺门周围分布,伴右心扩大。心电图检查:窦性心动过速,右心房、右心室稍大。

1. 试述该患者可能的诊断。
2. 还需要进行哪些检查确诊及其检查意义?

参考答案

1. 可能的诊断　①宫内孕 39 周,G_1P_1,枕位产后;②羊水栓塞;③继发性弥散性血管内凝血(DIC);④继发性宫缩乏力;⑤产后出血、失血性贫血;⑥休克。

2. 该患者还需要进一步检查

(1) 动态观察血小板数量的变化,羊水栓塞患者血小板呈进行性下降,通过血小板数量可观察病情的发展、评估治疗效果及修正治疗方案、估计预后。

(2) 凝血功能检查:如 PT、KPTT、纤维蛋白原及其降解产物测定,此患者入院时已表现为血小板下降、出血,估计 DIC 已发展至较晚阶段,可能表现为 PT、KPTT 延长、纤维蛋白原降低、纤维蛋白原降解产物出现(3P 试验阳性),通过 DIC 全套检查观察病情的发展、评估治疗效果及修正治疗方案、估计预后。

(3) 患者下腔静脉血中检查有无羊水成分,如找到羊水成分可帮助诊断。

(4) 如行子宫切除,子宫下段反复切片可在血窦中找到羊水的有形成分,帮助诊断。

病例 2-9-4

患者,女性,31 岁,孕 41 周,G_2P_0,不规则腹痛 9 小时入院。体格检查:生命体片平稳,胎位正常,胎心音 140 次/分,入院给予静脉点滴缩宫素 12 小时后顺娩一男活婴,体重 3100g,产后 30 分钟胎盘不剥离,出血约 400ml,行人工剥离胎盘术娩出胎盘,检查有 3cm×4cm 的缺损;清宫时发现缺损胎盘附着于宫体前壁,刮匙和徒手剥离困难。此时,产妇出血量多,约 300ml,清理宫腔,用纱布局部压迫止血。术后处理:对症、支持、抗感染、中药等治疗,产后 6 天痊愈出院,随访无异常。

1. 试述该患者术后诊断?
2. 出现该病的病因有哪些?

参考答案

1. 术后诊断　①宫内孕 41 周,G_2P_1;②枕位产后;③部分胎盘植入;④产后出血。

2.病因　胎盘植入十分罕见。其病因多由于子宫蜕膜缺乏或发育不全所致。常见于子宫内膜创伤或炎症损伤,或瘢痕形成之后,如反复过度搔刮宫腔、严重子宫内膜炎、剖宫产或肌瘤剜出术后瘢痕,以往曾有徒手剥离胎盘史、黏膜下肌瘤等。故主要发生于经产妇,另外,子宫下段蜕膜菲薄,故在前置胎盘中发生率高。发生胎盘植入如果出血可以控制可行保守治疗,如本例。如果出血过多需要行子宫次全切除术。

临床思维:产后出血

胎儿娩出后 24 小时内失血量超过 500ml 者,称为产后出血(postpartum hemorrhage)。产后出血包括胎儿娩出后至胎盘娩出前,胎盘娩出至产后 2 小时以及产后 2～24 小时三个时期,多发生在前两期。产后出血为分娩期严重并发症,是产妇重要死亡原因之一,在我国目前居首位。产妇一旦发生产后出血,预后严重,休克较重持续时间较长者,即使获救,仍有可能发生严重的继发性垂体前叶功能减退[希恩综合征(Sheehan syndrome)]后遗症,故应特别重视做好防治工作。

【病因及处理】　产后出血的病因可分为宫缩乏力、软产道裂伤、胎盘因素及凝血功能障碍四类。

宫缩乏力可由于产妇精神过度紧张,分娩过程过多使用镇静剂、麻醉剂;异常头先露或其他阻塞性难产,致使产程过长,产妇衰竭;产妇子宫肌纤维发育不良;子宫过度膨胀,如双胎、巨大胎儿、羊水过多,使子宫肌纤维过度伸展;产妇贫血、妊高征或妊娠合并子宫肌瘤等,均可影响宫缩。宫缩乏力不能有效关闭胎盘附着部子宫壁血窦而致流血过多,是产后出血的主要原因。

加强宫缩是治疗宫缩乏力最迅速有效的止血方法。子宫的按摩方法见图 2-9-1。按摩子宫必须强调用手握宫体,使之高出盆腔,有节律轻柔按摩。按压时间以子宫恢复正常收缩、并能保持收缩状态为止。在按摩的同时,可肌内注射或静脉缓慢推注缩宫素 10U(加入 20ml 10%～25%葡萄糖液内),然后将缩宫素 10～30U 加入 10%葡萄糖液 500ml 内静脉滴注,以维持子宫处于良好的收缩状态。宫缩仍然不佳时可以用填塞宫腔、结扎子宫动脉、结扎髂内动脉等方法,结扎血管或填塞宫腔仍无效时,应立即行子宫次全切除术,不可犹豫不决而贻误抢救时机。

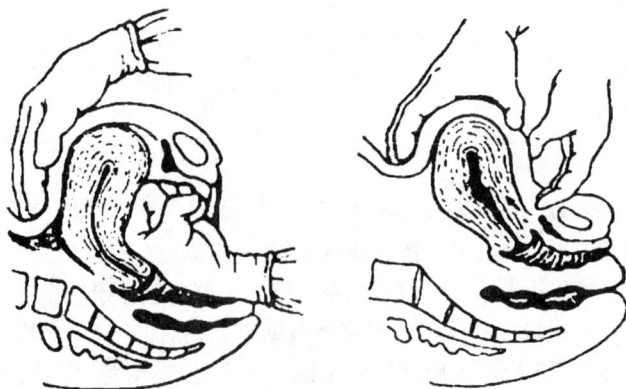

图 2-9-1　子宫按摩

软产道裂伤为产后出血的另一重要原因。子宫收缩力过强,产程进展过快,胎儿过大,往往可致胎儿尚未娩出时宫颈和(或)阴道已有裂伤。保护会阴不当、助产手术操作不当也可致会阴阴道裂伤。而会阴切开过小胎儿娩出时易形成会阴严重裂伤,过早会阴侧切也可致切口流血过多。分娩过程中,宫颈发生轻微裂伤几乎不可避免,通常裂伤浅且无明显出血,不做宫颈裂伤诊断。出血较多的宫颈裂伤发生在胎儿过快通过尚未开全的宫颈时,严重时可向下累及阴道穹隆,上延可达子宫下段而致大量出血。

止血的有效措施是及时准确地修补缝合。

胎盘因素引起的产后出血,包括胎盘剥离不全、胎盘剥离后滞留、胎盘嵌顿、胎盘粘连、胎盘植入、胎盘和(或)胎膜残留。胎盘部分剥离及剥离后滞留可因宫缩乏力所致。胎盘嵌顿偶发生于使用缩宫素后引起宫颈内口附近呈痉挛性收缩,形成狭窄环,把已完成剥离的胎盘嵌顿于宫腔内,妨碍宫缩而出血,这种狭窄环也可发生在粗暴按摩子宫时。膀胱过度充盈也可阻碍胎盘排出而致出血增多。

治疗的关键是及早诊断和尽快去除此因素的存在。胎盘剥离不全、滞留及粘连均可徒手剥离取出。部分残留用手不能取出者,可用大号刮匙刮取残留物。若徒手剥离胎盘时,手感分不清附着界限则切忌以手指用力分离胎盘,因很可能是胎盘植入,此情况应剖腹切开子宫检查,若确诊则以施行子宫次全切除为宜。胎盘嵌顿在子宫狭窄环以上者,应使用乙醚麻醉,待子宫狭窄环松解后,用手取胎盘当无困难。

凝血功能障碍为产后出血较少见的原因。如血液病(血小板减少症,白血病,凝血因子Ⅶ、Ⅷ减少,再生障碍性贫血等)多在孕前已存在,为妊娠禁忌证。重症肝炎、宫内死胎滞留过久、胎盘早剥、重度子痫前期和羊水栓塞等,皆可影响凝血或致弥散性血管内凝血,引起血凝障碍、产后出血不凝,不易止血。

若于妊娠早期,则应在内科医师协同处理下,尽早施行人工流产终止妊娠。于妊娠中、晚期始发现者,应协同内科医师积极治疗,争取去除病因或使病情明显好转。分娩期则应在病因治疗的同时,出血稍多即作处理,使用药物以改善凝血机制,输新鲜血液,积极准备做好抗休克及纠正酸中毒等抢救工作。

【临床表现】 胎儿娩出后阴道多量流血及失血性休克等相应症状,是产后出血的主要临床表现。

1. 阴道多量流血 胎儿娩出后立即发生阴道流血,色鲜红,应考虑软产道裂伤;胎儿娩出后数分钟出现阴道流血,色暗红,应考虑胎盘因素;胎盘娩出后阴道流血较多,应考虑子宫收缩乏力或胎盘、胎膜残留;胎儿娩出后阴道持续流血且血液不凝,应考虑凝血功能障碍;失血表现明显,伴阴道疼痛而阴道流血不多,应考虑隐匿性软产道损伤,如阴道血肿。

2. 休克症状 出现烦躁、皮肤苍白湿冷、脉搏细数、脉压缩小时,产妇可能已处于休克早期。

【预防】 子宫破裂一旦发生,处理困难,危及孕产妇及胎儿生命,以积极预防。认真进行产前检查,正确处理产程,提高产科质量,绝大多数子宫破裂可以避免发生。

1. 做好计划生育工作 避免多次人工流产,减少多产。

2. 做好围生期保健工作 做好产前检查,有瘢痕子宫、产道异常等高危因素者,应提前入院待产。

3. 提高产科诊治质量 ①正确处理产程,尽早发现先兆子宫破裂征象,并及时处理;②严格掌握缩宫素应用指征,严防发生宫缩过强;③正确掌握产科手术助产的指征及操作常规,宫颈及子宫如有损伤及时修补;④正确掌握剖宫产指征。

复 习 题

单选题

1. 下列哪项因素与产后宫缩乏力性出血无关( )
    A. 产程延长　　B. 精神过度紧张　　C. 羊水过多　　D. 感染　　E. 胎膜早破

2. 产后出血原因中,下列哪项应首先考虑以切除子宫止血为宜( )
    A. 宫缩乏力　　B. 胎盘粘连　　C. 胎盘植入　　D. 凝血功能障碍　　E. 子宫胎盘卒中

3. 产后出血,最常见的病因为( )
    A. 子宫收缩乏力　　B. 产妇体力衰竭　　C. 急产　　D. 胎盘残留　　E. 副胎盘

4. 据 WHO 报道孕产妇死亡的主要原因是(   )

    A. 产后出血   B. 感染   C. 妊高征   D. 难产   E. 妊娠合并心脏病

5. 产后出血应是指胎儿娩出后 24 小时内出血量超过(   )

    A. 200ml   B. 300ml   C. 400ml   D. 500ml   E. 600ml

6. 胎盘未排出前出血的处理,哪一项是不正确的(   )

    A. 胎盘已剥离而未排出,膀胱过胀应先导尿并轻牵脐带协助娩出

    B. 胎盘有粘连或排出胎盘有缺损,应行人工剥离胎盘术

    C. 若出血不多,可 1 小时后再行人工剥离胎盘术

    D. 植入性胎盘,子宫切除术是最安全的治疗法

    E. 胎盘嵌顿在狭窄环上,可在乙醚麻醉下用手指扩张取出

7. 产后检查胎盘时不正确的是(   )

    A. 如有少许小块胎膜残留,可用宫缩剂期待自然排出

    B. 如发现有副胎盘时,观察与正常胎盘是否有血管相连

    C. 注意胎盘母体面有无缺损

    D. 如仅一小部分胎盘残留,可用宫缩剂期待自然排出

    E. 如有较多胎膜,应刮宫取出

8. 27 岁,孕 40 周,初产妇,因宫缩较强,宫口扩张较快,第二产程仅 20 分钟即娩出一婴儿,胎儿娩出后即开始有鲜红血流出,5 分钟后胎盘自然娩出,同时仍流出许多血,有血块,估计出血原因可能是(   )

    A. 宫缩乏力   B. 胎盘残留   C. 凝血功能障碍   D. 血管损伤   E. 宫颈裂伤

9. 正常分娩胎儿娩出后,子宫收缩乏力引起的产后出血,除给予子宫收缩剂以外,首选的处理应是(   )

    A. 乙醚涂擦阴道   B. H_2 受体抑制剂   C. 迅速用手法按摩子宫刺激宫缩

    D. 宫腔填塞纱布   E. 以上都不是

10. 初产妇,孕 39 周,双胎,第一胎儿臀位脐带脱垂,臀牵引娩出,第二胎儿头位自娩,产后 20 分钟突然阴道出血 200ml,无胎盘剥离征象。此时应如何处理(   )

    A. 观察胎盘剥离迹象,协助胎盘娩出   B. 牵引脐带,挤压宫底,迫使胎盘娩出

    C. 手取胎盘   D. 检查软产道,除外损伤

    E. 输液,静脉注射缩宫素

参 考 答 案

1. E 2. C 3. A 4. A 5. D 6. C 7. D 8. E 9. C 10. C

(许 敏 赵 薇)

第十章 产褥感染

病例 2-10-1

患者,产钳助产产后 12 天,发热及下腹痛 2 天,一直血性恶露前来就诊。体格检查:体温 38.8℃,血压 140/80mmHg,脉搏 110 次/分,双乳房无红肿及压痛,下腹有压痛及反跳痛。妇检:阴道黏膜充血,脓血性分泌物,宫颈闭合,子宫手拳大,质略软,压痛(+),双附件触痛。

1. 可能的诊断是什么?
2. 造成的原因可能是什么?
3. 应与哪些疾病进行鉴别?
4. 应如何治疗?

参考答案

1. **诊断** 产褥感染。产褥感染是指分娩时及产褥期生殖道受到病原体感染,引起局部和全身的炎性变化。结合病史、症状及查体考虑为产褥感染(急性外阴、阴道、宫颈炎;急性子宫内膜炎、子宫肌炎;急性盆腔结缔组织炎;急性输卵管炎)。

2. **造成的原因** 分娩降低或破坏了生殖道的防御功能和自净作用,产妇体质虚弱及产科手术操作(产钳助产)等增加了病原体侵入生殖道的机会。

3. **鉴别诊断** 应与上呼吸道感染、急性乳腺炎、泌尿系统感染进行鉴别。

4. **治疗** 一般治疗:支持疗法,加强营养,补充维生素,增强全身抵抗力,纠正水、电解质失衡,半卧位。抗生素治疗:药敏试验选广谱高效抗生素,中毒症状严重者,短期给肾上腺皮质激素,提高机体应激能力。

病例 2-10-2

患者,女性,31 岁,孕足月胎膜早破,自然分娩后第 3 天,体温 38.8℃,下腹痛,恶露血性浑浊有臭味,宫底平脐,压痛明显,宫旁压痛较重。血常规:WBC 15.8×10⁹/L,N 0.80。

1. 最可能的诊断是什么?
2. 诊断依据是什么?
3. 应如何治疗?

参考答案

1. **诊断** 产褥感染(急性子宫内膜炎及子宫肌炎)。结合病史、症状及查体考虑急性子宫内膜炎及子宫肌炎。病原体经胎盘剥离面侵入,扩散到子宫蜕膜称子宫内膜炎,侵及子宫基层称为子宫肌炎。表现为发热、恶露多有臭味、下腹痛及压痛、白细胞增高。

2. **诊断依据** ①胎膜早破、自然分娩后第 3 天;②下腹痛,恶露血性浑浊有臭味;③体温 38.8℃,宫底平脐,压痛明显,宫旁压痛较重;④WBC 15.8×10⁹/L,N 0.80。

3. **治疗** 一般治疗:支持疗法,加强营养,补充维生素,增强全身抵抗力,纠正水、电解质失衡,取半卧位,以利于恶露引流,使炎症局限于盆腔内。抗生素治疗:因恶露有臭味,考虑有厌氧性链球菌感染可能,故除选广谱高效抗生素外应加用甲硝唑治疗。

病例 2-10-3

患者,剖宫产分娩一活女婴,10 天后寒战高热,恶露增多有臭味,右下肢持续痛 2 天。体格检查:体温 39.0℃,脉搏 110 次/分,血压 120/80mmHg,右下肢压痛、水肿,皮肤紧张发白。

1. 最可能的诊断是什么?

2. 诊断依据是什么?

3. 需做何种检查协助诊断?

4. 应如何治疗?

参考答案

1. 诊断 产褥感染(右下肢血栓性静脉炎)。厌氧性细菌侵及子宫静脉、卵巢静脉、髂内静脉及阴道静脉,促成凝血。症状:寒战高热反复发作,产后 1～2 周多见。局部检查易与盆腔结缔组织炎鉴别。下肢血栓性静脉炎表现为弛张热、下肢持续性疼痛,局部静脉压痛,称"股白肿"。

2. 诊断依据 ①剖宫产术后 10 天出现寒战高热;②恶露增多有臭味;③右下肢持续疼痛 2 天;④查体:体温 39℃,右下肢压痛、水肿,皮肤紧张发白。

3. 需要做的检查 彩超多普勒检查可协助诊断,行血细菌培养＋药物敏感试验。

4. 治疗 一般治疗:支持疗法,加强营养,补充维生素,增强全身抵抗力,纠正水、电解质失衡,应用大量广谱抗生素同时,加用肝素、尿激酶等溶栓药,用药期间监测凝血功能,口服双香豆素、阿司匹林等,也可用活血化瘀中药治疗。

病例 2-10-4

患者,女性,37 岁,G_1P_0,孕 39 周,胎膜已破 3 天,临产 2 天,胎动消失半天,由乡镇卫生院转来。体检:体温 39.9℃,脉搏 124 次/分,血压 90/60mmHg,胎位 LOA,S＋2,胎心 110 次/分。胎儿检测晚期减速。宫体压痛,尿色清,宫口开张 2cm。实验室检查:WBC 2.2×10^9/L,N 0.95,L 0.05。入院后抗感染同时立即行剖宫产分娩,产后 24 小时,产妇寒战,高热,体温高达 41℃,心率 140 次/分,血压 45/15mmHg,子宫压痛,下腹反跳痛,用升压药无效。

1. 最可能的诊断是什么?

2. 诊断依据是什么?

3. 应如何治疗?

参考答案

1. 诊断 ①宫内孕 39 周,G_1P_1,枕位产后;②高龄初产;③胎膜早破;④产时感染;⑤胎儿宫内窘迫;⑥产褥感染;⑦感染性休克。

2. 诊断依据 ①产妇,37 岁,G_1P_0,孕 39 周,胎膜已破 3 天。②体温 39.9℃,胎心 110 次/分。胎儿检测晚期减速。宫体压痛,WBC 2.2×10^9/L,N 0.95。③产后 24 小时,产妇寒战,高热,体温高达 41℃,心率 140 次/分,血压 45/15mmHg,子宫压痛,下腹反跳痛,用升压药无效。

3. 治疗 抗休克、抗感染同时行子宫切除术。

临床思维:产褥感染

产褥感染是指分娩时及产褥期生殖道受到病原体感染,引起局部和全身的炎症变化应于产褥病率鉴别。产褥病率(puerperal morbidity)指分娩 24 小时以后的 10 日内口表每测量 4 次,体温有 2 次达到或超过 38℃。产褥病率的大部分原因是产褥感染,但也包括生殖道以外的感染,如乳腺炎、上呼吸道感染、尿路感染。

【诱因】

1. 分娩因素 分娩降低或破坏生殖道的防御功能和自净作用,增加病原体侵入生殖道的机会。

2. 产妇自身因素 产妇体质虚弱、孕期贫血、胎膜早破、产科手术操作、产程延长、产后出血过多等。

感染来源:内源性和外源性感染。β-溶血性链球菌中 B 族链球菌是外源性感染的主要致病菌;厌氧性链球菌常与大肠埃希菌混合感染,产生臭味;大肠埃希菌是菌血症和感染性休克最常见的病原菌;厌氧类杆菌有加速血液凝固的特点,可引起感染临近部位血栓性静脉炎。

【临床表现】 发热、疼痛、异常恶露为产褥感染三大主要症状。产褥早期发热的最常见原因是脱水,但在 2~3 日低热后突然出现高热,应考虑感染可能。由于感染部位、程度、扩散范围不同,其临床表现也不同。依感染发生部位分为会阴、阴道、宫颈、腹部伤口、子宫切口的局部感染,急性子宫内膜炎,急性盆腔结缔组织炎、腹膜炎,血栓静脉炎,脓毒血症及败血症。

【处理】

1. 一般治疗 支持疗法,加强营养,补充维生素,增强全身抵抗力,纠正水、电解质失衡,病情严重或贫血者,多次少量输新鲜血或血浆,以增加抵抗力。取半卧位,利于恶露引流或使炎症局限于盆腔。

2. 抗生素治疗 药敏试验选广谱高效抗生素,中毒症状严重者,短期给肾上腺皮质激素。

3. 引流通畅 会阴伤口或腹部切开感染,及时行局部切开引流,盆腔脓肿可经腹部或后穹隆切开引流。胎盘胎膜残留引起感染者,应抗感染同时清除宫腔内残留组织。患者急性感染伴发高热,应有效控制感染和体温下降以后再彻底刮宫。避免因刮宫引起感染扩散和子宫穿孔。

4. 血栓性静脉炎 对于血栓性静脉炎,在应用大量抗生素同时,加用肝素、尿激酶等溶栓药。子宫严重感染,经积极治疗无效,炎症继续扩展,出现不能控制的出血、败血症或脓毒血症时,应及时行子宫切除术,清除感染源,抢救患者生命。

复 习 题

单选题

1. 导致产褥病率的主要原因是(　　)

    A. 手术切口感染　　　　B. 乳腺炎　　　　C. 上呼吸道感染

    D. 尿路感染　　　　E. 产褥感染

2. 严重的产褥感染可形成"冰冻骨盆"的是(　　)

    A. 急性子宫内膜炎　　　　B. 急性子宫肌炎　　C. 急性输卵管炎

    D. 急性盆腔结缔组织炎　　　　E. 急性盆腔腹膜炎

3. 引起产褥感染最常见的病原菌为(　　)

    A. 产气荚膜杆菌　　　　B. 大肠埃希菌　　　　C. 厌氧链球菌

    D. 金黄色葡萄球菌　　　　E. 阴道杆菌

4. 产褥病率的定义是(产后每 4 小时测体温一次)(　　)

A. 分娩 24 小时后体温两次大于或等于 38℃者

B. 产后 24 小时至 10 天内体温两次大于或等于 38℃者

C. 产后 1 个月内体温两次大于或等于 38℃者

D. 产后 10 天内体温两次大于或等于 38℃者

E. 产褥期内体温两次大于或等于非孕月，宫口未开

参考答案

1. E   2. D   3. B   4. B

（许　敏　赵　薇）

第十一章 羊 水 过 多

病例 2-11-1

患者,女性,27 岁,G_2P_0,孕 34 周,近几周自觉腹部增大明显,无明显呼吸困难,查体时见腹部膨隆明显,触诊皮肤张力大,胎位不清,胎心音听不清。

1. 该孕妇可能的诊断是什么?

2. 必要的检查有哪些?

3. 如何正确处理该孕妇?

参考答案

1. 可能的诊断　①宫内孕 34 周,G_2P_0;②羊水过多?

2. 必要的检查　B 超、血糖及 AFP、夫妻血型及抗体效价。

3. 处理　①若羊水过多合并胎儿畸形,则及时引产,终止妊娠;②若胎儿正常,因胎儿尚小,孕周 34 周,给予促胎肺成熟,尽量延长孕周处理;③若孕妇为妊娠期糖尿病,则还要给予控制血糖处理;④如果为母儿血型不合,给予相应处理。

病例 2-11-2

患者,女性,32 岁,G_3P_2,因宫内孕第 3 胎 32 周,B 超提示羊水过多入院。孕妇平素月经规律,孕 2^+ 月出现少量阴道流血,经保胎治疗好转,孕 4 月自觉胎动,孕 6 月始感腹部膨大,明显大于妊娠月份,宫高 30cm,腹围 96cm。B 超检查:胎儿大小与孕周符合,未见胎儿畸形,羊水最大暗区垂直深度 7.1cm,未予处理。观察 1 个月后查:宫高 35cm,腹围 103cm,B 超检查提示羊水最大暗区垂直深度 10.2cm,胎儿未见畸形,大小与孕周相符。孕妇既往体健,9 年前早产一女婴,现体健。7 年前孕足月自然分娩一个男婴,产后 2 小时不明原因死亡。产科情况:宫高 35cm,腹围 103cm,胎位不清,胎心率 144 次/分,较遥远,先露高浮,胎膜未破,无宫缩,估计胎儿体重 2400g。实验室检查:尿糖(+);空腹血糖 5.6mmol/L;血型 Rh(−),A 型;B 超提示:胎位 ROT,双顶径 8.3cm,羊水指数 31.6cm,胎盘 II 级,位于子宫后壁,未见明显胎儿畸形。

1. 该孕妇可能的诊断是什么?

2. 该患者羊水过多的诊断依据是什么?

3. 考虑该患者羊水过多的病因是什么?

4. 需要做哪些辅助检查来确定病因?

参考答案

1. 可能的诊断　①宫内孕 32 周,G_3P_2;②羊水过多;③妊娠合并糖尿病;④母儿血型不合?

2. 诊断依据　①孕 6 月始感腹部膨大,明显大于妊娠月份,宫高 30m,腹围 96cm;②观察 1 个月后查:宫高 35m,腹围 103cm,B 超提示羊水最大暗区垂直深度 10.2cm;③入院后 B 超提示羊水指数 31.6cm。

3. 羊水过多的病因　①妊娠合并糖尿病;②母儿血型不合。

4. 需要做的辅助检查 ①该患者空腹血糖虽然不高,仍应该行糖耐量试验以确诊是否为妊娠合并糖尿病;②该患者为 Rh(一)血型,且有不明原因死胎史,应该进一步查抗体效价,B 超监测有无胎儿及胎盘水肿。

病例 2-11-3

患者,女性,初产妇,30 岁。宫内孕 32 周,因 B 超发现羊水过多、无脑儿入院。入院查体一般情况可,腹膨隆,张力大,胎心 140 次/分。B 超提示无脑儿,羊水指数(AFI)38.5cm。该患者应如何处理?

参考答案

羊水过多合并胎儿畸形,一旦确诊胎儿畸形,需及时终止妊娠,通常采用人工破膜引产。破膜时需注意:①高位破膜,让羊水缓慢流出,避免宫腔内压突然降低而引起胎盘早剥;②羊水流出后,腹部置沙袋维持腹压,以防休克;③手术操作过程中,须严密监测孕妇血压、心率变化;④注意阴道流血及宫高变化,以便及早发现胎盘早剥。宫腔内压力降低后,可考虑静脉滴注缩宫素引产。也可经腹羊膜腔穿刺放出适量羊水后,行依沙吖啶引产。

病例 2-11-4

患者,初产妇,29 岁,孕 36 周,G_2P_0,双胎,因 1 周来腹部迅速增大,持续性腹部胀痛伴气短、心悸、不能平卧 2 天入院。查体:心率 102 次/分,呼吸 32 次/分,血压 120/80mmHg,下肢水肿(++),宫底耻骨联合上 40cm,腹围 106cm,胎心未听清,B 超提示羊水指数(AFI)24cm。

1. 该孕妇可能的诊断是什么?
2. 考虑该患者羊水过多的病因是什么?
3. 该孕妇容易发生哪些并发症?

参考答案

1. 可能的诊断 ①宫内孕 36 周,G_2P_0;②双胎;③羊水过多。
2. 羊水过多的病因 双胎,双胎妊娠羊水过多的发生率约为单胎妊娠的 10 倍。
3. 并发症 该孕妇容易发生胎膜早破、早产、脐带脱垂、胎盘早剥、妊娠高血压疾病、产后出血、胎儿窘迫等并发症。

临床思维:羊水过多

正常妊娠时羊水量随孕周增加而增多,最后 2～4 周开始逐渐减少,妊娠足月时羊水约 1000ml(800～1200ml),凡妊娠任何时期内羊水量超过 2000ml 者,称为羊水过多(polyhydramnios)。

【病因】 发现羊水过多首先应该找出原因。

1. 胎儿畸形 中枢神经系统和上消化道畸形最常见。

2. 多胎妊娠 双胎妊娠羊水过多的发生率约为单胎妊娠的 10 倍。

3. 孕妇和胎儿的各种疾病 如糖尿病、ABO 或 Rh 血型不合,胎盘脐带病变(如胎盘绒毛血管瘤、巨大胎盘、脐带帆状附着)。孕妇患妊娠期高血压疾病、急性病毒性肝炎、重度贫血时均易发生羊水过多。

4. 特发性羊水过多 约占 30%,不合并任何孕妇、胎儿或胎盘异常,其原因不明。

【临床表现及诊断】

1. 临床表现

(1)急性羊水过多:较少见。多发生在妊娠20～24周。羊水急速增多,子宫于数日内明显增大,产生一系列压迫症状。孕妇感腹部胀痛,行动不便,表情痛苦,因横膈抬高,出现呼吸困难,甚至发绀,不能平卧。检查见腹壁皮肤紧绷发亮,严重者皮肤变薄,皮下静脉清晰可见。巨大子宫压迫下腔静脉,影响静脉回流,出现下肢及外阴部水肿及静脉曲张。子宫明显大于妊娠月份,胎位不清,胎心遥远或听不清楚。

(2)慢性羊水过多:较多见。多发生在妊娠晚期,数周内羊水缓慢增多,症状较缓和,孕妇多能适应,仅感腹部增大较快,临床上无明显不适或仅出现轻微压迫症状,如胸闷、气急,但能忍受。测量子宫长度及腹周大于同期妊娠,腹壁皮肤发亮、变薄。触诊时感子宫张力大,有液体震颤感,胎位不清,胎心遥远。

2. 辅助检查 羊水过多的确诊依靠B型超声检查:最大羊水暗区(AFV)>18cm。同时还可发现胎儿畸形。此外,为了确定是否有神经管畸形及糖尿病、母儿血型不合还需要行母血甲胎蛋白含量测定、孕妇血糖和血型的检测。

【对母儿的影响】 羊水过多孕妇容易并发妊娠高血压综合征(妊高征)、胎位异常、早产。破膜后因子宫骤然缩小,可以引起胎盘早剥,破膜时脐带可随羊水滑出造成脐带脱垂。产后因子宫过大容易引起子宫收缩乏力导致产后出血。

【处理】 处理主要根据胎儿有无畸形及孕周、孕妇压迫症状的严重程度而定。羊水过多合并胎儿畸形,一旦确诊及时终止妊娠,多采用人工破膜引产,也可经羊膜腔穿刺放出适量羊水后,注入依沙吖啶50～100mg引产。羊水过多合并正常胎儿孕周不足37周,胎肺不成熟者,应尽量延长孕周,包括羊膜腔穿刺、药物治疗和病因治疗。自觉症状严重应经腹羊膜腔穿刺放羊水,缓解压迫症状。在B超检测下,避开胎盘部位以15～18号腰椎穿刺针,经腹羊膜穿刺放羊水,速度不宜过快,每小时约500ml,一次放羊水量不超过1500ml。穿刺放羊水时,应注意严格消毒预防感染,密切观察孕妇血压、心率、呼吸变化,监测胎心,必要时3～4周后可再次放羊水。如妊娠足月,分娩时注意预防并发症。

复 习 题

单选题

1. 羊水过多可疑神经管发育缺陷的有关检测,下列哪项临床意义最大( )

　A. AFP 　　　　B. HCG 　　　　C. L/S 　　　　D. E/C 　　　　E. E$_3$

2. 羊水过多与下列哪项无关( )

　A. 糖尿病 　　　　　　B. 胎儿畸形 　　　　　　C. AFP异常高 　　　　　　D. 产后出血

　E. 前置胎盘

3. 羊水过多是指妊娠期间羊水量超过( )

　A. 800ml 　　　B. 1000ml 　　　C. 2000ml 　　　D. 2500ml 　　　E. 3000ml

4. 羊水过多的并发症哪些例外( )

　A. 容易并发妊娠期高血压疾病 　　　　　B. 易致胎位异常、早产

　C. 破膜后羊水骤然外流,可致胎盘早剥 　　D. 可导致子宫破裂

　E. 易导致产后出血

5. 正常妊娠38周时的羊水量约为( )

　A. 600ml 　　　B. 800ml 　　　C. 1000ml 　　　D. 1200ml 　　　E. 1500ml

6. 羊水过多正确的是(　　)

  A. 容易感觉到胎动　　　　　　　　B. 常发生在患心脏病的孕妇

  C. 容易合并子痫前期　　　　　　　D. B 型超声检查价值不大

  E. 畸形胎儿多见男婴

7. 诊断羊水过多时,B超显示最大羊水暗区垂直深度(AFV)应超过(　　)

  A. 1cm B. 2cm C. 5cm D. 8cm E. 18cm

8. 慢性羊水过多正确的是(　　)

  A. 多发生在妊娠 20～24 周　　　　　B. 胎儿畸形多见,无脑儿居多

  C. 自觉症状严重　　　　　　　　　D. 破膜后容易发生脐带脱垂

  E. 常并发胎盘早剥

9. 30 岁初孕妇,孕 34 周,羊水过多,孕妇自觉腹胀不适,NST 为反应型,B超未见胎儿畸形。处理原则首选(　　)

  A. 行人工破膜终止妊娠　　　　　　B. 不予处理,继续妊娠

  C. 吲哚美辛治疗,用药 1～4 周　　　D. 羊膜腔穿刺放羊水

  E. 采用高位破膜

参 考 答 案

1. A 2. E 3. C 4. D 5. C 6. C 7. D 8. D 9. D

(许　敏　赵　薇)

第十二章 羊 水 过 少

患者,女性,25 岁,既往身体健康,于 3 年前曾自然分娩一女婴,G_2P_1。因妊娠 42 周,下腹部规律疼痛 2 小时入院。既往月经规律,停经 40^+ 天确认为早孕,孕 4^+ 个月感胎动至今,孕期无阴道流血流液,孕期在外院不定期行产前检查(胎位、胎心、血压)均正常。1 周前行 B 超检查示:单活胎,胎儿双顶径 9.2cm,胎心规律,羊水少,最大羊水平面 2.8cm,胎盘位于宫体后壁,散在少量钙化点。入院后检查:生命体征平稳,心肺听诊未见异常。产科检查:宫高 30cm,腹围 94cm,胎心 140 次/分,宫缩规律,骨盆外测量各径段均在正常范围。肛查:宫颈 9 分,宫开大 4cm,先露头,已入盆,S0。实验室检查:血尿常规均正常,入院当日 B 超提示:单活胎,右枕前位,胎头双顶径 9.1cm,羊水过少,胎体部无羊水,仅胎颈部可见少量羊水,最大羊水平面 1.0cm,胎盘Ⅲ度,有钙化。

1. 该病例的诊断是什么?

2. 诊断依据是什么?

3. 如何处理?

参考答案

1. 诊断　①宫内孕 42 周,G_2P_1,枕位临产;②羊水过少;③过期妊娠。

2. 诊断依据　①孕妇于 3 年前曾自然分娩一女婴,平素月经规律,妊娠已满 42 周。②产科检查:宫高 30cm,腹围 94cm,胎心 140 次/分,宫缩规律,骨盆外测量各径段均在正常范围。肛查:宫颈 9 分,宫开大 4cm,先露头。③B 超提示:胎体部无羊水,仅胎颈部可少量羊水,最大羊水平面 1.0cm。

3. 处理　患者经产妇,胎心正常,宫口已开 4cm,宫颈评分高,估计短期内能终止妊娠。可破膜观察羊水性状,严密监护胎心变化,若出现胎儿宫内窘迫,可阴道助产或剖宫产终止妊娠。

患者,女性,29 岁,G_1P_0。因停经 29^{+3} 周,近 1 周出现不规律腹坠,B 超提示羊水少要求保胎入院。平素月经规律,孕 3 个月时 B 超提示羊水少,未处理。孕 24^{+3} 周复查 B 超示羊水指数:1.9cm。自妊娠以来,无发热、服药、阴道出血史,血压正常。既往体健,无孕产史。婚后 4 年未孕,经查其夫为少精症,治疗后妊娠。此次孕前夫妇性染色体检查,未见异常。体格检查:生命体征平稳,心肺未见异常。产科情况:宫高 22cm,腹围 89cm,臀位,胎心率 144 次/分,阴道分泌物 pH<7,未见阴道出血及流水。肛查:先露臀,S-2,宫口未开,宫颈未消。实验室检查:血尿常规、肝肾功能均未见异常。复查 B 超提示:双顶径 6.5cm,相当孕 26 周,羊水指数 2.0cm,未见胎儿异常。

1. 该病例的诊断是什么?

2. 诊断依据是什么?

3. 如何处理?

参考答案

1. 诊断　①宫内孕 29^{+3} 周,G_1P_0,骶位;②羊水过少;③胎儿生长受限;④珍贵儿。

2. 诊断依据 ①婚后 4 年未孕,经查其夫为少精症,治疗后妊娠;②孕 24^{+3} 周复查 B 超示羊水指数 1.9cm;③停经 29^{+3} 周,近 1 周出现不规律腹坠,B 超提示羊水指数 2cm,故诊断羊水过少;④B 超提示:双顶径 6.5cm,相当孕 26 周,宫高 22cm,小于孕周,故考虑胎儿生长受限。

3. 处理 该病例考虑胎儿生长受限,虽然 B 超未见胎儿畸形,但是并不能排除畸形儿的可能性。该孕妇婚后 4 年未孕,经治疗后妊娠,为珍贵儿,故首先告知夫妇俩人不排除胎儿畸形,可行羊膜腔输液补充羊水,尽量延长孕周。常采用经腹羊膜腔输液,主要目的有两个:①帮助诊断,羊膜腔内输入少量生理盐水,使 B 超扫描清晰度大大提高,利于胎儿诊断;②预防胎肺发育不良,羊水过少时,胎肺内液大量外流,使肺发育受损。具体方法:常规消毒腹部皮肤,在 B 超引导下,避开胎盘行羊膜腔穿刺,以 10ml/min 输入 37℃ 生理盐水 200ml,若未发现明显胎儿畸形,应用宫缩抑制剂预防早产。如发现胎儿畸形,尽早引产。

病例 2-12-3

患者,女性,36 岁,妊娠 38 周,原发不孕史。B 型超声检查提示羊水指数 5cm,胎儿正常。内诊:先露头 S-3,骨盆正常,宫颈 Bishop 评分 4 分。胎心电子监测:基线 140 次/分、NST(-),可见变异减速。

1. 该病例的诊断是什么?

2. 诊断依据是什么?

3. 如何处理?

参考答案

1. 诊断 ①宫内孕 38 周,G$_1$P$_0$,枕位待产;②羊水过少;③高龄初产;④珍贵儿;⑤胎儿窘迫?

2. 诊断依据 ①孕妇,36 岁,妊娠 38 周,原发不孕史;②宫颈 Bishop 评分 4 分,胎心电子监测:基线 140 次/分、NST(-),可见变异减速;③B 型超声检查提示羊水指数 5cm。

3. 处理 剖宫产结束分娩,羊水少、胎儿窘迫? 高龄初产、珍贵儿具备剖宫产指征。

病例 2-12-4

患者,女性,23 岁初孕妇,39 周妊娠,近两周来胎动时常感腹痛。入院查体:宫高 28cm,腹围 85cm,子宫敏感性高,胎位 LSA,胎心 140 次/分。B 超检查:胎儿发育正常,羊水指数 7cm。胎心电子监测:NST(+)。

1. 该病例的诊断是什么?

2. 诊断依据是什么?

3. 如何处理?

参考答案

1. 诊断 ①宫内孕 39 周,G$_1$P$_0$,骶位待产;②羊水过少。

2. 诊断依据 ①初孕妇,39 周妊娠,近两周来胎动时常感腹痛;②查体:宫高 28cm,腹围 85cm,子宫敏感性高,胎位 LSA,胎心 140 次/分;③B 超检查:胎儿发育正常,羊水指数 7cm。胎心电子监测 NST(+)。

3. 处理 立即剖宫产,患者孕足月,胎位不正,羊水少,无胎儿畸形,虽无胎儿窘迫,但已具备剖宫产指征。

临床思维:羊水过少

妊娠晚期羊水量少于 300ml 者,称为羊水过少(oligohydramnios)。妊娠早、中期的羊水过少,多以流产告终。羊水过少时,羊水呈黏稠、混浊、清绿色。过去认为羊水过少的发生率约为0.1%,但近年由于 B 型超声的广泛应用,羊水过少的检出率为 0.4%～4%,发生率有所增加。羊水过少,严重影响围生儿预后,羊水量少于 50ml,围生儿死亡率高达 88%,应高度重视。

【病因】 羊水过少主要与羊水产生减少或羊水吸收、外漏增加有关。部分羊水过少原因不明。常见原因有:

1. 胎儿畸形 以胎儿泌尿道畸形为主,如肾缺如、肾发育不全、输尿管或尿道梗阻,引起少尿或无尿,导致羊水过少。

2. 胎盘功能减退 如过期妊娠、胎儿生长受限、妊娠期高血压疾病、胎盘退行性变均能导致胎盘功能减退。

3. 羊膜病变 有些学者认为与羊水过少有关。

4. 胎膜早破 羊水外漏速度超过生成速度,导致羊水过少。

5. 孕妇患病 孕妇脱水、血容量不足、血浆渗透压升高及服用某些药物也能引起羊水过少。

【临床表现及诊断】

1. 临床表现 羊水过少临床表现不典型,孕妇于胎动时感腹痛,胎盘功能减退时常有胎动减少,检查见宫高腹围较同期妊娠小,合并胎儿生长受限更明显,有子宫紧裹胎儿感。子宫敏感,轻微刺激可引发宫缩,临产后阵痛明显,且宫缩多不协调。阴道检查发现,羊膜囊不明显,胎膜紧贴胎儿先露部,人工破膜时羊水量极少。

2. B超检查 妊娠晚期羊水最大暗区垂直深度(AFV)≤2cm 为羊水过少,≤1cm 为严重羊水过少。羊水指数(AFI)≤8cm 为可疑羊水过少,≤5cm 诊断为羊水过少。B 超超声检查能较早地发现胎儿生长受限,以及胎儿肾缺如、肾发育不全、输尿管或尿道梗阻等畸形。B 超检查已经成为确诊羊水过少不可缺少的辅助检查方法。

3. 直接测量羊水量 破膜时羊水量少于 300ml 即可诊断为羊水过少。缺点为不能早期诊断。

4. 胎心电子监护仪检查 羊水过少的主要威胁时脐带及胎盘受压,使胎儿储备力减低,NST 呈无反应型,一旦子宫收缩脐带受压加重,出现胎心变异减速和晚期减速。

【对母儿的影响】

1. 对胎儿的影响 羊水过少围生儿发病率和死亡率明显增高。轻度羊水过少围生儿死亡率增高 13 倍,重度羊水过少死亡率增高 47 倍,死因主要是胎儿缺氧发生在妊娠中、晚期,子宫外压力直接作用于胎儿,引起胎儿肌肉骨骼畸形(如斜颈、曲背、手足畸形等)。现已证实,妊娠期间吸入羊水有助于胎肺膨胀及发育,羊水过少可能导致胎儿肺发育不全。可见羊水过少是胎儿危险的重要信号。

2. 对孕妇的影响 手术产率和引产率均增加。

【处理】 根据胎儿有无畸形以及孕周大小选择治疗方案。

1. 羊水少合并胎儿畸形 确诊应尽早终止妊娠,多用经羊膜腔穿刺注入依沙吖啶引产。

2. 羊水过少合并正常胎儿 若妊娠已足月,胎儿储备能力尚好,无明显宫内缺氧,应尽快破膜引产,密切观察产程进展,连续监测胎心变化,观察羊水性状。如合并胎盘功能不良,破膜后若羊水少且黏稠,有严重胎粪污染,同时出现胎儿窘迫,估计短时间内不能结束分娩,应选择剖宫产结束分娩。剖宫产比阴道分娩可明显降低围生儿死亡率。如妊娠未足月,胎肺不成熟,应行增加羊水量期待治疗,延长孕周。经羊膜腔输液解除脐带受压,能使胎心率变异减速发生率、羊水胎粪污染率及剖宫产率降低,提高围生儿存活率。羊膜腔灌注应在 B 超引导下行羊膜腔穿刺,以每分钟 10～15ml 速度输入 37℃的 0.9%氯化钠注射液 200～300ml,同时应用宫缩抑制剂预防流产及早产。

复 习 题

单选题

1. 对于羊水过少的诊治恰当的是(   )
   A. 若合并妊高征应立即终止妊娠
   B. 宫高与腹围和同期妊娠者相比无明显差异
   C. 妊娠晚期可行羊膜腔输液治疗羊水过少
   D. 无论胎儿是否存在畸形都应剖宫产终止妊娠
   E. B超检查可清楚发现羊水与胎体交界面

2. 胎儿畸形引起羊水过少最多见的是(   )
   A. 无脑儿   B. 脊柱裂   C. 腭裂
   D. 胎儿泌尿系统畸形   E. 先天性心脏病

3. 羊水过少是指妊娠晚期羊水量少于(   )
   A. 100ml   B. 200ml   C. 300ml   D. 400ml   E. 500ml

4. 关于羊水过少的处理,错误的是(   )
   A. 若妊娠中晚期可行羊膜腔输液法注入生理盐水
   B. 若妊娠足月应尽快行人工破膜引产
   C. 若破膜后出现胎儿窘迫,估计短时间内不能结束分娩,除外胎儿畸形后,应选择剖宫产
   D. 剖宫产比阴道分娩可明显降低围生儿死亡率
   E. 均需剖宫产终止妊娠

5. 下列哪项与引起羊水过少无关(   )
   A. 胎儿泌尿系统畸形   B. 胎肺发育不全   C. 过期妊娠
   D. 胎儿小肠闭锁   E. 胎儿宫内发育迟缓

6. 羊水过少,下列哪项是错误的(   )
   A. 妊娠晚期,羊水量少于300ml 为羊水过少
   B. 羊水指数法(AFI)以≤5cm 作为诊断羊水过少的绝对值
   C. 羊水过少是胎儿宫内发育迟缓的特征之一
   D. 常与胎儿畸形无关
   E. 产程中常伴有 CST 变异减速的出现

7. 关于羊水过少的处理,哪项不正确(   )
   A. 孕中晚期羊水过少可应用羊膜腔输液法   B. 若妊娠足月,应尽早破膜引产
   C. 若羊水严重胎粪污染,一律剖宫产   D. 刮宫产可降低围产儿病死率
   E. 多次羊膜腔输液可致绒毛膜、羊膜炎

8. 以下哪项是正确的(   )
   A. B超羊水指数>20cm,考虑羊水过多   B. B超羊水指数<10cm,考虑羊水过少
   C. 双胎易造成羊水过少   D. 糖尿病易造成羊水过少
   E. 过期妊娠易造成羊水过多

9. 妊娠晚期羊水量少于300ml 称羊水过少,除哪项外均是可能的病因(   )
   A. 胎儿畸形   B. 过期妊娠   C. 胎儿宫内发育迟缓
   D. 羊膜病变   E. 多次人工流产史

参 考 答 案

1. C 2. D 3. C 4. E 5. D 6. D 7. C 8. A 9. E

(许 敏 赵 薇)

第三篇　妇产科诊疗操作常规

第一章　妇科操作诊疗常规

第一节　盆腔检查

一、检查器械

无菌手套、阴道窥器、鼠齿钳、长镊、子宫探针、宫颈刮板、玻片、棉拭子、消毒液、液状石蜡或肥皂水、生理盐水等。

二、基本要求

盆腔检查的基本要求包括：①检查者应关心体贴被检查者，语言亲切，检查仔细，动作轻柔；②检查前患者应排空膀胱，大便充盈者应先排便或灌肠；③检查者臀下垫单、检查器械，须每次更换，防止交叉感染；④盆腔检查时取膀胱截石位，检查者面向患者，立于患者两脚间，重危者、不宜搬动者在病床或担架上进行；⑤月经期不做检查，若有异常阴道出血，检查前先应消毒外阴；⑥未婚者仅做直肠腹部联合诊，确要做妇科检查应征得本人及家属同意后方可进行；⑦对腹壁肥厚、高度紧张或未婚患者，盆腔检查不满意时，宜肌内注射盐酸哌替啶（度冷丁）或骶管麻醉下进行。

三、检查方法

【外阴部检查】 外阴部检查见图 3-1-1。
①外阴发育及阴毛分布、阴毛多少、有无畸形、水肿、皮炎、溃疡、赘生物、肿块、皮肤黏膜色泽、有无增厚、变薄、萎缩；②用戴消毒手套的右手拇指及食指分开小阴唇，暴露阴道前庭、尿道口、阴道口；③未婚者处女膜完整未破，阴道口勉强可容食指，已婚者阴道口能容两指，经产妇处女膜仅残余痕迹，或见会阴侧切瘢痕；④检查时嘱患者用力向下屏气，观察有无阴道前壁或后壁膨出，有无尿失禁或漏尿。

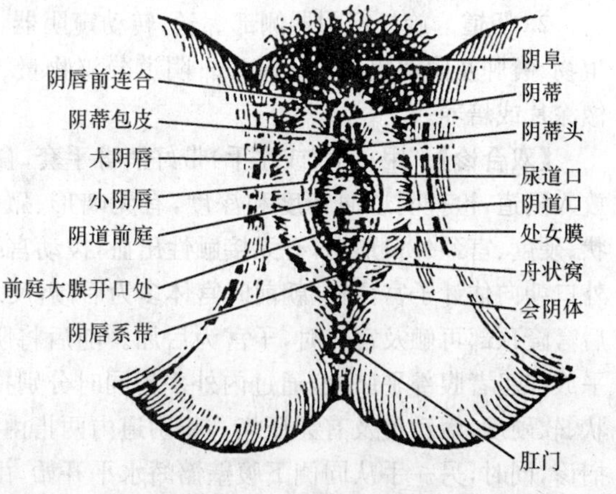

图 3-1-1　外阴部检查

阴唇前连合　阴阜
阴蒂
阴蒂包皮　阴蒂头
大阴唇　尿道口
小阴唇　阴道口
阴道前庭　处女膜
舟状窝
前庭大腺开口处　会阴体
阴唇系带
肛门

【阴道窥器检查】 根据阴道松弛程度选用适当大小的窥阴器，未婚者未经本人同意，禁用窥阴器；先将窥阴器两叶合拢，旋紧其中部螺丝，放松侧部螺丝，用液状石蜡或肥皂液润滑两叶前端；若做宫颈刮片或阴道上 1/3 段涂片细胞学检查，则不宜用润滑剂，以免影响检查结果，必要时可改用生理盐水润滑；置入阴道前先用左手食指和拇指分开两侧小阴唇,暴露阴道口,右手将预先准备好的窥阴器,直接沿阴道侧后壁缓慢插入阴道内,然后向上向后推进,边推进边将两叶转平,并逐张开两叶,直至暴露宫颈为止(图 3-1-2)。

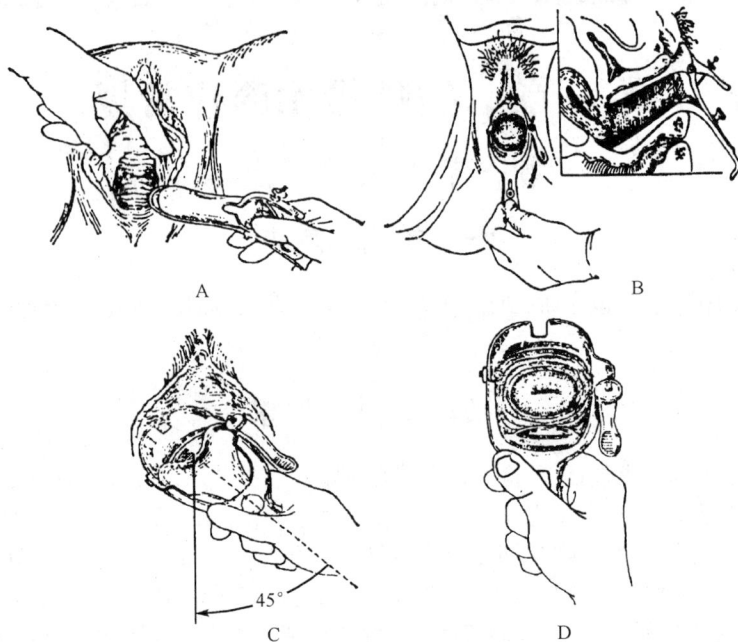

图 3-1-2 阴道窥器检查

【视诊】

1. 宫颈 旋紧窥阴器侧部螺丝,观察宫口大小、色泽、外口形状、有无糜烂、撕裂、外翻、感染、腺囊肿、肿块、宫颈管内有无出血、分泌物。

2. 阴道 旋松窥阴器侧部螺丝,转动窥阴器,观察阴道前后两侧壁黏膜颜色,有无溃疡、赘生物、囊肿及阴道隔等先天畸形。阴道分泌物量、色泽、性状、有无臭味。白带异常者取分泌物做涂片或培养。

【双合诊】 用右手(或左手)带好消毒手套,食、中两指涂润滑剂后,轻轻通过阴道口沿后壁放入阴道,检查阴道通畅度和深度,有无畸形、瘢痕、结节、肿块、有无触痛。扪及宫颈大小、形状、硬度、宫颈外口形态,有无接触性出血,拨动宫颈有无疼痛,宫颈周围穹隆情况。根据宫颈及外口朝向估计子宫位置,朝前时宫体多为后倾,反之多为前倾;宫颈外口朝前且阴道内手指伸达后穹隆顶部可触及宫体时,子宫为后屈。随后将阴道内两指放在宫颈后方,另手掌心朝下手指平放在患者腹部平脐处,通过内外手指同时分别抬举按压,相互协调,扪清子宫的位置、大小、形状、软硬度、活动度及有无压痛。将阴道内两指由宫颈后方移至侧穹隆,尽可能往上向盆腔深部扪诊,同时,另一手从同侧下腹壁髂嵴水平开始,由上往下按压腹壁,与阴道内手指相互对合,以触及子宫附件有无肿块、增厚、压痛。若扪及肿块应注意其位置、大小、形状、软硬度、活动度,与子宫关系,有无压痛(图 3-1-3)。

【三合诊】 即腹部、阴道、直肠联合检查,一手食指放入阴道内,中指放入直肠,另一手放腹部联合检查(图 3-1-4)。弥补双合诊不足,可发现子宫后壁、直肠子宫陷凹、宫骶韧带、盆腔后部病变,癌肿与盆壁关系,阴道直肠隔,骶前或直肠内病变。

【直肠腹部诊】 一手食指伸入直肠,另一手在腹部联合检查,称直肠腹部诊,宜用于未婚、

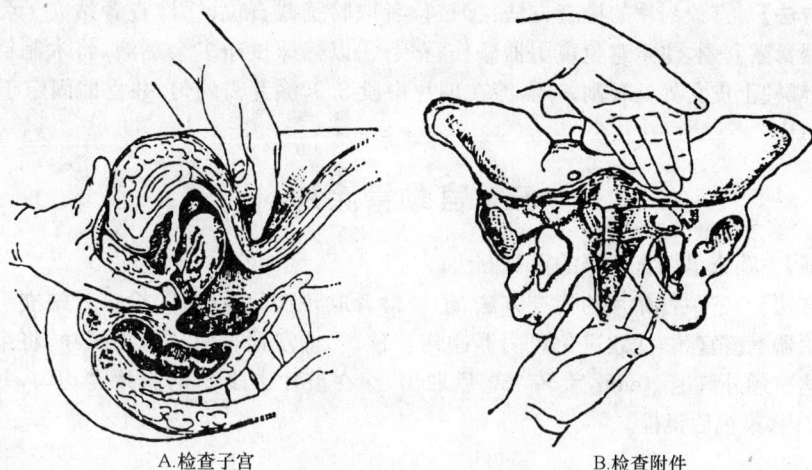

A.检查子宫　　　　　　　　　　　B.检查附件

图 3-1-3　双合诊

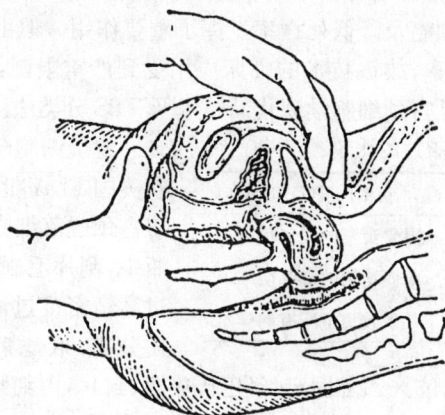

图 3-1-4　三合诊

阴道闭锁或其他原因不宜进行双合诊的患者。

第二节　生殖道细胞学检查

采集标本前 24 小时内,禁止性生活、阴道灌洗及用药。

一、阴道涂片

【适应证】　了解卵巢或胎盘功能。

【检查方法】　阴道涂片的检查方法:①被检者取膀胱截石位;②检查者站立于受检者两腿间;③已婚妇女窥阴器暴露阴道,在阴道侧壁上 1/3 处轻轻刮取黏液及细胞(注意避免将深层细胞混入而影响诊断),薄而均匀涂于玻片上,并立即固定于 95%乙醇内,染色后镜检;④未婚妇女阴道分泌物极少的女性,将消毒棉签蘸生理盐水浸湿,然后伸入阴道在其侧壁上 1/3 处轻卷后取出,在玻片上涂片后固定。

二、宫颈刮片(巴氏染色及分类法)

【适应证】　筛查早期宫颈癌的重要方法。

【检查方法】 宫颈刮片的检查方法：①被检者取膀胱截石位；②检查者站立于受检者两腿间；③窥阴器暴露宫颈，注意避免窥阴器碰伤宫颈；④以棉球拭净多余黏液，将木制铲形小刮板在宫颈外口鳞柱上皮交界处轻刮一周，涂在玻片中段 2/3，涂片需均匀，并立即固定于 95％乙醇内，染色后镜检。

三、宫颈管涂片

【适应证】 筛查早期宫颈癌的重要方法。

【检查方法】 宫颈管涂片的检查方法：①被检者取膀胱截石位；②检查者站立于受检者两腿间；③窥阴器暴露宫颈，注意避免窥阴器碰伤宫颈；④将宫颈表面分泌物拭净，将细胞刷置于宫颈管内，达宫颈外口上 10mm，旋转 360°后取出，涂在玻片中段 2/3，涂片需均匀，并立即固定于 95％乙醇内，染色后镜检。

四、超薄细胞检测技术（TCT）

宫颈涂片筛检异常细胞是肿瘤防治学上最重要的成就之一。巴氏染色及分类法应用半个多世纪以来，为早期诊断宫颈癌及降低死亡率发挥了重要作用。但由于传统巴氏人工阅片会出现较高的假阴性率或假阳性率，故该技术的临床应用受到严重限制，目前在国外已停止使用巴氏人工阅片法，取而代之的是宫颈细胞学现代新技术及 TBS 分类法。

表 3-1-1　两种玻片的比较

传统玻片	新柏氏 TCT 玻片
阻碍观察的血液、黏液和杂质	阻碍观察的成分很少
细胞重叠	薄而均匀的细胞层
约 80％的细胞被丢失	几乎收集了所有的样本

薄层细胞学检测系统（TCT）：1996 年获美国 FDA 批准用于临床。主要方法是将宫颈脱落细胞洗入放有细胞保存液的小瓶中，刮片毛刷在小瓶内搅拌数十秒，再通过高精密度过滤膜过滤后，将标本中的杂质分离，取滤后的上皮细胞制成直径为 20mm 薄层细胞于载玻片上，95％乙醇固定，经巴氏染色、封片，由细胞学专家肉眼在显微镜下阅片，按 TBS 法做出诊断报告。此法对异常细胞诊断率提高了 13％，对低度鳞状上皮以上病变的检出率提高了 65％（表 3-1-1）。

【适应证】 筛查早期宫颈癌的重要方法。

【检查方法】 TCT 的检查方法：①被检者取膀胱截石位；②检查者站立于受检者两腿间；③窥阴器暴露宫颈，注意避免窥阴器碰伤宫颈；④将宫颈表面分泌物拭净，采用塑料扫帚状宫颈刷，收集宫颈和颈管的脱落细胞，将刷上的细胞洗入装有细胞保存液的小瓶中，经滤器滤过黏液和血液后将脱落细胞转移到载玻片上，制成直径 2cm 的薄层细胞涂片，固定染色。

五、宫腔吸片

【适应证】 疑宫腔内有恶性病变。

【检查方法】 宫腔吸片的检查方法：①被检者取膀胱截石位；②检查者站立于受检者两腿间；③常规消毒外阴阴道，窥阴器暴露宫颈；④选取直径 1.5mm 塑料管，一端连干燥消毒的注射器，用大镊子将塑料管的另一端送入腔内达宫底，后上下左右转动方向，同时轻轻抽吸注射器，取出吸管时，停止抽吸，将吸出物涂片、固定、染色。

第三节 女性生殖器官活组织检查

一、外阴活组织检查

【适应证】 适应证包括:①确定外阴色素减退疾病的类型及排除恶变者;②外阴部赘生物或久治不愈的溃疡需明确诊断及排除恶变者;③外阴特异性感染,如结核、尖锐湿疣、阿米巴等。

【禁忌证】 禁忌证包括:①外阴急性化脓性感染;②月经期;③疑恶性黑色素瘤。

【操作步骤】 操作步骤包括:①被检者取膀胱截石位;②常规消毒外阴,铺无菌孔巾;③取材部位以0.5%利多卡因局部浸润麻醉;④小赘生物可自蒂部剪下或用活检钳钳取,局部压迫止血,病灶面积较大者行部分切除;⑤标本置10%甲醛液中固定后送检。

二、阴道活组织检查

【适应证】 适应证包括:①阴道赘生物;②阴道溃疡灶。

【禁忌证】 禁忌证包括:①急性外阴炎;②阴道炎;③宫颈炎;④盆腔炎。

【操作步骤】 操作步骤包括:①被检者取膀胱截石位;②阴道窥器暴露活检部位并消毒;③用活检钳咬取可疑部位组织,表面坏死的肿物,注意要取深层新鲜组织,局部压迫止血,必要时阴道内放置无菌带尾棉球压迫止血,嘱24小时后自行取出;④标本置10%甲醛液中固定后送检。

三、子宫颈活组织检查

【适应证】 宫颈脱落细胞学检查巴式Ⅲ级及以上;疑有宫颈癌或有慢性特异性炎症(如结核、阿米巴等),需进一步明确诊断者。

【操作步骤】

1. 体位 患者取膀胱截石位,以阴道窥器暴露子宫颈,常规消毒。

2. 钳取 先用子宫颈活体组织钳抵住钳取部位,然后再钳取。根据需要作单点或多点钳取。

(1) 单点钳取:若临床已确定为癌症,为明确病理类型或有否浸润,则可单点取材。

(2) 多点钳取:用于病灶不典型,以及宫颈刮片找到癌细胞或可疑癌细胞,须确定病灶性质或程度者,应在多处取材,分别钳取宫颈3、6、9、12点处或2、5、8、11处做四点活检。

3. 固定 将取下的组织放入10%甲醛或95%乙醇中固定,若为多点活检应分别送检。

4. 止血 宫颈局部伤口以消毒纱布压迫止血。若出血活跃则用止血粉(如云南白药、高锰酸钾等)或吸收性明胶海绵压迫塞紧,24小时后取出。

【注意事项】 子宫颈活组织检查需注意:①各种原因引起的阴道炎,均应治疗后再取检;②妊娠期不做活检,避免流产、早产;③不在月经前1周内做活检,以防感染,以月经干净后3～7天为佳。

四、子宫内膜活组织检查

【适应证】 适应证包括:①确定月经失调类型;②检查不孕症的原因;③异常阴道流血或绝经后阴道流血,需排除子宫内膜器质性病变者。

【禁忌证】 禁忌证包括:①急性、亚急性生殖道炎症;②可疑妊娠;③急性严重全身性疾病;④体温＞37.5℃者。

【采取时间及部位】

1. 了解卵巢功能 月经期前 1～2 日取,多在月经来潮 6 小时内取,闭经如能排除妊娠则随时可取。

2. 功能失调性子宫出血者 疑子宫内膜增生症,于月经前 1～2 日或月经来潮 6 小时内取材;疑子宫内膜不规则脱落时,于月经第 5～7 日取材。

3. 原发不孕者 月经来潮前 1～2 日取材。

4. 疑有子宫内膜结核者 于经前 1 周或月经来潮 6 小时内诊刮。诊刮前 3 日及术后 4 日予抗结核病药,以防诊刮引起结核病灶扩散。

5. 疑有子宫内膜癌者 随时可取。

【操作步骤】 排尿后受检者取膀胱截石位,查明子宫大小及位置。常规消毒外阴,铺无菌孔巾,阴道窥器暴露宫颈,碘酒、酒精消毒宫颈及宫颈外口。以宫颈钳夹持宫颈前唇或后唇,用探针测量宫颈管及宫腔深度。取小刮匙,将刮匙送达宫底部,自上而下沿宫壁刮取,夹出组织,置于无菌纱布上,术毕取下宫颈钳。收集全部组织固定于 10% 甲醛液中送检。申请单注明末次月经时间。

第四节 妇科常用的穿刺检查
一、经腹壁腹腔穿刺

【禁忌证】 禁忌证包括:①疑有腹腔内严重粘连者;②疑为巨大卵巢囊肿者。

【检查方法】 经腹 B 超引导下穿刺,需膀胱充盈;经阴道 B 超指引下穿刺则术前排空膀胱。腹腔积液量多或囊内穿刺时,患者取仰卧位;液量少取半卧位或侧卧位。穿刺点一般选择在脐与左髂前上棘连线中外 1/3 交界处,囊内穿刺点宜在囊性感明显部位。常规消毒穿刺区皮肤,铺无菌孔巾,术者戴无菌手套。穿刺一般不需麻醉,对于精神过度紧张者,0.5% 利多卡因局部麻醉,深达腹膜。7 号穿刺针从选定点垂直刺入腹腔,穿透腹膜时有落空感,拔去针芯,见有液体流出,用注射器抽出适量液体送检。若需放腹水则接导管,导管另一端连器皿。操作结束,拔出穿刺针,局部压迫 5 分钟,再次消毒,覆盖无菌纱布固定。

【结果判定】

1. 血液

(1) 新鲜血液:放置后迅速凝固,为刺伤血管,应改变穿刺针方向或重新穿刺。

(2) 陈旧性血液:放置 10 分钟以上不凝固表明有腹腔内出血,见于异位妊娠、卵巢黄体破裂或其他脏器破裂如肝、脾破裂等。

(3) 小血块或不凝固陈旧性血:多见于陈旧性宫外孕。

(4) 巧克力色黏稠液体:多见于卵巢子宫内膜异位囊肿破裂。

2. 脓液性质 脓液黄色、黄绿色、淡巧克力色、质稀薄或脓稠,有臭味。提示盆腔及腹腔有化脓性病变或脓肿破裂。

3. 炎性渗出液粉红色、淡黄色浑浊液体 提示盆腔及腹腔内有炎症。

4. 腹水有血性、浆液性、黏液性等 应送常规化验,肉眼血性腹水,多疑为恶性肿瘤,应行癌细胞检查。

【注意事项】 经腹壁腹腔穿刺需注意:①严格无菌操作,以免腹腔感染;②控制针头进入深度,以免损伤腹腔脏器;③大量放液时,放液速度不宜过快,放液不应超过 1000ml,一次放液不应超过 4000ml,注意严密观察血压、脉搏、呼吸等生命体征,若出现休克症状,立即停止放腹水;④术后卧床休息 8～12 小时,给予抗生素预防感染。

二、经阴道后穹隆穿刺术

【适应证】　适应证包括：①明确直肠子宫陷凹积液性质，或贴近后穹隆的肿块性质；②超声介导下可经后穹隆穿刺取卵。

【操作步骤】　排尿或导尿后取膀胱截石位，估计积液量少者可取半卧位。外阴、阴道常规消毒，覆以无菌洞巾。常规行妇科检查。窥阴器暴露宫颈及阴道后穹隆，再次消毒阴道、宫颈及穹隆。用宫颈钳夹持宫颈后唇向上、向前牵引，充分暴露阴道后穹隆。用 16～18 号穿刺针接 10ml 注射器，在后穹隆中点或后穹隆最膨隆处，取与宫颈平行方向快速刺入 2～3cm，有落空感后抽吸，边抽吸边拔出针头（见第一篇第一章第一节图 1-1-4）。若为肿物，则选择最突出或囊性感最明显部位穿刺。抽吸完毕，拔针。若穿刺点有渗血，可用无菌纱布压迫片刻，血止后取出窥阴器。

【结果判断】　抽出鲜血放置 4～5 分钟，血液凝固为血管内血液；若放置 6 分钟以上不凝固，则为腹腔内出血。多见于异位妊娠破裂或流产、黄体破裂、子宫穿孔或破裂，其他脏器如肝、脾等破裂。抽出淡黄或淡红色微混浊液体，为炎性渗出液，见于急性盆腔炎或急性阑尾炎。抽出脓液，则为盆腔脓肿或阑尾脓肿。抽出血性腹水，多为恶性肿瘤如卵巢癌等。抽出草黄色或草绿色混浊多泡沫液体，为盆腹腔结核。抽出清亮淡黄色液体，见于卵巢黄体囊肿、黄素囊肿等。抽出巧克力色稠厚液体，为巧克力囊肿破裂。

三、经腹壁羊膜穿刺

【适应证】　适应证包括：①抽取羊水供临床分析诊断；②注入药物或生理盐水用于治疗。

【禁忌证】

1. 用于产前诊断时　①孕妇曾有流产征兆；②术前 24 小时内两次体温在 37℃ 以上。

2. 用于羊膜腔内注射引产时　①心、肝、肾、肺疾患在活动期或功能严重异常；②各种疾病的急性阶段；③有急性生殖道炎症；④术前 24 小时内两次体温在 37℃ 以上。

【术前准备】

1. 孕周选择　胎儿异常引产者，宜在孕 16～26 周内；产前诊断者，宜在孕 16～22 周内。此时，子宫轮廓清楚，羊水量相对较多，不易伤及胎儿，且羊水细胞易存活，培养成功率高。

2. 穿刺点选择　助手固定子宫，于宫底下 2～3 横指中线或两侧选择囊性感明显部位作为穿刺点。

3. B 超定位穿刺点

4. 中期妊娠引产术前准备　测血压、脉搏、体温，全身检查及妇科检查，注意有无盆腔脓肿、子宫畸形及宫颈发育情况。三大常规，出凝血、肝功能。会阴备皮。

【操作步骤】　孕妇排尿后取仰卧位。腹部穿刺点皮肤常规消毒，铺无菌孔巾。0.5% 利多卡因行局部浸润麻醉。用 22 号或 20 号腰穿针垂直刺入腹壁，穿刺阻力第一次消失，表示进入腹腔，继续进针又有阻力表示进入宫壁，阻力再次消失表示已达羊膜腔。拔出针芯有羊水溢出。抽取所需羊水量或直接注药。术毕，将针芯插入穿刺针内，迅速拔针，敷以无菌干纱布，加压 5 分钟后胶布固定。

【注意事项】　经腹壁羊膜穿刺需注意：①严格无菌操作，以防感染；②穿刺针应细，进针不可过深、过猛，穿刺最多不得超过两次；③穿刺前应查明胎盘位置，勿伤及胎盘；④抽不出羊水：针被羊水中有形物质阻塞，用有针芯的穿刺针可避免，有时穿刺方向、深度稍加调整，即可抽出羊水；⑤抽出血液：出血可来自腹壁、子宫壁、胎盘或刺伤胎儿血管，应立即拔出穿刺针并压迫穿刺点，加压包扎，若胎心无明显变化，1 周后再行穿刺；⑥受术者必须住院观察。

第五节　诊断性刮宫与分段刮宫

【适应证】　适应证包括：①子宫异常出血或阴道排液，疑为子宫内膜癌或宫颈癌者；②月经失调，如功血或闭经，需了解子宫内膜变化及对性激素的反应；③不孕症，需了解有无排卵或疑有子宫内膜结核者；④因宫腔内有组织残留或功血长期多量出血时，刮宫不仅有助于诊断，还有止血效果。

【操作步骤】　一般不需麻醉。排尿后取膀胱截石位。外阴、阴道常规消毒，覆以无菌洞巾。常规行妇科检查，了解子宫大小及位置。窥阴器暴露宫颈，再次消毒宫颈及宫颈管。用宫颈钳夹持宫颈前唇或后唇。子宫探针探子宫方向及宫腔深度，若宫颈内口过紧，可用宫颈扩张器扩张至小刮匙能进入为止。阴道后穹隆处置盐水纱布一块，以刮匙顺序刮取宫腔内组织，特别注意刮宫底及两侧宫角处，取下纱布上的全部组织送病理。查看无活动性出血，术毕。为排除子宫内膜癌，应做分段诊刮：①先不要探查宫腔深度，以免将宫颈管组织带入宫腔混淆诊断；②先以小刮匙自宫颈内口至外口顺序刮一周，刮取宫颈管组织后，再探宫腔并刮取子宫内膜；③刮出宫颈管及宫腔组织分别装瓶、固定，送病检。

【注意事项】　诊断性刮宫与分段刮宫需注意：①不孕症或功血患者，应选在月经前或月经来潮 12 小时内刮宫，以判断有无排卵或黄体功能不足；②主要并发症是出血、子宫穿孔、感染；③术中若刮出物肉眼观察高度怀疑为癌组织时，不应继续刮宫，以防出血及癌扩散，否则应全面刮宫，以免漏诊；④术后 2 周内禁性生活及盆浴，以防感染。

第六节　宫内节育器放置术

【禁忌证】　禁忌证包括：①妊娠或可疑妊娠者；②人工流产、分娩或剖宫产后有妊娠物残留或感染可能者；③生殖道急性炎症；④生殖器官肿瘤、子宫畸形；⑤宫颈过松、重度陈旧性宫颈裂伤或子宫脱垂；⑥严重的全身性疾患。

【放置时间】　宫内节育器放置时间：①月经干净 3～7 日无性交者；②人工流产后立即放置，但术后宫腔深度 <10cm，也可在术后 1 个月，月经干净 3～7 日放置；③产后 42 天恶露已净，会阴伤口已愈，子宫恢复正常者；④剖宫产后半年放置，哺乳期放置应先排除妊娠；⑤含孕激素IUD 在月经第 3 日放置。

【操作方法】　排尿后取膀胱截石位。外阴、阴道常规消毒，覆以无菌洞巾。常规行妇科检查，了解子宫大小及位置。窥阴器暴露宫颈，再次消毒宫颈及宫颈管。用宫颈钳夹持宫颈前唇或后唇。子宫探针探子宫方向及宫腔深度，若宫颈内口过紧，可用宫颈扩张器扩张至 6 号。含孕激素 IUD，用放置器将节育器推送入宫腔，IUD 上缘需抵达宫底部，带尾丝者在距宫口 2cm 处剪断。观察无出血取出宫颈钳和阴道窥器。

【术后注意事项】　宫内节育器放置术后需注意：①术后休息 3 日，1 周内忌重体力劳动，2周内忌性交及盆浴，保持会阴清洁；②定期进行随访，3 个月内每次月经或排便时注意有无 IUD脱落。

第七节　输卵管通畅检查

一、输卵管通液检查

【适应证】　适应证包括：①不孕症，疑有输卵管阻塞者；②检验和评价输卵管绝育术、输卵管再通术或输卵管成形术的效果；③对输卵管轻度粘连有疏通作用。

【禁忌证】 禁忌证包括:①内外生殖器急性或亚急性炎症;②月经期或有不规则阴道流血;③严重全身性疾病,不能耐受手术;④体温高于 37.5℃。

【术前准备】 月经干净 3～7 天,术前 3 日禁性生活。术前 30 分钟肌内注射阿托品 0.5mg 解痉。患者排空膀胱。

【检查方法】 排尿后取膀胱截石位。常规行妇科检查,了解子宫大小及位置。外阴、阴道常规消毒,覆以无菌巾。窥阴器暴露宫颈,再次消毒宫颈及阴道穹隆。用宫颈钳夹持宫颈前唇,沿宫腔方向置入宫颈导管,并使其与宫颈外口紧贴。用 Y 形管将宫颈导管与压力表、注射器相连,压力表应高于 Y 形管水平,以免液体进入压力表。将注射器与宫颈导管相连,并使宫颈导管内充满生理盐水或抗生素溶液,排出空气后,缓慢推注液体,压力不超过 160mmHg。观察推注时阻力大小、经宫颈注入液体是否回流、患者下腹是否疼痛等。

【结果判定】

1. 输卵管通畅 顺利推注 20ml 生理盐水无阻力,压力<60～80mmHg,或开始稍有阻力,随后阻力消失,无液体回流,患者也无不适感,提示输卵管通畅。

2. 输卵管阻塞 勉强注入 5ml 即感有阻力,压力表见压力持续上升而不下降,患者感下腹胀痛,停止推注后液体又回流至注射器内,表明输卵管阻塞。

3. 输卵管通而不畅 注射液体有阻力,再经加压注入又能推进,说明有轻度粘连已被分离,患者感轻微腹痛。

【注意事项】 输卵管通液检查需注意:①所用生理盐水温度以接近体温为宜,以免液体过冷造成输卵管痉挛;②注入液体时必须使宫颈导管紧贴宫颈外口,防止液体外漏;③术后 2 周禁盆浴及性生活,酌情给予抗生素预防感染。

二、子宫输卵管造影

【适应证】 适应证包括:①了解输卵管是否通畅及其形态、阻塞部位;②了解宫腔形态有无子宫畸形、宫腔粘连、子宫黏膜下肌瘤、子宫内膜息肉及异物等;③不明原因的习惯性流产,应了解有无宫颈内口松弛,宫颈及子宫有无畸形。

【禁忌证】 禁忌证包括:①内、外生殖器急性或亚急性炎症;②严重全身性疾病,不能耐受手术;③妊娠期、月经期;④产后、流产后、刮宫术后 6 周内;⑤碘过敏者。

【术前准备】 月经干净 3～7 天,术前 3 日禁性生活。做碘过敏试验。术前 30 分钟肌内注射阿托品 0.5mg 解痉。术前排空膀胱,便秘者术前行清洁灌肠,使子宫保持正常位置,避免出现外压假象。

【检查方法】

1. 设备及器械 X 线放射诊断仪、子宫导管、阴道窥器、宫颈钳、长弯钳、20ml 注射器。

2. 造影剂 40%碘化油、76%泛影葡胺。

3. 操作步骤

(1) 患者取膀胱截石位,检查子宫大小及位置,外阴、阴道常规消毒,覆以无菌巾。

(2) 窥阴器暴露宫颈,再次消毒宫颈及阴道穹隆,用宫颈钳夹持宫颈前唇,探查宫腔。

(3) 将 40%碘化油充满宫颈导管,排出空气,沿宫腔方向置入宫颈管内,缓缓注入碘化油。

(4) X 线透视下观察碘化油流经宫腔及输卵管情况并摄片,24 小时后再摄盆腔平片,观察腹腔内有无游离碘化油。

(5) 注入碘化油后子宫角圆钝,输卵管不显影,则考虑输卵管痉挛,可保持原位,肌内注射阿托品 0.5mg,20 分钟后再透视、摄片;或停止操作,下次摄片前先用解痉药物。

【结果判定】

1. 正常 宫腔呈倒三角形,双侧输卵管形态柔软,24 小时摄片盆腔内见散在造影剂。

2. 宫腔异常 子宫内膜结核时子宫失去倒三角形形态,内膜呈锯齿状;子宫黏膜下肌瘤可见宫腔充盈缺损;子宫畸形有相应显示。

3. 输卵管异常 输卵管结核显示输卵管形态不规则、僵直或呈串珠状,有时可见钙化点;输卵管积水见远端输卵管气囊状扩张。

【注意事项】 子宫输卵管造影需注意:①碘化油充盈宫颈导管时,必须排尽空气,以免空气进入宫腔造成充盈缺损而误诊;②宫颈导管必须与宫颈外口紧贴,以防碘化油流入阴道内;③宫颈导管不要插入太深,以免损伤子宫或引起子宫穿孔;④注碘化油时用力不可过大,推注不可过快,防止损伤输卵管;⑤透视下发现造影剂进入异常通道,同时患者出现咳嗽,应警惕发生油栓,立即停止操作,取头低脚高位,严密观察;⑥造影后 2 周内禁盆浴及性生活,可酌情用抗生素预防感染。

第八节 阴道镜检查

阴道镜检查就是应用阴道镜将子宫颈、阴道和外阴的黏膜放大一定的倍数,在光源的照射下,观察肉眼所看不到的上皮和血管的变化。

【适应证】

1. 有异常的临床症状和体征 如异常增多的阴道分泌物药物治疗无效、接触性出血、宫颈炎久治不愈等。

2. 阴道细胞学异常 巴氏涂片二级或以上。

3. 临床可疑病灶 临床上肉眼检查发现可疑病灶或不能确诊的新生物。

4. 病理切片可疑 病理切片可疑时可在阴道镜下活检,以提高病理诊断的正确率。

5. 临床与病理不符 临床诊断和病例诊断不符时,可在阴道镜检查的帮助下做出正确的诊断。

6. 宫颈癌前病变、宫颈癌可疑者

7. 宫颈转移癌可疑者

8. 阴道病变 如阴道赘生物、结节等性质不明者。

9. 外阴病变诊断 对外阴瘙痒、外阴色素改变及外阴赘生物性质不明等。

10. 尖锐湿疣的诊断 尤其是诊断亚临床型的病变。

【禁忌证】 阴道镜虽属内视镜的一种,但它不像其他内视镜检查需将镜头放到人体内,它只需在体外对准子宫颈,即可进行检查,非常快速方便,故除非患者无法配合或适逢月经来潮,一般而言几乎没有什么禁忌证。阴道镜检查无绝对禁忌证,其相对禁忌证即镜下活检的禁忌证:①外阴、阴道、宫颈、盆腔急性炎症;②大量阴道流血;③宫颈恶性肿瘤。

【术前准备】 常规询问病史、月经史,以选择合适的检查时间。常规滴虫、真菌、巴氏涂片检查。对可疑感染者,应做阴道、宫颈管分泌物培养,对阳性发现者应先对症治疗。术前 24 小时禁行妇科检查等阴道操作。术前 48 小时禁阴道用药,以免药物黏附于阴道和宫颈表面,影响检查结果。

【检查方法】 阴道镜操作步骤(以宫颈检查为例):患者取膀胱截石位,放置扩阴器,再用消毒纱球轻轻拭去宫颈表面黏液。调节阴道镜目镜屈光度后再调节阴道镜焦距,循序暴露检查部位即移行带区、上皮、血管等处的变化。检查时应于宫颈表面涂 3% 醋酸液,柱状上皮在醋酸的作用下水肿、微白成葡萄状,而鳞状上皮则色泽微微发白而无葡萄状的改变,以此来鉴别宫颈鳞状上皮与柱状上皮。醋酸试验后常规以 1% 碘溶液均匀地涂抹于宫颈表面,柱状上皮不染色,原始鳞状上皮染色呈深棕色,化生的鳞状上皮则根据其化生的成熟程度不同而显示出染色的深浅不一。为了更清晰地观察血管的形态变化可运用绿色滤色镜检查。同时正常的血管在醋酸作用下立刻收缩，而异常血管则无这一变化，以此有助于鉴别血管的性质。

【注意事项】　置入扩阴器避免用润滑剂。扩阴器应在直视下边扩张边置入，避免擦伤宫颈。3‰醋酸试验最佳作用时间 10～20 秒。碘试验帮助初学者避免漏诊。充分暴露颈管避免漏诊。勿忽略转化区内移者。手术时间选择：①怀疑宫颈癌或癌前病变无时间限制；②了解颈管内病变宜于接近排卵期或排卵期；③其他疾病则宜于月经净后 2 周内。

第九节　宫腔镜检查与治疗

宫腔镜检查是应用膨宫介质扩张宫腔，通过光导玻璃纤维束和柱状透镜将冷光源经宫腔镜导入宫腔内，直视下观察宫颈管、宫颈内口、宫内膜及输卵管开口，能够直接窥视宫腔内的生理与病理变化，以便针对病变组织直观准确取材并送病理检查；同时也可在直视下行宫腔内手术治疗。目前比较广泛应用的宫腔镜为电视宫腔镜，经摄像装置将宫腔内图像直接显示在电视屏幕上观看，使宫腔镜检查更方便。

【适应证】

1. 宫腔镜检查适应证　①异常子宫出血；②可疑宫腔粘连；③超声检查的异常宫腔回声及占位病变；④宫内节育器定位及取出；⑤原因不明的不孕；⑥子宫造影异常；⑦复发性流产。

2. 宫腔镜治疗适应证　①子宫内膜息肉；②子宫黏膜下肌瘤；③宫腔粘连分离；④子宫内膜切除；⑤宫腔镜辅助下子宫内膜凝固剥离；⑥子宫纵隔切除；⑦子宫腔内异物取出等。

【禁忌证】

1. 绝对禁忌证　①急性生殖道感染；②心、肝、肾衰竭急性期及其他不能胜任手术者；③近期（3 个月内）有子宫穿孔史或子宫手术史。

2. 相对禁忌证　①宫颈瘢痕，不能充分扩张者；②宫颈裂伤或松弛，灌流液大量外漏者。

【术前准备及麻醉】

1. 检查时间　以月经净后 1 周内为宜，此时子宫内膜处于增生期早期，薄且不易出血，黏液分泌少，宫腔病变易见。

2. 体检及阴道准备　仔细询问病史，进行全身检查、妇科检查、宫颈脱落细胞学及阴道分泌物检查。

3. 术前禁食　患者术前禁食 6～8 小时。

4. 麻醉　宫腔镜检查无需麻醉或行宫颈局部麻醉；宫腔镜手术多采用硬膜腔外麻醉或静脉麻醉。

【操作步骤】

1. 准备　受检者取膀胱截石位，消毒外阴、阴道，铺无菌巾单，阴道窥器暴露宫颈，再次消毒阴道、宫颈，宫颈钳夹持宫颈，探针了解宫腔深度和方向，扩张宫颈至大于镜体外鞘直径半号。接通液体膨宫泵，调整压力至 120～150mmHg，排空灌流管内气体后，以 5％葡萄糖液膨开宫颈，宫腔镜直视下按其宫颈管轴径缓缓插入宫腔，冲洗宫腔内血液至液体清净，调整液体流量，使宫腔内压达到所需压力，宫腔扩展即可看清宫腔和宫颈管。

2. 观察宫腔　先观察宫腔全貌，宫底、宫腔前后壁、输卵管开口，在退出过程中观察宫颈内口和宫颈管。将宫腔镜退出宫颈管。

3. 宫内操作　短时间、简单的手术操作可在确诊后立即施行，如节育环嵌顿、易切除的内膜息肉、内膜活检等。需时间较长、较复杂的宫腔镜手术不宜在局麻下进行。要根据宫腔内病变择期在手术室麻醉下进行。手术前安装好能源，在体外测试后再进入宫腔内操作。

4. 能源　高频电发生器，单极、双极电切及电凝常用于宫腔镜手术治疗。用于宫腔镜手术的能源还有激光和微波。

5. 膨宫液的选择 使用单极电切或电凝时,膨宫液体必须选用非导电的葡萄糖液,双极电切或电凝则可选用0.9%氯化钠溶液,后者可减少过量低渗液体灌注导致的过度水化综合征。

【并发症】 主要包括子宫穿孔、泌尿系及肠管损伤、出血、过度水化综合征、盆腔感染、心脑综合征和术后宫腔粘连等。另外,宫腔镜检查有造成子宫内膜癌细胞播散的危险。

【注意事项】 宫腔镜检查与治疗需注意:①术后数日可有微热,1周内可有少量出血,一般无需处理,可酌情休息3~5天;②术后禁止性生活2周;③损伤:宫颈损伤和子宫穿孔;④出血多见强制扩张宫颈管后,损伤局部小血管造成不必要的出血而影响观察视野,术后出血一般都很少,多在1周内干净;⑤过敏反应;⑥感染;⑦心脑综合征:由于扩张宫颈和膨胀宫腔而导致迷走神经张力增高,表现出于人工流产相同的心脑综合征症状;⑧空气栓塞和气腹:液体膨宫时注入水管内空气未排出及CO_2膨宫时均可引起,表现在气急、胸闷、呛咳等,立即停止操作。

第十节　腹腔镜检查

【适应证】

1. 诊断性腹腔镜 ①怀疑子宫内膜异位症,腹腔镜可观察盆、腹腔尤其是盆腔深处的异位病灶,对可疑病灶活检,并行镜下分期,是诊断子宫内膜异位症的准确方法;②了解腹盆腔肿块性质、部位或取活检诊断;③不明原因急、慢性腹痛和盆腔痛;④对不孕、不育患者可明确或排除盆腔疾病,判断输卵管通畅情况,明确输卵管阻塞部位,观察排卵状况,判断生殖器有无畸形;⑤计划生育并发症的诊断:包括寻找及取出异位节育环、确诊吸宫术或取环术导致的子宫穿孔或腹腔脏器损伤。

2. 手术性腹腔镜 ①输卵管妊娠行输卵管切开去除胚胎术或输卵管切除术或输卵管部分切除手术;②输卵管系膜囊肿剔除;③输卵管因素的不孕症(输卵管粘连、积水等)行分离粘连整形、输卵管造口术,还可行绝育术后输卵管端端吻合术;④卵巢良性肿瘤可行肿瘤剥离术、患侧卵巢或附件切除术,但巨大卵巢肿瘤不宜行腹腔镜手术;⑤多囊卵巢综合征患者行卵巢打孔术;⑥子宫肌瘤行肌瘤剥除、子宫切除及腹腔镜辅助的阴式子宫切除等手术;⑦盆腔子宫内膜异位症行病灶电凝或切除,剥除卵巢巧克力囊肿,分离粘连等;⑧行盆腔脓肿引流,增加抗生素疗效,缩短应用抗生素的时间;⑨双侧输卵管结扎术。

【禁忌证】

1. 绝对禁忌证 ①严重心肺功能不全;②凝血系统功能障碍;③绞窄性肠梗阻;④大的腹壁疝或脐疝;⑤腹腔内广泛粘连;⑥弥漫性腹膜炎;⑦腹腔内大出血。

2. 相对禁忌证 ①既往有下腹部手术史或腹膜炎病史;②过度肥胖或过度消瘦;③盆腔肿块过大,超过脐水平;④妊娠>16周。

【术前准备】 详细采集病史准确掌握诊断性或手术性腹腔镜指征。术前检查同一般妇科腹部手术。但对患者应进行腹腔镜手术前的心理指导,使其了解其优越性及局限性,取得必要时由腹腔镜转为剖腹手术的允诺。肠道、阴道准备同妇科腹部手术。腹部皮肤准备尤应注意脐孔的清洁。体位在手术时需头低臀高并倾斜15°~25°,使肠管滑向上腹部,以暴露盆腔手术野。

【麻醉选择】 诊断性腹腔镜可选用局麻或硬膜外麻醉,手术腹腔镜多采用气管内插管静脉全麻。

【操作步骤】

1. 准备工作 常规消毒腹部及外阴、阴道,放置导尿管和举宫器(无性生活史者不用举宫器)。

2. 体位 人工气腹患者先取平卧位,根据套管针外鞘直径切开脐孔下缘皮肤10~12mm,

用布巾钳提起腹壁,与腹部皮肤呈 90°沿切口穿刺气腹针进入腹腔,连接自动 CO_2 气腹机,以 1~2L/min 流速进行 CO_2 充气,当充气 1L 后,调整患者体位至头低臀高位(倾斜度为 15°~25°),继续充气,使腹腔内压力达 12mmHg,拔去气腹针。

3. 放置腹腔 镜用布巾钳提起腹壁,与腹部皮肤呈 90°穿刺套管针,当套管针从切口穿过腹壁筋膜层时有突破感,使套管针方向转为 45°,穿过腹膜层进入腹腔,去除套管针针芯,将腹腔镜自套管针鞘进入腹腔,连接好 CO_2 气腹机,以 20~30L/min 的气体流量进行持续腹腔内充气,整个手术过程维持腹腔内压在 12mmHg,打开冷光源,即可见盆腔视野。

4. 腹腔镜观察 按顺序常规检查盆腔。检查后根据盆腔疾病进行输卵管通液、卵巢活检或病灶活检等进一步检查。如需行腹腔镜手术,在腹腔镜的监测下,根据不同的手术种类选择下腹部不同部位的第 2、3 或 4 穿刺点,分别穿刺套管针,插入必要的器械操作。穿刺时应避开下腹壁血管。

5. 手术操作 基础必须具备以下操作技术方可进行腹腔镜手术治疗:①用腹腔镜跟踪、暴露手术野;②熟悉镜下解剖;③熟悉镜下组织分离、切开、止血技巧;④镜下套圈结扎;⑤熟悉腔内或腔外打结及腔内缝合技巧;⑥熟悉电器械的使用方法,其中单、双极电凝为最常用的电器械,还包括 PK 刀、结扎速血管闭合器和超声刀等器械;⑦用取物袋取出组织物的技巧。

6. 手术操作原则 遵循微创原则,按经腹手术的操作步骤进行镜下手术。

7. 手术结束 用 0.9%氯化钠注射液冲洗盆腔,检查无出血,无内脏损伤,停止充入 CO_2 气体,并放尽腹腔内 CO_2,取出腹腔镜及各穿刺点的套管针鞘,缝合穿刺口。

【并发症及预防处理措施】

1. 出血性损伤

(1)腹膜后大血管损伤:妇科腹腔镜手术穿刺部位邻近后腹膜腹主动脉、髂血管,损伤这些血管患者预后差,应避免此类并发症发生。一旦发生应立即开腹止血,修补血管。腹膜后大血管损伤可见于闭合式穿刺和腹主动脉旁淋巴结和(或)盆腔淋巴结切除手术过程中误伤,开放式或直视下穿刺、熟练的剖腹手术经验、娴熟的腹腔镜手术技巧和熟悉腹膜后血管解剖结构可使损伤几率减少。

(2)腹壁血管损伤:多发生于第 2 或第 3 穿刺部位,可在穿刺过程中使用腹腔镜透视法避开腹壁血管。若损伤,应及时发现并进行缝合,或用气囊导尿管压迫止血。

(3)术中出血:是手术性腹腔镜手术中最常见的并发症,特别是在子宫切除或重度子宫内膜异位症手术中容易发生。手术者应熟悉手术操作和解剖,熟练掌握各种腹腔镜手术的能源设备及器械的使用方法。

2. 脏器损伤 主要指与内生殖器官邻近脏器损伤,如膀胱、输尿管及肠管损伤,多因周围组织粘连导致解剖结构异常、电器械使用不当或手术操作不熟练等所致。若术前考虑腹腔粘连,可先选择微型腹腔镜观察粘连情况,避开粘连部位可减少损伤。

3. 与气腹相关的并发症 包括皮下气肿、气胸和气体栓塞等。皮下气肿是由于腹膜外充气或套管针切口太大或套管针多次进出腹壁使气体进入皮下所致。避免上述因素可减少皮下气肿的发生。如手术中发现胸壁上部及颈部皮下气肿,应立即停止手术。若术后患者出现上腹部不适及肩痛,是 CO_2 对膈肌刺激所致,术后数日内可自然消失。气体栓塞少见,一旦发生有生命危险。主要原因是气腹针穿刺过程中意外地穿入血管,使大量气体进入体循环。因此,在穿刺气腹针时应确认气腹针已进入腹腔内。

4. 其他并发症 ①腹腔镜手术中电凝、切割等能量器械引起的相应并发症;②体位摆放不当导致的神经损伤:如上肢过度外展导致臂丛神经损伤,或膝关节或髋关节过度伸展和硬物直接压迫引起腓神经和坐骨神经损伤等;③腹腔镜切口疝,大于 10mm 直径的穿刺孔,其筋膜层应予以缝合。

第十一节 女性内分泌激素测定

一、下丘脑促性腺激素释放激素(GnRH)测定

(一)GnRH 刺激试验

【原理】 LHRH 对垂体促性腺激素有兴奋作用,给受试者注射外源性 LHRH 后在不同时相抽取血测定促性腺激素含量,以了解垂体功能。垂体功能良好,促性腺激素水平升高;垂体功能不良,则反应性差,促性腺激素水平不升高。

【方法】 上午 8 时静脉注射 LHRH 100μg(溶于 0.9%氯化钠溶液 5ml 中),于注射前和注射后 15 分钟、30 分钟、60 分钟和 90 分钟分别取静脉血 2ml,测定 LH 值。

【结果分析】

1. 正常反应 静注 LHRH 后,LH 值比基值升高 2~3 倍,高峰出现在 15~30 分钟。

2. 活跃反应 高峰值比基值升高 5 倍。

3. 延迟反应 高峰出现时间迟于正常反应出现的时间。

4. 无反应或低弱反应 注入 GnRH 后 LH 值无变动,一直处于低水平或稍有上升但不足 2 倍。

【临床意义】

1. 青春期延迟 GnRH 兴奋试验呈正常反应。

2. 垂体功能减退 希恩综合征、垂体手术或放射治疗垂体组织遭到破坏。GnRH 兴奋试验呈无反应或低弱反应。

3. 下丘脑功能减退 可能出现延迟反应或正常反应。

4. 卵巢功能不全 卵泡刺激素(FSH),LH 值均>30U/L,GnRH 兴奋试验呈活跃反应。

5. 多囊卵巢综合征 LH/FSH 比值≥3,GnRH 兴奋试验呈现活跃反应。

(二)氯米芬试验

【原理】 氯米芬的化学结构与人工合成的己烯雌酚很相似,是一种具有弱雌激素作用的非甾体类的雌激素拮抗剂,在下丘脑可与雌、雄激素受体结合,阻断性激素对下丘脑和(或)腺垂体促性腺激素细胞的负反馈作用,引起 GnRH 释放,用以评估闭经患者下丘脑-垂体-卵巢轴的功能,鉴别下丘脑和垂体病变。

【方法】 月经来潮第 5 日开始每日口服氯米芬 50~100mg,连服 5 日,服药后 LH 可增加 85%,FSH 增加 50%。停药后 LH、FSH 即下降。若以后再出现 LH 上升达排卵期水平,诱发排卵为排卵型反应,排卵一般出现在停药后的第 5~9 日。若停药后 20 日不再出现 LH 上升为无反应。分别在服药第 1、3、5 日测 LH、FSH,第 3 周或经前抽血测孕酮。

【临床意义】

1. 下丘脑病变 下丘脑病变时对 GnRH 兴奋试验有反应,而对氯米芬试验无反应。

2. 青春期延迟 通过 GnRH 兴奋试验判断青春期延迟是否为下丘脑、垂体病变所致。

二、垂体促性腺激素测定

【来源及生理作用】 FSH 和 LH 是腺垂体分泌的促性腺激素,均为糖蛋白,在血中与 α_2 球蛋白、β 球蛋白结合,受下丘脑 GnRH 和雌、孕激素的调节。生育年龄妇女这些激素随月经周期

出现周期性变化。FSH 的生理作用主要是促进卵泡成熟及分泌雌激素。LH 的生理作用主要是促进女性排卵和黄体生成,以促使黄体分泌孕激素和雌激素。

【正常值】 垂体促性腺激素的正常值见表 3-1-2 和表 3-1-3。

表 3-1-2　血 FSH 正常范围(U/L)

测定时间	正常范围
青春期	≤5
正常女性	5～20
绝经后	>40

表 3-1-3　血 LH 正常范围(U/L)

测定时间	正常范围
卵泡期	5～30
排卵期	75～100
黄体期	3～30
绝经期	30～130

【临床应用】

1. 协助判断闭经原因　FSH 及 LH 水平低于正常值,提示闭经原因在腺垂体或下丘脑。FSH 及 LH 水平均高于正常,病变在卵巢。

2. 测定 LH 峰值　可以估计排卵时间及了解排卵情况,有助于不孕症的治疗及研究避孕药物的作用机制。

3. 测定 LH/FSH 比值　如 LH/FSH>3 表明 LH 成高值,FSH 处于低水平,有助于诊断多囊卵巢综合征。

4. 诊断性早熟　有助于区分真性和假性性早熟。真性性早熟有促性腺激素分泌增多引起,FSH 及 LH 呈周期性变化。假性性早熟的 FSH 及 LH 水平较低,且无周期性变化。

三、垂体催乳激素测定

【来源及生理作用】　催乳激素 PRL 是腺垂体催乳激素细胞分泌的一种多肽蛋白激素,受下丘脑催乳激素抑制激素(主要是多巴胺)和催乳激素释放激素的双重调节。PRL 的主要功能是促进乳房发育及泌乳,与卵巢类固醇激素共同作用促进分娩前乳房导管及腺体发育。PRL 还参与机体的多种功能,特别是对生殖功能的调节。

【正常值】　不同时期血 PRL 正常范围为:非妊娠期<1.14mmol/L;妊娠早期<3.64mmol/L;妊娠中期<7.28mmol/L;妊娠晚期<18.20mmol/L。

【临床应用】　闭经、不孕及月经失调者无论有无泌乳均应测 PRL,以除外高催乳激素血症。垂体肿瘤患者伴 PRL 异常增高时,应考虑有垂体催乳激素瘤。PRL 水平升高还见于性早熟,原发性甲状腺功能低下,卵巢早衰,黄体功能欠佳,长期哺乳,神经精神刺激,药物作用(如氯丙嗪、避孕药、大量雌激素、利血平等)因素等;PRL 水平降低多见于垂体功能减退,单纯性催乳激素分泌缺乏症等。

四、雌激素测定

【来源及生理变化】　育龄妇女体内雌激素主要由卵巢产生,孕妇体内雌激素主要由卵巢、胎盘产生,少量由肾上腺产生。妊娠期间胎盘产生大量 E_3,测血或尿中 E_3 水平可反映胎儿胎盘功能状态。幼女及少女体内雌激素处于较低水平,随年龄增长自青春期至成年女性 E_2 水平不断增长。在正常月经周期中,E_2 随卵巢内分泌的周期性变化而波动。卵泡期早期雌激素水平最低,以后逐渐上升,至排卵前达高峰,以后又逐渐下降,排卵后达低点,以后又开始上升,排卵后 7～8 日出现第二个高峰,但低于第一个峰,以后迅速降至最低水平。绝经后妇女卵巢功能衰退,E_2 水平低于卵泡期早期,雌激素主要来自雄烯二酮的外周转化。

表 3-1-4　血 E_1、E_2 参考值（pmol/L）

测定时间	E_2 正常值	E_1 正常值
青春前期	18.35～110.10	62.9～162.8
卵泡期	91.75～275.25	125～377.4
排卵期	734.0～2202.0	125～377.4
黄体期	367.0～1101.0	125～377.4
绝经后	18.35～91.75	

【正常值】　血 E_1、E_2 参考值见表 3-1-4。

【临床应用】

1. 监测卵巢功能测定血 E_2 或 24 小时尿总雌激素水平

（1）判断闭经原因：①激素水平符合正常的周期变化，表明卵泡发育正常，应考虑为子宫性闭经；②雌激素水平偏低，闭经原因可能因原发或继发性卵巢功能低下或受药物影响而抑制卵巢功能，也可见于下丘脑-垂体功能失调、高催乳激素血症等。

（2）诊断无排卵：雌激素无周期性变化，常见于无排卵性功能失调性子宫出血、多囊卵巢综合征、某些绝经后子宫出血。

（3）监测卵泡发育：应用药物诱导排卵时，测定血中 E_2 作为监测卵泡发育、成熟的指标之一，用以指导 HCG 用药及确定取卵时间。

（4）女性性早熟：临床多以 8 岁以前出现第二性征发育诊断性早熟，血 E_2 水平升高 > 275pmol/L 为诊断性早熟的激素指标之一。

2. 监测胎儿-胎盘单位功能　妊娠期 E_3 主要由胎儿-胎盘单位产生，测定孕妇尿 E_3 含量反映胎儿胎盘功能状态。正常妊娠 29 周尿雌激素迅速增加，正常足月妊娠 E_3 排出量平均为 88.7nmol/24h 尿。妊娠 36 周后尿中 E_3 排出量连续多次均 < 37nmol/24h 尿或骤减 30%～40%，提示胎盘功能减退。E_3 < 22.2nmol/24h 尿或骤减 > 50%，提示胎盘功能显著减退。

五、孕激素测定

【来源及生理作用】　人体孕激素由卵巢、胎盘和肾上腺皮质产生。正常月经周期血中孕酮含量：卵泡期极低，排卵后卵巢黄体产生大量孕酮，水平迅速上升，在中期 LH 峰后的第 6～8 日血浓度达高峰，月经前 4 日逐渐下降至卵泡期水平。妊娠时血清孕酮水平随孕期增加而稳定上升，妊娠 6 周内主要来自卵巢黄体，妊娠中晚期则主要由胎盘分泌。孕酮的作用主要是进一步使子宫内膜增厚，血管和腺体增生，利于胚胎着床，防止子宫收缩，使子宫在分娩前处于静止状态，降低母体免疫排斥反应。同时孕酮还能促进乳腺腺泡发育，为泌乳作准备。

【正常值】　血孕酮正常范围见表 3-1-5。

【临床应用】

1. 监测排卵　血孕酮水平 > 15.9nmol/L，提示有排卵。若孕酮水平符合有排卵，而无其他原因的不孕患者，需配合 B 型超声检查观察卵泡发育及排卵过程，以除外黄素化未破裂卵泡综合征（LUFS）。原发性或继发性闭经、无排卵性月经或无排卵性功能失调性子宫出血、多囊卵巢综合征、口服避孕药或长期使用 GnRH 激动剂，均可使孕酮水平下降。

表 3-1-5　血孕酮正常范围

时期	正常范围（nmol/L）
卵泡期	< 3.18
黄体期	15.9～63.6
妊娠早期	63.6～95.4
妊娠中期	159～318
妊娠晚期	318～1272
绝经后	< 3.18

2. 了解黄体功能　黄体期血孕酮水平低于生理值，提示黄体功能不足；月经来潮 4～5 日血孕酮仍高于生理水平，提示黄体萎缩不全。

3. 观察胎盘功能　妊娠期胎盘功能减退时，血中孕酮水平下降。异位妊娠时，孕酮水平较低，如孕酮水平 > 78.0nmol/L（25ng/ml），基本可除外异位妊娠。单次血清孕酮水平

≤15.6nmol/L(5ng/ml),提示为死胎。先兆流产时,孕酮值若有下降趋势有可能流产。妊娠期尿孕酮排出量个体差异较大,难以估计胎盘功能,故临床已很少应用。

4. 孕酮替代疗法的监测 孕早期切除黄体侧卵巢后,应用天然孕酮替代疗法时应监测血清孕酮水平。

六、雄激素测定

【来源及生理变化】 女性体内雄激素来自卵巢及肾上腺皮质。雄激素主要有睾酮、雄烯二酮。睾酮主要由卵巢和肾上腺分泌的雄烯二酮转化而来;雄烯二酮50%来自卵巢,50%来自肾上腺皮质,其生物活性介于活性很强的睾酮和活性很弱的脱氢表雄酮之间。血清中的脱氢表雄酮主要由肾上腺皮质产生。绝经前,血清睾酮是卵巢雄激素来源的标志,绝经后肾上腺皮质是产生雄激素的主要部位。

【正常值】 血总睾酮正常范围见表3-1-6。

【临床应用】 卵巢男性化肿瘤可在短期内出现进行性加重的雄激素过多症状,往往提示肿瘤。多囊卵巢综合征患者血清雄激素可能正常,也可能升高。若治疗前雄激素水平升高,治疗后应下降,可作为评价疗效的指标之一。肾上腺皮质增生或肿瘤时,血清雄激素异常升高。两性畸形的鉴别:男性假两性畸形及真两性畸形,睾酮水平在男性正常范围内;女性假两性畸形则在女性正常范围内。女

表3-1-6 血总睾酮正常范围

测定时期	正常范围(nmol/L)
卵泡期	<1.4
排卵期	<2.1
黄体期	<1.7
绝经期	<1.2

性多毛症测血清睾酮水平正常时,多系毛囊对雄激素敏感所致。应用雄激素制剂或具有雄激素作用的内分泌药物如达那唑等,用药期间有时需做雄激素测定。高催乳激素血症有雄激素过多症状和体征,常规雄激素测定在正常范围者,应测定血清催乳激素水平。

七、人绒毛膜促性腺激素测定

【来源及生理变化】 合体滋养层细胞产生人绒毛膜促性腺激素(HCG),少数情况下肺、肾上腺及肝脏肿瘤也可产生HCG。近年发现血中HCG的波动与LH脉冲平行,在月经中期也有上升,提示HCG由垂体分泌,因此临床分析应考虑垂体分泌HCG的因素。

正常妊娠的受精卵着床时,即排卵后的第6日受精卵滋养层形成时开始产生HCG,约1日后能测到血浆HCG,以后每1.7~2日上升1倍,在排卵后14日约达100U/L,妊娠8~10周达峰值(50 000~100 000U/L),以后迅速下降,在妊娠中晚期,HCG仅为高峰时的10%。由于HCG的α链与LH的α链有相同结构,为避免与LH发生交叉反应,在测定其浓度时,常测定特异的β-HCG浓度。

表3-1-7 不同时期血清 β-HCG 浓度

期别	范围(U/L)
非妊娠妇女	<3.1
孕7~10日	>5.0
孕30日	>100
孕40日	>2000
滋养细胞疾病	>100000

【正常值】 不同时期血清 β-HCG 浓度,见表3-1-7。

【临床应用】

1. 诊断早期妊娠 血HCG定量免疫测定<3.1U/L时为妊娠阴性,血浓度>25U/L为妊娠阳性。可用于尿早孕试纸诊断,迅速、简便、价廉。此法可检出尿中HCG最低量为25U/L。另外,也有利用斑点免疫层析法的原理制成的反应卡进行检测。

2. 异位妊娠 血尿β-HCG维持在低水平,间隔2~3日测定无成倍上升,应怀疑异位妊娠。

3. 滋养细胞肿瘤的诊断和监测

(1) 葡萄胎和侵蚀性葡萄胎：血 β-HCG 浓度经常＞1000000U/L，且子宫≥妊娠 12 周大，HCG 维持高水平不降，提示葡萄胎。在葡萄胎块清除后，HCG 应呈大幅度下降，且在清除后的 16 周应为阴性；若下降缓慢或下降后又上升，或 16 周仍未转阴者，排除宫腔内残留组织则可能为侵蚀性葡萄胎。

(2) 绒毛膜癌：β-HCG 是绒毛膜癌诊断和活性滋养细胞监测唯一的实验室指标，β-HCG 下降与治疗有效性一致，尿 β-HCG＜50U/L 及血 β-HCG＜3.1U/L 为阴性标准，治疗后临床症状消失，HCG 每周检查 1 次，连续 3 次阴性者视为近期治愈。

4. 性早熟和肿瘤 最常见的是下丘脑或松果体胚细胞的绒毛膜瘤或肝胚细胞瘤以及卵巢无性细胞瘤、未成熟畸胎瘤分泌 HCG 导致性早熟，血清甲胎蛋白升高是肝胚细胞瘤的标志。分泌 HCG 的肿瘤尚见于肠癌、肝癌、肺癌、卵巢腺癌、胰腺癌、胃癌，在成年妇女引起月经紊乱；因此成年妇女突然发生月经紊乱伴 HCG 升高时，应考虑到上述肿瘤的异位分泌。

八、人胎盘生乳素测定

【来源及生理变化】 人胎盘生乳素(HPL)是与胎儿生长发育有关的重要激素，由胎盘合体滋养细胞产生、储存及释放。HPL 与人生长激素(HGH)有共同的抗原决定簇，呈部分交叉免疫反应，与 PRL 无交叉反应。HPL 自妊娠 5 周时即能从孕妇血中测出。随妊娠进展，HPL 水平逐渐升高，于孕 39~40 周时达高峰，产后迅速下降。

表 3-1-8 不同时期血 HPL 正常范围

时期	正常范围(mg/L)
非孕期	＜0.5
孕 22 周	1.0~3.8
孕 30 周	2.8~5.8
孕 40 周	4.8~12.0

【正常值】 不同时期血 HPL 正常范围见表 3-1-8。

【临床应用】

1. 测胎盘功能 妊娠晚期连续动态检测 HPL 可以监测胎盘功能。于妊娠 35 周后多次测定血清 HPL 值均＜4mg/L 或突然下降 50% 以上，提示胎盘功能减退。

2. 糖尿病合并妊娠 HPL 水平与胎盘大小成正比，如糖尿病合并妊娠时胎盘较大，值可能偏高。但临床应用时还应配合其他监测指标综合分析，以提高判断的准确性。

第十二节 妇科肿瘤标志物检查

一、肿瘤相关抗原及胚胎抗原

(一) 癌抗原 125(CA125)

【检测方法及正常值】 癌抗原 125(CA125)检测方法多选用放射免疫测定方法(RIA)和酶联免疫法(ELISA)，可使用标准试剂盒。常用血清检测与阈值为 35000U/L。

【临床意义】 CA125 是目前世界上应用最广泛的卵巢上皮性肿瘤标志物，在临床上广泛应用于鉴别诊断盆腔肿块，检测治疗后病情进展以及判断预后等。特别在监测疗效相当敏感。有效的手术切除及成功的化疗后，血浆 CA125 水平明显下降，持续的血浆 CA125 高水平预示术后肿瘤残留、肿瘤复发或恶化。CA125 水平高低可反映肿瘤大小，但血浆 CA125 降至正常水平却不能排除直径小于 1cm 的肿瘤存在。血浆 CA125 的水平在治疗后明显下降者，如在治疗开始后 CA125 下降 30%，或在 3 个月内 CA125 下降至正常值，则可视为有效。若经治疗后 CA125 水平持续升高或一度降至正常水平随后再次升高，复发转移几率明显上升。一般认为，持续 CA125＞35000U/L，在 2~4 个月内肿瘤复发危险性最大，复发率可达 92.3%，即使在二次探查时未能发现肿瘤,很可能在腹膜后淋巴结群和腹股沟淋巴结已有转移。

CA125 对宫颈腺癌及子宫内膜癌的诊断也有一定敏感性,对原发性腺癌,其敏感度为 40%～60%,而对腺癌的复发诊断敏感性达 60%～80%。CA125 的测定值还与子宫内膜癌的分期有关,当 CA125>40000U/L 时,有 90%可能肿瘤已侵及子宫浆肌层。

子宫内膜异位症患者血 CA125 水平增高,但很少超过 200000U/L。

(二) NB70/K

【检测方法及正常值】　NB70/K 测定多选用单克隆抗体 RIA 法,正常血清检测阈值为 50AU/ml。

【临床意义】　NB70/K 是用人卵巢癌相关抗原制备出的单克隆抗体,对卵巢上皮性肿瘤敏感性达 70%早期卵巢癌患者 50%血中可检出阳性。实验证明,NB70/K 与 CA125 的抗原决定簇不同,NB70/K 对黏液性囊腺瘤也可表达阳性,因此在临床应用中可互补检测,提高肿瘤检出率,特别对卵巢癌患者早期诊断有益。

(三) 糖链抗原 19-9

【检测方法及正常值】　糖链抗原 19-9 (CA19-9)测定方法有单抗或双抗 RIA 法,血清正常值为 37U/ml。

【临床意义】　CA19-9 是由直肠癌细胞系相关抗原制备的单克隆抗体,除对消化道肿瘤如胰腺癌、结肠直肠癌、胃癌及肝癌有标记作用外,对卵巢上皮性肿瘤也有约 50%的阳性表达,卵巢黏液性囊腺癌阳性表达率可达 76%,而浆液性肿瘤则为 27%。子宫内膜癌及宫颈管腺癌也可阳性。

(四) 甲胎蛋白

【检测方法及正常值】　甲胎蛋白(AFP)是由胚胎肝细胞及卵黄囊产生的一种糖蛋白,通常应用 RIA 或 ELISA 检测,血清正常值为<10μg/l。

【临床意义】　AFP 是属于胚胎期的蛋白产物,但在出生后部分器官恶性病变时可以恢复合成的能力,如肝癌细胞和卵巢的生殖细胞肿瘤都可有分泌 AFP 的能力。在卵巢生殖细胞肿瘤中,相当的一部分类型肿瘤 AFP 水平明显升高。例如卵黄囊瘤(内胚窦瘤)是原始生殖细胞向卵黄囊分化形成的一种肿瘤,其血浆 AFP 水平常>1000 μg/L,卵巢胚胎性癌和未成熟畸胎瘤血浆 AFP 水平也可升高,部分也可>1000 μg/L。上述肿瘤患者经手术及化疗后,血浆 AFP 可转阴或消失,若 AFP 持续一年保持阴性,患者在长期临床观察中多无复发;若 AFP 升高,即使临床上无症状,也可能有隐性复发或转移,应严密随访,及时治疗。因此,AFP 对卵巢恶性生殖细胞肿瘤尤其是内胚窦瘤的诊断及监视有较高价值。

(五) 癌胚抗原

【检测方法及正常值】　癌胚抗原(CEA)检测方法多采用 RIA 和 ELISA。血浆正常阈值因测定方法不同而有出入,一般不超过 2.5μg/L。在测定时应设定正常曲线,一般认为,当 CEA>5μg/L 可视为异常。

【临床意义】　CEA 属于一种肿瘤胚胎抗原,属糖蛋白,胎儿胃肠道及胰腺、肝脏有合成 CEA 的能力,出生后血浆中含量甚微。多种妇科恶性肿瘤如宫颈癌、子宫内膜癌、卵巢上皮性癌、阴道癌及外阴癌等均可表达阳性,因此 CEA 对肿瘤类别无特异性标记功能。在妇科恶性肿瘤中,卵巢黏液性囊腺癌 CEA 阳性率最高,其次为 Brenner 瘤,子宫内膜样癌及透明细胞癌也有相当 CEA 表达水平；浆液性肿瘤阳性率相对较低。肿瘤的恶性程度不同，其 CEA 阳性率也不同。实验室检测结果，卵巢黏液性良性肿瘤 CEA 阳性率为 15%，交界性肿瘤为 80%，而恶性肿瘤可为 100%。50%的卵巢癌患者血浆 CEA 水平持续升高，尤其黏液性低分化癌最为明显。血浆水平持续升高的患者常发展为复发性卵巢肿瘤，且生存时间短。借助 CEA 测定手段，动态监测跟踪各种妇科肿瘤的病情变化和观察治疗效果有较高临床价值。

（六）鳞状细胞癌抗原

【检测方法和正常值】 鳞状细胞癌抗原（SCCA）通用的测定方法为 RIA 和 ELISA，也可采用化学发光方法，其敏感度明显提高。血浆 SCCA 正常阈值为 2ng/L。

【临床意义】 SCCA 是从宫颈鳞状上皮细胞癌分离制备得到的一种肿瘤糖蛋白相关抗原，其分子量为 48 000，SCCA 对绝大多数鳞状上皮细胞癌均有较高特异性。70%以上的宫颈鳞癌患者血浆 SCCA 升高，而宫颈腺癌仅有 15%左右升高，对外阴及阴道鳞状上皮细胞癌敏感性为 40%～50%，SCCA 的血浆水平与宫颈鳞癌患者的病情进展及临床分期有关，若肿瘤明显侵及淋巴结，SCCA 明显升高。当患者接受彻底治疗痊愈后，SCCA 水平持续下降。SCCA 还可作为宫颈癌患者疗效评定的指标之一，当化疗后 SCCA 持续上升，提示对此化疗方案不敏感，应更换化疗方案或改用其他治疗方法。SCCA 对复发癌的预示敏感性可达 65%～85%，而且在影像学方法确定前 3 个月，SCCA 水平就开始持续升高。因此，SCCA 对肿瘤患者有判断预后、监测病情发展的作用。

二、雌激素受体与孕激素受体

【检测方法及正常值】 多采用单克隆抗体组织化学染色定性测定，若从细胞或组织匀浆进行测定，则定量参考阈值 ER 为 20pmol/ml，PR 为 50pmol/ml。

【临床意义】 ER 和 PR 存在于激素的靶细胞表面，能与相应激素发生特异性结合进而产生特异性生理或病理效应。激素与受体的结合有专一性强、亲和力高和结合容量低等特点。ER 和 PR 主要分布于子宫、宫颈、阴道及乳腺等靶器官。实验研究表明，ER、PR 在大量激素的作用下可影响妇科肿瘤的发生和发展。一般认为，雌激素有刺激 ER、PR 合成的作用，而孕激素则有抑制 ER 合成，并间接抑制 PR 合成的作用。多数作者报道，ER 阳性率在卵巢恶性肿瘤中明显高于正常卵巢组织及良性肿瘤，而 PR 则相反，说明卵巢癌的发生与雌激素的过度刺激有关，导致其相应的 ER 过度表达。不同分化的恶性肿瘤其 ER、PR 的阳性率也不同。卵巢恶性肿瘤随着分化程度的降低，PR 阳性率也随之降低；同样，子宫内膜癌和宫颈癌 ER、PR 阳性率在高分化肿瘤中阳性率明显较高。此外有证据表明，受体阳性患者生存时间明显较受体阴性者长。ER 受体在子宫内膜癌的研究较多。有资料表明约 48%子宫内膜癌患者组织标本中可同时检出 ER 和 PR，31%患者 ER 和 PR 均为阴性，7%只检出 ER，14%只检出 PR。这些差异提示 ER 和 PR 在不同患者中的表达有很大变化，这种变化对子宫内膜癌的发展及转归有较大影响，特别是对指导应用激素治疗具有确定价值。

三、妇科肿瘤相关的癌基因和肿瘤抑制基因

（一）myc 基因

myc 基因属于原癌基因，其核酸编码含有 DNA 结合蛋白的基因组分，参与细胞增殖、分化及凋亡的调控，特别在细胞周期 G_0 期过渡到 G_1 期的调控过程，所以认为 myc 基因是细胞周期的

正性调节基因。myc 基因的改变往往是扩增或重排所致。在卵巢恶性肿瘤、宫颈癌和子宫内膜癌等妇科恶性肿瘤可发现有 myc 基因的异常表达。myc 基因的过度表达在卵巢肿瘤患者中约占 20%，多发生在浆液性肿瘤。而 30% 的宫颈癌有 myc 基因过度表达。表达量可高于正常 2～40 倍。myc 基因的异常扩增意味着患者预后极差。

（二）ras 基因

作为原癌基因类的 ras 基因家族（N-ras，K-ras 和 H-ras）对某些动物和人类恶性肿瘤的发生、发展起重要作用。在宫颈癌患者中均可发现有 3 种 ras 基因的异常突变；子宫内膜癌仅发现 K-ras 基因突变；而部分卵巢癌患者可有 K-ras 和 N-ras 的突变，但至今未发现与 H-ras 基因突变有关联。有研究表明约 20%～35.5% 卵巢恶性肿瘤有 K-ras 基因的突变，其中多见于浆液性肿瘤，K-ras 的过度表达往往提示病情已进入晚期或有淋巴结转移。因此认为 K-ras 可以作为判断卵巢恶性肿瘤患者预后的指标之一。宫颈癌 ras 基因异常发生率为 40%～100% 不等，在 ras 基因异常的宫颈癌患者中，70% 患者同时伴有 myc 基因的扩增或过度表达。提示这两种基因共同影响宫颈癌的预后。

（三）C-erb B2 基因

C-erb B2 基因也称 neu 或 HER2 基因，其核苷酸编码含有 185 KDa 膜转运糖蛋白。卵巢癌和子宫内膜癌的发生也与 C-erb 残密切相关。据报道，约 20%～30% 的卵巢肿瘤患者有 erb B2 基因的异常表达，并预示预后不佳；10%～20% 子宫内膜癌患者过度表达 erb B2。一些初步研究表明，erb B2 的过度表达与不良预后相关。通过组织化学方法可较容易地检测到细胞及其间质中 erb B2 阳性蛋白抗原。

（四）P53 基因

P53 是研究最广泛的人类肿瘤抑制基因。P53 基因全长 20Kb，位于 17 号染色体短臂。P53 蛋白与 DNA 多聚酶结合，可使复制起始复合物失活，此外，P53 蛋白含有一段转录活性氨基酸残基，可将肿瘤的抑制效应通过激活其他抑制基因得以表现。P53 基因的异常包括点突变、等位片段丢失、重排及缺乏等方式。这些变化使其丧失与 DNA 多聚酶结合的能力，当 DNA 受损后，由于 P53 缺陷，使细胞不能从过度复制状态解脱出来，更不能得以修复改变，进而导致恶性肿瘤细胞过度增殖。50% 卵巢恶性肿瘤有 P53 基因缺陷，子各期卵巢恶性肿瘤中均发现有 P53 异常突变，这种突变在晚期患者中远远高于早期患者，提示预后不良。当 HPVs 基因产物如 HPV16 和 HPV18 与 P53 蛋白结合后能使后者迅速失活，这在病毒类癌基因表达的宫颈癌尤为明显。

（五）其他肿瘤抑制基因

肿瘤抑制基因 nm23 主要针对肿瘤转移，也称为肿瘤转移抑制基因。nm23 的表达水平与卵巢恶性肿瘤的转移侵蚀性密切相关，为负相关关系。erb B2 基因的过度表达可使 nm23 基因失活，则伴随卵巢癌淋巴结转移和远处转移。

第十三节　妇科有关的影像学检查

一、超声检查

B 超声检查途径有经腹壁及经阴道两种。

1. 经腹壁超声检查　检查前适度充盈膀胱，形成良好的"透声窗"，便于观察盆腔内脏器和病变。探测时患者取仰卧位,暴露下腹部,检查区皮肤涂耦合剂。检查者手持探头,以均匀适度压力滑行探测观察。根据需要作纵断、横断或斜断等多断层面扫描。

2. 经阴道超声检查　选用高频探头,可获得高分别率图像。检查前探头需常规消毒,套上一次性使用的橡胶套(常用避孕套),套内外涂耦合剂。患者需排空膀胱,取膀胱截石位,将探头轻柔地放入患者阴道内,旋转探头,调整角度以获得满意切面。经阴道超声检查不必充盈膀胱、分辨率高,尤其对急诊、肥胖患者或盆腔深部器官的观察,阴道超声效果更佳。但对超出盆腔肿物无法获得完整图像。无性生活史者不宜选用。

二、彩色多普勒超声检查

彩色多普勒和频谱多普勒同属于脉冲多普勒,是一种面积显像技术,在同一面积内有很多声束发射和被接收回来。彩色多普勒用计算机编码技术,朝向探头编码为红色,背离探头编码为蓝色,构成一幅血流显像图。而频谱多普勒的曲线纵向表示血流的方向,朝向探头的血流显示在基线之上,背离探头的血流显示在基线之下。在妇产科领域中用于评估血管收缩期和舒张期血流状态的 3 个常用指标为阻力指数(RI)、搏动指数(PI)和收缩期/舒张期(S/D)。

三、三维超声诊断法

三维超声诊断法(3-DUI)可显示超声的立体图像。有利于系统分析胎儿解剖结构。三维立体成像使胎儿表面结构显示更直观、清晰,并能得到传统二维超声不能获得的切面。透明成像能够了解胎儿骨骼发育情况。此外,三维成像技术可测量妊娠囊、卵黄囊和胎儿器官体积大小。三维能量多普勒超声能分析绒毛间和胎儿胎盘血液循环。

四、X 线 检 查

X 线检查借助造影剂可了解子宫腔和输卵管腔内形态,对诊断先天性子宫畸形和输卵管通畅程度仍是首选的检查方法。此外,X 线摄片对骨产道各径线的测定、骨盆入口形态、骶骨屈度、骶坐骨切迹大小等方面的诊断,可为临床判断有无自然分娩可能性提供重要依据。

（一）诊断先天性子宫畸形

1. 单角子宫　造影仅见一个梭形宫腔,只有一个子宫角和一条输卵管,偏于盆腔一侧。

2. 双子宫　造影见两个子宫,每个子宫有一个子宫角和一条输卵管相通。两个宫颈可共有一个阴道,或有纵隔将阴道分隔为二。

3. 双角子宫　造影见一个宫颈和一个阴道,两个宫腔。

4. 弓型子宫　造影见子宫底凹陷,犹如弓型。

5. 纵隔子宫　可分为完全性和部分性纵隔子宫。完全性纵隔子宫造影见宫腔形态呈两个梭形单角子宫,但位置极靠近;部分性纵隔子宫造影见宫腔大部分被分隔成二,呈分叉状,宫体部仍为一个腔。

（二）骨盆测量

1. 仰卧侧位片　可了解骨盆前后径、中骨盆、骨盆腔深度、骨盆倾斜度、骶骨高度、骶骨曲度及耻骨联合高度。

2. 前后位片　可观察中骨盆横径、耻骨弓横径、骨盆侧壁集合度。

3. 轴位片　观察骨盆入口形态、左右斜径及耻骨联合后角。

4. 耻骨弓片　可测量耻骨弓角度。

五、计算机体层扫描检查

计算机体层扫描(CT)除显示组织器官形态外,还能高分辨显示组织密度。在妇产科领域主要用于卵巢肿瘤的鉴别诊断。CT诊断良性卵巢肿瘤的敏感性达90%,确诊率达93.2%,而对恶性卵巢肿瘤病变范围的判断与手术所见基本一致,能显示肿瘤与肠道粘连、输尿管受侵、腹膜后淋巴结转移、横膈下区病变,敏感性达100%。确诊率达87.5%。

CT检查的缺点是卵巢实性病变直径<2cm难以检出,腹膜转移癌灶直径1~2cm也容易遗漏,交界性肿瘤难以判断,卵巢癌容易与盆腔内结核混淆。

六、磁共振成像检查

磁共振成像(MRI)是利用原子核在磁场内共振产生的信号经重建的一种影像技术。磁共振成像能清晰地显示肿瘤信号,与正常组织的差异,故能准确判断肿瘤大小及转移情况,并能直接区分流空的血管和肿大的淋巴结,在恶性肿瘤术前分期方面属最佳影像学诊断手段。

第十四节　妇科常用的特殊药物

一、雌激素类药物

【种类及制剂】

1. 天燃雌激素

(1) 雌二醇:针剂2mg/支。

(2) 苯甲酸雌二醇:油溶剂1mg(ml)/支、2mg(ml)/支。

(3) 戊酸雌二醇:长效制剂,作用维持时间2~4周,针剂5mg支、片剂(商品名补佳乐)1mg/片。

(4) 妊马雌酮:商品名倍美力。片剂有0.625mg/片、1.25mg/片、2.5mg/片三种。针剂有20mg(ml)/支。

(5) 雌三醇:体内雌二醇的代谢产物,主要存在于尿中的一种天然雌激素。特点是对阴道和宫颈管具有选择性,而对子宫内膜并无影响。片剂有1mg/片、5mg/片,针剂有10mg(ml)/支,外用膏剂商品名欧维亭、宝丽。

2. 半合成雌激素

(1) 炔雌醇:口服强效雌激素,活性为雌二醇的7~8倍、已烯雌酚的20倍,片剂有5μg/片、12.5μg/片、50μg/片、500μg/片。

(2) 尼尔雌醇:雌三醇的衍生物,为口服长效雌激素,特点与雌三醇相同。片剂有1mg/片、2mg/片、5mg/片。

3. 合成雌激素(非甾体雌激素)　已烯雌酚:作用强、价廉。恶心、呕吐等不良反应较重。片剂有0.5mg/片、1mg/片、2mg/片。针剂有0.5mg(ml)/支、1mg/支、2mg/支。

【药理作用】　雌激素类药物的药理作用包括:①促使生殖器生长和发育,使子宫内膜增生和阴道上皮角化;②增强子宫平滑肌的收缩,提高子宫对缩宫素的敏感性;③抗雄激素作用;④对下丘脑及腺垂体有正、负反馈调节,间接影响卵泡发育和排卵;⑤促使乳腺导管发育增生,但较大剂量能抑制腺垂体乳素的释放,从而减少乳汁分泌;⑥降低血中胆固醇,并能增加钙在骨质中沉着。

【适应证】 主要用于卵巢功能低下、子宫发育不良、闭经、功血、围绝经期综合征、原发性痛经、老年性阴道炎、回奶及绝经妇女激素替代治疗(一般加用孕激素)等。

二、孕激素类药物

【种类及制剂】

1. 黄体酮 是天然孕激素,针剂有 10mg/支、20mg/支。胶囊剂有 10mg/粒。复方黄体酮针剂每支 1ml 含黄体酮 20mg 及苯甲酸雌二醇 2mg。

2. 孕酮衍生物

(1)甲羟孕酮:口服片剂有 2mg/片、4mg/片、10mg/片、100mg/片、200mg/片、500mg/片。针剂有 100mg/支、150mg/支。

(2)甲地孕酮:商品名妇宁片,为高效口服孕激素。片剂有 1mg/片、4mg/片。

(3)羟孕酮:为长效孕激素,其孕激素活性是黄体酮的 7 倍,肌内注射后缓慢释放,可维持 1~2 周以上。针剂有 125mg/支、250mg/支。

3. 19-去甲基睾酮衍生物

(1)炔诺酮:商品名妇康片,强效口服孕激素。除有孕酮作用外,还具有轻微的雄激素和雌激素作用。片剂有 0.625mg/片、2.5mg/片。

(2)孕三烯酮:商品名内美通,中等强度孕激素,具有较强的抗孕激素,也有很弱的雌激素和雄激素作用。片剂有 1.5mg 片、2.5mg/片。

(3)炔诺孕酮:强效孕激素,其孕激素作用为炔诺酮的 5~10 倍,并有雄激素、雌激素和抗雌激素活性。片剂有 0.3mg/片、3mg/片。

【药理作用】 孕激素类药物的药理作用包括:①抑制子宫收缩和使子宫内膜内增生期转变为分泌期的作用;②长期使用可使内膜萎缩,特别是异位内膜;③通过抑制下丘脑 GnRH 的释放,使 FSH、LH 分泌受抑,从而抑制排卵;孕激素使宫颈黏液减少、黏度增加,子宫内膜增生受抑制,腺体发育而不适于受精卵着床。

【适应证】 主要用于闭经、痛经、功血、习惯性流产和先兆流产、子宫内膜异位症及子宫内膜癌等;孕激素还是避孕药的主要成分。

三、雄激素类药物

【雄激素】

1. 雄激素

(1)丙酸睾酮:作用持久,可维持 2~3 日。针剂有 10mg(1ml)/支、25mg(1ml)/支、50mg(1ml)/支。

(2)甲睾酮:片剂 5mg/片、10mg/片。

(3)三合激素:针剂每支 1ml 含黄体酮 12.5mg、丙酸睾酮 25mg、苯甲酸雌二醇 1.25mg。

2. 蛋白同化激素

(1)苯丙酸诺龙:低雄激素活性高蛋白同化作用的激素,雄激素作用仅为丙酸睾酮的 1.5 倍,蛋白合成作用为后者的 12 倍,肌内注射后可维持 1~2 周,针剂有 10mg/支、25mg/支。

(2)达那唑:弱雄激素,兼有蛋白同化作用和抗孕激素作用,而无孕激素和雄激素活性。口服胶囊制剂有 100mg/粒、200mg/粒。

【药理作用】

1. 雄激素　对女性有拮抗雌激素、抑制子宫内膜增生及卵巢、垂体功能,促进蛋白质的合成、组织修复、逆转分解代谢过程。不良反应有女性男性化、肝损害、水肿等。

2. 达那唑　作用于下丘脑-垂体-卵巢轴。抑制促性腺激素释放激素分泌和释放,作用于卵巢影响性激素合成,使体内雌激素水平下降,抑制子宫内膜及异位子宫内膜生长,使其失活萎缩。

【适应证】　主要用于子宫内膜异位症,其他还可用于功能性子宫出血、子宫肌瘤、绝经过渡期功能性子宫出血的月经调节。

四、子宫收缩药物

(一) 前列腺素(PG)

与生殖药理密切相关性的是前列腺素 E_1(PGE_1)、前列腺素 E_2(PGE_2)、前列腺素 F_{2a}(PGF_{2a})。

【种类及制剂】

1. 米索前列醇　PGE_1 衍生物,口服片剂有 $200\mu g$/片。

2. 吉美前列醇　PGE_1 衍生物,选择性高。阴道栓剂 1mg/枚。

3. 硫前列酮　PGE_2 衍生物,对子宫平滑肌选择性高,有较强子宫收缩作用,且作用时间较长,针剂有 0.25mg/支、0.5mg/支、1mg/支。

4. 卡前列素　PGF_{2a} 衍生物,栓剂 1mg/粒。

【药理作用】　PGF_{2a} 及 PGE_2 对妊娠各个时期的子宫均有收缩作用,以妊娠晚期最敏感。前列腺素还有宫颈软化作用。

【适应证】　主要用于诱发流产、中期妊娠引产及产后出血。

(二) 缩宫素

【种类及制剂】　神经垂体中有两种激素,包括缩宫素和加压素,后者又称抗利尿激素。

1. 垂体后叶素　由动物的神经垂体中提取,内含缩宫素和加压素。

2. 缩宫素　由动物的垂体后叶中提取或化学合成而得。针剂有 2.5U(0.5ml)/支、5U(1ml)/支、10U(1ml)/支。

【药理作用】　子宫收缩药物的药理作用包括:①主要作用是加强子宫收缩;②刺激乳腺平滑肌,使乳腺导管收缩,有利于乳汁射出;③大剂量缩宫素可能引起血压升高、脉搏加速及水钠潴留。

【适应证】　在产科主要用于产后出血、引产及催产。

(三) 麦角新碱

【制剂】　麦角新碱为常用的子宫收缩药。针剂有 0.2mg/支、0.5mg/支,口服片剂 0.2mg/片、0.5mg/片。

【药理作用】　直接作用于子宫平滑肌,作用强而持久。其作用强弱与子宫的生理状态和用药剂量有关。

【适应证】　主要用于治疗产后出血、子宫复旧不良、月经过多等。

五、抑制子宫收缩药物

（一）β₂ 肾上腺受体激动药

【种类及制剂】
1. 利托君为 β₂ 受体激动药，片剂有 10mg/片；针剂有 50mg/片。
2. 沙丁胺醇 选择性 β₂ 受体激动药。片剂 2.4mg/支。
【药理作用】 激动子宫平滑肌中的 β₂ 受体，抑制子宫平滑肌的收缩。
【适应证】 β₂ 受体激动药主要用于抑制早产，延长妊娠。

（二）硫酸镁

【种类及制剂】 广泛应用于抑制子宫收缩的传统药物。针剂有 1g(10ml)/支、2g(10ml)/支、2.5g(10ml)/支。
【药理作用】 镁离子能直接抑制子宫平滑肌的动作电位，对子宫平滑肌的收缩产生抑制作用，使宫缩频率减少，强度减弱，可治疗早产。
【适应证】 主要用于早产。

（三）前列腺素合成酶抑制药

【种类及制剂】
1. 吲哚美辛 肠溶片剂有 25mg/片，栓剂有 25mg/粒。
2. 舒林酸 吲哚美辛的衍生物。片剂有 100mg/片、200mg/片。
【药理作用】 可使 PGF$_{2a}$ 的代谢减少，间接减少子宫收缩。
【适应证】 主要用于抗早产。

六、诱发排卵药物及其他

（一）氯米芬

【制剂】 人工合成的非甾体制剂，化学结构及己烯雌酚相似。口服每片 50mg。
【药理作用】 具有较强的抗雌激素作用和较弱的雌激素活性。小剂量能促进腺垂体分泌促性腺激素，从而诱发排卵，高剂量则明显抑制垂体促性腺激素的释放。
【适应证】 体内有一定雌激素水平的功能性闭经；无排卵性功血；多囊卵巢综合征及黄体功能不全等所致的不孕症。

（二）溴隐亭

【制剂】 多肽类麦角生物碱，为多巴胺受体激动剂。口服片剂 2.5mg/片。
【药理作用】 作用于下丘脑，增加催乳激素抑制因子的分泌，抑制垂体合成和分泌催乳激素，也直接作用于腺垂体，抑制催乳激素细胞活性，使血中催乳激素水平下降而达到终止泌乳，溴隐亭还能解除催乳激素对促性腺激素分泌的抑制，恢复卵巢排卵。
【适应证】 主要有闭经泌乳综合征、高催乳素血症、产后回奶及垂体微腺瘤等。

（三）绒促性素与尿促性素

【种类及制剂】
1. 绒促性素 孕妇尿中提取制成。制剂为粉剂，每支含 500U、1000U、5000U，肌内注射。

2. 尿促性素 由绝经妇女尿中提取制成。每支 75U。

【药理作用】

1. 绒促性素 有类似黄体生成激素的作用,能达到诱发排卵作用。

2. 尿促性素 含有 FSH、LH 两种促性腺激素,主要具有 FSH 作用,而 LH 作用甚微。

【适应证】 主要用于无排卵性不孕症、功血、黄体功能不良等。

(四)黄体生成激素释放激素(LH-RH)

黄体生成激素释放激素又称促性腺激释放激素(GnRH)。

【种类及制剂】 它既有 LH-RH 作用,又有 FSH-RH 作用。

1. 戈那瑞林 为 10 肽化合物,人工合成的药物结构与天然提取物完全相同。制剂为粉剂,$100\mu g$/支、$500\mu g$/支,供肌内注射或静脉滴注。

2. 促性腺激素释放激素类似物(GnRH-α) 为 9 肽化合物,其作用远比 GnRH 强,半衰期也比 GnRH 长,常用制剂有戈舍瑞林商品名为诺雷得,微囊注射剂 3.6mg/支,腹部皮下注射。

【药理作用】 GnRH 能兴奋垂体合成和分泌 FSH 及 LH,大量的 GnRH 或 GnRH-α 的应用,可消耗效应器官组织中的本身受体而产生功能抑制状态,称降调作用。

【适应证】 GnRH 主要用于垂直体兴奋实验,GnRH-α 可用于子宫内膜异位症、子宫肌瘤等的治疗。

(高 航 关 郁)

第二章 妇科疾病治疗常规

第一节 与妊娠有关的疾病

一、流 产

【病史采集】 育龄妇女,有停经、早孕反应,注意有无反复流产史。腹痛、阴道流血症状,注意有无组织物排出。

【体格检查】

1. 全身检查 失血表现。

2. 妇科检查 消毒条件下进行,注意子宫大小是否与停经周数相符,宫颈口扩张情况、羊膜囊凸出否及妊娠物堵塞情况,出血情况。

【辅助检查】

1. 化验检查 三大常规、血型,出、凝血时间,血、尿 HCG,过期流产者进行 DIG 筛查试验(血小板计数、凝血酶原时间、纤维蛋白原定量),测定 HPL、E_3 及孕二醇等可协助判断妊娠是否尚能继续或需终止。

2. 器械检查 B 型超声检查。

【诊断】 根据病史及临床表现多可诊断流产,仅少数需通过辅助检查以确定流产之类型,流产之临床类型分为先兆流产、难免流产、不全流产及完全流产,此外有稽留流产及习惯性流产两种特殊情况,各型流产处理方法不一。

【鉴别诊断】 流产需同功能性子宫出血、异位妊娠、葡萄胎、子宫肌瘤相鉴别。

【治疗原则】

1. 先兆流产 ①稳定情绪、卧床休息、禁止性交,必须时给以胎儿影响小的镇静剂;②补充维生素 E、叶酸,应用黄体酮或绒毛膜促性腺激素。

2. 难免流产及不全流产 ①孕龄小于 12 周、不全流产者、及时清宫;②孕龄大于 12 周者,加强宫缩排出胎儿胎盘;③纠正贫血,预防感染。

3. 稽留流产 ①有凝血功能障碍者予改善凝血功能;②运用雌激素增强子宫敏感性;③清宫、钳刮或引产;④术后预防感染。

4. 习惯性流产 ①孕前夫妻同查病因;②妊娠期治疗同先兆流产;③有子宫畸形者予手术治疗矫正。

二、异位妊娠

【病史采集】

1. 停经史 患者可有或无停经史。

2. 阴道出血

3. 下腹疼痛

4. 伴随症状 恶心、呕吐、直肠刺激症状,晕厥、休克症状。

5. 其他 前次月经期,生育史、避孕及盆腔炎史。

【体格检查】

1. 全身检查 病容、面色血压、脉搏、腹部腹膜刺激征、移动性浊音。

2. 妇科检查 阴道血迹、宫颈着色、举痛、子宫大小、漂浮感，后穹隆饱满，一侧盆腔有无压痛、边界不清包块。

【辅助检查】

1. 实验室检查 ①三大常规，出、凝血时间，血型；②尿 HCG 或 β-HCG；必要时动态观察血 β-HCG。

2. 器械检查 盆腹腔 B 超；有条件时可行阴道 B 超。

3. 特殊检查 后穹隆穿刺术；诊断性刮宫；腹腔镜检查。

【鉴别诊断】 异位妊娠可与早孕、黄体破裂、滤泡破裂、急性盆腔炎、巧克力囊肿破裂、急性出血性输卵管炎相鉴别。

【治疗原则】

1. 期待疗法 主要适用于早期输卵管妊娠可能发生自然流产或被吸收，症状较轻而无需手术或药物治疗。期待疗法适用于：①疼痛轻微，出血少；②随诊可靠；③无输卵管妊娠破裂证据；④血 β-HCG<1000U/L 且继续下降；⑤输卵管妊娠包块直径<3cm 或未探及；⑥无腹腔内出血。

2. 药物治疗 ①化学药物治疗：常用甲氨蝶呤，常用剂量为 $0.4mg/(kg \cdot d)$，肌注，5 日为一疗程，若单次剂量肌注常用 1mg/kg 或 $50mg/m^2$ 计算。②中药治疗：以活血化瘀、消症为治疗原则，但应严格掌握指征。

3. 手术治疗 分为保守手术和根治手术。保守手术为保留患侧输卵管，根治手术为切除患侧输卵管。

第二节 妇科炎症

一、滴虫性阴道炎

【病史采集】 阴道分泌物多，外阴瘙痒，灼热、疼痛感，可伴排尿痛、性交痛，也可引起不孕。

【体格检查】 典型分泌物为稀薄脓性、黄绿色、泡沫状，可有臭味。阴道黏膜充血，易出血，可见散在性红色点状丘疹，以穹隆部最明显。宫颈呈"草莓样"改变。

【实验室检查】 取阴道分泌物置生理盐水悬液找阴道毛滴虫，呈波状运动。

【鉴别诊断】 通过临床表现及阴道分泌物检查与外阴阴道假丝酵母菌病（VVC）、萎缩性阴道炎、细菌性阴道病相鉴别。

【治疗原则】

1. 全身用药 甲硝唑 0.4g/次，每日 2 次，7 天为一疗程或甲硝唑 2g，单次口服或替硝唑 2g，单次口服。

2. 夫妇双方同时治疗 治疗期间禁止性交。

3. 妊娠合并滴虫性阴道炎 治疗方法同非妊娠期，但需取得患者及家属的知情同意。

4. 禁酒 用药期间及停甲硝唑 24 小时内、停替硝唑 72 小时内禁止饮酒。

5. 判断是否治愈 第一疗程结束后于下次月经干净后复查滴虫，如阴性再巩固 1 个疗程，月经后连续检查 3 个月，阴性为治愈。

二、外阴阴道假丝酵母菌病（VVC）

【病例采集】 外阴瘙痒、灼热痛、阴道分泌物多，呈凝乳状或豆渣样，可伴性交痛、排尿痛。

【体格检查】 外阴红斑、水肿，阴道黏膜红肿，见白色块状物，急性期可有糜烂、浅表溃疡。

【实验室检查】 取阴道分泌物置生理盐水悬液找假丝酵母菌的芽生孢子或假丝菌丝即可确诊。查尿糖或血糖。

【治疗】

1. 消除诱因 治疗糖尿病,及时停用抗生素、雌激素、皮质类固醇激素。

2. 局部用药 咪康唑栓,每晚1粒(200mg),连用7日;或每晚1粒(400mg),连用3日。克霉唑栓,每晚1粒(150mg),连用7日。复杂性VCC,应延长治疗时间,局部用药7~14日。

3. 全身用药 未婚者及不愿或不能耐受局部用药者,氟康唑150mg,顿服,或伊曲康唑200mg,每日1次,连用3~5日。复杂性VCC,应延长治疗时间,口服氟康唑150mg,72小时后加服一次。

4. 复发性外阴阴道炎假丝酵母菌病(RVVC)的治疗 初始治疗:局部用药7~14日,氟康唑150mg,第4、7天各加服1次。维持治疗:克霉唑栓,每晚1粒(150mg),每周1次,连用6个月或氟康唑150mg,每周1次,共6个月。

5. 性伴侣治疗 无需常规治疗。

6. 妊娠合并VVC 局部用药为主,禁用口服唑类药物。

7. 随访 症状持续或2个月内复发者需再次复诊。

三、萎缩性阴道炎

【病史采集】 绝经前后阴道分泌物增多,水样或血性,可呈脓性有臭味。外阴灼热感、瘙痒、疼痛。

【检查】 阴道黏膜萎缩,皱襞消失,有充血、红肿,也可见黏膜有出血点或出血斑,严重者也可形成浅表性溃烂,甚至可形成粘连或狭窄、闭锁导致阴道积脓。

【实验室检查】 阴道涂片基底细胞居多,清洁度差。

【治疗】

1. 抑制细菌生长 用1%乳酸或0.5%的醋酸冲洗阴道,甲硝唑200mg或诺氟沙星100mg一日一次,放于阴道深部,7~10天为一疗程。

2. 增加阴道抵抗力 局部用药:0.5%已烯雌酚软膏或妊马雌酮软膏,1~2次,连续14天。全身用药:尼尔雌醇片,首次4mg,以后1次/2~4周,每次2mg,连续2~3个月。

四、细菌性阴道病

【病史采集】 10%~40%患者无临床症状,有症状者主要表现为分泌物增多,有鱼腥臭味,轻度外阴瘙痒、烧灼感。

【妇科检查】 阴道黏膜无充血的炎症改变,分泌物特点为灰白色,稀薄,均匀一致,黏附于阴道壁,易拭去。

【诊断】 下列4项中有3项阳性即可诊断:①灰白色,均匀,稀薄的分泌物,黏附于阴道壁;②阴道分泌物 pH>4.5;③胺臭味试验阳性;④线索细胞阳性。

【治疗】

1. 口服药物 甲硝唑400mg,每日2次,口服,共7日,或克林霉素300mg,每日2次,连服7日。

2. 局部用药 甲硝唑或克林霉素栓剂置阴道内,每晚一次,连用7日。

3. 性伴侣的治疗 性伴侣无需治疗。

4. 妊娠期细菌性阴道病的治疗 同非孕期。

五、宫　颈　炎

【病史采集】　阴道分泌物增多,呈黏液脓性。可出现经间期出血、性交后出血等症状。

【妇科检查】　宫颈充血、水肿、黏膜外翻,有黏液脓性分泌物附着甚至从宫颈管流出。宫颈管黏膜质脆,容易诱发出血。如为淋病奈瑟菌感染,可见尿道口、阴道黏膜充血、水肿以及多量脓性分泌物。

【实验室检查】

1. 白细胞检测　①宫颈管脓性分泌物涂片作革兰染色,中性粒细胞>30/高倍视野;②阴道分泌物湿片检查,中性粒细胞>10 高倍视野。

2. 病原体检测　①淋病奈瑟菌检测;②沙眼衣原体检测。

【治疗】

1. 单纯急性淋病奈瑟菌宫颈炎　头孢曲松钠 250mg,单次肌注或头孢克肟 400mg,单次口服。

2. 沙眼衣原体宫颈炎　阿奇霉素 1g,单次顿服,或应用四环素类、喹诺酮类药物。

六、急性盆腔炎

【病史采集】　常有产后、流产后或盆腔手术感染史,慢性盆腔炎史,原发或继发不孕史。多有发热、头痛、下腹痛、食欲不振、尿频、里急后重。

【体格检查】

1. 全身检查　急性病容,体温升高、心率快、腹胀、下腹压痛、反跳痛、肌紧张、肠鸣音先强后减弱。

2. 妇科检查　阴道有大量脓性分泌物,宫颈充血,宫体可略增大、变软、压痛阳性,活动受限,子宫两侧压痛,可增厚或触及明显压痛的包块。

【实验室检查】　宫颈分泌物培养或革兰染色涂片淋病奈氏菌阳性或沙眼衣原体阳性。血 WBC>$10×10^9$/L,中性粒细胞增加。

【鉴别诊断】　急性盆腔炎可与急性阑尾炎、输卵管妊娠流产或破裂、卵巢囊肿蒂扭转或破裂相鉴别。

【治疗】

1. 支持疗法　卧床休息,半卧位,有利于脓液积聚于直肠子宫陷窝而使炎症局限。给予高蛋白流食或半流食,补充液体,纠正电解质紊乱及酸碱平衡,高热时给予物理降温。

2. 药物治疗　①采用敏感抗生素,以广谱抗生素为宜;②兼顾厌氧菌和需氧菌,联合用药配伍合理;③抗生素要足量、足时,给药以静脉滴注收效快。

3. 手术治疗　①药物治疗 48~72 小时,体温不降、症状加重、包块增大者;②输卵管积脓或输卵管卵巢脓肿持续存在;③脓肿破裂。

4. 中药治疗　服用活血化瘀,清热解毒中药。

七、慢性盆腔炎

【病史采集】　多有急性盆腔炎史。全身症状不明显,有时低热、疲乏、精神不振、失眠及急性发作。下腹坠胀、疼痛,腰骶部酸痛,性交及月经前后加剧。不孕及异位妊娠。月经异常,周期不规律、经量增多、经期延长或伴有痛经。

【妇科检查】　子宫活动受限,子宫两旁增厚及轻压痛,形成囊肿时触及明显边界清或不清的囊性肿物,骶骨韧带呈索条状增粗,有触痛。

【实验室检查】 血常规检查。必要时行宫腔分泌物培养。

【鉴别诊断】 慢性盆腔炎可与盆腔充血或阔韧带内静脉曲张、子宫内膜异位症、卵巢囊肿、卵巢癌相鉴别。

【治疗】

1. 一般治疗 注意营养、避免劳累。

2. 中药治疗 清热利湿、活血化瘀。

3. 物理治疗 常用短波、超短波治疗。

4. 药物治疗 ①抗生素+地塞米松 0.75mg,口服,一日三次;②抗生素+α-糜蛋白酶 5mg 或透明质酸酶 1500U。

5. 手术治疗 ①有肿块如输卵管积水或输卵管卵巢囊肿;②存在小感染灶,反复引起炎症急性发作者;③手术以彻底治愈为原则,避免遗留病灶有再复发的机会,行单侧附件切除术或全子宫切除术加双侧附件切除术。对年轻妇女应尽量保留卵巢功能。

【预防】 注意个人卫生,避免感染,积极彻底治疗急性盆腔炎。

八、生殖器结核

【病史采集】 多有结核病史。月经失调,表现为周期不规律,经量增多,经期延长,可有痛经。下腹坠痛,若为活动期,可有结核病的一般症状,如发热、盗汗、乏力、食欲不振、体重减轻等。不孕。

【体格检查】 全身及妇科检查由于病变程度与范围的不同而有较大差异,较多患者而无明显体征和其他自觉症状。

1. 全身检查 生殖器结核与腹膜结核并存时腹部可有压痛,腹壁有揉面感,腹水征阳性。

2. 妇科检查 子宫活动受限,双侧输卵管增粗,变硬,如条索状。严重者可扪及质硬不规则包块,与周围组织广泛粘连,包裹性积液可扪及囊性肿物。

【实验室检查】

1. 血、尿常规检查和血沉

2. 胸部及盆腔 X 线检查

3. 子宫内膜病理检查 该检查是诊断子宫内膜结核最可靠的依据,于经前 1 周或月经来潮 6 小时内行刮宫术,如找到典型结核结节可确诊。

4. 其他检查 X 线检查、腹腔镜检查、结核菌素试验、结核菌培养等。

【治疗】

1. 支持疗法 急性期需卧床休息,病情控制后注意劳逸结合,增强机体抵抗力,加强营养。

2. 药物治疗 ①原则是早期、联合、规律、适量、全程;②常用药物有:利福平、异烟肼、乙胺丁醇、链霉素、吡嗪酰胺。

3. 手术治疗 ①输卵管卵巢脓肿经药物治疗后症状减退,但肿块未消失,患者自觉症状反复发作;②药物治疗无效,形成结核性脓肿者;③已形成较大的包裹性积液;④子宫内膜广泛破坏,抗结核药物治疗无效;⑤结核性腹膜炎合并腹水者,手术治疗联合药物治疗有利于腹膜结核的治愈。

【预防】 预防措施包括:①加强预防结核的宣传教育;②增加营养,增强体质;③加强儿童保健;④加强隔离为主。

第三节　妇科肿瘤

一、子宫肌瘤

【病史采集】　病史采集主要包括：月经改变（周期、经期及经量），下腹包块，白带增多，腹坠腰酸，压迫症状（尿频、便秘等），不孕、流产史，继发贫血及以往的检查情况、家族史等。

【妇科检查】　子宫增大，表面不平，有单个或多个结节状突起，质地坚硬，浆膜下肌瘤可扪及单个实质性球状肿块，与子宫有蒂相连，黏膜下肌瘤有时脱出阴道内，呈红色、实质，表面光滑，伴感染时可有坏死、出血及脓性分泌物，排液有臭味。

【辅助检查】　血常规、大生化、B超、宫腔镜、腹腔镜、子宫输卵管造影。

【鉴别诊断】　妇科肿瘤可与妊娠子宫、卵巢肿瘤、子宫腺肌瘤、卵巢子宫内膜异位囊肿、盆腔炎性包块、子宫畸形相鉴别。

【治疗】

1. 随访观察　肌瘤小，无症状，尤其近绝经妇女，一般3～6个月复查一次。

2. 药物治疗　适用于症状不明显，近绝经年龄或全身状况不能手术者。包括：促性腺激素释放激素类似物（GnRH-α）、米非司酮。

3. 手术治疗　适应证：月经过多导致贫血，有压迫症状，蒂扭转引起急性腹痛，确定为影响不孕流产的唯一因素，疑有癌变。

（1）肌瘤切除术：适用于希望保留生育功能的患者，可经腹或腹腔镜下切除，黏膜下肌瘤可经阴道或宫腔镜下切除。

（2）子宫切除术：适用于肌瘤较大，症状明显，药物治疗无效，不需保留生育功能的患者。

二、宫颈癌

【病史采集】　详细询问有无宫颈上皮内瘤样病变史、性病史，并了解其治疗与随访情况。了解婚育史（有无早婚、早育、多产、多个性伴侣等），年轻患者有无接触性出血，老年患者是否有绝经后不规则阴道流血及阴道排液（血性、米泔状、腥臭味等），晚期癌表现。

【妇科检查】　早期宫颈癌局部多无明显病灶，宫颈光滑或仅为柱状上皮异位。外生型宫颈赘生物向外生长，呈息肉状、乳头状、菜花样不规则，触之易出血；内生型宫颈肥大、质硬，宫颈膨大如桶状；晚期癌组织脱落，形成溃疡。妇科检查两侧扪及增厚，有结节状，质硬，有时浸润达盆壁，形成冰冻骨盆。

【辅助检查】

1. 宫颈细胞学检查　宫颈细胞学检查是宫颈癌是筛查的主要方法。

2. 碘试验　不着色可疑阳性。

3. 阴道镜检查

4. 宫颈活检及颈管刮术

5. 宫颈锥形切除

6. 宫颈环形电切术（LEEP）

【转移途径】　转移途径包括直接蔓延；淋巴转移；血行转移。

【鉴别诊断】　宫颈癌可与宫颈柱状上皮异位、宫颈息肉、宫颈结核、宫颈子宫内膜异位症、宫颈乳头状瘤等相鉴别。

【治疗】

1. 手术治疗

(1) 适应证：ⅠA-ⅡA 期患者。

(2) ⅠA₁ 期：全子宫切除术，年轻患者卵巢正常者可保留；有生育要求的年轻患者可行宫颈锥切术或电切术。

(3) ⅠA₂ 期：改良式根治性子宫切除术及盆腔淋巴结切除术。

(4) ⅠB-ⅡA 期：广泛性子宫切除术及盆腔淋巴结清扫术。

2. 放射治疗

(1) 适应证：ⅡB-Ⅳ 期患者；不能耐受手术者。

(2) 放疗包括腔内及体外照射，早期以腔内照射为主，晚期以体外照射为主。

(3) 放疗并发症：放射性直肠炎和膀胱炎。

3. 手术与放疗综合治疗 适用于宫颈较大病灶，术前先放疗，待癌灶缩小后再行手术；或放疗作为术后的补充治疗。

4. 化疗 主要用于晚期及复发转移的患者。多采用联合化疗，常用的药物有：顺铂、氟尿嘧啶、博来霉素、紫杉醇等，可采用静脉或动脉灌注化疗。

【预后】 与临床期别、肿瘤生长方式、肿瘤大小及治疗方法有关。

【预防】 普及防癌知识，提倡晚婚少育，开展性教育。定期开展宫颈癌的筛查，做到早发现、早诊断、早治疗。积极治疗性传播疾病，早期发现、及时诊断和治疗 CIN，阻断宫颈癌的发生。

三、子宫内膜癌

【病史采集】 注意了解既往病史情况，有无肥胖、高血压、糖尿病、不孕、未产或长期无排卵型功血或绝经延迟史，多发生于老年妇女，有无长期服用雌激素及内膜增生过长的病史、遗传因素。

【临床表现】 绝经后阴道流血，月经周期紊乱，阴道排液（浆液性、血性甚至脓性），晚期癌浸润周围或压迫神经引起下腹及腰骶痛，并向下肢及足部放射。

【体格检查】 晚期可出现恶病质表现如贫血、消瘦。妇科检查：早期无明显异常，病情发展，子宫增大、稍软，晚期偶见癌组织自宫口脱出，癌灶向周围浸润，子宫固定或在宫旁盆腔内扪及不规则结节。

【辅助检查】 辅助检查包括 B 超检查，分段诊刮，宫腔镜检查，CA125、CT 或 MRI、淋巴造影等检查。

【转移途径】 转移途径包括直接蔓延，淋巴转移，血行转移。

【鉴别诊断】 子宫内膜癌可与绝经过渡期功血、萎缩性阴道炎、子宫黏膜下肌瘤、内膜息肉、原发性输卵管癌、老年性子宫内膜炎合并宫腔积脓、宫颈癌、子宫肉瘤等相鉴别。

【治疗】

1. 手术治疗 首选。

Ⅰ期：筋膜外全子宫切除＋双附件切除。

Ⅱ期：改良根除性子宫切除术＋双附件切除，同时行腹主动脉旁淋巴结清扫术。

Ⅲ期、Ⅳ期：肿瘤细胞减灭术。

2. 放射治疗

单纯放疗：仅用于手术禁忌证或无法手术切除的晚期患者。

术后放疗：是子宫内膜癌最主要的术后辅助治疗。

3. 孕激素治疗　适用于晚期或复发癌患者、不能手术切除或年轻、早期要求保留生育功能者。常用甲地孕酮、已酸孕酮。

4. 化疗　晚期不能手术或治疗后复发者。常用药物有:顺铂、紫杉醇、氟尿嘧啶、环磷酰胺、丝裂霉素等。

【预后】　本病预后与临床分期、肌层浸润、细胞分级、组织学类型、年龄及治疗方法有关。

【预防】　普及防癌知识,定期进行防癌检查。正确掌握使用雌激素的指征及方法。重视绝经过渡期妇女月经紊乱或绝经后阴道不规则流血的诊治。注意高危因素,重视高危患者的观察及治疗。

四、卵巢肿瘤

【组织学分类】

1. 上皮性肿瘤　①浆液性肿瘤;②黏液性肿瘤;③子宫内膜样肿瘤;④透明细胞中肾样瘤;⑤纤维上皮瘤;⑥混合型上皮瘤;⑦未分化癌;⑧未分类癌。

2. 性索间质肿瘤

(1) 颗粒细胞-间质细胞瘤:①颗粒细胞瘤;②卵泡膜细胞瘤-纤维瘤。

(2) 支持细胞-间质细胞肿瘤(睾丸母细胞瘤)。

(3) 两性母细胞瘤。

3. 生殖细胞肿瘤　①无性细胞瘤;②卵黄囊瘤;③胚胎癌;④多胎瘤;⑤绒毛膜癌(未成熟型、成熟型、单胚性和高度特异性);⑥畸胎瘤;⑦混合型。

4. 转移性肿瘤

【病史采集】　了解月经情况,有无腹部包块、腹部不适、腹胀、腹痛及压迫症状,有无体重下降,家族史等。

【体格检查】

1. 良性肿瘤

(1) 全身检查:较大肿瘤可见腹部膨隆,叩诊实音,无移动性浊音。

(2) 妇科检查:子宫一侧或双侧触及球形肿块,囊性或实性,表面光滑,与子宫多无粘连,活动良好,较大肿瘤可出现相应的压迫症状。

2. 恶性肿瘤

(1) 全身检查:早期多无表现,晚期可有胃肠道症状,出现恶病质表现:消瘦、面色苍白、心率快,可触及肿大的淋巴结(腹股沟、腋下、锁骨上),腹部隆起,可触及包块,活动差,移动性浊音阳性,下肢可有水肿,肿瘤浸润、压迫可出现疼痛。

(2) 妇科检查:阴道后穹隆触及盆腔内散在质硬结节,肿块多为双侧、实性或半实性,表面高低不平,活动差,固定,与子宫分界不清,常伴有腹水。

【辅助检查】

1. B型超声检查　临床诊断符合率>90%。

2. 肿瘤标志物　CA125、AFP、HCG、性激素。

3. 腹腔镜检查　直接观察肿块,在可疑部位进行多点活检、抽取腹水行细胞学检查。

4. 放射学诊断　X线摄片、CT、MRI、PET检查。

5. 细胞学检查　阴道脱落细胞检查、腹水或腹腔冲洗液检查找癌细胞。

【转移途径】　①直接蔓延及腹腔种植是卵巢癌的主要转移途径;②淋巴转移;③血行转移较少见。

【并发症】　并发症包括蒂扭转、破裂、感染、恶变。

【鉴别诊断】

1. 卵巢良性肿瘤的鉴别诊断 卵巢瘤样病变;输卵管卵巢囊肿;子宫肌瘤;妊娠子宫;充盈膀胱;腹水等。

2. 卵巢恶性肿瘤的鉴别诊断 子宫内膜异位症;盆腔结缔组织炎;结核性腹膜炎;生殖道以外的肿瘤(腹膜后肿瘤、直肠癌、乙状结肠癌);转移性卵巢肿瘤(消化道肿瘤、乳腺癌)。

【治疗】

1. 良性肿瘤 手术治疗,包括患侧附件切除术、卵巢切除术、肿瘤剥出术、肿瘤剥出术、子宫+单侧/双侧附件切除术。

2. 恶性肿瘤

(1) 手术治疗:是治疗卵巢癌的主要手段。

(2) 手术范围:早期(FIGO Ⅰ、Ⅱ期):行全子宫+双附件切除术(卵巢动静脉高位结扎);尽可能切除所有明显的肿瘤病灶;大网膜、盆腔及腹主动脉旁淋巴结切除。晚期卵巢癌行肿瘤细胞减灭术。

(3) 化疗:基本原则:足量、及时、正规,以顺铂为主的联合化疗,常用药物有顺铂、卡铂、紫杉醇、环磷酰胺、依托泊苷等。

(4) 放疗。

(5) 其他治疗:免疫治疗和激素治疗正在研究中。

【预后】 预后与临床分期、病理类型及分级、患者年龄及治疗方式有关。最重要的是肿瘤分期和残存肿瘤数量,分期越早预后越好。残存肿瘤越小预后越好。

【随访】

1. 随访时间 卵巢癌易复发,术后1年内,每3个月1次;术后第2年,每4~6个月1次;5年以后,每年1次。

2. 监测内容

(1) 症状、体征、全身及盆腔检查。

(2) 各种辅助检查:B型超声检查、肿瘤标志物的测定(CA125、AFP、HCG、性激素)。

【预防】

1. 开展卫生宣传教育 提倡高蛋白、富含维生素A、避免高胆固醇饮食。

2. 高危人群的严密监测随访 乳腺癌、胃肠癌应定期做妇科检查,以排除卵巢转移癌。

3. 开展普查普治 30岁以上妇女每年应行妇科检查,高危人群每半年检查一次。

4. 早期诊断及处理 卵巢实性肿瘤或囊肿直径大于8cm或持续存在超过2个月应及时手术。

第四节　妊娠滋养细胞疾病

一、葡　萄　胎

【诊断标准】

1. 妇科检查 宫颈变软、呈紫蓝色;子宫异常增大。

2. 辅助检查 血HCG异常升高;超声检查见宫腔内充满雪花状或蜂窝状回声。

3. 其他 停经史及阴道流血;妊娠剧吐;下腹胀痛;急腹症等。

【葡萄胎的处理】

1. 清除宫腔内容物 葡萄胎确诊后应及时清除宫腔内容物。子宫大于妊娠12周者,一般吸刮2次,1周后行第二次刮宫,每次刮出物均需送病理检查。

2. 黄素化囊肿的处理　因囊肿可自行消退,一般不需处理。

3. 子宫切除　单纯切除子宫只能去除病变侵入局部的危险,不能防止转移的发生,不作为常规处理。手术后仍需定期随访。

4. 预防性化疗　适用于有高危因素且随访困难的患者。尽可能选在清宫前或清宫时,一般选用甲氨蝶呤、氟尿嘧啶或放射菌素 D 单一药物。其不能代替随访。

【随访】

1. HCG 测定　每周测定 HCG 一次,直至连续 3 次正常,然后每月一次持续至少半年。此后每半年一次,共随访 2 年。国外推荐每 2 月一次,共随访 1 年。

2. 避孕方法　推荐避孕套和口服避孕药,一般不选用宫内节育器。

3. 其他　每次随访必须测定 HCG,还应注意月经是否规则,有无异常阴道出血,有无咳嗽、咯血及转移灶症状,并作妇科检查,选择一定间隔定期或必要时作 B 超、胸部 X 线摄片或 CT 检查。

二、侵蚀性葡萄胎和绒毛膜癌

【病史采集】　注意要询问:既往妊娠情况(流产、足月产、葡萄胎等),阴道不规则流血(时间、有无组织物排出等),腹痛(性质、伴随症状),长期阴道流血继发贫血症状(乏力、心悸等),有无转移症状(肺转移,胸痛、咳嗽、咯血及呼吸困难;阴道转移,破溃时引起不规则阴道流血甚至大出血;肝转移,上腹部或肝区疼痛;脑转移,猝然跌倒、暂时性失语或失明、偏瘫等),以往的检查记录,有无家族史等。

【体格检查】

1. 全身检查　贫血者有面色苍白,心率快;乳房增大,乳头乳晕着色,可能有少量乳汁分泌。

2. 妇科检查　外阴、阴道、宫颈着色,质地柔软,转移灶常位于阴道前壁,呈紫蓝色结节,子宫复旧延迟,多无压痛,黄素化囊肿持续存在。

【诊断】

1. 临床诊断　葡萄胎排空后 1 年以上发病者一般临床诊断绒癌,半年内多诊断侵蚀性葡萄胎。继发于流产、足月产、异位妊娠者临床诊断绒癌。

2. 辅助诊断方法

(1) 血 β-HCG 测定:是葡萄胎后妊娠滋养细胞瘤的主要诊断依据,影像学证据不是必需的。

(2) 胸部 X 线摄片:诊断肺转移有价值。

(3) CT 和磁共振成像:主要是用于脑、肝和盆腔病灶的诊断。

(4) 超声检查:主要显示丰富的血流信号和低阻力型血流频谱。

3. 组织学诊断　在子宫肌层内或子宫外转移灶中,见到绒毛结构或退化的绒毛阴影,诊断为侵蚀性葡萄胎;仅见成片滋养细胞浸润及坏死出血,未见绒毛结构,诊断为绒癌。

【鉴别诊断】　胎盘部位滋养细胞肿瘤、胎盘部位反应、胎盘残留。

【治疗】　治疗原则以化疗为主,手术和放疗为辅。

1. 化疗　低危患者首选单一药物化疗,高危患者首选联合化疗。

(1) 一线化疗药物有甲氨蝶呤、氟尿嘧啶、放线菌素 D 或国产更生霉素、环磷酰胺、长春新碱、依托泊苷等。

(2) 毒副反应:主要毒副反应为骨髓抑制,其次为消化道反应,肝功能损害及脱发等。

(3) 疗效评判:每一疗程结束后,每周测定血 β-HCG,结合 B 超、胸片、CT 等检查。每疗程化疗结束至 18 日内,血 β-HCG 至少下降一个对数称为有效。

(4) 停药指征:血 β-HCG 每周测定一次,连续 3 次阴性后至少给予 1 个疗程的化疗,而对于化疗过程中 β-HCG 下降缓慢和病变广泛者通常给予 2~3 个疗程的化疗。

2. 手术　多为辅助治疗,对控制大出血等各种并发症、消除耐药病灶、减少肿瘤负荷和缩短化疗疗程等方面有一定作用。

(1) 子宫切除:无生育要求的低危无转移患者在初次治疗时首选全子宫切除术。一般行全子宫切除术,生育年龄妇女应保留卵巢。

(2) 肺切除:多次化疗未能吸收的孤立的肺转移耐药病灶,可行肺叶切除。

3. 放疗　较少用。主要用于肝、脑转移和肺部耐药病灶的治疗。

【随访】　治疗结束后应严密随访。第1次随访在出院后3个月,以后每6个月1次直至3年,此后每年1次直至5年,以后可每2年1次。随访期间严格避孕。

第五节　妇科内分泌疾病——功能失调性子宫出血

一、无排卵性功血

【病史采集】　详细了解异常子宫出血的类型、发病时间,病程经过、出血前有无停经史及以往治疗经过。注意要患者年龄,月经史,婚育史,避孕措施,激素类药物使用史,及全身与生殖系统有无相关疾病如肝病、血液病、甲状腺功能亢进或甲状腺功能减低等。

【体格检查】

1. 全身检查　贫血者有面色苍白,心率快。

2. 妇科检查　无异常。

【辅助检查】

1. 诊断性刮宫　止血同时明确病理诊断。

2. 超声检查、宫腔镜检查　排除子宫病变。

3. 基础体温测定　单相型,提示无排卵。

4. 其他　宫颈黏液结晶检查、阴道脱落细胞检查;激素测定、妊娠试验、宫颈细胞学检查;血常规、凝血功能测定。

【鉴别诊断】　异常妊娠或妊娠并发症(流产、异位妊娠、葡萄胎、胎盘残留等);生殖器官肿瘤(宫颈癌、子宫内膜癌、滋养细胞肿瘤、子宫肌瘤、卵巢肿瘤等);生殖器官炎症、性激素类药物使用不当;宫内节育器或异物引起的子宫不规则出血;全身性疾病(血液病、肝肾衰竭;甲状腺功能亢进或状腺功能减低等)。

【治疗】

1. 一般治疗　贫血者补充铁剂、蛋白质,严重贫血输血,预防感染等。

2. 药物治疗　青春期功血以止血、调整周期、促排卵为主;绝经过渡期功血以止血、调整周期、减少经量,防止子宫内膜病变为原则。

(1) 止血:少量出血者,使用最低有效剂量激素,减少药物副反应。大量出血者,性激素治疗8小时见效,24～48小时出血基本停止。

1) 联合用药:性激素联合用药的止血效果优于单一药物。口服避孕药在治疗青春期和生育年龄无排卵性功血常有效。

2) 雌激素:应用大剂量雌激素迅速促使子宫内膜生长,短期内修复创面止血。适用于青春期功血。禁忌证:血液高凝或有血栓性疾病史的患者。

3) 孕激素:使增生期内膜转化为分泌期,达到止血目的。适用于体内有一定雌激素水平的功血患者。

4) 雄激素:对抗雌激素,增强子宫平滑肌及子宫血管张力作用,减轻盆腔充血而减少血量。适用绝经过渡期。

5）宫内孕激素释放系统：宫腔内放置含孕酮或左炔诺酮的宫内节育器，使孕激素直接作用于宫内膜，有减少经量作用。

6）其他：非甾体类抗炎药物及其他止血药，辅助作用。

（2）调整周期

1）雌、孕激素序贯法：即人工周期。适用于青春期及生育期功血内源性雌激素水平较低者。雌激素自血止周期撤药性月经第 5 日起用药，结合雌激素 1.25mg/d 或戊酸雌二醇 2mg/d，每晚 1 次，连服 21 天，服用雌激素第 11 日加用醋酸甲羟孕酮 10mg/d，连用 10 天。连续 3 个周期为一个疗程。

2）雌孕激素联合法：适用生育期功血内源性雌激素较高者或绝经过渡期功血。可用口服避孕药，自血止周期撤药性月经第 5 日起，每晚一片，连服 21 天，连续 3 个周期为一个疗程。

3）后半周期疗法：适用青春期和绝经过渡期功血患者。于月经后半期服用醋酸甲羟孕酮 10mg/d 或肌注黄体酮 20mg/d，连用 10 日为一个周期，连续 3 个周期为一个疗程。

4）促排卵：有生育要求的无排卵不孕患者，可针对病因采取促排卵。

（3）手术治疗

1）刮宫术：适用急性大出血或存在子宫内膜癌高危因素的功血患者。

2）子宫内膜切除术：适用经量多的绝经过渡期功血和激素治疗无效且无生育要求的生育期功血患者。宫腔镜下金属环、滚动电凝或热疗等方法，切除子宫内膜或使子宫内膜凝固坏死。优点：创伤小，可减少经量，部分患者可达到闭经效果。

3）子宫切除术：药物治疗效果不佳。

二、排卵性月经失调

（一）黄体功能不良

黄体期孕激素分泌不足或黄体过早衰退。

【病史采集】 注意询问患者年龄，月经史（初潮时间、周期、经期、经量），婚育史（不孕、反复流产），月经周期缩短，既往疾病史，以往的检查治疗记录等。

【体格检查】 全身及妇科检查无异常。

【辅助检查】

1. 子宫内膜活检 显示分泌反应至少延后 2 日。

2. 基础体温测定 双相型，高相期小于 11 日，提示黄体期短。

【治疗】

1. 促进卵泡发育 针对病因，促使卵泡发育和排卵。

（1）卵泡期使用低剂量雌激素。

（2）氯米芬：月经第 5 日始每日 50mg，共 5 日。

2. 促进月经中期 LH 峰值形成 监测到卵泡成熟时，用绒毛膜促性腺激素 5000～10000U 一次或分两次肌内注射，加强 LH 峰形成。

3. 黄体功能刺激疗法 基础体温上升后，隔日肌内注射绒毛膜促性腺激素 1000～2000U 共 5 次，延长黄体期。

4. 黄体功能替代疗法 排卵后始每日肌内注射黄体酮 10mg，共 10～14 天，补充黄体分泌孕酮不足。

5. 黄体功能不足合并高催乳激素血症的治疗 溴隐亭每日 2.5～5mg，可使催乳素水平下降，促进垂体分泌促性腺激素及增加卵巢雌孕激素分泌，从而改善黄体功能。

（二）子宫内膜不规则脱落

黄体发育良好,但萎缩过程延长。

【病史采集】 月经周期正常,经期延长,长达 9～10 日,出血较多。

【体格检查】 全身及妇科检查无异常。

【辅助检查】

1. 子宫内膜活检 月经第 5～6 日子宫内膜活检仍能见到分泌反应的内膜,与出血期及增生期内膜并存。

2. 基础体温测定 双相型,但下降缓慢。

【治疗】

1. 孕激素 利用孕激素的负反馈调节作用。月经前 10～14 日,口服甲羟孕酮 10mg/d,连服 10 日。也可用避孕药。

2. 绒促性素 有促进黄体功能的作用。

第六节　子宫内膜异位症

【病史采集】 重点询问家族史、月经史、妊娠、流产及分娩史。对生育年龄阶段有痛经、不孕、性交痛、月经紊乱等症状者,需重点询问痛经出现的时间、程度、发展及持续时间等,应与其他疾病所致的痛经加以区别。有无血尿、尿频、腰痛等症状。典型的子宫内膜异位症病史为继发性、进行性的痛经和性交痛,常伴有不孕及月经过多等症状。

【体格检查】 典型的子宫内膜异位在盆腔检查时,子宫多后倾固定,直肠子宫陷凹、宫骶韧带或子宫后壁下段等部位可扪及触痛性结节,卵巢子宫内膜异位囊肿时,妇科检查时可在一侧或双侧附件处扪及囊性包块,往往有轻压痛,其特点是囊壁较厚,常与子宫粘连固定,并在月经期增大,月经后缩小。若病变累及直肠阴道隔,可在阴道后穹隆处扪及甚至可看到隆起的紫蓝色结节。其他部位的异位病灶如腹壁瘢痕、会阴伤口瘢痕等处在经期可见肿大的结节,月经后肿块缩小。

【辅助检查】 阴道或腹部 B 型超声、子宫输卵管造影、盆腔 CT 及 MRI。CA125 测定(轻度升高)、抗子宫内膜抗体、腹腔镜检查(金标准)。

【鉴别诊断】 子宫内膜异位症可与卵巢恶性肿瘤、盆腔炎性包块、子宫腺肌病相鉴别。

【治疗】 根据患者年龄、症状、病变部位和范围及对生育要求等情况全面考虑。

1. 药物治疗 性激素治疗目的是抑制雌激素的合成,使异位子宫内膜萎缩或切断下丘脑-垂体-卵巢轴的刺激和出血周期。

(1)口服避孕药:长期连续服用避孕药 6～9 个月,造成类似妊娠的人工闭经,称为假孕疗法。适用于轻度内异症妇女。

(2)孕激素:造成子宫内膜脱落和萎缩,费用低,不良反应小。如甲羟孕酮 30mg/d 一般连续应用 6 个月。

(3)孕激素受体调节剂:米非司酮 10mg/d,一般连续应用 3～6 个月。

(4)孕三烯酮:19-去甲睾酮甾体类药物,有抗孕激素、抗雌激素和抗性腺效应。每周 2 次,每次 2.5mg,月经第一日开始服药,连续用药 6 个月。副反应较低。

(5)达那唑:合成的 17α-乙炔睾酮衍生物,抑制 GnRH 的分泌,直接抑制甾体激素的合成,抑制和竞争子宫内膜雌孕激素受体,形成高雄激素和低雌激素环境不利于异位子宫内膜的生长和种植。用法:200mg,每日 2～3 次,月经第一日开始,连用 6 个月。副反应:恶心、体重增加、乳房缩小、痤疮、皮脂增加、多毛、潮热、性欲减退、阴道萎缩、肌痛性痉挛、情绪不稳定、肝功能损害等。适用于轻中度的子宫内膜异位症痛经明显的患者。

（6）促性腺激素释放激素激素激动剂 GnRH-α：人工合成的十肽化合物，与垂体 GnRH 受体亲和力较天然 GnRH 强，抑制垂体分泌促性腺激素，导致卵巢激素水平显著下降，出现暂时性闭经，此疗法又称药物性卵巢切除。用法：月经第一天皮下注射亮丙瑞林 3.75mg 或戈舍瑞林 3.6mg，每隔 28 天注射一次，共 3～6 次。不良反应：雌激素过低症状如潮热、阴道干燥、性欲减退、骨钙丢失等，停药后多可消失。

2. 手术治疗

（1）适应证：①药物治疗后症状不缓解，局部病变加剧或生育功能仍未恢复者；②较大的卵巢子宫内膜异位囊肿，特别是迫切要求生育者。

（2）手术方法

1）保留生育功能手术：切除内膜异位病灶，保留双侧或一侧卵巢；适用于年轻有生育要求的患者。术后复发率 40%。

2）保留卵巢功能手术：切除病灶及子宫，至少保留一侧或部分卵巢维持卵巢功能。适用于 45 岁以下无生育要求的重症患者。复发率 5%。

3）根治性手术：子宫、双附件及异位子宫内膜病灶切除。适用于 45 岁以上重症患者。

3. 药物与手术联合治疗　手术治疗前先用药物治疗 3 个月使子宫内膜异位病灶缩小、软化，以缩小手术范围利于手术的操作。手术不彻底者术后给予至少 3～6 个月的药物治疗。

4. 青春期子宫内膜异位症　有手术指征的轻度患者可清除病灶，术后持续服用低剂量的口服避孕药预防复发。重症患者先用药物治疗 6 个月，再持续服用低剂量的了口服避孕药。16 岁以上，性成熟的患者才可用 GnRH-α 治疗。

【预防】　预防包括：①防止经血逆流；②药物避孕避；③防止医源性内膜异位种植。

第七节　女性生殖器官发育异常

一、处女膜闭锁

处女膜闭锁又称无孔处女膜，临床上较常见，系尿生殖窦上皮未能贯穿前庭部所致。

【病史采集】　注意询问年龄、是否有月经来潮，腹痛性质（周期性、阵发性、进行性加剧），压迫症状（便秘、肛门坠胀、尿频或尿潴留等）。

【妇科检查】　处女膜向外膨胀，表面紫蓝色，无阴道口。可扪到阴道口有球状包块向直肠前壁突出。直肠-腹部诊时，可在下腹部扪及阴道包块上方的小包块，压痛明显。

【辅助检查】　B 超提示：子宫及阴道内有积液。

【治疗】　立即手术治疗。先用粗针穿刺处女膜正中膨隆部，抽出褐色积血后，即将处女膜作"X"形切开，边引流积血，边切除多余的处女膜瓣，使切口呈圆形。再用 3-0 肠线缝合切口边缘黏膜，以保持引流通畅和防止创缘粘连。

二、阴道发育异常

（一）先天性无阴道

先天性无阴道为双侧副中肾管发育不全的结果，故先天性无阴道几乎均合并无子宫或仅有痕迹子宫，但卵巢一般均正常。约 15% 合并泌尿道畸形。

【病史采集】　注意询问年龄、月经来潮，有无周期性腹痛，婚后性交困难。

【妇科检查】　检查可见外阴和第二性征发育正常，但无阴道口或仅在阴道外口处见一浅凹陷，有时可见到由泌尿生殖窦内陷所形成的约 2cm 短浅阴道盲端。肛查和盆腔 B 型超声检查无子宫。

【辅助检查】 B 超提示子宫及阴道内有积液。

【治疗】 对希望结婚的先天性无阴道患者,可行人工阴道成形术。有短浅阴道者亦可采用机械扩张法,即用由小到大的阴道模型,局部加压扩张,以逐渐加深阴道长度,直至能满足性生活要求为止。对有发育正常子宫的患者,初潮时即行人工阴道成形术,同时引流宫腔积血以保存子宫生育功能。无法保留子宫者,应予切除。

(二)阴道闭锁

阴道闭锁为尿生殖窦未参与形成阴道下段所致。闭锁位于阴道下段,长约 2~3cm,其上多为正常阴道。

【病史采集】 注意询问年龄、月经来潮,有无周期性腹痛,婚后性交困难。

【妇科检查】 症状与处女膜闭锁相似,检查时亦无阴道开口,但闭锁处黏膜表面色泽正常,亦不向外膨隆,肛查扪及向直肠凸出的阴道积血包块。其位置较处女膜闭锁高。

【治疗】 治疗应尽早手术。术时应先切开闭锁段阴道并游离阴道积血下段的阴道黏膜,再切开积血包块。排净积血后,利用已游离的阴道黏膜覆盖创面。术后定期扩张阴道以防挛缩。

(三)阴道横隔

阴道横隔为两侧副中肾管会合后的尾端与尿生殖窦相接处未贯通或部分贯通所致。

【病史采集】 注意询问年龄、月经来潮,有无周期性腹痛,婚后性交困难。

【妇科检查】 横隔可位于阴道内任何部位,但以上、中段交界处为多见,其厚度约为 1cm。完全性横隔较少见,多数是隔的中央或侧方有一小孔。月经血可自小孔排出。横隔位于上段者不影响性生活,常系偶然或不孕检查时发现。位置较低者少见,多因性生活不满意而就医。

【治疗】 一般应将横隔切开并切除其多余部分,最后缝合切缘糙面以防粘连形成。术后短期放置模型防止挛缩。若系分娩时发现横隔阻碍胎先露部下降,横隔薄者,当胎先露部下降至横隔处并将横隔撑得极薄时,切开后胎儿即能经阴道娩出;横隔厚者应行剖宫产。

(四)阴道纵隔

阴道纵隔为双侧副中肾管会台后,其中隔未消失或未完全消失所致。有完全纵隔和不完全纵隔两种。

【病史采集】 注意询问年龄、月经来潮,有无周期性腹痛,婚后性交困难。绝大多数阴道纵隔无症状。

【妇科检查】 完全纵隔形成双阴道。常合并双宫颈、双子宫。有时纵隔偏向一侧形成斜隔。导致该侧阴道完全闭锁,可出现因经血潴留所形成的阴道侧方包块。

【治疗】 若斜隔妨碍经血排出或纵隔影响性交时,应将其切除,刨面缝合以防粘连。若临产后发现纵隔阻碍胎先露部下降,可沿隔的中部切断,分娩后缝合切缘止血。

三、先天性宫颈闭锁

先天性宫颈闭锁临床上罕见。

【病史采集】 若患者子宫内膜有功能时,青春期后可因宫腔积血而出现周期性腹痛,经血还可经输卵管逆流入腹腔,引起盆腔子宫内膜异位症。

【妇科检查】 无特殊。

【治疗】 可手术穿通宫颈,建立人工子宫阴道通道或行子宫切除术。

四、子宫未发育或发育不全

1. 先天性无子宫　系两侧副中肾管中段及尾段未发育和会合所致,常合并无阴道,但卵巢发育正常。第二性征不受影响。直肠-腹部诊扪不到子宫。

2. 始基子宫　又称痕迹子宫,系两侧副中肾管会合后不久即停止发育所致,常合并无阴道。子宫极小,仅长 1~3cm,无宫腔。

3. 子宫发育不全　又称幼稚子宫,系副中肾管会合后短时期内即停止发育所致。子宫较正常小,有时极度前屈或后屈。宫颈呈圆锥形,相对较长,宫体与宫颈之比为 1∶1 或 2∶3。患者的月经量极少,婚后无生育。直肠-腹部诊可扪及小而活动的子宫。治疗方法仍主张小剂量雌激素加孕激素序贯用药。

五、子宫发育异常

(一)双子宫

两侧副中肾管完全未融合,各自发育形成两个子宫和两个宫颈,阴道也完全分开,左右侧子宫各有单一的输卵管和卵巢。

【病史采集】　患者无任何自觉症状,一般是在人工流产、产前检查甚至分娩时偶然发现。

【妇科检查】　有一个或两个阴道,两个宫颈,可能触及两个子宫。

【辅助检查】　B 超检查,宫腔镜检查,子宫输卵管碘油造影。

(二)双角子宫和鞍状子宫

因宫底部融合不全而呈双角,称双角子宫;轻度者仅宫底部稍下陷而呈鞍状,称鞍状子宫。妊娠时双角子宫易发生流产及胎位异常。

【病史采集】　无自觉症状,因反复流产检查时发现。

【妇科检查】　无特殊。

【辅助检查】　子宫输卵管碘油造影,宫腔镜检查。

【治疗】　双角子宫出现反复流产时,应行子宫整形术。

(三)中隔子宫

两侧副中肾管融合不全,可在宫腔内形成中隔,从宫底至宫颈内口将宫腔完全隔为两部分者为完全中隔;仅部分隔开者为不全中隔。

【病史采集】　不孕,流产,早产,胎位异常,产后胎盘滞留等。

【妇科检查】　无特殊。

【辅助检查】　子宫输卵管碘油造影,宫腔镜检查,B 超检查。

【治疗】　不孕和反复流产者行宫腔镜下中隔切除术。

(四)单角子宫

仅一侧副中肾管发育而成为单角子宫。另侧副中肾管完全未发育或未形成管道。未发育侧的卵巢、输卵管、肾亦往往同时缺如。

【病史采集】　妊娠可发生在单角子宫,但流产、早产较多见。

【妇科检查】　无特殊。

【辅助检查】 子宫输卵管碘油造影,宫腔镜检查,B超检查。

(五)残角子宫

一侧副中肾管发育正常,另一侧发育不全形成残角子宫。可伴有该侧泌尿道发育畸形。检查时易将残角子宫误诊为卵巢。

【病史采集】 妊娠可发生在单角子宫,但流产、早产较多见。多无症状,若残角子宫内膜有功能因宫腔积血出现痛经;至妊娠16~20周时往往破裂而出现典型的输卵管妊娠破裂症状。

【妇科检查】 一侧附件区触及与子宫相连实性包块。多数残角子宫与对侧正常宫腔不相通,仅有纤维带相连;偶亦有两者间有狭窄管道相通者。

【辅助检查】 子宫输卵管碘油造影,宫腔镜检查,B超检查。

【治疗】 手术切除残角子宫。

六、输卵管发育异常

输卵管发育异常有:①单侧输卵管缺失:为该侧副中肾管未发育所致;②双侧缺失:常见于无子宫或痕迹子宫患者;③单侧(偶尔双侧)副输卵管:为输卵管分支,具有伞部,内腔与输卵管相通或不通;④输卵管发育不全、闭塞或中段缺失:类似结扎术后的输卵管。输卵管发育异常可能是不孕的原因,亦可能导致输卵管妊娠,因临床罕见。几乎均为手术时偶然发现。除输卵管部分节段缺失可整形吻合外,其他均无法手术。

七、卵巢发育异常

卵巢发育异常有:①单侧卵巢缺失:见于单角子宫;②双侧卵巢缺失:极少,一般为卵巢发育不全,卵巢外观细长而薄,色白质硬,甚至仅为条状痕迹,见于特纳综合征患者;③多余卵巢:罕见,一般多余卵巢远离卵巢部位,可位于腹膜后;④偶尔卵巢可分裂为几个部分。

第八节　盆腔器官脱垂

一、阴 道 脱 垂

(一)阴道前壁脱垂

【病史采集】 注意询问年龄,分娩情况,分娩次数,产褥期有无过过早参加体力劳动;站立时是否阴道有块物脱出,有无小便困难,咳嗽、大笑时是否有尿液溢出;下坠感、腰酸。

【妇科检查】 阴道检查时,阴道口松弛常伴有陈旧性会阴撕裂。阴道前壁呈半球形隆起,触之柔软,该处黏膜变薄透亮,皱襞消失。当患者用力屏气时,膨出的阴道前壁明显可见,若同时见尿液溢出,表明合并膀胱膨出及尿道膨出。导尿可扪及金属导尿管位于膨出的块物内。

【分度】

Ⅰ度:阴道前壁向下突出,但仍位于阴道内,有时伴有膨出的膀胱。

Ⅱ度:部分阴道前壁脱出至阴道口。

Ⅲ度:阴道前壁全部脱出至阴道口外。膨出均合并膀胱膨出和尿道膨出。

【治疗】 无症状的轻度患者不需要治疗。有症状但有其他慢性疾病不宜手术者,可置子宫托缓解症状。症状明显的重度患者应行阴道前壁修补术。

(二)阴道后壁脱垂

阴道后壁脱垂伴有直肠膨出。阴道后壁脱垂可以单独存在,也常合并阴道前壁脱垂。

【病史采集】　注意询问年龄，分娩情况，分娩次数，产褥期有无过早参加体力劳动；站立时是否阴道有块物脱出，有无小便困难，咳嗽、大笑时是否有尿液溢出；下坠感、腰酸及排便困难。

【妇科检查】检查时见阴道后壁呈半球状块物膨出，肛诊时指端向前可进入凸向阴道的盲袋内。患者多伴有陈旧性会阴撕裂。

【治疗】轻者不需治疗，重者多伴有阴道前壁脱垂，应行阴道前后壁及会阴修补术。

二、子宫脱垂

子宫从正常位置沿阴道下降，宫颈外口达坐骨棘水平以下，甚至子宫全部脱出于阴道口以外，称子宫脱垂。子宫脱垂常伴发阴道前壁和后壁脱垂。

【病史采集】　注意询问年龄，分娩情况，分娩次数，产褥期有无过早参加体力劳动；站立时是否阴道有块物脱出，有无小便困难，咳嗽、大笑时是否有尿液溢出；下坠感、腰酸。

【临床分度】

Ⅰ度：轻型，子宫颈外口距处女膜缘少于4cm，尚未达处女膜缘。重型，子宫颈外口已达处女膜缘，在阴道口能见到宫颈。

Ⅱ度：轻型，宫颈已脱出阴道口外，宫体仍在阴道内。重型，宫颈及部分宫体已脱出至阴道口外。

Ⅲ度，宫颈及宫体全部脱出阴道口外。

【妇科检查】　妇科检查时需判断子宫脱垂程度并予以分度，同时了解阴道前、后壁脱垂及会阴陈旧性撕裂程度。还应判断有无张力性尿失禁，嘱患者不解小便，取仰卧截石位，观察咳嗽时有无尿液自尿道口溢出。若见尿液不自主地溢出时，检查者用食、中两指分别轻压尿道两侧，再嘱患者咳嗽，若尿液不再溢出，提示患者有张力性尿失禁。

【鉴别诊断】　子宫脱垂可与阴道壁囊肿壁薄、子宫黏膜下肌瘤或宫颈肌瘤、宫颈延长相鉴别。

【治疗】　应因人而异。治疗以安全、简单和有效为原则。

1. 支持疗法　加强营养，适当安排休息和工作，避免重体力劳动，经常保持大便通畅，积极治疗慢性咳嗽。

2. 非手术疗法　安放子宫托；盆底肌肉锻炼；绝经后妇女可适当补充雌激素，增加肌肉筋膜组织张力。

3. 手术治疗　手术治疗根据患者年龄、生育要求及全身健康情况加以选择。

（1）阴道前后壁修补术：适用于Ⅰ、Ⅱ度阴道前后壁脱垂患者。

（2）阴道前后壁修补、主韧带缩短及宫颈部分切除术（Manchester 手术）：适用于年龄较轻、宫颈较长，希望保留子宫的Ⅱ、Ⅲ度子宫脱垂伴阴道前、后壁脱垂患者。

（3）经阴道子宫全切除及阴道前后壁修补术：适用于Ⅱ、Ⅲ度子宫脱垂伴阴道前、后壁脱垂、年龄较大、不需保留子宫的患者。

（4）阴道纵隔形成术：适用于年老体弱不能耐受较大手术、不需保留性交功能者。

（5）阴道、子宫悬吊术：可采用手术缩短圆韧带，或利用生物材料制成各种吊带，达到悬吊子宫和阴道的目的。

【预防】　提倡晚婚晚育，防止生育过多，过密；正确处理各产程，避免滞产和第二产程延长，提高助产技术，保护好会阴，必要时行会阴后-侧切开术；有产科指征者应及时行剖宫产终止妊娠；产妇不应在产后参加重体力劳动，也是预防子宫脱垂的关键措施；积极治疗慢性咳嗽、习惯性便秘；提倡作产后保健操。

三、生殖器官瘘

生殖器官瘘是指生殖道与其邻近器官间有异常通道，临床上尿瘘最多见，其次为粪瘘。

(一)尿瘘

【病史采集】 有无手术史,难产史。是否有尿液自阴道流出。漏尿发生的时间,坏死型尿瘘多在产后及手术后 3~7 日开始。手术直接损伤引起的于术后立即开始漏尿。有无外阴皮炎、尿路感染、闭经、性交困难及不孕等情况。

【妇科检查】 妇科检查应明确瘘孔的位置、大小及周围瘢痕的情况。了解有无阴道狭窄。

【辅助检查】 ①亚甲蓝试验;②靛胭脂试验;③膀胱镜检查能了解膀胱内情况,有无炎症、结石、憩室。特别是瘘孔位置和数目。必要时行双侧输尿管插管,若为输尿管瘘,则该侧输尿管导管插入受阻;④肾显像能了解双侧肾功能和上尿路通畅情况;⑤排泄性尿路造影以了解双侧肾功能及输尿管有无异常,用于诊断输尿管阴道瘘、结核性尿瘘和先天性输尿管异位。

【治疗】 尿瘘均需手术治疗。结核、癌肿所致尿瘘者应先按病因治疗。产后和妇科手术后 7 日内发生的尿瘘经放置导尿管或(和)输尿管导尿后偶有自行愈合可能。年老体弱不能耐受手术者,考虑采用尿收集器保守治疗。手术途径的选择手术有经阴道、经腹和经阴道腹部联合途径之分。原则上应根据瘘孔类型和部位选择不同途径。绝大多数膀胱阴道瘘和尿道阴道瘘经阴道手术,输尿管阴道瘘多需经腹手术。

【预防】 绝大多数的尿瘘可以预防,预防产伤所致的尿瘘更重要。正确处理异常分娩,防止第二产程延长和滞产。妇科手术损伤所致的尿瘘多系子宫全切除术时损伤输尿管,应明确解剖关系后再行子宫全切。若术时发现有输尿管或膀胱损伤应立即修补。

(二)粪瘘

粪瘘是指人体肠道与生殖道之间有异常沟通,致使粪便由阴道后排出。以直肠阴道瘘居多。

【病史采集】 有无手术史,难产史。有无粪便经阴道排出。阴道内不时出现阵发性排气现象。长期放置子宫托不取出;有无生殖道癌肿或放疗史。

【妇科检查】 大的直肠阴道瘘在阴道窥器暴露下能直接窥见瘘孔。瘘孔极小者往往在阴道后壁只见到一颜色鲜红的小肉芽样组织,若从此处用探针探测,同时用另一手食指放入直肠内能直接接触到探针即可确诊。

【辅助检查】 小肠或结肠阴道瘘需经钡剂灌肠方能确诊。

【治疗】 均需手术治疗。

【预防】 产时注意缩短第二产程,避免第二产程延长。注意保护会阴,避免会阴Ⅲ度撕裂,缝合后常规肛查,发现有缝线穿透直肠黏膜,应立即拆除重缝。避免长期放置子宫托不取。生殖道癌肿放射治疗时,应掌握放射剂量和操作技术。

第九节 女性避孕方法选择

一、宫内节育器(IUD)

【种类】
1. 惰性宫内节育器(第一代) 金属、硅胶、塑料、尼龙等。
2. 活性宫内节育器(第二代) 其内含有活性物质如金属、激素、药物及磁性物质等。如带铜 T 型 IUD、带铜 V 型 IUD、宫铜 IUD、药物缓释 IUD(曼月乐:含孕激素 T 形节育器)。

【作用机制】 杀精毒胚作用;干扰着床;左炔诺孕酮 IUD 的避孕作用。

【适应证】 凡育龄妇女要求放置 IUD 而无禁忌证者均可放置。

【禁忌证】 ①妊娠或妊娠可疑;②生殖道急性炎症;③人工流产出血多;④生殖器官肿瘤;

⑤生殖器官畸形;⑥宫颈过松、重度陈旧性宫颈裂伤或子宫脱垂;⑦严重的全身性疾病;⑧宫腔<5.5cm 或>9.0cm;⑨近 3 个月内月经失调、阴道不规则流血;⑩有铜过敏史。

【放置时间】　常规为月经干净后 3～7 日放置,人工流产可立即放置,产后 42 日恶露已净,会阴伤口已愈合,子宫恢复正常,剖宫产后半年放置。含孕激素 IUD 在月经第三日放置;自然流产于转经后放置,药物流产 2 次正常月经后;哺乳期放置应先排除早孕可能。

【放置方法】　外阴部常规消毒铺巾,双合诊复查子宫大小、位置及附件情况。阴道窥器暴露宫颈后,再次消毒,以宫颈钳夹持宫颈前唇,用子宫探针顺子宫屈向探测宫腔深度。一般不需扩张宫颈管,宫颈管较紧者应以宫颈扩张器顺序扩至 6 号,放置器将节育器推进入宫腔。其上缘必须抵达宫底部 2cm 处剪断。观察无出血即可取出宫颈钳及阴道窥器。

【术后注意事项】　术后休息 3 日,1 周内忌重体力劳动,2 周内忌性交及盆浴保持外阴清洁,定期进行随访。

【宫内节育器取出术】

1. 取器适应证

(1)生理情况:计划再生育者;放置期限已满需更换者;绝经一年者;改用其他避孕措施或绝育者。

(2)病理情况:因副反应治疗无效或出现并发症者;带器妊娠者。

2. 禁忌证　并发生殖道炎症,全身情况不良或疾病的急性期。

3. 取器时间　一般以月经后 3～7 日为宜。带器早期妊娠行人工流产同时取器;带器异位妊娠术前或术后取出;因子宫不规则出血。

4. 取器方法　有尾丝者,用血管钳夹住后轻轻牵引取出;无尾丝者,用取环勾或取环钳取出。

【副反应】　不规则阴道流血是放置 IUD 常见的副反应,主要表现为经量增多,经期延长或少量点滴出血,一般不需处理。少数可出现白带增多或伴有下腹胀痛。

【并发症】

1. 节育器异位　原因有子宫穿孔,节育器过大过硬或子宫壁薄而软。

2. 节育器嵌顿或断裂

3. 节育器下移或脱落　原因有操作不规范,节育器与宫腔大小形态不符,月经过多,宫颈内扣过松及子宫过度敏感。

4. 带器妊娠　多见于节育器下移、脱落或异位。

二、药 物 避 孕

【避孕原理】

1. 抑制排卵　避孕药中雌、孕激素负反馈抑制下丘脑释放 GnRH,从而抑制垂体分泌 FSH 和 LH,同时直接影响垂体对 GnRH 的反应,不出现排卵前 LH 峰,排卵受到抑制。

2. 改变宫颈黏液性状

3. 改变子宫内膜形态与功能

4. 改变输卵管功能

【避孕药的种类】

1. 口服避孕药　有复方短效口服避孕药和复方长效口服避孕药。

2. 长效避孕针　有单孕激素制剂和雌孕激素复合制剂两种。

3. 探亲避孕药　除双炔失碳酯外均为孕激素类制剂或雌孕激素复合制剂。

4. 缓释避孕药　主要是孕激素。①皮下埋植剂;②缓释阴道避孕环;③微球和微囊避孕针;

④避孕贴片。

【适应证】　生育年龄的健康妇女均可服用。

【禁忌证】　下列情况者,应注意:①严重心血管疾病,血液病或血栓性疾病不宜服用;②急、慢性肝炎或肾炎;③内分泌疾病如糖尿病、甲状腺功能亢进者;④恶性肿瘤、癌前病变、子宫或乳房肿块患者;⑤哺乳期不宜服用,因避孕药抑制乳汁分泌;⑥年龄>35岁的吸烟妇女不宜长期服用,以免卵巢功能早衰;⑦精神病生活不能自理者;⑧有严重偏头痛,反复发作。

【药物不良反应】

1. 类早孕反应　服药初期约10%的妇女出现食欲不振、恶心、呕吐、乏力、头晕等类似妊娠早期的反应,一般不需要特殊处理。

2. 阴道不规则流血　服药期间阴道流血又称突破性出血。

3. 闭经　约1%～2%妇女发生闭经,常发生于月经不规则妇女。

4. 体重变化　可能由于避孕药中孕激素成分的弱雄激素活性促进体内合成代谢引起,雌激素可使体内钠水潴留引起体重增加。

5. 皮肤问题　极少数妇女颜面部皮肤出现淡褐色色素沉着,停药后多数妇女能逐步恢复。

6. 其他　部分可能出现头痛、乳房胀痛、皮疹、瘙痒、食欲增加,必要时停药。长期应用甾体避孕药是安全的,不影响健康。

三、其他避孕方法

(一)紧急避孕

紧急避孕是指那些在无防护性性生活后或者避孕失败后几小时或几日内,妇女为防止非意愿性妊娠的发生而采用的避孕方法。

【适应证】　本法的适应证包括:①避孕失败;②性生活中未使用任何避孕方法;③遭到性暴力。

【禁忌证】　已确定怀孕或不能绝对排除妊娠的妇女。

【方法】

1. 放置宫内节育器　带铜宫内节育器可以用作紧急避孕方法。特别适合那些希望长期避孕而且符合放环的妇女。一般应在无保护性生活后5日(120小时)之内放入带铜IUD,其有效率可达95%以上。

2. 紧急避孕药　主要有雌、孕激素复方制剂,单孕激素制剂和抗孕激素制剂三大类。

(1) 雌、孕激素复方制剂:现有复方左炔诺孕酮片。无保护性生活后72小时内服用4片,12小时重复4片。

(2) 单孕激素制剂:现有左炔诺孕酮片。无保护性生活后72小时内服用1片,12小时重复1片,有效率96%。

(3) 米非司酮:为抗孕激素制剂。无保护性生活后3日内服用1片,有效率85%。

【不良反应】　恶心、呕吐、不规则阴道流血及月经紊乱,一般不需处理。米非司酮不良反应少而轻。紧急避孕药激素剂量大,副作用亦大,不能替代常规避孕。

(二)外用避孕

1. 阴茎套　男性避孕工具。

2. 阴道套　女用避孕套,既能避孕,又能防止性传播疾病,我国尚无供应。

3. 外用杀精剂　性交前置入女性阴道,具有灭活精子作用的一类化学避孕制剂,不作为避孕首选药。

4. 安全期避孕 排卵前后 4~5 日内为易受孕期,其余的时间为安全期。此种避孕方法不可靠,失败率 20%。

5. 其他避孕 目前正在研究黄体生成激素释放激素类似物避孕、免疫避孕法的导向药物避孕和抗生育疫苗等。

四、输卵管绝育术

(一) 经腹输卵管结扎术:抽芯包埋法

1. 适应证 ①自愿接受绝育手术且无禁忌证者;②患有严重全身疾病不宜生育行治疗性绝育术。

2. 禁忌证 ①24 小时内两次体温在 37.5℃ 或以上者。②全身情况不良不能耐受手术者,如心力衰竭、血液病等。③患严重的神经官能症者。④各种疾病急性期。⑤腹部皮肤有感染灶或患急、慢性盆腔炎者。

3. 术前准备 ①解除受术者思想顾虑,作好解释和咨询。②手术时间选择:非孕妇女绝育时间最好选择在月经干净后 3~4 日。人工流产或分娩后宜在 48 小时内施术。哺乳期或闭经妇女则应排除早孕后再行绝育术。③详细询问病史,进行全身体格检查及妇科检查,检验血常规、出凝血时间、肝功能及白带常规。④按妇科腹部手术前常规准备。

4. 麻醉 采用局部浸润麻醉或硬膜外麻醉。

5. 手术步骤

(1) 排空膀胱,取仰卧臀高位,手术野按常规消毒、铺巾。

(2) 切口:下腹正中耻骨联合上两横指上处做 2cm 长纵切口。产后则在宫底下 2~3cm 做纵切口。

(3) 提取输卵管:术者左手食指伸入腹腔,沿宫底后方滑向一侧,到达卵巢或输卵管后,右手持卵圆钳将输卵管夹住,轻轻提至切口外。亦可用指板法或吊钩法提取输卵管。

(4) 辨认输卵管:用鼠齿钳夹持输卵管,再以两把无齿镊交替使用依次夹取输卵管直至暴露出伞端,证实为输卵管无误,并检查卵巢。

(5) 结扎输卵管:我国目前多采用抽心包埋法。在输卵管峡部背侧浆膜下注入 0.5% 利多卡因 1ml 使浆膜膨胀,用尖刀切开膨胀的浆膜层,再用弯蚊钳轻轻游离出该段输卵管,相距 1cm 处以 4 号丝线各作一道结扎,剪除其间的输卵管,最后用 1 号丝线连续缝合浆膜层,将近端包埋于输卵管系膜内,远端留于系膜外。同法处理对侧输卵管。

6. 术后并发症 一般不易发生。若发生,多系操作粗暴、不按常规进行所致。包括:①出血、血肿;②感染;③脏器损伤;④输卵管再通。

(二) 经腹腔镜输卵管绝育术

1. 禁忌证 主要为腹腔粘连、心肺功能不全、膈疝等,余同经腹输卵管结扎术。

2. 术前准备 同经腹输卵管结扎术,受术者应取头低仰卧位。

3. 手术步骤 局麻、硬膜外麻醉或静脉全身麻醉。脐孔下缘做 1cm 小切口,气腹针插入腹腔,充气(二氧化碳)2~3L,然后换置腹腔镜。在腹腔镜直视下将弹簧夹钳夹或硅胶环环套于输卵管峡部,以阻断输卵管通道。也可采用双极电凝烧灼输卵管峡部 1~2cm 长。

4. 术后处理 ①术后静卧数小时后可下床活动;②术后观察生命体征变化。

(高 峰 岳明桂 张洪涛 刘 杰)

第三章　产科操作常规

一、产科四步触诊法

患者排空膀胱，取仰卧位（头部稍垫高，露出腹部，双腿屈曲稍分开，使腹肌放松），检查者站在患者右侧，面向患者，第四步时面向患者的足部。

第一步：检查者两手置子宫底部，了解子宫外形并测得宫底高度，估计胎儿大小与妊娠周数是否相符，然后以两手指腹相对轻推，判断宫底部的胎儿部分，若为胎头则硬而圆且有浮球感，若为胎臀则软而宽且形状不规则，若在宫底部未触及大的部分，应想到可能为横产式。

第二步：检查者左右手分别置于腹部左右侧，一手固定，另一手轻轻按检查，两手交替，仔细分辨胎背及胎儿四肢的体位。平坦饱满者为胎背，并确定胎背向前、侧方或向后，可变形的高低不平部分是胎儿肢体，有时感到胎儿肢体活动更易诊断。

第三步：检查者右手拇指与其余四指分开，置于耻骨联合上方握住胎先露部，进一步检查是胎头或胎臀，左右推动以确定是否衔接，若胎先露仍浮动，表示尚未入盆，若已衔接则胎先露部不能被推动。

第四步：检查者左右手分别置于胎先露部的两侧，向骨盆入口方向向下揉按，再次核对胎先露部的诊断是否正确，并确定胎先露部入骨盆的程度，若胎先露都为胎头，在两手分别下按的过程中，一手可顺利进入骨盆入口，另一手则被胎头隆起部阻挡不能顺利进入，该隆起部称胎头隆突。

二、骨盆外测量

1. **髂棘间径**　孕妇取伸腿仰卧位，测量两髂前上棘外缘的距离，正常值 23～26cm。
2. **髂嵴间径**　孕妇取伸腿仰卧位，测量两髂嵴外缘最宽的距离，正常值 25～28cm。
3. **骶耻外径**　孕妇取左侧卧位，右腿伸直，左腿屈曲，测量第五腰椎棘突下至耻骨联合上缘中点的距离，正常值 18～20cm。
4. **坐骨结节间径或出口横径**　孕妇取仰卧位，两腿弯曲，双手抱双膝使髋关节和膝关节蜷屈，测量两坐骨结节内侧缘的距离，正常值 8.5～9.5cm。
5. **出口后矢状径**　检查者带指套的右手食指伸入孕妇肛门向骶骨方向。拇指置于孕妇体外骶骨部，两指共同找到骶骨尖端，用尺放于坐骨结节径线上。用汤姆斯骨盆出口测量器一端放于坐骨结节间径中点，另一端放于骶骨尖端处，即可测得出口后矢状径。
6. **耻骨弓角度**　两手拇指指尖斜着对拢放置在耻骨联合下缘，左右两拇指平放在耻骨降支上，测量两拇指间的角度，正常值为 90°。

三、骨盆内测量

1. **对角径**　检查者将一手食指、中指伸入阴道，用中指尖触到骶岬上缘中点，食指上缘紧贴耻骨联合下缘，另手食指标记此接触点，抽出阴道内手指，测量中指尖至此接触点的距离减 1.5～2cm 为真结合径。正常值 11cm。
2. **坐骨棘间径**　孕妇取仰卧截石位，外阴部需消毒，检查者戴消毒手套，并涂以润滑油，动作应轻柔，测量两坐骨棘间径的距离，正常值 10cm。测量方法：一手食指、中指放入阴道内；分别触及两侧坐骨棘,估计其间的距离。

3. 坐骨切迹宽度 将阴道内食指置于骶棘韧带上移动,能容纳三横指为正常,否则属中骨盆狭窄。

四、肛 诊

孕妇取仰卧截石位,检查者戴一次性手套并涂以润滑油,动作要轻柔,一手食指放入肛门内,可以了解胎先露部、骶骨前面弯曲度、坐骨棘间径及坐骨切迹宽度,以及骶尾关节活动度,并能测出出口后矢状径。

五、预测胎儿宫内储备能力(无应激试验 NST)

孕妇取仰卧位。方法:腹部(胎心区)放置涂有耦合剂的多普勒探头,在描记胎心率同时,孕妇凭自觉有胎动时,手按机钮在描记胎心事的纸上做出记号,至少记录20分钟。正常:至少有3次以上的胎动伴胎心率加速 15 次/分,持续时间>15 秒。异常:胎动与胎心率加速少于正常或胎动时无胎心率加速,应寻找原因。

六、预测胎儿宫内储备能力(缩宫素激惹试验 OCT)

试验时间:孕 28~30 周开始进行。原理:用缩宫素诱导宫缩并用胎儿监护仪记录胎心率的变化。阳性:多次宫缩后连续重复出现晚期减速,胎心率基线变异减少,胎动后无 FHR 增快。OCT 阴性:胎心率基线有变异或胎动后 FHR 增快,无晚期减速。评价:若为阴性示胎盘功能良好,1 周内无胎儿死亡危险,可在 1 周后重复本实验;若为阳性,提示胎盘功能减退。

七、人工破膜术

孕妇取仰卧截石位,外阴部常规消毒,检查者戴无菌手套。时机选择及操作:无宫缩间歇期,用艾力斯钳或消毒棉签将胎膜刺破,至羊水流出,破膜前后听胎心音。观察羊水并判断:若羊水清,胎心率正常,则继续观察产程进展,若羊水污染胎心率快或慢,说明胎儿宫内窘迫,需立即进行处理。

八、产前会阴消毒操作

产妇仰卧于床上,两腿屈曲分开,露出外阴部,在臀下放一便盆或塑料布,用消毒纱布蘸肥皂水擦洗外阴部,顺序是大阴唇、阴阜、大腿内上 1/3、会阴及肛门周围,然后用温开水冲掉肥皂水,为防止冲洗液流入阴道,用消毒干棉球堵住阴道口,最后以 0.1% 苯扎溴铵(新洁尔灭)冲洗或以碘附进行消毒,随后取下阴道口的纱布和臀下的便盆或塑料布,铺消毒巾于臀下。

九、测量子宫长度及腹围

产妇排空膀胱后取平卧位,子宫长度:摸清宫底后,用软尺测宫底到耻骨联合上缘长度。腹围:取最高点,用软尺测长度。目的:协助判断胎儿大小及是否与妊娠周数相符。胎儿体重估计方法:子宫长度(cm)×腹围(cm)±200。

十、估计头盆关系

正常情况下,部分初产妇在预产期前两周,经产妇于临产后,胎头应入盆。若已临产,胎头仍未入盆,则应充分估计头盆关系。检查头盆是否相称的具体方法:孕妇排空膀胱后仰卧于床上,两腿伸直,检查者将手放在耻骨联合上方,将浮动的胎头向骨盆腔方向推压。若胎头低于耻骨联合前表面,表示胎头可以入盆,头盆相称,称胎头跨耻征阴性。若胎头与耻骨联合前表面在同一水平,表示可疑头盆不称,称跨耻征可疑阳性。若胎头高于耻骨联合前表面,表示头盆明显不称,称胎头跨耻征阳性。

十一、人工胎盘剥离术

当子宫颈内口较紧张时,可肌内注射哌替啶 50~100mg 及阿托品 0.5mg,也可用全身麻醉,产妇排空膀胱后,取膀胱截石位,外阴再次消毒后,将一手指并拢或圆锥形沿脐带伸入子宫腔,另一手放在腹壁上,沿骨盆轴方向向下推压子宫体,进入宫腔后手沿脐带摸到胎盘边缘,掌面向胎盘的母面,手指并拢,以手掌的尺侧缘慢慢将胎盘自子宫壁分离,另一手在腹壁按压子宫底,待胎盘全部剥离后,将胎盘取出,取出后立即肌内注射宫缩剂。

十二、新生儿呼吸道处理

新生儿仰卧位,用左手将新生儿头颈部稍托起,右手及时用新生儿吸痰器清除新生儿口腔及鼻腔的黏液和羊水,以免发生吸入性肺炎,当呼吸道黏液和羊水确已吸净而仍无哭声时,可用手轻拍新生儿足底促其啼哭。

十三、新生儿脐带处理

用 75% 乙醇消毒脐带根部周围,用脐带夹在距离脐带根部 0.5cm 处钳夹,在脐带夹上 0.5cm 处剪短脐带,用 20% 高锰酸钾液或 2.5% 碘酒及 75% 乙醇消毒脐带断面,注意药液不可接触新生儿皮肤,以免发生皮肤灼伤,待脐带断面干后,以无菌纱布包盖好,再用脐带布包扎。

十四、胎头高低的判断

方法:肛查或阴道检查。

标志:以坐骨棘平面为标志。

判断:先露部骨质最低点平坐骨棘平面时以"0"表达,达坐骨棘下 1cm 时以"＋1"表达,在坐骨棘平面上 1cm 时以"－1"表达,余依次类推。

十五、协助娩出胎盘

接产者切忌在胎盘尚未完全剥离之前,用手按揉,下压子宫底或牵拉脐带,以免引起胎盘部分剥离而出血或拉断脐带,甚至造成子宫翻出,当确定胎盘已完全剥离时方可协助娩出胎盘,子宫收缩时用左手握住子宫底,拇指放于子宫前壁,其余四指放在子宫后壁按压子宫底部,向一个方向旋转并缓慢向外牵拉,协助胎膜完整剥离排出,胎盘胎膜娩出后,按摩子宫刺激其收缩,减少出血。

十六、保护会阴的方法

时机:当胎头拨露,使阴唇后联合紧张时。

方法:在会阴部盖上一块消毒巾,接产者的肘支在产床上,右手拇指与其余四指分开,利用手掌大鱼际肌顶住会阴部,每当宫缩时应向上内方托压,同时左手应轻轻下压胎头枕部,协助胎头俯屈和缓慢下降,宫缩间歇期时保护会阴的手稍放松,以免压迫过久引起会阴水肿。当胎头枕部在耻骨弓下露出时,左手应协助胎头仰伸,胎头娩出后,右手仍应注意保护会阴,不要急于娩出胎肩。先以左手自鼻根向下颌挤压,挤出口鼻内黏液和羊水,然后协助胎头复位及外旋转,使胎儿双肩径与骨盆出口前后径相一致,左手将胎儿颈部向下轻压,使前肩娩出,继之再托胎颈向上,使后肩从会阴前缘缓慢娩出,双肩娩出后,右手方可放松,最后双手协助胎体及下肢以侧位娩出。

十七、检查胎盘、胎膜及脐带

将胎盘铺平,先检查母体面,检查胎盘小叶有无缺损,然后将胎盘提起,检查胎膜是否完整,再仔细检查胎儿面边缘有无血管断裂,即能及时发现副胎盘,此外,还要检查脐带附着处部位有无异常扭曲及打结并检查脐带胶质多少,最后测查胎盘大小及脐带长度。

十八、会阴左侧后——斜切开术

取膀胱截石位,外阴常规消毒,铺巾、阴部神经阻滞及局部浸润麻醉生效后,术者于宫缩时以左手中、食指伸入阴道内,撑起左侧阴道壁起到引导剪开方向,并保护胎头不受损伤,右手用侧切剪自会阴后联合中线向左侧45°方向切开会阴,会阴高度膨隆时应为60°~70°,切口长约4~5cm,注意阴道黏膜与皮肤切口方向一致,会阴切开后出血较多,不应过早切开,切开后用纱布压迫止血,必要时钳夹结扎止血。

十九、会阴侧切前阴部神经阻滞及局部浸润麻醉

患者取膀胱截石位,手术者左手指在阴道内触及坐骨棘做引导,右手持带长针的注射器含0.5%普鲁卡因20ml在肛门与坐骨结节之间皮内做一皮丘,将针头向坐骨棘处刺入,边深入边注射药液,然后抽回长针头至皮下,在切开侧的大小阴唇皮下做扇形注射,对侧做同样注射可增强效果。

二十、胎 动 计 数

孕妇在18~20周开始自觉胎动,妊娠周数越多,胎动越活跃,至妊娠38周以后胎动逐渐减少。胎动计数是孕妇进行自我监护的一种简单易行且有效的方法。方法是:每天进行3次,每次计数胎动1小时,3次胎动数相加乘以4为12小时胎动数。12小时胎动≥30次为正常,20~30次为警戒,<20次为异常,<10次提示胎儿明显缺氧。胎动计数能了解胎儿宫内情况,是判断胎儿宫内安危的主要临床指标,胎动停止后12~48小时胎儿死亡。

二十一、胎儿成熟度监测

新生儿能否存活取决于胎儿成熟度,尤其是胎肺成熟度,胎儿成熟度监测常用方法如下:

1. 临床评估

(1) 正确推算妊娠周数,问明末次月经及月经周期,28~37周为早产,37~42周为足月产,≥42周为过期产。

(2) 根据子宫高度和腹围,间接估计胎儿大小,方法:胎儿体重=子宫长度(cm)×腹围(cm)±250g,体重应≥2500g。

(3) 胎儿发育指数:公式为:子宫长度(cm)-3×(月份+1),其值为-3~+3为发育正常,

<-3 为胎儿尚未成熟。

2. B超检查

(1) 胎头双顶径:>8.5cm 提示胎儿成熟,体重≥2500g。

(2) 检测胎盘成熟度:Ⅰ级出现在孕 30 周左右,胎盘尚未成熟,Ⅱ级为胎盘可疑成熟,Ⅲ级为胎盘成熟。

3. 羊水检测

(1) 卵磷脂/鞘磷脂比值:>2 提示胎儿肺成熟。

(2) 肌酐:来自胎儿尿液,≥176.8μmol/L(2mg/dl)为胎儿肾成熟值。

(3) 胆红素类物质:用 ΔOD_{450} 测该值<0.02,提示胎儿肝成熟。

(4) 淀粉酶:用碘显色法,≥450U/L 提示胎儿唾液腺成熟。

(5) 含脂肪细胞出现率:>20% 提示胎儿皮肤成熟。

二十二、胎盘功能检查

胎盘功能检查包括胎盘功能和胎儿胎盘单位功能的检查,能间接判断胎儿在子宫内的状态,是对胎儿进行孕期宫内监护,能早期发现胎儿隐性宫内窘迫,有助于积极采取相应措施,使胎儿能在良好环境下生长发育,直至具有在子宫外生活能力时娩出。常用检测方法有:

1. 胎动计数 12 小时胎动≥30 次为正常,20～30 次为警戒,<20 次为异常,<10 次提示胎儿明显缺氧。

2. 测定孕妇尿雌激素/肌酐比值 足月妊娠正常值≥15:10～15 为警戒值,<10 为危险值。

3. 测定孕妇血清胎盘生乳素(HPL)值 妊娠足月<4mg/L 或突然降低 50%,提示胎盘功能减退。

4. 缩宫素激惹试验(OCT) 若为阴性,提示胎盘功能良好,1 周内无胎儿死亡危险,可在 1 周后重复本实验,若为阳性,提示胎盘功能减退。

5. 阴道脱落细胞检查 舟状细胞成堆,无表层细胞,嗜伊红细胞指数(EI)<10%,致密核少,提示胎盘功能良好,舟状细胞极少或消失,有外底层细胞出现,嗜伊红细胞指数>10%,致密核多,提示胎盘功能减退。

(李晓宏)

第四章　产科诊疗常规

第一节　诊疗流程

一、产前检查

　　首次产前检查时间应从确诊早孕时开始，首次产前检查应行双合诊检查并测量基础血压、检查心肺，测尿蛋白和尿糖，填写产科专用表格、查体、记录产科情况及做规定的实验室检查。产科复诊在正常情况下，妊娠 20~36 周为每 4 周随诊一次；妊娠 36 周后每周检查一次，共 9 次，高危孕妇酌情增加产前检查次数。发现有妊娠期并发症或有内外科合并症者，应该转高危妊娠门诊。在产检时发现有异常，估计有难产的可能性时。要对孕妇分娩方式提出意见，以便做好思想准备与家属商量。产后检查在产后 42 天进行。

二、产前初诊及复诊

　　首次产前检查内容包括：①详细询问病史。包括年龄、胎产次、职业、月经史，了解初潮年龄及月经周期，若为经产妇，应了解以往分娩情况，有无难产史、死胎死产史，分娩方式，末次分娩或流产日期，新生儿情况，既往史有无高血压、心脏病等；本次妊娠过程，早孕反应时间、程度，有无发热、病毒感染和其他不适，用药情况等；丈夫健康情况，家族史注意有无遗传病及传染病。②推算预产期。实际分娩日期与推算预产期可以相差 1~2 周。若末次月经记不清或月经不规则，则可根据早孕反应时间、胎动开始日期、子宫大小、超声测量儿头双顶径综合估算其预产期。③全身检查。观察发育、营养状态、步态、身高，检查心、肺、肝、脾、甲状腺、乳房是否正常，脊柱四肢有无畸形及水肿。④产科检查。腹部检查：排尿后注意腹部形态，测量子宫底高度，四步触诊摸清胎位，听胎心；骨盆内外测量。⑤辅助检查。常规化验检查血、尿、肝功能等；超声检查可协助确定胎位、胎儿存活、有无畸形；特殊检查：对有过死胎、胎儿畸形、遗传染色体筛查。

　　复诊产前检查：询问前次产前检查后有无特殊情况，如头痛、下肢水肿、阴道出血、胎动变化等；测量体重、血压，并进行尿蛋白检查；复查胎位，听胎心，测宫高；进行孕期卫生指导。

　　产科复诊在正常情况下，妊娠 20~36 周为每 4 周随诊一次；妊娠 36 周后每周检查一次，共 9 次，高危孕妇酌情增加产前检查次数。

三、产科接诊（急诊）

　　凡在医院做产前检查，均应持有围生保健卡、产前检查表，接诊时注意产前检查内标注的高危妊娠。测血压、称体重、量腹围及宫高，检查胎位、胎心，胎先露及先露高低，测量骨盆，结合超声等辅助检查。如孕妇出现子痫给予镇静解痉治疗；若为先兆临产或临产，除前置胎盘外都应进行肛查了解宫口开大情况、骨盆情况及有无胎膜破裂。疑有胎膜早破，应用 pH 试纸检查，嘱其高抬臀部，注意有无脐带脱出应立即收住院处理。如阴道有多于月经量的血流出，应收住院观察及进一步处理，并做 B 超检查除外前置胎盘、胎盘早剥等产科急症。转诊时应有医护人员陪同。

四、产科入院常规

　　详阅产前检查登记表，填写产科住院记录（住院病历）并在首页上请家属签字，记录首次病程记录。根据病史、查体及结合辅助检查再次确定分娩方式,并根据情况开医嘱,并行常规检查。有异常情况及合并症,应进行有关化验及辅助检查。有特殊病情要向家属交代并做好交班工作。实行三级查房制度。住院医师每日查房,做好病情记录,重点患者应床头交接班,主治医师每周两次查房,副主任医师及主任医师每周查房两次。出院后告知产后访视时间为产后3天,14天及28天。

五、临产处理常规

凡在医院作产前检查者,均应持有围生保健卡、产前检查表,接诊时注意产前检查表内标注高危妊娠。孕妇详细查体包括:测血压、称体重、量腹围及宫高,检查胎位、胎心,胎先露及先露高低,测量骨盆。如为高危妊娠,针对高危因素酌情对症治疗同时对家属交代病情,选择分娩方式并签字,做好交叉配血及凝血功能检查。胎膜早破者应收住院卧床休息、高抬臀部。注意听胎心及有无脐带脱垂。潜伏期每1～2小时听胎心一次,活跃期为每15～30分钟听胎心一次。初产妇宫口开大3cm进入活跃期,经产妇有规律宫缩均送入产房待产。孕妇临产后由医师或护士陪同孕妇送入产房。如分娩过程中有异常及时与患者家属沟通,必要时请示上级医师处理。

六、足月新生儿入室工作常规

妊娠37～42周,体重在2500g以上者为足月新生儿,足月新生儿应保暖,预防感染,提倡母乳喂养。足月正常新生儿应与母亲同室,每8小时观察和记录生命体征和大、小便一次。每天称体重。肌注维生素K_1 0.5～1mg。入室后进行全身检查,首先核对姓名、性别、床号。检查新生儿呼吸道是否通畅、必要时再吸净羊水,观察有无呼吸浅表,节律不均,双肺有无啰音。心率情况,有无杂音,啼哭时有无发绀,检查脐带有无渗血,肝、脾情况,外生殖器、肛门情况。检查完毕后注意保暖,刚出生时可用毛巾或纱布擦去血迹、胎脂和胎粪,24小时后可每天洗澡。勤换尿布,脐部保持干燥。生后半小时内即可开始母乳喂养。无法母乳喂养者可喂以母乳化的配方乳。生后24小时接种乙肝疫苗。3日内接种卡介苗。新生儿筛查包括苯丙酮尿症、先天性甲状腺功能低下和半乳糖血症,生后可做筛查,采血最好在开奶72小时之后。

第二节　诊疗常规
一、分娩处理

(一) 第一产程

凡临产初产妇宫口开大3cm,经产妇有规律宫缩送入产房待产。临产前给予备皮。临产后无异常,胎膜未破,可在室内适量活动及进食营养丰富食物。经产妇宫口开大4cm以上,或有胎膜早破、严重心脏病、妊高征等,应卧床休息。初产妇宫口开大2～3cm,精神紧张或疲劳可静推安定10mg,可促进产程进展。产程观察,在潜伏期,每1～2小时听胎心1次,有合并症者可进行胎心监护,每2～4小时进行肛门检查,在活跃期,每15～30分钟听胎心一次,每次听诊60秒。每1小时进行肛门检查或视宫缩情况而定,必要时进行阴道检查,了解宫口扩张程度及胎头下降程度,以判断有无产程延长及滞产并记录产程图。每4～6小时测量产妇体温、脉搏、血压1次。胎膜破裂,无论是自然或人工破膜,均应立即听胎心,进行肛门检查、了解宫口开大程度,除外脐带脱垂,观察羊水性质,做全面记录1次。鼓励产妇进食、临产过程中应尽量鼓励产妇进餐,如果入量不够,产程偏长或呕吐者可适当输液。鼓励产妇2～4小时排尿一次。如膀胱充盈不能自解小便,必要时可进行导尿。注意产程异常情况,产程中出现异常,应及时报告上级医师,必要时行剖宫产结束妊娠。

（二）第二产程

指导产妇在宫缩时屏气用力,间歇时放松,膀胱充盈者应嘱其排尿或导尿,以免胀大的膀胱影响胎头下降。进产房后应继续给产妇吸氧,提高母婴血氧浓度。可以进食高营养流质增加能量。加强产程的观察,要求每5分钟听取胎心音一次,观察宫缩并做记录。有胎儿窘迫征象时报告上级医师,协助处理。宫口开全,产程无进展,立即行阴道检查。若会阴过紧或胎儿过大,估计分娩时会阴裂伤不能避免者或母儿有病理情况时行会阴切开术,并通知其家属签字。接生准备,在初产妇胎头拨露,经产妇宫口开口3～4cm,常规冲洗外阴,准备接生。胎儿娩出后进行清理呼吸道、处理脐带及保暖,并行 Apgar 评分(表 3-4-1)。新生儿 Apgar 评分<7 分需行新生儿复苏,并应在出生后 5 分钟、10 分钟再次行评分,直至连续两次评分在≥8 分。

表 3-4-1 新生儿 Apgar 评分

体征	生后 1 分钟内应得的分数		
	0 分	1 分	2 分
每分钟心率	0	<100 次	≥100 次
呼吸	0	浅慢而不规则	佳
肌张力	松弛	四肢稍屈曲	四肢活动好
对刺激反应	无反应	有些动作如皱眉	哭、咳嗽、恶心、喷嚏
皮肤颜色	苍白	躯干红,四肢青紫	全身红润

（三）第三产程

胎儿娩出后常规给产妇肌内注射缩宫素 10U,或用其他宫缩剂预防产后出血。协助娩出胎盘,胎儿娩出后,立即检查宫底高度及子宫收缩情况,有胎盘剥离征象时,协助娩出胎盘,不可暴力挤压子宫及强行牵拉脐带,以免子宫内翻及脐带断裂。胎盘脐带检查,检查胎盘膜是否完整,胎膜破口距胎盘边缘距离,测量胎盘大小、厚度、脐带长度以及仔细观察胎盘与脐带有否异常,必要时记录。预防产后出血,注意收集、测量出血量并做记录。宫缩乏力性出血,可静脉滴注缩宫素或舌下含卡孕栓或米索前列醇,同时按摩子宫,促进宫缩,必要时输血。如仍出血不止应仔细检查出血原因,并对症治疗。产后产妇应在产房内观察 2 小时,产后 4 小时内排尿。注意宫缩、出血量、血压及脉搏变化,一切正常后方可送回休养室。填写记录,接生者详细填写分娩记录、分娩登记表。仔细进行新生儿查体、并填写新生儿记录。

二、产褥期观察及处理

1. 产后宫缩观察　产后第 1 日略上升至脐平,以后每日下降 1～2cm,至产后 10 日子宫降入骨盆腔内。

2. 产后饮食及排尿　产后 1 小时可让产妇进流食或清淡半流食,产后 4 小时内排尿。

3. 每日检查产妇恢复情况　包括乳房,乳头,宫底高度、恶露、会阴、腹部伤口,测血压,每日做产后记录。

4. 产后常见问题的处理

（1）乳胀:哺乳前湿热敷 3～5 分钟,并按摩、拍打抖动乳房,频繁哺乳、排空乳房。

(2) 催乳:若出现乳汁不足,鼓励乳母树立信心,指导哺乳方法,按需哺乳、夜间哺乳,适当调节饮食,猪蹄炖烂吃肉喝汤。

(3) 退奶:最简单的退奶方法是停止哺乳,不排空乳房,少进汤汁,但有半数产妇会感到乳房胀痛。佩带合适胸罩,口服镇痛药物,2~3日后疼痛减轻。目前不推荐用雌激素或嗅隐亭退奶。其他的退奶方法有:①生麦芽60~90g,水煎当茶饮,每日一剂,连服3~5日;②芒硝250g分装两纱布袋内,敷于两乳房并包扎,湿硬时更换;③维生素 B_6 200mg 口服,每日3次,共5~7日。

(4) 乳头皲裂:轻者可继续哺乳。哺乳前湿热敷3~5分钟,挤出少许乳汁,使乳晕变软,以利新生儿含吮乳头和大部分乳晕。哺乳后挤少许乳汁涂在乳头和乳晕上,短暂暴露和干燥,也可涂抗生素软膏或10%复方安息香酸酊。皲裂严重者应停止哺乳,可挤出或用吸乳器将乳汁吸出后喂给新生儿。

5. 外阴水肿 会阴理疗或50%硫酸镁溶液湿热敷,每日2次。

6. 产后活动 顺产无并发症的产妇6~12小时后可下床活动,对剖宫产产妇应鼓励半坐位多翻身,24小时后可根据情况起床活动。

7. 拆线 对会阴裂伤Ⅰ度、Ⅱ度可72小时拆线,侧切切口一般3~5天拆线,剖宫产7天腹部拆线。

8. 随访 产妇应在出院后3日内、产后14日和产后28日分别3次产后随访。

三、羊 水 过 多

【定义】 妊娠期间羊水量超过2000ml者,为羊水过多。

【诊断】

1. 临床症状 孕期子宫迅速增大,明显大于相应妊娠月份,腹壁皮肤发亮,张力大,有液体震颤及波动感,胎位不清,有时扪及胎儿部分有沉浮感,胎心音遥远或听不到,重者有呼吸困难。

2. B型超声检查 羊水最大深度达7cm以上或羊水指数>18cm。

【处理】 处理取决于胎儿有无畸形、孕周及孕妇自觉症状严重程度。

1. 羊水过多合并胎儿畸形 一经确诊胎儿畸形、染色体异常,应及时终止妊娠。方法有:①人工破膜引产;②经羊膜腔穿刺放出适量羊水后,注入依沙吖啶引产。

2. 羊水过多合并正常胎儿

(1) 对孕周<37周、胎肺不成熟者,应尽量延长孕周。自觉症状轻应注意休息,低盐饮食,必要时给予镇静剂。每周复查B型超声了解羊水指数及胎儿生长情况。自觉症状严重应经腹羊膜腔穿刺放羊水,缓解压迫症状。

(2) 应用前列腺素合成酶抑制剂:吲哚美辛有抗利尿作用。妊娠晚期羊水主要由胎儿尿液形成,抑制胎儿排尿能使羊水量减少。吲哚美辛有使胎儿动脉导管闭合的作用,不宜长期应用。

(3) 病因治疗:积极治疗糖尿病、妊娠期高血压疾病等合并症,母儿血型不合可以行宫内输血。

(4) 分娩期处理:妊娠足月或自然临产,可行人工破膜,终止妊娠。此时应警惕脐带脱垂和胎盘早剥发生。若破膜后子宫收缩乏力,可静脉滴注低浓度缩宫素加强宫缩,密切观察产程。胎儿娩出后及时应用缩宫素,预防产后出血发生。

四、羊 水 过 少

【定义】 妊娠晚期羊水量少于300ml者,称羊水过少。

【诊断】

1. 临床表现　羊水过少的临床症状多不典型。孕妇于胎动时感腹痛,胎盘功能减退时常有胎动减少。检查见宫高腹围较同期妊娠小,合并胎儿生长受限更明显,有子宫紧裹胎儿感。子宫敏感,轻微刺激可引发宫缩,临产后阵痛明显,且宫缩多不协调。阴道检查时,发现前羊膜囊不明显,胎膜紧贴胎儿先露部,人工破膜时羊水极少。

2. B型超声检查　妊娠晚期羊水最大暗区垂直深度(AFV)<2cm 为羊水过少,羊水指数(AFI)<8cm 为可疑羊水过少,<5cm 诊断为羊水过少。

3. 直接测量　羊水量破膜时羊水量少于 300ml 即可诊断为羊水过少。

【处理】　根据胎儿有无畸形和孕周大小选择治疗方案。

1. 羊水过少合并胎儿畸形　一经确诊胎儿畸形,应尽早终止妊娠。

2. 羊水过少合并正常胎儿

(1)终止妊娠:妊娠已足月,应终止妊娠。合并胎盘功能不良、胎儿窘迫或破膜时羊水少且胎粪严重污染,估计短时间不能结束分娩,应行剖宫产术,能显著降低围生儿死亡率。胎儿储备力尚好,无明显宫内缺氧,人工破膜后密切观察产程进展,连续监测胎心变化,观察羊水性状。

(2)增加羊水量期待治疗:妊娠未足月,胎肺不成熟,应行增加羊水量期待治疗,延长孕周。经羊膜腔灌注液体解除脐带受压,能使胎心变异减速发生率、羊水胎粪污染率及剖宫产率降低,提高围生儿存活率。

五、胎儿生长受限(FGR)

【定义】　胎儿生长受限(fetal growth restriction,FGR)是指胎儿受各种不利因素影响,未能达到其潜在所应有的生长速率。表现为足月胎儿出生体重<2500g;或胎儿体重低于同孕龄平均体重的两个标准差;或低于同孕龄正常体重的第 10 百分位数。

【分类】

1. 内因性均称型 FGR　内因性均称型 FGR 是原发的生长发育受限,多发生在 18~20 孕周,新生儿身长、体重和头围等均相称,但低于胎龄。外表无营养不良,器官分化成熟度与孕周相适应。

2. 外因性不均称型 FGR　外因性不均称型 FGR 是继发性胎儿生长受限,在早期妊娠发育正常,到妊娠末期才受到危害因素影响。基本病因为胎盘功能不足。胎儿身高和头围均不受影响,体重偏低,因而新生儿发育不均称。

3. 外因性均称型或称混合型 FGR　主要原因为重要生长因素如叶酸、氨基酸或其他营养物质缺乏,新生儿体、身长、头围均减少,后果类似内因性均称型 FGR。

【处理】

1. 寻找病因　对临床怀疑 FGR 的孕妇,应尽可能找出可能的致病原因。

2. 孕期治疗　治疗越早,效果越好。孕 32 周前开始疗效佳,孕 36 周后疗效差。

(1)一般治疗:卧床休息,均衡膳食,吸氧,左侧卧位改善子宫胎盘血液循环。

(2)补充营养物质。

(3)药物治疗:R-肾上腺素激动剂能舒张血管、松弛子宫,改善子宫胎盘血流,促进胎儿生长发育。硫酸镁能恢复胎盘正常的血流灌注。丹参能促进细胞代谢、改善微循环、降低毛细血管通透性,有利于维持胎盘功能。

3. 胎儿安危状况监测　NST、胎儿生物物理评分、脐动脉彩色多普勒超声检查以及测定某些胎盘激素和酶等。

4. 产科处理

(1) 继续妊娠指征:胎儿状况良好,胎盘功能正常,妊娠未足月、孕妇无合并症及并发症者,可以在密切监护下妊娠至足月,但不应超过预产期。

(2) 终止妊娠指征:①治疗后 FGR 无改善,胎儿停止生长 3 周以上;②胎盘提前老化,伴有羊水过少等胎盘功能低下表现;③NST、胎儿生物物理评分及脐动脉 S/D 比值测定等,提示胎儿缺氧;④妊娠合并症、并发症病情加重,妊娠继续将危害母婴健康或生命者,均应尽快终止妊娠。一般在孕 34 周左右考虑终止妊娠,如孕周未达 34 周者,应促胎肺成熟后再终止妊娠。

(3) 分娩方式选择:FGR 胎儿对缺氧耐受力差,胎儿胎盘储备不足,难以耐受分娩过程中子宫收缩时的缺氧状态,应适当放宽剖宫产指征。

5. FGR 出生之新生儿注意点 ①分娩时对新生儿做好人力物力的抢救;②由于血红细胞增多症,出生时不宜将脐带血挤给婴儿,否则将加重新生儿黄疸;③注意保暖;④通知新生儿科大夫到场抢救。

六、死　　胎

【定义】 妊娠 20 周后,胎儿在宫腔内死亡称为死胎。

【诊断】 孕妇自觉胎动停止,子宫停止增长。检查提示胎心音消失、子宫大小与停经周数不符。超声显像胎心搏动消失。

【处理】 死胎一经确诊,应尽早引产;应严密观察,防止并发症。产后仔细检查胎盘、脐带及胎儿,寻找死胎发生的原因。

1. 重点检查凝血功能情况 血小板计数、出血时间、凝血时间、凝血酶原时间、纤维蛋白原测定,3P 试验。

2. 其他辅助检查 血糖、肝功能、肾功能、血常规、尿常规、白带念珠菌、滴虫、夫妇查血红蛋白全套及葡萄糖-6-磷酸酶检查(必要可做糖耐量检查)。

3. 必要时输血 如死胎滞留时间长,大于 3 周时,应注意产后出血、DIC 的存在,做好输血及急救准备。

4. 产后对胎儿可能死亡原因检查

(1) 脐带:注意绕颈,缠身,过短,真结及单脐动脉等检查。

(2) 胎盘:早剥的血块压积的面积,钙化面积,梗死面积及部位,胎盘应送病理检查,必要时可对胎儿进行尸解。

5. 回奶 产后孕妇需回奶,可选用中药或已烯雌酚。

6. 染色体检查 有多次死胎史者介绍夫妇遗传咨询,行染色体检查。

七、ABO 溶血症

【定义】 凡孕妇和胎儿之间 ABO 血型不合而产生的同族血型免疫疾病,称为 ABO 溶血症。

【诊断】 凡产前检查为 O 型血的孕妇,均需查配偶的血型。若为 A 或 B 型或 AB 型者,需给孕妇做 IgG 抗 A 或抗 B 血清学检查。ABO 溶血病常发病在第一胎;Rh 溶血症多发生在第二胎以上的婴儿。凡以往有死胎、流产史、早产或新生儿出生后很快死亡或出生后 24～36 小时内出现核黄疸者,应及时想到并怀疑有母儿血型不合,并应进一步检查。新生儿出生时即留脐血检查。如新生儿与母血型不同,血红蛋白 $<120g/L$,胆红素 $>76.9\mu mol/L(4～5mg/dl)$,直接抗人球蛋白试验,游离抗体和释放抗体物均阳性或反释放体阳性,新生儿 ABO 溶血症诊断可确立。

【处理】

(1) 如可疑有溶血症者应在妊娠第 16 周进行第一次测定,作为抗体基础水平,然后于 28～30 周作第二次测定,以后隔 2～4 周重复一次以监测抗体上升速度。

(2) B 型超声检查 4 周左右一次。注意观察胎儿腹水、水肿、肝脾大等贫血及心衰表现,注意测量头皮厚度及注意胎盘水肿,以便及早识别严重胎儿宫内溶血。

(3) 孕 36 周前,如 IgG 抗体效价＞1：256,有过胎儿黄疸史、死胎史或 IgG 抗体效价＞1：512 者,应视病情决定是否住院。

(4) 如住院,患者吸氧 30 分钟,每日两次,左侧卧位,补充维生素 E 50mg,每日 3 次,以阻断抗体通过胎盘进入胎儿,提高胎儿成活率。或 50％葡萄糖 40ml 加维生素 C 500mg 静脉滴注,或 10％葡萄糖液 500ml 加维生素 C_1 2g 静脉滴注,每日一次。

(5) 早产临产按早产处理(促肺成熟等)。

(6) 如临产准备分娩接生通知儿科大夫共同抢救。

(7) 新生儿用蓝光灯照疗法,病情严重可考虑换血疗法。

八、胎 膜 早 破

【定义】　在临产前胎膜破裂,称为胎膜早破。

【诊断】

1. 临床表现　孕妇突感有较多液体从阴道流出,有时可混有胎脂及胎粪,无腹痛等其他产兆。肛诊将胎先露部上推,见阴道流液量增加。阴道窥器检查见阴道后弯隆有羊水积聚或有羊水自宫口流出,即可确诊胎膜早破。

2. 辅助检查

(1) 阴道液 pH 测定:若 pH＞6.5,提示胎膜早破。

(2) 阴道液涂片检查:阴道液置于载玻片上,干燥后镜检可见羊齿植物叶状结晶为羊水。

(3) 羊膜镜检查:可直视胎先露部,看不到前羊膜囊,即可诊断为胎膜早破。

(4) 超声检查:羊水量减少可协助诊断。

3. 羊膜腔感染监测　了解有无羊膜腔感染。

4. 会阴部置消毒垫　观察 24 小时的变化,尤其对间歇性流液者更有帮助。

【处理】

1. 期待疗法　适用于妊娠 28～35 周、胎膜早破不伴感染、羊水平段≥3cm 者。

(1) 一般处理:绝对卧床。保持外阴清洁,避免不必要的肛诊及阴道检查,密切观察产妇体温、心率、宫缩、阴道流液性状和血白细胞计数。

(2) 预防性应用:破膜超过 12 小时应给予抗生素预防感染。

(3) 子宫收缩抑制剂的应用:有宫缩者,静脉滴注硫酸镁等。

(4) 促胎肺成熟:妊娠 35 周前,应给予倍他米松 12mg,静脉滴注,每日 1 次,共 2 次,或地塞米松 10mg 静脉滴注,每日 1 次,共 2 次。

2. 终止妊娠

(1) 经阴道分娩:妊娠 35 周后,胎肺成熟,宫颈成熟,无禁忌证可引产。

(2) 剖宫产:胎头高浮,胎位异常,宫颈不成熟,胎肺成熟,明显羊膜腔感染,伴有胎儿窘迫,抗感染同时行剖宫产术终止妊娠,作好新生儿复苏准备。

九、过 期 妊 娠

【定义】 平时月经周期规则的妇女,妊娠达到或超过 294 天(≥42 孕周)为过期妊娠。月经不规则者,询问早孕反应出现日期、胎动开始日期及超声提示,重新计算预产期。

【诊断】 妊娠周数再次确认,孕妇预产期达到或超过 2 周者。根据胎动计数、无负荷实验(NST)及宫缩负荷实验(CST 或 OCT)、超声生物物理相检测判断胎盘功能或胎儿有无缺氧。了解宫颈成熟度对于引产是否成功起重要作用。

【处理】 应根据胎盘功能、胎儿大小、宫颈成熟度综合分析,选择恰当的分娩方式。

(1) 终止妊娠指征已确诊过期妊娠,终止妊娠的指征有:①宫颈条件成熟;②胎儿体重≥4000g 或胎儿生长受限;③12 小时内胎动<10 次或 NST 为无反应型,OCT 阳性或可疑;④尿 E/C 比值持续低值;⑤羊水过少(羊水暗区<3cm)和(或)羊水粪染;⑥并发重度子痫前期或子痫。终止妊娠的方法应酌情而定。

(2) 引产宫颈条件成熟、Bishop 评分>7 分者,应予引产;胎头已衔接者,通常采用人工破膜,破膜时羊水多而清者,可静脉滴注缩宫素,在严密监视下经阴道分娩。

(3) 剖宫产出现胎盘功能减退或胎儿窘迫征象,不论宫颈条件成熟与否,均应行剖宫产尽快结束分娩。剖宫产指征有:①引产失败;②产程长,胎先露部下降不满意;③产程中出现胎儿窘迫征象;④头盆不称;⑤巨大儿;⑥臀先露伴骨盆轻度狭窄;⑦高龄初产妇;⑧破膜后,羊水少、黏稠、粪染;⑨同时存在妊娠合并症及并发症,如糖尿病、慢性肾炎、重度子痫前期等。

(4) 做好新生儿复苏抢救工作,及时处理好新生儿的第一口呼吸至关重要。进行胎龄评分,检查有否过熟儿综合征的临产情况。

十、前 置 胎 盘

【定义】 妊娠 28 周后,胎盘附着子宫下段,甚至胎盘下缘达到或覆盖于宫颈内口,位置低于胎儿先露部,称为前置胎盘。

【诊断】

1. 症状 妊娠晚期或临产无诱因,无痛性反复阴道流血。

2. 体征 可出现休克表现,腹部检查:子宫软,无压痛,大小与妊娠周数相符,可能有胎位不正或先露高浮。

3. 辅助检查 B超检查如胎盘边缘距宫颈<7cm,可确诊。

【处理】

(1) 如果患者出现无痛性阴道流血,应行 B 超检查确诊并收住院观察治疗。

(2) 绝对卧床休息,取左侧卧位,吸氧,观察阴道流血量。

(3) 禁止肛查、灌肠。但对排便不畅或便秘时,应给轻泻剂。

(4) 查血常规、出凝血时间和血小板(注意检查原有无血型)必要时配血,做输血准备。

(5) 常规听胎心音、测血压、胎儿情况监护,包括胎心率、NST、胎动计数。

(6) 抑制宫缩:口服硫酸沙丁胺醇或硫酸镁。

(7) 止血药物:对正常凝血机制的孕妇,给止血药物有害而无益,只有用在孕妇有凝血障碍时才使用。

(8) 积极纠正贫血,预防感染,必要时输血。

(9) 适时分娩:孕妇反复发生多量出血甚至休克者,无论胎儿成熟与否,为了母亲安全应终止妊娠;胎龄达孕 36 周以上;胎儿成熟度检查提示胎儿肺成熟者;胎龄未达孕 36 周,出现胎儿窘迫征象,或胎儿电子监护发现胎心异常者;出血量多,危及胎儿;胎儿已死亡或出现难以存活的畸形,如无脑儿。

(10) 分娩方式:剖宫产分娩,完全性前置胎盘,持续大量阴道流血;部分性和边缘性前置胎盘出血量较多,先露高浮,短时间内不能结束分娩;胎心异常。宫颈已开者,且为低置胎盘,出血量不多,应行人工破膜,以减少出血及促进分娩。

(11) 预防:积极预防产后出血,组织好新生儿抢救准备。

十一、胎 盘 早 剥

【定义】　妊娠20周以后或分娩期正常位置胎盘在胎儿娩出前,部分或全部自子宫壁剥离称为胎盘早剥。

【诊断】

1. 症状　妊娠20周后有腹痛及阴道流血,特别是伴有妊娠期高血压疾病、慢性高血压、慢性肾脏疾病、全身血管疾病或有外伤史者。分娩期突发持续性腹痛,伴有或不伴有阴道出血。

2. 查体　可出现子宫大于妊娠周数、子宫板硬,压痛明显,甚至胎位不清,胎心或消失。或有轻重不等的休克症状。

3. 超声检查　胎盘与子宫壁之间出现边缘不清的液性低回声区,胎盘异常增厚或胎盘边缘"圆形"裂开,可协助诊断。

【处理】

1. 一般处理　患者一旦确诊无论症状轻重均收入院处理。给予吸氧,密切观察血压、脉搏、宫体压痛、胎心率,同时用甲紫标出宫底位置,注意有无升高注意阴道出血量,羊水的颜色。

2. 血型、配血　做好输血准备、血常规、出凝血时间、血小板、凝血酶原,纤维蛋白原等为预防产后出血及DIC充分准备。必要时生化检查。

3. 及时终止妊娠　一旦确诊Ⅱ型或Ⅲ型胎盘早剥,应及时终止妊娠。根据孕妇病情轻重、胎儿宫内状况、产程进展、胎产式等决定终止妊娠方式。

4. 阴道分娩　以外出血为主,Ⅰ度患者一般情况良好,宫口已扩张,估计短时间内能结束分娩。可考虑经阴道分娩。

5. 剖宫产　Ⅱ度胎盘早剥,特别是初产妇,不能在短时间内结束分娩者;Ⅰ度胎盘早剥,出现胎儿窘迫征象,需抢救胎儿者;Ⅲ度胎盘早剥,产妇病情恶化,胎儿已死,不能立即分娩者;破膜后产程无进展者。

6. 产后注意并发症的处理

(1) 凝血功能障碍:必须在迅速终止妊娠、阻断促凝物质继续进入母血循环的基础上,纠正凝血功能障碍。

1) 补充凝血因子:及时、足量输入新鲜血及血小板,是补充血容量和凝血因子的有效措施。同时输纤维蛋白原更佳。每升新鲜冰冻血浆含纤维蛋白原3g,补充4g可使患者血浆纤维蛋白原浓度提高1g/L。

2) 肝素的应用:DIC高凝阶段主张及早应用肝素,禁止在有显著出血倾向或纤溶亢进阶段应用肝素。

3) 抗纤溶药物的应用:应在肝素化和补充凝血因子的基础上,应用抗纤溶药物。常用药物有氨基己酸、氨甲环酸、氨甲苯酸等。

(2) 肾衰竭:患者尿量<30ml/h,提示血容量不足,应及时补充血容量;血容量已补足而尿量<17ml/h,可给予20%甘露醇500ml快速静脉滴注,或呋塞米20～40mg静脉推注,必要时可重复用药,通常1～2日尿量可恢复正常。短期内尿量不增且血清尿素氮、肌酐、血钾进行性升高,

二氧化碳结合力下降,提示肾衰竭。出现尿毒症时,应及时行透析治疗。

(3) 产后出血:胎儿娩出后立即给予子宫收缩药物,如缩宫素、麦角新碱、米索前列醇等;胎儿娩出后人工剥离胎盘,持续子宫按摩等。若仍有不能控制的子宫出血,或血不凝、凝血块较软,应快速输新鲜血补充凝血因子,同时行子宫次全切除术。

十二、妊娠期高血压疾病

【定义】 妊娠期高血压疾病为妊娠期特有的疾病,其特征为妊娠 20 周后,发生一过性高血压,水肿和蛋白尿症候群,发展严重时,可发生抽搐和昏迷。分娩后随即消失。

【诊断】 妊娠期高血压疾病分类与临床表现:

1. 妊娠期高血压 血压≥140/90mmHg,妊娠期首次出现,并于产后 12 周恢复正常;尿蛋白(一);患者可伴有上腹部不适或血小板减少,产后方可确诊。

2. 子痫前期

(1) 轻度:妊娠 20 周后,血压≥140/90mmHg 可伴有轻微蛋白尿或水肿,尿蛋白≥0.3g/24h 或随机尿蛋白(+),可伴有上腹不适、头痛等症状。

(2) 重度:血压≥160/110mmHg,尿蛋白≥2g/24h 或蛋白尿(++~+++),及(或)伴有水肿,血清肌酐>106μmol/L,血小板<100×10^9/L;血 LDH 升高,血清 ALT 或 AST 升高;持续性头痛或其他脑神经或视觉障碍,持续性上腹不适。

3. 子痫 在子痫前期的基础上发生抽搐及昏迷。

4. 慢性高血压并发子痫前期 原有慢性高血压、肾性高血压等高血压病的基础上合并子痫前期。

5. 妊娠合并慢性高血压 血压≥140/90mmHg,孕前或孕 20 周以前或孕 20 周以后首次诊断高血压病持续至产后 12 周后。

根据病史、临床表现、体征及辅助检查可作出诊断,同时注意有无并发症及凝血机制障碍。

【处理】

1. 子痫前期(轻度) 门诊治疗,休息与充足睡眠为主,每日休息不少于 10 小时,左侧卧位,有研究左侧卧位可减轻子宫对腹主动脉、下腔静脉的压迫,使回心血量增加,改善子宫胎盘的血供。对于精神紧张、焦虑或睡眠欠佳者,可给予镇静剂,如地西泮 2.5~5mg 每日 9 次,或 5mg 每日睡前口服。嘱患者每日测体重及血压,每 2 日复查尿蛋白,吸氧,高蛋白、高热量饮食,全身水肿者适当限制盐的摄入,每 3 天复诊一次,询问孕妇是否出现头痛、视力改变、上腹不适等症状,胎心检测。若不见好转者可考虑收入院全面检查治疗。

2. 子痫前期(重度) 住院治疗。

(1) 高蛋白、高维生素、低脂、低盐饮食、左侧卧位,吸氧 30 分钟(每日两次),测体重,记 24 小时尿量或出入量。病情危重者,开医嘱按病重或病危处理。

(2) 做下列实验室检查及监护以了解母儿的情况及疾病的严重情况。可 24~48 小时选择性复查,必要时 6~8 小时复查。

1) 血常规、血小板、血细胞比容。

2) 尿常规或中段尿常规,如尿蛋白(++),可留 24 小时做蛋白定量,尿比重检查。

3) 眼底检查,每两周一次,病情严重者随时查。

4) 肝功能,SGPT,血浆总蛋白,白/球蛋白比例。如有皮肤黄染或瘙痒,加测黄疸指数、胆红素、碱性磷酸酶、胆固醇等。

5) 血尿酸、尿素氮、肌酐等。

6) 血电解质钠、钾、氯测定。

7) 病情严重时出现嗜睡,少尿或尿闭,血液持续高凝,宫内发育迟缓,咯血、牙龈出血等,应检查 DIC 指标。

8) 心电图检查:了解心脏受损情况。

9) 胎儿情况监测:①胎动计数,自测胎动每日 3 次,每次 1 小时;②胎心监护仪监护:入院时行 NST 检查,以后视病情而定;③B 超检查;④≥34 孕周拟终止妊娠者,应用地塞米松促胎肺成熟。

(3) 解痉治疗:硫酸镁为首选药物。

1) 用药指征:①控制子痫抽搐及防止再抽搐;②预防重度子痫前期发展成为子痫;③子痫前期临产前用药预防抽搐。

2) 用药方法:静脉给药结合肌内注射。①静脉给药:首次负荷剂量 25% 硫酸镁 20ml 加入 10% 葡萄糖液 20ml 中,缓慢静脉注入,5~10 分钟推完。继之 25% 硫酸镁 60ml 加入 5% 葡萄糖液 500ml 中,静脉滴注,每小时 1~2g。②根据血压情况决定是否加用肌内注射,用法为 25% 硫酸镁 20ml 加 2% 利多卡因 2ml,臀大肌深部注射,每日 1~2 次。每日总量 25~30g。用药过程中可监测血镁离子浓度。

3) 毒性反应:正常孕妇血清镁离子浓度为 0.75~1mmol/L,治疗有效浓度为 2~3.5mmol/L,若血清镁离子浓度超过 5mmol/L 即可发生镁中毒。首先表现为膝反射减弱或消失,继之出现全身肌张力减退、呼吸困难、复视、语言不清、严重者可出现呼吸机麻痹,甚至呼吸停止、心脏停搏,危及生命。

4) 注意事项:用药前及用药过程中应注意定时检查膝腱反射,呼吸不少于 16 次/分,尿量每小时不少于 25ml 或每 24 小时不少于 600ml;硫酸镁治疗时需备钙剂,一旦出现中毒反应,立即静脉注射 10% 葡萄糖酸钙 10ml。肾功能不全者应减量或停用硫酸镁,有条件时监测血镁浓度,产后 24~48 小时停药。

(4) 降压:①肼苯达嗪:25mg,每日三次,口服,或肼苯达嗪 25~50mg 加入 5% 葡萄精 250ml 静脉滴注每 5 分钟测血压一次以调节滴速,使舒张压维持在 90mmHg;②酚妥拉明:10~20mg 加入 5%G.S 250ml,静脉滴注,调节滴速至舒张压维持在 90mmHg;③硝苯地平(心痛定):10~20mg,每日三次,口服;④硝酸甘油:10~20mg 加入 5%G.S 250ml,静脉滴注;⑤必要时硝普钠 25~50mg 加入 5%G.S 250ml,静脉滴注。

(5) 镇静剂:尽可能少用,需要时可酌情使用哌替啶(度冷丁)100mg 肌内注射,地西泮 10~20mg 肌内注射或静脉推注,苯巴比妥 0.1g 肌内注射。

(6) 扩容:合理扩容可改善重要脏器的血液灌注,纠正组织缺氧,改善病情。扩容治疗的指征是血液浓缩(血细胞比容≥0.35,全血黏度比值≥3.6,血浆黏度比值≥1.6 及尿比重>1.02 等)。禁忌证心血管负担过重、肺水肿表现、全身性水肿、肾功能不全及未达上述扩容指征者。常用扩容剂有人血白蛋白、血浆、全血、右旋糖酐及平衡液等。

(7) 利尿剂:不做常规应用,有指征时采用,因可加重原存在的低血容量,使胎盘灌注量进一步减少,影响胎儿生长发育等。故有下列情况存在时应用:①全身性浮肿;②心衰、肺水肿;③慢性高血压、慢性肾炎合并妊娠;④高血容量。

呋塞米 20~40mg,应同时补钾盐,定期复查血电解质。

(8) 终止妊娠指征:①子痫控制后 2 小时;②重度子痫前期积极治疗 24~48 小时后无明显好转者;③重度子痫前期经治疗好转,但胎儿已成熟者(≥37 孕周);④血压持续升高时间过长(6~8 周)和伴有慢性高血压,或生长受限者,且胎儿可存活者(34~36 孕周);⑤子痫前期患者,孕龄不足 34 周,胎盘功能减退,胎儿尚未成熟者,可用地塞米松促胎肺成熟后终止妊娠。

(9) 有下列情况应考虑剖宫产:①病情恶化,宫颈未成熟,需立即分娩者;②视网膜出血或水肿严重,有促使视网膜脱离者,肾功能不全合并 FGR 和羊水较少者,均应迅速终止妊娠;③引产失败者;④合并其他产科情况需剖宫产者。

3. 子痫的处理 处理原则:控制抽搐、纠正缺氧和酸中毒、控制血压,抽搐控制后终止妊娠。

(1)专人护理,置患者于安静避光的房间。

(2)禁食、给氧、留置尿管,纠正缺氧和酸中毒,必要时静脉滴注 4% 碳酸氢钠注射液。

(3)记出入量,测生命体征。

(4)控制抽搐:地西泮 10mg 静脉推注。

(5)解痉:硫酸镁应用同前,首次剂量 5g 静脉推注(>5 分钟),如反复抽搐加用镇静剂及降压剂。特别注意并发脑血管意外,给予 20% 甘露醇 250ml 快速静脉滴注降低颅内压。

(6)血压过高时给予降压药。

(7)抽搐控制后 2 小时可考虑终止妊娠,对于早发性子痫前期治疗效果较好者,可适当延长孕周,但须严密监护孕妇及胎儿。

(8)密切观察病情变化,及早发现心力衰竭、脑出血、肺水肿、HELLP 综合征、肾衰竭、DIC等并发症,并积极处理。

4. 妊娠合并慢性高血压

(1)积极降压:首选降压药物是肼苯达嗪及甲基多巴,可以扩张血管,降压,改善胎盘循环。

(2)休息及调养,多行卧床休息,环境应安静、通风。采取左侧卧位,有利胎盘循环和胎儿生长。注意低盐,少油腻饮食。

(3)适时终止妊娠,慢性高血压合并妊娠常易合并其他并发症,如子痫前期,胎盘早剥,胎儿生长受限等,根据情况宜在预产期前终止妊娠。

十三、妊娠合并心脏病

【诊断】

1. 病史 必须早期诊断,孕前患心脏病或有心力衰竭的病史。入院后应详细询问心脏病史,过去有否心力衰竭发作,是否手术换瓣膜。如为先天性心脏病,该区分青紫型或非青紫型,做过哪些诊断性检查及检查结果。

2. 体格检查 能否平卧,心率及心律,杂音性质,颈静脉怒张,及 X 线透视或照片,心电图是否存在心率失常、房室传导阻滞或超声心电图发现有心瓣膜、心房心室病变等心脏病征。

3. 确定心脏病的种类 如风湿性心脏病、先天性心脏病、妊高征心脏病、围生期心肌病、心律失常、贫血心脏病、高血压心脏病、甲状腺功能亢进心脏病等。

4. 按心脏功能评定分级

Ⅰ级:无自觉症状,参加日常工作及活动无心悸,气促。

Ⅱ级:参加日常工作及活动有不适感休息后恢复如常。

Ⅲ级:休息时无不适感,轻微活动而感心跳,气促。

Ⅳ级:休息时仍有心悸、气促。

5. 临床表现 出现下述临床表现,应诊断心脏病孕妇早期心力衰竭:①轻微活动后即出现胸闷、心悸、气短;②休息时心率每分钟超过 110 次,呼吸每分钟超过 20 次;③夜间常因胸闷而需坐起呼吸;或需到窗口呼吸新鲜空气;④肺底部出现少量持续啰音,咳嗽后不消失。

【处理】

1. 入院及待产常规处理 应同时注意内科及产科情况。心功能Ⅰ~Ⅱ级患者妊娠 38 周住院待产。心功能Ⅲ~Ⅳ级患者无产兆时由内科处理,已住院产科者应请心内科医师会诊。

2. 其他处理 维持排便通畅,预防呼吸道感染,给予维生素 C 及维生素 B 口服。高蛋白,低盐饮食。有水肿或心功能Ⅲ~Ⅳ级者应用利尿剂、强心剂,并给氧吸入。每日除行产科检查外,并应测脉搏、心率,听诊肺底,并做病程记录。心功能Ⅲ~Ⅳ级要求记特别记录,随时记录病情变化及抢救处理措施。

3. 分娩期处理 心脏病妊娠的分娩方式,主要取决于心功能状态及产科情况。

(1) 剖宫产:凡心功能Ⅲ~Ⅳ级,活动风湿热,肺动脉高压或肺淤血,主动脉缩窄等,应行选择性剖宫产。子痫前期心脏病心力衰竭控制后,如宫颈条件不成熟,估计产程不能在8~10小时之内结束者,应行剖宫产。胎儿较大,胎位异常等情况,不宜试产,剖宫产宜选用硬膜外麻醉,不宜再妊娠者,应同时行输卵管结扎术。

(2) 阴道分娩:心功能Ⅰ~Ⅱ级者,除非有产科并发症,原则上经阴道分娩。

1) 规则宫缩开始后,即选用抗生素预防感染,同时需用镇静、利尿药物。

2) 产妇取半卧位,并给吸氧。安慰及鼓励产妇,消除紧张情绪。

3) 严密观察产妇的心率与呼吸频率,第一产程中,每小时测一次;第二产程每10分钟测一次,如心率≥100~120次/分时给毛花苷C(西地兰)。宫口开2~3cm时适当注射哌替啶或地西泮镇痛。

4) 待宫口开全后,胎头位置适宜时,即行侧切、胎吸或产钳手术助产以缩短第二产程。

5) 第三产程注射缩宫素10U,忌用麦角新碱,以防静脉压增高。胎盘排出时,腹部加压沙袋(1kg)或包腹8小时,以防腹压骤降以诱发心衰。密切观察血压,脉搏及子宫缩复情况。记录阴道出血量。

4. 产褥期处理

(1) 继续用抗菌药物防止感染,心功能Ⅰ~Ⅱ级患者如体温正常,白细胞正常,用药5天,Ⅲ~Ⅳ级患者用药7天应停药。

(2) 注意体温、脉搏、呼吸及血压变化,子宫缩复与出血情况。

(3) 产后卧床休息24~72小时,重症心脏病产妇应取半卧位,吸氧,如无心衰表现,鼓励早期起床活动,以防血栓形成。

(4) 心功能Ⅰ~Ⅱ级可哺乳,Ⅻ~Ⅳ级的产妇产后不宜哺乳,回奶治疗。

(5) 剖宫产者,术后应控制补液量及补液速度,以防心衰。

(6) 心功能Ⅰ~Ⅱ级产妇产后7~10天出院。心功能Ⅲ~Ⅳ级者,产后至少住院观察2周,功能好转后可出院,出院后定期心内科观察治疗。不宜再妊娠者,亦可在产后1周行绝育术。

(7) 在内科医师指导下应用洋地黄制剂。

十四、妊娠合并贫血

【定义】 贫血是妊娠期最常见的一种并发症。血红蛋白低于100g/L,血细胞比容低于30%者,为妊娠期贫血。最常见者为缺铁性贫血,较少见的是巨幼细胞性贫血,至于再生障碍性贫血则极为少见。

【诊断标准】 妊娠期贫血的诊断标准不同于非孕妇女,世界卫生组织的标准为:血红蛋白低于110g/L,血细胞比容低于33%,为妊娠期贫血。我国多年一直沿用的标准为:血红蛋白低于100g/L,血细胞比容低于30%,红细胞计数小于3.5×10^{12}/L。

【分度】 妊娠期贫血的程度通常分四度:

轻度:RBC$(3.0~3.5) \times 10^{12}$/L,Hb 81~100g/L。

中度:RBC$(2.0~3.0) \times 10^{12}$/L,Hb 61~80g/L。

重度:RBC$(1.0~2.0) \times 10^{12}$/L,Hb 31~60g/L。

极重度:RBC$<1.0 \times 10^{12}$/L,Hb≤30g/L。

（一）缺铁性贫血

【诊断】

1. 病史 有慢性失血性疾病如月经过多、痔疮出血、牙龈出血、寄生虫或消化道出血,有长期偏食、孕早期呕吐、胃肠功能紊乱导致营养不良史等。

2. 临床表现 轻者无明显症状,或只有皮肤、口唇黏膜和睑结膜稍苍白,重者面色苍白,乏力、头晕、心悸、气短、食欲缺乏、腹胀、腹泻,有口腔炎,口角浅裂,皮肤、毛皮干燥或脱毛等症。

3. 检查 有以上情况,查血红蛋白<100g/L,血细胞比容低于30%,红细胞计数小于 3.5×10^{12}/L。或血清铁<6.5μmol/L可诊断为缺铁性贫血。

【处理】

1. 积极治疗导致缺铁或失血的疾病 增加营养,食用含铁丰富的饮食,对于胃肠功能紊乱和消化不良给予对症处理。

2. 补充铁剂 常用有口服硫酸亚铁、多糖铁等铁剂,并给予大量维生素C促进铁的吸收。

3. 输血 多数缺铁性贫血的孕妇补充铁剂后血象很快改善,不需输血,如血红蛋白 60g/L以下、接近预产期或短期内需行剖宫产术者需住院及少量多次输血。

4. 产时及产后处理 中重度贫血产妇临产后应配血备用,严密监测产程,防止产程过长,可阴道助产,缩短第二产程,但应避免发生产伤。积极预防产后出血,出血多时应及时输血,产程中严格无菌操作,产时及产后应用广谱抗生素预防感染。

（二）巨幼红细胞性贫血

【诊断】 本病主要由于缺乏叶酸或维生素 B_{12} 所致,多见于妊娠后期,严重者引起流产、早产、胎儿发育不良或死胎。有食欲减退、呕吐、腹泻、乏力、疲倦、心悸、气促、头晕、耳鸣。舌黄、口角炎、低热、水肿、脾大、表情淡漠。周围血见大红细胞,红细胞大小不均,有异形红细胞。血液科会诊,病情需要时可行骨髓穿刺,见典型的巨幼红细胞。

【处理】 增加营养,多吃新鲜蔬菜,水果。口服叶酸每日 3 次,每次 5~10mg,胃肠道不能吸收者,改肌内注射每日 10~30mg,同时补充铁剂,直至症状消失,贫血纠正。可同时给予维生素 B_{12} 100mg 肌内注射。

（三）再生障碍性贫血

【诊断】 本病少见,但妊娠后可使病情明显加重。由于造血功能低下或者衰竭,表现为全血细胞减少。容易发生感染,如呼吸道及泌尿道感染,甚至败血症等。血小板减少和质的异常,容易引起出血,尤其分娩后胎盘剥离面大易发生出血和感染。

【处理】 不宜妊娠,如已孕<3 个月做好输血准备后做人工流产。如孕 4 个月以上不宜行引产可采用少量多次输血,高蛋白饮食及多量维生素营养支持疗法至分娩。宜尽量阴道分娩,缩短第二产程,可适当助产,有产科异常情况,考虑剖宫产,行剖宫产时一并将子宫切除为宜,以免引起产后出血及产褥感染。分娩时备新鲜血,使用宫缩剂预防产后出血。产后给予抗菌药物预防感染。

十五、妊娠合并糖尿病

【概述】 妊娠期间糖尿病有两种情况,一种为妊娠前已有糖尿病的患者妊娠,又称糖尿病合并妊娠;另一种为妊娠前糖代谢正常或有潜在糖耐量减退,妊娠期才出现或发现糖尿病,又称为妊娠期糖尿病(GDM)。糖尿病孕妇中 80% 以上为 GDM。

【诊断】　有下列情况之一,需警惕糖尿病的存在。

1. 病史　有糖尿病高危因素,包括糖尿病家族史、年龄大于 30 岁、肥胖、过去妊娠史中有不明原因的流产、死胎、死产、巨大胎儿、畸胎、羊水过多,应把糖尿病作为病因进行检查。

2. 临床表现　孕期有三多症状(多饮、多食和多尿症状),反复念珠菌阴道炎,孕妇体重大于 90kg,本次妊娠并发羊水过多或巨大胎儿应警惕糖尿病的可能。

3. 尿糖阳性　应进一步做空腹血糖检查及糖筛查试验。

4. 空腹血糖测定　两次或两次以上空腹血糖≥5.8mmol/L 者,可诊断为糖尿病。

5. 糖筛查试验　妊娠 24~28 周进行 GDM 筛查,50g 葡萄糖粉溶于 200ml 水中,5 分钟内服完,其后 1 小时血糖值≥7.8mmol/L 为糖筛查阳性,应检查空腹血糖,空腹血糖异常可诊断为糖尿病,空腹血糖正常者,再行葡萄糖耐量试验。

6. 葡萄糖耐量试验(OGTT)　空腹 12 小时后,口服 75g 葡萄糖粉,其正常上线为:空腹 5.6mmol/L,1 小时 10.3mmol/L,2 小时 8.6mmol/L,3 小时 6.7mmol/L。其中有两项或两项以上达到或超过正常值,可诊断为妊娠期糖尿病,仅一项高于正常值,诊断为糖耐量异常。

【分类】

A 级:妊娠前已有糖耐量异常;仅需饮食控制,年龄及病程不限。

B 级:妊娠前已用胰岛素治疗,发病年龄≥20 岁,病程<10 年。

C 级:发病年龄 10~20 岁,或病程 10~20 年。

D 级:发病年龄<10 岁或病程>10 年,或伴慢性高血压或良性背景性视网膜病变,有微血管瘤或小出血点。

F 级:糖尿病性肾病,有蛋白尿。

R 级:眼底有增生性视网膜病变或玻璃体积血。

H 级:有冠状动脉病变。

T 级:有肾移植史。

【处理】

1. 妊娠期

(1) 重症患者伴严重心血管病,肾功能减退,或有眼底病变者,需终止妊娠。病情轻或控制得好,可在积极治疗、密切监护下继续妊娠。

(2) 孕期密切随访或内科住院治疗,调整胰岛素用量,使血糖控制在 6.11~7.77mmol/L。

(3) 饮食控制能达到上述血糖水平,而孕妇又无饥饿感则适宜,理想的饮食控制既能保证和提供妊娠期间热量和营养需求,又能避免餐后高血糖或饥饿酮症出现,保证胎儿正常生长发育。

(4) 血糖控制不满意需药物治疗,胰岛素是大分子蛋白,不通过胎盘,是主要的治疗药物,同时给予大量维生素,适量钙、铁剂(在内科内分泌科指导下,根据血糖情况使用胰岛素),餐前查尿糖,定期查血糖。

(5) 妊娠晚期注意胎儿监测,预防胎死宫内。每周做胎心监护一次,定期做 B 超检查,生物物理评分,自测胎动,必要时可查尿 E_3 及 HPL。妊娠 35 周应转产科住院,严密监护。

2. 分娩期

(1) 分娩时间的选择,原则应尽量推迟终止妊娠的时间,血糖控制良好、孕期无合并症,胎儿宫内状况良好、应等待至妊娠 38~39 周,血糖控制不满意、伴血管病变、合并重度子痫前期、严重感染、胎儿生长受限、胎盘功能不良或胎儿窘迫者需促胎儿肺成熟后立即终止妊娠。

(2) 计划终止妊娠前 3 天应促胎肺成熟,地塞米松 6mg,每天 2 次,连续 2 天。定期查尿糖,血糖及酮体,勿使血糖低于 5.5mmol/L,以免发生低血糖。加强胎儿监护。

(3) 分娩方式:妊娠合并糖尿病不是剖宫产指征,有巨大胎儿、胎盘功能不良、胎位异常或其他产科指征者,以剖宫产为宜,对糖尿病病程大于 10 年,伴有视网膜病变及肾功能损害、重度子痫前期、有死胎、死产史的孕妇,应放宽剖宫产指征。

（4）分娩或剖宫产过程中应查血糖；在内分泌医师指导下使用胰岛素的用量,应在 12 小时内结束分娩,产程过长增加酮症酸中毒、胎儿缺氧和感染危险,剖宫手术日停止皮下注射胰岛素,改为小剂量胰岛素持续静脉滴注,避免新生儿发生低血糖,每 2～4 小时测一次血糖,根据血糖情况调整胰岛素的用量,直至饮食恢复。

3. 产褥期

（1）分娩后注意电解质平衡,使用广谱抗菌药物。分娩后体内抗胰岛素物质迅速减少,大部分 GDM 患者在分娩后不再需要使用胰岛素,仅少数患者仍需使用胰岛素,胰岛素用量应减少至产前的 $1/3～1/2$。

（2）糖尿病患者的婴儿一律按高危儿处理。新生儿出生时应留脐血,进行血糖、胰岛素、胆红素、血细胞比容、血红蛋白、钙、磷、镁的测定。注意保暖、吸氧、预防低血糖,产后 20 分钟起至 6 小时内,应在开奶同时定期滴喂 50% 葡萄糖液。必要时转新生儿科处理。

十六、妊娠合并肝炎

【定义】 肝炎是内科较为常见的传染病,是由多种肝炎病毒引起,主要包括甲型,乙型及丙型。其中以乙型肝炎最常见。肝炎在孕妇中较常见,在妊娠各期都可发生特别是妊娠晚期易发展为重型肝炎；急性、亚急性重型肝炎,死亡率高。

【诊断】 妊娠期诊断病毒性肝炎与非孕期相同,但比非孕期困难,发生在妊娠早期的早孕反应所致的消化道症状较明显,妊娠剧吐常有转氨酶升高,此时患肝炎常被忽视。妊娠晚期常伴有其他因素引起的肝功能异常,诊断亦较非孕期困难。应根据病史、临床症状、查体、实验室检查进行综合判断。

1. 病史 有与肝炎患者接触史,半年内注射血清制品史或不洁食物接触史。

2. 临床表现 妊娠期出现不能用早孕反应或其他原因解释的消化系统症状,如食欲减退、乏力,恶心、呕吐、畏寒、发热、黄疸、纳差,腹胀、肝区痛或腹泻等症状。

3. 查体 肝大且压痛,病情重者可见皮肤与黏膜黄染及黏膜下出血。尿色深黄。

4. 实验室检查 ALT、AST 升高,不能除外其他原因,特别是数值很高,持续时间较长,对病毒性肝炎有诊断价值,血清胆红素、尿胆红素、凝血酶原时间测定等均有助于肝炎的诊断。甲肝查粪便 HAV(+) 或血抗 HAV-IgM(+),查乙肝五项及抗 HCV,鉴别甲、乙、丙型肝炎。

【妊娠合并肝炎的类型】

1. 急性肝炎 起病急,常有食欲缺乏、厌油、恶心、呕吐、乏力、腹胀和肝区不适等消化道症状,约 1 周后皮肤黏膜出现黄疸、瘙痒,大便颜色变浅,尿茶茶水样。肝大,有压痛和叩痛。经过 2～6 周症状和体征逐渐消失,无黄疸型肝炎起病相对较慢,临床表现与上述基本相同,但因无黄疸,易被忽视。

2. 慢性活动性肝炎 病程常在半年以上,有乏力、厌食、腹胀、面色灰暗、"蜘蛛痣"、"肝掌"、肝脾大、肝功能持续异常等。

3. 急性重症肝炎 上述急性肝炎的症状明显加重,出现食欲极度减退、频繁呕吐、腹胀、腹水等,黄疸迅速加深,出现肝臭气味,肝脏进行性缩小,肝功能明显异常:酶胆分离,白蛋白/球蛋白倒置,血清总胆红素值 $>171\mu mol/L$。DIC 是妊娠期重症肝炎的主要死因,特别在妊娠晚期,极易出现全身出血倾向等凝血功能障碍,应进行凝血功能检查。易出现肝性脑病及肝肾综合征引起急性肾衰。

【处理】

1. 妊娠期　早期妊娠者患急性肝炎如为轻症,应积极治疗,可继续妊娠。慢性活动性肝炎,妊娠后对母儿威胁较大,适当治疗后应人工流产终止妊娠。中、晚期妊娠者尽量避免终止妊娠,避免手术、药物对肝脏的影响,卧床休息,避免过劳,加强营养,高维生素、高蛋白、足量糖类、低脂肪饮食,应用保肝药物,加强母儿监护,适时终止妊娠。妊娠期重症肝炎应予保肝治疗,预防及治疗肝性脑病,防治凝血功能障碍,预防及治疗肾衰竭。

2. 分娩期　经阴道分娩增加胎儿感染病毒几率,主张剖宫产,但并非剖宫产的绝对指征,分娩前数日给维生素 K 预防产后出血,备好新鲜血液,阴道分娩应防止滞产,助产以缩短第二产程,产后用宫缩剂。

3. 产褥期　注意休息及营养,随访肝功能,应用无损害肝脏的广谱抗生素预防及控制感染。

4. 产后哺乳问题　母血 HBsAg、HBeAg、抗-HBc 3 项阳性及后 2 项阳性孕妇,均不宜哺乳,乳汁 HBV-DNA 阳性者不宜哺乳,有主张新生儿接受免疫,母亲仅为 HBsAg 阳性可为新生儿哺乳。可以用麦芽、谷芽回乳,不用雌激素回乳。

5. 新生儿出生后主动免疫　生后 24 小时内注射乙肝疫苗。被动免疫:新生儿生后立即注射乙肝免疫球蛋白。联合免疫:主动＋被动免疫。

6. 其他　产时及产后注意隔离,尽可能用一次性敷料、器材。"大三阳"孕妇可于孕晚期(28、32、36 周)注射乙肝免疫球蛋白,每月一次,共 3 次。

十七、异常分娩

(一)软产道异常

1. 外阴　①外阴静脉曲张,视外阴曲张静脉所在部位及严重程度,决定是否可经阴道分娩及侧切的部位;②瘢痕狭窄,严重者须行剖宫产,轻度狭窄者,可行会阴切开;③水肿,可用 50% 硫酸镁湿热敷 20 分钟,2 次/日,注意外阴清洁;④外阴尖锐湿疣,范围广泛且体积巨大的,以剖宫产为宜。

2. 阴道　①横隔:隔薄者多可行放射状切开待胎儿娩出后再将切缘修整,缝合,隔厚而坚韧者须行剖宫产;②纵隔:阴道分娩时,可行纵隔切开术;③肿瘤:较大囊肿可穿刺放液体,带蒂活动者,分娩前可切除。

3. 子宫肌瘤　位于子宫下段或宫颈的肌瘤阻塞产道,以及肌瘤有红色变时,应考虑剖宫产。产后应行盆腔 B 超检查随诊肌瘤的情况。

4. 卵巢肿瘤　肿瘤阻塞产道,应考虑剖宫产,同时可考虑肿瘤切除或挖除;若不阻塞产道可阴道分娩,产后行盆腔检查,注意肿瘤扭转或破裂。产后应随诊肿瘤情况。

早孕发现卵巢肿瘤合并妊娠,可于妊娠中期手术,术后给予安胎。

(二)骨盆异常

1. 骨盆入口狭窄　入口前后径＜10cm,骶耻外径≤18cm,对角径≤11.5cm 为入口狭窄。

处理:认真估计胎儿大小及头盆关系。绝对性骨盆入口狭窄,应行剖宫产,相对性入口狭窄,应根据胎儿大小,胎头位置;头颅的软硬度,产力、宫颈情况,即头位分娩评分＜5 分者,决定试产,试产时间一般为规则有力子宫收缩 6 小时;先露仍未入盆者,应剖宫产,初产臀位伴有骨盆入口狭窄者,应行剖宫产。

2. 骨盆出口狭窄　出口横径≤7.5cm,出口横径＋后矢状径≤15cm,出口前后径＜10cm 为出口狭窄。

处理:临产前对胎儿大小,头盆关系认真估计,以决定分娩方式。出口横径与后矢状径之和<13.5cm,应剖宫产。

(三)产力异常

产力主要指子宫收缩力。子宫收缩失了极性,节律性和对称性,其收缩强度或频率过强或过弱,为子宫收缩异常或产力异常。产力异常包括子宫收缩乏力和子宫收缩过强。子宫收缩乏力或子宫收缩过强又分为协调性和不协调性两种。

1. 子宫收缩乏力

(1)诊断

1)协调性子宫收缩乏力:子宫收缩存在极性和对称性,但持续时间短而间隔时间长,且软弱无力,不能使宫颈口很好的扩张。

2)不协调性子宫收缩乏力:子宫收缩缺乏极性和对称性。子宫收缩间歇期子宫不能完全放松,产妇自觉宫缩强,疼痛重,却为无效宫缩,不能使宫颈扩张和胎先露下降。

3)原发性子宫收缩乏力:往往于产程一开始即出现,多为不协调性,用药物亦不能纠正。

4)继发性宫缩乏力:表现为临产早期宫缩正常,产程进展到一定程度时宫缩减弱,多为协调性宫缩乏力。

(2)处理

1)出现宫缩乏力时,首先应寻找病因,除外头盆不称和胎位异常。应对骨盆形态及其大小,胎位和胎儿大小,宫颈扩张程度等进行全面分析和重新估计。

2)除外头盆不称和胎位异常时处理如下:①宫口开大不足3cm,胎膜未破,产妇一般情况好,可用肥皂水灌肠刺激宫缩;②宫口开大3~5cm,产妇有进食不足,紧张或劳累表现者,用哌替啶100mg肌内注射或地西泮10mg静脉注射,等产妇休息3~4小时,可望宫缩自然转强;③宫口开大4~5cm,胎膜未破时,可行人工破膜刺激宫缩,并注意羊水量及颜色;④缩宫素静脉滴注,当子宫收缩乏力时应用缩宫素静脉滴注,目的在于加强子宫收缩,一般于人工破膜后1~2小时或哌替啶或地西泮注射后3~4小时。

3)处理不协调性子宫收缩力,强调调节和恢复子宫的极性和节律性,一般选用适量镇静剂为哌替啶100mg和地西泮10mg肌内注射,使产妇充分休息后恢复子宫协调性收缩。子宫不协调性收缩乏力时,禁用缩宫素。

4)宫缩乏力伴有胎儿窘迫时,应做剖宫产结束分娩。

2. 子宫收缩过强

(1)诊断

1)协调性子宫收缩过强:子宫收缩的节律性与极性均正常,但宫缩过频,每10分钟内有5次或5次以上的宫缩,每次宫缩持续50秒以上,且收缩力很强。产妇多在短时间内结束分娩。

2)不协调性子宫收缩过强:子宫颈内口以上的子宫肌层均陷于强烈的痉挛收缩,宫缩间歇短或无间歇。子宫下段被动拉长,出现病理宫缩环,可能发生子宫破裂。

(2)处理

1)立即给产妇吸氧,进行胎心监护,宫缩过强如为静脉滴注缩宫素引起,应立即停输。

2)静脉滴注或推注硫酸镁或皮下注射阿托品0.5mg。

3)宫口开全时,及早消毒外阴,准备接生。

4)产后仔细检查软产道裂伤情况。

5)警惕产后出血。

6)做好新生儿抢救准备,产后严密观察新生儿有无颅内出血征象。

7）出现不协调性子宫收缩过强时,应首先除外胎盘早剥。可紧急应用乙醚等麻醉剂或其他宫缩抑制以抑制宫缩,子宫收缩放松后胎儿情况好的可期待阴道分娩;宫缩不能放松,或胎儿宫内窘迫时,立即行剖宫产术结束分娩。

（四）头位难产

1. 持续性枕后位（persistent occipito position）　凡正式临产后,经充分试产,当分娩以任何方式结束时,不论在骨盆的哪一个平面上,只要其枕部仍位于母体骨盆后方,即持续性枕后位。

（1）诊断

1）漏斗型骨盆易出现枕后位。

2）产程图表现异常。

3）产妇提前出现向下屏气。

4）腹部检查:母体腹部2/3被胎儿肢体占据,胎背偏向母体的侧方或后方,胎心音于母体的外侧方或胎儿肢体侧最响亮。

5）肛查或阴道检查:胎儿矢状缝在骨盆左或右斜径上,大囟门在骨盆前方,小囟门在骨盆后方,宫口开全阴道检查可根据胎儿耳郭的位置和方向诊断枕后位。

6）超声波协助诊断。

（2）处理

1）第一产程:宫口开3cm以下疑枕后位或B超下确定为枕后位者,可向同侧侧卧（即左枕后位者向左侧卧）,争取自然纠正枕后位,宫口开大3～4cm时产程停滞,可考虑人工破膜;若产力欠佳,应排除无头盆不称后静脉滴注缩宫素,若有相对头盆不称,胎儿宫内窘迫,产程发展不顺利时,应考虑剖宫产。

2）第二产程:根据不同情况分别给予如下处理:①宫口开全仍为枕后位,合并宫缩乏力或胎儿宫内窘迫者,立即行剖宫产;②宫口开全1小时仍不能自然分娩者,行阴道检查,根据骨盆出口情况,胎儿大小,先露高低,胎心音情况,决定阴道助产或剖宫产。

2. 持续性枕横位（persistent occipito-transverse position）　正式临产后,经过充分试产至分娩结束时不论胎头在骨盆的哪一个平面,只要胎头仍持续于枕横位,均称持续性枕横位。

（1）诊断

1）骨盆检查,凡扁平型及男型骨盆,应警惕发生持续性枕横位的可能性。

2）产程图多异常,大致与持续性枕后位相同。

3）腹部检查:母体腹部1/2被胎儿肢体占据,1/2为胎儿背部占据,胎心最响亮的部位比枕前位略偏向母体腹部外侧。

4）肛门检查或阴道检查:胎儿矢状缝在骨盆横径上。

5）超声协助诊断。

（2）处理:处理原则与持续性枕后位相同。若用胎头吸引器助产或产钳助产时,须将胎位纠正为枕前位,再行助产。

3. 面先露（face presentation）　当抬头极度仰伸,使枕部贴近胎背,以颜面为先露时,诊断为面先露。

（1）诊断:主要依靠肛门检查和阴道检查,肛门检查以便与臀位鉴别。破膜后,阴道检查可直接触知胎儿口、鼻、颅骨和眼眶,得以确诊。B型租声波检查亦可供参考。

（2）处理:①颏前位时,如无头盆不称,产力良好,经产妇可能自然分娩。有第二产程延长时,可用产钳助产。②颏后位时,部分颏后位可自然转成颏前位经阴道分娩。多数需行剖宫产。

（五）臀位

1. 诊断

（1）腹部检查：在宫底可摸及圆而硬的胎头，在耻骨联合上方可摸及软而宽的胎臀，胎心位置偏高。

（2）肛门检查或阴道检查：肛门检查觉盆腔内空虚，可摸及质软而形状不规则的胎臀或胎足，即可诊断为臀位。如肛门检查不能确诊，可做阴道检查，了解宫颈口的情况及有无脐带脱垂。如果胎膜已破，可直接摸及胎臀，外生殖器或胎足，并确定胎位及区分臀位的种类。

（3）超声检查：除明确诊断臀位外，还可除外胎儿畸形，及估计胎儿大小，协助决定分娩方式。

2. 处理

（1）妊娠期处理，妊娠 28 周后，大多数臀位可自然转成头位，如仍为臀位，自妊娠 30 周后应纠正胎位，方法如下：

1）胸膝卧位或反胸膝卧位，每天 1～2 次，每次 15 分钟。可于每次矫正前 30 分钟口服硫酸沙丁胺醇 2.4mg，排空膀胱。

2）凡在妊娠期有头臀转动史者，妊娠 37 周后应做 NST 试验并做 B 型超声波检查除外脐带绕颈。

（2）分娩期处理，根据对臀位阴道分娩危险性的估计，决定分娩方式。

1）剖宫产：①臀位剖宫产术指征。前次剖宫产史，难产史或婴儿分娩时损伤史；骨盆异常，估计胎儿体重≥3500g 或胎儿体重<2500g；初产臀位超声诊断为足先露或膝先露。②臀位剖宫产取胎头时要小心，避免胎头损伤。

2）阴道分娩：①第一产程产妇应卧床休息，不灌肠，少行肛门或阴道检查，多听胎心音。胎膜破裂时，要立即听胎心音并做肛查。产程中加强胎心监护，一旦发现胎心有异常改变时，即做阴道检查。除外脐带脱垂。②第二产程中须进行连续胎心监护。根据产程进展、产力，骨盆情况，胎儿大小及臀位类型等因素决定臀位助产方式，并做好新生儿复苏准备。

（六）试产

凡产妇应在某些相对的不利于阴道分娩的情况，但又希望阴道分娩时，准许在严密观察下等产程进行一段时间，决定是否剖宫产。

1. 适应证

（1）过去剖宫产适应证已不存在，或有浆膜下肌瘤手术史，手术瘢痕愈合良好，妊娠晚期无压痛，此次妊娠正常。

（2）轻度骨盆狭窄；投有明显头盆不称。

（3）高龄初产妇希望阴道分娩。

（4）初产头浮，无明显头盆不称。

2. 处理

（1）有子宫手术史者，妊娠 38～39 周入院待产，其他孕妇于先兆临产入院。

（2）轻度骨盆狭窄及初产头浮者；入院后请上级医师核对骨盆，除外骨盆明显异常及盆腔肿物。

（3）认真估计胎儿体重，除外头盆不称。

（4）初产头浮产妇：于临产和产时均应进行胎心监护，注意脐带绕颈或肢体情况。

（5）自然或人工破膜时，应警惕脐带脱垂，听胎心，并行肛门检查，了解先露部下降情况，除外脐带脱垂。

(6) 待产过程中,通知家属等候或待产前向家人讲清病情,试产失败即行剖宫产。

(7) 试产:一般试产不超过 4～6 小时,产程进展顺利,可继续待产至分娩。

(8) 避免感染:尽量避免不必要的肛门或阴道检查。

(9) 前次剖宫产史行试产时,特别注意如下事项:①孕期详细了解前次剖宫产手术指征,手术切口,宫口开大情况,新生儿体重,术后体温及伤口愈合情况;②每次产前检查及临产时均应检查子宫切口部位是否有压痛、凹陷,临产后注意观察血尿,伤口压痛,薄弱点等先兆子宫破裂现象;③试产与否应由产前讨论决定,并向家属交代利弊,以及可能发生的问题,事先履行手术签字,以便一旦有异常及时施术;④临产时配血备用;⑤如试产成功,应缩短第二产程,应用产钳或胎头吸引器助产;⑥第三产程后,如有异常情况,应更换无菌手套,手进宫腔检查子宫瘢痕是否有薄弱点或破裂,以便得到及时处理;⑦如婴儿健康,再次剖宫,应同时与家属讲清楚绝育重要性,让其接受输卵管结扎术;⑧如有两次剖宫产手术,第三妊娠分娩时不宜再试产。

十八、子宫破裂

【定义】　子宫破裂是指子宫体部或子宫下段于妊娠晚期或分娩期发生的破裂,是产科极严重的并发症,威胁母儿生命。可分为完全性和不完全性子宫破裂。可分为先兆性子宫破裂和子宫破裂两个阶段。

【原因和诱因】　瘢痕子宫,如剖宫产或肌瘤切除史、刮宫、通液、造影等宫腔操作穿孔史。头盆不称,胎位不正,骨盆狭窄,软产道阻塞等致滞产。第二产程延长,均可使胎先露部下降受阻。滥用宫缩剂,人为造成宫缩过强过频。宫腔内操作如内倒转术和不正规的徒手剥离胎盘术。

【先兆子宫破裂症状】　子宫下段膨隆或原手术瘢痕部位有明显压痛,子宫圆韧带极度紧张,可明显触及并有压痛。子宫下段逐渐变薄,而宫体更加增厚变短,两者之间形成明显环状凹陷,随产程进展,此凹陷会逐渐上升达脐平或脐上,称病理缩复环,先兆子宫破裂时出现病理缩复环。孕妇觉下腹剧烈疼痛,烦躁不安,呼叫、呼吸、脉搏加快。膀胱受胎先露部压迫充血,出现排尿困难、血尿,由于过频宫缩,胎儿供血受阻,胎心率改变或听不清,胎动频繁,胎心不规则。子宫将在病理缩复环处及其下方发生破裂。

【子宫破裂症状】　可分为完全性和不完全性两种。

1. 完全性子宫破裂　指宫壁全层破裂,宫腔与腹腔相通。孕妇突然感到下腹剧痛并有撕裂感之后宫缩停止,腹痛骤减,但不久腹痛又呈持续性,迅速转入休克状态,面色苍白、出冷汗、呼吸表浅、脉搏细数、血压下降,腹部压痛及反跳痛,腹壁下易触及胎体,胎动停止胎心音消失,阴道突然流血,流血量可多可少,肛查时先露升高难以触及。子宫颈口回缩。腹腔穿刺可抽出不凝血液。

2. 不完全性子宫破裂　指子宫肌层全部或部分破裂,浆膜层尚未穿破,宫腔与腹腔未相通。胎儿及其附属物仍在宫腔内。腹部检查在子宫不完全破裂处有明显压痛。可形成阔韧带内血肿,胎心多不规则。

【处理】

1. 先兆子宫破裂的处理

(1) 立即制止子宫收缩,尽快结束分娩。

(2) 宫口开全,胎头已达出口水平,可于全身麻醉下行儿头吸引或产钳助产。

(3) 如不能立即行阴道分娩应缓解宫缩,尽快行剖宫产。

(4) 阴道助产后应常规检查子宫有无裂伤。

2. 子宫破裂的处理

（1）应积极抢救纠正休克的同时争取时间尽早手术。

（2）手术方式：视产妇状态，子宫破裂程度，有否存活子女，是否有感染等决定手术方式。如破口不大，破裂时间短，无感染，经修补后血运仍佳且组织较厚，应尽量修补，如无子女，旧瘢痕但组织新鲜，裂口亦整齐，亦应尽量切除旧疤痕缝合伤口保留子宫。如已有子女，裂口不整齐，修补后仍易发生薄弱点，应切除子宫。若破口延长至宫颈，应行子宫全切术，术中宜注意患者情况，手术方式亦应以尽量减少患者负担为原则。术中破裂伤痕检查，除子宫下段及前壁外还应仔细检查子宫侧壁及后壁有无裂口。

（3）无论有无感染，术后均应给予广谱抗生素预防感染。

十九、脐带脱垂

【诊断】　自然破膜或人工破膜后，常规听胎心及肛查，以除外脐带脱垂之可能。胎心监护发现异常图形，疑脐带有问题，应立即做阴道检查，注意先露部前方或侧方有无条索状物。遇有初产浮头、羊水过多、胎位不正、双胎，进行阴道检查时应随时警惕脐带脱垂之可能。

【处理】　产程中发现胎心异常，应立即改变产妇体位，左侧或右侧卧位不见好转时，可行头低脚高位或胸膝卧位，并立即进行阴道检查。吸氧。估计不能立即分娩时，应用子宫松弛剂如25%硫酸镁16ml加入5%葡萄糖20ml静脉滴注（5分钟以上注完）或给沙丁胺醇（舒喘灵）抑制宫缩，减少脐带受压。如胎儿存活，发现脐带脱垂，检查者手不取出，托住先露部，宜搬动患者，就地行剖宫产术。应选择快速、安全娩出胎儿的生产方式，有以下几种情况：①宫口开全，先露为头且较低，应立即用儿头吸引器或产钳助娩；②宫口开全，臀位时应即行臀位牵引术助娩；③宫口未开全，显性脐带脱垂，立即用还纳器或手操作还纳脐带。如为隐性脱垂，可用手托儿头，防止儿头压迫脐带，并保持脐带清洁。准备新生儿复苏请新生儿科及麻醉科到场抢救。胎儿心跳消失可等待自然分娩，必要时行穿颅术。

二十、胎儿窘迫

【定义】　胎儿窘迫是一种症状，是因胎儿宫内缺氧及酸中毒所致。急性胎儿窘迫多发生在临产以后，慢性胎儿窘迫多发生在高危孕妇。

【诊断】

1. 胎心性胎儿窘迫诊断依据

（1）胎心率>160次/分或<120次/分。

（2）胎心监护出现以下图形：晚期减速，由于胎盘血循环不全所致；重度可变减速，多为脐带血运受阻的表现；基线平直；胎儿心动过速或过缓。

2. 胎粪性胎儿窘迫诊断依据　先露头时，因自然破水浑浊，呈黄绿色（羊水Ⅰ度或Ⅱ度污染），多由于胎儿缺氧，引起迷走神经兴奋。肠蠕动亢进；肛门括约肌松弛胎粪排除所致。

3. 胎心及胎粪性胎儿窘迫依据

（1）胎心率异常：胎心>160次/分或<120次/分。

（2）胎心监护出现异常图形以上的任何一种，伴有胎粪样羊水。

【处理】

1. 立即吸氧　提高母血氧含量。

2. 寻找原因　如脐带脱垂或前置等。

3. 改变体位　通常以左侧卧位为好；如疑有脐带受压，可改变多种体位无效时行阴道检查。

4. 其他　50％葡萄糖40～60ml加维生素C 0.5mg静脉滴注（或5％NaHCO₃）。第二产程有窘迫，胎头已低时可行儿头吸引或产钳助胎儿娩出。第一产程或第二产程，不能短期内分娩的，则立即剖宫产。做好新生儿抢救准备工作，通知儿科医生到场参加抢救。

二十一、产 后 出 血

【定义】　胎儿娩出后24小时内出血量＞500ml，则为产后出血。产后出血是分娩期严重并发症，居我国目前孕产妇死亡原因首位。短时间内大量失血可迅速发生失血性休克，严重者危及产妇生命。休克时间过长可引起脑垂体缺血坏死，继发严重的腺垂体功能减退—希恩综合征。

【病因】　引起产后出血的原因主要有子宫收缩乏力，胎盘因素，软产道裂伤和凝血功能障碍。其中以子宫收缩乏力所致者最常见。

1. 子宫收缩乏力　全身性因素如产妇精神过度紧张、临产后过度使用镇静剂、产妇体力衰竭、合并急慢性全身疾病等。局部因素：子宫过度膨胀（双胎、巨大儿、羊水过多），子宫肌纤维发育不良（子宫肌瘤、子宫畸形），子宫肌水肿及渗血（妊高征、严重贫血、子宫胎盘卒中）。

2. 胎盘因素　胎盘剥离不全、胎盘剥离后滞留、胎盘嵌顿、胎盘粘连、胎盘植入、胎盘胎膜残留。

3. 软产道裂伤　会阴、阴道、宫颈裂伤，严重者可引起阴道穹隆、子宫下段、甚至盆壁裂伤，过早行会阴切开也可引起失血过多。

4. 凝血功能障碍　较少见，但常为难以控制的大出血。

【预防】　产前积极治疗贫血。做好孕前及孕期保健工作，积极治疗血液系统疾病及各种妊娠合并症。有产后出血史，多胎，羊水过多，巨大儿，滞产，急产，严重贫血，妊娠期高血压疾病，产科感染，产前出血，子宫肌瘤，合并血液病、多次刮宫史的孕妇，须积极预防产后出血。临产时，第一产程须消除紧张情绪、保证充分休息，防止产程延长。注意排空膀胱。第二产程指导产妇适时正确使用腹压，自阴道娩出胎儿时，不要过快，避免产妇用力过大，掌握会阴切开的适应证及手术时机，防止产道损伤。宫颈未开全，禁行胎头吸引器或产钳助产。正确处理好第三产程。准确测量产后出血量，胎儿娩出后30分钟未见胎盘剥离，应行宫腔探查及人工剥离胎盘术，剥离有困难切勿强行挖取，胎盘娩出后应仔细检查胎盘、胎膜是否完整，检查软产道有无撕裂或血肿，检查子宫收缩情况。做好产后出血抢救的各项准备工作。配血做好输液、输血的准备。产后预防，产后产妇应继续留在产房观察2小时，注意产妇一般状况、生命体征、宫缩和阴道流血情况。及早补充血容量，及时排尿，早期哺乳。

【处理】　治疗原则为迅速了解产后出血原因，针对原因迅速止血、输液及输血补充血容量纠正休克、预防感染。

1. 胎盘滞留引起出血的处理

（1）胎盘已剥离但未排除，应导尿排空膀胱，按摩子宫、牵拉脐带协助胎盘娩出。

（2）胎盘娩出后，立即检查胎盘的完整性，若有不全或粘连，应人工徒手剥离胎盘。

（3）残留胎盘胎膜徒手取出困难时，可用大号刮勺清理宫腔。

（4）由于胎盘嵌顿于宫颈口或子宫狭窄环以上时，可在静脉全麻下取出胎盘。

（5）植入性胎盘应迅速准备子宫切除，无活动性出血者可保守治疗，目前用甲氨蝶呤治疗。

（6）阴道分娩超过24小时有产后大出血者应行宫腔探查，刮出物送病理，并化验血HCG，以便考虑是否胎盘残留，副叶胎盘残留或其他问题。

2. 子宫收缩不好，引起产后出血，做如下处理

（1）迅速按摩子宫，以促进子宫收缩。膀胱充盈者，须立即导尿排空膀胱。

（2）缩宫素 10~20U，立即静脉输入，给予米索前列醇、卡孕栓等口服，塞肛或塞阴道。无心脏病及高血压者可予麦角新碱肌注。

（3）经双合诊按摩子宫，压迫子宫动脉，腹主动脉，仍出血时，应迅速考虑宫腔内填塞。

（4）严重产后出血有迫切希望保留生育功能的可行盆腔内血管结扎或栓塞止血。

（5）难以控制并危及产妇生命的产后出血可考虑切除子宫。

3. 产道损伤引起的出血　应认真检查，仔细缝合，宫颈撕裂时，须注意有无后穹隆裂伤，尚需注意有无腹腔内出血。剖宫产后晚期产后出血，应考虑子宫切口裂开，不宜刮宫及填塞，考虑剖腹探查，视情况决定子宫切除。

4. 产后出血不凝　需立即测血小板、试管法凝血时间、纤维蛋白原含量、3P 试验等测定，同时找出不凝血的原因。内科会诊，输新鲜血及考虑肝素的应用。各种治疗不能控制出血，须迅速考虑子宫切除。

二十二、弥散性血管内凝血

【诊断】

1. 病史　有可能致 DIC 的病因，有胎盘早期剥离、胎死宫内、妊高征、羊水栓塞等。

2. 临床表现　有出血及血不凝表现，如皮肤、黏膜及注射部位出血斑，特别是子宫出血表现，如宫底上升或阴道出血不止，以及血不凝等。

3. 化验检查项目

（1）血小板进行性减少为 DIC 最简捷的诊断化验，对急症患者尤为重要。

（2）试管法凝血时间延长（>12 分钟）。

（3）纤维蛋白原减少，凝血酶原及部分凝血活酶作用时间延长均反映凝血障碍。

（4）3P 试验阳性反映纤溶亢进，D-二聚体、FDP 均为 DIC 确诊时常用的试验。

（5）检查 DIC 后期可能出现肾衰竭，应进行有关检查，如尿常规，血生化检查包括尿素氮、尿酸、肌酐、二氧化碳结合力等。并观察 24 小时尿量。

【处理】　发生急性出血性休克，首先应纠正休克为配血、输液、给氧等。发病初期或慢性 DIC 尚处于高凝阶段可考虑应用肝素治疗。小剂量多次给药。如每次给 25~50mg，稀释后静脉推注或静脉点滴。以试管法凝血时间及血小板计数检测其效果。当 DIC 已进入纤溶亢进阶段，表现为血流不止，血不凝，如宫腔内积血或阴道出血不止。首先应考虑输新鲜血或血小板，纠正休克补充凝血因子。当病因去除后不再存在触发因素时才考虑适当应用抗纤溶治疗，如 6-氨基己酸、氨甲苯酸（止血芳酸）。去除病因，尽快终止妊娠，排空宫腔内容物。如宫缩不佳，出血不止时，可考虑子宫切除，否则只考虑去除胎盘、胎儿。DIC 出血得到纠正后，注意各脏器微循环栓塞后损伤，如肾、肺、脑、心等有关功能。

二十三、胎盘滞留

【定义】　胎儿娩出后 30 分钟未娩出胎盘者诊断为胎盘滞留。

【诊断】　胎儿娩出后胎盘滞留宫腔超过 30 分钟以上，注意检查宫底高度。如尚在脐下，则为胎盘滞留。如宫底在脐上注意除外双胎之可能。如胎盘娩出不全，产后阴道排出物或宫内刮出物送病理检查证实为胎盘组织者，诊为"胎盘残留"。胎盘与宫壁部分或"全部粘连"或"胎盘植入"，或通过宫内刮出物及病理标本证实。有胎盘剥离表现。如宫底升高，下段膨隆，阴道少量出血，脐带下移，但轻拉不能娩出。注意如胎盘确已剥离，但卡于宫内口则为"胎盘嵌顿"。疑胎盘排出不完整，除产后刮宫外，次日应追查血 HCG 水平。如不能持续下降至正常，应考虑胎盘残留或滋养细胞肿瘤的可能。

【处理】　第二产程后等待15分钟而宫底不升高,肯定胎盘尚未剥离时,即应准备生理盐水脐带静脉滴注。促使绒毛膨胀剥离,一般用250～500ml无菌生理盐水,温度同体温。有胎盘剥离征象,但未能娩出时,可换无菌手套,手指扩张宫口,另一手轻牵脐带,促使胎盘娩出。如宫口不能开张,可静脉滴注或肌内注射哌替啶50mg,促其放松。如无活跃出血,但已超过30分钟,应手取胎盘,如出血较多,表示部分胎盘剥离,不宜等到30分钟,应立即手取协助娩出。疑胎盘残留时,应立即刮宫,次日后随诊血HCG至正常,方可出院。手取胎盘,剥离时疑植入胎盘,不能硬性剥开或牵拉脐带,以免引起持续活跃子宫出血、穿孔、损伤、甚至子宫内翻。诊为植入胎盘时,有活跃出血应考虑子宫切除。

二十四、产科休克

【诊断】　各种原因引起的产科出血或有严重产科感染时,要注意孕妇的自觉症状,如头晕、心悸、苍白等,并注意血压、脉搏及呼吸。孕产妇有苍白、不安、淡漠、皮肤湿冷、口周青紫、血压下降、脉细快,表明有严重休克,应加强监护处理。应立即检查休克原因,同时积极去除病因,纠正休克。

【处理】　血容量不足者,立即输液、配血、输血、查血红蛋白、血细胞比容、每小时尿量,严重休克者应测中心静脉压,补液治疗。感染休克者,在阴道分泌物、血、尿细菌培养未回检之前,可选用针对革兰阳性杆菌抗菌药物或广谱抗菌药物,休克早期可考虑用激素,观察体温、血象变化,并应及时清除感染病灶。治疗各种休克的同时,注意血压、呼吸、脉搏、心率、出血量。如血压过低,应使用升压药多巴胺和间羟胺(阿拉明)。根据休克的不同原因处理。

二十五、羊水栓塞

【定义】　羊水栓塞是指在分娩过程中羊水及其有形成分进入母体血液循环,引起肺栓塞、出血、休克、弥散性血管内凝血(DIC)及肾衰竭等一列严重症状的综合征。是严重的分娩期并发症,临床上少见,但来势凶险;产妇死亡率极高,达70%～80%。

【诊断】

1. 临床症状　在分娩期或中期引产过程中,或产后短期内发生,开始出现烦躁不安、寒战、恶心、呕吐、气急等先兆症状,继而出现原因不明的呼吸困难、发绀、咳嗽、发抖、心率加快、面色苍白、四肢厥冷、血压下降、出血肺底出现湿性啰音等症状时,羊水栓塞的可能性很大。由于羊水进入母血循环中的量的多少不同,病情轻重亦不等,量少时极易忽略,严重者发病急骤,甚至没有先兆症状,仅惊叫一声或打一哈欠,血压迅速下降或消失,产妇多于数分钟内迅速死亡,难于抢救和立即就诊。度过上述休克期后产妇继之发生难以控制的全身广泛性出血,大量阴道流血、切口渗血、全身皮肤黏膜出血、甚至出现消化道大出血。

2. 辅助检查　最可靠的诊断是腔静脉插管取血,血中查见羊水成分如鳞状上皮、毳毛头发等,或尸检肺毛细血管小动脉内有羊水成分。床边胸部X线平片见双肺有弥散性点片状浸润影,沿肺门周围分布,伴有右心扩大,床头心电图提示右心房、右心室扩大。

3. 凝血功能障碍的诊断　有以下几种检查:①系列观察外周血小板计数下降;②试管法凝血时间的延长;③纤维蛋白原定量测定下降;④鱼精蛋白副凝集试验(3P试验)阳性;⑤凝血酶原时间延长。

晚期可有少尿或无尿和尿毒症的表现,肾功能改变应做有关肾功能的化验检查(详见妊娠期高血压疾病)。

【处理】 羊水栓塞发病急剧,病情凶险,故临床处理必须果断迅速,立即召集有经验医师包括产科、内科、麻醉科医师共同处理,争取时间,抢救生命。与以下几方面同时进行。

1. 给氧 面罩吸入,如不可能,立即行气管插管,麻醉和加压给氧。必要时行气管切开,保证供氧,减轻肺水肿,改善脑缺氧。

2. 抢救休克 输液、输新鲜血。必要时用多巴胺升压。

3. 抗过敏 地塞米松 20～40mg,静脉推注或氢化可的松 500mg 静脉滴注。

4. 解痉挛 解除支气管平滑肌及血管平滑肌痉挛,常用:氨茶碱 250mg 稀释液静注,阿托品 1mg 静脉注射;盐酸罂粟碱 30～90mg 稀释液(加 10％～25％葡萄糖 20ml)静脉推注。扩张肺、脑血管及冠状动脉,解除平滑肌张力。

5. 纠正心衰 用毛花苷 C 0.4mg 加入 50％葡萄糖液中静脉推注,必要时 1～2 小时后可重复应用,一般于 6 小时后重复以达到饱和量。

6. 利尿 呋塞米 20～40mg 静推,有利于消除肺水肿,并防治急性肾衰竭。

7. 纠正酸中毒 早期及时应用能较快纠正休克和代谢失调,常用 5％碳酸氢钠 250ml 静脉滴注。

8. 治疗 DIC 输新鲜血,肝素抗凝,每次 25mg 静脉滴注,以试管凝积压法监测。晚期抗纤溶同时补充凝血因子。

9. 抗生素应用 应用肾毒性小的广谱抗生素预防感染。

10. 待产处理 羊水栓塞发生于胎儿娩出前,应积极改善呼吸,循环功能,纠正凝血功能障碍,防止 DIC,抢救休克,待病情好转后迅速结束分娩。

(1) 第一产程宫口未开全者立即行剖宫产以去除病因。

(2) 第二产程宫口已开全者应在抢救产妇的同时产钳或胎头吸引助产结束分娩。在术时或产后密切注意子宫出血情况,如难以控制出血,血液不凝者应考虑子宫切除。

二十六、产 褥 感 染

【定义】 产褥感染系指分娩及产褥期生殖道受病原体侵袭,引起局部或全身的炎症变化。是产妇死亡的四大原因之一,产褥病率与产褥感染含义不同,是指分娩 24 小时以后的 10 日内,用口表每日测量体温 4 次,两次测体温达到或超过 38℃者,以生殖器感染为主,其他引起产妇发热的原因如感冒、乳腺炎、尿路感染等。

【诊断】 病史中有产程过长,胎膜早破,手术产和孕期各种阴道炎史。查体注意外阴伤口肿胀压痛,阴道分泌物色灰暗有臭味,子宫复旧差,宫底宫旁有压痛。阴道和宫颈拭纸细菌培养及抗菌药物敏感试验。必要时行宫腔及阴道厌氧菌培养。体温≥39℃应做血培养。血常规,白细胞升高。注意全面检查,上呼吸道感染如咽痛、咽充血、咳嗽等症状。乳腺炎表现乳腺局部红肿热痛。泌尿系感染,常尿潴留后有尿痛、尿频、尿急等症状,查冲洗中段尿常规化验可确诊。剖宫产的腹部伤口局部红肿、分泌物、压痛等有助于诊断。

【处理】

1. 支持疗法 加强营养,增强全身抵抗力,纠正贫血,纠正水、电解质失衡,病情严重或贫血者,少量多次输血或血浆。如体温≥38℃考虑停止哺乳,按时吸出乳汁。

2. 阴道、外阴伤口感染 局部拆除缝线,促进引流。恶露基本干净时,可行高锰酸钾溶液冲洗,每日 2 次。局部理疗,或灯照会阴,每日 2 次。全身应用抗菌药物。局部选脓拭子细菌培养及抗菌类药物敏感实验,供选用抗菌类药物时参考。

3. 子宫内膜炎及盆腔腹膜炎 清除宫腔内残留物,切开脓肿引流,产妇取半坐卧位,保持引流通畅。

4. 血栓性静脉炎 应用大量抗生素的同时,可用肝素 50mg 加于 5% 葡萄糖中静脉滴注,每 6 小时一次,体温下降以后改为每日 2 次,连用 4～7 次,并口服双香豆素、双嘧达莫等,也可用活血化瘀中药及溶栓类药物治疗。

5. 抗生素应用 根据药物敏感实验结果选用广谱高效抗生素,注意需氧菌、厌氧菌及耐药菌株的问题。症状消失,体温正常 9 日后停药。中毒症状严重者,短期选用肾上腺皮质激素,提高机体应激能力。

6. 其他 注意血压、脉搏、体温,每日 4 次,高热时行物理降温,注意感染性休克的表现。

二十七、缩宫素引产常规

【适应证】 缩宫素的适应证包括:缩宫素适用于足月妊娠、头位;宫颈成熟(宫颈评分大于等于 5 分);自然临产;胎膜早破;无明显头盆不称;产妇无重要器官功能衰竭;协调性宫缩乏力,宫口扩张 3cm、胎心良好,胎位正常、头盆相称者。

【禁忌证】 缩宫素的禁记证包括:明显头盆不称;骨盆狭窄或软产道阻塞;异常胎先露,如臀位、横位、额位、颏位胎头高直位等;早产;宫体过度伸张(巨大胎儿、羊水过多、多胎妊娠)未破膜;前置胎盘;胎儿窘迫;子宫或宫颈手术史(如剖宫产、子宫肌瘤剜除术、宫颈修补术等);高龄初产妇;不协调性(高张性)子宫收缩乏力;严重心、肺功能不全。

【宫颈评分】 使用前要进行宫颈评分(表 3-4-2)。

表 3-4-2　Bishop 子宫成熟度评分法

条件	分数			
	0	1	2	3
子宫颈口开大	0	1～2	3～4	5～6
子宫颈管消退	0～30%	40%～50%	60%～70%	80%～100%
先露位置	−3	−2	−1～0	+1～+2
子宫硬度	硬	中	软	
宫颈口位置	后	中	前	

注:该评分法满分为 13 分。若产妇评分≤3 分,引产均失败,应该用其他方法。4～6 分的成功率为 50%,7～9 分的成功率为 80%,>9 分均成功

【引产方法】

1. 缩宫素滴注浓度和速度 先调好液滴 8 滴/分,然后才加入缩宫素。开始时用 500ml 液内含 2.5U(0.5% 浓度)溶液,摇匀,8 滴/分(2.5U/分),观察子宫收缩反应,根据需要每隔 15～30 分钟调整一次滴数,每次增加不超过 5 滴/分,直到有效宫缩为止。宫缩持续时间 30～60 秒,间歇时间 3～4 分钟。一般 30～40 滴/分,最大剂量不超过 50 滴。

2. 使用时注意事项

(1) 缩宫素只能微量静滴,绝不可以肌注或滴鼻等方式使用,滴注前应做全面病史询问和检查,排除阴道分娩禁忌证。

(2) 缩宫素静脉滴注以小剂量为宜,当宫缩稀而弱时,可逐渐增加滴数,切勿任意增加缩宫素浓度。

(3) 缩宫素静滴时,必须有经过培训、熟悉该药性质、能处理并发症的医生或高年资助产士在旁专门观察。

(4) 应用过程中,密切观察孕妇的血压、脉搏、宫缩频率和持续时间以及胎儿情况,每 15 分

钟记录一次,并详细填表。

(5) 如发现宫缩过强,立即调整减少滴数;如出现痉挛性宫缩或胎心异常,应立即停止用药并采取相应措施。

(6) 缩宫素在临产过程中使用时不要超过 2～3 小时。1 天引产用液以不超过 1000ml 葡萄糖溶液为宜,不成功时第 2 天可以重复。一旦产妇正式临产,引产目的已达到,就应逐渐停止使用,且不可在产程中继续使用。

(7) 如连续使用 2～3 天,仍无效,应该用其他方法引产。

(8) 静脉滴注缩宫素前签署知情同意书。

3. 下列情况立即停用缩宫素

(1) 先兆子宫破裂或子宫破裂征象(原因不明的阴道流血及脉搏突然加快;胎心减慢或消失;血尿,病理缩复环;宫缩突然减弱或消失)。

(2) 痉挛性宫缩。

(3) 过敏反应:出现胸闷、气急、寒战以至休克。

(4) 胎心率监测反复出现重度晚期减速或较重的可变减速(胎心率<100 次/分或比基线降低 40 次/分持续 1 分钟)。

二十八、妊 娠 剧 吐

【定义】 少数孕妇早孕反应严重,频繁恶心呕吐,不能进食,以致发生体液失调及新陈代谢障碍,甚至危及孕妇生命,称为妊娠剧吐,发生率为 0.35%～0.47%。

【诊断】

1. 病史 临床发现精神过度紧张、焦急、忧虑及生活环境和经济状况较差的孕妇易发生妊娠剧吐,提示此病可能与精神、社会因素有关。

2. 症状 多见于年轻初孕妇,停经 40 日左右出现早孕反应,逐渐加重,直至频繁呕吐不能进食,呕吐物中有胆汁和咖啡样物质。

3. 查体 患者体重明显减轻,面色苍白,皮肤干燥,脉搏细数,尿量减少,严重时出现血压下降。

4. 辅助检查 尿酮体阳性,血浆蛋白减少,血纤维蛋白原减少,孕妇出血倾向增加,血气分析血液 pH 降低,血离子及肝肾功能不同程度异常。

5. 其他 必要时行眼底检查及神经系统检查。

【治疗】 对精神不稳定的孕妇,给予心理治疗,解除其思想顾虑。住院,禁食,完善化验,明确失水量及电解质紊乱情况,补充水分和电解质,每日补液量不少于 3000ml,尿量维持在 1000ml 以上。补充氯化钾、维生素 B_6、维生素 C、维生素 B_1。合并有代谢性酸中毒者给予碳酸氢钠纠正。营养不良者静脉补充必需的氨基酸、脂肪乳。呕吐停止后可少量进流质饮食,逐渐增加进食量,减少补液量。经治疗后病情好转者可继续进行妊娠,如果持续黄疸、持续蛋白尿、体温升高,持续在 38℃以上,心动过速(≥120 次/分),伴发 Wernicke 脑病等,危及孕妇生命时需考虑终止妊娠。

二十九、妊娠合并急性阑尾炎

【概述】 急性阑尾炎妊娠期最常见的外科疾病,妊娠各期均可发生,但在妊娠前 6 个月常见,分娩期及产褥期少见。妊娠期阑尾炎临床表现不典型,增加诊断难度,是孕妇和胎儿的并发症和死亡率大大提高。因此掌握妊娠期阑尾炎的特点,早期诊断和及时处理对预后有重要影响。

【诊断】

1. 妊娠早期急性阑尾炎　常有转移性右下腹痛及消化道症状,包括恶心、呕吐、食欲不振、便秘和腹泻,急性阑尾炎早期体温正常或轻度升高(通常<38℃);若有明显体温升高(>39℃)或脉率增快,提示有阑尾穿孔或合并腹膜炎。查体右下腹麦氏点或稍高处有压痛、反跳痛和肌紧张。

2. 妊娠中晚期急性阑尾炎　常无明显的转移性右下腹痛,腹痛和压痛的位置逐渐上升,甚至可达右肋下肝区。阑尾位于子宫背面时,疼痛可位于右侧腰部。增大子宫将壁腹膜向前顶起,故压痛、发跳痛和肌紧张常不明显。妊娠期有生理性白细胞增加,故白细胞计数对诊断帮助不大,但白细胞计数>$15×10^9$/L时有诊断意义。也有白细胞升高不明显者。

【治疗】

1. 一般处理　妊娠期急性阑尾炎不主张保守治疗。一旦确诊,应在积极抗感染治疗的同时,立即手术治疗,尤其在妊娠中晚期。如一时难以明确诊断,又高度怀疑急性阑尾炎时,应尽早剖腹探查,有产科指征者可同时性剖宫产。

2. 手术要求　妊娠早期,手术要求与未孕时阑尾切除术相同。妊娠中、晚期按以下要求进行:

(1)麻醉:以连续硬膜外麻醉为宜。病情危重合并休克者,以全麻安全。

(2)体位:右侧臀部垫高30°~50°或采取左侧卧位,使子宫坠向左侧,便于暴露阑尾,减少术中对子宫的刺激,并有利于防止仰卧位低血压综合征的发生。

(3)切口选择:妊娠早期可取麦氏切口,当诊断不能肯定时,可行正中切口,利于术中操作和探查。妊娠中、晚期采取右侧腹直肌旁切口,高度相当于宫体上1/3部位。

(4)术中操作:避开子宫找到盲肠及阑尾,在基底部结扎、切除阑尾,内翻缝合。最好不放置腹腔引流管,避免引流物直接与子宫壁接触。

(5)以下情况可先行剖宫产:术中暴露阑尾困难;阑尾穿孔并发弥漫性腹膜炎,盆腔感染严重,子宫及胎盘已有感染征象;近预产期或胎儿基本成熟,以具体外生存能力。

3. 术后处理

(1)继续抗感染治疗:需继续妊娠者,应选择对胎儿影响小、敏感的广谱抗生素。阑尾炎时厌氧菌感染占75%~90%,应选择针对厌氧菌的抗生素。甲硝唑在妊娠各期对胎儿影响较小,可以应用。并同时与青霉素、氨苄西林、头孢菌素类等配伍使用。

(2)保胎治疗:若继续妊娠,术后3~4日内应给予抑制宫缩药及镇静药保胎治疗。根据妊娠不同时期,可给予肌注黄体酮、口服维生素E、静脉滴注小剂量硫酸镁、口服沙丁胺醇及利托君等。

三十、多 胎 妊 娠

【定义】　一次妊娠同时有两个或两个以上胎儿时称为多胎妊娠。

【诊断】

1. 病史　双卵双胎多有家族史,孕前曾用促进排卵药或体外受精多个胚胎移植。

2. 查体　触及多个小肢体或3个以上胎极。抬头较小,与子宫大小不成比例。不同部位可听到两个胎心,或同时听诊1分钟两个胎心率相差10次以上。

3. 辅助检查　B超:最早于孕6周在宫内发现两个妊娠囊,孕9周时见两个原始心管搏动,孕13周后清楚显示两个抬头光环及各自拥有的脊柱、躯干、肢体等。多普勒胎心仪:孕12周后听到两个频率不同的胎心。

【治疗】

1. 妊娠期　定期产前检查,争取早期确诊双胎妊娠。加强营养,补充足够的蛋白质、维生素、铁剂、叶酸、钙剂等,预防贫血和妊娠期高血压疾病。孕晚期避免过劳,30周后多卧床休息,可以增加胎儿体重,减少早产和围生儿死亡率。若确诊为联体儿时,妊娠 26 周前行引产术,26 周后一般需剖宫产取胎。若发现双胎输血综合征,可在胎儿镜引导下,激光堵塞胎盘吻合血管,此法并发症较多。双胎中一个胎儿死亡的处理:早期死亡能被吸收或变为纸样胎儿,可不处理,孕晚期死亡能释放凝血活酶,引起弥散性血管内凝血。死胎稽留 4 周以上约 30% 出现凝血功能障碍,需测定相应指标。为保证另一活胎的继续妊娠,必要时可用小剂量肝素治疗,由于肝素分子量较大,不能通过胎盘而不影响活胎的凝血功能,期待至胎儿成熟适时分娩。产兆若发生在 34 周以前,应给与宫缩剂。出现宫缩或阴道流液应住院治疗。对可疑早产孕妇,可检测宫颈及阴道分泌物中的胎儿纤维联结蛋白,阴性应预防性应用宫缩抑制剂,并动态观察宫颈变化。

2. 分娩期　多数能经阴道分娩。严密观察产呈及胎心、胎位变化,做输液、输血、抢救新生儿准备。产程中注意子宫收缩情况,出现宫缩乏力可加用缩宫素低浓度缓慢静滴。当第 1 个胎儿分娩出后,胎盘侧脐带必须立即夹紧,以防胎儿失血。并行阴道检查,了解第 2 个胎儿先露部,助手应在腹部将第 2 个胎儿固定成纵产式并监听胎心,注意阴道流血,尽早发现脐带脱垂和胎盘早剥,通常在 20 分钟左右第 2 个胎儿娩出。若以等待 15 分钟无宫缩,可行人工破膜加缩宫素静脉滴注促进子宫收缩。若发现脐带脱垂或胎盘早剥,及时用产钳或臀牵引娩出第 2 个胎儿。若抬头高浮应行内转胎位术。若第 2 个胎儿为肩先露先行外转胎位术,不成功时改用联合转胎位术娩出胎儿。

三十一、巨 大 胎 儿

【定义】　胎儿体重达到或超过 4000g 者称巨大胎儿。

【诊断】

1. 病史及查体　有巨大儿分娩史、糖尿病史及过期妊娠史,孕妇多肥胖或身材高大。妊娠晚期出现呼吸困难、腹部沉重及两肋胀痛等症状,孕妇体重增加迅速。

2. 腹部检查　腹部明显隆起,胎体大,宫底明显升,子宫长度 >35cm,先露部高浮,听诊胎心正常有力但位置稍高,若为头先露胎头跨耻征阳性。

3. 辅助检查　B 超:胎体大,测胎头双顶径 >10cm、股骨长度 ≥8.0cm、胎儿腹围 >33cm,应考虑巨大胎儿。

【治疗】　估计非糖尿病孕妇胎儿体重 ≥4500g,糖尿病孕妇胎儿体重 ≥4000g,正常女性骨盆,为防止母儿产时损伤应行剖宫产结束分娩。若第一产程及第二产程延长,估计胎儿体重 >4000g,胎儿停滞在中骨盆者也以剖宫产为宜。若胎儿头双顶径已达坐骨棘水平以下、第二产程延长时,应做较大的会阴后侧切开以产钳助产,同时做好处理肩难产的准备工作。

三十二、妊娠期肝内胆汁淤积症

【定义】　妊娠期肝内胆汁淤积症(ICP)是妊娠中、晚期特有的并发症,临床上以皮肤瘙痒和黄疸为特征,主要危害胎儿,使围生儿发病率和死亡率增高。

【临床表现】

1. 瘙痒　几乎所有患者首发症状为晚孕期发生无皮肤损伤的瘙痒,瘙痒不一,常呈持续性,白昼轻,夜间加剧。瘙痒一般先从手掌和脚掌开始,然后逐渐向肢体近端延伸甚至可发展到面部,但极少侵及黏膜,这种瘙痒症状于分娩后数小时或数日内迅速消失。

2. 其他症状　严重瘙痒时引起失眠和疲劳、恶心、呕吐、食欲减退及脂肪痢。

3. 体征　四肢皮肤可见抓痕;部分患者在瘙痒发生数日至数周内出现轻度黄疸,部分病理黄疸与瘙痒同时发生,于分娩后数日内消退。同时伴尿色加深等高胆红素血症表现,ICP 孕妇有无黄疸与胎儿预后关系密切,有黄疸者羊水粪染、新生儿窒息及围生儿死亡率均显著增加。

【治疗】

1. 一般处理　适当卧床休息,取左侧卧位以增加胎盘血流量,给予吸氧、高渗葡萄糖、维生素类及能量即保肝又可提高胎儿对缺氧的耐受性。定期复检肝功能、血胆酸了解病情。

2. 药物治疗　考来烯胺,能与肠道酸结合后形成不被吸收的复合物而经粪便排出,阻断胆酸的肛肠循环,降低血胆酸浓度,减轻瘙痒症状,但不能改善生化参数异常及胎儿预后。或苯巴比妥,此药可诱导酶活性和产生细胞素 P450,从而增加胆汁流量,改善瘙痒症状,但生化参数变化不明显。或地塞米松,可诱导酶活性,能通过胎盘减少胎儿肾上腺脱氢表雄酮的分泌,降低雌激素的产生减轻胆汁淤积;能促进胎肺成熟,避免早产儿发生呼吸窘迫综合征;可使瘙痒症状缓解甚至消失。或熊去氧胆酸;服用后抑制肠道对疏水性胆酸的重吸收,减低胆酸,改善胎儿环境从而蔓延胎龄。

3. 产科处理　产前监护;适时终止妊娠。

三十三、产褥期抑郁症

【定义】　产褥期抑郁症是指产妇在产褥期内出现抑郁症状,是产褥期精神综合征中最常见的一种类型。

【诊断】　在产后 2 周内出现下列 5 条或 5 条以上的症状(必须具备前两条):情绪抑郁、对全部或多数活动明显缺乏兴趣或愉悦、体重显著下降或增加、失眠或睡眠过度、精神运动性兴奋或阻滞、疲劳或乏力、遇事皆感毫无意义或自责感、思维力减退或注意力溃散、反复出现死亡想法。在产后 4 周内发病。

【治疗】

1. 心理治疗　通过心理咨询,解除治病的心理因素(如婚姻关系紧张、想生男孩却生女孩、既往有神经障碍史等)。

2. 药物治疗　应用抗抑郁症药,主要是选择 5-羟色胺再吸收抑制剂、三环类抗抑郁药等。

三十四、妊娠合并尖锐湿疣

【定义】　尖锐湿疣是由人乳头瘤病毒(HPV)感染引起鳞状上皮疣状增生病变的性传播性疾病。

【临床表现及诊断】　外阴瘙痒,灼痛或性交后疼痛不适。病灶特征:多发性鳞状上皮增生,初为散在或呈絮状增生粉色或白色小乳头状疣,柔软有细的指样突起。病灶增大后互相融合呈鸡冠状或菜花状或桑葚状。

【治疗】

1. 妊娠 36 周前患尖锐湿疣　病灶位于外阴者可选用局部药物治疗,用药前可先行表面麻醉以减轻疼痛。若病灶大,有蒂,可行物理及手术治疗,如激光、微波、冷冻、电灼等。巨大尖锐湿疣可直接行手术切除湿疣主体,待遇和后再采用药物局部治疗。应同时治疗患者病之配偶或性伴侣。

2. 妊娠近足月或足月孕妇患尖锐湿疣　病灶局限于外阴者,仍可行冷冻或手术切除病灶,届时可经阴道分娩。若病灶广泛,存在于外阴、阴道、宫颈时,经阴道分娩极易发生软产道裂伤引起大出血;或巨大病灶堵塞软产道,均应行剖宫产术结束分娩。产后部分尖锐湿疣可能自然消退。

（王　娜　关　郁　许　敏　赵　薇）

第二部分

儿科学临床实习指南

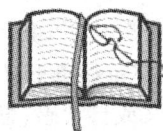

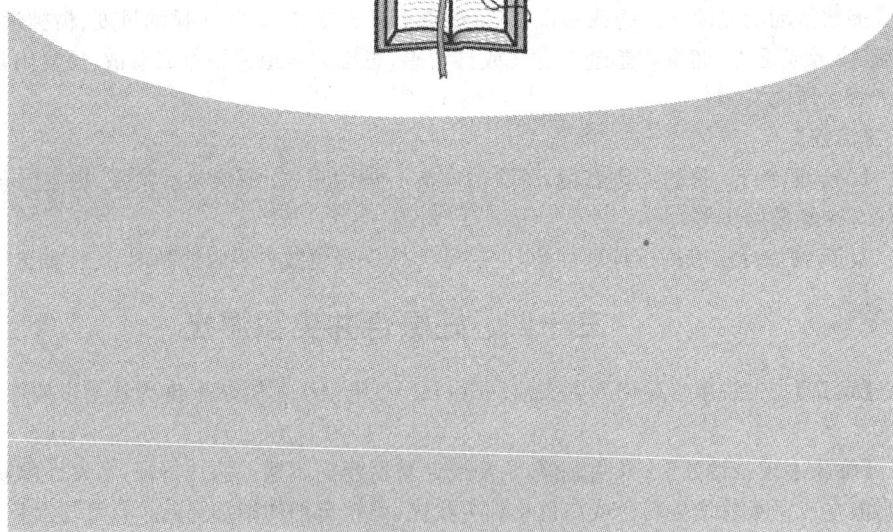

第四篇　儿科学临床实习病例分析

第一章　营养及营养障碍性疾病
第一节　蛋白质-能量营养不良

病例 4-1-1

患儿,男,1.5岁,第一胎第一产,足月,出生后母乳喂养,平时体质弱,常患病,如"肺炎"、"支气管炎"、"腹泻"等,一直未添加辅食,近2日呕吐1~2次/日,为胃内容物。查体:精神萎靡,营养状况差,体重5kg,前囟已闭,心肺无异常,皮肤弹性差,皮下脂肪消失,四肢肌张力低下。

1. 该患儿诊断是什么?

2. 诊断依据是什么?

3. 该患儿的治疗措施是什么?

参考答案

1. 临床诊断　营养不良Ⅲ度。

2. 诊断依据　①患儿1.5岁男婴,平时体质弱,常患病,一直未添加辅食,近2日呕吐。②查体:精神萎靡,营养状况差,体重5kg,皮肤弹性差,皮下脂肪消失,四肢肌张力低下。

3. 治疗措施　①止吐、适当补液,可静滴葡萄糖、氨基酸、脂肪乳等维持内环境稳定,增加热卡,积极处理危及生命的并发症。②去除病因:治疗原发病。③调整饮食:添加辅食。可从每日165~230kJ/kg开始,逐步少量增加。④促进消化:药物可给予B族维生素和胃蛋白酶等口服。中医治疗:可予参苓白术散口服调整脾胃功能。

临床思维:蛋白质-能量营养不良

【病因】

1. 摄入不足　小儿处于生长发育阶段,对营养素尤其是蛋白质需要相对较多,喂养不当是导致营养不良的重要原因,如母乳不足而未及时添加其他富含蛋白质的食品;奶粉配制过稀;突然停奶而未及时添加辅食;长期以淀粉类食品(粥、米粉、奶糕)喂养等。较大儿童营养不良多为婴儿期营养不良的继续,或因不良的饮食习惯如偏食、挑食、吃零食过多、不吃早餐等引起。

2. 消化吸收不良　消化吸收障碍,如消化系统解剖或功能上的异常(包括唇裂、腭裂、幽门梗阻等),迁延性腹泻,过敏性肠炎,肠吸收不良综合征等均可影响食物的消化和吸收。

3. 需要量增加　急、慢性传染病(如麻疹、伤寒、肝炎、结核)的恢复期,生长发育快速阶段等均可因需要量增多而造成营养相对缺乏;糖尿病、大量蛋白尿、发热性疾病、甲状腺功能亢进、恶性肿瘤等均可使营养素的消耗量增多而导致营养不足。先天不足和生理功能低下,如早产、双胎因追赶生长而需要量增加可引起营养不良。

【诊断】　根据小儿年龄及喂养史,有体重下降、皮下脂肪减少、全身各系统功能紊乱及其他营养素缺乏的临床症状和体征,典型病例的诊断并不困难。轻度患儿易被忽略,需通过定期生长监测、随访才能发现。确诊后还需详细询问病史和进一步检查,以确定病因。诊断营养不良的基本测量指标为身长和体重。5 岁以下营养不良的体格测量指标的分型和分度如下。

1. 体重低下(underweight)　体重低于同年龄、同性别参照人群值的均值减 2SD 以下为体重低下。如低于同年龄、同性别参照人群值的均值减 2~3SD 为中度;在均值减 3SD 以下为重度。该项指标主要反映慢性或急性营养不良。

2. 生长迟缓(stunting)　其身长低于同年龄、同性别参照人群值的均值减 2SD 为生长迟缓。如低于同年龄、同性别参照人群均值减 2~3SD 为中度;低于均值减 3SD 以下为重度。此指标主要反映慢性长期营养不良。

3. 消瘦(wasting)　体重低于同性别、同身高参照人群值的均值减 2SD 为消瘦。如低于同性别、同身高参照人群值的均值减 2~3SD 为中度;低于均值减 3SD 为重度。此项指标主要反映近期急性营养不良。

临床常综合应用以上指标来判断患儿营养不良的类型和严重程度。以上三项判断营养不良的指标可以同时存在,也可仅符合其中一项。符合一项即可进行营养不良的诊断。

【治疗】　营养不良的治疗原则是积极处理各种危及生命的并发症、去除病因、调整饮食、促进消化功能。

1. 处理危及生命的并发症　严重营养不良常发生危及生命的并发症,如腹泻时严重脱水和电解质紊乱、酸中毒、休克、肾衰竭、自发性低血糖、继发感染及维生素 A 缺乏所致的眼部损害等。有真菌感染的患儿,除积极给予支持治疗外,要及时进行抗真菌治疗及其他相应处理。

2. 去除病因　在查明病因的基础上,积极治疗原发病,如纠正消化道畸形,控制感染性疾病、根治各种消耗性疾病、改进喂养方法等。

3. 调整饮食　营养不良患儿的消化道因长期摄入过少,已适应低营养的摄入,过快增加摄食量易出现消化不良、腹泻,故饮食调整的量和内容应根据实际的消化能力和病情逐步完成,不能操之过急。轻度营养不良可从每日 250~330kJ/kg (60~80kcal/kg)开始,中、重度可参考原来的饮食情况,从每日 165~230kJ/kg (40~55kcal/kg)开始,逐步少量增加;若消化吸收能力较好,可逐渐加到每日 500~727kJ/kg (120~170kcal/kg),并按实际体重计算热能需要。母乳喂养儿可根据患儿的食欲哺乳,按需哺喂;人工喂养儿从给予稀释奶开始,适应后逐渐增加奶量和浓度。除乳制品外,可给予蛋类、肝泥、肉末、鱼粉等高蛋白食物,必要时也可添加酪蛋白水解物、氨基酸混合液或要素饮食。蛋白质摄入量从每日 1.5~2.0g/kg 开始,逐步增加 3.0~4.5g/kg,过早给予高蛋白食物可引起腹胀和肝大。食物中应含有丰富的维生素和微量元素。

4. 促进消化　其目的是改善消化功能。

(1)药物:可给予 B 族维生素和胃蛋白酶、胰酶等以助消化。蛋白质同化类固醇制剂如苯丙酸诺龙能促进蛋白质合成,并能增加食欲,每次肌注 10~25mg,每周 1~2 次,连续 2~3 周,用药期间应供给充足的热量和蛋白质。对食欲差的患儿可给予胰岛素注射,降低血糖,增加饥饿感以提高食欲,通常每日一次皮下注射胰岛素 2~3U,注射前先服葡萄糖 20~30g,每 1~2 周为一疗程。锌制剂可提高味觉敏感度,有增加食欲的作用,每日可口服元素锌 0.5~1mg/kg。

(2)中医治疗:中药参苓白术散能调整脾胃功能,改善食欲;针灸、推拿、抚触、捏脊等也有一定疗效。

5. 其他　病情严重、伴明显低蛋白血症或严重贫血者,可考虑成分输血。静脉点滴高能量脂肪乳剂、多种氨基酸、葡萄糖等也可酌情选用。此外,充足的睡眠、适当的户外活动、纠正不良的饮食习惯和良好的护理也极为重要。

第二节　维生素 D、维生素 A 缺乏及过多

病例 4-1-2

患儿,女,4 个月,出生后一直人工喂养,尚未加辅食,近日有夜惊多汗,今日突然惊厥发作,四肢抖动,面色苍白,约 1 分钟自行缓解,抽搐后玩耍如常,近 2 日流涕,但无发热及咳嗽。查体:营养发育较差,前囟平坦,方颅,颈强(一),心肺正常。

1. 该患儿诊断是什么?

2. 若在就诊时再度惊厥发作急救措施是什么?

3. 急需做哪项检查?

参考答案

1. 临床诊断为营养性维生素 D 缺乏性手足搐搦症。

2. 立即用 10% 水合氯醛灌肠,每次 0.5～1ml/kg,然后给予葡萄糖酸钙静注。

3. 急需检查血钙、磷、AKP。

临床思维:维生素 D 缺乏

当血钙低于 1.8mmol/L(7.0mg/dl)或游离钙低于 0.9mmol/L(3.5mg/dl)时称低钙血症。营养性维生素 D 缺乏分为营养性维生素 D 缺乏佝偻病和营养性维生素 D 缺乏手足搐搦症。营养性维生素 D 缺乏佝偻病是由于儿童体内维生素 D 不足使钙、磷代谢紊乱。产生的一种以骨骼病变为特征的全身慢性营养性疾病。典型的表现是生长着的长骨干骺端和骨组织矿化不全。维生素 D 不足使成熟骨矿化不全,则表现为骨质软化症。营养性维生素 D 缺乏搐搦症是维生素 D 缺乏佝偻病的伴发症状之一,多见 6 个月以内的小婴儿。目前因预防维生素 D 缺乏工作的开展,维生素 D 缺乏性搐搦症已较少发生。

【诊断】　突发无热惊厥,且反复发作,发作后神志清醒而无神经系统体征,同时有佝偻病存在,总血钙低于 1.75mmol/L,离子钙低于 1.0mmol/L。病史采集、家族或母亲患与钙或磷有关的疾病史;难产史。

【治疗】　急救处理:

1. 氧气吸入　惊厥期应立即吸氧,喉痉挛者需立即将舌头拉出口外,并进行口对口呼吸或加压给氧,必要时做气管插管以保证呼吸道通畅。

2. 迅速控制惊厥或喉痉挛　可用 10% 水合氯醛,每次 40～50mg/kg,保留灌肠;或地西泮每次 0.1～0.3mg/kg 肌内或缓慢静脉注射。

3. 钙剂治疗　尽快给予 10% 葡萄糖酸钙 5～10ml 加入 10% 葡萄糖液 5～20ml 中,缓慢静脉注射或滴注,迅速提高血钙浓度,惊厥停止后口服钙剂,不可皮下或肌内注射钙剂以免造成局部坏死。

4. 维生素 D 治疗　急诊情况控制后,按维生素 D 缺乏性佝偻病给予维生素 D 治疗。出现惊厥或其他明显神经肌肉兴奋症状时,应静脉补充钙剂。可用 10% 葡萄糖酸钙每次 2ml/kg,以 5% 葡萄糖液稀释一倍缓慢静注(1ml/min)以免注入过快引起循环衰竭和呕吐等毒性反应。必要时可间隔 6～8 小时再给药 1 次。元素钙含量为 25～35mg/(kg·d)(10% 葡萄糖酸钙含元素钙 9mg/ml),最大剂量为 50～60mg/(kg·d)。

临床思维:维生素 D 过多

当血清钙高于 2.75mmol/L(11.0mg/dl)或游离钙高于 1.4mmol/L(5.6mg/dl)时称高钙血症。

近年来屡有因维生素 D 摄入过量引起中毒的报道,应引起医师的重视。维生素 D 中毒多因以下原因所致:①短期内多次给予大剂量维生素 D 治疗佝偻病;②预防量过大,每日摄入维生素 D 过多,或大剂量维生素 D 数月内反复肌注;③误将其他骨骼代谢性疾病或内分泌疾病诊为佝偻病而长期大剂量摄入维生素 D。

【诊断】 有维生素 D 过量的病史。早期血钙升高>3mmol/L(12mg/dl),尿钙强阳性,尿常规示尿蛋白阳性,严重时可见红细胞、白细胞、管型。X 线检查可见长骨干骺端钙化带增宽、致密,骨干皮质增厚,骨质疏松或骨硬化;颅骨增厚,呈现环形密度增厚带;重症时大脑、心、肾、大血管、皮肤有钙化灶,可出现氮质血症。脱水和电解质紊乱。肾脏 B 超示肾萎缩。

【治疗】 疑维生素 D 过量中毒即应停服维生素 D,如血钙过高应限制钙的摄入,包括减少富含钙的食物摄入,加速钙的排泄,口服氢氧化铝或依地酸二钠减少肠钙的吸收,使钙从肠道排出;口服泼尼松抑制肠内钙结合的生成而降低肠钙的吸收,亦可使用降钙素。注意保持水及电解质的平衡。

临床思维:维生素 A 缺乏

维生素 A 缺乏症是因体内缺乏维生素 A 而引起的以眼和皮肤病变为主的全身性疾病,多见于 1~4 岁小儿;最早的症状是暗适应差,眼结合膜及角膜干燥,以后发展为角膜软化且有皮肤干燥和毛囊角化,故又称夜盲症、眼干燥症、角膜软化症。

【诊断】 眼部有明显症状的,结合喂养史,慢性消化系统或消耗性疾病史,诊断并不困难。因维生素 A 缺乏时常有合并症,故凡营养不良、慢性腹泻、慢性痢疾、或麻疹后长期忌口,患儿有畏光、眨眼者应仔细检查眼部。年长儿应注意皮肤的改变。早期及非典型的病例,眼部的变化较轻,特别在婴幼儿期容易忽略。对可疑病例可做下列检查有助于诊断:①用小棉拭子蘸生理盐水,自结膜面上轻轻刮下少许物质,在显微镜下可见到角质上皮细胞。②血清维生素 A 测定是最可靠的指标,正常小儿血清维生素 A 值一般为 300~500μg/L,患缺乏症时则减少至 200μg/L甚至 100μg/L 以下。③取新鲜中段尿约 10mg 加 1%甲紫溶液数滴,摇匀,做上皮细胞计数。每立方毫米的正常尿至多含上皮细胞 3 个;超过 3 个以上者除泌尿系炎症外,可表示维生素 A 缺乏。用高倍显微镜检查尿沉淀,更可测知上皮细胞角质变性的程度。

若食物中维生素 A 缺乏或有吸收障碍,可在数周内出现症状。小婴儿患先天性胆道梗阻、婴儿肝炎综合征,若并发肺炎则可在短时间内出现眼干燥症,应及早注意。

【治疗】

1. 一般疗法

(1) 改善饮食,加用牛乳、蛋黄、肝类以及富有胡萝卜素的食物。

(2) 应积极治疗原发疾病,如肠道感染,肝、胆疾病和其他全身性疾病,使体内代谢恢复正常,以便吸收和利用胡萝卜素和维生素 A。

2. 维生素 A 治疗

(1) 口服鱼肝油或其他浓缩维生素 A 制剂。一般先给浓缩鱼肝油每日 3 次,每日量约含维生素 A 25000U 在眼部症状明显好转后,酌情逐渐减量。经以上治疗后,夜盲大都在数小时之内好转,而眼干燥则需要治疗 2~3 日以上才开始见效。皮肤角质丘疹则收效更慢,须经 1~2 月的疗程始恢复常态。

(2) 如遇到严重或发展很快的眼部症状,或同时患有腹泻或肝脏疾病,可先用维生素 AD 注射液 0.5~1ml(每 0.5ml 内含维生素 A 25000U,维生素 D 2500U),每日深部肌注 1 次,一般注射 2~3 次后症状可明显好转,以后根据情况改口服浓缩制剂。对重症或消化紊乱的患者,如脂油剂不易吸收,可给予较大量的维生素 A 水溶剂抢救,无论口服或注射,收效均较油剂迅速。

3. 眼病局部疗法　应常用硼酸溶液洗涤,或用抗生素眼药(如金霉素或红霉素眼膏等)以控制感染。此外,滴 1‰阿托品扩瞳,防止虹膜脱出及粘连。护理眼部时要小心,滴药时将拇指置于眼眶上缘,轻轻上提眼睑,切不可压紧眼球,以防造成角膜穿孔。若溃疡已深,虽给大量维生素 A 也难免引起视力减退,甚至失明。因此,局部治疗应尽早施行。

临床思维:维生素 A 过多

维生素 A 过多症是由于一次摄入大量的维生素 A,引起急性维生素 A 中毒,表现为在 24 小时内即引起暂时性的颅内压增高。出现恶心、呕吐、嗜睡、前囟隆起等症状。停用后症状可渐消失。如长期摄入较大量的维生素 A 或鱼肝油,也会出现维生素 A 过多症,表现为食欲减退、皮肤痒、毛发脱落、易激动、骨和关节疼痛等症状。治疗方法首先应停止应用维生素 A 及其制剂,直到症状缓解。

【诊断】　依据病史、临床表现及 X 线检查、实验室检查,可成立诊断。

实验室检查:正常血清维生素 A 含量为 $0.52\sim2.10\mu mol/L$。维生素 A 耐量试验:口服维生素 A 5000U/kg,禁食3～6 小时后,血清维生素 A 含量应为 $7\sim21\mu mol/L$。维生素 A 过多症患者血清 ALP 升高,脂质含量升高,蛋白质含量降低。

其他辅助检查:维生素 A 过多症的 X 线表现为多个长管状骨沿骨干出现广泛骨膜骨,以尺骨最为多见,可为一侧或双侧,锁骨、股骨、胫骨及跖骨亦是好发部位,但下颌骨不被累及。骨膜骨以骨干中部最厚,在成人可出现脊椎周围韧带钙化,但骶髂关节不受侵犯,借此可与强直性脊柱炎相鉴别。此外,关节囊周围韧带也可发生钙化或骨化。婴儿颅骨骨化延迟,呈乒乓球样。由于生长板软骨损伤,生长板可早期愈合,多发生在下肢。

患者如服用过多维生素 A(75000U/d)可增加骨吸收,由于大部分患者也同时服用少量维生素 D,因此很难说出现的高钙血系单独由过量的维生素 A 引起,很可能是其与维生素 D 协同作用所致。骨膜钙化是特征性表现,其他原因引起的高钙血症不会出现这种改变,在慢性肾衰竭也可出现血清维生素 A 水平升高,维生素 A 过多可在肾衰竭患者引起高钙血症。

【治疗】　停止应用维生素 A 即可纠正高钙血症,糖皮质激素可以加速血钙恢复正常。长骨骨干的骨膜骨可消退。文献有报道对痤疮患者应用维生素 A 衍生物——异维 A 酸[isotretin-oin,或称 13-顺式视黄酸(13-cis-retinoic acid)]可发生高钙血症,应用时应定期监视血钙。

营养性维生素 D 缺乏性手足搐搦症的急救处理?

复　习　题

一、名词解释

1. 营养性维生素 D 缺乏性佝偻病　　2. 肋骨串珠

二、简答题

维生素 D 缺乏性佝偻病的病因是什么?

三、问答题

1. 患儿,女,13 个月,体质弱,消瘦,易患病。近 2 日患儿腹泻,6～7 次/日,稀水样便,无脓血,无呕吐。查体:神志清,精神萎靡,营养状况差,体重 3.5kg,皮下脂肪消失,四肢肌张力低下。患儿曾在"北京儿童医院"就诊,诊断为蛋白质-能量营养不良(蛋白质不耐受所致),试问导致该患儿蛋白质-能量营养不良的病因是什么? 还有哪些原因可导致患儿营养不良?

2. 患儿,男,3 个月,主因夜间哭闹、睡眠不实 1 周来诊。患儿不发热,无明显咳嗽,无吐泻,进乳好,二便正常。查体:神志清,精神好,枕秃(＋),颈软,心肺正常,腹软,全腹未触及包块,肌紧张阴性,四肢肌张力正常,神经系统检查未见异常。患儿生后未服维生素 AD 丸,人工喂养。血钙、磷略低,碱性磷酸酶正常。该患儿为营养性维生素 D 缺乏性佝偻病的哪一期？该病的临床表现共分哪几期？
每期的临床表现是什么？

参 考 答 案

一、名词解释

1. 营养性维生素 D 缺乏佝偻病　是由于儿童体内维生素 D 不足使钙、磷代谢紊乱。产生的一种以骨
   骼病变为特征的全身慢性营养性疾病。典型的表现是生长着的长骨干骺端和骨组织矿化不全。
2. 肋骨串珠　佝偻病时肋骨与肋软骨交界处，由于骨样组织增生，可触及或看到半球状隆起，多见于
   第 4 肋以下，第 7～10 肋最显著，上下排列成串珠样，称为肋骨串珠。

二、简答题　（略）

三、问答题　（略）

（赵丽艳　张丽文）

第二章　新生儿及新生儿疾病

第一节　新生儿窒息

病例 4-2-1

患儿,男,足月,有宫内窘迫史,羊水Ⅱ度污染,经产钳助产娩出。生后1分钟四肢青紫,心率95次/分,刺激时皱眉,呼吸浅弱,肌张力低。

1. 该患儿1分钟Apgar评分应为多少?
2. 可能的初步诊断是什么?
2. 该患儿的急救措施是什么?

参考答案

1. 1分钟Apgar评分应为6分。
2. 该患儿可能的初步诊断是新生儿窒息(轻度)。
3. 急救措施　①保暖;摆好体位;吸出污染的羊水,保持呼吸道通畅;擦干;刺激,应在30秒内完成。②给氧。③若心率每分钟小于60次,进行胸外心脏按压。

病例 4-2-2

患儿,女,日龄2天,G_1P_1,孕40周,患儿因胎心变慢,立即行剖宫产分娩,出生时羊水3度污染。Apgar评分:1分钟2分。皮肤颜色青紫,无肌张力,有心跳,立即气管插管,清理呼吸道,自气管内呼出含胎粪颗粒的羊水物质约1ml,经给氧正压通气复苏,Apgar评分5分钟8分,皮肤转红,自主呼吸恢复,肌张力恢复,病情好转后拔管,因窒息转入当地新生儿科住院观察。出生后6小时起小儿出现呼吸急促(呼吸频率>60次/分),呼吸困难进行性加重,出现发绀、鼻翼煽动,呻吟,给氧治疗后上诉症状改善不明显,为进一步治疗转入我科,以"新生儿窒息"收入院。患儿出生后尚未开奶,已排胎便,未排小便。体格检查:体温36.5℃,脉搏123次/分,呼吸55次/分,体重3200g,精神反应欠佳,面色发绀,呼吸促,胸廓饱满,有三凹征,胸廓前后径增加。双肺呼吸音粗,有中细湿啰音。心率123次/分,律齐,心音有力,未闻及杂音,腹软,肝脾不大,双下肢肌张力正常,原始反射引出正常。

1. 最可能的诊断及诊断依据是什么?
2. 治疗原则是什么?

参考答案

1. 最可能的诊断　①新生儿窒息。②胎粪吸入综合征。诊断依据:①Apgar评分:1分钟2分,5分钟8分。②足月儿,有胎儿宫内窘迫,羊水3度污染,气管内吸出胎粪。③呼吸窘迫症状和X线检查有MAS的特征改变。

2. 治疗原则

(1) 产房复苏:所有产房都应备有吸引器。气管插管和立即复苏的设备。首先应建立通畅的呼吸道,凡羊水经胎粪污染的胎儿娩出时,在其头部一处于会阴外时,应立即做口咽和鼻部吸引,新生儿娩出后,在建立呼吸之前,立即用喉镜进行气管内插管,并通过气管内导管进行吸引。

(2)对症治疗:置患儿于适中温度环境;提供有湿度的氧,使其血 PaO_2 维持在 $7.9\sim 10.6kPa(60\sim 80mmHg)$。用 $NaHCO_3$ 纠正酸浓度,保持动脉血 $pH>7.4$;维持正常血糖和血钙水平;如患儿出现低血压或灌注不良,应予以扩容并静脉注射多巴胺,每分钟 $5\sim 10\mu g/kg$;对并发脑水肿、肺水肿或心力衰竭者,应限制液体入量。

病例 4-2-3

患儿,男,出生后 2 天。G_1P_1,孕 39 周,自然分娩,有胎儿宫内窘迫,羊水 3 度污染。出生时 Apgar 评分:1 分钟 2 分,5 分钟 3 分,10 分钟 7 分,20 分钟 9 分。出生体重 3500g,出生后外院给予口对口人工呼吸,并给予呼三联、心三联等治疗,患儿自主呼吸建立,心跳有力,但精神差,呼吸困难明显,当地医院给予对症治疗未见缓解,因病情重转入我院新生儿科治疗。体格检查:体温 37℃,脉搏 106 次/分,呼吸 64 次/分,体重 3350g,面色及全身青紫,精神差,呼吸急促困难,吸气呻吟,双肺呼吸音粗,可闻及干湿啰音,心率 106 次/分,律齐,心音低钝,未闻及杂音,腹软,肝脾不大,四肢活动减少,肌张力低下,原始反射引出困难。

1. 最可能的诊断及诊断依据是什么?
2. 主要的鉴别诊断是什么?
3. 所需要的进一步检查是什么?
4. 治疗原则是什么?

参考答案

1. 最可能的诊断 ①新生儿重度窒息。②新生儿胎粪吸入综合征。诊断依据:①足月儿,胎儿宫内窘迫,羊水 3 度污染。②Apgar 评分:1 分钟 2 分,5 分钟 3 分,10 分钟 7 分,20分钟 9 分,出生时未进行正规的新法复苏,缺氧时间长。③呼吸困难,青紫,双肺干湿啰音。

2. 鉴别诊断

(1)湿肺:多为剖宫产出生儿,出生时有呼吸增快,严重者有呼吸困难,发绀,往往吸氧后均可好转,出生后 12～24 小时症状缓解,啰音消失,胸部 X 线可鉴别。

(2)宫内感染性肺炎:由于母亲孕期感染或有胎膜早破史,羊水多浑浊有异味,患儿与出生后不久出现呼吸困难,发绀,肺部可闻及干湿性啰音,胸片可见斑片状阴影。

3. 进一步检查 血常规,肝肾功能,电解质,胸片。

4. 治疗原则

(1)产房复苏:所有产房都应备有吸引器、气管插管和立即复苏的设备。首先应建立通畅的呼吸道,凡羊水经胎粪污染的胎儿娩出时,在其头部一处于会阴外时,既因立即做口咽和鼻部吸引,新生儿娩出后,在建立呼吸之前,立即用喉镜进行气管内插管,并通过气管内导管进行吸引。

(2)对症治疗:置患儿于适中温度环境;提供有湿度的氧,使其血 PaO_2 维持在 $7.9\sim 10.6kPa(60\sim 80mmHg)$。用 $NaHCO_3$ 纠正酸浓度,保持动脉血 $pH>7.4$;维持正常血糖和血钙水平;如患儿出现低血压或灌注不良,应予以扩容并静脉注射多巴胺,每分钟 $5\sim 10\mu g/kg$;对并发脑水肿、肺水肿或心力衰竭者,应限制液体入量。

临床思维:新生儿窒息

新生儿窒息(asphyxia of newborn)是指由于产前、产时或产后的各种病因,使胎儿缺氧而发生宫内窘迫或娩出过程中发生呼吸、循环障碍,导致生后1分钟内无自主呼吸或未能建立规律呼吸,以低氧血症、高碳酸血症和酸中毒为主要病理生理改变的疾病。严重窒息是导致新生儿伤残和死亡的重要原因之一。祖国医学称新生儿窒息为初生不啼、婴儿假死症、闷气生、梦生、草迷等。

【诊断】　新生儿窒息 Apgar 评分是一种简易的、临床上评价刚出生婴儿情况和复苏是否有效的可靠指标。内容包括皮肤颜色、心率、对刺激的反应、肌张力和呼吸;每项 0～2 分,总共 10 分。分别于生后 1 分钟、5 分钟和 10 分钟进行。

（1）新生儿面部与全身皮肤青紫。

（2）呼吸浅表或不规律。

（3）心跳规则,强而有力,心率 80～120 次/分。

（4）对外界刺激有反应,肌肉张力好。

（5）喉反射存在。

具备以上表现为轻度窒息,Apgar 评分 4～7 分。

（6）皮肤苍白,口唇暗紫。

（7）无呼吸或仅有喘息样微弱呼吸。

（8）心跳不规则,心率＜80 次/分,且弱。

（9）对外界刺激无反应,肌肉张力松弛。

（10）喉反射消失。

具备 6～10 项为重度窒息,Apgar 评分 0～3 分。

胎儿宫内窒息:早期有胎动增加,胎心率≥160 次/分;晚期则胎动减少,甚至胎动消失,胎心率＜100 次/分;羊水胎粪污染。

实验室检查:血气分析、血清电解质测定、PG 和 SP-A 可以作为判断肺成熟的辅助指标。

【辅助检查】

1. X 线检查　胸部 X 线可表现为边缘不清,大小不等的斑状阴影,有时可见部分或全部肺不张,灶性肺气肿,类似肺炎改变及胸腔可见积液等。

2. 心电图检查　P-R 间期延长,QRS 波增宽,波幅降低,T 波升高,ST 段下降。

3. 头颅 B 超或 CT　能发现颅内出血的部位和范围。

4. 羊膜镜检　对宫内缺氧胎儿,可通过羊膜镜了解胎粪污染羊水的程度,或在胎头露出宫口时取胎儿头皮血进行血气分析,以估计宫内缺氧程度。

【治疗】　分娩前应做好新生儿复苏准备。①急救必须及时,动作迅速,准确,轻巧,避免发生损伤。②轻度窒息以保暖,清理呼吸道,吸氧为主。③重度窒息在给予保暖、清理呼吸道、吸氧等处理同时,给予纠正酸中毒,肾上腺素强心治疗,异丙肾上腺素,氨茶碱等解除血管及肺支气管痉挛。同时给予抗生素,补充血容量,如右旋糖酐、人血白蛋白等支持对症综合治疗。

新生儿窒息是如何分度的? 新生儿窒息的复苏方案?

第二节　新生儿缺氧缺血性脑病

病例 4-2-4

患儿,男,出生时 Apgar 评分 4 分,生后 2 天,嗜睡,肌张力减退,瞳孔缩小,时而出现惊厥,头颅 CT 扫描,可见右叶有低密度影。

1. 该患儿临床诊断的最大可能是什么?

2. 控制该患儿的惊厥,应首选什么药物?

3. 该患儿的支持疗法应采取哪些措施?

参考答案

1. 该患儿诊断为　新生儿缺氧缺血性脑病。
2. 药物治疗　应首选利尿剂。
3. 支持疗法　应采取的措施为供氧,纠正酸中毒,纠正低血糖以及补液。

临床思维:新生儿缺氧缺血性脑病

新生儿缺氧缺血性脑病(hypoxic-ischemic encephalopathy,HIE)是指各种围生期窒息引起的部分或完全缺氧、脑血流减少或暂停而导致胎儿或新生儿脑损伤。新生儿缺氧缺血性脑病是引起新生儿急性死亡和慢性神经系统损伤的主要原因之一。

【诊断】

1. 临床诊断依据　①具有明显的围产期窒息史。见于生后 12 小时或 24 小时内出现异常神经症状,如意识障碍、肌张力改变及原始反射异常。②病情危重者有惊厥及呼吸衰竭。

2. 根据病情不同分轻、中、重三度

(1)轻度:过度觉醒状态、易激惹、兴奋和高度激动性(抖动、震颤),拥抱反射活跃。

(2)中度:抑制状态、嗜睡或浅昏迷、肌张力低下,50%病例有惊厥发作、呼吸暂停和拥抱、吸吮反射减弱。

(3)重度:昏迷状态、反射消失、肌张力减弱或消失,生后数小时至 12 小时出现惊厥且呈持续状态,或为去大脑僵直状态。

【辅助检查】

1. 颅脑超声检查　有特异性诊断价值。

(1)普遍回声增强、脑室变窄或消失,提示有脑水肿。

(2)脑室周围高回声区,多见于侧脑室外角的后方,提示可能有脑室周围白质软化。

(3)散在高回声区,由广泛散布的脑实质缺血所致。

(4)局限性高回声区,表明某一主要脑血管分布的区域有缺血性损害。

2. CT 所见　多有脑萎缩表现。

(1)轻度:散在、局灶低密度分布 2 个脑叶。

(2)中度:低密度阴影超过 2 个脑叶,白质与灰质对比模糊。

(3)重度:弥漫性低密度阴影、灰质与白质界限丧失,但基底节、小脑尚有正常密度,侧脑室狭窄受压。

中重度常伴有蛛网膜下腔出血、脑室内出血或脑实质出血。

3. 脑干听觉诱发电位(BAEP)　需动态观察 V 波振幅及 V/I 振幅比值,若持续偏低提示神经系统损害。

4. 血清磷酸肌酸激酶脑型同工酶　增高,此酶是脑组织损伤程度的特异性酶。

【鉴别诊断】　本病应和化脓性脑膜炎等疾病相鉴别。

1. 症状与体征

(1)突然高热、畏寒、剧烈头痛伴喷射性呕吐物患儿,可有交替出现的烦躁与嗜睡、双目凝视;尖声哭叫、拒乳、易惊等,严重者迅速进入昏迷状态。

(2)中毒面容,皮肤瘀点,颈项强直,病理反射阳性,婴儿囟门饱满、隆起,角弓反张,如伴有脱水的婴儿则无此表现。

2. 各种急性化脓性脑膜炎的特点

（1）流脑：多于 2～4 月份发病以学龄前儿童多见，早期即可出现皮肤瘀点或瘀斑，其直径多在 2mm 以上，病后 3～5 天常有口周与前鼻孔周围的单纯疱疹。

（2）肺炎球菌性脑膜炎：发病季节多以春秋为主，多见于 2 岁以内幼儿或 50 岁以上成人常伴有肺炎或中耳炎。

（3）流行性感冒杆菌性脑膜炎：多见于 2 岁以内的幼儿起病较上述两型稍缓，早期上呼吸道症状较明显。

（4）金黄色葡萄球菌性脑膜炎：常伴有皮肤化脓性感染，如脓皮病毛囊炎等部分病例于疾病早期可见有猩红热或荨麻疹样皮疹。

（5）绿脓杆菌性脑膜炎：多见于颅脑外伤的病例亦可因腰椎穿刺或腰麻时消毒不严而污染所致病程发展较缓。

【实验室检查】

1. 血气分析　出生时可通过胎儿头皮血，新生儿脐血进行血气分析，了解宫内缺氧情况及酸中毒程度。

2. 心肌酶谱、肝功能、肾功能检查　缺氧后的脑损害往往与其他脏器损害并存，所以做此检查以了解多脏器损害程度。

【治疗】　治疗的目的在于尽可能改善已经受损害神经元的代谢功能；维持体内环境的稳定；同时应予以控制惊厥减轻脑水肿改善脑血流和脑细胞代谢等特殊治疗。

1. 一般治疗　①纠正低氧血症和高碳酸血症，必要时使用人工呼吸器。②纠正低血压：保证充分的脑血流灌注，常用多巴胺每分钟 5～10μg/kg 静脉滴注。③供给足够的葡萄糖以满足脑组织能量代谢需要，可按每分钟 6～8mg/kg 给予。④纠正代谢性酸中毒：碳酸氢钠 2～3mg/kg 10％葡萄糖稀释后缓慢静滴。⑤血钙低于 1.9mmol/L 时，可静脉滴注葡萄糖酸钙。⑥适当限制液体入量：每日量 50～60ml/kg 输液速度在 4ml/(kg·h) 以内。

2. 控制惊厥　首选苯巴比妥钠首次剂量给 15～20mg/kg，如未止惊可按每次 5mg/kg 追加 1～2 次，间隔 5～10 分钟，总负荷量为 25～30mg/kg。第 2 天开始维持量每日 4～5mg/kg（一次或分两次静脉注射），最好能监测血药浓度，惊厥停止后 1 周停用。如惊厥频繁发作可加用安定或水合氯醛。

3. 控制颅压增高　选用地塞米松 0.5mg/kg，呋塞米 1mg/kg 静注 4～6 小时后重复应用，连用 2～3 次后若颅压仍高改用甘露醇 0.25～0.5g/kg 静注，间歇 4～6 小时，力争在 48～72 小时内使颅压明显下降。

4. 中枢神经系统兴奋药　可用细胞色素 C、三磷腺苷、辅酶 A 等每日静脉滴注，直至症状明显好转；也可使用胞磷胆碱 100～125mg/d 稀释后静点生后第 2 天开始每日一次静滴；脑活素 5ml 以生理盐水稀释后静滴均可改善脑组织代谢。治疗必须持续至症状完全消失。中度 HIE 应治疗 10～14 天，重度 HIE 应治疗 14～21 天或更长，治疗开始得愈早愈好。一般应在生后 24 小时内即开始治疗，尽量避免生后各种病理因素加重脑损伤。

【预后】　导致不良预后的一些因素有：①重度 HIE。②出现脑干症状，如瞳孔和呼吸的改变。③频繁惊厥发作药物不能控制者，治疗 1 周后症状仍未消失者。④治疗 2 周后脑电图仍有中度以上改变。⑤脑 B 超和脑 CT 有Ⅲ～Ⅳ级脑室内出血，脑实质有大面积缺氧缺血性改变，尤其在 1～2 周后出现囊腔空洞者。

新生儿缺氧缺血性脑病的临床分度及临床表现？

第三节　新生儿败血症

病例 4-2-5

新生儿,第一胎,胎膜早破 16 小时,生后第二天开始发绀、拒奶,体温不升,黄疸,WBC 15×10^9/L,BPC 70×10^9/L。

1. 该患儿最可能的诊断是什么?

2. 诊断依据是什么?

3. 明确细菌感染后,你应该如何治疗?

参考答案

1. 最可能的诊断　新生儿败血症。

2. 诊断依据　①胎膜早破 16 小时提示可能有产时感染。②生后第二天开始发绀、拒奶,体温不升,黄疸。③新生儿败血症常常因为感染导致血小板减少。

3. 治疗措施　①一般治疗:注意保暖,纠正缺氧,维持适当的氧合,伴有呼吸衰竭者可给予辅助通气。静脉补液,纠正酸中毒和电解质紊乱。②病原学治疗:一旦进行了病原学检查(血培养、脑脊液培养)后,早期、静脉使用杀菌抗生素。在血培养得出结果前开始,根据临床经验治疗。一线药物一般选用氨苄西林(每次 50mg/kg,每天 2 次),对 G^+ 菌及 G^- 菌均有效;二线药物一般选用第 3 代头孢(头孢曲松每次 50～100mg/kg,每天 1 次)。血培养结果回报后,根据药敏结果选择敏感抗生素。

临床思维:新生儿败血症

新生儿败血症(neonatal septicemia)指新生儿期细菌侵入血液循环,并在其中繁殖和产生毒素所造成的全身性感染,有时还在体内产生迁移病灶。该病仍是目前新生儿期很重要的疾病,其发生率约占活产婴儿的 1‰～10‰,早产婴儿中发病率更高。菌血症(bacterimia)指细菌侵入人体循环后迅速被清除,无毒血症,不发生任何症状。

【诊断】

1. 常规检查

(1) 母亲多有产前或临产感染,胎膜早破,羊水污染,产程延长等病史;患儿常有脐部感染或皮肤黏膜破损史。

(2) 症状常不典型,可见拒奶、吐奶、苍白、呼吸不规则、腹胀或腹泻、精神萎靡等。如有黄疸、肝脾肿大、出血倾向和局部感染灶,即应考虑本病。

(3) 血培养 2 次或 2～3 个标本均有同一细菌,且与药物敏感试验一致。

(4) 杆状核中性粒细胞比值≥0.2;白细胞数＜5×10^9/L 或出生 3 天后＞20×10^9/L;C-反应蛋白≥15μg/ml;血沉≥15mm/h。

(5) 脐血 IgM＞20mg/L,提示为宫内感染可能。

2. 实验室检查

(1) 外周血白细胞计数和分类:血白细胞计数＜5×10^9/L,未成熟白细胞和中性粒细胞比例＞0.2 提示有细菌感染。

(2) 血小板计数:血小板计数＜100×10^9/L 提示新生儿败血症的可能。

(3) 急相蛋白:①C-反应蛋白＞15μg/ml 提示有细菌感染;②ESR＞15mm/h。

(4) 血培养检查:血培养阳性可确立病因诊断,疑有感染的患儿均需在入院后用抗生素前取周围血做培养,并应严格遵守无菌操作,防止污染。如患儿用过作用于细胞壁的抗生素,如青霉素、头孢菌素,可用高渗培养基作 L 型细菌培养,怀疑有厌氧菌感染时,可作厌氧菌培养。

(5) 其他部位培养:脐部、尿液、大便或其他局部感染灶的培养。

(6) 放射学的检查:胸部 X 线检查在有呼吸系统症状的患儿均应进行。

(7) 病原菌抗原检测:如对流免疫电泳、乳胶凝集试验,血凝抑制试验等方法。

(8) 部分黄疸儿其血清总胆红素、直接胆红素等可升高。

3. 辅助检查

(1) 周围血白细胞计数高低不一,也可正常,因此意义不大,但杆状核白细胞与中性粒细胞之比≥0.2 有参考价值。

(2) 培养:最好在用抗生素前作血培养,皮肤消毒和操作必须严格无菌,以免培养出污染菌。如已用过青霉素或头孢霉素治疗可用高渗培养基作 L 型细菌培养。迁移性病灶的脓液培养如阳性,有很大诊断意义。

(3) 快速诊断:可选用酶联免疫吸附法。

(4) 直接涂片找细菌:如疑有宫内感染,于出生后 1 小时内取外耳道内液体或胃液作涂片找细菌,若阳性表示宫内羊水被污染,但小婴儿不一定发病。

【治疗】

1. 抗生素治疗　新生儿败血症在未获得血培养结果之前即要选用抗生素治疗,以后根据血培养结果及细菌药敏试验选用抗生素。通常联合应用一种青霉素类和一种氨基糖苷类抗生素作为初选药物。因为这两种抗生素的配伍具有较广泛的抗菌谱并能产生协同作用。在严重感染的病例可选用第 3 代头孢菌素和青霉素类联合应用。

(1) 大肠杆菌败血症:一般认为胎膜早破,产程延长,产时感染以及生后 3 天内发病的以大肠杆菌感染为主,可选用氨苄西林加用庆大霉素或阿米卡星。氨苄西林为新生儿期细菌感染的常用药物,不仅对球菌具有强大的抗菌作用,对新生儿感染常见病原菌如大肠杆菌、流感杆菌等革兰阴性杆菌具有较高的抗菌活性。氨苄西林的剂量:日龄≤7 天,用 50mg/(kg·d)分 2 次静脉滴注;日龄>7 天,用 75mg/(kg·d),分 3 次静脉给药。庆大霉素的剂量:<1500g,3mg/(kg·d),1 天 1 次;1500～2500g,3mg/(kg·d)分为 12 小时 1 次,>2500g,5mg/(kg·d)分为每 8 小时 1 次。由于庆大霉素有耳毒副作用,使用时应作血药浓度的监测。因大肠杆菌各菌株的药敏差别较大,应以药敏试验结合临床选用抗生素。对上述抗生素耐药或临床疗效不佳,可改用第 3 代头孢菌素。第 3 代头孢菌素治疗各种革兰阴性和阳性需氧菌所致的败血症疗效满意。尤其是对革兰阴性细菌,疗效更为突出,有效率达 84%～97%。如头孢噻肟和头孢曲松除有明显的杀菌作用外,还能透过有炎症的血-脑屏障。头孢噻肟的剂量:日龄<7 天,100mg/(kg·d),分 2 次静脉给药;日龄>7 天,150mg/(kg·d)分 3 次静脉给药。头孢曲松的剂量:50mg/(kg·d)分 1～2 次静脉应用。治疗的疗程为 2～3 周。

(2) 金黄色葡萄球菌败血症:新生儿皮肤、黏膜有化脓性感染,以及医院出生且住院较长者常常以金葡菌感染为主。治疗可选用青霉素,但金黄色葡萄球菌大多数对青霉素耐药,故常用耐酸青霉素,如苯唑西林、氯唑西林、双氯西林,或用万古霉素加上述耐酶青霉素。上述 3 种耐酶青霉素的剂量:<2000g,日龄为 0～7 天,50mg/(kg·d)分 2 次应用,日龄>7 天 100mg/(kg·d)分 3 次应用;>2000g,日龄为 0～7 天,75mg/(kg·d)分 3 次应用,日龄>7 天 150mg/(kg·d)分 4 次应用,均用静脉途径。万古霉素的剂量:孕 37 周以下早产儿每次 15mg/kg,每 12 小时 1 次,足月儿每次 10～15mg/kg,每 8 小时 1 次均静脉应用。疗程为 7～10 天。亦可用第二代头孢菌素如头孢呋辛钠,剂量为 50～100mg/(kg·d)分 2 次静脉给药。

(3) 链球菌败血症:B 组链球菌败血症早期的临床表现和新生儿呼吸窘迫综合征相类似,不易区别,治疗上用大剂量青霉素 20 万～40 万 U/(kg·d)分 2～3 次静脉给药。

(4) 厌氧菌败血症:近年来出现新生儿厌氧菌感染在逐渐增多,常见于胎膜早破,手术后并发症。治疗上以甲硝唑(灭滴灵)为首选药物。剂量:日龄≤7 天,15mg/(kg·d)分 2 次静脉应用;日龄>7 天,30mg/(kg·d)分 2～3 次静脉给药,治疗疗程为 7～10 天。

(5) 脐内感染所致败血症:住院后有人侵式治疗(脐静脉插管、气管插管等)长期应用广谱抗生素、病房拥挤等都易发生院内感染。凝固酶阴性葡萄球菌引起的院内感染败血症应选用万古霉素,剂量同上所述,疗程为 7～10 天。

革兰阳性细菌引起的院内感染败血症选用氨基糖苷类抗生素、如庆大霉素,剂量同上。但庆大霉素的耐药性很普遍,而阿米卡星的耐药性较低,常被选用。阿米卡剂量:<1500g,10mg/(kg·d)1 天 1 次;1500～2500g,10mg/(kg·d)分为 12 小时 1 次;>2500g,20mg/(kg·d)分为 12 小时 1 次,静脉给药。由于氨基糖苷类抗生素共同的副作用是有耳毒作用和肾脏毒性作用。因此需监测血清药物浓度。

2. 一般治疗 注意保暖,维持水、电解质平衡及补充热卡,及时纠正酸中毒及缺氧,局部感染灶如脐部及皮肤的处理等。

3. 对症治疗 有痉挛时用镇静止痉药,有黄疸给予照蓝光治疗,有脑水肿及时给予降颅压处理。

4. 支持治疗 少量多次输血或输血浆以增加机体的抵抗力。

5. 免疫疗法 新生儿出生时免疫系统发育不完善,特别是低出生体重儿更明显,生后对各种抗原的刺激反应不敏感,感染后更削弱了自身免疫力。因此免疫治疗可提高新生儿的免疫力,增强抗感染能力。

(1) 免疫球蛋白治疗:早产儿因免疫球蛋白水平低,生后极易发生低免疫球蛋白血症而致严重感染,败血症的发生率和病死率均较成熟新生儿为高,足月儿虽无明显的低免疫球蛋白血症,但也可因母体产生的免疫球蛋白缺乏某些特异性抗体如大肠杆菌、沙门菌抗体而不能控制这类感染。静脉用丙种球蛋白含有大量免疫球蛋白和特异型抗体,因此可用于败血症的辅助治疗。国内外资料推荐剂量:每次 0.2～0.5g/kg 每周 1 次共用 4 周。

(2) 白细胞的输入:重症败血症患儿,若血中中性粒细胞数降低而骨髓储备白细胞又不能补充粒细胞的缺乏时,输入从正常成人血液中分离出来的多形核白细胞,可增强白细胞对病菌的吞噬功能和杀菌活性,从而降低病死率。

(3) 交换输血:重症败血症患儿可通过换血除去血液中的细菌、毒素和酸性代谢产物;清除异常血凝物质,纠正异常血凝过程,供给大量新生儿所缺乏的抗体、补体以及吞噬细胞等,增强机体的抵抗力。交换输血主张用新鲜全血,换血量为 160ml/kg,但要注意换血后可能发生的并发症如电解质平衡紊乱、感染、移植性抗宿主反应等。换血疗法适应于经抗生素治疗无效的重症新生儿败血症。

新生儿败血症的概念和治疗方法?

第四节 新生儿低钙血症

病例 4-2-6

患儿,女,15 天,突然惊厥发作,数秒钟缓解,缓解后如常。近日患儿时有哭闹,无发热及咳嗽,无呕吐,二便正常。患儿生后喂牛乳。查体:体温 37.2℃,面色灰白,双眼上翻,面部肌肉颤动,四肢抖动,心肺正常,前囟平坦,颈强(一)。实验室检查:血钙 1.7mmol/L,血磷正常。

1. 该患儿诊断是什么?
2. 首选的急救措施是什么?

参考答案

1. 诊断　营养性维生素 D 缺乏性手足搐搦症。
2. 首选的急救措施　立即给予 10% 水合氯醛 3ml 灌肠,然后给予葡萄糖酸钙静注。

临床思维:新生儿低钙血症

当血钙总量低于 1.8mmol/L(7.0mg/dl)或游离钙低于 0.9mmol/L(3.5mg/dl)时称低钙血症(hypocalcemia),是新生儿惊厥的重要原因之一。

【诊断】　母亲孕期可能有糖尿病或妊娠高血压,早产儿及有窒息史者多见。多于生后数小时至 2 日发病,有不安、惊跳、肢体震颤、喉痉挛、惊厥等。发作间期小儿一般状况良好。血钙低于 1.8mmol/L(7mg/dl)或游离钙低于 0.9mmol/L(3.5mg/dl)。

【鉴别诊断】

1. 低血糖症　低血糖和低血钙均可发生在新生儿早期,但低血糖多见于低出生体重儿,而低血钙则发生在任何类型的新生儿。

2. 低镁血症(hypomagnesemia)　新生儿的血镁平均值为 0.82mmol/L(2.0mg/dl),当血镁低于 0.62mmol/L(1.5mg/dl)时称低镁血症,症状与低血钙血症相仿,两者不易鉴别,且可同时存在,血液生化测定有助于诊断。

3. 缺氧缺血脑病　多发生在早产儿和窒息儿,颅内超声检查有助于诊断。

4. DiGeorge 综合征　表现为永久性甲状旁腺功能不全,伴胸腺缺如、免疫缺陷和小脑畸形,有时伴主动脉弓异常。症状为反复发作低钙惊厥。胸部 X 线片无胸腺影,有助于鉴别。

【治疗】　钙剂治疗有特效。出现者用 10% 葡萄糖酸钙,剂量每次 1.0～2.0ml/kg,用 5% 葡萄糖液稀释一倍后静脉缓注,速度不超过 1ml/min,必要时 6～8 小时后重复用量一次。在治疗过程中需注意心率,如在 80 次/分以下则停止注射。要防止药物溢出血管外,以免发生组织坏死。惊厥停止后改为口服钙剂,每次 0.25g,一日 2～3 次,维持血钙在正常范围内。

甲状旁腺功能低下所致的惊厥不易控制,除用钙剂外,可加用大剂量维生素 D 10000～25000U/d,或用二氢速固醇(dihydrotachysterol)0.05～0.1mg/d,4～5 天后改隔日或隔 2 日 1 次,疗程可达 2～14 个月,以助尿磷排泄,以上两种治疗需常查血钙,维持总血钙稍低于 2.5mmol/L,以免血钙过高沉积在肾脏。

低钙惊厥可伴低血镁症,治疗则在用葡萄糖酸钙后加静滴 2.5% 硫酸镁,每次 2～4ml,每日 1 次,否则惊厥不易停止,一般注射 1～2 日后即可止惊,以后改为口服 10% 硫酸镁,浓度不宜过高,每次 1～2ml/kg,每日 2～3 次,共 5～7 日。血镁过高抑制呼吸,此时可静注 10% 葡萄糖酸钙,每次 1～2ml/kg。早产儿不应肌注硫酸镁,以免发生局部坏死。

新生儿血钙的正常值是多少? 新生儿低钙血症应与哪些疾病相鉴别?

第五节　小于胎龄儿

病例 4-2-7

新生儿,第一胎,胎龄 38 周,正常产娩出,出生体重 2.4kg。其母患妊娠高血压,小胎盘。

1. 该患儿最可能的诊断是什么?

2. 病因是什么?

3. 可能出现哪些并发症?

参考答案

1. 最可能的诊断　足月小样儿。

2. 病因　①母患妊娠高血压。②小胎盘提示胎盘功能不全。

3. 可能出现的并发症　①围生期窒息。②低血糖。③红细胞增多症-高黏滞度综合征。④胎粪吸入综合征。

临床思维:小于胎龄儿

小于胎龄儿是指出生体重在相同胎龄平均体重的第 10 个百分位以下的婴儿。在我国将胎龄已足月,但体重在 2500g 以下的婴儿称足月小样儿,是小于胎龄儿中发生率较高的一种。小于胎龄儿可由遗传因素和非遗传因素引起。足月的小于胎龄儿没有早产儿所具有的器官系统的不成熟功能。但是他们易发生窒息,胎粪吸入和低血糖。

【诊断】

1. 病史

(1) 母亲因素:①孕母年龄过大或过小、身材矮小。②孕母营养不良、严重贫血。由营养供给不足而影响胎儿生长发育主要发生在孕晚期,因为孕早期胎儿所需营养少,因此并不影响其生长发育。③缺氧或血供障碍:如原发性高血压、晚期糖尿病、妊娠高血压综合征、慢性肺、肾疾患,居住在海拔较高处等,均可因子宫、胎盘血流减少而影响胎儿生长。④孕母吸烟、吸毒,应用对胎儿有损伤的药物、接触放射线等。

(2) 胎儿因素:①双胎或多胎。②染色体疾病:如 21-三体综合征。③先天性畸形。④慢性宫内感染:如风疹、巨细胞病毒、弓形虫等感染,尤其当感染发生在孕早期、胎儿发育关键时刻,可引起胎儿某些器官细胞破坏而致宫内生长迟缓。

(3) 胎盘和脐带因素:①胎盘功能不全如小胎盘、胎盘绒毛梗死或血管瘤、大血肿、慢性胎盘早剥等。②双胎输血如发生在妊娠早、中期,供血儿即发生营养不良。③脐带附着异常、双血管脐带等。

(4) 内分泌因素:胰岛素样生长因子(insulin-like growth factor,IGFs,尤其是 IGF-1),及胰岛素样生长因子结合蛋白(IGFBPs)对胎儿生长起中枢性调节作用;另外,甲状腺素、胰岛素等激素对胎儿生长也极为重要,任何一种激素先天性缺陷均可致胎儿生长迟缓。

2. 体检　新生儿头围测量:使用软皮尺,精确度为 0.1cm。身长测量:使用婴儿量床,精确度为 0.1cm。新生儿体重:使用婴儿磅,精确度为 0.5kg。胎盘测量:剪除胎膜及留 2cm 的脐带,用同一磅秤测量,以上均在胎儿娩出后即刻测量。孕母常规行阴道后穹隆分泌物细菌检验,孕期疾病检测(如妊高征、先心病等),定期 B 超检测。

3. 临床分型　根据重量指数[出生体重(g)×100/出生身长 3(cm)]和身长头围之比可分为匀称型和非匀称型。

(1) 匀称型:此型常由染色体异常、遗传代谢性疾病、先天性感染所致。由于损伤发生在孕早期,故引起胎儿各器官细胞有丝分裂受阻、细胞数目减少,但仍保持相当正常的细胞体积。患儿出生时头围、身长、体重成比例减少,体型匀称。重量指数>2.00(胎龄≤37 周),或>2.20(胎龄>37 周);身长与头围之比>1.36。

（2）非匀称型：此型常由孕母血管性疾病所致胎儿生长发育必需物质（如氧气、营养）供给缺乏。由于损伤发生在妊娠晚期，胎儿大部分器官已发育，故各器官细胞数目正常，但细胞体积缩小，损伤为可逆性，一旦营养供给充足，受累细胞可恢复正常大小。出生时患儿身长、头围正常，但皮下脂肪消失，呈营养不良外貌。重量指数＜2.00（胎龄≤37周）或＜2.20（胎龄＞37周）；身长与头围之比＜1.36。

【治疗】

1. 心肺复苏　有围生期窒息者生后立即进行复苏。

2. 注意保暖　有条件者置入暖箱中，维持体温在正常范围，减少能量消耗。

3. 预防低血糖　尽早开奶，预防低血糖。注意监测血糖，及时发现低血糖，并给予治疗。能量不足者可给予部分静脉营养。

4. 特殊治疗　症状性红细胞增多症-高黏滞度综合征，如静脉血红细胞压积＞0.7（70%）可进行部分换血治疗。

什么是小于胎龄儿？小于胎龄儿的诊断依据是什么？

第六节　新生儿肺透明膜病

病例 4-2-8

患儿，男，孕39周剖宫产，体重2.4kg，青紫窒息10分钟入院。正压通气（CPAP）、人工呼吸15分钟后 Apgar 评分9分（肌张力扣1分）。CPAP及对症处理2小时，患儿逐渐出现呼吸困难、气促，呼吸音明显减弱，22小时出现呼吸不规则，呼吸暂停，心率减慢（48次/分），27小时后死于呼吸衰竭。查体：患儿反应差，哭声欠洪亮，阵阵呻吟。全身皮肤发绀。鼻翼轻扇动，鼻唇沟青紫，唇及唇周轻发绀。双肺呼吸运动一致，无吸气性三凹征。双肺呼吸音粗，偶闻粗湿啰音。心音有力，律齐，未闻及杂音。吸吮反射（+），体温不升。呼吸56次/分，脉搏116次/分。实验室检查：WBC $9.5×10^9$/L，Hb 188g/L，Cr 94.6μmol/L，BUN 7.9mmol/L，K^+ 6.15mmol/L，Na^+ 123.2mmol/L，Cl^- 96.7mmol/L。血气分析：PaO_2 58mmHg，$PaCO_2$ 48mmHg，SaO_2 87.9%，pH 7.3。X线表现：两肺透光度降低，呈磨玻璃样改变，双肺纹理增多，可见细网状改变，以中下肺内、中带明显，并可见少量散在小结节状及颗粒状影。双侧支气管树枝样充气显影。双膈面稍模糊。

1. 该患儿可能的诊断是什么？
2. 诊断依据是什么？
3. 该患儿的紧急治疗措施是什么？

参考答案

1. **可能的诊断**　新生儿肺透明膜病。

2. **诊断依据**　①足月小样儿，生后有窒息。②呻吟、呼吸困难进行性加重，发绀，双肺呼吸音粗，偶闻粗湿啰音逐渐出现呼吸音明显减弱。③血气分析：PaO_2 58mmHg，$PaCO_2$ 48mmHg，SaO_2 87.9%，pH 7.3。④X线表现：两肺透光度降低，呈磨玻璃样改变，可见细网状改变，以中下肺内、中带明显，并可见少量散在小结节状及颗粒状影。双侧支气管树充气显影。双膈面稍模糊。

3. **紧急治疗措施**　①一般治疗：保温，监测生命体征，保证营养和液体入量，纠正酸中毒，若合并感染应用抗生素。②机械通气氧疗。③应用 PS。

临床思维：新生儿肺透明膜病

新生儿肺透明膜病（hyaline membrane disease，HMD）又称新生儿呼吸窘迫综合征（neonatal respiratory distress syndrome，NRDS），系指出生后不久即出现进行性呼吸困难、青紫、呼气性呻吟、吸气性三凹征和呼吸衰竭。主要见于早产儿，因肺表面活性物质不足导致进行性肺不张。其病理特征为肺泡壁至终末细支气管壁上附有嗜伊红透明膜。

【诊断】

1. 病史　多系早产、剖宫产儿，或有窒息史、孕母有糖尿病、妊娠高血压综合征等。生后 6～12 小时内出现进行性呼吸困难。

2. 体征　患儿呆钝，面色灰白或青紫，四肢松弛。出现进行性呼吸困难、呼气性呻吟及吸气性三凹征。心律先快后慢，心音由强转弱，胸骨左缘可听到收缩期杂音。呼吸频率 60～100 次/分或更快，呼吸节律不规则，间有暂停，两肺呼吸音减低，早期肺部啰音常不明显，以后可听到细湿啰音，叩诊可出现浊音。肝脏可增大。

3. 辅助检查　羊水泡沫试验、胃液振荡试验均呈阴性；羊水卵磷脂和鞘磷脂（L/S）<2∶1；血 pH、PaO_2、HCO_3^- 降低而 $PaCO_2$、BE 增高，呈代谢性酸中毒。血钾早期常增高，恢复期利尿后降低。肺部 X 线检查早期两肺有细小颗粒阴影，最后两肺均不透明变白，伴黑色"支气管充气征"。X 线检查应在用正压呼吸前进行，否则萎陷不久的肺泡可重新张开使胸片无阳性表现。

【治疗】　目的是保证通换气功能正常，待自身 PS 产生增加，RDS 得以恢复。机械通气和 PS 是治疗的重要手段。

1. 一般治疗　①保温：放置在自控式暖箱内或辐射式抢救台上，保持皮肤温度在 36.5℃。②监测体温、呼吸、心率、血压和血气。③保证液体和营养供应：第 1 天 5% 或 10% 葡萄糖液 65～75ml/(kg·d)，以后逐渐增加到 120～150ml/(kg·d)，并适当补充电解质。病情好转后改为经口喂养，热能不足时辅以部分静脉营养。④纠正酸中毒。⑤抗生素：原则上不主张用，但若合并感染，应依据细菌培养和药敏结果选择相应抗生素。

2. 氧疗（oxygen therapy）**和辅助通气**

（1）吸氧：轻症可选用鼻导管、面罩、氧气涵或鼻塞吸氧，维持 PaO_2 6.7～9.3kPa（50～70mmHg）和 $TcSO_2$ 85%～93% 为宜。

（2）持续气道正压（continuous positive airway pressure，CPAP）：目的是使有自主呼吸的患儿在整个呼吸周期中都接受高于大气压的气体，以增加 FRC，防止呼气时肺泡萎陷，以改善肺氧合及减少肺内分流；指征：吸入氧分数（fraction of inspiratory oxygen，FiO_2）＞0.4，PaO_2＜50mmHg 或 $TcSO_2$＜90%；方法：可经鼻塞、面罩或气管插管进行；参数：压力 4～10cm H_2O，气体流量最低为患儿每分通气量的 3 倍或 5L/min。CPAP 多适用于轻、中度 RDS 患儿，若其 $TcSO_2$ 或 PaO_2 已符合上呼吸机指征者，还应尽早给予机械通气治疗。

（3）常频机械通气（conventional mechanical ventilation，CMV）：新生儿最好使用持续气流、时间转换、压力限制型呼吸机。①指征：当 FiO_2＝0.6，PaO_2＜50mmHg 或 $TcSO_2$＜85%（发绀型先心病除外）；PaO_2＞60～70 mmHg 伴 pH＜7.25；严重或药物治疗无效的呼吸暂停。具备上述一项者即可行机械通气。②初始参数：吸气峰压（PIP）20～30cmH_2O；呼气末正压（PEEP）4～6cmH_2O；呼吸频率（RR）20～60 次/分；吸气时间（TI）0.3～0.5 秒；流量（FR）8～12L/min。15～30 分钟后检测动脉血气，依据其结果决定是否需调整参数。

（4）并发症：肺气漏，由于 CMV 的压力过高所致，包括肺间质气肿、气胸及纵隔积气等；慢性肺疾病（chronic lung disease，CLD），又称支气管肺发育不良（BPB），即生后 28 天或纠正胎龄达 36 周仍需吸氧并伴有胸片异常者，多因长时间吸入高浓度氧或高送气压力等因素所致；早产儿视网膜病(retinopathy of prematurity,ROP),也与长时间吸入高浓度氧有关,重者可失明;呼吸机相关性肺炎是由气管插管和使用呼吸机后引起的继发感染,常见致病菌有铜绿假单胞菌、克雷白杆菌、不动杆菌及肠杆菌等。

此外,近年来大样本、多中心的研究表明,当常频机械通气治疗难以奏效时,改用高频震荡呼吸机,已取得较好疗效。

3. PS替代疗法　可明显降低 RDS 病死率及气胸发生率,同时可改善肺顺应性和通换气功能,降低呼吸机参数。①应用指征:已确诊的 RDS 或产房同防止 RDS 的预防性应用。②临床常用的 PS:Survanta,从牛肺中提取,脱脂后加入棕榈酸、PC、甘油三酯而制成,内含 SP-B 和 SP-C;Exosurf,是人工合成的 PS,含有二软脂酰磷酰胆碱(DPPC)、16 烷醇和四丁酚醛,前者起表面活性作用,后两者可改善 PS 在肺泡表面的分布。此外,目前临床应用的 PS 还有从猪肺提取的 Curosurf、来自牛肺的 Infasurf 以及人造肺扩张剂等。

新生儿肺透明膜病的概念和 X 线特点?

第七节　新生儿肺炎

病例 4-2-9

患儿,男,28 天,发热,咳嗽 4 天,近 2 天气促喘息加重。查体:面色苍白,烦躁,双肺听诊闻及中小水泡音,病史中曾有过皮肤脓疱疹,WBC 19×10^9/L,N 0.90,L 0.10 患儿用抗生素 2 天后,突然烦躁不安,呼吸困难加重,咳嗽频繁,左肺呼吸音减弱,肺底叩诊呈浊音。

1. 该患儿最可能的诊断是什么?
2. 此患儿的治疗措施是什么?

参考答案

1. 最可能的诊断　新生儿金黄色葡萄球菌肺炎。
2. 治疗措施　①吸氧;②用敏感抗生素;③支气管解痉药;④保持呼吸道通畅;⑤必要时左胸腔穿刺排脓。

临床思维:新生儿肺炎

新生儿肺炎(neonatal pneumonia)是新生儿期常见病,以弥漫性肺部病变及不典型临床表现为其特点,需及早诊断和正确处理。可发生在宫内,分娩过程中或生后,由细菌、病毒、衣原体、真菌等不同的病原体引起。新生儿肺炎是新生儿时期最常见的一种严重呼吸道疾病。由于新生儿呼吸器官和功能不成熟,如不及时治疗,很易引起呼吸衰竭、心力衰竭、败血症乃至死亡。

【诊断】

1. 病史和体征　孕妇如产前曾发生过感染性疾病或胎儿曾发生过宫内窘迫,出生后的新生儿要警惕有产前感染性肺炎的可能。出生后肺炎诊断有赖于患儿的症状和体征,诊断虽较容易,但要注意病情的发展和并发症。

2. 胸部 X 线摄片　病毒性肺炎以间质改变为主,细菌性肺炎以支气管肺炎为主,有时似肺透明膜病。衣原体肺炎以间质性肺炎伴局灶性浸润较多。新生儿肺炎时肺气肿较明显,有时造成纵隔疝。局部肺不张的发生率也较其他年龄为高。

3. 病原学诊断　肺炎的病原诊断不很容易,对细菌性肺炎可取气管内吸出物或鼻咽拭子作培养,同时做血培养。对病毒性肺炎和衣原体肺炎可采用快速诊断如 ELISA 或 PCR。

【鉴别诊断】

1. 肺透明膜病 由于缺乏肺表面活性物质,呼吸困难发生在出生后 12 小时以内,逐渐加重,病情进展较产前肺炎稍慢。但这两种疾病常不易从临床、X 线片以及病理上鉴别,因此对肺透明膜病也可试作产前感染性肺炎(特别是 B 组链球菌肺炎)治疗,采用较大剂量青霉素。

2. 缺氧缺血性脑病 在足月儿多由于窒息引起,在早产儿则不一定有缺氧史。发病开始即呼吸不规则,肌张力增高或降低,有时发生惊厥,但产前肺炎起病稍晚,神经系统症状较少。

3. 先天性心脏病 一般难与复杂先心病或出生后不久即出现青紫的先心病鉴别。先心病在生后数天内出现呼吸增快或青紫,心脏有时可听到杂音,肺部无啰音,胸部 X 线片可资鉴别。

4. 横膈疝 腹腔内脏经过疝孔进入胸腔,压迫心肺,引起肺发育不良,出现气促,胸部 X 线片可帮助鉴别。

5. 巨细胞病毒引起的肺炎 起病缓慢,症状有发热、干咳、气促、胸部 X 线片为典型的间质性肺炎,这些和衣原体肺炎相似,但巨细胞病毒感染的患儿肝脾肿大明显,有时伴黄疸。

【治疗】 对体温不升者注意保暖。喂奶一次量不宜过多,以免发生咳嗽、呕吐和吸入呼吸道。对细菌性肺炎根据药敏试验选用抗生素。对合胞病毒引起的呼吸道感染可用利巴韦林(Ribavirin,病毒唑)雾化吸入,15mg/(kg·d)每日 2 次吸入,同时用 0.5% 溶液滴鼻。对衣原体肺炎用红霉素口服或静脉滴入 50mg/(kg·d),分 2～3 次,共 2～3 周,也有人用氯霉素口服,早产儿 25mg/(kg·d),足月儿 50mg/(kg·d),分 2～3 次。

为增强抗病功能,对严重病儿可多次输血浆,静脉滴注丙种球蛋白、细胞色素 C 和辅酶 A。

新生儿肺炎应与哪些疾病相鉴别如何治疗?

第八节 新生儿出血症

病例 4-2-10

患儿,男,日龄 2 天,因"吐血伴便中带血半天"入院。患儿为 G_1P_1,胎龄 39 周。羊水、脐带及胎盘无异常,生后无窒息,Apgar 评分 1 分钟、5 分钟均 10 分。体重 3550g,生后奶粉喂养,吸吮力弱,于昨日夜间出现呕吐,吐物为含有暗红色血块,量多。随后排柏油样便 2 次,急查便常规示便潜血阳性,予口服蒙脱石散治疗,效果不佳,今日晨间仍有血便,为进一步治疗,以"消化道出血待查"收住我科。病程中无抽搐、发热,吃奶欠佳,尿量尿色正常。出生后未注射维生素 K 针剂。查体:体温 36.5℃,脉搏 120 次/分,呼吸 40 次/分,精神反应好,皮肤红润,双肺呼吸音清,心律齐,心音有力,未闻及杂音,腹软,肝脾不大,双下肢无水肿,四肢肌张力正常,原始反射常引出。急查化验示凝血酶原及部分凝血活酶时间延长,出血时间、血小板计数正常。血常规示:Hb 141g/L。

1. 最可能的诊断及诊断依据是什么?

2. 治疗原则是什么?

参考答案

1. 诊断 新生儿出血症。诊断依据:足月儿,生后 2 天发病;出生后未注射维生素 K 针剂。出血为主要症状有吐血、便血。出血后引起轻度贫血。化验示凝血酶原及部分凝血活酶时间延长,出血时间、血小板计数正常。

2. 治疗原则 一般治疗:有消化道出血时应禁食,待便血控制,便潜血阴性后给予喂养。特殊治疗:维生素 K_1 5～10mg/d,静脉注射,连用 3 天;输新鲜血液,重症出血者输新鲜全血,按每次 10～20ml/kg,可及时补充凝血因子,纠正低血压和贫血。

临床思维:新生儿出血症

新生儿出血症是由于维生素 K 缺乏、体内某些维生素 K 依赖凝血因子活力低下而导致的自限性出血性疾病。自 20 世纪 60 年代初开始对初生婴儿常规注射维生素 K_1 后,本病已少见。Ⅱ、Ⅶ、Ⅸ、Ⅹ 等凝血因子主要在肝微粒体内合成,在此过程中须维生素 K 参与,这些凝血因子前提蛋白的谷氨酸残基才能 γ-羧基化,羧基型蛋白具有更多的钙离子结合位点,然后方具凝血的生物活性,当维生素 K 缺乏时,上述维生素 K 依赖因子不能羧化,只是无功能的蛋白质,因此不能参与凝血过程而致出血。因此多数患儿在经维生素治疗后,其凝血机制得以迅速改善;但早产儿由于肝脏不成熟,维生素 K 疗效不佳。

【诊断】

1. 凝血酶原时间延长 凝血酶原时间和部分凝血活酶时间延长,血小板正常。

2. 测定活性Ⅱ因子与Ⅱ因子总量比值 两者比值小于 1 时提示维生素 K 缺乏。

3. 测定无活性凝血酶原 用免疫学方法直接测无活性凝血酶原,阳性提示维生素 K 缺乏。

【治疗】 出血者可给予维生素 K_1,1～2mg 静脉滴注,出血可迅速停止,通常 2 小时内凝血因子水平和功能上升,24 小时完全纠正。严重者可输新鲜冰冻血浆 10～20ml/kg,以提高血浆中有活性的凝血因子水平。

(1)产妇分娩前 1 周,给予维生素 K 肌注或口服,有预防作用。

(2)肌注维生素 K 每日 2～4mg,连续 3～4 日。

(3)出血量多,需紧急输血。

(4)严重胃肠道出血,应暂停喂乳。

新生儿出血症的诊断和治疗?

第九节　新生儿低血糖

病例 4-2-11

患儿,男,生后 2 小时,胎龄 38 周,正常产娩出。出生体重 3.8kg,其母患糖尿病。患儿生后嗜睡,喂养困难,时有肢体颤抖。查体:囟门张力正常,四肢肌张力偏低,握持反射和吸吮反射正常引出。测微量血糖 1.3mmol/L。

1. 该患儿最可能的诊断是什么?

2. 最主要的病因是什么?

3. 此患儿的治疗措施是什么?

参考答案

1. 最可能的诊断　新生儿低血糖。

2. 最主要的病因　糖尿病母亲娩出的婴儿。由于胎儿在宫内高胰岛素血症,葡萄糖利用增加而出生后母亲血糖供给突然中断所致。

3. 治疗措施　可先给予一次剂量的 10%葡萄糖 200mg/kg(2ml/kg),按每分钟 1.0ml 静注;以后改为 6～8mg/(kg·min)维持,以防低血糖反跳。每 4～6 小时监测血糖一次,并根据血糖值调节输糖速率,正常 24 小时后逐渐减慢输注速率,48～72 小时停用。低血糖持续时间较长者可加用氢化可的松 5mg/kg,静脉注射,每 12 小时一次;或泼尼松 1～2mg/(kg·d),口服,共 3～5 天,可诱导糖异生酶活性增高。极低出生体重早产儿对糖耐受性差,输糖速率>6～8mg/(kg·min)易致高血糖症。

临床思维:新生儿低血糖

新生儿出生后血糖浓度有一段自然下降继而上升的过程,并且许多低血糖的新生儿并无任何临床症状和体征,因此,长期以来低血糖的定义一直未完全统一。目前多数学者认为,全血血糖 2.2mmol/L 应诊断为新生儿低血糖,而不考虑出生体重、胎龄和日龄。新生儿低血糖症是新生儿期常见病、多发生于早产儿、足月小样儿、糖尿病母亲婴儿及新生儿缺氧窒息、硬肿症、感染败血症等。低血糖持续或反复发作可引起严重的中枢神经病变,临床上出现智力低下、脑瘫等神经系统后遗症,有些营养不易被吸收的新生儿直至长大后也依然会持续这些症状。

【诊断】

1. 血糖测定　高危儿应在生后 4 小时内反复监测血糖,以后每隔 4 小时复查,直至血糖浓度稳定。由于纸片法检测简便、快速、无创、可作为高危儿的筛查,但确诊需依据化学法(如葡萄糖氧化酶)测定的血清葡萄糖值。须注意:①取标本后应及时测定,因室温下红细胞糖酵解增加,血糖值每小时可下降 15～20mg/dl,②由于新生儿红细胞多,且其中还原型谷胱甘肽含量高,红细胞糖酵解增加,故全血糖值较血清糖低 10%～15%,当血糖值<30mg/dl 时,这种差异更大。

2. 持续性低血糖者　应酌情选测血胰岛素,胰高糖素,T_4,TSH,生长激素,皮质醇,血、尿氨基酸及有机酸等。

3. 高胰岛素血症　可作胰腺 B 超或 CT 检查,疑有糖原累积病时可行肝活检测定肝糖原和酶活力。

低血糖的分型:

1. 暂时性低血糖　指低血糖持续时间较短,不超过新生儿期。

(1)葡萄糖储存不足,主要见于①早产儿:肝糖原储存主要发生在妊娠的最后 3 个月,因此,胎龄越小,糖原储存越少。②围生期应激:低氧、酸中毒时儿茶酚胺分泌增多,刺激肝糖原分解增加,加之无氧酵解使葡萄糖利用增多。③小于胎龄儿:除糖原储存少外,糖异生途径中的酶活力也低。④其他:如低体温,败血症,先天性心脏病等,常由于热卡摄入不足,葡萄糖利用增加所致。

(2)葡萄糖利用增加(即高胰岛素血症),主要见于①糖尿病母亲婴儿:由于宫内高胰岛素血症,而出生后母亲血糖供给突然中断所致。②Rh 溶血病:红细胞破坏致谷胱甘肽释放,刺激胰岛素浓度增加。

2. 持续性低血糖　指低血糖持续至婴儿或儿童期。

(1)高胰岛血症:主要见于胰岛细胞增生症、Beckwith 综合征、胰岛细胞腺瘤。

(2)内分泌缺陷:如先天性垂体功能不全、皮质醇缺乏,胰高糖素缺乏,生长激素缺乏等。

(3)遗传代谢性疾病:①碳水化合物病,如糖原累计病Ⅰ型、Ⅲ型。②脂肪酸代谢性疾病,如中链酰基辅酶 A 脱氢酶缺乏。③氨基酸代谢缺陷,如支链氨基酸代谢障碍、亮氨酸代谢缺陷等。

【治疗】　由于不能确定引起脑损伤的低血糖阈值,故不管有无症状,低血糖者应及时治疗。

1. 无症状性低血糖并能进食者　可先进食,并密切监测血糖、低血糖不能纠正者可静脉输注葡萄糖,按 6～8mg/(kg·min)速率输注,4～6 小时后根据血糖测定结果调节输糖速率,稳定 24 小时后逐渐停用。

2. 症状性低血糖　可先给予一次剂量的 10%葡萄糖 100mg/kg(1.0ml/kg)按每分钟 1.0ml 静注,以后改为 6～8mg/(kg·min)维持,以防低血糖反跳。每 4～6 小时监测血糖 1 次,并根据血糖值调节输糖速率,正常 24 小时后逐渐减慢输注速率,48～72 小时停用;低血糖持续时间较长者可加用氢化可的松 5mg/kg,静脉注射,每 12 小时 1 次,或泼尼松(强的松)1～2mg/(kg·d)口服,共 3～5 天,可诱导糖异生酶活性增高,极低体重早产儿对糖耐受性差,输糖速率>6～

8mg/(kg·min)易致高血糖症。

3. 持续性低血糖 葡萄糖输注速率常需提高至 12～16mg/(kg·min)以上才能维持血糖浓度在正常范围,还可静脉注射高血糖素 0.02/kg,间断给药,或 10μg/(kg·h)静脉维持。高胰岛素血症可用二氮嗪,每日 10mg/kg 最大剂量<25mg/kg,分 3 次口服,胰岛素细胞增生症则须做胰腺次全切除,先天性代谢缺陷患儿给予特殊饮食疗法。

新生儿低血糖的病因?

第十节 早 产 儿

病例 4-2-12

患儿,男,生后 0.5 小时,主因"提前分娩 5^{+1} 周,出生体重低"入院。患儿系 G_2P_1,胎龄 34^{+6} 周,正常产娩出,出生体重 2200g,羊水清,脐带、胎盘无异常。Apgar 评分 1 分钟 9 分(肌张力扣 1 分),5 分钟 9 分(肌张力扣 1 分)。因出生体重低,于生后半小时转入我科,以"早产儿"收住院。患儿病程中无抽搐,未开奶,未排二便。查体:体温 36.2℃,脉搏 122 次/分,呼吸 30 次/分,体重 2200g,精神反应好,皮肤红润,呼吸稍促,双肺呼吸音清,心律齐,腹软,肝脾不大,双下肢无水肿,四肢肌张力稍低,原始反射稍减弱。

1. 最可能的诊断及诊断依据是什么?

2. 治疗原则是什么?

参考答案

1. 最可能的诊断 早产儿。诊断依据是胎龄不超过 37 周的活产婴儿。

2. 治疗原则

(1)保暖:将患儿置于保温箱中,维持中性温度。一般在 32～35℃,根据患儿体温及日龄随时调节,使其皮肤温度保持在 36.5℃左右。

(2)喂养:以母乳喂养或早产儿配方奶为宜。胎龄大于 32 周、患儿能协调地吸吮和吞咽及临床情况稳定者,可予直接由母乳抱喂婴儿。

(3)预防感染:加强对脐部、皮肤皱褶及臀部的护理,一旦出现微小感染灶,即应引起重视,并认真处理。

病例 4-2-13

患儿,女,出生后 2 小时。主诉:体温不升 2 小时。患儿系 1 胎 1 产,胎龄 35 周,自然分娩,羊水清,分娩顺利。Apgar 评分:1 分钟 7 分,5 分钟 8 分。出生体重 2350g。出生后一般情况欠佳,精神反应差,面色及皮肤青灰,哭声不连续。已开奶,吸吮力欠佳,大小便未解。体格检查:体温不升,脉搏 155 次/分,呼吸 35 次/分,体重 2350g,一般情况差,营养欠佳,精神萎靡,反应迟钝。哭声低弱且不连续,偶有呻吟,面色及皮肤青紫,皮肤弹性差,胸廓对称,呼吸表浅,未见三凹征,双肺呼吸音清,未闻及干湿性啰音,心律齐,心音低纯,各瓣膜听诊区未闻及病理性杂音,腹平软,肝脾未触及肿大,未闻及肠鸣音,四肢凉,活动欠佳,肌张力弱。

1. 初步诊断是什么?

2. 可能造成的后果是什么?

3. 所需的进一步检查是什么?

4. 治疗原则及措施是什么?

参考答案

1. 初步诊断　早产儿。

2. 可能造成的后果　①寒冷刺激造成无氧酵解过程增加,代谢产生得酸性物质积聚,致代谢性酸中毒,又可使肺部血管收缩,形成恶性循环。②可使血糖暂时上升,如低体温持续则体内糖储备过度消耗使血糖降低。③使血中游离脂肪酸增加,它与胆红素竞争清蛋白结合位点,使血中游离胆红素增加。④低体温使肺血管灌注减少,不利于肺表面活性物质合成,使早产儿肺透明膜病得发生率增加。⑤可引起寒冷损伤综合征,机体出现微循环障碍,血黏滞度增高,凝血功能紊乱等,严重者出现大出血。⑥产生"寒冷利尿",如低体温持续则血压下降,血流减慢,消化功能不良。⑦体温低于35℃时反应迟钝,低于33℃时处于半昏迷状态,低于30℃时对外界反应消失。⑧低体温易造成机体免疫功能降低,易合并感染。

3. 辅助检查　包括血气分析、血常规、血尿素氮、电解质、血糖、血培养、DIC筛选检查、X线胸片、心电图、甲状腺功能。

4. 治疗原则　复温。一般主张逐渐复温,体温愈低则复温愈谨慎。常用方法是先将患儿放入26~28℃暖箱内,每小时提高暖箱温度1℃,直至30~32℃。通常要求1~24小时将体温恢复至正常。

病例 4-2-14

患儿,女,胎龄为33^{+1}周,出生体重为1560g,生后一天转入。给予入暖箱,先试喂5%糖水,无异常后喂1:1早产配方奶每次0.75ml,2小时/次,喂养3次后患儿出现腹胀、呕吐,减少奶量,延长喂奶间隔,每次0.5ml,3小时/次,患儿仍有腹胀,大便稀薄,便潜血阳性;给予禁食,静脉营养5天,后腹胀缓解,肠鸣音可闻及,觅食反射可引出,再次给予经口喂养,开始0.75ml/次,3小时/次,患儿无呕吐、腹胀,大便渐为黄色软便。

1. 初步诊断是什么?

2. 治疗方案是什么?

参考答案

1. 初步诊断　早产儿喂养不耐受。

2. 治疗方案　①早期采用微量肠道喂养:维持每次0.5~1.0ml的微量喂养,1至数天增加1次为宜。②一般出生后半小时开奶,可先试喂5%糖水或白开水,无异常后用1:1稀释奶,观察有无呕吐、腹胀,3天左右过渡至全奶喂养。③最好用母乳喂养,如无母乳,可选用早产儿配方奶。④开始喂养或增加奶量时应观察腹胀现象,测定腹围(注意测量部位和时间)。如增加1.5cm应减量或停喂1次。胃残留量和腹围是监测喂养不耐受的重要指标。此外出现呕吐、血便等提示感染或坏死性小肠结肠炎,应停止喂养。⑤喂养效果评价:体重增长是最客观的指标,对早产儿体重增长的计算是以每日每公斤体重增长的克数为标准的。小于37周的早产儿每日平均增长15~30g为最佳效果。

临床思维:早产儿

胎龄越小,婴儿体重越小身长越短。胎龄在37足周以前出生的活产婴儿,称为早产儿或未成熟儿(premature infant)。其出生体重大部分在2500g以下,头围在33cm以下。少数确实是早产儿而体重超过2500g,其器官功能和适应能力较足月儿为差者,应给予早产儿特殊护理。凡因胎盘功能不足等因素而出生体重减轻到该胎龄正常体重第 10 百分位以下或较平均数低两个标准差以下者称为小于胎龄儿(小样儿,成熟不良儿,small-for-date infant,undersized infant,dysmaturity)。亦把出生体重 2500g 以下的统称为低体重儿(low birth weight infant),把出生体重低于 1500g 者称为极低体重儿(very low birth weight infant),其中都包括早产儿和小于胎龄者。

【早产儿特点】

1. 外表特点

(1) 头部:头大,头围为身高的 1/3,囟门宽大,颅缝可分开,头发呈短绒样,耳壳软,缺乏软骨,耳舟不清楚。

(2) 皮肤:呈鲜红薄嫩,水肿发亮,胎毛多(胎龄愈小愈多),胎脂丰富,皮下脂肪少,趾(指)甲软,不超过趾(指)端。

(3) 乳腺结节:不能触到,36 周后触到直径小于 3mm 的乳腺结节。

(4) 胸腹部:胸廓呈圆筒形,肋骨软,肋间肌无力,吸气时胸壁易凹陷,腹壁薄弱,易有脐疝。

(5) 跖纹:仅在足前部见 1~2 条足纹,足跟光滑。

(6) 生殖系统:男性睾丸未降或未全降。女性大阴唇不能盖住小阴唇。

2. 病理生理特点

(1) 体温:①体温调节中枢不成熟,稳定性不好。②体表面积相对较大,散热多。③皮下脂肪少,储热能力低,供应热能的棕色脂肪组织发育未成熟。④过冷时肌肉颤动的反应少,控制血液流至皮肤微血管的血管扩张能力差。⑤胃肠发育不全,无法摄取足够热量来维持体温。⑥汗腺功能不足,妊娠 32 周以下出生的婴儿不会出汗。⑦活动力差。

(2) 呼吸系统:①呼吸中枢、呕吐反射、咳嗽反射均比较微弱,容易发生吸入性肺炎。②肺泡发育不全,缺乏表面活性物质,导致肺泡塌陷,引起肺透明膜病。③容易发生呼吸困难、不规则的呼吸暂停及发绀。④胸廓及呼吸肌无力,需较强的刺激才能起反应。

(3) 循环系统:①由于肺部小动脉的肌肉层发育未完全,使左至右的分流增加,易有开放性动脉导管,越早产的婴儿,其开放性动脉导管发生的比例越高。②缺氧、酸中毒易引起持续性肺动脉高血压,因由右至左的分流而引起发绀。③凝血酶原不足、维生素 C 不足,使血管脆弱易致出血,如颅内出血、上消化道出血。④白蛋白不足及血管渗透性较大易致水肿。

(4) 血液系统:早产儿体重越小,出生后血红蛋白、红细胞的降低开始越早,6 周后血红蛋白可跌至 70~100g/L(足月儿于 8~12 周后低至 110g/L),有核红细胞持续出现在周围血象中的时间也越长。

(5) 排泄系统:①愈不成熟的早产儿,其肾小球滤过率愈低。早产儿若有严重窒息合并低血压的发生,因肾血流减少,肾小球滤过率更降低,早产儿会出现无尿或少尿。②浓缩尿液或排除过多液体方面的能力有限,易有水中毒或脱水的危险。

(6) 中枢神经系统:①脑室周围的微血管比较不成熟而易破裂,故在妊娠 32 周以前易发生缺氧而导致血管壁破裂,造成脑室出血。②黄疸严重时,因易缺氧使脑血管屏障受损而造成核黄疸,导致脑部中枢神经系统的损伤。③对刺激的反应较慢。④吸吮、吞咽及张力反射不好,易致喂食困难。⑤咳嗽反射微弱或无。⑥呼吸、体温中枢发育不好。

(7) 消化系统:①呕吐反射不良,食管贲门括约肌功能不佳和吸吮、吞咽反射不良,易患吸入性肺炎的危险。②出生时长时间的缺氧,使肠道血流减少,易有喂食耐受性不良或易造成坏死性肠炎。③胃容量小,所以进食量少,影响到营养、热量及水分的需求。不同体重早产儿的胃容量有明显差异。到出生 2 周以后胃容量才明显增加。④对脂肪的消化吸收差,对蛋白质、碳水化合物的消化吸收较好。⑤肝功能差。

(8) 免疫系统:①由母体处所获得的 IgG 免疫球蛋白抗体少(大部分的 IgG 免疫球蛋白是在

怀孕末期经胎盘获得),使早产儿易受感染。②皮肤易受损和感染。

(9)眼睛:视网膜血管成熟度不佳,过度给氧或长期给氧易造成视网膜血管收缩,刺激血管增生,引起视网膜、玻璃体的出血及纤维化,进而导致视网膜剥离和失明,称早产儿视网膜病变。

(10)生长发育:生长发育快,早产儿体重增长的倍数较足月儿为大,1岁时足月儿的体重大致等于初生时的3倍,1501~2000g早产儿1岁时的体重可达初生时的5倍半,1001~1500g者可达7倍。由于生长特快,极易发生低血钙和佝偻病。

【治疗】

1. 产时处理 早产儿出生时必须注意保暖,处理时动作要轻巧而迅速。受凉常会造成不可挽救的并发症,产房温度必须保持25℃左右。为了预防窒息,产程中最好不用对胎儿呼吸中枢有影响的麻醉、镇静药。胎头娩出时,先将胎儿口、鼻腔内的黏液挤出。未清除干净者,可在胎儿全部娩出时用消毒吸管吸清,必要时用气管内插管。口内勿用纱布揩,以免擦伤黏膜促成感染。有呼吸困难或青紫者及时给氧。待断脐完毕,用消毒植物油纱布轻轻揩去颈下、腋下、腹股沟等皱褶处过多的胎脂,然后裹以布类。用0.25%氯霉素或0.5%新霉素眼药水滴眼,预防结膜炎。处理就绪后,尽快转入已调节好温度的早产儿暖箱内。

2. 护理方法 初生的早产儿入室后应先安静4小时,头侧向一边,使口内黏液向外流,以后每2~3小时轻换体位1次。每4小时测体温1次,每日最高温度与最低温度之差不应超过1℃。如已稳定在36~37℃间3次以上,可改为每日上午时及下午时各测1次。若体温高于37℃或低于36℃,仍需每4小时测1次。

氧的使用以有呼吸困难或青紫、情况欠佳者为限,勿以氧吸入作为常规。一般给氧数小时后青紫消失、呼吸正常时便可停止。如体重低于1000g以下的早产儿,可持续1昼夜。持续给氧最好不超过3天。禁忌吸氧、浓度过高,时间过长,以免损伤婴儿的眼及肺。哺喂时容易发绀的婴儿,可于哺喂前后给予数分钟氧吸入。

早产儿在脐带脱落、创口愈合后才予沐浴。在不沐浴时,上半身在暖箱内进行擦澡护理,包裹上半身后再抱出清洗臀部。体重在1000~1500g以下者,可用消毒植物油或滑石粉轻擦皱褶处,以保护皮肤。护理中着重做好下列三点:

(1)保暖:早产儿由于体温调节困难,因此护理中对温、湿度的要求就显得很重要。

早产儿衣着以轻柔软暖、简便易穿为宜,尿布也要柔软容易吸水为佳,所有衣着宜用带系结,忌用别针和纽扣。睡暖箱者,除测体重外,护理工作尽量在暖箱内进行,操作时应边门内进入,非万不得已才打开箱盖,以免箱内温度波动过大。

凡体重增加到2000g左右或以上,一般情况良好,室温维持在24℃时,在不加热的暖箱内保持正常体温,每3小时用奶瓶喂奶一次吮吸良好,体重继续上升者,可出暖箱。

(2)喂养:由于早产儿生长发育较快,正确的喂养比足月儿更重要。生后开始喂养时间:一般早产儿可于生后2~4小时开始喂糖水,试喂1~2次无呕吐者,6~8小时后再改喂奶液。曾发生过青紫、呼吸困难、体重过低或用手术产出者,可用静脉滴注10%葡萄糖液60ml/(kg·d),或应用全静脉和部分高营养液,情况好转后才改口服。

喂奶间隔时间:可根据不同体重安排,1000g以下每小时喂1次,1001~1500g者1.5小时1次,1501~2000g者2小时1次,2001~2500g者每3小时1次。夜间均可适当延长。如遇到摄入量不足,一般情况欠佳,吮吸力差,胃纳欠佳易吐的婴儿,白天晚间均以少量多次为宜。

【治愈标准】 早产儿一般情况良好,吸乳情况好,体重已达到2300g左右,无贫血及其他营养缺乏等疾病症状,在室内温度21~24℃下能保持正常体温时,可以出院。

早产儿有什么特点?护理方法有哪些?

第十一节 新生儿黄疸及溶血病

病例 4-2-15

患儿,男,出生 1 天,足月顺产,24 小时内出现黄疸、嗜睡、吸吮无力,肝脾肿大较轻。

1. 该患儿可能的诊断是什么?

2. 该患儿拟采用光照疗法,光照需多长时间可使血清胆红素下降?

参考答案

1. 可能的诊断是新生儿溶血病。

2. 12~24 小时光照疗法可使血清胆红素下降。

临床思维:新生儿黄疸及溶血病

一、新生儿黄疸

医学上把未满月(出生 28 天内)婴儿的黄疸,称之为新生儿黄疸,新生儿黄疸是指新生儿时期,由于胆红素代谢异常引起血中胆红素水平升高而出现于皮肤、黏膜及巩膜黄疸为特征的病症,本病有生理性和病理性之分。生理性黄疸在出生后 2~3 天出现,4~6 天达到高峰,7~10 天消退,早产儿持续时间较长,除有轻微食欲不振外,无其他临床症状。若生后 24 小时即出现黄疸,2~3 周仍不退,甚至继续加深加重或消退后重复出现或生后 1 周至数周内才开始出现黄疸,均为病理性黄疸。病理性黄疸:①黄疸出现得早,生后 24 小时内即出现黄疸;②黄疸程度重,呈金黄色或黄疸遍及全身,手心、足底亦有较明显的黄疸或血清胆红素大于 12~15mg/kg;③黄疸持久,出生 2~3 周后黄疸仍持续不退甚至加深,或减轻后又加深;④伴有贫血或大便颜色变淡者;⑤有体温不正常、食欲不佳、呕吐等表现者。有病理性黄疸时应引起重视,因为它常是疾病的一种表现,应寻找病因。此外未结合胆红素浓度达到一定程度时,会通过血-脑屏障损害脑细胞(常称核黄疸),引起死亡或有脑性瘫痪、智能障碍等后遗症。所以一旦怀疑小儿有病理性黄疸,应立即就诊。

【分类及鉴别诊断】

1. 溶血性黄疸 溶血性黄疸最常见原因是 ABO 溶血,它是因为母亲与胎儿的血型不合引起的,以母亲血型为 O、胎儿血型为 A 或 B 最多见,且造成的黄疸较重;其他如母亲血型为 A、胎儿血型为 B 或 AB;母亲血型为 B、胎儿血型为 A 或 AB 较少见,且造成的黄疸较轻。这样一来,一些父母会十分紧张,担心孩子会发生 ABO 溶血,其实要说明的一点:不是所有 ABO 系统血型不合的新生儿都会发生溶血。据报道新生儿 ABO 血型不合溶血的发病率为 11.9%。新生儿溶血性黄疸的特点是生后 24 小时内出现黄疸,且逐渐加重。

2. 感染性黄疸 感染性黄疸是由于病毒感染或细菌感染等原因主要使肝细胞功能受损害而发生的黄疸。病毒感染多为宫内感染,以巨细胞病毒和乙型肝炎病毒感染最常见,其他感染有风疹病毒、EB 病毒、弓形体等较为少见。细菌感染以败血症黄疸最多见。黄疸的特点是生理性黄疸后持续不退或生理性黄疸消退后又出现持续性黄疸。

3. 阻塞性黄疸 阻塞性黄疸多由先天性胆道畸形引起的,以先天性胆道闭锁较为常见,其黄疸特点是生后 1~2 周或 3~4 周又出现黄疸,逐渐加深,同时大便颜色逐渐变为浅黄色,甚至呈白陶土色。

4. 母乳性黄疸 这是一种特殊类型的病理性黄疸。少数母乳喂养的新生儿,其黄疸程度超过正常生理性黄疸,原因还不十分明了。其黄疸特点是:在生理性黄疸高峰后黄疸继续加重,胆红素可达 10～30mg/dl，如继续哺乳，黄疸在高水平状态下继续一段时间后才缓慢下降，如停止哺乳 48 小时，胆红素明显下降达 50%，若再次哺乳，胆红素又上升。

病理性黄疸不论何种原因，严重时均可引起"核黄疸"，其预后差，除可造成神经系统损害外，严重的可引起死亡。因此，新生儿病理性黄疸应重在预防，如孕期防止弓形体、风疹病毒的感染，尤其是在孕早期防止病毒感染；出生后防止败血症的发生；新生儿出生时接种乙肝疫苗等。家长要密切观察孩子的黄疸变化，如发现有病理性黄疸的迹象，应及时送医院诊治。

【检查】 正常新生儿脐血胆红素最高约 51.3μmol/L(3mg/dl)，在生后 4 天左右达高峰，一般不超过 171～205μmol/L(10～12mg/dl)，早产儿不超过 256.5μmol/L(15mg/dl)，以后逐渐恢复。凡登白试验呈间接反应。尿中胆红素阴性，粪内胆色素增多。

脐血	～24 小时	～28 小时	3 天	7 天
足月儿	<42.8(2.5)	<102.6(6)	<128.3(7.5)	<205.2(12)
早产儿	<42.8(2.5)	<136.8(8)	<205.2(12)	<265.5(15)[1]

【治疗】

1. 西医 ①光照疗法：新生儿裸体卧于光疗箱中，双眼及睾丸用黑布遮盖，用单光或双光照射，持续 24～48 小时，胆红素下降到 7mg/kg 以下即可停止治疗。②酶诱导剂：常用苯巴比妥，剂量为 5～6mg/(kg·d)，光照治疗能自愈，多喂糖水可使黄疸加快消退，不必治疗。黄疸较严重时应予光疗并作进一步检查，以防夹杂病理性黄疸。

2. 中医 湿热型黄疸可见到小儿皮肤黄而鲜明，其色如枯色，伴见发热、烦躁、啼哭、口渴、呕吐、尿黄、便秘等症状，常用茵陈、栀子、大黄、黄芩、车前子、竹茹、陈皮等中药治疗，伴见高热、烦躁喘促，或抽搐、昏迷，并且有呕吐腹泻等胃肠道症状。此型一般病情较重，多为核黄疸患者。中成药可灌服安宫牛黄丸、紫雪丹等，汤药可用水牛角、生石膏、炒栀子、黄连、茵陈、菖蒲、大黄、钩藤等药，水煎服。若患儿已昏迷则中药灌不进去时，可用茵陈、栀子、大黄、甘草煎汤，保留灌肠，每日 1 次，或采用针灸、西药抢救等办法综合治疗。

瘀滞型黄疸可见面目及全身发黄，黄色较深且晦暗，并逐渐加重，身体消瘦，饮食减少，大便溏稀，并伴有皮肤出血而见瘀斑、瘀点等，中医认为此为热邪深入，伤及脾胃，瘀阻血分，因此治疗要活血化瘀，养肝健脾，中药可用柴胡、赤芍、白芍、当归、桃仁、红花、川芎、佛手、陈皮、茯苓、山药、鸡血藤等药物。

脾湿型黄疸的小儿皮肤发黄，日久不易退，其色晦暗，面色无华，体质消瘦，乏力纳少，大便溏软，四肢欠温，治疗可用健脾化湿、和中之法，中药可用茵陈、白术、干姜、党参、山药、茯苓、佛手、菖蒲、郁金、焦山楂等，中成药可用健脾丸、地茵合剂等。

二、新生儿溶血病

新生儿溶血病是指因母、婴血型不合而引起的同族免疫性溶血，使胎儿在宫内或生后发生大量红细胞破坏，出现一系列溶血性贫血、黄疸以及其他多种临床表现的疾病。在我国以 ABO 血型不合者占多数，Rh 血型不合者较少，其他如 MN、Kell 血型系统等少见。

【诊断】

1. 病史 凡既往有原因不明的死胎、流产、输血史、新生儿重症黄疸史的孕妇或生后早期出现进行性黄疸加深，即应做特异性抗体检查。送检标本要求为：①试管应清洁干燥，防止溶血发生。②产前血型抗体检查，送产妇和其丈夫的血样；新生儿检验送新生儿血样为主，父、母血样为辅（如母血不能及时扣帽子取时，可只送新生儿血样）。③新生儿抽血 3ml(不抗凝)；产妇抽血 5ml(不抗凝)；丈夫抽血 2ml(抗凝，使用一般抗凝剂)。④如当地不能检验，可将产妇血清分离后寄至附近检验单位，另多取 2ml 抗凝血。天气炎热时可将血样瓶放入有冰块的大口瓶中，航空邮寄。

2. 血型　孕期由羊水测定胎儿 ABO 血型,若证实母胎同型者就可免患病之忧,但 Rh 血型无血型物质需取到胎儿血才能定型。新生儿 O 型者可排除 ABO 溶血病,而不能排除其他血型系统的溶血病。

3. 特异性抗体检查　包括母、婴、父血型,抗体效价,抗人球蛋白试验(产前做间接法、生后做直接法),释放试验和游离试验,这是诊断该病的主要依据。

抗人球蛋白间接试验是用已知抗原的红细胞去检查受检者血清中有无不完全抗体;直接试验阳性说明婴儿红细胞已被血型抗体致敏。释放试验阳性,诊断即成立,因致敏红细胞通过加热将抗体释放出来,释放液中抗体的特异必须用标准红细胞来确定。游离试验是在新生儿血清中发现有不配合的抗体,然而尚未致敏红细胞,阳性表明可能受害。

在孕期诊断可能为该病者,应争取在妊娠 6 个月内每月检验抗体效价 1 次,7~8 月每半月 1 次,8 个月以后每周 1 次或根据需要决定。抗体效价由低到高,起伏颇大或突然由高转低均提示病情不稳定,有加重可能,效价维持不变提示病情稳定或母婴血型相合,该抗体仅属以前遗留所致。排除遗留因素后,一般发病轻重与抗体效价成正比,但 ABO 系统受自然界存在类似抗 A(B)物质关系,有的未婚女子效价已达 1024。通常 ABO 溶血病的效价为 64 作为疑似病例,但个别效价为 8 时也有发病的报道。

4. 羊水检查胆红素含量　它不像抗体效价受前一胎遗留下来的影响,故羊水胆红素含量对估计病情和考虑终止妊娠时间有指导意义,正常羊水透明无色,重症溶血病时羊水呈黄色。

Liley 发现 450mm 处光密度的升高与胎儿溶血病的严重程度呈一定比例。由于正常胎儿羊水中胆红素的浓度随孕周增加而降低,故在不同孕周所测得的 450mm 处光密度的升高数,有不同的意义。Liley 从 101 名 Rh 免疫妇女羊水中所得结果,以 450mm 的光密度增加数为纵坐标,孕周为横坐标,绘成经验图,分 3 个区,羊水中 450mm 处光密度的增加数在上区者,病情严重,一般即将死亡。在中区者,中度病重,在下区者,可能为 Rh 阴性儿或为贫血极轻的 Rh 阳性儿,仅 10% 需要换血。

5. 影像检查　全身水肿胎儿在 X 线摄片可见软组织增宽的透明带四肢弯曲度较差。B 超检查更为清晰,肝脾肿大,胸腹腔积液都能反映于荧光屏。

6. 其他实验室检查　对诊断该病同样有参考价值的检查。

【治疗】

1. 西药治疗　①血浆或白蛋白,供给与胆红素联结的白蛋白,可使游离的非结合胆红素减少,预防胆红素脑病。血浆 25ml/次,静脉注射(100ml 血浆含白蛋白 3g,1g 白蛋白可联结非结合胆红素 8.5mg)或白蛋白 1g/kg 加 25% 葡萄糖 10~20ml 静脉滴注,每天 1~2 次。②肾上腺皮质激素,能阻止抗原与抗体反应,减少溶血;并有促进肝细胞葡萄糖醛酸转移酶对胆红素的结合能力。强的松每日 1~2mg/kg 分三次口服,或氢化可的松每日 6~8mg/kg 或地塞米松每日 1~2mg 加 10% 葡萄糖 100~150ml 静脉滴注。疑有感染者在有效抗感染药物控制下慎用。③酶诱导剂,能诱导肝细胞滑面内质网中葡萄糖醛酸转移酶的活性,降低血清非结合胆红素。苯巴比妥尚能增加 Y 蛋白,促进肝细胞对胆红素的摄取。苯巴比妥每日 5~8mg/kg,尼可杀米每日 100mg/kg,皆分 3 次口服。因需用药 2~3 天才出现疗效,故要及早用药。两药同用可提高疗效。④葡萄糖及碱性溶液,葡萄糖可供给患儿热量,营养心、肝、脑等重要器官,减少代谢性酸中毒。酸中毒时,血-脑屏障开放,可使胆红素进入脑组织的量增加,尚应及时输给碱性溶液纠正酸中毒,预防胆红素脑病。碳酸氢钠剂量(mg)=碱剩余×体重(kg)×0.3。

2. 中药治疗　中药可以退黄,体外试验有抑制免疫反应的作用。常用的方剂有:①三黄汤:黄芩 4.5g,黄连 1.5g,制大黄 3g。②茵陈蒿汤:茵陈 1.5g,栀子 9g,制大黄 3g,甘草 1.5g。③消黄利胆冲剂:茵陈 9g,栀子 3g,大黄 3g,茅根 10g,金钱草 6g,茯苓 6g。以上三方可选其中之一,每日服 1 剂,分次在喂奶前服。亦有制成静脉输入剂应用者,其疗效较口服者为快。

3. 光疗

(1)光疗原理:胆红素能吸收光,在光和氧的作用下,脂溶性的胆红素氧化成为一种水溶性的产物,能从胆汁或尿液排出体外,从而降低血清非结合胆红素浓度。胆红素的吸收光带是 $400\sim500\mu m$,尤其是在 $420\sim440\mu m$ 波长时光分解作用最强,蓝色荧光波长主峰在 $425\sim475\mu m$,故多采用蓝色荧光灯进行治疗。近年来,有报告绿光退黄效果胜于蓝光者。

(2)光疗方法及注意事项:让患儿裸体睡于蓝光箱中央,光源距婴儿体表 50 cm,两眼及外生殖器用黑罩或黑布遮盖。箱周温度应保持在 $30\sim32℃$,每小时测肛温 1 次,使体温保持在 $36.5\sim37.2℃$。光照时间根据病因、病情轻重和血清胆红素浓度减退的程度来定,可连续照射 $24\sim72$ 小时。光疗对结合胆红素的作用很弱。当血清结合胆红素$>64.8\mu mol/L$ ($4mg/dl$)、转氨酶及碱性磷酸酶升高时,光疗后胆绿素蓄积,可使皮肤呈青铜色,即青铜症。故以结合胆红素增高为主或肝功能有损害的病儿不宜作光疗。

4. 换血

(1)换血目的:换出血中已致敏红细胞及抗体,阻止进一步溶血;减少血清非结合胆红素浓度,预防发生胆红素脑病;纠正贫血,防止心力衰竭。

(2)换血指征:①产前已经确诊为新生儿溶血病,出生时有贫血、水肿、肝脾肿大及心力衰竭,脐血血红蛋白$<120g/L$。②脐血胆红素$>59.84\sim68.4\mu mol/L$ ($3.5\sim4mg/dl$),或生后 6 小时达 $102.6\mu mol/L$($6mg/dl$),12 小时达 $205.2\mu mol/L$ ($13mg/dl$)。③生后胆红素已达 $307.8\sim342\mu mol/L$ ($18\sim20mg/dl$)、早产儿胆红素达 $273.6\mu mol/L$($16mg/dl$)者。④已有早期胆红素脑病症状者。

(3)血清选择:ABO 溶血症用 AB 型血浆,加 O 型红细胞混合后的血。Rh 溶血症应有 ABO 同型(或 O 型),Rh 阴性的肝素化血。血源应为 3 天内的新鲜血。

(4)换血量及速度:常用的换血量为 85ml/kg,约为婴儿全血的 2 倍。每次抽出和注入的血量为 $10\sim20ml$,病情重、体重轻者抽注 10ml。速度要均匀,约每分钟 10ml。换血后可作光疗,以减少或避免再次换血。

新生儿生理性黄疸及病理性黄疸各有哪些特点?光疗的目的及机理?

第十二节　正常足月儿

病例 4-2-16

患儿,男,生后 2 天,G_1P_1 儿,孕38^{+5}周,自然分娩,顺产出生,出生体重 3500g,患儿生后皮肤红润,哭声响亮。Apgar 评分:1 分钟 10 分。5 分钟 10 分。羊水清,无宫内窘迫及胎膜早破史。出生后 2 小时开奶,人工喂养,无吐奶及呛奶,大便为胎便,小便正常。体格检查:体温 36.3℃,脉搏 128 次/分,体重 3780g。全身皮肤红润,皮肤弹性好,无黄染及出血点,头颅外形正常,前囟 1.5cm×1.5cm,平软。面色红润,无口周发绀,颈软,无抵抗。胸廓对称,无畸形,无三凹征,听诊双肺呼吸音清,未闻及干湿啰音。心律 128 次/分,律齐,心音有力,各瓣膜听诊区未闻及杂音。腹部平坦,肝脏右肋下 1cm,剑下 1.5cm 可触及,质软,边缘锐利,脾脏未触及,肠鸣音正常。阴囊有多量皱褶,睾丸下降。四肢活动好,肌张力正常。原始反射存在。胎龄评估:38 周。

1. 诊断是什么?

2. 诊断依据有哪些?

参考答案

1. 诊断　正常足月儿。

　　2. 诊断依据　患儿胎龄在 37～42 周之间,根据出生体重为适于胎龄儿,无异常分娩史,出生时无窒息史。查体一切正常,原始反射存在。胎龄评估为足月。

临床思维:正常足月儿

　　正常足月儿是指出生时胎龄满 37～42 周,体重＞2500g,无畸形和疾病的活产婴儿。正常足月儿的生理特点:

　　1. 体温　小儿出生后第 1 小时内体温可降低 2.5℃,在注意保温情况下,24 小时可稳定到 36～37℃。由于新生儿中枢调节还不完善,当散热相对较多、进食不足、外界温度偏低或有疾病时,体温可下降,甚至不升。在水分不足或环境温度偏高时,体温又可升高,称脱水热。

　　2. 呼吸　每分钟呼吸 40 次左右,有时可节律不齐,以腹式(膈肌)呼吸为主。

　　3. 循环　心率每分钟 140 次左右,有波动,可从每分钟 120～160 次。由于血管末梢血流缓慢,血红蛋白偏高,可出现轻微发绀和肢端偏冷。

　　4. 消化　新生儿胃呈水平位,贲门较松、幽门较紧,胃容量随日龄增长而增加,因此出生后易有呕吐或溢乳现象。新生儿除淀粉酶外,消化道已能分泌充足的消化酶,因此不宜过早喂淀粉类食物。

　　5. 血液　正常新生儿红细胞偏多,要达 600 万/dl 左右,血红蛋白 150～200g/L,是形成生理黄疸的原因之一。白细胞约 25×10⁹/L,1 周后降到 1 万左右。小儿出生 2～4 天,胎儿血红蛋白占 80％,维生素 K 依赖因子缺乏,可有自然出血症。

　　6. 泌尿　小儿出生时肾功能只能负担一般正常代谢,而滤过、浓缩及稀释等功能在逐步完善中,因此,补钠、补水均要严格控制,过多则水肿(如新生儿腹泻,不宜应用口服补液盐),过少则脱水。由于肾对药物排泄的功能亦在逐步提高,故宜严格掌握用药指征及剂量。小儿出生后最初 2 天由于排出尿酸盐结晶,尿可呈砖红色;出生 7 天后,每日排尿可达 20 次之多。

　　7. 神经　新生儿的头占身长的 1/4,脊髓相对较长,下端达 3～4 腰椎水平(若进行腰穿,应在 4～5 腰椎间进行)。小儿出生后即可引发其觅食、吸吮、吞咽、呕吐、拥抱等先天反射,如不能引出这些反射,即属不正常。经医生检查,巴氏征可呈阳性,腹壁反射可不存在,味觉灵敏;有时有斜视,可自行纠正。

　　8. 内分泌　甲状腺功能良好,但副甲状腺功能常呈暂时性不足,引起低血钙而产生新生儿手足搐搦症。

　　9. 代谢　新生儿体内含水量相对较儿童多,约占体重的 70％～80％,每日不显性失水约 20～30ml/kg,每日尿量约 25～60ml/kg,每日粪便中水分约 5ml/kg,故每日需水量约 50～100ml/kg。总热量在初生时约每日需 209.2～313.8kJ/kg(50～70kcal/kg),1 周后可增到 418.4～502.08kJ/kg(100～120kcal/kg)。每日需钠量约 2～3mol/kg。小儿出生时血钾偏高,故不宜给予血钾,3 日后可供给血钾 1～2mol/kg。

　　10. 免疫　母血中有免疫球蛋白 G(IgG),能通过胎盘转移给胎儿,足月新生儿脐血中 IgG 含量超过母体 5％～10％,故不易感染麻疹、白喉、猩红热等。母血中 IgM 不能通过胎盘,故新生儿对大肠杆菌及其他革兰阴性杆菌抵抗力差。由于新生儿免疫功能欠成熟,对水痘、灰髓炎、腮腺炎抵抗力差,对百日咳、破伤风、伤寒、副伤寒及菌痢等则不能抵御。新生儿皮肤娇嫩、较薄,稍有护理不当即可擦伤、感染;皮肤薄有较高的吸收及透过能力,因此,涂药时应注意避免含有刺激性及易吸收的药物,以防中毒。洗浴肥皂也不应用有刺激性的。小儿出生 3～5 天后,脸和躯干可开始出汗。新生儿口腔黏膜薄嫩,不宜揩拭。

11. 脐带 目前各医院医生结扎脐带方法不同,新生儿脐带脱落时间也不一致,一般1～7天脱落。脐带是新生儿感染性疾病最主要的侵入门户,必须认真护理和观察。

正常足月儿的生理特点?

复 习 题

一、名词解释

1. 新生儿窒息　　2. 新生儿肺透明膜病　　3. 小于胎龄儿

二、简答题

1. 简述新生儿窒息的病因。

2. 简述新生儿肺透明膜病的X线表现。

3. 简述新生儿生理性黄疸及病理性黄疸各有什么特点?

三、问答题

1. 患儿,女,出生后2小时。主因体温不升2小时入院。患儿系1胎1产,胎龄35周,自然分娩,羊水清,分娩顺利。Apgar评分1分钟7分,5分钟8分。出生体重2350g。出生后一般情况欠佳,精神反应差,面色及皮肤青灰,哭声不连续。已开奶,吸吮力欠佳,大小便未解。体格检查:体温不升,P155次/分,R35次/分,体重2350g,一般情况差,营养欠佳,精神萎靡,反应迟钝。哭声低弱且不连续,偶有呻吟,面色及皮肤青紫,皮肤弹性差,胸廓对称,呼吸表浅,未见三凹征,双肺呼吸音清,未闻及干湿性啰音,心律齐,心音低纯,各瓣膜听诊区未闻及病理性杂音,腹平软,肝脾未触及肿大,未闻及肠鸣音,四肢凉,活动欠佳,肌张力弱。该患儿的初步诊断是什么? 可能造成的后果是什么? 从此患儿我们能看出早产儿有哪些病理生理特点?

2. 患儿,女,日龄2天,G_1P_1,孕40周,患儿因胎心变慢,立即行剖宫产分娩,出生时羊水Ⅲ度污染。Apgar评分:1分钟2分。皮肤颜色青紫,无肌张力,有心跳,立即气管插管,清理呼吸道,自气管内吸出含胎粪颗粒的羊水物质约1ml,经给氧正压通气复苏,Apgar评分5分钟8分,皮肤转红,自主呼吸恢复,肌张力恢复,病情好转后拔管,因窒息转入当地新生儿科住院观察。出生后6小时起小儿出现呼吸急促(呼吸频率>60次/分),呼吸困难进行性加重,出现发绀、鼻翼煽动、呻吟。给氧治疗后上诉症状改善不明显,为进一步治疗转入我科,以"新生儿窒息"收入院。患儿出生后尚未开奶,已排胎便,未排小便。体格检查:T36.5℃,P123次/分,R55次/分,体重3200g,精神反应欠佳,面色发绀,呼吸促,胸廓饱满,有三凹征,胸廓前后径增加。双肺呼吸音粗,有中细湿啰音。心率123次/分,律齐,心音有力,未闻及杂音,腹软,肝脾不大,双下肢肌张力正常,原始反射引出正常。该患儿的诊断是什么? Apgar评分是从哪几方面进行评分的? 以此患儿为例说出新生儿窒息的整个复苏过程?

参 考 答 案

一、名词解释

1. 新生儿窒息是指婴儿生后无自主呼吸或呼吸抑制而导致低氧血症、高碳酸血症和代谢性酸中毒,是引起新生儿死亡和儿童伤残的重要原因之一。

2. 新生儿肺透明膜病是由肺表面活性物质缺乏而导致,以生后不久出现呼吸窘迫并呈进行性加重的临床综合征。多见于早产儿。

3. 小于胎龄儿是描述出生体重低于人群正常值或低于某一体重阈值,通常是指出生体重在同胎龄儿出生体重的第10百分位以下的新生儿,有早产、足月儿、过期产小于胎龄儿之分。

二、简答题(略)

三、问答题(略)

(赵丽艳　张丽文)

第三章 结缔组织疾病

第一节 过敏性紫癜

病例 4-3-1

患儿,男,8 岁,入院前 2 天患儿发现双下肢有皮疹,不痛、不痒。入院前 1 天皮疹增多,双膝关节痛。近 1 周有一过性腹痛,未服用任何药物。发病前 3 天吃过海鲜。家庭中亦无类似紫癜病患者。**体格检查**:体温 36.5℃,脉搏 80 次/分,呼吸 22 次/分,血压 100/75mmHg。神志清,营养发育好,无贫血貌,臀部及双下肢皮肤有大小不等的出血性皮疹,呈紫红色,部分高出皮肤,呈对称分布,压之不褪色。浅表淋巴结无肿大。双眼睑无水肿,巩膜无黄染,无鼻煽,唇无发绀,咽无充血,颈软,双肺呼吸音清,心率 80 次/分,律齐,未闻及杂音,腹部平坦,无压痛,肝脾肋下未及,腹水征阴性,四肢活动正常,双膝关节轻度肿胀,皮色不红,皮温不高。生殖器无畸形,阴囊无水肿,克氏征阴性,布氏征阴性。**辅助检查**:①血常规示 Hb 118g/L,WBC $9.0×10^9$/L,PLT $150×10^9$/L。便常规:隐血阴性。尿常规:蛋白阴性,红细胞 3 个/HP;②肝、肾功能在正常范围;③出血和凝血时间正常、APTT 正常。

1. 最可能诊断是什么?
2. 还要做什么检查?
3. 需要和什么疾病鉴别?
4. 治疗方法是什么?

参考答案

1. **诊断** 过敏性紫癜。
2. **辅助检查** 还要做过敏原测定。
3. **鉴别诊断** 在皮肤紫癜未出现时,容易误诊为其他疾病。

(1) 特发性血小板减少性紫癜:根据皮肤紫癜的形态不高出皮肤,分布不对称及血小板计数减少,不难鉴别。过敏性紫癜皮疹如伴有血管神经性水肿,荨麻疹或多形性红斑更易区分。

(2) 外科急腹症:如果过敏性紫癜的胃肠道症状、尤其是急性腹痛出现在典型皮疹之前时,应与急腹症鉴别。本病的腹痛虽然剧烈,但位置不固定,压痛轻,无肌紧张、反跳痛,除非出现了肠穿孔。血便应与肠套叠、梅克尔憩室鉴别。

(3) 如果关节症状为首发表现时,应与幼年特发性关节炎、风湿性关节炎、化脓性关节炎等鉴别。本病的皮疹还应注意与感染性疾病如败血症、感染性心内膜炎、脑膜炎球菌败血症鉴别。

(4) 急性肾小球肾炎:过敏性紫癜患儿当皮肤表现出现较迟,而尿常规改变明显时,应与急性肾小球肾炎区别,后者血清补体降低,可与紫癜性肾炎区别。

4. **治疗** 包括一般治疗,对症治疗,抗血小板凝集药物,抗凝治疗,肾上腺皮质激素。

临床思维:过敏性紫癜

过敏性紫癜是儿童时期最常见的系统性血管炎之一。主要病变在全身小血管。临床特点为血小板不减少性紫癜,常伴关节炎或关节痛、腹痛、胃肠道出血及尿血、蛋白尿、肾炎等。本病几乎发生于任何年龄,但高发于 2～8 岁的儿童,男孩稍多于女孩,一年四季均有发病。以冬春季节居多。

【病因】 本病的病因尚未明确,可能由于某种致敏原引起的变态反应所致,如食物过敏(蛋类、乳类、豆类等),药物(阿司匹林、抗生素等),虫咬,微生物(细菌、病毒、寄生虫等),疫苗接种,麻醉,恶性病变等,但均无确切证据。近年关于链球菌感染导致过敏性紫癜的报道较多。另有报道 30% 过敏性紫癜肾炎患儿肾小球系膜有 A 组溶血性链球菌抗原,表明 A 组溶血性链球菌是诱发过敏性紫癜的重要原因。本病有家族性遗传和种族发病倾向。

【发病机制】 本病的发病机制尚不完全清楚。可能为各种刺激因子,包括感染原和过敏原作用于具有遗传背景的个体,T 淋巴细胞活性增强,激发 B 细胞多克隆扩增,导致 IgA 介导的系统性血管炎。

【病理】 基本病变为毛细血管壁的炎性反应,毛细血管的通透性增加,血浆及血细胞渗出,引起水肿及出血。小动脉及小静脉也可受累,紫癜性肾炎的病理变化轻重不等。轻者为局灶性肾炎,比较多见,重者为增殖性肾炎伴新月形改变,免疫荧光检查可在肾小球上发现 C₃ 和 IgG,还可见到纤维蛋白原沉积,在血管系膜上也发现有 IgA。

【临床表现】 多为急性起病,各种症状可以不同组合,出现先后不一,首发症状以皮肤紫癜为主,少数病例以腹痛、关节炎或肾脏症状首先出现。起病前 1～3 周常有上呼吸道感染史。可伴低热,乏力,食欲下降等全身症状。少数累及中枢神经系统,出现头痛、情绪异常,甚至惊厥、瘫痪、昏迷、失语或颅内出血。循环系统受累可出现心肌炎和心包炎。偶尔累及呼吸系统发生喉头水肿、哮喘、肺出血等。也有鼻出血、牙龈出血、睾丸炎、腮腺炎的报道。

【辅助检查】 本病无特异性诊断检查手段,以下检查有助于了解病程和并发症。

1. 血象 如无严重出血,一般无贫血,血小板计数正常,白细胞计数正常或轻度增高,出凝血时间正常。部分患儿毛细血管壁脆性试验阳性。

2. 尿液检查 可有蛋白、红细胞、白细胞和管型。部分患儿有肉眼血尿。

3. 便常规检查 大便潜血试验阳性提示活动性消化道出血。

4. 血沉 可增快,多数患者血清 IgA 升高,IgG 和 IgM 正常,亦可轻度升高,C₃、C₄ 正常或升高,抗核抗体及类风湿因子阴性。

5. 腹部超声波检查 有利于早期诊断肠套叠,头颅 MRI 对有中枢神经系统症状的患儿可予确诊,肾脏症状较重和迁延者可行肾穿刺,帮助了解病情,指导治疗。

【诊断要点】 诊断要点包括:①多有感染、食物、药物、花粉、虫咬、疫苗接种等病史。②有典型特征性皮肤紫癜,结合关节、胃肠或肾脏症状以及反复发作史。③全血白细胞及嗜酸性粒细胞增高,出血严重时,红细胞及血红蛋白降低。④血沉增快,CPR 可呈阳性,血清 IgA 增高。⑤有肾损害时,可见血尿及蛋白尿。

【治疗与预后】 无特效疗法,主要是对症和支持治疗。

1. 一般治疗 急性期应卧床休息,积极寻找和去除致病因素,补充维生素,注意保持水电解质平衡。如有感染,应给予有效抗生素或抗病毒药物。

2. 对症治疗 有荨麻疹或血管神经性水肿时,应用抗组胺药物和钙剂,还可静脉滴注西咪替丁,每天 20～40mg/kg。腹痛时应用解痉剂,消化道出血时应禁食,必要时输血。

3. 皮质激素和免疫抑制剂 单纯皮肤或关节病变时,无激素使用指征。激素无预防紫癜性肾炎的作用。下列几种情况可使用激素:①严重消化道病变、特别是出血时,可用强的松 1～2mg/(kg·d)口服或地塞米松、甲基泼尼松龙静脉滴注,症状缓解后可停用。②严重紫癜性肾炎,表现为肾病综合征时,泼尼松 1～2mg/(kg·d),疗程 8 周以上。如表现为急进性肾炎时,给予甲基泼尼松龙冲击治疗。重症紫癜性肾炎激素治疗效果不佳时,可加用免疫抑制剂如环磷酰胺、硫唑嘌呤或雷公藤多甙片等。

4. 抗凝治疗 ①阻止血小板聚集和血栓形成的药物:阿司匹林 3～5mg/(kg·d),或 25～50mg/d,每天 1 次服用,双嘧达莫 3～5mg/(kg·d),分次服用。②肝素:由于本病存在高凝状态,可使用小剂量肝素预防紫癜肾炎。肝素钠 120～150U/(kg·d)加入葡萄糖液中静脉滴注,每天 1 次,连续 5 天,或皮下注射肝素钙 10U/kg,连续 7 天。③尿激酶:每天 1000～3000 U/kg 静脉滴注。

5. 其他 钙通道拮抗剂如硝苯地平每天 0.5～1.0mg/kg 分次服用,非甾体抗炎药如吲哚美辛(消炎痛)每天 2～3mg/kg,分次服用,均有利于血管炎的恢复。严重病例可使用大剂量静脉丙种球蛋白治疗。急进性肾炎或急性肾功能不全时可采用血浆置换及透析治疗。

【预后】 该病通常呈自限性,多数预后良好,但复发率高。复发间隔时间长短不一,可数周或数月甚至 1 年以上。病程一般约 1～2 周至 1～2 个月,少数可长达 1 年以上,大多痊愈。少数重症患儿可死于肠出血、肠套叠、肠坏死或神经系统损害。肾脏是否受累或损害程度是决定本病预后的关键。紫癜肾炎的病程常较迁延,可持续数月或数年,少数发展为持续性肾脏疾病,2%的病例发生终末期肾炎。

过敏性紫癜的临床特点有哪些?需与哪些疾病相鉴别?

第二节 风 湿 热

病例 4-3-2

患儿,女,10 岁,因发热伴下肢关节疼痛 20 天入院。患儿入院前 20 天出现发热,体温波动于 38.0～39.5℃之间,午后体温增高明显,发热同时出现左髋关节疼痛,局部红、肿、热,2 天后出现右膝关节疼痛,走路跛行,同时伴有面色苍白,疲倦多汗,食欲差,偶有阵发性胸闷,善太息,无咳嗽、咳痰,皮肤无皮疹,无肌肉酸痛,门诊体检时发现心脏杂音,为进一步诊治而入院。追问病史发病前 1 个月曾发热 4 天伴有咳嗽,外院拟“上呼吸道感染”,予口服氨酚黄那敏 4 天,平素健康。体格检查:体温 38.0℃,脉搏 105 次/分,呼吸 26 次/分,血压 95/65mmHg。精神正常,步入病房,行走无跛行,面色苍白,倦怠,营养发育中等,皮肤未见皮疹,未触及皮下小结,颈旁淋巴结肿大,如黄豆大小,无压痛及粘连。咽充血(＋＋),扁桃腺Ⅱ度,双肺呼吸音清。心前区无隆起,心律齐,胸骨左缘第 4～5 肋间可闻及Ⅲ级全收缩期杂音,伴有震颤,向腋下传导。腹平软,肝脾肋下未触及。左侧髋关节、右膝关节压痛,无红肿,皮温正常,有轻度活动障碍,余关节活动正常。辅助检查结果:①血常规示 WBC 15×10⁹/L,N 0.90,Hb 100g/L,PLT 270×10⁹/L。②生化:ESR 100mm/h,抗“O”>200U,CRP 80g/L,IgG、IgA、IgM、IgE 在正常范围,心肌酶谱 CK-MB 70U/L,CPK 280U/L,LDH 300U/L,类风湿因子阴性,抗 ds-DNA 抗体阴性。③心电图:HR 100 次/分,其余正常。④X线:髋关节、膝关节未见骨质破坏,双肺纹理略粗。

1. 最可能的诊断是什么?
2. 还需要做什么检查?
3. 需要和什么疾病相鉴别?
4. 如何治疗?

参考答案

1. **最可能的诊断** 风湿热。诊断依据:①主要表现:心肌炎,该患儿平常体质佳,此次患病后发现心脏杂音。②次要表现:发热,入院前 20 天发热,38.0~39.5℃,同时伴有下肢关节的疼痛,血沉增快,C-反应蛋白阳性,血白细胞增多提示存在急性炎症反应。③链球菌感染指标:抗"O"明显增高。④其他表现:1月前有上呼吸道感染病史。

2. **辅助检查** 还需要做彩色超声心动图。

3. **鉴别诊断**

(1)病毒性心肌炎:患儿有上呼吸道感染史,同时或间隔一段时间可出现心脏或心率的改变,不累及心脏瓣膜,一般患者无心脏杂音,以心律失常和心电图 T 波改变或 S-T 段压低较为多见。少见关节改变。该患儿的症状、体征与之不符。

(2)幼年型类风湿病:临床以高热为主,热型呈弛张型,发热持续时间长,临床一般情况尚可,多个小关节受累,呈对称分布,位置固定,很少有游走性,经过一段时间后可引起关节畸形,手指受累长时间后可呈梭形改变;该病很少累及心脏。该患儿病情与之不符。

(3)生长痛:多见于幼儿,可表现为轻重不一,时间长短不等,不明原因的下肢不对称性疼痛,疼痛部位常位于双膝及其附近的肌肉,于晚间入睡后发生,持续数分钟或数小时,经按摩后可减轻,并可迁延数月后自行缓解。

4. **治疗** ①治疗原则:应早期诊断、合理治疗,以控制严重症状并防止疾病复发。②治疗方案:一般治疗;控制链球菌感染;抗风湿热治疗;对症治疗。

临床思维:风湿热

风湿热是 A 组乙型溶血性链球菌咽峡炎后的免疫性炎性疾病,病变累及全身结缔组织,心脏损害尤为严重,是儿童和青少年后天性心脏病中最常见的病因之一。风湿热发病率已明显下降,但近来有上升趋势,与某些致风湿热 A 组溶血性链球菌上呼吸道感染流行有关。我国各地发病情况不一,农村和边远地区发病率仍然较高。好发年龄为 6~15 岁;无明显性别差异。

【病因和发病机制】 具体发病机制尚不十分清楚,与环境和宿主自身的易感性有关。A 组乙型溶血性链球菌具有多种抗原性很强的物质,如细胞壁上的 M 蛋白、细胞外产物如链激酶和溶血素 O 等。这些抗原与人体关节、滑膜、心肌、心瓣膜、心肌肌膜、丘脑下核和尾状核之间有共同抗原,产生免疫交叉反应,诱导机体产生针对自身组织的多种抗体成分或细胞毒性 T 细胞免疫应答,导致自身免疫性器官损害。

【病理】 本病是全身结缔组织的非化脓性炎症,全身各器官均可受累,尤以心脏和结缔组织丰富的器官如关节、血管及浆膜等处更为明显。

1. **变性渗出期** 心脏瓣膜和心肌间质性水肿、心包积液,关节和皮肤组织水肿,纤维素性或浆液性渗出,淋巴细胞和浆细胞浸润。本期持续约 1 个月。

2. **增生期** 心肌、心瓣膜、心外膜、皮下组织和腱鞘的血管周围局灶性胶原纤维素样坏死,外周有淋巴细胞、浆细胞和巨大的多核细胞(风湿细胞)的浸润形成风湿小体。心瓣膜可形成白色血栓,本期可持续约 3~4 个月。

3. **硬化期** 心内膜,心瓣膜纤维组织增生、增厚和瘢痕形成。此期约持续 2~3 个月。大脑皮层、小脑、基底核可见散在非特异性细胞变性和小血管透明变性。

【临床表现】 发生于链球菌咽峡炎后约 1~3 周;风湿性关节炎多呈急性起病,风湿性心脏炎可呈隐匿进程。发作活动期一般不超过 6 个月,但再次患 A 组链球菌咽峡炎后可反复发作。

一般表现为发热、不适、疲倦、食欲不佳、面色苍白、多汗、鼻出血和腹痛等,个别有胸膜炎和肺炎。特异性表现为:

1. 心脏炎 心脏炎是急性风湿热最具特征的表现,是唯一的持续性器官损害。发生率为50%甚至更高,一般起病1~2周内出现症状。心肌和心内膜最易受损,亦可发生全心炎。

2. 关节炎 见于50%~75%初发患儿,侵犯膝、踝、肘、腕等大关节,表现为红、肿、热、痛,单个关节炎症持续数小时至数天,呈游走性,病程1~2个月,最终消退不留畸形。近来典型关节炎者渐少见,无关节红肿而仅有关节痛者多见且易发生心脏炎。

3. 舞蹈病 见于5%的患儿,起病缓慢。全身或部分肌肉不自主快速运动,如伸舌歪嘴、挤眉弄眼、耸肩缩颈、语言障碍、书写困难和细微动作不协调。兴奋或注意力集中时加剧,入睡后即消失。

4. 皮肤症状 见于5%的患儿,可出现多种皮肤损害,以环形红斑和皮下小结最为典型。环形红斑多见于躯干部和四肢屈侧,环形或半环形淡红色皮损,边缘稍隆起,时隐时现,可持续数周但不留痕迹。皮下小结较为少见,分布于四肢腱鞘附着处,大约0.5~1cm,活动与皮肤无粘连,常伴有严重心肌炎。

近年风湿热临床表现趋向于不典型病例增多,症状变轻,常以单纯轻度心肌炎形式出现。

【实验室检查】

1. 链球菌感染证据 咽拭子培养可发现A组乙型溶血性链球菌,抗生素治疗可使培养呈阴性;血清ASO和其他抗链球菌抗体(如抗链激酶、抗链球菌DNA酶、抗DNA酶-B阳性和抗透明质酸酶等)升高,抗体一般于链球菌感染后1周呈阳性,持续数月。

2. 风湿热活动性指标 包括白细胞计数和中性粒细胞增高、血沉增快、C-反应蛋白阳性等非特异性炎症反应指标改变。

【诊断】 风湿热诊断主要依靠临床表现,缺乏特异性的诊断方法,1992年修改的Jones诊断标准包括3个部分,在确定链球菌感染证据的前提下,有两项主要表现或一项主要表现伴两项次要表现即可作出诊断(表4-3-1)。

确定风湿热是否活动可依据以下指标判断:体温不正常,体重不增;心律不正常;急性炎症反应物阳性或白细胞水平未恢复正常。

表 4-3-1 风湿热的诊断标准

主要表现	次要表现	链球菌感染证据
心脏炎	发热	咽拭子培养阳性
多关节炎	关节痛	链球菌抗原试验阳性
舞蹈病	血沉增高	抗链球菌抗体滴度升高
环形红斑	CRP 阳性	白细胞总数和中性粒细胞增高
皮下小结	P-R 间期延长	

注:主要表现为关节炎者,关节痛不再作为次要表现,主要表现为心脏炎者,P-R间期延长不再作为次要表现

【治疗】 急性风湿热应早期诊断、合理治疗,以控制严重症状并防止疾病复发。

1. 卧床休息 急性期无心脏炎患儿卧床休息2周或至急性症状消失,随后逐渐恢复活动。心脏炎无心力衰竭患儿卧床休息4周,于4周内逐渐恢复活动。伴充血性心力衰竭患儿需卧床休息至少8周,在以后2~3个月内逐渐增加活动量。

2. 控制链球菌感染 应用青霉素治疗10天,青霉素过敏者可改用其他有效抗生素。

3. 抗风湿热治疗 糖皮质激素和阿司匹林均有退热,抑制关节症状及控制心脏炎作用。心脏炎时宜早期使用泼尼松,每天2mg/kg,每天最大量≤60mg,分次口服,2~4周后减量,总疗程8~12周;无心脏炎患儿可用阿司匹林,每天100mg/kg,每天最大量≤3g,分次服用,2周后逐渐减量,疗程4~8周。

4. 对症治疗 有充血性心力衰竭时应视为存在风湿性心脏炎,给予大剂量糖皮质激素,可给予利尿剂和血管扩张剂。慎用洋地黄制剂,并不必达饱和量和长期使用。舞蹈病时可用苯巴

比妥、安定等镇静剂。

慢性心脏瓣膜病变活动性表现者需给予抗风湿治疗,不伴活动性表现者可能需要长期正性肌力药物或外科手术治疗。

【预防和预后】 风湿热复发有模拟首次发作的特点,风湿热预后取决于首次发作是否存在心脏炎、严重程度、治疗是否正确、是否进行正规的抗链球菌预防。每3~4周肌内注射苄星青霉素(长效青霉素)120万U,至少5年,最后持续至25岁,有风湿性心脏病者,宜作终身预防。对青霉素过敏者可改用红霉素类药物口服,每月6~7天。风湿热或风湿性心脏病患儿,当拔牙或行其他手术时,术前、术后应用抗生素,以预防感染性心内膜炎。

风湿热的诊断标准?

第三节 幼年类风湿性关节炎

病例 4-3-3

患儿,男,6岁,因反复发热2.5个月入院,体温波动于38.0~40℃,热退后活动自如,发热以夜间为主。发病后8天,躯干部出现许多点状红色皮疹,无痒感,高热时明显,热退后皮疹也随之消退。发病20天时,出现双下肢膝关节肿胀,伴疼痛及活动障碍。关节肿痛以高热时明显,热退后减轻。体格检查:体温38.0℃,脉搏100次/分,呼吸22次/分,血压90/60mmHg。神清,发育正常,营养良好,皮肤巩膜无黄染,全身未见皮疹和出血点。双腋下、腹股沟淋巴结肿大,无渗出,心肺无异常。全腹软,无压痛,肝肋下3.0cm,剑突下4.0cm,质软,无触痛。脾肋下1.5cm。双膝关节有轻度肿胀,皮温不高,有压痛及活动受限,浮髌试验阴性,其余四肢关节无异常。颈软,神经系统检查无异常。辅助检查:血常规:WBC 18×10^9/L,N 0.85,L 0.10;RBC 3.5×10^{12}/L,Hb 100g/L,PLT 350×10^9/L,网织红细胞0.004。血生化:ALT 90U/L(0~75U/L),AST 140U/L(0~40U/L),ESR 120mm/h(0~20mm/h)。CRP 80mg/L(0~8.0mg/L)。抗"O"50U/ml(0~200U/ml)。EB病毒抗体检测:EBV-IgG阴性,EBV-IgM阴性。总补体活性 CH_{50} 70U/ml(50~100U/ml),补体C3 1.2g/L(0.80~1.80g/L),补体C4 0.2g/L(0.10~0.40g/L)。免疫球蛋白IgG 12g/L(8.0~16.0g/L),IgA 2.0g/L(0.70~3.30g/L),IgM 3.0g/L(0.50~2.20g/L)。类风湿因子RF阴性。抗双链DNA阴性。抗核抗体阴性,抗Sm抗体阴性。血培养:无细菌生长。血肥达试验阴性。

1. 最可能的诊断是什么?

2. 还需要做什么检查?

3. 需要和什么疾病相鉴别?

4. 治疗原则是什么?

参考答案

1. 最可能的诊断 幼年类风湿性关节炎(全身型)。诊断依据:①主要表现为长期弛张性高热伴有充血性皮疹,关节肿痛。②体格检查示肝、脾、淋巴结明显肿大。③血沉、C-反应蛋白升高,是诊断疾病活动性及调整药物剂量的重要指标。④血培养、骨髓检查、肥达试验等一系列实验室检查可排除其他自身免疫性疾病和血液系统恶性肿瘤性疾病。

2. 辅助检查 ①双膝关节片。②眼底检查。③超声心动图。

3. 鉴别诊断

（1）败血症：多急性起病，有高热、皮疹、肝脾大和感染中毒症状，本患儿感染中毒症状不明显，全身情况良好，皮疹为充血性皮疹，与发热伴随发生，关节有疼痛，但未见化脓病灶，均不符合败血症征象，且血培养阴性，抗感染治疗无效，故本病可排除。

（2）传染性单核细胞增多症：本病主要由 EB 病毒感染引起，特征为不规则发热、咽峡炎、淋巴结及肝脾肿大，血液中出现大量异常淋巴细胞，血清 EB 病毒抗体为阳性。患儿虽然有发热，肝、脾、淋巴结肿大，但 EB 抗体检测为阴性，血中也未见异常淋巴细胞，所以传染性单核细胞增多症可排除。

（3）风湿热：风湿热的关节炎表现呈游走性、非对称性关节受累，常伴有心肌和心瓣膜病变，患病前有链球菌感染病史。患儿临床表现与之不符，抗"O"正常，风湿热可排除。

4. 治疗

（1）治疗原则：控制病变的活动度，减轻或消除关节疼痛和肿胀；预防感染和关节炎症的加重；预防关节功能不全和残废；恢复关节功能及生活和劳动能力。

（2）治疗方案：①非甾体类抗炎药。②缓解病情抗风湿药。③糖皮质激素。

临床思维：幼年类风湿性关节炎（全身型）

以往教科书中的幼年类风湿性关节炎是儿童时期常见的风湿性疾病，以慢性关节滑膜炎为主要特征、伴全身多脏器功能损害。幼年类风湿性关节炎是小儿时期残疾或失明的重要原因。

【病因】　病因至今尚不明确，可能与多种因素有关。包括感染因素、遗传因素、免疫学因素。

【各型幼年特发性关节炎（JIA）的定义及临床特点】

1. 全身型关节炎　任何年龄皆可发病，但大部分起病于 5 岁以前。每天发热，至少 2 周以上，伴有关节炎，同时伴随以下（1）～（5）项中的一项或更多症状。本型的发热呈弛张高热，每天体温波动在 36～40℃之间。其皮疹特点为随体温升降而出现或消退。关节症状主要是关节痛或关节炎，发生率在 80% 以上，为多关节炎或少关节炎，常在发热时加剧，热退后减轻或缓解。关节症状既可首发，又可在急性发病数月或数年后才出现。部分有神经系统症状。

（1）短暂的、非固定的红斑样皮疹。

（2）淋巴结肿大。

（3）肝脾大。

（4）浆膜炎：如胸膜炎或心包炎。

（5）应排除下列情况：①银屑病患者。②8 岁以上 HLA-B27 阳性的男性关节炎患儿。③家族史中一级亲属有 HLA-B27 相关疾病（强直性脊柱炎、与附着点炎症相关的关节炎、急性前葡萄膜炎或骶髂关节炎）。④两次类风湿因子阳性，两次间隔为 3 个月。

2. 多关节型（类风湿因子阴性）　发热最初 6 个月 5 个关节受累，类风湿因子阴性。本型任何年龄都可起病，但起病有两个高峰，即 1～3 岁和 8～10 岁。女孩多见。受累关节≥5 个，多为对称性。大小关节均可受累。颞颌关节受累时可致张口困难，小颌畸形。约有 10%～15% 患者最终出现严重关节炎。

3. 多关节型（类风湿因子阳性）　发热最初 6 个月 5 个关节受累，类风湿因子阳性。本型发病亦以女孩子多见。多于儿童后期起病，本型临床表现基本上与成人 RA 相同。关节症状较类风湿阴性组为重，后期可侵犯髋关节，最终约半数以上发生关节强直变形而影响关节功能。除关节炎表现外，可出现类风湿结节。

4. 少关节型　发病最初 6 个月 1～4 个关节受累。本型女孩子多见，起病多在 5 岁以前。

多为大关节受累,膝、踝、肘或腕等大关节为好发部位,常为非对称性。虽然关节炎反复发作,但很少致残。约 20%~30%患儿发生慢性虹膜睫状体炎而造成视力障碍,甚至失明。疾病又分两个亚型:①持续性少关节型 JIA:整个疾病过程中关节受累均在 4 个以下。②扩展型少关节型 JIA:在疾病发病后 6 个月发展成关节受累≥5 个,约 20%患儿有此情况。

以上三型均应排除下列情况:①银屑病患者。②8 岁以上 HLA-B27 阳性的男性关节炎患儿。③家族史中一级亲属有 HLA-B27 相关疾病(强直性脊柱炎、与附着点炎症相关的关节炎、急性前色素膜炎或骶髂关节炎)。④两次类风湿因子阳性,两次间隔为 3 个月。⑤全身型 JIA。

【诊断】

1. 辅助检查 实验室检查的任何项目都不具备确诊价值,但可帮助了解疾病程度和除外其他疾病。

(1) 炎症反应的证据:血沉明显加快,但少关节型患者常血沉结果多数正常。在多关节型和全身型患者中急性期反应物(C-反应蛋白、IL-1 和 IL-6 等)增高,有助于随访时了解病程。

(2) 自身抗体:①类风湿因子:RF 阳性提示严重关节病变及有类风湿结节。RF 阴性中约 75%患儿能检出隐匿型 RF,对 JIA 患者的诊断有一定帮助。②抗核抗体:40%的患儿出现低中滴度的 ANA。

(3) 关节液分析和滑膜组织学检出:可鉴别化脓性关节炎、结核性关节炎、类肉瘤病、滑膜肿瘤等。

(4) 血常规:常见轻-中度贫血,外周血白细胞总数和中性粒细胞增高,可伴类白血病反应。

(5) X 线检查:早期(病程 1 年左右)X 线仅显示软组织肿胀,关节周围骨质疏松,关节附近出现骨膜炎。晚期才能见到关节面骨破坏,以手腕关节多见。

(6) 其他影像学检查:骨核素扫描、超声波和 MRI 均有助于发现骨关节损害。

2. 诊断依据 JIA 的诊断主要依靠临床表现,采用排除诊断法。

(1) 诊断:16 岁以下儿童不明原因关节肿胀,持续 6 周以上者,诊断为幼年特发性关节炎。必须排除其他疾病后方可诊断。

(2) 分类:应鉴别各型幼年特发性关节炎。

【治疗及预后】

1. 一般治疗 除急性发热外,不主张过多地卧床休息。宜鼓励患儿参加适当的运动,尽可能像正常儿童一样生活。定期进行裂隙灯检查以发现虹膜睫状体炎。心理治疗也很重要,应克服患儿因慢性疾病或残疾造成的自卑心理,鼓励患儿参加正常活动和上学;取得家长配合,增强他们战胜疾病的信心,使患儿的身心健康成长。

2. 药物治疗

(1) 非甾体类抗炎药

1) 阿司匹林:剂量 60~80mg/(kg·d),分 3~4 次口服。总剂量不超过 3.6g/d。病情缓解后逐渐减量。以最低临床有效剂量维持,可持续数年。不良反应包括胃肠道反应,肝、肾功能损害,过敏反应等。

2) 布洛芬:剂量为 30~40mg/(kg·d),分 4 次口服。

3) 萘普生:剂量为 15~20mg/(kg·d),半衰期 14 小时。宜分 2 次口服。

4) 双氯芬酸钠:剂量为 0.5~3mg/(kg·d)。

5) 消炎痛:剂量为 1~3mg/(kg·d),分 3~4 次口服。对全身型控制发热有效。不良反应包括头昏、头痛和胃肠道反应,甚至肝功能衰竭。新生儿慎用或禁用。

6) 尼美舒利:剂量为 50~100mg/次,2~3 次/天。不良反应包括恶心、胃烧灼感、反酸、腹胀、腹痛、水肿、皮疹等。

（2）缓解病情抗风湿药：即二线药物，因为应用这类药物至出现临床疗效之前所需时间较长，故又称慢作用抗风湿药。近年来认为，在患者尚未发生骨侵蚀或关节破坏时及早使用本组药物，可以控制病情加重。

1）羟氯喹：剂量 5～6mg/(kg·d)，不超过 0.25g/d，分 1～2 次服用。疗程 3 个月～1 年。不良反应可有视网膜炎白细胞减少、肌无力和肝功能损害。

2）柳氮磺吡啶：50mg/(kg·d)，服药 1～2 个月即可起效。副作用包括恶心、呕吐、皮疹、哮喘、贫血、溶血、骨髓抑制、中毒性肝炎和不育症。

（3）糖皮质激素：虽可减轻 JIA 关节炎症状，但并不能阻止关节破坏，长期使用不良反应太大，而一旦停药将会严重复发。因此，糖皮质激素不作为首选或单独使用的药物。应严格掌握指征。糖皮质激素的适应证：

1）多关节型：对 NSAIDs 和 DMARDs 未能控制的严重患儿，加用小剂量泼尼松隔日顿服，可使原来不能起床或被迫坐轮椅者症状减轻，过着基本正常的生活。

2）全身型：非甾体抗炎药物或其他治疗无效的全身型可加服泼尼松 0.5～1mg/(kg·d)(≤40mg/d)，一次顿服或分次服用。一旦体温得到控制时即可逐渐减量至停药。

3）少关节型：不主张用激素全身治疗，可酌情在单个病变关节腔内抽液后，注入醋酸氢化可的松混悬剂局部治疗。

4）虹膜睫状体炎：轻者可用扩瞳剂及糖皮质激素眼药水点眼。对严重影响视力患者，除局部注射糖皮质激素外需加泼尼松口服。虹膜睫状体炎对泼尼松很敏感，无需大剂量。

（4）免疫抑制剂

1）甲氨蝶呤（MTX）：10mg/m²，每周 1 次顿服。服药 3～12 周即可起效。MTX 不良反应较轻，有不同程度的胃肠道反应、一过性转氨酶升高、胃炎和口腔溃疡、贫血和粒细胞减少。长期使用可能发生 B 细胞淋巴瘤。对多关节型安全有效。

2）其他免疫抑制剂：可选择使用环孢素 A、环磷酰胺、来氟米特和硫唑嘌呤、雷公藤多甙。但其治疗 JIA 的有效性与安全性尚需慎重评价。

（5）大剂量静脉注射免疫球蛋白：治疗难治性全身发病型 JIA 的疗效尚未能得到确认。抗肿瘤坏死因子-α 单克隆抗体：对多关节型 JIA 效果好。

（6）中药制剂：正清风痛宁、帕夫林、湿热痹冲剂和尪痹冲剂等。

3. 理疗 对保持关节活动，肌力强度是极为重要的。尽早开始保护关节活动及维持肌肉强度的锻炼，有利于防止发生或纠正关节残废。

【预后】 JIA 总体预后较好，给予适当处理后 75％的患者不会严重致残。并发症主要是关节功能丧失而致残和因虹膜睫状体炎所致的视力障碍。但就个例而言预后难测，有些人在历经数年缓解后在成人期偶尔也会出现复发。有研究认为 IgM 型 RF 阳性滴度越高预后越差。

幼年类风湿性关节炎（全身型）应与哪些疾病相鉴别？

第四节 川 崎 病

病例 4-3-4

患儿，男，4 岁，1 周前出现发热，不规则热，体温最高 40℃，发热时有一过性红色皮疹，部位不固定。渐出现双目赤，口唇红，皲裂伴出血，手足出现硬肿，经抗生素治疗，诸症无缓解。体格检查：体温 38.5℃，脉搏 110 次/分，呼吸 28 次/分。神志清，营养发育好，无贫血貌,发热时躯干部可见鲜红色丘疹,高出皮肤,分布不对称,压之褪色。颈部及颌下可触及数个黄豆大小的肿大淋巴结,无压痛,无粘连。双眼睑无水肿,球结膜充血,巩膜无黄染,两侧瞳孔等大等圆,对光反射灵敏,无鼻煽,唇红呈樱红色皲裂,口腔黏膜弥漫充血,草莓舌。咽充血,颈软,双肺呼吸音清,心率118次/分,律齐,未闻及杂音,腹部平坦,无压痛,肝脾肋下未及,四肢活动正常,掌跖心潮红,手足末端硬肿。生殖器无畸形,阴囊无水肿,病理反射未引出。辅助检查:血常规:Hb 100g/L,WBC 13×10^9/L,PLT 700×10^9/L。心电图:窦性心动过速。血沉 100mm/h。

1. 最可能诊断是什么?
2. 还要做什么检查?
3. 需要和什么疾病鉴别?
4. 治疗方法是什么?

参考答案

1. 诊断 川崎病。诊断依据:①持续发热5天以上。稽留热或弛张热。②四肢变化:掌跖红斑,手足硬性水肿。③多形性红斑。④眼结合膜充血。⑤口唇充血皲裂,口腔黏膜弥漫性充血,舌乳头呈草莓舌。⑥颈部淋巴结肿大。

2. 辅助检查 还要做胸片、心脏超声等检查。

3. 鉴别诊断

(1) 猩红热:①皮疹在发病后第3天才开始。②皮疹形态接近麻疹和多形红斑。③好发年龄是婴幼儿及较小儿童时期。④青霉素无疗效。

(2) 幼年类风湿病:①发热期较短,皮疹较短暂。②手足硬肿,显示掌跖潮红。③类风湿因子阴性。

(3) 渗出性多形红斑:①眼、唇、无脓性分泌物及假膜形成。②皮疹不包括水疱和结痂。

(4) 系统性红斑狼疮:①皮疹在面部不显著。②白细胞总数及血小板一般升高。③抗核抗体阴性。④好发年龄是婴幼儿及男孩多见。

4. 治疗 ①阿司匹林。②大剂量丙种球蛋白静脉滴注。③抗凝治疗。④肾上腺皮质激素。⑤对症治疗。

临床思维:川崎病

川崎病又称皮肤黏膜淋巴结综合征,是一种以全身血管炎变为主要病理特点的急性发热性出疹性疾病。易累及中等大小动脉特别是冠状动脉,近年川崎病已取代风湿热成为我国小儿后天性心脏病的主要病因之一。1967年日本川崎富作医生首次报道。我国病例逐年增多,呈散发或小流行,发病年龄以婴幼儿多见,80%在5岁以下,平均年龄约1.5岁。

【病因及发病机制】 病因尚未明确。但多认为感染是发病的诱因。多种病原,包括EB病毒、反转录病毒(retrovirus),或链球菌、短棒杆菌感染均可能与该病有关,但迄今未证实。也有人考虑环境污染或化学物品过敏可能是致病原因。细胞因子、自身抗体和循环免疫复合物损伤血管内皮细胞,使其表达细胞间黏附分子-1和内皮细胞白细胞黏附分子-1,导致血管壁进一步损伤,因此,川崎病实际是易感宿主对多种感染原触发的自身免疫性血管炎症。

【病理】 本病基本病理变化为全身性血管炎,在病程的不同阶段累及各种大小的血管,冠状动脉易于受累,病变通常严重而明显影响预后。血管炎病变可分为4期。

Ⅰ期:约1~2周,其特点为:主要表现为大、中、小动脉血管炎及血管周围急性炎症改变,小静脉和微血管炎症,中性粒细胞、嗜酸性粒细胞及淋巴细胞浸润和局部水肿。

Ⅱ期:约2~4周,其特点为:①小血管的炎症减轻。②以中等动脉的炎症改变为主,多见冠状动脉瘤及血栓。③大动脉少见血管性炎症改变。④单核细胞浸润或坏死性变化较著。

Ⅲ期:约4~7周,其特点为:①小血管及微血管炎消退。②中等动脉发生肉芽肿。

Ⅳ期:约7周或更久,血管的急性炎变大多都消失,代之以中等动脉的血栓形成、梗阻、内膜增厚而出现动脉瘤以及瘢痕形成。除血管炎症外,其他脏器亦可发生病理改变,尤以间质性心肌炎、心包炎和心外膜炎较为突出。

【诊断及鉴别诊断】 主要依靠临床表现,心脏辅助检查亦有帮助。诊断标准为发热5天以上,伴下列5项临床表现中4项者可诊断川崎病。①双侧结膜充血。②口腔及咽部黏膜弥漫充血,唇发红及干裂,并呈杨梅舌。③发病初期手足硬肿和掌跖发红,以及恢复期指趾端出现膜状脱皮。④躯干部多形红斑,但无水疱及结痂。⑤颈淋巴结的非化脓性肿胀,其直径达1.5cm或更大。如5项临床表现中不足4项,但二维超声心动图或冠状动脉造影查出冠状动脉瘤或扩张,亦可确诊。部分患儿并不具备上述诊断指标,临床表现不典型,观察急性期及恢复期特征性表现对诊断帮助很大,如少部分患儿急性期可出现肛周皮肤潮红甚至脱屑,恢复期如观察到肢端典型膜片状脱皮及恢复期外周血血小板明显升高等。

冠状动脉并发症是影响预后最为关键的因素。应用二维超声心动图检查发现冠状动脉扩张在发病第3天即可出现,多数于3~6个月内消退。发病第6天即可测得冠状动脉瘤,第2~3周检出率最高,第4周之后很少出现新的病变。冠状动脉瘤的发生率为15%~30%,临床心肌炎的存在并不预示冠状动脉受累。故有冠状动脉病变者应密切随访定期复查超声心动图。通常在发病4周内每周检查1次,以后2个月、半年复查,然后根据病变程度至少每年复查1次。

【实验室检查】

1. 血液及免疫学检查 急性期白细胞总数及粒细胞百分数增高,核左移。过半数患者可见轻度贫血。血沉明显增快,第1小时可达100mm以上。血清蛋白电泳显示球蛋白升高,尤以 α2 球蛋白增多显著。白蛋白减少。IgG、IgA、IgM 增高。血小板在第2周开始增多。血液呈高凝状态。C-反应蛋白增高。血清补体正常或稍高。

2. 心电图 可见多种改变,以 ST 段和 T 波异常多见,也可显示 P-R、Q-R 间期延长,异常 Q 波及心律失常。

3. 二维超声心动图 适用于心脏检查及长期随访在半数病中可发现各种心血管病变如心包积液、左室扩大、二尖瓣关闭不全及冠状动脉扩张或形成动脉瘤。最好能在病程的急性期和亚急性期每周检查1次,是监测冠状动脉瘤的最可靠的无创伤性检查方法。

【治疗】

1. 阿司匹林 早期口服可控制急性炎症过程,解聚血小板,减轻冠状动脉病变,但尚无对照研究表明阿司匹林治疗能降低冠状动脉瘤的发生率。服用剂量每天30~100mg/kg,分3~4次。热退后3天逐渐减量,约2周左右减至每日3~5mg/kg,一次顿服,维持6~8周,如有冠状动脉病变时,应延长用药时间,直至冠脉恢复正常,有巨大冠脉瘤者服药时间可能终身小剂量服用。

2. 大剂量丙种球蛋白静脉滴注 可阻断急性炎症反应并具有预防冠状动脉病变作用。推荐在病程10天内使用,最佳用药时机为病程第5~7天,一般可于1~2天内明显缓解发热、烦躁等症状。剂量为1~2g/kg。可同时合并应用阿司匹林,联合用药已使冠状动脉并发症发生率大幅度下降。但该疗法对已经发生的冠状动脉病变是否具有疗效尚不清楚。研究已证实早期静脉输入丙种球蛋白加口服阿司匹林治疗可降低川崎病冠状动脉瘤的发生率。

3. 糖皮质激素 近来发现皮质激素在某些对高效静脉丙种球蛋白治疗抵抗的患儿糖皮质

激素治疗取得良好效果,不仅可有效缓解急性期症状,冠状动脉病变发生率亦有降低。剂量为每天 2mg/kg,用药 2～4 周,逐渐减量停药。对丙种球蛋白抵抗患儿,有学者也建议用大剂量甲基泼尼松龙静脉冲击治疗,每天 30mg/kg,用药 1～3 天,直至急性期症状缓解。

4. 抗凝治疗　除使用阿司匹林外,可加用其他抗凝药物。如双嘧达莫每天 3～5mg/kg,可减轻血小板凝聚及血管炎症反应。有冠脉病变特别是巨大冠脉瘤患儿可在密切观察情况下使用肝素类药物。由于低分子肝素制剂发生出血不良反应的风险明显低于普通肝素,临床可根据病情使用。

5. 其他治疗　可根据情况给予对症及支持治疗,如补充液体、护肝、控制心力衰竭、纠正心律失常等,有心肌梗死应及时进行溶栓治疗,应用抗生素治疗合并感染。

【预后】　绝大多数患儿预后良好,呈自限性经过,适当治疗可以逐渐康复。但 15%～30% 的川崎病患者可发生冠状动脉瘤。由于冠状动脉瘤,血栓闭塞或心肌炎而死亡者占全部病例的 1%～2%,甚至在恢复期中也可猝死。后遗症缺血性心脏病为数甚少。约 2% 出现再发。病死率已下降为 0.5%～1.0%。

川崎病的诊断标准和治疗措施是什么?

复 习 题

一、名词解释

1. 反跳现象　2. Still 病

二、简答题

1. 小儿风湿热临床主要表现有哪些?

2. 急性风湿性心肌炎病变累及哪些部位?何者多见?

三、问答题

1. 患儿,男,8 岁。突然出现腹痛,脐周为主,双下肢出现鲜红色瘀点、瘀斑,双侧对称分布,压之不褪色。试问患儿可能患何病?应做哪些检查并与何种疾病相鉴别?

2. 患儿,女,6 岁。发热 10 天,球结膜充血,口唇红、干裂,杨梅舌,手足指有硬肿,周身密集红色丘疹。试问最可能的诊断是什么?应该做哪些检查加以鉴别?该病最有效的治疗方法是什么?

参 考 答 案

一、名词解释

1. 应用激素治疗风湿热时,部分患儿于停药后出现低热、关节酸痛、血沉增快等风湿活动表现,一般可在 2～3 天内自行消失,这种现象称"反跳现象"。

2. Still 病即儿童类风湿病全身型。多见于 2～4 岁幼儿,约占儿童类风湿病的 1/5～1/4。以全身症状起病。

二、简答题(略)

三、问答题(略)

(温玉玲)

第四章 传染性疾病

第一节 水 痘

病例 4-4-1

患儿,女,6岁。以"发热、皮疹5天,走路不稳1天"为主诉入院。5天前患儿开始出现发热,体温最高38.5℃左右,继之皮肤出现皮疹,先为斑疹,后逐渐发展为斑丘疹、水疱疹,外院诊断为水痘,给予对症处理,体温逐渐恢复正常,皮疹逐渐结痂,但仍有新出皮疹,2天前患儿再次发热至38℃,无法走路,为进一步诊治来我院,门诊以"水痘合并脑炎"收住院。患病前5天内有水痘患者密切接触史。既往体健。体格检查:体温38℃,呼吸24次/分,脉搏88次/分,血压90/60mmHg。神志清,精神可。全身皮肤可见散在的鲜红色皮疹。浅表淋巴结未触及。颈部抵抗(+),心、肺、腹部查体未见异常。神经系统检查:皮肤感觉正常;双下肢肌力Ⅲ级,腱反射亢进;双侧巴氏征阴性;未见异常颅神经病变。辅助检查:血常规示 WBC 6.0×10^9/L,N 0.40,L 0.50,Hb 118g/L,PLT 170×10^9/L。脑脊液常规:无色清亮,潘氏试验阳性,细胞总数 45×10^6/L,WBC 25×10^6/L。脑脊液生化:蛋白 1.0g/L,糖 4.5mmol/L,氯化物 117mmol/L。血水痘病毒 IgM 阳性,脑脊液抗水痘病毒 IgM 阴性。

1. 患儿的病历特点是什么?

2. 诊断和诊断依据是什么?

3. 鉴别诊断是什么?

4. 如何治疗?

参考答案

1. 病历特点 ①患儿,女,学龄期儿童,急性起病。②病前有水痘接触史,既往体健。③主要表现为发热、皮疹5天,走路不稳1天。④查体可见典型水痘样皮疹。颈部有抵抗,神经系统检查可见双下肢肌力下降,腱反射亢进,其他未见异常。⑤脑脊液常规:无色清亮,潘氏试验阳性,细胞总数 45×10^6/L,WBC 25×10^6/L。脑脊液生化:蛋白 1.0g/L,糖 4.5mmol/L,氯化物 117mmol/L。血水痘病毒 IgM 阳性,脑脊液抗水痘病毒 IgM 阴性。

2. 诊断 水痘合并脑炎。诊断依据:①流行病学史:患病前有水痘患者密切接触史。②起病急,主要表现为发热、皮疹、走路不稳。③查体可见典型水痘样皮疹。颈部稍抵抗,神经系统检查可见双下肢肌力下降,腱反射亢进,其他未见异常。④化验血白细胞正常,抗水痘病毒阳性。脑脊液符合病毒性脑炎改变。

3. 鉴别诊断

(1) 单纯疱疹病毒脑炎:病情重,多伴有精神、行为异常,脑脊液为血性,单纯疱疹病毒相关检测阳性。

(2) 流行性乙型脑炎:有明显季节性,发病急,发展快,病情重,高热、抽搐、昏迷,外周血白细胞明显升高,乙脑病毒相关检测阳性。

(3) 细菌性脑炎:有明显颈部抵抗,可出现意识障碍,外周血白细胞明显升高,脑脊液白细胞总数在 1000×10^6 以上,涂片可找到病原菌,流脑患者皮疹为瘀点、瘀斑。

（4）结核性脑膜炎：起病缓慢，以低热、盗汗、消瘦开始，1～2周后出现神经症状。多有结核接触史或肺部结核病灶。脑脊液为毛玻璃状，有薄膜形成，细胞总数在(100～500)×10^6/L，蛋白增高，糖和氯化物降低。

4. 治疗　①病原治疗。②对症处理。

病例 4-4-2

患儿，男，10岁，学生。以"发热、皮疹3天"为主诉入院。患儿于3天前出现发热，体温最高39.0℃，继而面部出现散在分布的皮疹，伴瘙痒，而后发展成水疱疹，并逐渐向躯干及四肢蔓延。伴全身不适、咽痛，无咳嗽、咳痰，无头痛、呕吐。当地医院予抗生素静脉滴注效果欠佳。发病以来精神差，食欲、睡眠一般，大小便正常。2周内有水痘患者接触史。既往史无特殊。体格检查：体温36.5℃，呼吸18次/分，脉搏85次/分，血压95/65mmHg。神志清楚，全身散在大量斑疹、斑丘疹、疱疹，躯干部分布较四肢密集，疱疹形似露珠、圆形，直径约3～8mm，壁薄易破，周围红晕，部分疱疹已经结痂。浅表淋巴结未及肿大。咽红，双侧扁桃体Ⅱ度肿大，无脓点。颈软，无抵抗。双肺呼吸音清，无干湿性啰音。心率85次/分，律齐，无杂音。腹部平软，全腹无压痛及反跳痛，肝脾未触及，双下肢无水肿。生理反射存在，病理反射未引出。辅助检查：血常规示WBC 8.0×10^9/L，N 0.36，L 0.56，Hb 110g/L，PLT 300×10^9/L。

1. 诊断和诊断依据是什么？
2. 鉴别诊断是什么？
3. 如何治疗？

参考答案

1. 诊断　水痘。诊断依据：①男性患儿，急性起病。②病前有水痘接触史，皮疹3天。③发热3天，查体可见典型水痘样皮疹，皮疹呈斑疹、斑丘疹、疱疹，部分疱疹结痂。④血常规淋巴细胞为主。

2. 鉴别诊断

（1）丘疹样荨麻疹为梭形水肿性红色斑丘疹，如花生米大小，中心有针尖或粟粒大小的丘疹或水疱，壁较坚实；多见于四肢，不波及头皮和黏膜，不结痂，痒感显著，无发热等全身症状。

（2）脓疱疹：好发于鼻唇周围或四肢暴露部位，初为疱疹，继成脓疱，然后结痂，无分批出现的特点，不累及黏膜，无全身症状。

3. 治疗　①隔离及对症支持治疗，加强护理。②抗病毒，病程早期静脉滴注阿昔洛韦为首选。③防治并发症，常见的并发症有继发性细菌感染、水痘脑炎、原发性水痘肺炎等。

临床思维：水痘

水痘是一种传染性很强的出疹性疾病。其临床特点为皮肤和黏膜相继出现和同时存在丘疹、水疱疹、结痂等各类皮疹。

【病原和流行病学】　病原为水痘-带状疱疹病毒，属DNA病毒。传染源为水痘和带状疱疹患者，以前者为主，从水痘发病前1～2天至结痂都有强传染性，主要经呼吸道，或接触疹液而传播。2～6岁为高峰，冬春季多发，孕妇病毒血症期可将病毒经胎盘传染胎儿。

【诊断】 根据流行病学资料和典型水痘皮疹特征,可做出临床诊断。必要时可做病原学检查。

【预防】

1. 一般预防 隔离患者直至全部皮疹结痂为止,易感的免疫抑制儿童和孕妇应避免接触水痘患者,甚至接种水痘疫苗者。

2. 主动和被动免疫 接种水痘减毒活疫苗,能预防水痘,高危人群接触后 3 天($\leqslant$5 天)内可肌注水痘-带状疱疹病毒免疫球蛋白预防:1.25ml/10kg,最大剂量 6ml。

3. 药物预防 免疫正常儿童在潜伏期口服阿昔洛韦 40mg/(kg·d),分 4 次,连用 5 天,可预防水痘发生。

【治疗】

1. 抗病毒治疗 首选阿昔洛韦。剂量 30mg/(kg·d),每 8 小时 1 次给药,肾功不良者减至 1/2～1/3 量,连用 7 天或停出新皮疹后 48 小时为止。

2. 对症治疗 皮疹瘙痒时可局部应用炉甘石洗剂或口服抗组胺药。避免使用阿司匹林。

水痘应与哪些疾病相鉴别?怎样预防?

第二节 麻 疹

病例 4-4-3

患儿,男,6 岁。以"发热 5 天,皮疹 2 天"为主诉入院。患儿于入院前 5 天出现发热,体温 38.7℃,无畏寒,伴畏光、流泪、鼻塞、流涕、咳嗽,并咳少许白色黏液痰,无腹痛及胸闷、气急,无尿频、尿急等症状。自服"麦迪霉素、氨酚黄那敏"等药物治疗后,效果不佳,仍持续发热,咳嗽加重,并出现淡红色皮疹,先发生于头面部,后逐渐遍及全身,无瘙痒,在当地医院给予治疗 2 天后,上述症状无缓解,为进一步诊治今日收入院。起病以来,患儿精神不振,食欲睡眠差,大小便无异常。流行病学史:患病前曾与患麻疹的患儿有过接触。既往史、个人史、家族史:无特殊。预防接种史不详。体格检查:体温 38.0℃,呼吸 30 次/分,脉搏 118 次/分,血压 90/60mmHg。发育良好,神志清楚,精神不振,全身皮肤可见散在分布的红色斑丘疹,粟粒大小,稍高于皮肤表面,压之褪色,疹间皮肤正常,局部皮疹融合成片,皮疹以面部及躯干为多,掌心、足心未见皮疹。全身浅表淋巴结不大,巩膜无黄染,球结膜稍充血,口腔可见白屑,可见柯氏斑,咽充血明显,扁桃体Ⅱ度肿大,无脓性分泌物。颈无抵抗,双肺听诊未见异常,心率 118 次/分,律齐,各瓣膜区未闻及杂音。腹软,无压痛及反跳痛,肝脾肋下未及,肠鸣音无异常。神经系统检查:生理反射存在,病理反射未引出。辅助检查:血常规示 WBC 6.0×10^9/L,RBC 3.95×10^{12}/L,N 0.38,L 0.56,Hb 120g/L,PLT 200×10^9/L。电解质正常,肝功及心肌酶谱无明显异常。抗麻疹病毒 IgM 阳性、抗风疹病毒 IgM 阴性。胸片无明显异常。

1. 诊断和诊断依据是什么?

2. 鉴别诊断是什么?

3. 如何治疗?

参考答案

1. **诊断** 麻疹。诊断依据:①男性儿童,冬春季急性起病。②有高热,起病 3～4 天后出现皮疹,伴畏光、流泪、鼻塞、流涕、咳嗽。③查体:皮疹特点符合麻疹皮疹表现,球结膜充血,口腔可见柯氏斑。口腔内见鹅口疮。④检查血白细胞计数正常,中性粒细胞比例降低,抗麻疹病毒 IgM 阳性。

2. 鉴别诊断

(1) 风疹:一般于发热第 1~2 日出疹,伴耳后、枕后淋巴结肿大,全身症状轻,无柯氏斑,皮疹散在,色稍淡,1~2 日即退,无色素沉着及脱屑。

(2) 药物皮疹:近期有明确服药史,皮疹多样,服用抗过敏药及糖皮质激素效果好,停药后皮疹不再发展而逐渐消退。

(3) 幼儿急疹:多见于婴幼儿,突发高热 3~4 天,热退时出现玫瑰色散在皮疹为其特征。

(4) 猩红热:发热、咽痛 1~2 日,全身出现猩红色针尖大小皮疹,疹间皮肤发红,皮疹与毛囊一致,为"鸡皮疹",疹退后有大片脱皮,可见"口周苍白圈"、"草莓舌"或"杨梅舌",实验室检查血白细胞增多,以"中性粒细胞"为主,咽拭子培养可见 A 组乙型溶血性链球菌生长。

3. 治疗　麻疹为自限性疾病,主要为对症治疗。患者处于出疹期时,应慎用退热剂;持续高热时可给予小剂量退热剂;咳嗽剧烈时可给予镇咳剂。出现支气管肺炎等并发症时,可适当给予抗生素;出现肝功损害时,可适当给予保肝药。

临床思维:麻疹

麻疹是由麻疹病毒引起的急性出疹性呼吸道传染病,临床上具有发热、结合膜炎、流涕、咳嗽、麻疹黏膜斑和全身斑丘疹,疹退后糠麸样脱屑并留有色素沉着等特征。

【病原及流行病学】　麻疹病毒属副黏病毒科,为 RNA 病毒。患者在前驱期和出疹期眼结合膜、鼻咽分泌物、血和尿中含有病毒,通过呼吸道飞沫或接触传播。流行病形成主要为散在发病或区域性小流行。发病年龄有向两极发展趋势(≤8 个月或>15 岁)。

【临床表现】

1. 典型麻疹　潜伏期 6~18 天,一般 10~14 天,免疫者可延至 21~28 天。

(1) 前驱期:一般 3~4 天。发热、结合膜炎、上感样表现和柯氏斑。

(2) 出疹期:持续 3~5 天。皮疹顺序:耳后发际→额面部→躯干和四肢。为玫瑰色斑丘疹,略高出皮面,疹间皮肤正常,可融合成片。出疹时体温升高,咳嗽加剧,肺部少量啰音,颈淋巴结和脾脏可轻度肿大。

(3) 恢复期:皮疹按出疹顺序消退,疹退处有麦麸样脱屑并留有色素沉着。全身情况好转,体温下降,呼吸道症状消失,整个病程 10~14 天。

2. 其他类型麻疹

(1) 轻型麻疹:见于有部分免疫者。潜伏期延长;前驱期短且症状轻微;常无麻疹黏膜斑;皮疹稀疏细小,消失快;可见脱屑,可不遗留色素斑;无并发症。

(2) 重型麻疹:见于病毒毒力过强或患儿身体虚弱者。中毒症状重,起病即高热,或体温不升。皮疹常密集融合成片,或疹出不透,或出而骤退,或皮疹呈出血性伴黏膜和消化道出血。常有神经系统症状或心血管功能不全。

(3) 无皮疹型麻疹:见于免疫能力较强或应用免疫抑制剂者。病程中常无皮疹,可有麻疹黏膜斑,常以鼻咽部分泌物找到多核巨细胞或特异性抗体为诊断依据。

(4) 异型麻疹:见于接种过灭活疫苗者。前驱期短,无麻疹黏膜斑;出疹期发热和全身症状较重;出疹顺序为先四肢,后躯干和面部;皮疹呈多形性;常伴腹痛和肌痛;易并发肺炎、肝炎和胸腔积液等

【并发症】

1. 肺炎　并发肺炎者,胸腔并发症多,病死率高。

2. 喉炎　可致气道阻塞,重者窒息死亡。

3. 麻疹脑炎　发生于出疹后或前驱期,或恢复期,病死率高,后遗症多。

4. 亚急性硬化性全脑炎　为致死性慢性进行性脑退行性病变。

5. 营养障碍

6. 结核病恶化　患麻疹时机体免疫功能受到暂时性抑制,致使体内原来潜伏的结核病灶重趋活动和恶化,可发展为粟粒型肺结核或结核性脑膜炎。

【诊断和鉴别诊断】　典型麻疹可凭借流行病学史,各期典型表现,恢复期疹退脱屑和色素沉着确立诊断,必要时辅以病原学检查,尤其是非典型麻疹者。

【预防】

1. 控制传染源和切断传播途径　早发现,早隔离(至出疹后5天,并发肺炎者延至10天),早治疗。患者逗留过的房间用紫外线消毒或通风半小时,衣物阳光下曝晒或用肥皂水清洗。

2. 主动和被动免疫　麻疹流行时,可在接触麻疹后2天内对易感者应急接种,以防发病或减轻症状。人丙种球蛋白(0.25ml/kg)在接触麻疹后5天内肌注可预防患病,接触5天后注射只能减轻症状,被动免疫维持3～8周。

【治疗】　主要为加强护理,防治并发症。

1. 护理　补充水分及营养,温度及湿度适宜。

2. 对症治疗及治疗并发症

麻疹的临床特点? 易合并哪些疾病?

第三节　流行性脑脊髓膜炎

病例 4-4-4

患儿,男,6岁,以"发热、头痛1天半,神志昏迷半天"为主诉入院。患儿1天半前无明显诱因出现发热,体温最高达40.0℃,伴全身乏力和头痛,恶心,呕吐4～5次,喷射性呕吐,呕吐物为胃内容物。次日仍发热,患者四肢及躯干出现较多红色皮疹。半天前出现神志恍惚,躁动不安,呼之不应。外院脑CT检查明显异常,疑诊"中枢神经系统感染"入我院。患者发病以来一般情况差,无抽搐表现。否认头颅外伤,否认流脑疫苗接种史。既往史、个人史、家族史均无特殊。体格检查:体温39.0℃,呼吸25次/分,脉搏130次/分,血压50/30mmHg。发育良好,营养中等,查体不合作,由急救床推入病房,神志不清楚,呼之不应。全身皮肤可见大量瘀点及瘀斑,浅表淋巴结未触及肿大,球结膜轻度水肿,双侧瞳孔等大等圆,对光反射灵敏,外耳道无异常分泌物。颈有抵抗。胸廓无异常,双侧呼吸匀齐对称,精神可,双肺呼吸音清晰,未闻及干湿性啰音及胸膜摩擦音。心尖搏动正常,心界不大,心率130次/分,律齐,各瓣膜区未闻及杂音。腹平软,肝脾肋下未及,腹部移动性浊音阴性。脊柱四肢无畸形,关节无红肿,双下肢无水肿。四肢皮肤凉。腹壁反射未引出,膝腱反射亢进,克氏征阳性,布氏征阳性,巴氏征可疑。辅助检查:血常规:WBC 20×10^9/L,N 0.85,L 0.15,PLT 130×10^9/L。脑脊液检查:淡黄色混浊,压力21kPa(210mmH$_2$O),细胞总数 8500×10^6/L,WBC 8000×10^6/L,M 0.09,潘氏试验阳性,蛋白700g/L,糖8.5mmol/L,氯化物650mmol/L。皮肤瘀斑涂片可见革兰阴性双球菌。治疗经过:青霉素400万U,每8小时1次,20%甘露醇4～6小时/次,静脉滴注,扩容、纠酸及对症支持治疗。2天后神志转清,8天后脑脊液基本正常出院。

1. 诊断和诊断依据是什么?

2. 鉴别诊断是什么?

3. 密切接触者观察期有多长?

参考答案

1. 诊断　流行性脑脊髓膜炎,败血症休克型。诊断依据:①患儿,男,6岁,冬春季节起病。②急性起病,病程1天半。主要症状为发热、头痛、呕吐、红色皮疹和神志不清。③查体:体温39.0℃,呼吸25次/分,脉搏130次/分,血压50/30mmHg。神志不清楚,呼之不应。全身皮肤可见大量瘀点及瘀斑,四肢皮肤凉。颈有抵抗。球结膜轻度水肿,双侧瞳孔等大等圆,对光反射灵敏。腹壁反射未引出,膝腱反射亢进,克氏征阳性,布氏征阳性,巴氏征可疑。④辅助检查:血常规:WBC $20\times10^9/L$,N 0.85,L 0.15,PLT $130\times10^9/L$。脑脊液检查:淡黄色混浊,压力21kPa(210mmH$_2$O),细胞总数$8500\times10^6/L$,WBC $8000\times10^6/L$,M 0.09,潘氏试验阳性,蛋白700g/L,糖8.5mmol/L,氯化物650mmol/L。皮肤瘀斑涂片可见革兰阴性双球菌。

2. 鉴别诊断

(1)肺炎链球菌脑膜炎:多见于老年人和婴幼儿,一般继发于大叶性肺炎、颅脑外伤、中耳炎、副鼻窦炎等,易复发。在肺炎流行季节有脑膜炎时应注意此病。脑脊液培养可鉴别。

(2)流感杆菌脑膜炎:主要见于6~18个月的婴幼儿。发病与呼吸道感染有关,一般常有明显的前驱症状如流涕、咳嗽等,经数日或1~2周方出现脑膜刺激征。

(3)金黄色葡萄球菌脑膜炎:多见于儿童,尤以2岁以下者。常继发于皮肤疖肿、金黄色葡萄球菌败血症或心内膜炎等脓毒性疾病。经过一段时期(10~15天)引起化脓性脑膜炎。可出现各类型皮疹。白色及柠檬色葡萄球菌亦可致病。

(4)大肠埃希菌脑膜炎:主要见于新生儿,尤其是羊膜早破的新生儿、早产儿及有产伤者,通常在产后1~2周内发病。传播途径可能经脐带或消化道而感染,因易并发脑室膜炎故预后很差。

(5)铜绿假单胞菌脑膜炎:主要见于腰椎穿刺、腰麻或颅脑术后,常因消毒不严、器械污染所致。病程进展较缓,特征性改变时脑脊液呈黄绿色,易发生后遗症,若治疗不及时病死率高。

(6)结核性脑膜炎:多有结核病史或与结核患者接触史。病程长、起病缓慢、早期有头痛、低热、盗汗、消瘦、乏力等结核中毒症状。随病情加重出现颅内压增高症状,如剧烈头痛、喷射状呕吐、嗜睡、谵妄、惊厥、昏迷。脑脊液呈毛玻璃样改变,细胞数在$500\times10^6/L$以下,以单核细胞为主,糖和氯化物明显减少。

3. 密切接触者观察期为7天。

<h2 style="text-align:center">临床思维:流行性脑脊髓膜炎</h2>

流行性脑脊髓膜炎,简称流脑,是由脑膜炎奈瑟菌引起的化脓性脑膜炎,经呼吸道传播,临床特征起病急,突发发热、头痛、皮肤、黏膜瘀点和脑膜刺激征。重者可留有后遗症或死亡。

【流行病学】　带菌者和患者是本病的主要传染源。患者在潜伏末期和急性期均具有传染性,一般不超过发病后10天,抗菌治疗后细菌很快消失。

同睡、喂奶、接吻等亲密接触可传播给2岁以下婴幼儿。任何年龄均可发病,6个月~2岁婴幼儿患病率高。带菌者和患者在被感染后2周均有抗体上升。本病冬春季多发。

【临床表现】　潜伏期1~10天,平均2~3天。分四种临床分型:普通型、暴发型、轻型、慢性败血症型。

1. 普通型 ①呼吸道感染期。②败血症期。③脑膜炎期。

2. 暴发型 ①休克型。②脑膜脑炎型。③混合型。

3. 轻型 多见流行后期,低热、细小出血点,轻度头痛或呕吐。

4. 慢性败血症型 少见。以间歇发热、皮疹、关节痛为特征。

病程中可并发肺炎、颅神经损害,婴儿易并发硬膜下积液、脑室膜炎、脑积水。重者可遗留肢体运动障碍、失语、智力障碍、癫痫等。

【实验室检查】

1. 血象 白细胞增高,中性为主。降低者提示病情危重,预后差。DIC 者血小板进行性降低。

2. 脑脊液检查

3. 免疫学检查 ①特异性抗原。②特异性抗体。

4. 细菌学检查 ①皮肤瘀点涂片找病原菌。②细菌培养。

【诊断】 依据流行病学资料,临床表现,实验室检查结果做出诊断。

【治疗】

1. 抗生素应用 ①青霉素:青霉素为首选药。剂量 20 万 U/(kg·d),分 4~6 次静滴,至少持续 7 天或至发热退后 4~5 天。②头孢霉素:第 3 代头孢霉素如头孢曲松和头孢噻肟对脑膜炎球菌感染有效,故应作为首选。③磺胺药:磺胺甲噁唑,每次 30mg/kg,每日 2 次复方磺胺甲噁唑作用比前者强。

2. 对症治疗

3. 一般治疗 强调早诊断、早隔离、早治疗。

4. 暴发型流脑治疗 ①纠正休克。②抗 DIC 治疗。③肾上腺皮质激素。

【预防】

1. 管理传染源 患者应呼吸道隔离至病后 7 天,对接触者需医学观察 7 天。

2. 药物预防 对密切接触者可给抗菌药预防,如 SD 或 SMZ-TMP、利福平、头孢曲松和环丙沙星。

3. 菌苗 ①荚膜多糖菌苗。②多糖-蛋白耦联菌苗。

流行性脑脊髓膜炎的临床特点及治疗?

第四节 猩红热

> **病例 4-4-5**
>
> 患儿,男,5 岁。以"发热、咽痛 3 天,皮疹 1 天"为主诉入院。患儿于 3 天前出现发热,伴畏寒、咽痛,偶有头痛,无恶心、呕吐,无咳嗽及呼吸困难。自服抗感冒药,效果不佳。入院当日患儿耳后及颈部开始出现皮疹,红色细小丘疹,后遍及全身,无瘙痒,为系统治疗至我院,以"猩红热"收住院。5 天前有与猩红热小儿接触病史。既往史、个人史、家族史均无特殊。体格检查:体温 38.5℃,呼吸 32 次/分,脉搏 126 次/分,血压 90/60mmHg。急性热病容,全身皮肤弥漫充血潮红,散布针尖大小、密集而均匀的点状充血性斑疹,部分隆起突出呈"鸡皮样"疹。疹间皮肤弥漫性潮红。腋窝、腹股沟等处可见帕氏线。浅表淋巴结不大。面部潮红,可见口周苍白圈。咽部充血明显,双侧扁桃体Ⅱ度,肿大明显充血,表面有黄白色渗出物,草莓舌。心肺腹及神经系统未见异常。血常规:WBC 20×10^9/L,RBC 3.9×10^{12}/L,N 0.90,Hb 130g/L,PLT 270×10^9/L;尿、便常规无异常。咽拭子培养分离出 A 组溶血性链球菌。

1. 此病例的诊断思路是什么?

2. 诊断和诊断依据是什么?

3. 鉴别诊断是什么?

参考答案

1. 诊断思路　根据急性起病、发热、咽炎、典型猩红热样皮疹和白细胞明显升高,可诊断猩红热。咽拭子培养 A 组溶血性链球菌阳性可确诊此病。

2. 诊断　猩红热。诊断依据:①男性儿童,冬季急性起病,病程 3 天。②以"发热、咽痛 3 天,皮疹 1 天"为主诉入院。③急性热病容,全身皮肤弥漫充血潮红,散布针尖大小、密集而均匀的点状充血性斑疹,部分隆起突出呈"鸡皮样"疹。腋窝、腹股沟等处可见帕氏线。浅表淋巴结不大。面部潮红,可见口周苍白圈。咽部充血明显,双侧扁桃体肿大,明显充血,表面有黄白色渗出物。草莓舌。心肺腹及神经系统未见异常。④血白细胞计数和中性粒细胞比例升高。咽拭子培养分离出 A 组溶血性链球菌。

3. 鉴别诊断

(1) 金黄色葡萄球菌感染:某些金黄色葡萄球菌菌株亦可产生红疹毒素而引起猩红热样皮疹,皮疹多在发病 3～5 天出现,持续时间短,消退较快,无皮肤脱屑,全身中毒症状重,皮疹消退后全身症状不减。查体常有局部或迁徙性感染灶,病灶分泌物可培养出金黄色葡萄球菌。

(2) 病毒性皮疹:某些肠道病毒和腺病毒血清型感染常可出现猩红热样皮疹。皮疹多在病程 2～5 日出现,基本形态为风疹样斑丘疹。但是血象不高,咽拭子培养无乙型链球菌生长。必要时做病毒血清学检查和病毒分离。

(3) 药物疹:有服药史,皮疹常呈多形性,出疹无一定顺序,分布不规律,在四肢多呈对称分布。停药后皮疹迅速消退。

(4) 麻疹:近 2 周内有麻疹接触史,出疹前经过 2～4 日的前驱期,有发热、喷嚏、咳嗽等;发热第 4～5 日出疹,自上而下逐渐蔓延,3～4 日出齐,并按出疹顺序先后消退,遗留色素沉着。出疹期体温达到最高,疹退热退,全身症状减轻,查体见皮疹呈红色斑丘疹,散在分布,部分融合成片,但疹间皮肤正常。

(5) 风疹:常于发热第 1～2 日出疹,先出现于面部,1 日内迅速扩展到全身。皮肤可呈麻疹或猩红热样,退疹后多不留色素沉着或脱屑。体温很少超过 39℃,患者均有淋巴结肿大,主要侵犯枕后、耳后和颈部淋巴结,稍有压痛,病后迅速消失。抗风疹 IgM 阳性。

临床思维:猩红热

猩红热是由 A 组乙型溶血性链球菌引起的急性出疹性传染病。临床以发热、咽炎、草莓舌、全身鲜红皮疹、疹退后蜕皮为特征。

【病原和流行病学】　病原体为能释放红疹毒素的 A 组乙型溶血性链球菌。猩红热、链球菌咽峡炎患者和健康带菌者都是传染源。主要是经空气飞沫传播,或经皮肤伤口或产道入侵。3～7 岁最易发病。多发生在温带地区的冬春季。

【临床表现】　潜伏期 1～7 天。前驱期可表现为发热,伴咽痛、头痛和腹痛。咽及扁桃体充血显著,可见脓性分泌物,有软腭细小红疹或出血点及草莓舌。皮疹于 24 小时迅速出现,初见颈部、腋下和腹股沟,24 小时遍及全身,呈密集而均匀红色细小丘疹,疹间皮肤弥漫性潮红。有口周苍白圈、帕氏线和腐败粟粒样汗疱疹等特征性表现。

【诊断】 根据发热、咽炎、草莓舌和皮疹特征,外周血白细胞总数和中性粒细胞升高,可作出诊断。抗链球菌溶血素"O"有助于诊断。

【预防和治疗】

1. 预防 隔离患者至痊愈及咽拭子阴性。消毒处理患者的分泌物及污染物,戴口罩检查患者。曾密切接触患儿的易感儿可口服复方新诺明 3～5 天或肌注 1 次长效青霉素 60 万～120 万 U。

2. 治疗 首选青霉素抗菌治疗,疗程 7～10 天。青霉素过敏者或耐药者可选用红霉素或头孢菌素类治疗。重者可联用 2 种抗生素。急性期卧床休息,供给充足的水分和营养,注意皮肤清洁。

猩红热应与哪些出疹性疾病相鉴别?

第五节 流行性腮腺炎

病例 4-4-6

患儿,男,12 岁,以"发热、左耳下肿痛 4 天,睾丸肿痛 1 天"为主诉入院。患儿于 4 天前发热,体温最高达 38.7℃,伴全身不适,无头痛、恶心、呕吐,无皮疹、无咳嗽。随后出现双侧耳下肿痛,张口受限,进食时明显。3 天前在我院门诊就诊,诊断为"流行性腮腺炎",给予抗病毒口服液等治疗后,双侧耳下肿痛有所缓解,体温下降至 37.5℃。但于 1 天前出现左侧睾丸肿痛,同时体温再次上升至 38.5℃,为系统治疗经门诊收入院治疗。患儿病后精神差、纳差,大小便未见异常。近 10 天有流行性腮腺炎密切接触史。否认接种流行性腮腺炎疫苗。既往史、个人史、家族史均无特殊。体格检查:体温 38.5℃,心率 100 次/分,左侧腮腺部位轻度肿大,浅表淋巴结未及,左腮腺管口无红肿,无脓性分泌物,颈软,无抵抗,心肺未见异常。左侧睾丸明显肿大,有触痛。血常规:WBC $6.0×10^9$/L,RBC $4.5×10^{12}$/L,N 0.40,L 0.5,Hb 130g/L,PLT $200×10^9$/L。尿、便常规正常,血生化正常。抗流行性腮腺炎病毒 IgM 阳性。

1. 诊断和诊断依据是什么?

2. 鉴别诊断是什么?

参考答案

1. 诊断 流行性腮腺炎合并睾丸炎。诊断依据:①男性儿童,急性起病。②患病前 10 天有流行性腮腺炎患者密切接触史。③主要症状有发热,左侧耳下肿痛,睾丸肿痛。④查体:体温高,左侧腮腺部位轻度肿大,左腮腺管口无红肿,无脓性分泌物,左侧睾丸明显肿大,有触痛。⑤实验室检查:血抗流行性腮腺炎病毒 IgM 阳性。

2. 鉴别诊断

(1) 化脓性腮腺炎:多为单侧,局部逐渐肿大,红、肿、痛明显,晚期有波动感,腮腺管口常溢脓,外周血白细胞总数和中性粒细胞明显升高。

(2) 其他原因所致的腮腺肿大:过敏性腮腺炎、腮腺导管阻塞,均有反复发作史,且肿大突然,消肿迅速。单纯性腮腺肿大多见于青春期男性,系因功能性分泌增多代偿性肿大,无其他症状。

病例 4-4-7

患儿,女,6岁。以"发热、双侧耳下肿痛5天,头痛、呕吐1天"为主诉入院。患儿于5天前出现发热,体温最高38.8℃,伴全身不适,自服抗感冒药,患儿仍发热,且出现双侧耳下肿痛,张口受限。3天前体温正常,腮腺肿大减轻。1天前患儿出现头痛、恶心、非喷射性呕吐,呕吐物为胃内容物,体温再次升高至39.0℃,无抽搐,无皮疹。患者病后精神、食欲可,大小便未见异常。流行病学史:近2周同班同学中有流行性腮腺炎患者。未接种腮腺炎疫苗。既往史、个人史、家族史均无特殊。体温39.0℃,双腮部轻度肿大,有触痛,腮腺管口红肿,无脓性分泌物,颈软无抵抗。心肺腹部未见异常。Brudzinski征、Kernig征、Babinski征均阴性。辅助检查:三大常规皆正常。脑脊液检查:压力正常,细胞总数 $260×10^6$,WBC $150×10^6$/L,M 0.90。潘氏试验阳性,蛋白0.8g/L,糖3.5mmol/L,氯化物128mmol/L。血流行性腮腺炎病毒IgM阳性。

1. 此病例的诊断思路是什么?
2. 诊断和诊断依据是什么?
3. 鉴别诊断是什么?
4. 腮腺炎患者的隔离期为多长时间?易感者检疫期为多长时间?

参考答案

1. **诊断思路** 患者起病前数日有腮腺炎患者接触史,出现全身症状如发热等,随后耳下肿胀应疑似腮腺炎。腮腺肿胀数日后出现头痛、呕吐表现,脑脊液检查符合病毒性脑膜炎改变。故临床诊断为腮腺炎病毒所致的流行性腮腺炎并发脑膜炎。

2. **诊断** 流行性腮腺炎并发脑膜炎。诊断依据:①女性儿童,急性起病。②患病前2周有流行性腮腺炎患者接触史。③症状有发热、双耳下肿痛,数日后病情缓解,但再次发热并出现头痛、呕吐。④查体:体温高,双腮部轻度肿大,有触痛,腮腺管口红肿,无脓性分泌物,颈软无抵抗。心肺腹部未见异常。Brudzinski征、Kernig征、Babinski征阴性。⑤脑脊液细胞数、蛋白质轻度增高,其他正常。血流行性腮腺炎病毒IgM阳性。

3. **鉴别诊断** 其他病毒所致的脑膜炎:腮腺脑膜炎可发生在腮腺肿大之前6日至肿后2周内出现,有的病例始终未见腮腺肿大,脑脊液和症状与其他病毒性脑膜炎相仿,故难以鉴别。可借助于血清学检查、病毒分离及流行病学调查来确诊。

4. **腮腺炎患者的隔离期** 隔离患者至腮腺肿胀完全消退为止。集体机构的易感者应检疫3周。

临床思维:流行性腮腺炎

流行性腮腺炎是有腮腺炎病毒引起的急性呼吸道传染病,腮腺肿大为其主要临床表现。可并发脑膜脑炎和胰腺炎。

【病原及流行病学】 腮腺炎病毒属副黏病毒,基因为RNA病毒。传染源为患儿(腮腺肿大前6天到后9天唾液带病毒)和隐性感染者,经呼吸道传播。好发年龄为5~15岁,常在集体机构中流行,冬春季为高峰季节。感染后获终身免疫。如有再次患病可能系免疫缺陷或其他病毒所致。孕妇患病可将病毒经胎盘传染患儿。

【临床表现】 潜伏期为12~15天,一般16~18天,腮腺炎最为常见,其他表现可在腮腺炎前、同时或后发生。

1. 腮腺炎 先有发热、头痛、厌食和不适。24小时内发生"耳痛",咀嚼时加剧。次日腮渐肿大,以耳垂为中心呈马鞍形伴轻触痛。4～5 天后逐渐缩小,病程 6～10 天,通常一侧腮腺先肿大,数日内累及对侧。腮腺管口红肿有助于诊断,其他如颌下腺或舌下腺可同时肿大,或单独肿大。

2. 脑膜脑炎　表现为发热、头痛、呕吐、颈项僵直,脑脊液呈无菌性脑膜炎改变。良性经过,一般无后遗症。

3. 睾丸炎、附睾炎　10 岁后男性易发,突起发热、寒战、头痛、恶心、呕吐、下腹痛。多为单侧睾丸肿胀。疼痛和变硬,随热退肿痛消失,但坚硬可持续较久,因常为单侧受累,很少影响生育。

4. 胰腺炎　突起上腹疼痛和紧张感,伴发热、寒战、软弱、反复呕吐。

5. 其他　卵巢炎、甲状腺炎、乳腺炎、泪腺炎、关节炎、肝炎、间质性肺炎、肾炎、心肌炎和神经炎等。

【诊断】　根据流行病学、接触史和典型腮腺炎表现易诊断。如缺乏腮腺炎或接种过疫苗者需行病原学诊断。

【预防和治疗】

1. 一般预防　隔离患者至腮腺肿胀消退为止,易感孕妇应避免接触患者。

2. 疫苗接种　腮腺炎减毒活疫苗保护期至少 20 年。推荐对 12 个月以上儿童普遍接种。

3. 治疗　主要对症治疗。急性期注意休息,补充水分和营养,避免酸性饮食,高热给以退热剂,腮腺肿痛者给以止痛剂。可用中药板蓝根口服或注射。睾丸炎时,局部冷湿敷,并将阴囊吊起。胰腺炎或脑膜炎时,应做相应处理。

流行性腮腺炎并发脑膜炎的诊断及治疗?

第六节　中毒性菌痢

病例 4-4-8

患儿,女,5 岁。以"发热 1 天伴间断呕吐,抽搐 1 次"为主诉入院。患儿于入院前 1 日开始发热,体温最高 39.8℃,伴恶心、呕吐,呕吐为非喷射性,呕吐物为胃内容物,每日 4～5 次,无腹痛、腹泻,到当地医院诊治,诊为"感冒",给予口服退热药及肌注"爱茂尔"后患儿仍发热、呕吐,入院当日患儿突发抽搐 1 次,持续 4～5 分钟,表现为意识丧失、牙关紧闭、口吐白沫、双目上视、四肢抽动,到附近医院就诊,考虑"上感合并高热惊厥"给予"苯巴比妥"肌内注射(具体不详),患儿抽搐缓解,但仍持续高热,并出现嗜睡、谵语,给予灌肠查大便异常,怀疑"中毒性细菌性痢疾"转来我院,经门诊收入院。患儿病前 1 日曾吃过"冰箱储存较久的西瓜",患病后嗜睡、食欲差、尿量无明显改变。个人史、既往史及家族史无特殊。体格检查:体温 39.0℃,呼吸 30 次/分,脉搏 128 次/分,精神差,嗜睡。皮肤弹性可,四肢末梢尚暖。全身皮肤无黄染,无皮下出血点,未触及浅表肿大的淋巴结。双侧瞳孔等大等圆,对光反射迟钝,压眶反射存在,颈软,无抵抗。呼吸急促,节律齐,双肺听诊未见异常。心律齐,心音有力。腹平软,无压痛,无反跳痛,肝脾无肿大。墨菲征阴性。肠鸣音活跃。肛门及外阴未查。脊柱四肢正常,无畸形。神经系统检查:生理反射存在;病理反射检查显示双侧巴氏征阳性,余未引出。脑膜刺激征阴性。辅助检查:血常规:WBC 20×10^9/L,N 0.86,Hb 120g/L,PLT 205×10^9/L。肾功能:UREA 4.0mmol/L,CRE 90μmol/L。电解质:Na$^+$ 130mmol/L,K$^+$ 3.0mmol/L,Cl$^-$ 97.5mmol/L,CO$_2$CP 21mmol/L。便常规:黄色黏液便,白细胞满视野/HP,红细胞 15～20 个/HP。大便培养:志贺菌。胸片:未见异常。

1. 此病例的诊断思路是什么?
2. 诊断和诊断依据是什么?
3. 鉴别诊断是什么?

参考答案

1. 诊断思路　患儿为5岁女性儿童,夏季急性起病。患者先出现高热,伴恶心、呕吐、嗜睡,无腹痛、腹泻。查体精神差,嗜睡,呼吸急促,节律齐,瞳孔对光反射迟钝,皮肤弹性可,四肢末梢暖,心率快,肠鸣音活跃。实验室检查血常规白细胞计数及中性粒细胞比例明显升高,肾功能正常,血钠、血钾降低,便常规见大量红细胞、白细胞,便培养为志贺菌,符合中毒性菌痢(脑型)诊断。

2. 诊断　中毒性菌痢,脑型合并电解质紊乱(低钠、低钾血症)。诊断依据:①女性儿童,夏季急性起病。②有高热,伴恶心、呕吐、嗜睡。病史中抽搐1次。③查体:精神差,嗜睡,呼吸急促,瞳孔等大等圆,对光反射迟钝,心率快,肠鸣音活跃。④实验室检查血常规白细胞计数及中性粒细胞比例明显升高,肾功能正常,血钠、血钾降低,便常规见大量红细胞、白细胞及少量吞噬细胞,便培养为志贺菌。

3. 鉴别诊断

(1) 热性惊厥:单纯高热致惊厥,多发于6月龄至3岁儿童,3岁以上较少,9岁以上罕见,有热性惊厥史,在1次热病中,仅发作1次,连续2次以上者少。多发生于发热最初12小时,发作时体温39℃以上。惊厥后数分钟神志恢复清楚,一如往常。便常规正常。

(2) 乙脑:流行于夏、秋季,患者大多来自农村,起病较菌痢缓和,很少在24小时内达高峰。主要有发热、头痛、意识变化、惊厥等症状,并出现明显神经系统症状,体征有颈项强直等脑膜刺激征、浅反射消失、神经反射亢进和阳性病理反射等,血常规见白细胞计数、中性粒细胞比例增高,便常规正常,脑脊液白细胞计数增高,糖正常或偏高,蛋白质轻度升高,氯化物正常,脑脊液在少数病例可呈阴性,抗生素治疗无效。

(3) 急性肠炎:多发生于夏、秋季,有发热、腹痛、腹泻等症状,查体见腹部体征较轻,血常规白细胞计数、中性粒细胞比例增高,便常规白细胞计数升高,鉴别主要依靠大便细菌培养。

病例 4-4-9

患儿,男,7岁。以"腹痛、腹泻、发热1天"为主诉入院。患儿于入院前1天出现下腹部痛和腹泻,腹痛为阵发性绞痛,伴里急后重。大便初为黄色稀便,后转为脓血便,十余次。每次量少,恶心,呕吐3次,吐物为胃内容物,呕吐为非喷射性,随后发热,体温最高40.0℃,伴寒战。入院当日患儿出现意识模糊,四肢凉,尿少。流行病史:患儿本次发病前数小时曾与人同食草莓,同食者亦发病,症状与本患儿相同。个人史、既往史、家族史:无特殊。体格检查:体温39.0℃,呼吸30次/分,脉搏130次/分,血压60/50mmHg。意识模糊,表情淡漠,皮肤弹性差,四肢末梢凉,双侧瞳孔直径3mm,对光反射灵敏,口唇干裂,未触及浅表肿大的淋巴结。心率130次/分,律齐,心脏各瓣膜听诊区未闻及杂音,双肺听诊无异常,腹平软,左下腹压痛,无反跳痛,肝脾无肿大。墨菲征阴性。肠鸣音活跃,8次/分。辅助检查:血常规:WBC 18.0×10^9/L,N 0.89,Hb 110g/L,PLT 150×10^9/L。尿常规正常。电解质:Na^+ 125mmol/L,K^+ 3.0mmol/L,Cl^- 90mmol/L,CO_2 CP 19mmol/L。便常规:白细胞满视野/HP,红细胞20～30个/HP,脓细胞2～5个/HP。大便培养:福氏志贺菌。

心电图:窦性心律过速。

　　1. 此病例的诊断思路是什么?

　　2. 诊断和诊断依据是什么?

　　3. 与哪些疾病鉴别诊断?

参考答案

　　1. 诊断思路　患者为学龄儿童,夏季急性起病,患病前有不洁饮食史,且同食者亦有发病。入院前1天出现高热,有寒战,伴腹痛、腹泻、脓血便、里急后重感。查体:意识模糊,表情淡漠,血压降低,脉压小,皮肤弹性差,四肢末梢凉,左下腹压痛,肠鸣音活跃。

　　2. 诊断　中毒性菌痢(休克型)合并电解质紊乱(低钠、低钾、低氯血症)。诊断依据:①男性儿童,夏季急性起病,有不洁饮食史。②高热,腹痛、腹泻、脓血便、里急后重。③查体:意识模糊,表情淡漠,血压降低,脉压小,皮肤弹性差,四肢末梢凉,左下腹压痛,肠鸣音活跃。④实验室检查:血常规提示白细胞计数及中性粒细胞比例增高。生化提示血钠、血钾、血氯降低,便常规见大量红白细胞及吞噬细胞,便培养为福氏志贺菌。胸片正常。

　　3. 鉴别诊断

　　(1) 霍乱:霍乱多为群发,散发少见,大多数患者突然剧烈腹泻,继而呕吐,无里急后重,发热较少,大便初为黄色稀水便,转而变成米泔水样,量多,患者迅速出现严重失水和循环衰竭导致休克,便常规动力试验及制动试验阳性可迅速鉴别。

　　(2) 阿米巴痢疾:患者多散发,缓慢起病,少有发热,腹痛轻,无里急后重,大便次数不多,呈暗红色或紫红色果酱样大便,新鲜大便镜检可见原虫或其包囊。

　　(3) 出血性坏死性小肠炎:本病常见于儿童或青少年,其临床特点是急性起病、腹痛、腹胀、腹泻、大便带血,易发生休克,大便培养阴性。

临床思维:细菌性痢疾

　　细菌性痢疾简称菌痢,是由痢疾杆菌引起的常见的肠道传染病,儿童发病率最高。临床表现为发热、腹痛、腹泻、里急后重及黏液脓血便,中毒性菌痢可发生惊厥及休克乃至死亡。

　　【流行病学】　菌痢传染源广泛,传播途径复杂、人群易感性较高,病后免疫力不持久。患者和带菌者是主要传染源,在急性期脓血便中菌量最多,传染性最大,带菌者常不被发觉而在人群中散播病菌,引起流行。痢疾杆菌传染食物、饮水、生活用品和手,经口使人感染,在流行季节可有食物型和水型的暴发流行,非流行季节则以接触为主要的传播途径。7~9月份为流行季节。

　　【临床表现】

　　1. 急性痢疾　潜伏期数小时至2日。临床上可分为典型、非典型和中毒型3种。

　　(1) 典型:常突然发热,体温多为39~40℃。腹痛、腹泻,婴幼儿常有呕吐。腹泻每日数次至数十次不等,量少,可伴有里急后重。吐泻严重者可引起脱水、酸中毒及电解质紊乱。

　　(2) 非典型:以婴幼儿多见。大便一日数次,呈稀便或黏液便,无典型的脓血便。体温正常或有低热。

　　(3) 中毒型:多见于2~7岁体质较好的小儿。突然高热,可伴有腹痛、头痛、畏寒。迅速出现反复惊厥、昏迷或循环衰竭,但肠道症状初期可不明显,可于上述症状出现后6~12小时才有黏液便或脓血便。

　　A. 休克型:早期患儿有面色苍白、皮肤花纹、四肢发凉、心音低钝。心动过速、血压下降。重者可吐咖啡样物或有其他出血现象。可伴有心、肺、肾多系统器官功能障碍。

　　B. 脑型:有剧烈头痛、反复呕吐、早期有嗜睡、烦躁,继之有频繁惊厥,甚至昏迷,瞳孔大小不等、对光反射迟钝或消失、呼吸不匀、节律不齐、甚至发生呼吸衰竭、呼吸停止。

C. 混合型:可兼有以上两型表现,是病情最凶险的一型。

2. 慢性菌痢 病程超过 2 个月者,多发生于营养不良和免疫能力低下的小儿,或由于细菌耐药及急性菌痢治疗不彻底造成迁延不愈。临床常无高热及中毒症状,表现为腹泻迁延不愈,为黏液便或成形便带黏液或少量脓血。时有腹痛、腹胀等症状。

【实验室检查】

1. 粪便常规检查 有大量红细胞和白细胞,偶见吞噬细胞。

2. 细菌学检查 大便培养仍是目前最常用的可靠诊断方法。为提高培养的阳性率,应在应用抗生素前采取新鲜标本,并连续多次送检。免疫和分子生物学方法具有快速早期诊断的意义,但应注意假阳性。

【诊断】 在夏秋季,起病急骤,伴发热、腹痛、腹泻、脓血便和里急后重及左下腹压痛,即应考虑急性细菌性痢疾。如全身中毒症状较重,肠道症状较轻或缺如,应考虑中毒性菌痢,急性非典型和慢性菌痢诊断较困难,应结合流行病学、临床和实验室资料分析判断。

【治疗】

1. 隔离 消化道隔离至临床症状消失及粪便培养连续 2 次阴性。

2. 补液 呕吐不能正常进食脱水严重者,予补液及纠正水电解质失衡。

3. 抗菌治疗 口服庆大霉素 10mg/(kg·d),阿莫西林 10mg/(kg·d),年长儿童可用氟喹诺类药物或依据细菌药敏结果选择抗生素。

4. 中毒性菌痢 迅速降温,积极控制惊厥,尽量使用解除微血管痉挛药,同时快速补充碱性液及等张含钠溶液,待循环改善后继续补液。

【预防】 患者粪便管理。饮食业及幼托机构人员接触患者后进行医学观察 7 天。做好个人卫生及注意饮食卫生。

细菌性痢疾的诊断标准?

第七节 沙门菌属感染

病例 4-4-10

患儿,男,10 岁。以"发热、腹痛、腹泻 10 小时"为主诉入院。患儿于 10 小时前开始发热,伴畏寒,体温最高 39.5℃。随之出现腹痛、腹泻,腹痛为脐周阵发性绞痛,伴里急后重,大便初为黄褐色稀水便,逐渐为墨绿色含黏液糊状便,共排便十余次,呕吐,为非喷射性呕吐,吐胃内容物 4 次,每次量多。嗜睡、心悸、乏力、口干,尿量明显减少。患病前数小时曾在一家卫生条件差的小餐馆进餐,疑不洁。个人史、既往史、家族史无特殊。体格检查:体温 39.0℃,呼吸 26 次/分,脉搏 120 次/分,血压 70/40mmHg。神志清楚,精神差,皮肤弹性稍差,四肢末梢凉,眼窝凹陷,口唇干燥。心率快,律齐,腹平软,脐周及上腹轻压痛,无反跳痛,肠鸣音 8 次/分。辅助检查:血常规:WBC 5.0×10^9/L,N 0.75,Hb 120g/L,PLT 95×10^9/L。尿常规:无异常。肾功能:UREA 9mmol/L,CRE 153μmol/L。电解质:Na^+ 133mmol/L,K^+ 2.5mmol/L,Cl^- 90mmol/L,CO_2 CP 16mmol/L。便常规:白细胞满视野/HP,红细胞 3 个/HP。大便培养:鼠伤寒沙门菌。心电图:窦性心律过速。

1. 此病例的诊断思路是什么?

2. 诊断和诊断依据是什么?

3. 与哪些疾病鉴别诊断?

参考答案

1. **诊断思路**　患者春夏季急性起病,不洁饮食数小时后发病,以发热、腹泻、腹痛和里急后重为主要症状,首先考虑为感染性腹泻。常见病原有痢疾杆菌、沙门菌、大肠埃希菌、弧菌。菌痢患者多有脓血便,伴里急后重,可出现休克。沙门菌肠炎典型大便为绿色黏液便,也可伴有里急后重,可出现休克和脱水。弧菌肠炎常见脱水,大肠埃希菌少见休克和脱水。本患者腹泻墨绿色含黏液糊状便,有里急后重,出现休克和脱水。最后便培养提示为鼠伤寒沙门菌,诊断明确。

2. **诊断**　沙门菌肠炎(鼠伤寒沙门菌)。诊断依据:①流行病学史:起病前有不洁饮食史。②急性起病,病程短,发热、腹痛、腹泻墨绿色含黏液糊状便和伴里急后重,后出现嗜睡、心悸、乏力、口干,尿量明显减少。③便常规:白细胞满视野/HP,红细胞 3 个/HP;大便培养:鼠伤寒沙门菌。

3. **鉴别诊断**

(1) 急性细菌性痢疾:本病以急性发热、腹痛、腹泻、黏液糊便或脓血便和里急后重为典型表现,中毒性菌痢可出现休克、惊厥、昏迷,便常规见较多白细胞、红细胞,可见吞噬细胞,呕吐轻,脱水少见。本病例虽有发热、腹痛、腹泻、里急后重、血压下降,但腹泻墨绿色黏液糊状便,有呕吐和脱水,故不支持急性细菌性痢疾。

(2) 肠侵袭性大肠埃希菌肠炎:本病临床症状、便常规和沙门菌肠炎相似,也可出现发热、腹痛、腹泻、黏液糊状便和里急后重。但症状相对较轻,很少合并中毒性休克和脱水。

临床思维:沙门菌属感染

沙门菌感染系指伤寒副伤寒以外的沙门菌感染的肠道传染病。

【**病因**】　革兰阴性沙门菌,其中以鼠伤寒沙门菌最常见,其次为猪霍乱沙门菌、肠炎沙门菌等。

【**流行病学**】

1. **传染源**　沙门菌肠炎患者及带菌者。

2. **传播途径**　消化道传播。

3. **易感人群**　人群对沙门菌普遍易感。

【**临床表现**】　根据临床表现不同分为胃肠炎型、伤寒型、败血症型。

【**实验室检查**】　便常规可正常,但胃肠炎型患儿新鲜大便可发现多核细胞、红细胞及黏液。确诊依靠大便、血液、便细菌培养。

【**治疗**】　严重病例应选用第 3 代头孢菌素静脉给药。对胃肠炎型应注意维持水、电解质、酸碱平衡及对症处理。

沙门菌属感染的传染源、传播途径及易感人群各是什么?

第八节　小儿结核病

病例 4-4-11

患儿,男,4 岁,以"发热,咳嗽 2 周"为主诉入院,病程中伴一过性关节痛,纳差,经抗生素治疗,效果不佳。体格检查:体温 38.0℃,呼吸 32 次/分,脉搏 105 次/分,精神萎靡,消瘦,无青紫,呼吸稍快,双眼结膜充血伴疱疹,双肺听诊呼吸音粗,未闻及干湿啰音。肝脾未触及,双下肢有结节性红斑数个。辅助检查:WBC 7.5×10^9/L,N 0.35,L 0.65。胸片示右肺门淋巴结肿大,右下肺呈片状渗出影。

1. 患儿可能的诊断及其依据是什么?

2. 为明确诊断宜进一步采用何种最简便的辅助检查?

参考答案

1. 可能的诊断　原发性肺结核。诊断依据:①患儿发热咳嗽2周。②一过性关节痛,纳差,双眼结膜充血伴疱疹,双下肢有结节性红斑等结核变态反应表现。③胸片示右肺门淋巴结肿大,右下肺呈片状渗出影。

2. 辅助检查　PPD试验有助于进一步确诊。

病例 4-4-12

患儿,女,8岁,以"发热,间断呕吐7天,抽搐1次"为主诉入院。患儿于7天前开始发热,体温波动于37.5～39.0℃之间,无寒战,无皮疹。呕吐4～5次/天,非喷射状,吐胃内容物。于当地予抗生素治疗,效果不佳。入院前1天突然出现抽搐1次,表现为意识丧失,双目上视,口吐白沫,四肢强直,持续数分钟。经指压人中穴可缓解。急来我院。查体:意识模糊,急性病容,颈部可触及数个黄豆大小肿大的淋巴结,双侧瞳孔等大同圆,对光反射存在,球结膜轻度水肿。左侧鼻唇沟变浅,颈部有抵抗感,心肺腹未见异常,双膝腱反射正常,Kernig 征、Brudzinski 征阴性,踝阵挛阴性。实验室检查:WBC 7.0×10^9/L,N 0.45,L 0.40,Hb 90g/L,PPD试验(＋＋)。

1. 患儿可能的诊断是什么?诊断依据是什么?

2. 为进一步确诊,最有必要做的检查是什么?

3. 该患儿的治疗方案是什么?

参考答案

1. 可能的诊断　结核性脑膜炎。诊断依据:①女性,8岁,发热,间断呕吐7天,抽搐1次。②其父亲有结核病史。③体格检查发现面神经损伤,颈有抵抗感,球结膜水肿。④PPD试验(＋＋)。

2. 辅助检查　最有必要做的检查是腰椎穿刺和脑脊液检查。

3. 治疗主要抓住两个环节

(1) 控制炎症:①强化治疗阶段:联合使用异烟肼、利福平、吡嗪酰胺,疗程为3～4月。②巩固治疗阶段:继用异烟肼、利福平抗结核药,总疗程不少于12个月,或待脑脊液正常后继续治疗6个月。

(2) 控制颅内压:①肾上腺皮质激素。②20%甘露醇。③停用甘露醇前1～2天,加用乙酰唑胺。④若用激素及甘露醇后,颅内压增高仍未控制,或患儿已出现脑疝先兆症状,应做侧脑室穿刺引流。

临床思维:小儿结核病

结核杆菌属分枝杆菌科、分枝杆菌属,是一群不能运动、不产芽孢、专性需氧的短小杆菌,抗酸染色阳性。最适生长温度37℃左右,pH6.7～7.0,营养要求特殊,生长缓慢,一般体外繁殖一代需18～20小时,培养至少需要2～4周才见菌落。

【发病机制】

1. 发病特征　结核病分为原发结核和继发结核。原发结核是指结核菌首次侵入机体引起的结核。继发结核则是在原发病灶静止或临床痊愈后再发生的结核,可以是原发病灶的再活动,也可能是外源结核菌的再感染。结核患者产生的带有结核菌的微滴核被吸入肺部形成原发病灶。是否发生结核病取决于细菌的毒力、数量及机体的免疫状态。

2. 结核病的免疫特点　结核杆菌可刺激机体产生获得性免疫(即细胞介导免疫),是机体抵抗结核杆菌感染的主要防御机制。结核病免疫过程只有 T 淋巴细胞和巨噬细胞功能都正常时,感染的结核菌才能被清除,二者功能的任何异常都能减低机体抵抗力,有利于结核感染扩散。

3. 结核病的变态反应与免疫的关系　机体初次感染结核菌后,即被致敏,当再次受到相同抗原刺激时,即可产生迟发型变态反应(DTH)。

【诊断要点】

1. 病史

(1) 结核中毒症状:表现为发热,多为午后低热或不规则热,盗汗、乏力、食欲不振、体重减轻等全身中毒症状。

(2) 结核过敏反应:反复的疱疹性结膜炎、结节性红斑、瘰疬样面容、结核性风湿热等。

(3) 是否有结核病接触史、卡介苗接种史。

2. 结核菌素试验(PPD)

(1) 试验方法:皮内注射 PPD 1U 或 5U。

(2) 标准:结核菌素反应属于迟发型变态反应。应在注射后 48~96 小时内测量反应,通常以 72 小时作为观察反应时间。以皮试硬结的大小判断反应的程度。阴性:硬结直径不足 5mm;阳性(+):5~9mm;阳性(++):10~19mm;阳性(+++):20mm 以上;极强阳性(++++):红晕及硬肿呈双圈反应,并可见水疱或坏死。

(3) 临床意义

1) 阴性反应:未受结核菌的感染。已受结核菌感染,但有以下情况而使结核菌素反应减弱或暂时消失(即假阴性反应):①变态反应前期,一般结核菌感染需经 4~8 周,才能建立免疫反应,在此之前的时期为反应前期,结核菌素反应可为阴性。②机体免疫反应受到抑制:急性传染病后 1~2 个月内,如麻疹、猩红热、百日咳、肝炎等。有慢性消耗性疾病(糖尿病、肿瘤、结缔组织疾病、艾滋病等)重度营养不良,恶病质,营养不良性水肿等极度衰竭时。严重结核病,如急性粟粒型肺结核、结核性脑炎、干酪性肺炎等、免疫抑制剂的应用,如肾上腺皮质激素治疗时。原发性或继发性免疫缺陷。结核菌素质量问题或注射技术不妥及判断错误。

2) 阳性反应:为结核病现症患者,特别是未接种 BCG 的儿童,但不能作为确诊依据。过去或现在受结核菌感染而未发病。卡介苗接种后的变态反应:①在两年之内由阴转阳;或反应强度从原来<10mm 增加到>10mm 以上或增加幅度>6mm 时,表现新近有感染,或活动性病灶的可能。②非结核分枝杆菌(NTM)抗原交叉反应,持续数月至数年(但一般平均直径<10mm)。

自然感染与卡介苗接种后 PPD 阳性的鉴别。主要依据阳性反应的程度和持续的时间进行判断,这种判断有时受多种因素的影响,因此,现在有人用测试血清中细胞因子受体来鉴别两者,虽然目前尚无肯定的办法和结论,但随着结核病免疫学研究的进展,相信可以找到更客观判断结核菌自然感染与卡介苗接种后免疫记忆的方法。

表 4-4-1　接种 BCG 后与自然感染阳性反应的区别

PPD 反应	颜色	质地	厚度	边缘	直径	强阳性	阳性持续时间
自然感染	深红	硬	厚	清楚	≥15mm	常见	4~5 天仍可见阳性痕迹,可终生存在
接种 PPD	淡红	软	薄	不清	5~9mm	少见	3 天后全无痕迹,3~5 年逐渐消失

3. 常用的辅助检查

(1) 血液学方面检查

1) 血常规检查:末梢白细胞数可以升高或正常,特别是在急性粟粒型肺结核时,末梢白细胞升高。有些患者血红蛋白或血小板减低,甚至有全血细胞减少。

2) 血沉:在结核病时,血沉可以升高。但大概有 1/3 的儿童在诊断结核病时,血沉正常。因此,血沉不能作为儿童诊断结核病的指标。

(2) 影像学检查:影像学的检查有发现诊断和定位诊断的作用,在结核病的早期快速诊断和鉴别诊断中占有重要地位,除普通 X 线检查外,计算机断层扫描(CT)、磁共振成像(MRI)、超声断层显影与核素扫描四大影像学诊断技术,是影像学检查的突破性进展。

(3) 细菌学检查

1) 抗酸杆菌涂片检查:是一种快速和简便的方法,其标本可有痰、胸腹水、尿液、脑脊液、脓液或分泌物及病灶组织。由于儿童排痰困难,对于儿童肺结核者主要取其清晨空腹胃液做检查,阳性率高于支气管肺泡灌洗液。

2) 分枝杆菌培养:虽培养时间较长,但在结核病细菌学检查中有不可替代的重要位置。

(4) 其他

1) 血清学检查:血清学试验包括检测结核抗原、结核抗体、结核特异性免疫复合物 3 种。

2) 分子生物学诊断:为结核病早期、快速诊断提供了可能性,其技术和方法有待研究改进。

3) 纤维支气管镜检查:可通过肉眼直视观察及经纤维支气管镜活检、刷检、支气管冲洗,穿刺吸引物涂片和细菌学培养,对肺部疾病的诊断起了很好的辅助作用。

4) 组织学诊断:肺或胸膜活组织检查;淋巴结活组织检查。

临床思维:原发型肺结核

原发型肺结核为结核菌初次侵入人体后发生的原发感染。它是小儿肺结核的主要类型,包括原发综合征和支气管淋巴结结核。其病程一般都是良性,亦可恶化引起血行播散和结核性脑膜炎,因此对原发性肺结核早期发现和早期治疗对进一步降低结核病病死率有重要意义。

【临床表现】

1. 症状轻重不一 轻者可无症状,于体检胸透时才被发现。稍重者起病缓慢,有食欲减退、体重不增、低热、乏力、盗汗、消瘦等。重者起病可急,突然高热达 39～40℃,但一般情况尚好,与发热不相称,2～3 周后转为低热,并有明显的结核中毒症状,此类多发生在婴幼儿。当发生支气管结核时,可因肿大淋巴结而发生一系列压迫症状,如百日咳样咳嗽、喘憋、声音嘶哑。

2. 多有结核病接触史

3. 体格检查 ①过敏性症状:疱疹性结膜炎、结节性红斑、过敏性关节炎等。②全身浅表淋巴结轻度或中度肿大。③肺部体征:一般不明显,与肺内病变不一致。若有支气管结核,肺部可闻及痰鸣音或喘鸣音。

【辅助检查】

1. 结核菌素试验 多呈阳性。

2. 血沉 可增快。

3. 痰或胃液或支气管肺泡灌洗 灌洗液中可找到结核菌。

4. 纤维支气管镜检查或淋巴结穿刺或活检 证实结核菌存在。

5. 胸部 X 线或 CT 显示肺门或气管、支气管、淋巴结肿大,有或无原发病灶及胸膜反应。

6. 其他 生化、分子生物学、免疫学有关结核病的检查证实结核菌的存在。

【治疗原则】

1. 化疗　可用 INH、RFP、SM、PZA，并根据病情轻重，选择不同的治疗方案，强化阶段至少选择 INH＋RFP 两种药。总疗程 6～9 个月。

2. 肾上腺皮质激素　浸润病变大及中毒症状重者，在抗结核药物采用同时，可加用肾上腺皮质激素。

3. 局部治疗　对合并有支气管结核者可采取雾化吸入及纤维支气管镜局部给药治疗。

4. 手术治疗　胸腔内肿大淋巴结压迫气管或支气管致呼吸困难，肿大淋巴结有干酪液化后破入气管引起窒息，或破入肺部引起干酪性肺炎之可能时，应考虑及时手术摘除。

临床思维:结核性脑膜炎

结核性脑膜炎是小儿结核病中最严重的病型，常在初染后 1 年内发生。多由血行播散引起，是全身血行播散性结核病的一部分。

【临床表现】　可分为两大类，即一般结核中毒症状和神经系统症状。

1. 一般结核中毒症状　发热可以是午后低热，也可以是弛张高热，伴有食欲不振、消瘦、盗汗、情绪及神经状态改变。可有结核过敏症状，浅表淋巴结肿大，皮肤粟粒疹。

2. 神经系统症状

(1)脑膜刺激症状:一般于病后 1～2 周出现，表现为头痛、恶心、呕吐;颈强直、克氏征阳性、布氏征阳性。

(2)颅神经损害症状:由于颅底炎性渗出物刺激、包埋和压迫颅神经及结核性动脉炎导致脑实质缺血、颅内压增高等影响，结核性脑膜炎常有颅神经损害，最多见面神经、动眼神经、展神经、视神经，可以是单侧或双侧，呈完全或不完全麻痹。颅神经损害症状可以是结核性脑膜炎的首发症状。

(3)颅内压增高的症状:结核性脑膜炎出现的严重的脑积水是出现颅内压增高的主要原因，其次，脑水肿、占位性病理改变如结核球也是其原因。颅内压增高是导致患儿死亡及影响预后的重要原因。主要表现为头痛、呕吐、意识障碍、肌张力增高、惊厥。当延髓血管运动中枢和脑干受压，可出现代偿性血压增高、心率增快、心律不齐、呼吸节律不整等，严重者发生脑疝死亡。

(4)脑实质损害症状:结核性脑膜炎侵犯脑实质或合并动脉炎，使脑组织缺血、坏死，或极度扩张的脑室挤压，出现脑实质损害症状，最常见偏瘫、失语、肢体异常运动等。这些症状可在发病的早期，也可出现在恢复期。

(5)脊髓障碍症状:由于病变延及脊髓膜、脊髓神经根和脊髓实质，可出现神经根疼痛、截瘫、尿潴留或大小便失禁。

(6)自主神经功能障碍:中脑和间脑在结核性脑膜炎时容易受侵，可表现为皮肤阵发性潮红、感觉过敏、多汗、半侧头部出汗、便秘、厌食或食欲亢进、顽固性高热、尿崩、脑性失语综合征。

【辅助检查】

1. 结核菌素试验　多呈阳性。

2. 血沉　多数增快。

3. 脑脊液检查　脑脊液压力升高，外观无色透明或呈毛玻璃样，偶呈黄色。白细胞多在(50～500)×10^6/L，分类以淋巴细胞为主。糖含量减少，氯化物降低，蛋白质增高。涂片抗酸染色找结核菌可为阳性。结核菌培养仅在少数患者为阳性。

4. 胸部 X 线检查　常可发现肺结核征象。

5. 皮肤粟粒疹　有助于结脑的诊断。

6. 眼底检查　可见结核结节。

7. 脑 CT 扫描 可显示直接和间接征象。直接征象有结核球、基底池渗出物及脑实质粟粒状结核灶;间接征象有脑水肿、脑积水及脑梗死等。

8. 脑 MRI 检查 其在结核性脑膜炎的敏感性和特异性优于脑 CT,特别是对基底核异常信号检出阳性率优于 CT。主要表现有脑基底池闭塞与明显强化,脑内结核球及颅内血管病变等。

【诊断与鉴别诊断】

1. 诊断

(1)病史:强调重视结核病接触史,特别是家庭内接触开放性肺结核患者对诊断有很大意义。其次卡介苗接种史和近期内患传染病对诊断亦很有帮助。

(2)结核菌素试验:其阳性是诊断结核性脑膜炎的重要依据。

(3)临床表现。

(4)脑脊液改变及其他检查中发现的结核感染的证据:其中肺部活动性或陈旧性肺结核的表现是结核性脑膜炎有力的客观诊断依据;皮肤粟粒疹和眼底脉络膜结核结节对诊断有决定性意义;脑脊液中找到结核杆菌是诊断最可靠的根据。

2. 鉴别诊断

(1)结核性脑膜炎早期未出现明显的脑膜刺激征之前应与一般非神经疾患鉴别,包括上呼吸道感染、肺炎、消化不良、伤寒等,此时做脑脊液检查即可明确诊断。

(2)结核性脑膜炎在出现神经系统症状及体征后,甚至在脑脊液检查后仍需与中枢神经系统疾病相鉴别。

1)化脓性脑膜炎:最重要的是通过脑脊液细菌涂片及培养鉴别。

2)病毒性中枢神经系统感染:包括病毒性脑炎、脑膜脑炎、脊髓炎,可以通过病史、结核感染的证据及反复的脑脊液检查鉴别。

3)真菌性脑膜炎:常见新型隐球菌脑膜炎,其与结核性脑膜炎在起病和脑脊液检查上很相似,但隐球菌脑膜炎多有接触鸽粪史,无结核感染依据,脑脊液墨汁染色可见隐球菌孢子,真菌培养阳性,血和脑脊液隐球菌多糖抗原阳性有助于鉴别。

4)良性复发性无菌性脑膜炎:是一种原因不明的脑膜炎,其反复发作的临床特点及良性过程有助于鉴别诊断,在脑脊液中找到大型内皮细胞可以确诊。

5)脑囊虫病:可依据头颅 CT、MRI 检查,血清学检查,PPD 试验和胸片鉴别。

6)脑肿瘤:注意临床表现,及时 CT 或 MRI 检查即可鉴别。

【治疗】

1. 化疗 强化阶段 INH＋RPF＋PZA＋SM 四药联用 3 个月,巩固阶段 INH＋RPF＋PZA 3 个月后,INH＋RPF 6 个月,总疗程 12 个月。

2. 肾上腺皮质激素 在有效抗结核药物应用下并用泼尼松 1～2mg/(kg·d),应注意＜30mg/d,4～6 周后后逐渐减量,8～12 周为 1 疗程。还应注意激素减量中的反跳现象。

3. 降低颅内压 ①20％甘露醇 2～4 次/天,视情况调整用量。②口服乙酰唑胺减少脑脊液分泌。③侧脑室引流,适用于急性脑积水及慢性脑积水急性发作,应用其他降颅压措施无效,或已出现脑疝先兆症状时。④鞘内注射:适用于较重的晚期病例;脑脊液蛋白增高明显有梗阻趋势的患者;口服抗结核药出现肝功能异常的患者;复治病例避免口服激素的患者;激素减量过程,脑脊液出现反跳,不再加用口服激素者。⑤外科治疗:对阻塞性脑积水患儿炎症控制后可考虑脑室脑池分流术。

临床思维:潜伏结核感染

潜伏结核感染是指结核菌素皮肤试验阳性者,但需除外卡介苗接种和非结核杆菌感染引起的阳性。一般胸部影像学检查正常，不伴有结核中毒症状。但约有 1/3 的患者有结核的早期症状，这些表现不特异，很容易被疏忽。

【临床表现】 患者可有结核中毒症状，如食欲减退、体重不增、低热、乏力、盗汗、消瘦等。可有全身一系列功能障碍症状，如精神状态改变、精神不振、睡眠不安等。或无临床症状。有或无结核病接触史。体检可有全身浅表淋巴结肿大、疱疹性结膜炎、结节性红斑等。

【辅助检查】

1. 结核菌素试验 呈阳性反应。这种反应是指未接种卡介苗者的阳性反应及接种卡介苗的自然感染阳性反应。

2. 肺部 X 线检查 正常，身体其他部位找不到结核病灶。

【治疗原则】

1. 下列情况必须药物预防 ①3 岁以下婴幼儿未接种卡介苗，而结核菌素试验阳性者。②有结核中毒症状，结核菌素试验阳性者。③结核菌素试验新近由阴性转为阳性者。④结核菌素试验阳性，近期患传染病者。⑤密切接触开放性肺结核患者的婴幼儿，不论结核菌素试验呈阳性或阴性。⑥结核菌素试验阳性，需用激素治疗其他疾病时。

2. 下列情况可考虑预防性治疗 无临床症状，结核菌素试验呈强阳性，尤其是女孩（青春前期或青春期）；无临床症状，结核菌素试验呈一般阳性，但有与开放性结核患者接触者。

3. 用药及疗程 方案 1 是 INH 10mg/(kg·d)，一次顿服，每日总量不超过 0.3g，疗程 6 个月。方案 2 是异烟肼和利福平联合应用 3 个月，对儿童隐性结核感染同样有效。如在治疗中发现有限局性病灶，则应联合用药，正规治疗。年长儿及已知或怀疑有耐药菌感染时应联合用药。

结核菌素试验的临床意义？结核性脑膜炎的临床表现？

复 习 题

一、名词解释
1. 帕氏线　2. 非伤寒沙门菌感染

二、简答题
1. 在哪些情况下应高度怀疑非伤寒沙门菌感染？
2. 简述猩红热普通型的诊断。

三、问答题
1. 某幼儿园发现一例水痘患儿，该园应立即采取哪些措施？
2. 某幼儿园有 2 例出疹患儿，其中 1 人发热 1 天出疹被诊断为猩红热，另 1 人发热 3 天出疹被诊断为麻疹，试问此两种疾病发热与出疹的关系如何？
3. 某患儿患轻症水痘被隔离于家中，试问家长应如何照顾患儿以利于患儿康复？

参 考 答 案

一、名词解释
1. 猩红热患者在皮肤皱褶处如腋窝、肘窝、腹股沟处密集并伴有出血点，形成明显的横纹线，称为帕氏线。
2. 非伤寒沙门菌个人是指伤寒、副伤寒以外的沙门菌引起的急性感染性疾病。

二、简答题（略）

三、问答题（略）

（温玉玲）

第五章　消化系统疾病

第一节　小儿腹泻

病例 4-5-1

患儿,男,10个月,主因"吐泻2天,伴发热1天"入院。患儿2天前无明显诱因开始呕吐,呈非喷射状,吐物为胃内容物,每日3~4次,同时伴有水样便,初色黄后转白,量多黏液少,无腥臭,入院前1天患儿开始发热,体温在38~39℃之间,无明显寒战,精神萎靡,进食差,尿少。患病前患儿无不洁食物史,无感染病史。平素体健,无抗生素应用史。体格检查:体温39℃,脉搏120次/分,呼吸30次/分,体重9kg。神志清,精神萎靡,面色苍白,前囟眼窝凹陷,口唇干,哭有泪,咽部充血,颈软,两肺听诊呼吸清,未闻及啰音,心率120次/分,心音纯,律齐,未闻及杂音,腹稍胀,肝肋下可触及边缘,质软,脾未及,肠鸣音活跃,皮肤弹性略差。生理反射正常,病理反射未引出。血常规:WBC 6.0×10^9/L,N 0.40,L 0.60,Hb 110g/L,RBC 3.8×10^{12}/L,PLT 180×10^9/L。大便常规:黄绿稀便,高倍视野下未见红细胞及白细胞。大便培养:未见细菌生长。大便 ELISA 法检测病毒抗原:轮状病毒抗原阳性。尿常规:镜检未见红细胞及白细胞,酮体(+)。血电解质:Na^+ 135mmol/L,K^+ 3.6mmol/L,Cl^- 90mmol/L,心电图:正常。

1. 初步诊断是什么?
2. 诊断依据是什么?
3. 鉴别诊断是什么?
4. 治疗方案是什么?

参考答案

1. **初步诊断**　轮状病毒肠炎;轻度脱水。

2. **诊断依据**　患儿呕吐、腹泻,伴发热;体检有轻度脱水貌;大便常规示黄绿稀便,高倍视野下未见红细胞及白细胞,大便培养未见细菌生长。大便 ELISA 法检测病毒抗原为轮状病毒抗原阳性。

3. **鉴别诊断**　应与细菌性痢疾、金黄色葡萄球菌性肠炎、非感染性腹泻等相鉴别。

4. **治疗方案**

(1) 液体疗法:病毒性肠炎一般不用抗生素,只要做好液体疗法,患儿可以自愈。轻度脱水可选用口服补液盐,但呕吐明显可静脉补液。

(2) 微生态调节制剂:目的在于恢复肠道正常菌群,重建肠道天然生物屏障保护作用。常用的有丽珠肠乐、乐托尔、双歧三联活菌(培菲康)、乳酶生等。

(3) 肠黏膜保护剂:吸附病原体和毒素,维持肠细胞正常吸收与分泌功能;与肠道黏液蛋白的相互作用,增强其屏障作用,以阻止病原微生物的攻击。如十六角蒙脱石(思密达)。

病例 4-5-2

患儿,男,3岁,主因"发热伴吐泻2天"收入院。患儿于2天前开始发热,体温39~40℃,无明显寒战,未见抽搐,伴呕吐,吐物为胃内容物,非喷射状,3~4次/日,同时有腹泻,7~8次/日,为黏液便,夹脓血,量中,有里急后重,时有阵发性腹痛,以脐周为主。患儿精神萎靡,口渴,少尿。患儿发病前有不洁饮食史。平素体健。体格检查:体温 39.8℃,脉搏 120 次/分,呼吸 32 次/分,血压 80/60mmHg,体重 15kg,神志清,精神萎靡,眼窝凹陷,口唇干燥,皮肤弹性稍差,颈软,两肺听诊呼吸音清,未闻及啰音,心率 120 次/分,律齐,心音有力,腹软,肝右肋下可触及边缘,质软,脾未及,全腹未触及包块,脐周压痛(+),肌紧张阴性,肠鸣音亢进。神经系统检查未见异常。辅助检查:血常规示 WBC 12.8×10^9/L,N 0.90,L 0.10,Hb 130g/L。尿常规示未见异常。大便常规示:黏液脓血便,WBC 及脓细胞 30~40 个/HP,RBC 满视野/HP。大便培养:大肠埃希菌生长。血电解质:Na$^+$ 138mmol/L,K$^+$ 4.5mmol/L,Cl$^-$ 101mmol/L,Ca^{2+} 1.95mmol/L,HCO$_3^-$ 19mmol/L,PaCO$_2$ 30mmol/L,BE −5mmol/L,pH 7.30,腹平片:正常。

1. 初步诊断是什么?
2. 诊断依据是什么?
3. 鉴别诊断是什么?
4. 治疗方案是什么?

参考答案

1. 初步诊断　大肠埃希菌性肠炎;中度脱水。
2. 诊断依据　①持续高热,伴呕吐,排黏液脓血便,伴腹痛,里急后重,口渴,少尿,有不洁饮食史。②体检:体温 39.8℃,精神萎靡,眼窝凹陷,口唇干燥,皮肤弹性稍差,腹软,肠鸣音亢进。③辅助检查:血象高,以中性粒细胞为主;大便常规示脓血便,白细胞、脓细胞 30~40 个/HP,红细胞满视野/HP。大便培养:大肠埃希菌生长。血气分析:轻度代谢性酸中毒,血钠正常。
3. 鉴别诊断　应与细菌性痢疾、急性坏死性肠炎等鉴别。
4. 治疗方案
(1) 抗感染治疗:选择有效的抗生素。
(2) 对症治疗:给予降温,预防惊厥。
(3) 纠正脱水及酸中毒:患儿为中度脱水,按 150ml/kg,补充累积损失量、继续丢失量和生理需要量,先给予 2:1 液扩容,按 20ml/kg,然后补充累积损失量用 1/2 张,8 小时内滴完,继续丢失量和生理需要量用 1/3~1/4 张,16 小时静脉滴完。补液原则:先快后慢,先浓后淡,见尿给钾。
(4) 合理饮食:进食易消化饮食,注意饮食卫生。
(5) 给予肠黏膜保护剂:如蒙脱石散口服。

临床思维:小儿腹泻

腹泻病是一组由多病原、多因素引起的以大便次数增多和大便性状改变为特点的消化道综合征。发病年龄以 6 个月至 2 岁婴幼儿居多,此病也是造成儿童营养不良、生长发育障碍的主要原因之一。

【病因】　引起小儿腹泻病的病因分为感染性和非感染性两种。

1. 感染因素　分为肠道内感染和肠道外感染。肠道内感染可由病毒、细菌、真菌、寄生虫引起,以前两者多见,尤其是病毒(主要病毒为轮状病毒,其次是星状病毒、杯状病毒等);细菌感染主要见于致病性大肠杆菌、空肠弯曲菌、耶尔森菌、沙门菌等;真菌感染主要有念珠菌、曲菌、毛霉菌等;寄生虫常见为蓝氏贾第鞭毛虫、阿米巴原虫和隐孢子虫等。肠道感染有时也可伴中耳炎、上呼吸道感染、肺炎、泌尿系感染、皮肤感染或急性传染病等。

2. 非感染因素 包括饮食因素(喂养不当引起的腹泻、过敏性腹泻、原发性或继发性乳糖酶缺乏引起的腹泻);气候因素(气候突然变化、腹部受凉使肠蠕动增加、天气过热消化液分泌减少或由于口渴饮奶过多等都可能诱发消化功能紊乱而致腹泻)。

【发病机制】 小儿腹泻的病因不同,故发病机制也不尽相同,包括渗透性腹泻、渗出性腹泻、分泌性腹泻、肠道功能异常性腹泻。

【临床表现】

1. 急性腹泻

(1)腹泻的共同临床表现

1)轻型:常由饮食因素及肠道外感染引起。起病可急可缓,以胃肠道症状为主,食欲不振,偶有溢乳或呕吐,大便次数增多,但每次大便量不多,稀薄或带水,呈黄色或黄绿色,有酸味,常见白色或黄白色奶瓣和泡沫。无脱水及全身中毒症状,多在数日内痊愈。

2)重型:多由肠道内感染引起。常急性起病,也可由轻型逐渐加重转变而来,除有较重的胃肠道症状外,还有较明显的脱水、电解质紊乱和全身中毒症状,如发热、精神烦躁或萎靡、嗜睡,甚至昏迷、休克。

水、电解质及酸碱平衡紊乱:由于吐泻丢失体液和摄入量不足,使体液总量尤其是细胞外液量减少,导致不同程度脱水。

代谢性酸中毒:其发生原因有腹泻丢失大量碱性物质;进食少,肠吸收不良,热能不足使机体得不到正常能量供应导致脂肪分解增加,产生大量酮体;脱水时血容量减少,血液浓缩使血流缓慢,组织缺氧导致无氧酵解增多而使乳酸堆积。

另外还可引起低钾血症、低钙血症和低镁血症。

(2)几种常见类型肠炎的临床特点

1)轮状病毒肠炎:是秋冬季婴儿腹泻最常见的病原,又称为秋季腹泻。起病急,常伴发热和上呼吸道感染症状,无明显感染中毒症状。大便次数多、量多、水分多,黄色水样或蛋花样便带少量黏液,无腥臭味。常并发脱水、酸中毒及电解质紊乱。

2)产毒性细菌引起的肠炎:多发生在夏季,潜伏期 1～2 天,起病较急。轻症仅大便次数稍增,性状轻微改变。重症腹泻频繁,量多,呈水样或蛋花样混有黏液,镜检无白细胞。伴呕吐,常发生脱水、电解质和酸碱平衡紊乱。自限性疾病,自然病程 3～7 天,也可较长。

3)侵袭性细菌引起的肠炎:全年均可发病,多见于夏季。潜伏期长短不等。常引起志贺杆菌性痢疾样病变。起病急,高热甚至可以发生热惊厥。腹泻频繁,大便呈黏液状,带脓血,有腥臭味。常伴恶心、呕吐、腹痛和里急后重,可出现严重的中毒症状如高热、意识改变,甚至感染性休克。大便显微镜检查有大量白细胞及数量不等的红细胞。粪便细菌培养可找到相应的致病菌。

2. 迁延性和慢性腹泻 病因复杂,感染、食物过敏、酶缺陷、免疫缺陷、药物因素、先天畸形等均可引起。以急性腹泻未彻底治疗或治疗不当,迁延不愈最为常见。

【治疗】 治疗原则:调整饮食,预防和纠正脱水,合理用药,加强护理,预防并发症。

1. 饮食疗法 强调继续饮食,满足生理需要,补充疾病消耗。有严重呕吐者可暂时禁食4～6 小时(不禁水),之后给清淡易消化饮食,暂停母乳喂养改用豆制品或发酵奶,或去乳糖奶粉。

2. 液体疗法

(1)口服补液盐:口服补液盐(ORS)可用于腹泻时预防脱水及纠正轻、中度脱水。轻度脱水口服液量约 50～80ml/kg,中度脱水约 80～100ml/kg,于 8～12 小时内将累积损失量补足。脱水纠正后,可将 ORS 用等量水稀释按病情需要随意口服。

(2)静脉补液:适用于中度以上脱水、吐泻严重或腹胀的患儿。第 1 天补液:①总量:包括补充累积损失量、继续损失量和生理需要量,一般轻度脱水给 90～120ml/kg、中度脱水给 120～150ml/kg、重度脱水给 150～180ml/kg。②溶液的种类:根据脱水的性质而定,等渗性脱水用 1/2 张含钠液、低渗性脱水用 2/3 张含钠液、高渗性脱水用 1/3 张含钠液。③输液的速度:主要取决于脱水程度和继续损失的量和速度,对重度脱水有明显周围循环障碍者应先快速扩容,20ml/kg 等渗含钠液,30～60 分钟内快速输入。累积损失量一般在 8～12 小时内补完,脱水纠正后,补充继续损失量和生理需要量速度宜减慢,于 12～16 小时内补完。④纠正酸中毒:可根据临床症状结合血气测定结果,加碱性液以纠正。⑤纠正低血钾:有尿或来院前 6 小时内有尿即应及时补钾;浓度不应超过 0.3%。同时也要纠正低血钙、低血镁等。第 2 天及以后的补液:主要是补充继续损失量和生理需要量,继续补钾,供给热量。一般改为口服补液。若腹泻仍频繁或口服量不足者,仍需静脉补液。补液量需根据吐泻和进食情况估算,并供给足够的生理需要量,用 1/3～1/5 张含钠液补充。继续损失量是按"丢多少补多少,随时丢随时补"的原则,用 1/2～1/3 张含钠溶液补充。

3. 药物治疗

(1) 控制感染:对怀疑侵袭性细菌感染,根据临床特点,经验性选择抗菌用药,再根据大便培养及药敏调整用药。

(2) 肠道微生态疗法:有助于恢复肠道正常菌群的生态平衡,抑制病原菌定植和侵袭,控制腹泻。常用双歧杆菌、嗜酸乳杆菌等。

(3) 肠黏膜保护剂:能吸附病原体和毒素,维持肠细菌的吸收和分泌功能,与肠道黏液糖蛋白相互作用可增强其屏障功能,阻止病原微生物的攻击,如蒙脱石散。

4. 对症治疗　腹胀明显者用肛管排气或肌内注射新斯的明。呕吐严重者可针刺足三里、内关或肌内注射氯丙嗪等。

【预防】　合理喂养,提倡母乳喂养,及时添加辅助食品;养成良好的卫生习惯;避免长期滥用广谱抗生素;注意小儿体格锻炼,增强体质,提高机体免疫力。

轻型腹泻和重型腹泻各有哪些临床表现?几种常见类型肠炎的临床特点?静脉补液适合什么样的患儿?如何进行静脉补液?

第二节　胃　炎

病例 4-5-3

患儿,女,10 岁,主因反复腹痛 3 月余入院。患儿 3 个月前无明显诱因出现腹部胀痛不适,呈阵发性,进食后胀痛明显,空腹时胀痛缓解,近 2 周加重,并伴有恶心、食欲不振,无呕吐及腹泻,进食生冷及辛辣食品后胀痛加重,无呕血及黑便,食纳差,二便正常。平素有挑食、偏食等不良习惯。其父有"胃炎"史。体格检查:体温 36.8℃,脉搏 88 次/分,呼吸 20 次/分,血压 100/75mmHg,体重 28kg,神志清,精神可,营养中等,皮肤黏膜无出血点及溃疡,浅表淋巴结未触及肿大,颈软,两肺听诊呼吸音清,心率 88 次/分,律齐,心音有力,腹软,中上腹部即剑突下压痛(＋),右下腹压痛及反跳痛均阴性,四肢活动自如,肌紧张阴性,神经系统检查未见异常。辅助检查:血常规示 WBC $8.0×10^9$/L,N 0.60,L 0.40,Hb 120g/L,RBC $3.4×10^{12}$/L,PLT $205×10^9$/L。尿常规及大便常规均正常。肝、肾功能均正常。乙肝 5 项均阴性。胃镜检查:胃体黏膜充血、水肿,胃窦黏膜皱襞增粗。幽门螺杆菌检测:快速尿素酶实验阳性。

1. 诊断及诊断依据是什么？

2. 治疗方案是什么？

参考答案

1. 诊断　胃炎。诊断依据：①反复腹痛 3 个月余，进食后胀痛明显，恶心，未呕吐，有挑食及偏食等不良习惯，其父有"胃炎"史。②查体可见腹软，中上腹即剑突下压痛（＋）。③胃镜检查：胃体黏膜充血、水肿，胃窦黏膜皱襞增粗。④幽门螺杆菌检测：快速尿素酶实验阳性。

2. 治疗方案

（1）一般治疗：去除病因，停止服用一切刺激性食物或药物，如呕吐严重时可暂禁食，及时纠正水、电解质紊乱。腹痛时用解痉药阿托品、654-2 等。

（2）药物治疗：H_2-受体拮抗剂，可静滴西咪替丁每日 $10\sim15mg/kg$，雷尼替丁每日 $2\sim4mg/kg$ 等以减少胃酸分泌。胃黏膜保护剂，可根据病情选用思密达、硫糖铝等保护胃黏膜。

（3）抗感染：抗幽门螺杆菌。方案 1：奥美拉唑（洛噻克）$0.7mg/(kg \cdot d)$ 晨顿服；克拉霉素 $15\sim30mg/(kg \cdot d)$；阿莫西林 $50mg/(kg \cdot d)$，分 $2\sim3$ 次，疗程 $1\sim2$ 周。方案 2：枸橼酸铋钾 $6\sim8mg/(kg \cdot d)$；甲硝唑 $25\sim30mg/(kg \cdot d)$；阿莫西林 $50mg/(kg \cdot d)$ 分 3 次口服，疗程 $4\sim6$ 周。

注：H_2-受体拮抗剂和质子泵抑制剂与抗生素合用可提高抗生素活性。

临床思维：胃炎

胃炎指由于各种物理性、化学性或生物性有害因子引起的胃黏膜或胃壁炎性病变，根据病程分为急性和慢性两种。

【病因】　急性胃炎常见的病因有感染因素、化学因素、进食冷热辛辣食物等物理因素、应激因素、误服毒物及腐蚀剂等。慢性胃炎常见原因有遗传因素、年龄因素、药物、幽门螺杆菌（Hp）感染、胃肠运动功能失调、营养因素等。

【临床表现】　急性胃炎起病急，轻者恶心、呕吐、食欲差、重者呕血、便血、水电解质紊乱，可伴热；慢性胃炎主要表现为反复发作、无规律性腹痛，疼痛常出现于进食中或餐后，多位于上腹或脐周，可伴恶心、呕吐、腹胀，如胃黏膜糜烂可出现呕血、黑便。

【辅助检查】　可做 X 线钡餐透视、胃纤维内镜检查、幽门螺杆菌检测。

【鉴别诊断】　应与肠蛔虫症、肠痉挛、非特异性腹痛鉴别。

【治疗】

1. 急性胃炎　去除病因，停止服用一切刺激性食物或药物，呕吐严重时可暂禁食，及时纠正水、电解质紊乱。腹痛时用解痉药阿托品、654-2 等。有上消化道出血者应卧床休息，输血、输液保证生命体征平稳，可用 H_2 受体拮抗剂、质子泵抑制剂。有细菌感染者可用抗生素。

2. 慢性胃炎　治疗目的在于改善和消除临床症状，无症状者无需治疗。合并 Hp 感染者应以抗 Hp 治疗。

（1）一般治疗：饮食规律，定时适当，食物宜软易消化，避免精神紧张。

（2）药物治疗：应用抗酸药、解痉剂、胃动力药、黏膜保护剂。

3. 抗 Hp 治疗　幽门螺杆菌阳性者，应进行抗 Hp 治疗。

小儿胃炎的病因及治疗？

第三节　消化性溃疡

病例 4-5-4

患儿,男,10岁。主因反复中上腹部疼痛1年余入院。患儿1年多前无明显诱因出现反复中上腹部疼痛,近1个月来疼痛加剧,并于进食后2小时或饥饿时疼痛,常有嗳气、返酸,疼痛有烧灼感,进食少许食物后可缓解,追问病史,患儿有饮食不规律史。并有2～3次黑便,未引起家长重视。体格检查:体温36.5℃,脉搏88次/分,呼吸24次/分,血压100/70mmHg,体重25kg。神志清,精神可,营养发育中等,皮肤黏膜无出血及皮疹,皮肤及巩膜无黄染,浅表淋巴结无肿大,双瞳孔等大等圆,对光反射灵敏。颈软,两肺听诊呼吸音清,未闻及啰音。心率88次/分,律齐,未闻及杂音,腹软,中上腹部压痛(+),以脐右上方为著,肝脾肋下未及,神经系统检查提示生理反射正常,病理反射未引出。辅助检查:血常规示WBC 6.8×10^9/L,N 0.58,L 0.42,Hb 108g/L,RBC 3.78×10^{12}/L,PLT 136×10^9/L。尿常规示正常。大便潜血阴性。肝、肾功能均正常。乙肝5项阴性。血电解质在正常范围内。心电图正常。胸片正常。胃镜检查:十二指肠球部变形,前壁见 0.8×1.0cm溃疡1个,边缘整齐,周围黏膜充血、水肿。幽门螺杆菌检查:尿素酶试验阳性。

1. 该患儿的诊断及鉴别诊断是什么?
2. 治疗方案是什么?

参考答案

1. 诊断　十二指肠球部溃疡。诊断依据:①反复中上腹疼痛1年余。②疼痛以进餐2小时后明显,进食后缓解。③有消化道出血史-黑便。④查体可见中上腹压痛,以脐右上方为著。⑤胃镜检查示十二指肠球部溃疡。⑥幽门螺杆菌检查阳性。

鉴别诊断:应与功能性消化不良、肠痉挛、慢性胃炎、肠套叠、急性坏死性小肠炎等相鉴别。

2. 治疗方案

(1) 抑制胃酸的治疗:①H$_2$受体拮抗剂,常用的H$_2$受体拮抗剂为雷尼替丁:每日3～5mg/kg,每12小时一次或睡前一次服用,疗程4～8周;西咪替丁,每日10～15mg/kg,每12小时一次或睡前一次服用,疗程4～8周;法莫替丁每日0.9mg/kg,睡前一次服用,疗程2～4周。②质子泵抑制剂:奥美拉唑0.6～0.8mg/kg,每日晨起顿服,2～4周一疗程。③中和胃酸的药物:较常用的是氢氧化铝凝胶、复方氢氧化铝片,饭后1小时服用。④G受体阻滞剂:丙谷胺,主要用于溃疡病后期,作为其他制酸剂停药后维持治疗,可抑制胃酸的反跳,增进溃疡愈合质量,防止复发。

(2) 强化黏膜防御能力:①硫糖铝:常用剂量每日10～25mg/kg,分4次,疗程4～8周。②枸橼酸铋钾:6～8mg/(kg·d),分3次口服,疗程4～6周。③抗Hp治疗:临床上对Hp治疗有效的抗菌药物常用的有:枸橼酸铋钾(CBS)6～8mg/(kg·d)、阿莫西林30～50mg/(kg·d)、甲硝唑15～20mg/(kg·d)、替硝唑10mg/(kg·d)、呋喃唑酮3～5mg/(kg·d)、克拉霉素15～20mg/(kg·d),单一用药效果不佳,需联合用药。方案如下:CBS 4～6周＋H$_2$受体拮抗剂4～8周＋一种抗生素;CBS 4～6周＋上述抗生素中的二种;PPI(质子泵抑制剂)＋二种抗生素2周;H$_2$-受体拮抗剂＋二种抗生素2～4周。

临床思维:消化性溃疡

儿童消化性溃疡按溃疡的部位可分为胃溃疡和十二指肠溃疡。本病可发生在任何年龄的儿童,以学龄期儿童发病率最高,男、女发病率之比为 2∶1。新生儿及婴幼儿胃溃疡发病频率与十二指肠溃疡相近,多为继发性和急性,而随着年龄增长,年长儿童则绝大多数为十二指肠溃疡,并多为原发性和慢性。

【病因】 病因包括:①胃酸、胃蛋白酶的侵袭力。②胃和十二指肠黏膜的防御功能。③幽门螺杆菌感染。④遗传因素。⑤其他:精神创伤、中枢神经系统病变、外伤、手术后、饮食不当等。

【临床表现】 消化性溃疡在不同年龄表现不一。

1. 新生儿期 多为伴发于严重窒息、呼吸困难、颅内出血、败血症和休克等严重疾患的应激性溃疡。急性起病,以出血或穿孔等严重并发症为首发症状。出血或呕血或黑便最多见。

2. 婴幼儿期 常表现为反复呕吐、便血,可有模糊的腹部疼痛与不适,胃纳差和生长停滞。

3. 学龄前期 常诉上腹部饱胀不适、隐痛,餐后加重,但常因定位不准而指腹部或全腹疼痛,伴食欲差、反复呕吐或胃肠道出血。

4. 学龄期 症状接近成人,主要表现为反复发作的上腹部疼痛,但疼痛与饮食时间的关系、季节性和周期性不及成人明显,可伴嗳气、反酸、恶心、呕吐。并发幽门梗阻较年幼儿多见,也可发生出血和穿孔。慢性失血可致大便潜血阳性和贫血。

【辅助检查】 包括:粪便潜血试验、消化道内镜检查为确认指标、胃肠 X 线钡餐造影、幽门螺杆菌检测、胃液分析。

【鉴别诊断】

1. 腹痛 应与肠套叠、蛔虫症、腹内脏器感染、结石、过敏性紫癜腹型等相鉴别。

2. 呕血 应与新生儿自然出血症、食管裂孔症、全身出血症等相鉴别。

3. 便血 应与肠套叠、梅克尔憩室、息肉、血液病出血、腹型过敏性紫癜等相鉴别。

【治疗】 儿童消化性溃疡应首选内科药物治疗,目的是缓解症状,促进溃疡愈合,防止并发症和预防复发。

1. 一般治疗 溃疡急性发作期应适当休息。忌辛辣油炸食品,培养良好的饮食习惯,避免过度紧张及劳累。

2. 药物治疗 抑制胃酸的治疗,应用 H_2 受体拮抗剂、质子泵抑制剂、抗酸剂、抗胆碱能药物、抗胃泌素制剂。胃黏膜保护剂,应用胃蛋白酶抑制剂、枸橼酸铋钾、甘珀酸等。

3. 抗幽门螺杆菌治疗 临床上对 Hp 治疗有效的抗菌药物常用的有:枸橼酸铋钾(CBS)每日 6～8mg/kg、阿莫西林每日 30～50mg/kg、甲硝唑每日 15～20mg/kg、替硝唑每日 10mg/kg、呋喃唑酮每日 3～5mg/kg、克拉霉素每日 15～20mg/kg。单用一种药物对 Hp 不能取得较高的根治率,常需联合用药以达到根治目的。H_2 受体拮抗剂和质子泵抑制剂与抗生素合用可提高抗生素活性。

治疗方案如下:①CBS 4～6 周＋H_2 受体拮抗剂 4～8 周＋一种抗生素(阿莫西林 4 周、甲硝唑 2 周、替硝唑 2 周、呋喃唑酮 2 周或克拉霉素 2 周);②CBS 4～6 周＋上述抗生素中的二种;③质子泵抑制剂＋二种抗生素 2 周;④H_2 受体拮抗剂＋二种抗生素 2～4 周。

4. 手术治疗 儿童消化性溃疡大多经内科治疗能很快痊愈,个别病例反复发作常可导致上消化道出血、穿孔,或局部瘢痕性狭窄引起幽门梗阻等并发症而需手术治疗。

患儿感染幽门螺杆菌时应如何治疗?

第四节　胃食管反流

病例 4-5-5

患儿,女,10岁,主因反复呕吐1年余伴胸骨后烧灼感入院。患儿于1年多前无明显诱因开始出现进食后呕吐,吐物为胃内容物,时有含少量胆汁,呈非喷射状,并与体位有关,每次进食后身体前屈或卧床睡觉时呕吐明显,每日呕吐4~5次,吐后即可进食,无腹胀及腹泻史,未诉头痛,无发热,经常咳嗽,并多次因"支气管肺炎"而入院治疗。无其他慢性病史及传染病史。体格检查:体温36.5℃,脉搏85次/分,呼吸24次/分,体重25kg,神志清,精神可,自动体位,步入病房,全身皮肤黏膜无出血点、皮疹及溃疡。浅表淋巴结未触及,双眼睑无水肿,巩膜无黄染,结膜无充血,瞳孔等大同圆,对光反射灵敏,耳鼻无异常分泌物流出,口唇无发绀,咽无充血,颈软,胸廓对称,两肺听诊呼吸音清,未闻及啰音,心音纯,律齐,未闻及杂音,腹软,全腹未触及包块及压痛,肝脾未及,神经系统检查未见异常。血常规示:WBC 5.8×10^9/L,N 0.55,L 0.45,Hb 98g/L,RBC 3.38×10^{12}/L,PLT 138×10^9/L;尿常规示正常;大便常规示潜血(+);心电图及心脏彩超均正常;胸片示两肺纹理增粗,无点片影。食管钡餐造影:食管黏膜呈针尖状钡点影。食管内镜检查:可见多个非融合性病变,表现为红斑及浅表糜烂。

1. 初步诊断及诊断依据是什么?
2. 鉴别诊断是什么?
3. 治疗方法是什么?

参考答案

1. 初步诊断　胃食管反流。诊断依据:①反复呕吐1年余,并且胸骨后有烧灼感。有反复患"支气管肺炎"病史。血常规示轻度贫血。②食管钡餐造影:食管黏膜呈针尖状钡点影。食管内镜检查:可见多个非融合性病变,表现为红斑及浅表糜烂。

2. 鉴别诊断　应与幽门痉挛、幽门狭窄、幽门梗阻相鉴别。

3. 治疗方法

(1) 体位:俯卧位效果最好,俯卧位能促进胃排空,降低反流的频率,减少反流物的吸入。防止引起因呼吸系统反复吸入而感染。

(2) 饮食:饮食要少量多餐,以高蛋白低脂肪为主,不宜过饱,尽量减少胃的容量。

(3) 药物治疗:促胃肠动力药:吗丁林0.3mg/kg,3~4次,睡前和餐前服用。制酸剂:西咪替丁200mg,3~4次/天,奥美拉唑20mg/d。黏膜保护剂:蒙脱石散。

(4) 手术治疗:经一般治疗和内科治疗无效者,需经手术治疗。

临床思维:胃食管反流

胃食管反流是指由于各种原因引起下端食管括约肌功能不全,胃和十二指肠内容物反流入食管,可引起严重的并发症。本病常发生于新生儿期,早产儿更为多见。引起胃食管反流的原因有防止反流机制失常、食管蠕动功能障碍、食管及胃解剖学异常、神经系统的损害以及激素的影响。小儿胃食管反流与成人不同。下食管括约肌的松弛或软弱无力是主要的原因。无论哪一种保护机制发生障碍,均可发生胃食管反流。

【病因】　其病因常见于:食管胃连接处解剖和生理抗反流屏障的破坏、食管酸廓清功能的障碍、食管黏膜抗反流屏障功能的损害、胃十二指肠功能失常等。

【临床表现】

1. 消化系统症状 新生儿和婴幼儿以呕吐为主要症状,多于喂奶后发生,呕吐物为胃内容物,有时带胆汁,时有溢乳、反胃和吐沫,烦躁、拒食和喂养困难。年长儿表现为反酸、嗳气、胸骨后烧灼感或烧灼痛、咽下疼痛、咽下困难。严重者有呕血及黑便。

2. 全身症状 反复肺部感染、哮喘、6 个月以内婴儿和早产儿可由于反流导致窒息、反流的胃液尚可侵蚀咽部、声带和气管而引起慢性咽炎、慢性声带炎和气管炎。另有婴幼儿反复鹅口疮,年长儿反复口腔溃疡。

【辅助检查】

1. 食管腔内 pH 测定 是诊断此病的金标准。通过 24 小时动态观察食管下端 pH,准确反映反流发生频率和时间。

2. 食管内压测定 通常采用充满水的连续灌注导管系统测定食管腔内压力,以估计食管下括约肌和食管的功能。如食管下括约肌张力低及频发一过性松弛,则可明确诊断。

3. 食管吞钡 X 线检查 早期和轻度反流性食管炎的主要表现为食管功能和轻微的黏膜形态改变。炎症引起的食管痉挛性收缩,在钡剂造影时常可以看到食管下端数厘米的一段轻度狭窄,其上方有少量钡剂存留,钡剂通过时狭窄段能扩张到正常程度。在钡剂通过后狭窄又复出现。直立位检查时,钡剂可自食管通过,但排空时间较正常延迟。卧位服钡剂后表现为正常食管蠕动波停止于主动脉弓平面,钡剂虽能进入下部食管,但多在第 2 次吞钡时有少量钡剂进入胃内。

4. 内镜检查及活组织病理检查 通过内镜及活组织病理检查,可以确定是否有反流性食管炎的病理改变,以及有无胆汁反流存在对诊断本病和估计病变的严重程度有重要价值。

5. 超声检查 彩超辅助食管 pH 测定胃食管反流,可以检测到极短时间及 pH 为中性的反流现象。超声检查有实时、直观、方便、廉价、无伤害性等优点,易为患者接受。

【鉴别诊断】 新生儿、小婴儿的呕吐及喂养困难应除外消化道器质性疾病,如肠旋转不良、胃扭转、先天性肥大性幽门狭窄等。年长儿应除外其他致病因素引起能发生同样症状的组织损伤疾病。

【治疗】

1. 体位 应俯卧位,俯卧位能促进胃的排空,降低反流的频率,减少反流物的吸入,睡眠时应保持俯卧位,且床头抬高 20~30cm。睡前 2 小时不予进食,保持胃处于非充盈状态。

2. 饮食治疗 饮食宜少量多餐,以高蛋白低脂肪为主,不宜过饱,尽量减少胃的容量,婴儿的进食间隔时间一般不少于 60 分钟,避免餐后即平卧,裤带不宜束得过紧,避免各种引起腹压过高状态。

3. 药物治疗 原则是减少胃食管反流、减低反流的酸度、增加食管廓清能力和保护食管黏膜。

(1)促胃动力药:①吗丁林,每天 3~4 次,睡前和餐前服用。剂量每次 0.3mg/kg,小于 1 岁慎用。②西沙必利,剂量是每次 0.3mg/kg,;5 天~11 个月婴儿剂量是每次 0.15~0.2mg/kg,每天 3~4 次。

(2)制酸剂:可中和胃酸,从而降低胃蛋白酶的活性,减少酸性胃内容物对食管黏膜的损伤。碱性药物本身也还具有增加食管下括约肌张力的作用。H_2 受体拮抗剂:甲氰咪胍,剂量 200mg,3~4 次/天;质子泵抑制剂:奥美拉唑每天 20mg。

(3)黏膜保护剂:能保护黏膜免受盐酸、胆盐和胰蛋白酶的侵蚀。如蒙脱石散。

4. 手术治疗 内科治疗无效,需手术治疗。主要适用于严重食管狭窄、伴有严重的反复呼吸道感染、神经系统有缺陷的胃食管反流患儿、神经系统障碍伴有咽喉部反射功能失调的胃食管反流的患儿。

胃食管反流的临床表现?

第五节　小儿急腹症

病例 4-5-6

患儿,男,11岁,主因阵发性腹痛 10 小时,伴呕吐入院。患儿于 10 小时前无明显诱因出现腹痛,呈阵发性,以脐周及上腹部疼痛为主,伴频繁呕吐,呈非喷射状,吐物为胃内容物,无腹泻,不发热,在家自服"吗丁林及 654-2"(具体药量不详)后无明显好转,仍呕吐及腹痛(此时腹痛明显以右下腹疼痛),故来我院就诊,门诊以"急性阑尾炎"收入外科治疗。体格检查:体温 37.5℃,脉搏 110 次/分,呼吸 24 次/分,体重 26kg。神志清,精神欠佳,呼吸平稳,有脱水征,眼窝略凹陷,皮肤弹性欠佳,咽部无充血,颈软,心肺听诊正常,腹略胀,全腹未触及包块,右下腹压痛及反跳痛均阳性,四肢活动正常,神经系统检查未见异常。实验室检查:血常规示 WBC 15.8×10^9/L,N 0.85,L 0.15,Hb 138g/L,RBC 3.5×10^{12}/L,PLT 138×10^9/L;腹部 B 超示右下腹肠系膜增厚,阑尾直径为 0.8mm。

1. 该患儿诊断是什么? 诊断依据是什么?

2. 治疗方案是什么?

参考答案

1. 诊断　急性阑尾炎。诊断依据:患儿腹痛 10 小时,伴呕吐,起初腹痛以上腹部及脐周疼痛为主,后转移到右下腹,查体可见右下腹压痛及反跳痛均明显,血常规示白细胞及中性分叶均明显增高,腹部 B 超示右下腹肠系膜增厚,阑尾直径为 0.8mm。

2. 治疗方案　外科立即手术治疗,同时给予抗感染治疗。

病例 4-5-7

患儿,男,10 个月,主因呕吐、腹泻 2 天,加重伴腹胀 1 天入院。患儿 2 天前无明显诱因始出现腹泻,为稀水样便,无脓血,7~8 次/日,同时伴有呕吐,6~7 次/日,吐物为胃内容物,在附近诊所以"急性肠炎"给予治疗,无明显好转。昨日始呕吐频繁,并且出现腹胀,精神差,一日未排大便,于是来我院就诊,门诊立即给予立位腹平片显示为不全性肠梗阻,并收入院治疗。体格检查:体温 37.5℃,脉搏 110 次/分,呼吸 32 次/分,体重 10kg。神志清,精神差,明显脱水貌,皮肤弹性差,前囟眼窝均有凹陷,口唇干,心肺正常,腹胀,未见肠型及蠕动波,触之软,全腹无肌紧张,右中腹可触及一约 2cm×3cm 大小的包块,质韧,肠鸣音减弱。直肠指诊示直肠内有气体,拔指后排出大量果酱样大便。辅助检查:血常规示 WBC 12.5×10^9/L,N 0.75,L 0.25;便常规示血便,未见白细胞及脓细胞;腹部 B 超示腹右中上部可见一肿块影,约 2.5 cm×3cm,纵断可见"套袖征"。

1. 初步诊断是什么?

2. 鉴别诊断是什么?

参考答案

1. 初步诊断　肠套叠。

2. 鉴别诊断

(1) 急性坏死性小肠炎:本病多见于 1 岁以下小婴儿,低出生体重及早产儿多见。临床表现为腹痛、呕吐、腹泻及便血,其血便为赤豆汤样血水便,晚期出现腹胀、腹膜炎及全身中毒症状。并且 X 线早期可无阳性体征,出现肠梗阻时可见肠间距增宽。

（2）过敏性紫癜腹型：本病患儿可表现为腹痛、呕吐、便血，尤其在皮疹出现之前，但此病很少发生在1岁以内婴儿，腹部检查无包块，可除外。

临床思维:小儿急腹症

小儿急腹症常表现为腹部疼痛、食欲不振、恶心、呕吐及发热。体格检查时，腹部压痛、肌紧张、反跳痛及肠蠕动改变是重要的体征。正确的诊断依靠详细的病史和体格检查。

【病史】

1. 发病时间及发作情况　起病急骤、病程短是急腹症的特点。

2. 腹痛的性质　婴儿腹痛时多表现为啼哭，烦躁不安，表情痛苦。阵发性剧烈绞痛多见于肠道、胆道蛔虫症、急性出血性坏死性肠炎、肠套叠、尿路结石等。持续性剧烈腹痛多见于胃肠穿孔及腹膜炎。在持续性钝痛的基础上发生阵发性绞痛，常提示炎症伴梗阻，如肠蛔虫伴感染。

3. 伴随症状　发热、呕吐、排便及排气。腹痛后无排便及排气，而呕吐频繁，应考虑不同部位的肠梗阻；肠套叠可排出果酱样或深红色黏液便；溃疡病如合并出血，可排黑便、柏油样便或暗红色以至鲜红血便；急性出血性坏死性肠炎则排出带腐肉臭的红豆汤样便；痢疾排脓血便。

【体格检查】　检查注意点：

1. 争取患儿的合作　要掌握患儿的心理活动，耐心接近患儿，要仔细、耐心，态度要和蔼，手法要轻柔，取得患儿的信任及合作。

2. 使用镇静剂　对完全不能合作的患儿，可使用镇静剂（切记不能用镇痛药），待患儿安静后检查。

3. 检查腹部时，应注意三层检查法　一是浅层检查时，轻触腹部注意痛觉过敏（轻触即可引起剧痛）、肠型及肿物引起的腹壁不平感；二是中层检查时，轻按腹壁注意压痛及紧张；三是深层检查时，慢慢压至后腹壁，注意肿物的存在与性状。检查时让小儿平卧，双腿屈曲，情绪放松。注意有无过度敏感区，如触诊不使痛苦加剧，可作深层触诊，上下左右对比，确定腹痛的部位、范围、程度。比较腹痛剧烈时与缓解时体征有无不同、浅触及深压有无不同，有无反跳痛等。如腹部平坦、腹肌柔软无压痛及反跳痛或揉压时腹痛减轻，多为内科疾病引起的腹痛。反之，腹部膨隆、腹肌紧张、有固定压痛，多提示疼痛部位为病变部位。腹痛伴有腹部包块者可见于肠梗阻、肠套叠或肿瘤等。必要时可以给一次较大剂量的镇静药如水合氯醛，待病儿睡眠后再检查。

4. 反复检查　小儿腹部体征掌握较困难。临床上很难肯定诊断，为防止误诊及漏诊，需反复多次检查，反复比较，方能确定诊断。

【辅助检查】

1. 实验室检查　三大常规，血液生化检查，血气分析，必要时行腹腔穿刺液检查。

2. 影像学检查　影像学检查对急腹症的诊断常提供极重要的证据。胸、腹X线平片，B超检查，钡餐、钡灌肠或空气灌肠等，有实质性肿块时，CT检查十分必要。

【诊断线索】　诊断线索包括：①任何患儿急性腹痛持续6小时以上，应认为有外科情况，直至被否定为止。②疼痛、呕吐及发热在许多急性腹痛中常见，有外科情况时疼痛常出现于呕吐及发热之前，而在非外科情况疼痛常在它们之后。③腹部体征有明确的压痛、肌紧张等腹膜刺激征者多为外科疾病或内科疾病引起的外科问题，需外科处理。④腹部外伤后出现的急性腹痛。⑤腹部有肠型及肿块。⑥腹痛有固定的位置、固定的压痛，说明组织或器官有品质性病变，多为外科疾病。

【治疗原则】　治疗原则：①严密观察，反复检查。②应用镇静剂，抗生素使用应慎重。③手术探查。

临床思维:儿童急性阑尾炎

急性阑尾炎是小儿外科中最多见的疾病之一,约占外科急腹症总数的 1/4。可发生于任何年龄,发病高峰年龄为 6～10 岁。男性发病率略高于女性。年龄越小,症状越不典型,阑尾炎越严重早期诊断越难。由于小儿病情变化较快,短时间内就可以发生阑尾坏死、穿孔、弥漫性腹膜炎甚至死亡,故对小儿阑尾炎早期诊断和及时正确治疗是非常重要的。

【病因】　引起小儿阑尾炎的病因较复杂,主要可有以下几个方面的原因。如阑尾腔梗阻、细菌感染、神经反射以及消化不良、疲劳时可使机体的免疫功能低下,细菌易在阑尾腔内繁殖引起急性阑尾炎。

【病理】　根据病理发展过程的不同,可分为四型:卡他性阑尾炎、化脓性阑尾炎、坏疽性及穿孔性阑尾炎和阑尾周围脓肿。

【临床表现】

1. 腹痛　为小儿阑尾炎的主要症状,较大儿童表现较为典型,开始大都起于上腹部或脐周,数小时后或过一晚以后由轻而重逐渐转移为右下腹阑尾所在部位。也有些病例开始腹痛即位于右下腹部。年龄越小腹痛症状越不典型。

2. 发热　一般阑尾炎病儿均有发热,早期体温略高,多在 37.5～38.5℃,随病情发展可以很快上升至 39℃,甚至更高,年龄越小变化越快。可伴有精神萎靡、烦躁、惊厥。

3. 胃肠道症状　食欲不振、恶心、呕吐最常见。呕吐常在腹痛开始数小时发生,也可呕吐先于腹痛,婴幼儿阑尾炎呕吐往往在腹痛前发生。

4. 腹部压痛　当腹痛转移到右下腹以后,开始出现持续性、局限性、固定性右下腹压痛。随着阑尾炎性渗出的增加,壁腹膜所受刺激增强而出现局部肌紧张及反跳痛。压痛部位年长儿以麦氏点为著。

【辅助检查】　血常规检查示白细胞总数和嗜中性粒细胞比例升高,白细胞总数可达 $10 \times 10^9/L$,中性粒细胞可达 80% 以上。必要时可做腹腔穿刺、腹部 X 线检查及 B 超扫描。

【诊断】　年长儿具有转移性右下腹疼痛史及持续性、固定性、局限性右下腹压痛者容易做出诊断,但对婴幼儿及新生儿因病史不确切且查体不合作,诊断有一定困难,需结合有关的辅助检查做出诊断。

【鉴别诊断】　需与急性肠系膜淋巴结炎、肺炎和胸膜炎、急性胃肠炎、肠痉挛症、原发性腹膜炎、梅克尔憩室炎及急性坏死性小肠炎相鉴别。

【治疗】

1. 治疗原则　小儿阑尾炎确诊后宜早期手术,切除阑尾。单纯性阑尾炎保守治疗 3 天病情无恶化可不予手术,继续观察治疗。

2. 一般治疗　病儿卧床休息;给予流质或半流质饮食;及时退热处理及输液纠正脱水、酸碱平衡及电解质紊乱。

3. 选用抗生素治疗　阑尾炎的致病菌为多种细菌的混合感染。常见的需氧菌为大肠杆菌,厌氧菌以脆弱类杆菌为主。后者在穿孔或坏疽型阑尾炎尤为主要。目前多数人主张胃肠外使用头孢霉素及甲硝唑联合抗感染。

4. 手术治疗　切除阑尾,探查回肠 100cm 及盆腔器官。有腹腔积脓者,尤其是坏疽阑尾炎腹腔有臭味者应作腹腔引流。

临床思维:肠套叠

肠套叠是指一部分肠管及附着的肠系膜套入邻近的肠管之中,使该段肠壁重叠并拥塞于肠腔,称为肠套叠。它是最常见的婴幼儿急腹症。

【病因】 肠套叠根据是否有品质性因素分为原发性与继发性两类。

1. 原发性肠套叠 如饮食改变和辅食刺激、局部解剖因素、病毒感染或其他原因及免疫反应不均衡因素等。

2. 继发性肠套叠 多见于成人患者,是由于肠壁或肠腔内器质性病变(如息肉、肿瘤、梅克尔憩室内翻及阑尾残端翻入肠内等)被蠕动推至远侧而将肿物所附着的肠壁折叠带入远侧肠腔。

【临床表现】 本病80%发生于2岁以内的儿童,发病突然,主要表现为腹痛、呕吐、便血、腹部"腊肠样包块"。

1. 阵发性腹痛 腹痛突然发生,疼痛时病儿面色苍白、出汗、下肢屈曲,有些患儿并不啼哭,表现烦躁不安,持续数分钟而突然安静,玩耍如常,但不久后上述情况又重复出现。

2. 呕吐 腹痛发作以后即出现,初超较频繁,随后可减轻,吐出物多为胃内容物。患儿常拒绝哺乳或拒食。到后期如发展为完全性肠梗阻时,常见呕吐物为粪便样带有臭味。

3. 便血 为肠套叠最重要症状之一。发病后4～12小时就可出现紫红色或"果酱样"大便,并有黏液。直肠指诊指套上可染血迹。

4. 腹部包块 在患儿安静或熟睡时,腹壁松弛情况下,在腹部可摸到"腊肠样"的肿块。如为回盲型,则肿块多在右上腹部或腹中部,表面光滑,稍可移动,腹痛发作时,肿块明显,肠鸣音亢进,右下腹有"空虚感"。但在就诊较晚的患儿,由于明显腹胀或腹膜炎存在而使肿块不易扪清。

【诊断】 婴幼儿肠套叠有典型症状者一般诊断不难。临床上有阵发性腹痛、便血及肿物三者存在即可确诊。

【辅助检查】

1. X线检查 对于诊断比较困难的早期患儿,如一般情况较好,且无肠坏死征象,可酌情进行低压钡剂灌肠。灌肠时,其压力以不超过$130cmH_2O$为安全,如发现有"杯口状"X线征象,则可进一步证明为肠套叠。

2. 检查 当肠套叠包块位于结肠或脾区时,隐于季肋部或肝脾后下部分难以触及,或患儿有腹胀或腹膜炎时肿物不易触及,可行B超检查。肠套叠的横断面呈"同心圆"或"靶环"影像,纵断面呈"套筒"影。

【鉴别诊断】 应与细菌性痢疾、过敏性紫癜及梅克尔憩室溃疡出血相鉴别。

【治疗】

1. 灌肠疗法 灌肠疗法是临床最常使用的非手术复位法。如钡剂灌肠、B超监视下水压灌肠及气体压力灌肠等。

2. 手术治疗

临床上各种急腹症如何鉴别?

复 习 题

一、名词解释

1. 肠套叠 2. 消化性溃疡

二、简答题

1. 小儿腹泻轻度脱水有何表现?

2. 简述小儿腹泻的病因?

3. 简述腹泻患儿如何补钾?

三、问答题

1. 患儿,男,6个月,主因"腹泻、呕吐3天"入院。患儿3天前无明显诱因开始腹泻,7～8次/日,稀水样便,无脓血,同时伴有呕吐,吐物为胃内容物,无明显发热,进食差,小便量少,精神差,故来我院就诊,门诊以"腹泻病"收入院。该患儿大便常规示:脂肪颗粒(＋)/高倍视野下,未见红细胞、白细胞及脓细胞。大便检测病毒抗原:轮状病毒抗原阳性。请问临床上腹泻病分几种? 该患儿属于哪种腹泻病? 该如何治疗?

2. 患儿,女,12岁,主因反复上腹痛半年入院。患儿半年前无明显诱因出现上腹痛,呈阵发性,进食后疼痛明显,近半月病情加重,并伴有恶心,食欲差,无呕血及黑便,无明显发热。患儿平素住校,饮食不规律。请问该患儿住院后应做哪些检查? 诊断明确后该如何治疗?

3. 患儿,男,10个月,患儿主因吐泻3天,排果酱样便一次来诊。患儿3天前无明显诱因开始腹泻,6~7次/日为稀水样便,无脓血,伴呕吐,今晨起患儿呕吐较频繁,哭闹不安,继而精神萎靡,并排一次果酱样稀便,故家长抱患儿前来我院就诊,请问应给该患儿做哪些检查? 应该如何治疗? 同时应与哪些疾病相鉴别?

参 考 答 案

一、名词解释

1. 肠套叠系指部分肠管及其肠系膜套入邻近肠腔所致的一种绞窄性肠梗阻,是婴幼儿时期最常见的一种急腹症。

2. 消化性溃疡是指胃及十二指肠的慢性溃疡,也可发生在与酸性胃液相接触的其他胃肠道部位。

二、简答题(略)

三、问答题(略)

(张丽文)

第六章　呼吸系统疾病

第一节　急性上呼吸道感染

病例 4-6-1

患儿,男,17 个月。因发热 3 天,咳嗽、流涕、喷嚏 2 天来诊。体格检查:体温 38.6℃,脉搏 130 次/分,呼吸 24 次/分。咽充血,双肺呼吸音粗。血常规检查:WBC 6.8×10⁹/L,N 0.31,L 0.68,M 0.01,肺炎支原体阴性。胸片正常。

1. 初步诊断是什么?

2. 诊断依据是什么?

3. 治疗方案是什么?

参考答案

1. 初步诊断　急性上呼吸道感染。

2. 诊断依据　发热 3 天,咳嗽、流涕、喷嚏 2 天,咽充血,双肺呼吸音粗,血常规白细胞总数正常,淋巴细胞偏高。

3. 治疗方案

(1) 一般治疗:休息、多饮水;注意呼吸道隔离。

(2) 抗病毒治疗:利巴韦林(病毒唑)10～15mg/kg,静脉点滴或口服,疗程 3～5 天。

(3) 对症治疗:①高热:可口服对乙酰氨基酚或布洛芬退热,亦可物理降温。如发生高热惊厥者可予镇静、止惊等处理。②咽痛可含服咽喉片。

病例 4-6-2

患儿,男,5 岁。因咽痛 2 天,咳嗽、流涕 1 天来诊。体格检查:体温 36.3℃,脉搏 93 次/分,呼吸 20 次/分。咽充血,双肺呼吸音清晰。血常规检查:WBC 12.3×10⁹/L,N 0.74,L 0.26。

1. 初步诊断是什么?

2. 鉴别诊断是什么?

3. 治疗方案是什么?

参考答案

1. 初步诊断　急性上呼吸道感染。

2. 鉴别诊断

(1) 流行性感冒:由流感病毒所致,有明显流行病史。全身症状重,如发热、头痛、咽痛、肌肉酸痛等。

(2) 急性传染病早期:上感常为各种传染病的前驱症状,如麻疹、流行性脑脊髓膜炎、猩红热等,应结合流行病史、临床表现及实验室资料等综合分析,并观察病情演变加以鉴别。

3. 治疗方案　抗感染治疗:选用复方新诺明、青霉素、头孢等,疗程 3～5 天。对症治疗:口服含片,发热时及时退热。

临床思维：急性上呼吸道感染

急性上呼吸道感染，简称上感，俗称"感冒"，是小儿的最常见疾病。它主要侵犯鼻、鼻咽和咽部，常诊断为"急性鼻咽炎、急性咽炎、急性扁桃体炎"等。也可统称为上呼吸道感染。各种病毒和细菌均可引起上呼吸道感染，但以病毒为多见，约占90％以上。

【临床表现】

1. 一般类型上呼吸道感染　婴幼儿局部症状不显著而全身症状重，可骤然起病，高热、咳嗽、食欲差，可伴有呕吐、腹泻、咽痛及发热等；有些在发病早期可有阵发性脐周疼痛，与发热所致阵发性肠痉挛或肠系膜淋巴结炎有关。

2. 两种特殊类型上呼吸道感染　①疱疹性咽峡炎：由柯萨奇A组病毒所致，好发于夏秋季。表现为急起高热、咽痛，流涎、厌食、呕吐等咽部充血，咽腭弓、悬雍垂、软腭等处有2～4mm大小的疱疹，周围有红晕，疱疹破溃后形成小溃疡，病程1周左右。②咽-结合膜热：由腺病毒3、7型所致，常发生于春夏季，可在儿童集体机构中流行。以发热、咽炎、结合膜炎为特征，多呈现高热、咽痛、眼部刺痛、咽部充血、一侧或两侧滤泡性眼结合膜炎，颈部、耳后淋巴结肿大，有时伴胃肠道症状。病程1～2周。

【并发症】　并发症在婴幼儿多见。上呼吸道感染可波及邻近器官，或向下蔓延；可引起中耳炎、鼻窦炎、咽后壁脓肿、颈淋巴结炎、喉炎、气管炎、支气管肺炎等。年长儿若患链球菌性上感可引起急性肾炎、风湿热等。

【实验室检查】　病毒感染者血白细胞计数正常或偏低；病毒分离和血清反应可明确病原菌。细菌感染者血白细胞可增高，中性粒细胞增高，咽拭子培养可有病原菌生长；链球菌引起者血中ASO滴度可增高。

【诊断和鉴别诊断】　根据临床表现不难诊断，但需与以下疾病鉴别。

1. 流行性感冒　系流感病毒、副流感病毒所致，有明显流行病学史。全身症状重，如发热、头痛、咽痛、肌肉酸痛等。上呼吸道卡他症状可不明显。

2. 急性传染病早期　上感常为各种传染病的前驱症状，如麻疹、流行性脑脊髓膜炎、百日咳、猩红热、脊髓灰质炎等，应结合流行病史、临床表现及实验室检查资料等综合分析，并观察病情演变加以鉴别。

3. 急性阑尾炎　上感伴腹痛者应与本病鉴别。本病腹痛常先于发热，腹痛部位以右下腹为主，呈现持续性，有腹肌紧张和固定压痛点；血白细胞及中性粒细胞增高。

【治疗】

1. 一般治疗　休息、多饮水；注意呼吸道隔离；预防并发症。

2. 病因治疗　常用抗病毒药物如病毒唑、双嘧达莫，疗程3～5天。如病情重、有继发细菌感染，或有并发症者可选用抗生素，如复方新诺明、青霉素、头孢等，疗程3～5天。如证实为溶血性链球菌感染，或既往有风湿热、肾炎病史者，青霉素疗程应为10～14天。

3. 对症治疗　高热者可口服对乙酰氨基酚或布洛芬，亦可用冷敷、温敷降温；如发生高热惊厥者可予镇静、止惊等处理。咽痛者可含服咽喉片。

两种特殊上呼吸道感染的临床特点？

第二节　小儿急性喉炎

病例 4-6-3

患儿，男，3岁4个月。因夜间突然出现犬吠样咳伴声音嘶哑1小时来诊。体格检查：

体温 36.4℃,呼吸 22 次/分,脉搏 102 次/分。咽充血,双肺呼吸音粗,未闻及干湿性啰音。血常规:WBC 16.3×10^9/L,N 0.37,L 0.63,RBC 4.35×10^{12}/L,Hb 127g/L。

1. 初步诊断是什么?

2. 诊断依据是什么?

3. 治疗方案是什么?

参考答案

1. 初步诊断　小儿急性喉炎。

2. 诊断依据　急性起病,犬吠样咳嗽、声音嘶哑。

3. 治疗方案　抗感染、抗病毒及对症治疗:可选用头孢类抗生素如头孢呋辛 50～100mg/(kg·d),静点,每日一次,连用 3 天。利巴韦林 10～15mg/(kg·d),静脉滴注,每日一次,连用 3 天。地塞米松 1mg/(kg·d),静脉滴注,共 2～3 天,至症状缓解。

病例 4-6-4

患儿,女,1 岁 5 个月。因发热 2 天,犬吠样咳嗽、声音嘶哑、吸气喉鸣伴哭闹时吸气性呼吸困难半小时来诊。体格检查:体温 38.8℃,呼吸 26 次/分,脉搏 138 次/分,咽充血,双肺呼吸音粗,可闻及喉传导音。

1. 初步诊断是什么?

2. 诊断依据是什么?

3. 鉴别诊断是什么?

4. 治疗方案是什么?

参考答案

1. 初步诊断　小儿急性喉炎,Ⅱ度喉梗阻。

2. 诊断依据　急性起病,发热、犬吠样咳嗽、声音嘶哑、吸气性喉鸣和吸气性呼吸困难。肺部听诊可闻及喉传导音。

3. 鉴别诊断　可与喉痉挛、急性喉气管支气管炎、支气管异物等所致的喉梗阻相鉴别。

4. 治疗方案　①吸氧,肾上腺皮质激素如氢化可的松超声雾化吸入,有利于黏膜水肿消退。②抗炎、抗病毒及对症治疗:可选用头孢类抗生素如头孢呋辛 50～100mg/(kg·d),静点,每日一次,连用 3 天。利巴韦林 10～15mg/(kg·d),静点,每日一次,连用 3 天。地塞米松 1mg/(kg·d),静点,共 2～3 天,至症状缓解。如哭闹不安可给予镇静剂。

临床思维:小儿急性喉炎

小儿喉炎为喉部黏膜弥漫性炎症,是由病毒或细菌感染引起,亦可并发于麻疹、百日咳、流感和白喉等急性传染病。由于小儿喉腔狭窄、软骨柔软、黏膜血管丰富、黏膜下组织疏松,炎症时易充血、水肿而出现喉梗阻。

【临床表现】 起病急、症状重;可有发热,犬吠样咳嗽、声嘶、吸气性喉鸣和三凹征;严重时可出现发绀,烦躁不安,面色苍白,心率快,甚至因窒息死亡。一般白天症状轻,夜间入睡后因喉部肌肉松弛、分泌物阻塞导致症状加重。喉梗阻若不及时抢救,可因吸气困难而窒息致死。

【临床表现】 按吸气性呼吸困难的轻重,将喉梗阻分为四度:

Ⅰ度:患者仅于活动后出现吸气性喉鸣和呼吸困难,肺呼吸音清晰,心率无改变。

Ⅱ度:患者于安静时亦出现喉鸣和吸气性呼吸困难,肺部听诊可闻喉传导音或管状呼吸音,心率增快。

Ⅲ度:除上述喉梗阻症状外,患者因缺氧而出现烦躁不安,口唇及指趾发绀,双眼圆睁,惊恐万状,头面出汗,肺部呼吸音明显降低,心音低钝,心率快。

Ⅳ度:患者渐显衰竭、昏睡状态,由于无力呼吸,三凹征可不明显,面色苍白发灰,肺部听诊呼吸音几乎消失,仅有气管传导音,心音钝弱,心律不齐。

【诊断和鉴别诊断】　根据急性起病犬吠样咳嗽、声嘶、喉鸣、吸气性呼吸困难等临床表现不难诊断,但应与白喉、喉痉挛、急性喉气管支气管炎、支气管异物等所致的喉梗阻鉴别。

【治疗】

1. 保持呼吸道通畅　防止缺氧加重;吸氧;可用肾上腺皮质激素超声雾化吸入,有利于黏膜水肿消退。

2. 控制感染　由于起病急、病情进展快、难以判断系病毒抑或细菌感染,一般给予全身抗生素治疗。有气急、呼吸困难时,应及时静脉输入足量广谱抗生素,常用者为青霉素类、大环内酯类、氨基糖苷类或头孢菌素类等。

3. 肾上腺皮质激素　如地塞米松有抗炎、抗病毒和抑制变态反应等作用,能及时减轻喉头水肿,缓解喉梗阻;应与抗生素合用。

4. 对症治疗　烦躁不安者宜用镇静剂,异丙嗪有镇静和减轻喉头水肿的作用。氯丙嗪则使喉头肌松弛,加重呼吸困难,不宜使用。

5. 气管切开术　经上述处理如有严重缺氧征象、或有Ⅲ度喉梗阻者,应及时作气管切开。

小儿急性喉炎在临床上分几度? 各度有什么特点? 怎么急救处理?

第三节　喘息性支气管炎

病例 4-6-5

患儿,男,1岁2个月。因发热、咳嗽、喘促2天来诊。体格检查:体温38.3℃,脉搏142次/分,呼吸44次/分。神志清楚,呼吸急促,无鼻煽及口周发绀,无吸气三凹征,咽充血,双肺闻及中小水泡音及喘鸣音。血常规:WBC 12.3×10^9/L,N 0.73,L 0.27。胸片示双下肺可见淡片状阴影。

1. 初步诊断是什么?

2. 诊断依据是什么?

3. 鉴别诊断是什么?

4. 治疗方案是什么?

5. 预后怎样?

参考答案

1. 初步诊断　喘息性支气管炎。

2. 诊断依据　患儿1岁2个月,发热、咳嗽、喘促2天,呼吸急促,双肺闻及中小水泡音及喘鸣音。胸片双肺可见淡片状阴影。

3. 鉴别诊断　需与毛细支气管炎、腺病毒肺炎暴喘型、婴幼儿哮喘症相鉴别。

4. 治疗　①控制感染,选用适当的抗生素如青霉素或头孢类药物,疗程1周。②对症治疗:氨茶碱,3～5mg/kg,静脉滴注。地塞米松,每次0.5～1mg/kg,静脉滴注。氢化可的松,8～10mg/kg,加入生理盐水中雾化吸入。

5. 预后　有一部分喘息性支气管炎患儿,病愈后有再复发。并且发展成哮喘者颇多。故对喘息性支气管炎患儿,应详细询问家族史及病儿过敏史,必要时做皮肤过敏原试验与检测总 IgE 及血清中特性 IgE 以及肺功能有关气道阻力方面的检查,并做好随访工作。

病例 4-6-6

患儿,女,9 个月。因咳嗽、流涕 3 天,喘促 1 天来诊。体格检查:体温 36.5℃,脉搏 150 次/分,呼吸 50 次/分。患儿神志清楚,呼吸急促,口周发绀,鼻煽,吸气三凹征阳性,心音有力,双肺闻及大量喘鸣音及少许中小水泡音,腹平软,肝于右肋下 1.5cm 可触及,质软。血常规:WBC 8.6×10^9/L,L 0.67,N 0.33。胸片:双肺纹理增粗,右肺下野少许淡片状阴影。

1. 初步诊断是什么?
2. 诊断依据是什么?
3. 治疗方案是什么?

参考答案

1. 初步诊断　喘息性支气管炎。
2. 诊断依据　患儿 9 个月,咳嗽、流涕 3 天,喘促 1 天,呼吸急促,双肺闻及大量喘鸣音及少许中小水泡音,胸片见双肺纹理增粗,右肺下野少许淡片状阴影。
3. 治疗方案　①吸氧以减轻乏氧状态。②抗感染、抗病毒治疗:选用头孢类抗生素如头孢他啶 50～100mg/(kg·d),静脉滴注,疗程 7～10 天;利巴韦林 10～15mg/(kg·d),静脉滴注,疗程 7～10 天。③对症治疗:平喘,氨茶碱 3～5mg/kg,静脉滴注;地塞米松每次 0.5～1mg/kg,静脉滴注;特布他林雾化液 1.5mg、普米克雾化液 0.5mg 超声雾化吸入以缓解支气管痉挛。如出现痰阻气道,通气不畅时,给予吸痰以通畅呼吸道。

临床思维:喘息性支气管炎

喘息性支气管炎并非一个独立性的疾病,仅系一临床概念,泛指一组有喘息表现的婴幼儿急性支气管感染而言,肺实质则很少受累。发病因素与感染及小儿呼吸道生理解剖特点有关。近年来许多国内外学者认为与特应性素质有关,即认为喘息性支气管炎就是婴幼儿哮喘病。

【临床表现】　发病年龄多见于 1～3 岁小儿。常继发于上呼吸道感染之后,有低或中度发热,伴咳嗽、喘促,一般无中毒症状。肺部可听到较多中湿啰音,伴呼气性喘鸣音,喘息一般无明显发作性。经适当治疗后,一般在 5～7 天左右上述症状明显减轻。有一定的复发性,大多与感染有关。

【鉴别诊断】　本病可与毛细支气管炎、腺病毒肺炎暴喘型、婴幼儿哮喘症相鉴别。

【治疗】

1. 病因治疗　由感染引起的控制感染。
2. 对症治疗　乏氧重者给予吸氧;喘憋者予气管解痉剂;痰阻者与化痰药及雾化吸入,必要时予拍背吸痰;烦躁者予镇静剂。

【预后】　大多预后良好,一般在 3～4 岁后,随着机体免疫功能增强,复发次数减少而痊愈。仅少数病儿反复发作,有转为哮喘的可能。

喘息性支气管炎的临床表现?应与哪些疾病相鉴别?

第四节 小儿肺炎

病例 4-6-7

患儿,男,6 个月。因咳嗽、喘促 2 天来诊。体格检查:体温 36.5℃,脉搏 130 次/分,呼吸 54 次/分。呼吸急促,喘憋,双肺闻及大量哮鸣音。血常规:WBC $6.3×10^9$/L,L 0.76,N 0.24。胸片见双肺纹理增粗。

1. 初步诊断是什么?
2. 诊断依据是什么?
3. 治疗方案是什么?

参考答案

1. 初步诊断 毛细支气管炎。
2. 诊断依据 患儿 6 个月,咳嗽、喘促 2 天,呼吸急促,喘憋,双肺闻及大量哮鸣音。血常规正常,胸片见双肺纹理增粗。
3. 治疗方案 ①吸氧以减轻乏氧症状。②抗病毒治疗:利巴韦林 10~15mg/(kg·d),静脉滴注,疗程 7~10 天;干扰素;糜蛋白酶 2000U 加入生理盐水中雾化吸入,每日 1~2 次,疗程 3~5 天。③支气管解痉剂:特布他林雾化液 1.5mg、普米克雾化液 0.5mg 超声雾化吸入,每日 1~2 次;氨茶碱 3~5mg/kg,静脉滴注;地塞米松每次 0.5~1mg/kg,静脉滴注。④保证液体入量,有利于痰液排出。

病例 4-6-8

患儿,男,3 岁。因发热、咳嗽 3 天,喘促 1 天来诊。体格检查:体温 39.2℃,脉搏 138 次/分,呼吸 40 次/分。呼吸略促,无鼻煽及口周发绀,双肺闻及痰鸣音、中小水泡音及少许喘鸣音。血常规:WBC $17.2×10^9$/L,L 0.22,N 0.78。胸片:双肺下野淡片状阴影。

1. 初步诊断是什么?
2. 诊断依据是什么?
3. 治疗方案是什么?

参考答案

1. 初步诊断 支气管肺炎。
2. 诊断依据 发热、咳嗽 3 天,喘促 1 天,双肺闻及痰鸣音、中小水泡音及少许喘鸣音,血常规:WBC $17.2×10^9$/L,L 0.22,N 0.78。胸片:双肺下野淡片状阴影。
3. 治疗方案 ①抗感染治疗:可选用头孢类抗生素如头孢呋辛钠 50~100mg/(kg·d),分 1~2 次静脉滴注。②支气管解痉剂:特布他林雾化液 1.5mg、普米克雾化液 0.5mg 超声雾化吸入,每日 1~2 次;氨茶碱 3~5mg/kg,静脉滴注;地塞米松每次 0.5~1mg/kg,静脉滴注。③祛痰剂:盐酸氨溴索口服或静点。④糜蛋白酶雾化吸入以湿化呼吸道,裂解痰液中的黏蛋白。

病例 4-6-9

患儿,男,8 岁。因发热 6 天,咳嗽、胸痛 3 天来诊。于当地静点头孢类抗生素及氨溴索等药物 5 天,病情无好转。体格检查:体温 38.5℃,脉搏 110 次/分,呼吸 25 次/分。面色红,呼吸平稳,咽充血,心音有力,双肺呼吸音粗,左肺下野少许湿啰音。腹平软,肝脾未触及。血常规:WBC 4.7×10^9/L,L 0.67,N 0.33。肺炎支原体:阳性。胸片:左肺中下野片状密度增高影。

1. 初步诊断是什么?

2. 诊断依据是什么?

3. 还可以再做什么检查?

4. 鉴别诊断是什么?

5. 治疗方案是什么?

参考答案

1. 初步诊断　支原体肺炎。

2. 诊断依据　发热 6 天,咳嗽、胸痛 3 天,左肺下野少许湿啰音,肺炎支原体阳性,胸片见左肺中下野片状密度增高影。

3. 辅助检查　还可以再做血清冷凝集试验,血清冷凝集试验＞1∶32 以上有诊断意义。

4. 鉴别诊断　本病须与下列疾病相鉴别:肺结核、大叶性肺炎、病毒性肺炎等。

5. 治疗方案　可选用大环内酯类抗生素如阿奇霉素 $10 \sim 15$mg/(kg·d),顿服,连服 3 天,停 4 天,为一个疗程。肺炎支原体肺炎总疗程至少 $2 \sim 3$ 周。轻症口服,重症静脉给药。

临床思维:小儿肺炎

肺炎是小儿时期的一种主要常见病,尤多见于婴幼儿,也是婴儿时期主要死亡原因。发达国家的小儿肺炎以病毒为主,主要有呼吸道合胞病毒、腺病毒、流感病毒及副流感病毒等。发展中国家小儿肺炎以细菌病原为主,流感嗜血杆菌和肺炎链球菌占细菌性肺炎的 60% 以上。葡萄球菌也是一种重要致病菌。近年来肺炎支原体、衣原体有增加趋势。

【诊断要点】 肺炎的病原学分类。

1. 病毒性肺炎

(1)腺病毒肺炎诊断要点:病原以 3、7 两型腺病毒最常见。好发季节为冬春季。好发年龄为 6 个月～2 岁。临床特点为:①起病急。②体温:高热,呈稽留热。③全身中毒症状重。④咳嗽、呼吸困难、发绀明显。⑤肺部体征出现较晚,发热 $3 \sim 4$ 天才出现肺部湿啰音、肺实变体征。⑥易发生呼吸衰竭、心力衰竭、中毒性脑病等。X 线胸片:双肺及右上肺见斑片状阴影。血清免疫学检测:腺病毒抗体阳性。近年来,由于致病腺病毒亚型的变异,重型腺病毒肺炎已经少见。

(2) 合胞病毒肺炎诊断要点:病原以合胞病毒多见。好发季节为冬春季。好发年龄为 2 岁以内,尤以 6 个月以内多见。临床特点:①起病急。②体温:不规则热,温度在 $37 \sim 38$℃。③全身中毒症状无或轻。④以喘憋、呼气性呼吸困难为主。⑤双肺可闻及密集喘鸣音及细湿啰音。⑥易发生心力衰竭、呼吸衰竭。X 线胸片:双肺透明度增强及小点状阴影。血清免疫学检测:合胞病毒抗体阳性。

2. 细菌性肺炎

(1)金黄色葡萄球菌肺炎诊断要点:好发年龄为婴幼儿、新生儿及免疫功能低下者。好发季节为冬春季。临床特点:①发病急,进展迅速。②体温:稽留热或弛张热。③全身中毒症状重。④咳嗽、烦躁、呼吸困难明显。⑤肺部体征出现早,双肺可闻及密集湿啰音,或呼吸音减弱、肺实变体征。⑥易并发多发肺脓肿、肺大疱、脓胸、脓气胸。⑦皮肤出现各种皮疹,如红色斑丘疹、猩红热样皮疹。X线胸片:可见大小不等斑片状阴影,可出现多发小脓肿、肺大疱、脓胸、脓气胸。白细胞总数及中性粒细胞均增高,可有核左移或有中毒颗粒。痰培养、血培养或病灶分泌物可找到细菌。

(2) 流感嗜血杆菌肺炎:好发年龄小于4岁小儿。临床特点:①亚急性起病。②病情较重,中毒症状重。③高热。④痉挛性咳嗽吸气性呼吸困难,发绀。⑤肺部湿啰音,肺实变。⑥易并发脓胸、脑膜炎、败血症、心包炎、化脓性关节炎、中耳炎等。白细胞$(20\sim70)\times10^9$/L,淋巴细胞增高。X线胸片:多样,呈小叶肺炎、大叶肺炎、肺段实变,伴胸腔积液。

3. 肺炎支原体肺炎

(1) 好发季节:秋、冬季。

(2) 好发年龄:年长儿,婴幼儿也见增多。

(3) 临床特点:起病急;体温不规则热,或弛张高热,自然病程1~4周;中毒症状不明显;刺激性干咳为其临床特点,以晨起及夜间为重;肺部体征不明显或出现较晚,仅为双肺呼吸音粗或发热3~5天后出现湿啰音或肺实变体征,可伴有胸腔积液,其特点为积液增长速度较慢,胸穿1~2次后胸腔积液即可消失,此特点可与化脓性及结核性胸膜炎相鉴别;其他系统亦可受累;用β-内酰胺类抗生素治疗无效。

(4) WBC正常或稍高。

(5) X线胸片:有4种表现:肺纹理增强;肺门影增浓;小叶性肺炎;大叶性肺炎。

(6) 实验室检查:血清肺炎支原体-IgM抗体测定1周开始升高,2~4周达高峰,以后开始下降,抗体可持续数月;血清冷凝集实验>1:32以上有诊断意义。

4. 沙眼衣原体肺炎

(1) 好发年龄:6个月以内小儿。

(2) 好发季节:不固定。

(3) 传播途径:母婴垂直传播,产时及产后均可传播。

(4) 临床表现:起病缓慢,初为感冒症状;无热或体温不超过38℃;持续阵发性咳嗽为其特点,可呈百日咳样痉挛性咳嗽,但无回声,严重者可发生窒息;中毒症状不明显;双肺有湿啰音,少数有喘鸣音;约1/2患儿有眼结膜炎。

(5) 嗜酸细胞绝对计数>300×10^6/L。

(6) X线胸片:弥漫间质浸润及点状肺泡浸润影,伴肺过度通气。

(7) 沙眼衣原体抗体检测阳性。

【治疗要点】

1. 一般治疗　加强护理,注意休息,减少不必要的刺激性操作。保证足够热能及液量的摄入。保持室内空气清新,通风换气;室内温度在20℃左右,相对湿度以55%~60%为宜。

2. 对症治疗　①退热:对发热患儿最好行温水浴。体温超过38.5℃时,可给予退热剂,根据病情可4~6小时重复1次。对小婴儿,尤其是新生儿,更要慎用或忌用大剂量退热剂,避免体温骤降,大量出汗,诱发虚脱。②保持呼吸道通畅:雾化吸入,口腔鼻吸痰。③平喘:对喘憋者给予支气管扩张剂,如沙丁胺醇(喘乐宁)气雾吸入(100μg/次)或雾化吸入(0.0~10.03mg/kg,加生理盐水至4ml),每4~6小时1次。或口服丙卡特罗(美普清)0.5~1μg/(kg·d),每12小时1次;或特布他林(博利康尼)每次0.06mg/kg,每日3次口服。对喘息严重者,可静脉滴注肾上腺皮质激素短期突击治疗,如氢化可的松5~10mg/kg、地塞米松0.5mg/kg,或口服泼尼松0.5~1mg/(kg·d),2~3天喘息好转后即可停用。④吸氧。

3. 控制心力衰竭　①镇静剂:可用苯巴比妥5~8mg/kg,肌内注射或静脉注射,或用10%水合氯醛每次0.5ml/kg保留灌肠,二者可交替使用。但应注意镇静剂呼吸中枢的抑制作用,应及时吸痰防止气道阻塞。②脱水剂:呋塞米 0.5～1mg/kg,防治水肿,减轻心脏前负荷。③强心剂:毛花苷 C 化量为 0.02～0.03mg/kg,首次给饱和量的 1/2,余量分 2 次,6～8 小时 1 次,肌内注射或静脉注射。毒毛花苷 K,每次 0.007～0.01mg/kg,静脉注射根据病情可于 10～12 小时重复 1 次如无先心病,心力衰竭控制后,一般给维持量。④血管活性药:酚妥拉明,每次 0.3～0.5mg/kg,最大量每次不超过 1mg/kg,可解除小血管痉挛,减少回心血量,减轻心脏负荷。

4. 纠正酸碱平衡及水、电解质紊乱

5. 免疫调节剂　重症肺炎细胞免疫和体液免疫均低下,可应用胸腺素及静脉注射丙种球蛋白,300～500mg/(kg·d),连用 3～5 天可提高机体免疫功能,改善治疗效果。

6. 抗生素治疗　①细菌性肺炎:对细菌引起或合并有细菌感染的肺炎,应合理使用抗生素治疗。根据肺炎特点推测最可能的病原,选择有效抗生素。对于普通肺炎一般常规首选青霉素 10 万～20 万 U/(kg·d),每 6～8 小时 1 次,肌内注射或静脉注射,也可选用阿莫西林或氨苄西林 100mg/(kg·d),分 2～3 次静脉注射。青霉素过敏者选用红霉素。典型肺炎抗生素疗程为 5～7 天,或至体温恢复正常 3 天,肺中啰音消失 1 天。对于重型肺炎则使用第 2 代以上头孢菌素,同时应注意细菌耐药性。②肺炎支原体肺炎:可选用大环内酯类、林可霉素、克林霉素、磺胺类抗生素。首选大环内酯类抗生素:轻者口服,重者静脉给药。红霉素 50mg/(kg·d),分 3～4 次口服,静点 30～50mg/(kg·d)加葡萄糖溶液静点。罗红霉素 5～8mg/(kg·d),分 2 次早晚服用。阿奇霉素 10～15mg/(kg·d),顿服,连服 3 天,停 4 天,为一个疗程。肺炎支原体肺炎总疗程至少 2～3 周。③衣原体肺炎:首选大环内酯类抗生素。

小儿支气管肺炎的临床表现? 应与哪些疾病相鉴别?

第五节　支气管哮喘

病例 4-6-10

患儿,男,6 岁,因反复喘息 3 年,加重 3 天入院。此次外感风寒后出现频繁咳嗽、喘息,伴气憋及呼吸困难;无发热。家庭中其母亲有过敏性鼻炎病史。

体格检查:呼吸 56 次/分,脉搏 130 次/分,神志清楚,呼吸急促,呼气相延长,精神状态差,三凹征明显,鼻翼煽动,口唇发绀,咽充血,双肺呼吸音减低,可闻及哮鸣音及少量中小水泡音,心律齐,心音低钝,各瓣膜听诊区未闻及病理性杂音,腹部平软,肝脾未触及。

辅助检查:血常规示 WBC $12×10^9$/L,N 0.80,L 0.20;胸片示双肺纹理增多,透亮度增加,左下肺片状阴影。

1. 最可能的诊断是什么?

2. 诊断依据是什么?

3. 鉴别诊断是什么?

4. 治疗方法是什么?

参考答案

1. **初步诊断**　①支气管哮喘。②支气管肺炎。

2. **诊断依据**　①儿童,反复喘促 3 年,有过敏性家族史。②发作时以咳嗽、喘息、气憋、呼吸困难、发绀为主要表现。③肺部体征表现为双肺呼吸音减低,可闻及哮鸣音,故为支气管哮喘。④肺部听诊可闻及中小水泡音,辅助检查示白细胞增高,双肺纹理增多,左下肺片状阴影,故支气管肺炎的诊断成立。

　　3. 鉴别诊断　本病可与其他原因的气道梗阻相鉴别,如先天畸形、支气管异物、支气管淋巴结结核合并内膜结核、喘息性支气管炎、心源性哮喘等。

　　4. 治疗方法

　　(1)吸氧,氧浓度在40%。

　　(2)支气管扩张剂:沙丁胺醇雾化溶液0.5ml加入1.5ml生理盐水中雾化吸入,必要时20分钟后可以重复吸入1次,以后每间隔4~6小时可重复吸入。

　　(3)糖皮质激素:普米克令舒,哮喘发作时初起用量0.5~1mg/d,分1~2次使用;维持用量0.25~0.5mg/d,分1~2次使用。本品可与生理盐水、沙丁胺醇等混合使用。严重发作时,如使用支气管扩张剂及吸入糖皮质激素仍不缓解时,应尽早静脉使用糖皮质激素,如甲基泼尼松龙,每次1~2mg/kg,每隔6小时静脉注射或氢化可的松,每次5~10mg/kg,每隔6小时静脉注射。

　　(4)氨茶碱:4~6mg/kg静脉注射,时间不应短于10~20分钟,且4~6小时可重复。

　　(5)镇静剂:患儿烦躁不安可用水合氯醛,每次0.3~0.5mg/kg保留灌肠,其他镇静剂应慎用。

　　(6)抗生素:合并细菌感染时可应用抗生素,但对缓解哮喘持续状态及其他并发症并无明显改善。

临床思维:支气管哮喘

　　支气管哮喘是一种表现为反复发作性的喘息、呼吸困难、胸闷或咳嗽,并伴有气道高反应性的可逆性、梗阻性呼吸道疾病。可由多种因素导致。咳嗽和喘息呈阵发性发作,以夜间和清晨为重。发作前可有流涕、打喷嚏和胸闷,发作时呼吸困难,呼气相延长伴有喘鸣音。严重病例呈端坐呼吸、恐惧不安、大汗淋漓、面色青灰。体格检查可见桶状胸、三凹征、肺部满布哮鸣音;严重者气道广泛堵塞,哮鸣音可消失。一些患儿有过敏史或过敏家族史。

　　【分型】　根据症状严重程度,可分为间歇发作、轻、中、重度发作。

　　1. 间歇发作　间歇出现症状,<每周1次短期发作(数小时~数天)。夜间哮喘≤每月2次,发作间期无症状,肺功能正常,PEF或FEV_1≥80%预计值,PEF变异率<20%。

　　2. 轻度发作　症状≥每周1次,但<每天1次发作可能影响活动和睡眠,夜间哮喘症状>每月2次,PEF或FEV_1≥80%预计值,PEF变异率20%~30%。

　　3. 中度发作　每日有症状,影响活动和睡眠,夜间哮喘症状>每周1次,PEF或FEV_1≥60%~80%预计值,PEF变异率>30%。

　　4. 重度发作　症状频繁发作,体力活动受限,严重影响睡眠,PEF或FEV_1<60%预计值,PEF变异率>30%。

　　咳嗽变异型哮喘:儿童哮喘可无喘息症状,仅表现为反复和慢性咳嗽,常在夜间和清晨发作,运动可加重咳嗽。部分患儿最终可发展为哮喘。

　　【诊断】

　　1. 婴幼儿哮喘诊断标准　①年龄<3岁,喘息发作≥3次。②发作时双肺闻及呼气相哮鸣音,呼气相延长。③具有特应性体质,如过敏性湿疹、过敏性鼻炎等。④父母有哮喘病等过敏史。⑤除外其他引起喘息的疾病。凡具有以上第①、②、⑤条即可诊断哮喘。如喘息发作2次,并具有第②、⑤条,诊断为可疑哮喘或喘息性支气管炎;如同时具有第③和第④条时,可考虑给予哮喘治疗性诊断。

　　2. 儿童哮喘诊断标准　①年龄≥3岁,喘息呈反复发作者(或可追溯与某种变应原或刺激因素有关）。②发作时双肺闻及以呼气相为主的哮鸣音,呼气相延长。③支气管舒张剂有明显疗效。④除外其他引起喘息、胸闷和咳嗽的疾病。

3. 咳嗽变异性哮喘诊断标准　①咳嗽持续或反复发作＞1个月,常在夜间和(或)清晨发作,运动后加重,痰少,临床无感染征象,或经抗生素治疗无效。②气管舒张剂治疗可使咳嗽发作缓解(基本诊断条件)。③有个人过敏史或家族过敏史,变应原试验阳性可作辅助诊断。④气道呈高反应性特征,支气管激发试验阳性可作辅助诊断。⑤除外其他原因引起的慢性咳嗽。

目前,哮喘的治疗主要是 GINA 方案进行。根据患儿平素病情轻重程度选择适合的一级开始治疗,之后根据病情变化及治疗反应随时进行调整。

【常用药物】

1. 糖皮质激素　严重哮喘发作时应及早静脉应用琥珀酸氢化可的松或甲泼尼龙,并同时给予支气管扩张剂。待病情缓解后可改为口服给药,一般 1～7 天,若连续用药达 10 天以上,则不宜骤然停药,应减量维持。长期预防轻至中度以上哮喘发作则需长期吸入治疗,常用药物有丙酸倍氯米松(BDP)和丁地曲安西龙(布地奈德),吸入方法因年龄而异。

2. β₂受体激动剂　主要用于急性发作或预防运动性哮喘,若长期应用可造成受体功能下调,药效下降,甚至可引起气道反应性升高。其常用的用药方式有口服及吸入,吸入用药则相对不良反应轻。吸入用药有短效、长效之分。短效 β₂受体激动剂如沙丁胺醇、特布他林是最有效的支气管扩张剂。长效吸入型 β₂受体激动剂如沙美特罗、福莫特罗可以应用在哮喘治疗的各个时期,但因其起效慢,不提倡在哮喘急性发作时应用。

3. 茶碱　对于 24 小时内未用过氨茶碱的危重患者:首剂 3～5mg/kg,加入 5％葡萄糖溶液 50ml,20～30 分钟静脉滴入,继之以每小时 0.6～0.9mg/kg 的速度维持;若不维持给药,可每 6 小时重复给原药量。用药时应使用输液泵,并监测血药浓度。若 6 小时内用过茶碱者,剂量应减半。

4. 抗组胺药　如酮替芬,具有较强而持久的抗过敏作用,能抑制组胺、慢反应物质和其他活性介质自肥大细胞和嗜碱粒细胞、中性粒细胞中释放,对钙离子有拮抗作用,但儿童用后有嗜睡表现,故不作为推荐用药。

5. 抗胆碱药　如溴化异丙托品,可阻断节后迷走神经传出支,通过降低迷走神经张力而舒张支气管的作用比激动剂弱,起效也慢,但不良反应很少。可与激动剂联合吸入治疗,使支气管舒张作用增强并持久。

6. 特异性免疫治疗　如有明确过敏原且无法避免接触,同时药物治疗效果欠佳或无效时,可考虑针对过敏原进行特异性免疫治疗。

7. 其他　如肥大细胞膜稳定剂色甘酸钠、白三烯受体拮抗剂扎鲁司特、免疫调节剂及中药等。

【哮喘持续状态处理】　哮喘发作严重,经应用拟交感胺类药物和茶碱类药物或激素治疗后仍不能缓解,称为哮喘持续状态。若不积极救治,可导致死亡。

根据 1998 年儿科哮喘协作组制定的治疗方法如下:

1. 吸氧　吸氧浓度在 40％,相当于 4～6L/min。用面罩雾化吸入氧气更合适,使氧分压保持在 12/9.33kPa(70～90mmHg)。

2. 支气管扩张剂　①β₂受体激动剂:常用的气雾剂吸入对哮喘持续状态疗效不能令人满意,应改用雾化吸入,以氧或空气压缩泵作动力,开始第 1 小时可以每隔 20 分钟吸入 1 次,同时监测心率和呼吸,待病情好转可每隔 6 小时吸入 1 次。②氨茶碱:如 24 小时内未用过氨茶碱,首剂 3～5mg/kg,加入 5％葡萄糖溶液 50ml,20～30 分钟静脉滴入,继之以每小时 0.6～0.9mg/kg 的速度维持;若不维持给药,可每 6 小时重复给原药量。如有条件,应在使用过程中监测血药浓度,若 6 小时内用过茶碱者,剂量应减半。③沙丁胺醇静脉注射:雾化吸入 β₂受体激动剂及静滴氨茶碱后病情未见好转,可以用非布丙醇静脉注射。

3. 肾上腺皮质激素类药物　早期应用,琥珀氢化可的松每次 5～10mg/kg,每 6 小时静脉滴注 1 次;甲泼尼龙每次 1～2mg/kg,每 6 小时静脉滴注 1 次;地塞米松每次 0.25～0.75mg/kg,因其需经体内代谢方能起效,故作用较前两者缓慢。3 种制剂可视病情及需要任选其一。

4. 异丙肾上腺素　以上治疗无效时,用异丙肾上腺素静脉滴注。

5. 维持水、电解质及酸碱平衡　哮喘持续状态常伴有轻度脱水而需补液,开始可给 1/3 张含钠液,最初 2 小时内按 5～10ml/kg 给予,以后用 1/4～1/5 张含钠液维持,见尿补钾。根据脱水程度及年龄,一般补液量 50～120ml/kg。呼吸性酸中毒应以改善通气来纠正,代谢性酸中毒用吸氧和补液纠正,明显代谢性酸中毒用碳酸氢钠纠正。

6. 镇静剂　患儿烦躁不安可用水合氯醛,其他镇静剂应慎用。在插管条件下可用地西泮,剂量按每次 0.3～0.5mg/kg。

7. 抗生素　合并细菌感染时可应用抗生素,但对哮喘持续状态及其他并发症并无明显改善。

8. 机械呼吸的指征　①持续严重的呼吸困难。②呼吸音减低到几乎听不到哮鸣音及呼吸音。③因过度通气和呼吸肌疲劳而使胸廓运动受限。④意识障碍、烦躁或抑制甚至昏迷。⑤吸 40％氧发绀仍毫无改善。⑥$PaCO_2 > 8.66kPa(65mmHg)$。

支气管哮喘的诊断标准? 哮喘持续状态的处理?

复 习 题

一、名词解释

1. 哮喘持续状态　2. 咳嗽变异性哮喘

二、简答题

1. 试述急性喉炎中喉梗阻的分级。

2. 按支气管哮喘发作严重程度分级给予简要说明。

三、问答题

1. 患儿,男,12 岁,1 周前淋雨后出现畏寒、发热、头痛。今日上午开始出现胸闷、气促。体格检查:端坐呼吸,唇轻度发绀,胸廓呈桶状,呼吸动度减弱,触诊气管居中,语颤减弱,叩诊呈高清音,肺下界在右锁骨中线上第七肋骨。听诊双肺散在哮鸣音,呼气延长,触之语音减弱,有少许湿啰音,过去有类似的发作史。请对本病例提出诊断及诊断依据。

2. 患儿,男,5 岁,在玩耍过程中突然出现呛咳,呼吸困难,面唇青紫,急送医院给予抢救。请给出诊断,并说出该病多发生在哪一侧,为什么?

3. 患儿,女,2 岁,咳嗽,喉中痰鸣 3 天,喘促 1 天,双肺闻及中小水泡音及喘鸣音,胸片:双下肺纹理增粗,可见斑片状密度增高影。给出该病的诊断及分类。

参 考 答 案

一、名词解释

1. 哮喘发作严重,经应用拟交感胺类药物和茶碱类药物或激素治疗后仍不能缓解,称为哮喘持续状态。

2. 儿童哮喘可无喘息症状,仅表现为反复和慢性咳嗽,常在夜间和清晨发作,运动可加重咳嗽。部分患儿最终可发展为哮喘。

二、简答题(略)

三、问答题(略)

(李翠萍)

第七章 心血管系统疾病

第一节 先天性心脏病

病例 4-7-1

患儿,女,5岁,体格检查时发现有心脏杂音,平时易患支气管炎、肺炎,少活动,无发绀,胸骨左缘第2、3肋间可闻及Ⅱ~Ⅲ级收缩期杂音,肺动脉 P_2 亢进。X线胸部透视示肺门增大,可见搏动,肺纹理增粗,肺动脉段膨隆,右心房及右心室增大。心电图示 V_1 导联呈 rSR' 型。

1. 可能的诊断是什么?
2. 还应做哪些检查?
3. 诊断依据有哪些?
4. 鉴别诊断是什么?
5. 治疗方案是什么?

参考答案

1. 诊断　先天性心脏病-房间隔缺损,肺动脉高压。
2. 辅助检查　还应做心脏彩超、心导管检查及造影术等检查。
3. 诊断依据　患儿有反复呼吸道感染史、胸骨左缘第2、3肋间可闻及Ⅱ~Ⅲ级收缩期杂音,肺动脉 P_2 增强。X线胸部透视示肺门增大,可见搏动,肺纹理增粗,肺动脉段膨隆,右心房及右心室增大。
4. 鉴别诊断　风湿性心脏病、高位室间隔缺损。
5. 治疗方案　小型缺损不一定需要治疗。单纯性房间隔缺损有明显左向右分流,应争取在2~4岁时行修补手术,少数婴儿症状明显或并发心力衰竭者可提前给予治疗。有重度肺动脉梗阻型病变,出现发绀者为手术禁忌证。

病例 4-7-2

患儿,女,5岁,消瘦、气短、多汗、易乏力,近1年来出现青紫,既往多次患肺炎有时合并心力衰竭。体格检查:身高103cm,体重14kg,血压 75/50mmHg(10/6.67kPa),营养发育差,杵状指、趾,胸骨左缘3、4肋间可闻及Ⅲ~Ⅳ级响亮粗糙的全收缩期杂音,并可触及收缩期震颤,肺动脉 P_2 亢进。胸片提示:双肺纹理增多紊乱,左右心室均增大,以右心室增大为主。

1. 可能的诊断是什么?
2. 诊断依据是什么?

参考答案

1. 诊断　先天性心脏病-室间隔缺损-艾森曼格综合征。
2. 诊断依据　患儿,5岁,消瘦、多汗、气短易乏力,既往多次患呼吸道感染。查体:发育落后,胸骨左缘第3、4肋间可闻及Ⅲ~Ⅳ级响亮粗糙的全收缩期的杂音,并可触及收缩期震颤,肺动脉 P_2 亢进。胸片提示:左右心室均增大,以右心室增大为主。近1年出现青紫,提示右心室压力超过左心室。

病例 4-7-3

患儿,男,4岁,生后约10天发现心脏杂音,平时易患上呼吸道感染,每年患肺炎3～4次有时合并心力衰竭,活动后气急、发绀、乏力。体格检查:发育中等,营养差,胸骨左缘第2肋间可闻及粗糙响亮的连续性机器样杂音,占整个收缩期和舒张期。

1. 可能的诊断是什么?

2. 诊断依据有哪些?

3. 并发症有哪些?

参考答案

1. 可能的诊断　先天性心脏病-动脉导管未闭。

2. 诊断依据　患儿的临床表现,体格检查胸骨左缘第2肋间可闻及连续性机器样杂音。

3. 并发症　常见的有感染性动脉炎、充血性心力衰竭、心内膜炎。少见的并发症有肺动脉和动脉导管瘤样扩张、动脉导管钙化及血栓形成。

病例 4-7-4

患儿,女,5岁,生后6个月开始出现青紫且逐渐明显,无肺炎病史平时喜蹲踞,啼哭时出现呼吸急促、青紫加重,严重时曾晕厥4次。体格检查:体温36.7℃,脉搏90次/分,体重13kg,口唇、指、趾甲青紫,杵状指、趾,胸骨左缘第2、3肋间可闻及Ⅲ～Ⅳ级收缩期喷射性杂音,肺动脉瓣区第二心音单音响亮。X线胸片示心影呈"靴形",两肺清晰透亮。

1. 可能的诊断是什么?

2. 确诊的最佳检查方法是什么?

3. 诊断依据有哪些?

4. 常见的并发症有哪些?

参考答案

1. 可能的诊断　先天性心脏病-法洛四联征。

2. 确诊的最佳检查方法　彩色多普勒超声心动图。

3. 诊断依据　临床表现与体格检查可确诊。

4. 并发症　常见脑血栓、脑脓肿、感染性心肌炎等合并症。

临床思维:先天性心脏病

先天性心脏病是胎儿时期心脏及大血管发育异常而致的先天畸形,是小儿最常见的心脏病,在活产婴儿的发生率是4.05‰～12.3‰,各类先天性心脏病中最常见的是室间隔缺损。

【分类】　先天性心血管畸形可按血流动力学、解剖特点以及分流方向等因素可分为:

1. 左向右分流组(潜伏青紫型)　正常情况下体循环压力高于肺循环,故平时左心室流向右心室不出现青紫。当哭闹、屏气或病理情况下肺循环压力大与体循环则可使血液自右心室流向左心室出现青紫,如室间隔缺损、房间隔缺损、动脉导管未闭。

2. 右向左分流组(青紫型)　右心室压力高于左心室血液从右向左分流,或大动脉起源异常使大量动脉血流入体循环,最为严重的先天性心脏病,如法洛四联征、大动脉转位等。

3. 无分流组(无青紫型)　心脏左右两侧或动、静脉之间无异常通路或分流,如肺动脉狭窄、主动脉缩窄等。

【病因与预防】　在胎儿发育阶段任何可以影响心脏某一部分发育停顿或异常即可造成先

天性心血管畸形。内因主要与遗传有关,有染色体异常或基因突变引起;外在因素中较重要的为宫内感染,特别是孕母早期病毒感染,如风疹病毒、流行性感冒、流行性腮腺炎、柯萨奇病毒感染等,其他如孕母缺乏叶酸、接触放射线、服用某些药物、代谢性疾病、宫内缺氧等均可能与发病有关。目前认为85%以上的先天性心脏病的发生可能是胎儿周围环境与遗传因素相互作用的结果。因此,加强孕妇的保健特别是妊娠早期适量补充叶酸,积极预防风疹、流感等病毒性疾病,以及避免与发病有关的因素接触,保持健康的生活方式等对预防先天性心脏病具有积极的意义。

【诊断原则及诊断方法】 对先天性心脏病的正确诊断必须将病史、症状、体征及其他辅助检查经过精密的结合和分析,才能得到正确的结论,患儿的病史是提示先天性心脏病的重要线索,而辅助检查尤其是超声心动图、心导管检查及造影术是先天性心脏病的确诊依据。患儿有以下表现应考虑有心血管畸形的可能:①生后持续有心脏、呼吸功能不良的症状。②易出现青紫或持续青紫或反复出现神志不清。③喂养困难、体重不增、易激惹。④肺部反复出现"肺炎"样体征。⑤病理性心脏杂音。

【辅助诊断方法】 超声心动图、心导管检查及造影术、心电图、胸片。

【治疗】 手术治疗。单纯畸形、小型缺损不一定需要治疗;有重度肺动脉梗阻型病变,出现发绀者为手术的禁忌证。

先天性心脏病的分类有哪些?各类型先天性心脏病的临床表现有哪些?

第二节 心 力 衰 竭

病例 4-7-5

患儿,8 个月,咳嗽,发热 5 天,喘 3 天入院。体格检查:T38℃,精神萎靡,面色苍白,烦躁不安,呼吸困难,呼吸 64 次/分,口唇发绀,呼吸可见鼻煽、三凹征,双肺可闻及中小水泡音,心音低钝,心律齐,心率 180 次,腹胀,肝脏肋下 3.5cm。

1. 可能的诊断是什么?
2. 诊断依据是什么?
3. 治疗过程中需做哪些辅助检查?
4. 鉴别诊断是什么?
5. 治疗方案是什么?

参考答案

1. 可能的诊断 支气管肺炎合并心力衰竭。

2. 诊断依据 ①患儿有咳嗽,发热 5 天,喘 3 天。②安静下,精神萎靡,面色苍白,口唇发绀,呼吸困难,呼吸 64 次/分,呼吸时鼻煽、三凹征,双肺可闻及中小水泡音。③安静时心率增快,心率 180 次/分,不能用发热或缺氧来解释。④肝大肋下 3.5cm 以上,或在密切观察下短时间内较前增大,而不能以横膈下移等原因解释。⑤心音低钝,或出现奔马律。⑥突然烦躁哭闹不安,面色苍白或发灰,而不能用原有疾病解释者。⑦尿少、下肢水肿、已除外营养不良、肾炎、维生素 B_1 缺乏所致。

3. 辅助检查 治疗过程需做胸片、心电图和超声心动图、血离子、血气分析、C-反应蛋白。

4. 鉴别诊断 婴幼儿心力衰竭应与以下情况鉴别。

(1)重症支气管肺炎及毛细支气管炎:患儿有呼吸困难肺气肿而膈肌下降,可使肝脏在肋下 2~3cm 处,呼吸和脉搏增快等体征。由于其体征与心力衰竭相似,但其心脏不扩大,肝脏边缘并不圆顿。

　　（2）发绀型先天性心脏病：因患儿缺氧，常出现呼吸增快、烦躁、发绀加重及心率增快，但并无心衰的其他表现，如肝脏肿大等。

　　（3）有大量左向右分流的先天性心脏病：往往有心脏代偿性肥厚，出现呼吸与脉搏增快，但无肝脏肿大等表现。

　　5. 治疗方案　①一般治疗，充分的休息，卧床或半卧位，尽量避免患儿烦躁哭闹，必要时可使用镇静剂，如苯巴比妥、地西泮，需注意呼吸抑制，以减轻心脏负荷。吸氧。减少喂奶量、限制液体输入量，保证呼吸道通畅。②强心药物，洋地黄类药物的应用，如毛花苷 C，利尿如呋塞米、噻嗪类。注意电解质紊乱。③其他如多巴胺、卡托普利、硝普钠、酚妥拉明等。

临床思维:小儿充血性心力衰竭

　　心力衰竭是指心脏工作能力下降，即心排血量绝对或相对不足，不能满足全身组织代谢的需要的病理状态。心力衰竭是儿童时期危重症之一。

【分类】

1. 按心衰发生的急缓分　可分为急性心力衰竭、慢性心力衰竭。

2. 按心衰发生的部位分　可分为左心衰、右心衰、全心衰。

3. 按血流动力学分　可分为低排血量心衰、高排血量心衰。

4. 按心功能分　可分为收缩功能心衰、舒张功能心衰。

【病因】　小儿时期心衰以 1 岁以内发病率最高，其中尤以先天性心脏病引起者最多见。先天性心脏病中，流出道狭窄即可导致后负荷即压力负荷增加。心力衰竭也可继发于病毒性心肌炎、川崎病、心肌病、心内膜弹力纤维增生症等。儿童时期以风湿性心脏病和急性肾炎所致的心衰最为多见。另外，贫血、营养不良、电解质紊乱、严重感染、心律失常和心脏负荷过重等都是儿童心衰发生的诱因。

【病理生理】　心脏功能从正常发展到心力衰竭，经过一段称为代偿过程，心脏出现心肌肥厚，心脏扩大和心率增快。由于心肌纤维伸长和增厚使收缩力增强，排血量增多。如基本病因持续存在，则代偿性改变相应发展，心肌能量消耗增多，冠状动脉血供相对不足，心肌收缩速度减慢和收缩力减弱。心率增快超过一定限度时，舒张期缩短，心排血量反而减少。心排血量通过代偿不能满足身体代谢需要时，即出现心力衰竭。心力衰竭时心排血量一般均减少到低于正常休息时的心排血量，故称为低输血量心力衰竭。但由于甲状腺功能亢进、组织缺氧、严重贫血、动静脉瘘等引起的心力衰竭，体循环量增多，静脉回流量和心排血量高于正常；心力衰竭发生后，心排血量减少，但仍可超过正常休息时的心排血量，故称为高输出血量心力衰竭。

　　心力衰竭时由于心脏收缩期排血量减少，心室内残余血量增多。舒张期充盈压力增高，可同时出现组织缺氧以及心房和静脉淤血。组织缺氧通过交感神经活动性增加，引起皮肤内脏血管收缩，血量重新分布，以保证重要器官的血供。肾血管收缩后肾血流量减少，肾小管滤过率降低，肾素分泌增加，继而醛固酮分泌增多，使近端和远端肾曲小管对钠的再吸收增多，体内水钠潴留，引起血容量增多，组织间隙等处体液淤积。近年来对神经内分泌在心衰发生发展过程中的调节作用有了新的认识。心衰时心排出量减少，可通过交感神经激活肾素-血管紧张素-醛固酮系统，从而引起 β 受体-腺苷酸环化酶系统调节紊乱，使外周血管收缩，水钠潴留，以致加剧心室重塑，促进心衰恶化。心室负荷过重可分为容量负荷过重和压力负荷过重。前者在轻度或中度时心肌代偿能力较后者好些，例如房间隔缺损虽然有时分流量很大，但属舒张期负荷过重，在儿童期很少发生心力衰竭；肺动脉瓣狭窄属收缩期负荷过重，心衰出现更早些；主动脉瓣狭窄伴动脉导管未闭则兼有收缩期和舒张期负荷过重,故在新生儿时期可致死。

【临床表现】 年长儿心衰的症状与成人相似,主要表现为乏力、活动后气急、食欲减低、腹痛和咳嗽。安静时心率增快,呼吸浅表、增速,颈静脉怒张,肝大、有压痛,肝颈反流试验阳性。病情较重者尚有端坐呼吸、肺底部可听到湿啰音,并出现水肿,尿量明显减少。心脏听诊除原有疾病产生的心脏杂音和异常心音外,常可听到心尖区第一心音减低和奔马律。

婴幼儿心衰的临床表现有一定特点。常见症状为呼吸快速、表浅,频率可达 $50\sim100$ 次/分,喂养困难,体重增长缓慢,烦躁多汗,哭声低弱,肺部可闻及干啰音或哮鸣音。水肿首先见于颜面、眼睑等部位,严重时鼻唇三角区呈现青紫。

临床诊断依据:①安静时心率增快,婴儿>180 次/分,幼儿>160 次/分,不能用发热或缺氧解释者。②呼吸困难,青紫突然加重,安静时呼吸达 60 次/分以上。③肝大达肋下 3cm 以上,或在密切观察下短时间内较前增大,而不能以横膈下移等原因解释者。④心音明显低钝,或出现奔马律。⑤突然烦躁不安,面色苍白或发绀,而不能用原有疾病解释。⑥尿少、下肢水肿,以除外营养不良、肾炎、维生素 B_1 缺乏等原因所造成。

上述前四项为临床诊断的主要依据。尚可结合其他几项以及下列 $1\sim2$ 项检查进行综合分析。①胸部 X 线检查:心影多呈普遍性扩大,搏动减弱,肺纹理增多,肺门或肺门附近阴影增加,肺部淤血。②心电图检查:不能表明有无心衰,但有助于病因诊断及指导洋地黄的应用。③超声心动图检查:可见心室和心房腔扩大,M 型超声心动图显示心室收缩时间期延长,射血分数降低。心脏舒张功能不全时,二维超声心动图对诊断和引起心衰的病因判断有帮助。

【治疗】 应重视病因治疗,先天性心脏病患者的内科治疗往往是术前的准备,而且手术后亦需继续治疗一个时期;心肌病患者,内科治疗可使患者获得暂时的缓解;如心衰由甲状腺功能亢进、重度贫血或维生素 B_1 缺乏、病毒性或中毒性心肌炎等引起者需要及时治疗原发疾病。心力衰竭的内科治疗有下列几个方面治疗原则:①去除病因。②减轻心脏负荷。③改善心脏负荷(收缩及舒张功能)。④保护心衰心脏。

1. 一般治疗 ①充分休息和睡眠可减轻心脏负担,平卧或取半卧位,尽量避免患儿烦躁、哭闹,必要时可适当应用镇静剂。②饮食:给予易消化和富有营养的食物,少量多餐,限制钠盐摄入。③限制液体量:每日控制在 $60\sim80ml$ /kg,以 10% 葡萄糖液为主,于 24 小时内均匀补充。④吸氧。⑤病因治疗。

2. 正性肌力作用药物

(1) 洋地黄类药物:洋地黄类药物抑制心肌细胞上的 Na^+-K^+-ATP 酶活性,使细胞内 Na^+浓度升高,通过 Na^+-Ca^{2+} 交换使细胞内 Ca^{2+} 升高,增强心肌收缩。通过正性肌力作用、负性传导作用及负性频率作用其效应。适用于左心系瓣膜反流、心内膜弹力纤维增生症、扩张型心肌病、某些先天性心脏病所致的充血性心力衰竭,尤其合并心室率增快、房扑、房颤者更有效。常用地高辛。①饱和量法(全效量法):<2 个月者 $30\mu g/kg$,2 个月~2 岁者 $40\mu g/kg$,>2 岁者 $30\mu g/kg$,首次给予饱和量的 $1/2\sim1/3$ 剂量,余量分 $2\sim3$ 次间隔 $6\sim8$ 小时给予。24 小时达饱和,末次用药后 12 小时按维持量用药。②维持量法:维持量按饱和量的 $1/4\sim1/5$ 计算,每日分 2 次,每 12 小时 1 次。常用 1/10 饱和量每 12 小时 1 次给予。

(2) 非洋地黄类正性肌力作用药物:①β-受体激动剂,主要包括多巴胺和多巴酚丁胺。多用于紧急情况下的急性心衰、危重难治心衰、心源性休克。二者联合应用,常取得较好疗效。对心源性休克患者各 $7.5\mu g/(kg\cdot min)$,肺毛细血管锲压不升高,心排出量增高,血压升高。②磷酸二酯酶抑制剂,适用于心脏手术后右心衰或持续肺动脉高压者。短期治疗可使临床症状及血流动力学改善。长期应用可能会对长期生存率有不利的影响。氨力农:仅供静脉注射用于急性心衰的短期治疗,首次负荷量 $0.5\sim1mg/kg$,$5\sim10$ 分钟缓慢注入,继以 $5\sim10\mu g/(kg\cdot min)$ 静脉滴注,连用 $7\sim10$ 天。米力农:

1mg/（kg·d），分 3～4 次口服；静脉首次剂量 25μg/kg，10 分钟后以 0.25～0.5μg/（kg·min）静脉维持 24～48 小时，或停药 16 小时后改为口服。③利尿剂，钠水潴留为心力衰竭的一个重要病理生理改变，故合理应用利尿剂为治疗心力衰竭的一项重要措施。当使用洋地黄类药物而心衰仍未完全控制，或伴有显著水肿者，宜加用利尿剂。对急性心衰或肺水肿者可选用快速强效利尿剂。

3. 血管扩张剂　小动脉的扩张使心脏后负荷降低，从而可能增加心排出量，同时静脉的扩张使前负荷降低，心室充盈压下降，肺充血的症状亦可能得到缓解，对左室舒张压增高的患者更为适用。①血管紧张素转换酶抑制剂：卡托普利。②硝普钠：扩张小动脉、静脉的血管平滑肌，作用强，生效快。对急性心衰（尤其是急性左心衰、肺水肿）伴周围血管阻力明显增加者效果显著。剂量为每分钟 0.2μg/kg。③酚妥拉明：0.2～0.3mg/kg，静脉滴注。

4. 其他药物治疗　心衰伴有血压下降时可用多巴胺，每分钟 5～10μg/kg。必要时可适量增加，一般不超过每分钟 30μg/kg。如血压显著下降，应给予肾上腺素每分钟 0.1～1.0μg/kg 持续静脉滴注，这有助于增加心排出量、提高血压而心率不一定明显增快。

充血性心力衰竭的诊断依据？

第三节　病毒性心肌炎

病例 4-7-6

患儿，女，11 岁，因胸闷、心悸、头晕、乏力 1 周就诊。体格检查：体温正常，呼吸 20 次/分，脉搏 120 次/分，心律不齐，可闻及前期收缩，6～8 个/分，未闻及杂音。追问病史 1 周前曾有流清涕、咽痛、肌痛，在家服用感冒药后自觉好转。心电图示：室性期前收缩，T 波在 I、II、aVF、V₅ 导联低平。

1. 可能的诊断是什么？诊断依据是什么？
2. 还应做哪些检查？
3. 鉴别诊断是什么？
4. 治疗方案是什么？

参考答案

1. 诊断　病毒性心肌炎。诊断依据：患儿就诊 1 周前有上呼吸道感染史，后出现胸闷、心悸、头晕、乏力自觉症状。查体示心率增快，心律不齐，可闻及前期收缩。心电图：室性期前收缩，T 波在 I、II、aVF、V₅ 导联低平。根据上述症状体征及辅助检查，考虑患儿可能为病毒性心肌炎。

2. 辅助检查　还应做心脏超声、X 线、心肌酶、心肌肌钙蛋白、血清学病毒检测、粪便病毒检测。

3. 鉴别诊断

（1）原发性心内膜弹力纤维增生症：相似之处为心脏扩大，反复出现心力衰竭，可见心源性休克。但本病多发生在 6 个月的小婴儿。心内膜弹力纤维大量增生及心肌变性等病变累及整个心脏。心电图及超声心动图检查均显示左室肥厚为主。临床表现为反复发作的左心衰竭症状，心脏肥大，心音减弱，无杂音或有轻度收缩期杂音。无病毒感染的病史或症状，无病毒性心肌炎的实验室检查改变。

（2）中毒性心肌炎：有反复呼吸道感染史。常并发于重症肺炎、严重的腹泻病、败血症、麻疹、猩红热等疾病，常随原发病感染症状好转而逐渐恢复。使用某些药物引起心肌炎，随药物的减量或停用而逐渐好转或恢复。

（3）风湿性心肌炎：有反复呼吸道感染史。风湿活动的症候如高热，多发性游走性大关节炎，环形红斑及皮下小结等。有心脏瓣膜病变时出现二尖瓣区收缩和（或）舒张期杂音。实验室检查可见血沉增快，C-反应蛋白阳性，黏蛋白增高及抗溶血性链球菌"O"，链激酶效价增高与咽拭子培养阳性等链球菌感染的证据。

（4）先天性心脏病：患儿的病史可提示先天性心脏病如喂养困难、体重不增、反复患肺炎、青紫等。心脏杂音，心脏超声心动图可确诊。

4. 治疗方案

（1）休息：急性期需卧床休息，减轻心脏负荷。

（2）药物治疗：①早期患者，可抗病毒治疗，但疗效不确定。②改善心肌营养：1,6-二磷酸果糖疗程 10～14 天，同时选用 VitC、CoQ$_{10}$。中药生脉饮、黄芪口服液。③大剂量丙种球蛋白：通过免疫调节作用减轻心肌细胞损害，剂量 2g/kg，2～3 天内分次静脉滴注。④皮质激素：通常不使用。对重型患者合并心源性休克、致死性心律失常、心肌活体组织检查证实慢性自身免疫性心肌炎症反应者应足量、早期应用。⑤其他治疗根据病情应用利尿剂、洋地黄和血管活性药物，洋地黄较常规剂量减少。避免中毒。⑥心律失常治疗。

临床思维：病毒性心肌炎

病毒性心肌炎是病毒侵犯心脏所致的，以心肌炎性病变为主要表现的疾病，其病理特征为心肌细胞的变性或坏死，有时病变也可累及心包或心内膜。可发生任何年龄。发病率有增多的趋势，是常见的心脏病。本病临床表现轻重不一，预后大多良好，但少数可发生心力衰竭、心源性休克、甚至猝死。极少数的患儿会发展成为慢性心肌炎或扩张性心肌病。

【临床表现】

1. 症状　一般可有发热、乏力、疲劳、面色苍白、多汗、胸闷、心前区隐痛、心悸、恶心、头晕、腹痛、食欲不振、气短。

2. 体征　①轻者心脏不扩大，心脏扩大显著反映心肌炎广泛而严重。②心率增速与体温不相称，心音低钝、奔马律或心律异常缓慢。③心尖区第一音可减低或分裂，可有收缩期杂音或舒张期杂音，心肌炎好转后即消失。④心包摩擦音。⑤心律失常多常见，各种心律失常都可出现，以房性与室性期前收缩最常见，其次为房室传导阻滞。⑥重症弥漫心肌炎患者可出现急性心力衰竭，易合并心源性休克。

【辅助检查】

1. 心电图　可见严重心律失常，包括各种期前收缩、室上性和室性心动过速、房颤和室颤、Ⅰ度或Ⅱ度房室传导阻滞。心肌受累明显时可见 T 波降低、ST-T 段的改变，但是心电图缺乏特异性，强调动态观察的重要性。

2. 心肌损害血生化指标　①磷酸肌酸（CPK）在早期多有升高，其中以来自心肌的同工酶（CK-MB）为主。血清乳酸脱氢酶（SLDH）同工酶增高在心肌炎早期诊断有提示意义。②心肌肌钙蛋白（cTnI 或 cTnT）的变化对心肌炎诊断的特异性更强。

3. 病毒学诊断　早期可从咽拭子、咽冲洗液、粪便、血液中分离出病毒，但需结合血清抗体测定才更有意义。恢复期血清抗体滴度比急性期有 4 倍以上增高，病程早期血中特异性 IgM 抗体滴度在 1:128 以上，利用聚合酶链反应或病毒核酸探针自血液或心肌组织中查到病毒核酸可作为某一型病毒存在的依据。

4. 心肌活检　仍认为是诊断的黄金指标，但由于取样部位的局限性，阳性率仍然不高。

【诊断与治疗】

1. 病毒性心肌炎的诊断标准

(1) 临床诊断依据：①心功能不全、心源性休克或心脑综合征。②心脏扩大(X线、超声心动图检查具有表现之一)。③心电图改变：以R波为主的2个或2个以上主要导联(Ⅰ、Ⅱ、aVF、V_5)的ST-T改变持续4天以上伴动态变化，窦房、房室传导阻滞，完全右或左束支传导阻滞，成联律、多型、多源、成对或并行期前收缩，非房室结及房室折返引起的异位型心动过速，低电压(新生儿除外)及异常Q波。④CK-MB升高或心肌肌钙蛋白阳性。

(2) 病原学诊断依据：自心内膜、心肌、心包(活体组织检查、病理)或心包穿刺液检查发现以下之一者可确诊。①分离到病毒。②用病毒核酸探针查到病毒核酸。③特异性病毒抗体阳性。

(3) 参考依据：有以下之一者结合临床表现可考虑心肌炎由病毒引起。①粪便、咽拭子或血液中分离到病毒，且恢复期血清同型抗体滴度较第1份血清升高或降低4倍以上。②病程早期血中特异性IgM抗体阳性。③用病毒核酸探针自患儿血液中查到病毒核酸。

(4) 确诊依据：具备临床诊断依据两项，可临床确诊。发病同时或发病前1~3周有病毒感染的证据支持诊断者；同时具备病原学确诊依据之一者，可确诊病毒性心肌炎；具备病原学参考依据之一者，可临床诊断为病毒性心肌炎；凡不具备确诊依据，应给予必要的治疗或随诊，根据病情变化，确诊或除外心肌炎。

2. 治疗方案

(1) 休息：急性期需卧床休息，减轻心脏负荷。

(2) 药物治疗：①早期患者，可抗病毒治疗，但疗效不确定。②改善心肌营养：1,6-二磷酸果糖疗程10~14天，同时选用VitC、CoQ_{10}。中药生脉饮、黄芪口服液。③大剂量丙种球蛋白：通过免疫调节作用减轻心肌细胞损害，剂量2g/kg，2~3天内分次静脉滴注。④皮质激素：通常不使用。对重型患者合并心源性休克、致死性心律失常、心肌活体组织检查证实慢性自身免疫性心肌炎症反应者应足量、早期应用。⑤其他治疗根据病情应用利尿剂、洋地黄和血管活性药物，洋地黄较常规剂量减少。避免中毒。⑥心律失常治疗。

病毒性心肌炎的临床诊断标准？

第四节 心内膜弹力纤维增生症

病例 4-7-7

患儿，男，7个月，以食欲差3个月、心前区隆起2个月就诊，患儿3个月前因拒食、呼吸困难、烦躁不安曾以心力衰竭治疗2个月，心前区隆起逐渐加重。体格检查：体温36.7℃，脉搏140次/分，呼吸74次/分，体重7kg，发育正常，营养较差，神志清，烦躁，眼睑无水肿，口周发绀，颈静脉无怒张，双肺呼吸音粗，心前区隆起，未触及震颤，心界扩大，心率140次/分，律齐，心前区可闻及Ⅲ级收缩期杂音，柔和，传导不明显。腹软，肝脏肋下2cm，双下肢无水肿。辅助检查：胸片示心脏增大，以左室为主，肺淤血，无实变，主动脉增宽，肺动脉段平直。心脏彩超左房增大，心肌肥厚。心电图示：左右室肥厚，ST-T改变。LDH 143U/L，GOT 143U/L，GPT33U/L，HBDH 225U/L。

1. 可能的诊断是什么？诊断依据是什么？
2. 还应做哪些检查？
3. 鉴别诊断是什么？
4. 如何治疗？

参考答案

1. 可能的诊断 原发性心内膜弹力纤维增生综合征。诊断依据:根据患儿临床症状食欲差 3 个月、心前区隆起,拒食、呼吸困难、烦躁不安。查体:脉搏 140 次/分,体重 7kg,神志清,烦躁。同时患儿辅助检查胸片可见心脏增大,心电图示:左右室肥厚,ST-T 改变。LDH 143U/L,GOT 143U/L,GOT 33U/L,HBDH 225U/L。心脏超声排除先天性心脏病后可考虑心内膜弹力纤维增生综合征。

2. 辅助检查 还应做超声心动图检查和心导管检查。

3. 鉴别诊断 本病需与婴儿期出现心力衰竭、无明显杂音及左室增大为主的心脏病鉴别。如急性病毒性心肌炎、主动脉缩窄、扩张型心肌病等。

4. 治疗 主要应用洋地黄控制心力衰竭。并应长期服用地高辛维持量,可达 2～3 年或数年,至心脏回缩至正常,过早停药可导致病情恶化。坚持服用洋地黄对本病治疗非常重要。危重病例加用多巴胺、多巴酚丁胺、呋塞米及皮质激素治疗。合并肺部感染时给予抗生素。

临床思维:心内膜弹力纤维增生症

心内膜弹力纤维增生症(EFE)其病因尚未明了,病理改变为心内膜下弹力纤维及胶原纤维增生,病变以左心室为主,为小儿原发性心肌病中较为常见的一种,又称原发性心内膜弹力纤维增生症。2/3 患儿的发病年龄都在 1 岁以内。临床表现以充血性心力衰竭为主,常在呼吸道感染之后发生。

【临床表现】 主要表现为充血性心力衰竭,按轻重急缓,分为 3 型。

1. **暴发型** 多发生于 6 个月以内的婴儿,起病急,突然出现呼吸困难、烦躁不安、口唇发绀、面色苍白、心动过速、心音减低、奔马律,肺部闻及干、湿啰音,肝脏增大,少数出现心源性休克,可数小时内猝死。

2. **急性型** 多发生于 4～10 个月婴儿,起病较急。常并发支气管炎,肺部出现细湿啰音。部分患儿可发生脑栓塞。如不及时治疗多数死于心力衰竭。

3. **慢性型** 起病年龄稍大,症状略轻,病情迁延,经适当治疗可存活至成年,可因反复发作心衰而死亡。

【辅助检查】

1. **X 线** 心影扩大、左室扩大为主,心脏搏动减弱,肺部淤血。

2. **心电图** 窦性心动过速,左心室肥厚,ST-T 改变,可有期前收缩及传导阻滞。

3. **超声心电图** 左心室扩大,重者呈球形。心内膜回声增粗增强,房室隔及左室后壁运动幅度减低,收缩功能减低。

【鉴别诊断】 本病需与婴儿期出现心力衰竭、无明显杂音及左室增大为主的心脏病鉴别。

1. **急性病毒性心肌炎** 有病毒感染的病史,心电图表现以 QRS 波低电压、Q-T 间期延长及 ST-T 改变为主;而心内膜弹力纤维增生症则为左室肥厚,RV_5、RV_6 电压高,RV_5、RV_6 倒置。有时需进行心内膜心肌活检方能区别。

2. **左冠状动脉起源与肺动脉畸形** 因心肌缺血,患儿极度烦躁不安、哭闹、心绞痛,心电图常提示前壁心肌梗死,Ⅰ、aVL 及 RV_5、RV_6 导联 ST 段上升或降低及 QS 波形。

3. **心型糖原积累症** 患儿肌力低下,舌大,心电图 P-R 间期常缩短,骨骼肌活检可资鉴别。

4. **主动脉缩窄** 下肢动脉搏动减弱或消失,上肢血压身高,脉搏增强可资鉴别。

5. **扩张型心肌病** 多见于 2 岁以上小儿。此外,尚需与肺炎、毛细支气管炎、心包炎及心包积液相鉴别。特别应注意本症在临床上极易误诊为肺炎,必须重视检查,从而引起早期诊断和治疗。胸部 X 线及超声心动图检查对本病的诊断非常重要。由于巨大心脏的左心缘贴近胸壁,而误诊为胸腔积液或纵隔肿瘤,应予警惕。

【预后】 本病如不及时治疗,大多数2岁前死亡。发病年龄较大,对洋地黄治疗反应好又能长期坚持治疗,预后较好,可获临床痊愈。

心内膜弹力纤维增生症的临床分型及各型的临床表现?

第五节　心律失常

病例 4-7-8

患儿,男12岁。突然心前区不适,心悸、头晕。持续3小时来医院。1个月内连续发作4次。体格检查神志清,面色略苍白,口唇无发绀,第一心音强度完全一致,心律绝对规则,心率220次/分。

1. 可能的诊断是什么?
2. 最重要最可靠的检查是什么?
3. 鉴别诊断是什么?
4. 治疗原则是什么?

参考答案

1. 诊断　阵发性室上性心动过速。
2. 辅助检查　最重要最可靠的检查是心电图。
3. 鉴别诊断　窦性心动过速、室性心动过速。
4. 治疗原则　①立即终止发作 兴奋迷走神经。②以上方法无效或当时有效但很快复发者可考虑应用洋地黄类药物及β-受体阻滞剂。③药物通过升高血压,使迷走神经兴奋,对伴有低血压者更适宜,但因增加心脏后负荷,需慎用。④电学疗法。⑤射频消融术。

临床思维:阵发性室上性心动过速

心律失常小儿的心脏心肌细胞兴奋性、传导性和自律性等电生理发生改变,都可造成心律失常。儿科的心律失常可以是先天性的,也可以是获得性的如风湿热、心肌炎;毒物、毒素;药物或心脏手术后。心律失常的主要危险是由此产生的严重心动过缓或心动过速可导致心搏出量的降低,并可能引起晕厥或猝死。阵发性室上性心动过速是小儿最常见的异位快速心律失常。

【诊断】

1. 症状 可呈阵发性、反复性发作,是婴儿及年长儿较常见的心律失常。突然发作,骤然停止,发作持续时间长短不一,短则数秒,长可达数小时,一般较少超过2～3天。婴儿多表现为烦躁不安、手足乱动、呼吸急促、拒乳或突然意识模糊,皮肤湿冷。年长儿可出现心悸、胸闷、心前区不适、头晕等。发作持续时间超过24小时,易引发心力衰竭。

2. 体征 发作时心率在160～300次/分,心律绝对规则,心音强度一致,是本病的特征。

3. 心电图特征 P波与前一心动周期的T波融合,QRS波一般形态正常,ST段压低,T波倒置。ST-T的改变可持续至心动过速终止后数天。

【治疗】

1. 兴奋刺激迷走神经终止发作 年长儿可采用冰水毛巾敷面、压舌板刺激咽部等方法,但对婴幼儿多无效,尤其是已发生心力衰竭的患儿,不宜采用,以免加重心力衰竭。

2. 药物治疗 有循环衰竭者首选电击复律。无循环衰竭者首选刺激迷走神经,如无效,无心衰者选用普罗帕酮、维拉帕米、β受体阻滞剂,也可用快速洋地黄化。

阵发性室上性心动过速的心电图特征及临床处理要点?

复 习 题

一、名词解释

1. 充血性心力衰竭　2. 先天性心脏病　3. 艾森门格综合征　4. 阵发性室上性心动过速　5. 室性心动过速

二、简答题

1. 法洛四联征有哪些畸形组成?

2. 简述先天性心脏病的分类并举例。

3. 法洛四联征喜蹲踞主要原因是什么?

4. 小儿洋地黄中毒最常见的表现是什么?

5. 简述室性期前收缩(早搏)的心电图特征。

三、问答题

1. 患儿,男,4岁,因发现心脏杂音2年入院。2年前体检时发现心脏杂音,常有肺炎史,无青紫情况。PE:口唇红,气平,两肺呼吸音清,胸骨左缘2肋间可闻及Ⅱ～Ⅲ级收缩期杂音,P₂亢进伴固定分裂。心电图示电轴右偏,V₁呈 rsR′型,右心房肥大、右心室肥大。该患儿最可能的诊断? 该疾病的血流动力学改变?

2. 患儿,女,9个月,因发热、咳嗽3天伴气促1天入院。患儿3天前发热,体温持续在39～40℃之间,咳嗽较剧,无痰,无抽搐。曾去当地医院就诊,用氨苄西林,头孢拉定静滴2天,无效。今起咳嗽加重并出现气急,哭吵不安,时有口围发绀,故转本院。病来纳差,有咳嗽后呕吐,大便无殊,尿量偏少。既往常有"感冒"。第一胎第一产足月顺产,人工喂养,3月会抬头,6月会坐,现不能扶站。查体:T 38.9℃,HR162次/分,R64次/分,体重6.5kg,身长70cm,头围45cm,前囟1cm×2cm,平,乳牙未萌,面色青灰,唇绀,精神萎靡,点头呼吸,鼻翼煽动,三凹征明显,心率162次/分,律齐,心音低钝,胸骨左缘3～4肋间闻及收缩期杂音,向左背腋下传导,两肺呼吸音对称,背部闻及中、小湿啰音,腹平软,腹壁皮下脂肪0.8cm,肝右肋下3cm,剑下4cm,质软,边缘钝,脾未及,颈软,布氏征(一)巴氏征(一)。血常规:WBC 8.2×10⁹/L,N0.28,L0.70,Hb112g/L。ECG:左右心室肥厚。该患儿全面诊断及诊断依据是什么?

3. 6个月婴儿,发热、腹泻5天,气促,面色苍白,烦躁1天。查体:心率56次/分,心律不齐,心音低钝,心前区闻及心包摩擦音。心电图示Ⅲ度房室传导阻滞。最可能的诊断是什么? 该病诊断标准的临床诊断依据有哪些?

参 考 答 案

一、名词解释

1. 充血性心力衰竭是指心脏工作能力(心肌收缩或缩张功能)下降,即心排血量绝对或相对不足,不能满足全身组织代谢需要的病理状态。

2. 先天性心脏病是胎儿期及大血管发育异常而致的先天畸形,是小儿最常见的心脏病。

3. 当右心室收缩压超过左心室收缩压时,左向右分流逆转为双向分流或右向左分流出现发绀,即艾森门格综合征。

4. 阵发性室上性心动过速是小儿最常见的异位快速心率失常。是指异位激动在希氏束以上的心动过速。主要由折返机制造成,少数为自律性增高或平行心率。

5. 室性心动过速是指起源于希氏束分叉以下的3～5个以上宽大畸形QRS波组成的心动过速。

二、简答题(略)

三、问答题(略)

（胡亚萍）

第八章 泌尿系统疾病

第一节 急性肾小球肾炎

病例 4-8-1

患儿,男,11岁。因双眼睑及下肢水肿,肉眼血尿2天来诊。患儿2天前无明显诱因出现双眼睑及下肢水肿,肉眼血尿3次,呈浓茶色,为全程血尿,尿量较前减少,无尿频、尿急及尿痛,无腹痛及腰痛,无发热。半月前曾有化脓性扁桃体炎病史,经静脉滴注头孢类药物1周后痊愈。体格检查:体温36.7℃,脉搏98次/分,呼吸26次/分,血压110/80mmHg。神志清楚,呼吸平稳,面色正常,双眼睑水肿,咽无充血,颈软,心音有力,心率98次/分,律齐,无杂音,双肺呼吸音粗,未闻及干湿性啰音。腹平软,肝脾未触及,腹水征及移动性浊音阴性。四肢活动自如,双下肢肿胀,呈非凹陷性。神经系统检查无异常。血常规:WBC 6.7×10^9/L,N 0.68,L 0.32,RBC 3.43×10^{12}/L,Hb 106g/L。尿常规:蛋白(++),尿沉渣红细胞436个/HP,血沉120mm/h,抗"O"增高,C3降低。肾功能检查正常。

1. 初步诊断是什么?
2. 诊断依据是什么?
3. 鉴别诊断是什么?
4. 治疗方案是什么?

参考答案

1. **初步诊断** 急性链球菌感染后肾小球肾炎。

2. **诊断依据** 患儿,11岁,因双眼睑及下肢水肿、肉眼血尿2天来诊,尿量较前减少,半月前曾有化脓性扁桃体炎病史。实验室检查见血常规:WBC 6.7×10^9/L,N 0.68,L 0.32,RBC 3.43×10^{12}/L,Hb 106g/L;尿常规:蛋白(++),尿沉渣红细胞436个/HP;血沉120mm/h,抗"O"增高,C3降低。肾功能检查正常。

3. **鉴别诊断** 本病应与肾病综合征、急进性肾小球肾炎、慢性肾炎急性发作、急性泌尿系感染等相鉴别。

4. **治疗方案** ①休息、减少活动量,严重时可卧床休息。②低盐饮食,限制液体入量。③抗生素治疗:青霉素20万U/(kg·d),每日一次静点,疗程1~2周。避免应用肾毒性药物。④利尿剂:轻症可以不用,如尿少、水肿明显者给予呋塞米1~2mg/(kg·d),肌注、静脉滴注或口服。

病例 4-8-2

患儿,男,8岁。因颜面及下肢水肿1周,头痛1天,呕吐2次来诊。患儿1周前因着凉后出现颜面水肿,无发热,无咳嗽,后逐渐出现双下肢轻度水肿,无肉眼血尿,无尿频、尿急及尿痛,家长未予重视,未治疗。今日患儿出现头痛,呈持续性钝痛,患儿自觉恶心并呕吐2次,为非喷射性呕吐,曾有一过性视物不清及黑蒙,故来诊。患儿20天前曾患上呼吸道感染,经口服药物后治愈。体格检查:体温36.8℃,脉搏130次/分,呼吸28次/分,血压140/100mmHg,神志清楚,精神不振,呼吸平稳,咽充血,颈软,心音有力,心率130次/分,律齐,无杂音,双肺呼吸音粗,腹部略膨隆,移动性浊音阳性。四肢活动自如,双下肢非凹陷性水肿,神经系统检查无异常。实验室检查:血常规:WBC 7.2×10^9/L,N 0.56,L 0.44,RBC 3.85×10^{12}/L,Hb 106g/L。尿常规:蛋白(+),潜血(++),尿沉渣红细胞 30 个/HP,血沉 160mm/h,抗"O"增高,血浆蛋白略低,C3 降低。肾功能检查正常,头部 CT 平扫未见异常。

  1. 初步诊断是什么?

  2. 诊断依据是什么?

  3. 治疗方案是什么?

参考答案

  1. 初步诊断 急性肾小球肾炎合并高血压脑病。

  2. 诊断依据 患儿,8 岁,20 天前曾有上呼吸道感染史,1 周前出现颜面及双下肢水肿,未予系统治疗后出现头痛,呕吐与一过性视物不清及黑矇,查体见颜面及双下肢水肿,腹部略膨隆,移动性浊音阳性。实验室检查见轻度贫血,尿蛋白(+),潜血(++),尿沉渣红细胞 30 个/HP,血沉增快,抗"O"增高,血浆蛋白略低,C3 降低。

  3. 治疗方案 ①卧床休息 1～2 周。②严格限制水及钠摄入量。③抗生素治疗:可选用青霉素或其他抗生素 1～2 周,避免应用肾毒性药物。④利尿剂:呋塞米 1～2mg/kg,肌注或静脉注射。⑤硝普钠 10～20mg 加在 5% 葡萄糖溶液 100ml 中,以 1～8μg/(kg·min)的速度静脉滴注,根据血压调节滴数。血压稳定后可口服卡托普利,每次 0.5～1mg/kg,8～12 小时口服一次,血压正常后 3 天停药。

临床思维:急性肾小球肾炎

  急性肾小球肾炎简称为急性肾炎,是以血尿、水肿、高血压为特点的肾小球疾病。病程多在 1 年以内,临床上绝大部分属于链球菌感染后所致的免疫复合物性肾炎,是儿科最常见的一种肾小球疾病。

  【诊断】 典型病例常具备以下临床及实验室检查特点:①多发生于 3～11 岁小儿。②急性起病,有水肿、高血压、血尿。水肿呈轻、中度,多在眼睑、面部及下肢,呈非凹陷性水肿;水肿时伴少尿,严重时可致尿闭。③发病前常有呼吸道或皮肤感染史,此前驱症状至肾炎发病常有 1～3 周无症状间歇期。④尿检查有轻至中度蛋白,但多数<3g/d,镜下血尿几乎每例都有,50%～70% 的患儿有肉眼血尿,肉眼血尿持续 1～2 周即转为镜下血尿;尿沉渣常见多数红细胞,75% 可见管型;尿呈酸性时则为棕色或暗黑色。⑤血压升高是肾炎早期征象,一般以轻、中度为主,学龄儿童超过 130/90mmHg、学龄前儿童超过 120/80mmHg 为高血压。⑥血清学检查提示有链球菌感染,如抗链球菌溶血素(ASO)滴度升高等。⑦血清补体明显下降,一般于 6～8 周后恢复。

  起病 1 周内部分患儿可并发以下几种严重情况,甚至致死,在诊断和治疗中应予重视。①严重循环充血;②高血压脑病;③急性肾功能不全。

  【实验室检查】

  1. 尿常规 镜检红细胞增多,可有管型;蛋白尿一般(+～++);病初 1～2 周内可见少量白细胞,但找不到细菌,主要是因为病初基底膜病变严重所致。

  2. 血常规及生化改变 ①白细胞轻度上升,可有轻度贫血。②血沉增快,一般 2～3 个月恢复正常。③抗"O"增高,因皮肤感染性疾病所致者可不高。④CH_{50}、C3 及 C4 下降,一般 6～8 周恢复正常。⑤肾功能检查:多数患儿有轻重不等的肾功能受累,肾小球滤过率均有所下降,但尿素氮及肌酐不一定升高。

【治疗】 急性肾炎是自限性疾病,目前无特异性治疗方法。主要是对症处理纠正病理、生理及生化异常,以便于及时发现并发症,以保护患儿渡过急性期,顺利恢复。

1. 一般治疗

(1)注意病情观察:起病初期应注意观察患儿的一般情况,测体重及血压,注意记录出入量,以便于及时发现并发症。

(2)休息:急性期应卧床休息,直到肉眼血尿消失,利尿消肿,血压恢复正常,血肌酐降至正常,并发症消退。然后逐渐恢复室内活动。一般于3个月内宜避免剧烈体力活动。如恢复室内活动2个月后没有出现症状,尿常规检查基本正常,可恢复半日上学,然后逐步过渡到全日上学。

(3)饮食:为了防止严重并发症,减轻肾脏负荷,急性期的饮食成分及液体入量应予一定限制。在有少尿及氮质血症时应减少蛋白质的摄入,每日以0.5g/kg为度。当有水肿、高血压时应限制盐和水,以防止循环充血状态及脑病的发生。钠按每日1mmol/kg计算,水分依不显性失水加尿量计算。

(4)抗生素的应用:当有链球菌感染灶时应给予青霉素或其他有效的抗生素药物一个疗程(7～10天)。一般不常规投用抗生素预防复发。

2. 对症及并发症的治疗

(1)利尿:可选用以下利尿剂:①氢氯噻嗪,2mg/(kg·d),分两次口服。服后2小时内起作用。②呋塞米,口服量按2～5mg/(kg·d)计算,肌注或静脉注射,按每次1mg/kg计算,一般每日2次。用药30分钟即起作用,药效维持4～6小时。

(2)降压:凡血压增高者,除限制钠、水入量外,都应予以利尿剂。青少年舒张压超过100mmHg(13.3kPa),12岁以下儿童超过90mmHg(12.0kPa)时除利尿剂外应给予降压药。①卡托普利,每次0.5～1mg/kg,8～12小时口服1次,血压正常后3天停药。②硝苯地平,6岁以上小儿每次5～10mg,2～3次/天,口服或含服,一般疗程2～3周。

(3)高血压脑病:①二氮嗪为高血压脑病首选药物,每次3～5mg/kg静脉滴注。②硝普钠10～20mg加在5%葡萄糖溶液100ml内,1～8μg/(kg·min)静脉滴注,根据血压调节滴数。

(4)循环充血状态:主要由于水钠潴留导致高血容量。在限盐、限水、强效利尿基础上加用以下药物:①硝普钠10～20mg加在5%葡萄糖溶液100ml内,1～2μg/(kg·min)静脉滴注,最大剂量不超过8μg/(kg·min),滴瓶避光。②镇静剂,烦躁者给地西泮。

急性肾小球肾炎的临床表现是什么? 诊断依据是什么?

第二节 肾病综合征

> **病例 4-8-3**
>
> 患儿,男,5岁。因颜面及周身水肿3天来诊。患儿3天前因感受风寒出现流涕、咽痛。家长给予口服药物后好转,但颜面出现水肿并渐及周身故来诊。体格检查:体温36.4℃,脉搏110次/分,呼吸24次/分,血压100/80mmHg,神志清楚,双眼睑及颜面水肿,呼吸平稳,咽微充血,颈软,心音有力,心率110次/分,律齐无杂音,双肺呼吸音粗,未闻及干湿性啰音,腹部饱满,腹水征阴性,移动性浊音阴性,肝脾未触及,四肢活动自如,双下肢凹陷性水肿,神经系统查无异常。实验室检查:尿常规示蛋白(＋＋＋)红细胞及潜血(－),24小时尿蛋白定量80mg/kg;血生化检查示总蛋白35g/L,白蛋白18g/L,胆固醇6.4mmol/L,低密度脂蛋白2.7mmol/L。

1. 初步诊断是什么?
2. 诊断依据是什么?
3. 实验室方面还需做什么检查?
4. 鉴别诊断是什么?
5. 治疗方案是什么?

参考答案

1. **初步诊断** 原发性肾病综合征。
2. **诊断依据** 患儿,男,5岁,颜面及周身水肿3天,血压正常。尿常规:蛋白(+++)红细胞及潜血(-),24小时尿蛋白定量80mg/kg。血生化检查示总蛋白35g/L,白蛋白18g/L,胆固醇6.4mmol/L,低密度脂蛋白2.7mmol/L。
3. **实验室检查** 还应查血常规,血沉,蛋白电泳;肾功能,补体C3、C4,双肾彩超,血凝组合等。
4. **鉴别诊断** 单纯性肾病与肾炎性肾病、原发性肾病与继发性肾病相鉴别。
5. **治疗方案** ①休息。②低盐、低蛋白饮食。③给予头孢类抗生素控制感染,如头孢噻肟钠50~100mg/kg,静脉滴注,疗程5~7天。④利尿:氢氯噻嗪每次1mg/kg,每日2次口服。⑤糖皮质激素:短程疗法。泼尼松2mg/(kg·d)(总量不超过60mg/d),分3次口服,若4周内尿蛋白转阴,自转阴日起巩固2周方始减量,改隔日2mg/kg早餐后顿服4周,然后以每2~4周减总量2.5~5mg,直至停药。疗程必须达6个月(中程疗法)。若开始治疗后4周内尿蛋白未转阴,继续服至尿蛋白转阴后2周,一般不超过8周,再改隔日2mg/kg顿服4周,继续减量同前。总疗程9~12个月(长程疗法)。

病例4-8-4

患儿,男,8岁。因颜面及眼睑水肿10天来诊。患儿10天前无明显诱因出现早晨颜面及双眼睑水肿,午后渐消失,无发热、无头痛、无肉眼血尿,家长未予重视,未治疗。近日患儿颜面及眼睑水肿加重,水肿午后也不消失故来诊。体格检查:体温36.7℃,脉搏86次/分,呼吸22次/分,血压130/90mmHg,神志清楚,面色白,呼吸平稳,颜面及双眼睑水肿,咽无充血,颈软,心音有力,心率86次/分,律齐,无杂音,双肺呼吸音粗,腹平软,腹水征阴性,移动性浊音阴性,四肢活动自如,无水肿,神经系统查无异常。实验室检查:尿常规示蛋白(+++),潜血(++);离心尿沉渣镜检示红细胞30个/HP;肾功正常,C3、C4正常;血生化检查示总蛋白32g/L,白蛋白16g/L,胆固醇6.7mmol/L,甘油三酯2.4mmol/L;24小时尿蛋白定量3.2g;血常规WBC $6.3×10^9$/L,N 0.58,L 0.42,RBC $3.83×10^{12}$/L,Hb 103g/L,PLT $562×10^9$/L,双肾及输尿管彩超未见异常。

1. 初步诊断是什么?
2. 诊断依据是什么?
3. 治疗方案是什么?

参考答案

1. **初步诊断** 原发性肾炎性肾病综合征。
2. **诊断依据** 男孩,8岁,因颜面及双眼睑水肿10天来诊。体格检查:BP 130/90mmHg,颜面及双眼睑水肿。实验室检查:尿常规示蛋白(+++),潜血(++);离心尿沉渣镜检示红细胞30个/HP;血生化检查示总蛋白32g/L,白蛋白16g/L,胆固醇6.7mmol/L,甘油三酯2.4mmol/L;

24 小时尿蛋白定量 3.2g。

3. **治疗方案**　①休息。②低盐、低蛋白、低脂饮食。③强的松片 2mg/(kg·d)（总量不超过 60mg/d），分 3 次饭后口服。④抗凝，肝素 0.5～1mg/(kg·d)加入 10％葡萄糖液 50～100ml 中静脉滴注，每天 1 次，2～4 周为 1 个疗程。⑤双嘧达莫 3～5mg/(kg·d)，分 3 次口服，6 个月为 1 个疗程。⑥防止骨质疏松，服强的松同时加用维生素 D 制剂和钙，一般维生素 D 1000μg/d，钙 300～500mg/d，服药过程中监测骨密度，随着激素减量，维生素 D 和钙逐渐减量。⑦中医辨证治疗。

临床思维：肾病综合征

肾病综合征是以肾小球基底膜对血浆蛋白通透性增高而导致的一组症候群。临床特征为大量蛋白尿、低蛋白血症、程度不同的水肿及高脂血症，其中前两项为诊断的必备条件。根据病因和发病年龄分为 3 类：先天性肾病综合征、原发性肾病综合征、继发性肾病综合征。

先天性肾病综合征

【诊断】

1. 临床表现　先天性肾病综合征是指出生后不久（3～6 个月内）起病，具有肾病综合征四大特点。

（1）原发性者：包括芬兰型先天性肾病综合征和肾小球弥漫性系膜硬化、微小病变、局灶节段性硬化。

（2）继发性者：可继发于感染（先天性梅毒、先天巨细胞病毒、风疹、肝炎、艾滋病等）。

1）芬兰型肾病综合征：①家族史。②宫内已有蛋白尿，于临床出现症状时血中白蛋白多已 <10g/L，当纠正血中白蛋白至 15g/L 时，尿中蛋白可 >20g/L。③胎盘大（大于出生体重的 25％）。④水肿、少尿等。⑤除外其他已知病因。⑥肾活检。重要的是要进行产前诊断，检查母血及羊水中甲胎蛋白，如增高，则应及早进行引产，防止患此病患儿出生。

2）肾小球弥漫性系膜硬化或法国型肾病综合征：可能系常染色体隐性遗传。病理上呈弥漫性系膜硬化。发病早，呈进行性肾功能减退，1～2 岁内多死于肾衰竭。

3）继发于全身疾病的婴儿肾病综合征：先天性梅毒伴肾病综合征，发生在生后 1～2 个月，青霉素治疗对先天性梅毒及肾病均有效，不宜用激素治疗。巨细胞病毒感染者，治疗应选用更昔洛韦。

2. 实验室检查　尿检查除大量蛋白尿外常有镜下血尿，另可见轻度氨基酸尿和糖尿。血浆转铁蛋白、维生素 D 结合蛋白和甲状腺素结合蛋白降低，血 25-羟维生素 D_3 降低。因甲状腺素从尿中大量排出，血清 T_4 降低，促甲状腺素（TSH）增高。母血和羊水中甲胎蛋白浓度增高。

【治疗】　本征无特殊治疗。类固醇和细胞毒药物治疗无效。控制水肿，预防和治疗感染，防止血栓形成。

原发性肾病综合征

【诊断】

1. 临床表现

（1）单纯性肾病：多见于 3～7 岁小儿，起病多较缓慢，面色苍白，精神萎靡，食欲不振。不同程度的水肿，呈凹陷性，与体位有关，可伴有胸水、腹水、阴部水肿。

常见并发症：

1）感染：有呼吸道、皮肤、泌尿道和腹部等部位，其中上呼吸道感染占 50% 以上，结核杆菌感染亦应引起重视。

2）电解质紊乱和低血容量：常见的电解质紊乱有低钠、低钾、低钙血症。低钠血症表现为厌食、乏力、懒言、嗜睡、血压下降甚至出现低血容量性休克，低钙血症甚至出现低钙性惊厥。

3）高凝状态和血栓形成：以肾静脉血栓形成常见，表现为突发腰痛，出现血尿或血尿加重，少尿甚至发生肾衰竭。此外还可有下肢深静脉血栓、下肢动脉血栓、肺栓塞及脑栓塞等。

（2）肾炎性肾病：除具备上述表现外，还具备以下 4 项中之一项或多项表现者。①尿红细胞＞10 个/HP（2 周以内 3 次离心尿检查）。②反复出现或持续高血压：学龄儿童＞130/90mmHg，学龄前儿童＞120/80mmHg，并排除因用皮质类固醇所致者。③氮质血症：尿素氮＞10.7mmol/L（30mg/dl），并排除血容量不足所致。④血总补体活性或 C3 持续降低。

2. 实验室检查

（1）尿蛋白定性（＋＋＋～＋＋＋＋），24 小时尿蛋白定量≥0.05g/kg 或总量＞3g。

（2）血生化改变：①血清总蛋白及白蛋白降低，后者可＜10g/L，蛋白电泳白蛋白降低，α_2 蛋白增高，γ 球蛋白降低。②血浆胆固醇增高＞5.7mmol/L。③ESR 增快。④IgG 降低。⑤肌酐清除率及 BUN 一般正常。⑥C3、C4 正常。

（3）对新诊断病例应进行病原学的检查，如乙肝病毒感染等。

（4）对新诊断的肾病患儿须检测抗核抗体（ANA）、抗-dsDNA 抗体等。对具有血尿、补体减少的患儿尤其重要。

（5）高凝状态和血栓形成的检查：大多数原发性肾病患儿都存在不同程度的高凝状态，血小板增多，血小板聚集率增加，血浆纤维蛋白原增加，尿纤维蛋白裂解产物（FDP）增高。对血栓形成者可行彩色多普勒超声检查，有条件者可行数字减影血管造影检查。

（6）经皮肾穿刺病理学检查：肾活检指征：①对糖皮质激素治疗无反应或频复发者，高度提示局灶节段性肾小球硬化或另外一些肾小球肾炎所致的肾病。②临床或实验室证据支持肾炎性肾病或继发性肾病综合征者在药物治疗前应进行肾活检。

【治疗】

1. 一般治疗 ①休息。②一般不限制盐、水，高度水肿患儿例外。本病不宜高蛋白饮食。

2. 预防和控制感染

3. 利尿 轻度水肿采用氢氯噻嗪或呋塞米口服；水肿严重可用利尿合剂：低分子右旋糖酐 10ml/(kg·d)＋多巴胺 1～2μg/kg＋酚妥拉明（酚妥拉明半量），滴注结束后给予呋塞米 1～2mg/kg。白蛋白过低者可输血浆每次 5～10ml/kg 或者 20% 白蛋白。

4. 糖皮质激素治疗 初治病例确诊后应尽早选用泼尼松治疗。

（1）短程疗法：泼尼松 2mg/(kg·d)（总量不超过 60mg/d），全疗程 8～10 周，国内很少采用。

（2）中、长程疗法：泼尼松 2mg/(kg·d)（总量不超过 60mg/d），分 3 次口服，若 4 周内尿蛋白转阴，自转阴日起巩固 2 周方始减量，改隔日 2mg/kg 早餐后顿服 4 周，然后以每 2～4 周减总量 2.5～5mg/kg，直至停药。疗程必须达 6 个月（中程疗法）。若开始治疗后 4 周内尿蛋白未转阴，继续服至尿蛋白转阴后 2 周，一般不超过 8 周，再改隔日 2mg/kg 顿服 4 周，继续减量同前。总疗程 9～12 个月（长程疗法）。

（3）对复发和糖皮质激素依赖性肾病的其他激素治疗：①调整剂量和疗程：在激素治疗后或减量过程中复发者，原则上再恢复到初始剂量或上 1 个疗效剂量，或改隔日疗法为每日疗法，或减慢激素减量的速度，同时查找影响激素疗效的因素。②更换糖皮质激素制剂：如地塞米松、曲安西龙等。③甲泼尼龙冲击治疗：慎用甲泼尼龙冲击治疗，宜在肾脏病理基础上选择适应证。

我国儿科肾脏病学组于 2000 年制定的治疗方案中提出的移行减量方法如下：①对于使用

足量激素≥8 周者,可于诱导缓解后采用移行减量方法,再进入巩固维持阶段。移行减量方法如下:维持 2 天量的 2/3 量隔日晨顿服,另将其余 2 天量的 1/3 量逐渐于 2～4 周内减完。②拖尾疗法:对于频繁复发的肾病综合征患儿,可酌情在泼尼松 0.25～0.75mg/kg 水平选定,剂量较长时间维持不减。

5. 免疫抑制剂 对泼尼松初治有效,复发后再治无效或初治即无效者;对频繁复发者及对激素依赖者等难治性肾病应在小剂量糖皮质激素隔日使用的同时加用免疫抑制剂。

(1) 雷公藤总甙片:1～1.5mg/(kg·d)分 3 次口服,疗程 2～4 个月,每周查白细胞 1 次。与泼尼松联合用药效果好。

(2) 环磷酰胺(CTX):①口服疗法:2.5～3mg/(kg·d)≥分 3 次口服,疗程 8～12 周,累积量不超过 200mg/kg。②CTX 大剂量静脉冲击疗法:CTX 10～12mg/(kg·d)+5％葡萄糖溶液 100～200ml 中 2～3 小时内静脉滴注,连续 2 天为 1 个疗程,用药当日嘱多饮水。每 2 周重复 1 次,一般 6～8 个疗程。1 年内累积量为 150～200mg/kg。CTX 副作用有:白细胞减少、秃发、肝功能损害、出血性膀胱炎等,最令人生畏的是远期性腺损害。应避免青春期前和青春期用药。

(3) 其他免疫抑制剂:环孢素 A、硫唑嘌呤、霉酚酸酯等。

6. 抗凝及纤溶疗法 ①肝素:0.5～1.0mg/(kg·d)加入 10％葡萄糖液 50～100ml 中静脉滴注,每日 1 次,2～4 周为一个疗程。同时监测凝血系统改变。也可选用低分子肝素。②双嘧达莫:3～5mg/(kg·d),分 3 次口服,6 个月为 1 个疗程。③尿激酶:用于溶栓,3 万～6 万 U/d,加入 10％葡萄糖液 100～200ml 中静脉滴注,每日 1 次,1～2 周为 1 个疗程。

7. 其他疗法 ①防止骨质疏松:服泼尼松同时加用维生素 D 制剂和钙,用量依季节和患儿年龄、治疗前骨质状况而定。一般用量维生素 D 1000U/d,钙 300～500mg/d,服药过程中监测骨钙密度。随着激素减量,维生素 D 逐渐减量。②中医药治疗。

肾病综合征的临床表现? 临床诊断及治疗?

第三节 泌尿道感染

病例 4-8-5

患儿,女,3 岁。因发热 3 天,排尿时哭闹 1 天来诊。患儿 3 天前无明显诱因出现发热,体温波动在 38～39℃之间,无咳嗽,无呕吐及腹泻,家长按上呼吸道感染给予口服药物无好转。今日患儿出现排尿时哭闹不安,排尿次数较平时增多故来诊。体格检查:体温 38.7℃,脉搏 124 次/分,呼吸 32 次/分,神志清楚,呼吸平稳,急性热病容,眼睑无水肿,咽无充血,颈软,心音有力,双肺呼吸音清晰,腹平软,肝脾未触及,四肢活动自如,神经系统检查无异常。实验室检查:血常规 WBC 7.2×10^9/L,N 0.69,L 0.31,RBC 4.65×10^{12}/L,Hb 122g/L,尿常规,WBC(＋＋＋),Pro(±);中段离心尿 WBC 32 个/HP,RBC 2～3 个/HP。

1. 初步诊断是什么?
2. 诊断依据是什么?
3. 还应再做哪些实验室检查?
4. 治疗方案是什么?

参考答案

1. 初步诊断 泌尿道感染。
2. 诊断依据 患儿,女,3 岁。因发热 3 天,排尿时哭闹 1 天来诊。体格检查无异常。实验室检查:尿常规 WBC(＋＋＋),Pro(±);中段离心尿 WBC 32 个/HP,RBC 2～3 个/HP。

3. 对泌尿道感染患儿还应检查清洁中段尿培养及菌落计数。

4. 治疗 ①急性期注意休息,多饮水、排尿以减少细菌在膀胱内的停留时间。②在进行尿培养后首选复方磺胺异噁唑(SMZ-Co)50mg/(kg·d)、TMP 10mg/(kg·d),分 2 次口服,连服 7～10 天。也可口服氨苄西林 50～100mg/(kg·d),或阿莫西林 20～30mg/(kg·d)。③待尿培养结果出来后按药敏试验选用敏感抗菌药物。

病例 4-8-6

患儿,女,11 岁。因尿频、尿急、尿痛 2 天,发热、腰痛 1 天来诊。体格检查:体温 38.2℃,脉搏 92 次/分,呼吸 22 次/分,血压 95/80mmHg。神志清楚,面部无水肿,咽无充血,双肺呼吸音清晰,腹平软,双肾区轻度叩击痛。实验室检查:血常规 WBC 6.8×10^9/L,N 0.77,L 0.21,M 0.02,RBC 4.73×10^{12}/L,Hb 116g/L;尿常规 WBC(+++),Pro(+);中段离心尿 WBC 满视野/HP,RBC 0～3 个/HP;双肾及输尿管彩超正常;C-反应蛋白阳性;尿 β_2-微球蛋白增高。

1. 初步诊断是什么?

2. 诊断依据是什么?

3. 治疗方案是什么?

参考答案

1. 初步诊断 上尿路感染。

2. 诊断依据 患儿,女,11 岁。因尿频、尿急、尿痛 2 天,发热、腰痛 1 天来诊。体格检查:T 38.2℃,双肾区叩击痛。实验室检查:尿常规 WBC(+++),Pro(+);中段离心尿 WBC 满视野/HP,RBC 0～3 个/HP;双肾及输尿管彩超正常;C-反应蛋白阳性;尿 β_2-微球蛋白增高。

3. 治疗方案 ①鼓励饮水,清洁外阴。②口服碳酸氢钠,每次 0.125～1g,每日 3 次,碱化尿液,减轻膀胱刺激征并可增强部分药物的药效。③在做尿细菌培养后即予以两种抗菌药物,选用 SMZ-Co 50mg/(kg·d)、TMP 10mg/(kg·d),分 2 次口服;头孢噻肟钠 100～200mg/(kg·d),分 2～3 次静注或静滴。④待尿培养结果出来后按药敏试验选用敏感抗菌药物。

临床思维:泌尿道感染

泌尿道感染是细菌直接侵犯尿路黏膜或组织而引起的损伤。根据病原体侵袭的部位不同,一般分为肾盂肾炎、膀胱炎、尿道炎,肾盂肾炎又称为上泌尿道感染,膀胱炎和尿道炎合称下泌尿道感染。由于小儿时期感染局限在尿路某一部位者较少,且临床上又难以准确定位,故常不加区别统称为泌尿道感染。

【临床表现】

1. 急性泌尿道感染 急性泌尿道感染指病程在 6 个月以内者。

(1)新生儿期:多由血行感染所致。以全身症状为主,如发热、吃奶差、苍白、呕吐、腹胀等非特异性表现。多数小儿可有生长发育停滞、体重增长缓慢。部分患儿可有抽搐、嗜睡,有时可见黄疸。局部排尿症状多不明显,对原因不明的发热应及早做尿常规检查及尿、血培养以明确诊断。

(2)婴幼儿期:仍以全身症状为主,如发热、轻咳、反复腹泻等。尿频、尿急、尿痛等排尿刺激症状随年龄增长逐渐明显。排尿时哭闹,尿频或有顽固性尿布疹应想到本病。

（3）儿童期:下尿路感染时多仅表现为尿频、尿急、尿痛等尿路刺激症状,有时可有终末血尿及遗尿。上尿路感染时表现为发热、寒战、全身不适,可伴有排尿刺激症状。部分患儿可有血尿,但蛋白尿及水肿多不明显。一般不影响肾功能。

2. 慢性泌尿道感染　慢性泌尿道感染指病程在 6 个月以上。反复发作,表现为间歇性发热、腰酸、乏力、消瘦、高血压、进行性贫血或肾功能不全等。脓尿及细菌尿可有或不明显。患儿多合并尿液反流或先天性尿路结构异常,B超检查或静脉肾盂造影可见肾瘢痕,如能早期矫治可减少肾损害。

【辅助检查】

1. 实验室检查

（1）尿常规:新鲜中段离心尿 WBC≥5 个/HP,或白细胞成堆,可有管型及微量蛋白,部分患儿尿中可有不同程度 RBC。

（2）Addis 计数:白细胞>100 万/12 小时。

（3）晨清洁中段尿细菌培养及菌落计数:菌落>10 万/ml 有诊断意义;如菌落在 1 万～10 万/ml 女性为可疑应重做培养,男性有诊断意义。若菌落<1 万/ml 多是污染。

（4）清洁中段尿直接涂片找菌:显微镜下有细菌表示有感染。油镜下每视野细菌 1 个以上,即说明尿液每毫升细菌数在 10 万以上,有诊断意义。

2. 影像学检查　反复感染或迁延不愈者应进行影像学检查,以观察有无泌尿系统畸形和膀胱输尿管反流。常用的有 B 型超声检查、静脉肾盂造影加断层摄片(检查有无肾瘢痕形成)、排泄性膀胱造影(检查膀胱输尿管反流)、肾核素造影和 CT 扫描等。

3. 感染定位诊断　下表 4-8-1 可作为定位参考,年幼儿较难区分。

表 4-8-1　上泌尿道和下泌尿道感染鉴别

		上泌尿道感染	下泌尿道感染
症状	发热	有	无
	全身症状	有	无
实验室检查	血沉	增快	正常
	C-反应蛋白	阳性	阴性
	抗体包裹细菌	阳性	阴性
	闪光细胞	＋＋＋	＋
	尿浓缩功能	降低	正常
	尿白细胞管型	有	无
	尿酶*	增高	正常
	尿 β_2-微球蛋白	增高	正常
影像学检查	B 超	肾影增大	正常
	X 线	肾影增大	正常
	瘢痕形成(慢性)		正常

＊溶菌酶、乳酸脱氢酶、NAG、r-谷氨酰转换

【鉴别诊断】

1. 肾结核　肾结核常有尿频、尿急、尿痛和脓尿等症状。因肾结核属继发性结核,常见于年长儿,起病缓慢,多数有结核中毒症状,并可找到原发病灶(肺);常伴血尿,一般细菌培养阴性,

尿沉渣找抗酸菌阳性,PPD皮试强阳性,静脉肾盂造影有特征性改变。

2. 出血性膀胱炎 有严重的血尿和膀胱刺激征。此病可视为泌尿道感染的特殊类型,儿童多由腺病毒11、21型所致。急性起病,以严重肉眼血尿和尿频、尿急、尿痛、排尿困难为特征;膀胱区常有压痛。尿检查有大量红细胞、少量白细胞;尿细菌培养阴性。临床经过良好,在3~4天内症状自行减轻,病程多不超过7天。B超检查双肾正常,膀胱壁可见不规则增厚。

3. 白天尿频综合征 患儿白天常有频繁尿意,类似泌尿系统感染,但夜间入睡后消失。有时尿道口可见轻微充血。尿检查多数阴性、或有少许红细胞和白细胞;尿细菌培养阴性。此种尿频现象多数在2~3个月内自行消失。

【治疗】

1. 一般治疗 鼓励饮水,清洁外阴;口服碳酸氢钠一日3次,每次0.125~1g,每日3次,碱化尿液,减轻膀胱刺激征并可增强氨基糖苷类抗生素、青霉素、红霉素和磺胺类的疗效,但勿与呋喃妥因同用以免降低药效。有严重膀胱刺激征者可适当使用苯巴比妥、安定等镇静剂;解痉药可用抗胆碱类药。

2. 抗菌药物 婴幼儿难以区分感染部位、且有全身症状者均按上尿路感染用药;年长儿若能区分感染部位可按以下用药计划治疗。

(1) 轻型和下尿路感染:在进行尿细菌培养后,首选复方磺胺异噁唑(SMZ-Co)按 SMZ 50mg/(kg·d),TMP 10mg/(kg·d)计算,分2次口服,连服7~10天。也可选用呋喃妥英,8~10mg/(kg·d),分3~4次口服,连服7~10天。待有培养结果后按药敏试验选用抗菌药物。

(2) 上尿路感染:在做尿细菌培养后即予以两种抗菌药物,一般选用 SMZ-Co 或呋喃妥英加抗生素,或用两种抗生素。新生儿和婴儿用氨苄西林75~100mg/(kg·d),分4次静注,加庆大霉素5mg/(kg·d),分2次静注,连用10~14天。1岁后小儿用氨苄西林100~200mg/(kg·d),分3次静注,或头孢噻肟钠100~200mg/(kg·d),分3次静注,也可用头孢曲松钠50~75mg/(kg·d),分2次肌注或静注,加用庆大霉素;也可改用阿米卡星10~15mg/(kg·d),分2次肌注或静注。若有肾功能不全必须慎用或不用此类氨基糖苷类抗生素。疗程共10~14天。开始治疗后应连续3天进行尿细菌培养,若24小时后尿培养阴转,表示所用药物有效,否则应按尿培养药敏试验的结果调整用药。停药1周后再做尿培养1次。

(3) 复发治疗:在做细菌培养后予以上述治疗1个疗程,然后用 SMZ-Co,按 SMZ-Co 5~10mg/(kg·d)计算,或呋喃妥英1~2mg/(kg·d),每晚睡前顿服,连服4~6个月。同时检查有无泌尿系统异常和膀胱输尿管反流。有习惯性便秘应给予处理,以保持大便通畅。排尿次数少者应鼓励饮水,增加排尿次数。

【预防】 注意个人卫生,勤洗外阴以防止细菌入侵;及时发现男孩包茎、女孩处女膜伞、蛲虫感染等情况,并予及时处理。复发者应进一步检查有无泌尿系统畸形,及时处理。

上尿路感染和下尿路感染的区别?

第四节 血 尿

病例 4-8-7

患儿,男,13岁。因肉眼血尿1天来诊。患儿今日晨起及中午无明显诱因出现肉眼血尿,为全程血尿,呈鲜红色,无尿频、尿急、尿痛,无发热,无腰腹疼痛,无头痛及视物不清,无水肿。病前无用药史。半月前无上呼吸道感染、猩红热及扁桃体炎等病史。体格检查:体温36.4℃,脉搏84次/分,呼吸24次/分,血压110/85mmHg,形体偏瘦,无其他阳性体征。

实验室检查:尿流式 RBC 3216/μl,Pro(＋＋),BLD(＋＋),WBC(－);血常规正常;血沉 10mm/h;抗"O"正常;C3、C4 正常;尿 RBC 形态:新鲜、均一性 RBC;双肾输尿管彩超示左肾静脉远端口径较近端扩大 3.5 倍。

　　1. 初步诊断是什么?

　　2. 鉴别诊断是什么?

　　3. 如何治疗?

参考答案

　　1. 初步诊断　胡桃夹现象。

　　2. 鉴别诊断　本病应与肾小球肾炎、泌尿系统感染、药物性肾损伤、出血性膀胱炎等相鉴别。

　　3. 无特殊治疗,需动态定期追踪观察,一般随年龄增长,症状有所缓解。

病例 4-8-8

　　患儿,女,5 岁。因发现镜下血尿 1 年半来诊。患儿 1 年半前因入幼儿园体检时发现镜下血尿,当时尿常规见 RBC 3～5 个/HP,Pro(±),WBC(－)。患儿无水肿,无尿频、尿急、尿痛及其他不适。此后曾多次查尿常规 RBC 波动在 2～10 个/HP 之间,无反复上呼吸道感染病史,且血尿与上呼吸道感染无相关性,长时间口服止血药及中成药无好转故来诊。体格检查:体温 36.2℃,脉搏 96 次/分,呼吸 28 次/分,血压 105/70mmHg,余查体无异常。实验室检查:血常规正常;尿常规 RBC 4～6 个/HP,Pro(－),WBC(－);双肾输尿管彩超未见异常;尿 RBC 形态:面包圈形 RBC 占 42%,棘形 RBC 占 17%,芽孢形 RBC 占 6%,皱缩 RBC 占 30%,余形态正常。反复查其母亲及姨母均有持续性镜下血尿。

　　1. 初步诊断是什么?

　　2. 诊断依据是什么?

　　3. 还需做什么实验室检查?

　　4. 如何治疗?

参考答案

　　1. 初步诊断　家族性良性血尿。

　　2. 诊断依据　患儿,女,5 岁。无任何临床症状于入园体检时发现镜下血尿,反复多次检查尿常规发现镜下血尿持续存在,尿红细胞波动在 2～10 个/HP 之间,服用药物治疗无效。尿红细胞形态示变形红细胞超过 60%,为肾性红细胞,且其母亲及姨母均有持续性镜下血尿。

　　3. 实验室检查　可继续查尿蛋白及管型、尿蛋白电泳、尿钙测定、尿培养及血清补体、自身抗体检测及腹部平片,必要时可行肾活检。

　　4. 治疗方案　明确诊断后按原发病进行治疗。家族性良性血尿者无需治疗,只需动态观察尿检改变,必要时肾活检以明确病理改变,指导治疗及预后。

临床思维:血尿

　　血尿是儿科临床较常见的症状,但病因诊断常有一定困难;此外血尿还可能是某些严重的且需及时治疗的泌尿系疾病(如结核、肿瘤等)的早期唯一表现,如能抓住血尿这一线索,及时给予诊治实属必要。

　　凡尿中红细胞超过正常时即称为血尿,分为肉眼及镜下血尿。前者指肉眼能见到尿液呈血样或洗肉水样或浓茶水色;后者则为离心尿沉淀后 RBC>3 个/HP。出血量超过 1ml/L 尿液,则可见肉眼血尿;仅于显微镜下见红细胞增多则称为镜下血尿。

【诊断要点】

1. 诊断血尿的思维方式

(1) 鉴别真假血尿:对血尿首先应判明是真性血尿或是假性血尿,然后进行病因或原发疾病的诊断。假性血尿包括以下 2 种:①非泌尿道出血:阴道或下消化道出血混入,青春期女孩应首先排除月经污染。②红色尿:机体某些代谢产物及药物可使尿呈红色,如卟啉尿、酚红、刚果红、氨基比林、柔红霉素等均可使尿呈红色;新生儿尿中排出较多尿酸盐时也可使尿布红染;红色尿也见于血红蛋白尿及肌红蛋白尿;某些食物、蔬菜中的色素也使尿呈红色。

(2) 肾小球性血尿:指血尿来源于肾小球。当肾小球发生病变时,如抗原-抗体复合物沉积在肾小球基底膜而产生免疫损伤,使基底膜产生裂隙,当红细胞通过基底膜狭小的裂隙时承受很大的压力,再加上基底膜的收缩力,使红细胞从裂隙处挤出时可能变形,进入原尿后又受到肾小管渗透压的作用进一步变形。

(3) 非肾小球性血尿:血尿来源于肾小球以下泌尿系统。凡泌尿道黏膜的解剖完整性受到破坏都可能使血管内的红细胞进入尿流,如结石导致尿道黏膜的创伤;肿瘤致使上皮细胞的退化、变性;泌尿道感染、先天性肾及血管畸形(多囊肾、膀胱憩室、动静脉瘘、血管瘤等)造成的血管破裂;全身性疾病引起的出血;特发性高钙尿症及胡桃夹现象等。

2. 实验室检查

(1) 尿液检查

1) 肉眼观察:暗红色或洗肉水样血尿多来源于肾实质,鲜红色或带有血凝块多来自下尿道,血块或混合黏膜样物质多来自膀胱,滴血多来自尿道。

2) 尿三杯试验:在患者持续排尿过程中,用 3 只白色透明容器收集初、中、终段尿(初及中段尿液不得少于 20ml)。初段血尿显示病变在尿道;终末血尿显示病变在膀胱颈部和三角区、后尿道及前列腺等处;全程血尿则提示病变在肾、输尿管或膀胱,尿一般呈暗红色,大量出血则呈烟灰水样。当尿 pH 呈酸性时尿呈暗红色,放置过久也呈暗红色。肾小球肾炎一般无血凝块,结石出血量较大时可有血凝块。肿瘤除血尿外,有时可见有黏膜组织样物质排出。

3) 尿自动分析仪检查:尿分析仪检查血尿只是一个初筛,结果较为粗略,且假阳性较多。

4) 常规光学显微镜检查:尿中红细胞正常值为 0~2 个/HP,>3 个/HP 3 次以上则为病理性血尿。经常出现 1~3 个/HP 应当密切追踪观察。如有管型存在说明血尿是由肾小球疾病所引起,如找到红细胞管型,则可确诊为肾小球性血尿。

5) 尿红细胞形态检查:尿液红细胞相差显微镜检查对识别血尿来源有显著的意义,是鉴别肾小球性与非肾小球性血尿的最常用的方法。当尿中多形性红细胞>8000 个/mm^3 或超过尿中红细胞超过 30% 时可视为肾小球性血尿。其敏感性和特异性均在 90% 以上。如能分辨到 G_1 细胞(圈状伴小芽孢)更有意义。G_1>5% 即为肾小球性。

6) 尿蛋白及管型:如血尿中发现管型,特别是红细胞管型,表示出血来源于肾实质。若镜下血尿时,尿蛋白定量>500mg/24h,则多提示肾小球血尿。如果肉眼血尿患儿尿蛋白>1g/24h,可明确有肾实质病变。

7) 尿钙测定:当尿 Ca/Cr>0.21 时,则须进一步测定 24h 尿钙定量,当尿 Ca>4mg/(kg·d)时则应疑为高钙尿症,应查 2~3 次才能确定。

8) 尿培养:若血尿患儿 2 次中段尿培养检出的是同种细菌,细菌数在 10^5/ml 以上,即可确定为肾盂肾炎或膀胱炎。尿沉渣涂片检查细菌数,每个视野在 1 个以上,即可初步考虑是由检出菌所引起的感染。

（2）血液相关辅助检查：①血常规及相应的血液系统检查。②血生化检查：ASO、血清免疫球蛋白检测、血清补体、抗体检测。

3. 影像学检查　腹部平片、B超、肾盂静脉造影、膀胱镜、肾CT及MRI等。

4. 肾活检　可明确肾小球血尿的病因，对指导治疗及判断预后有一定帮助。

5. 相关病史及体征

（1）年龄：新生儿期的血尿应考虑肾静脉栓塞、败血症、新生儿出血症等。婴儿期血尿以泌尿系统畸形为多见。年长儿最常见者为急性肾炎，IgA肾病也不少见，其次是紫癜性肾炎、狼疮性肾炎。

（2）感染史：急性肾炎常有较明显的前驱感染病史；病毒感染如腮腺炎或EB病毒感染可出现一过性血尿；儿童期发作性肉眼血尿且和上呼吸道感染关系密切，应考虑IgA肾病；细菌性心内膜炎可伴肾梗死，出现血尿；流行性出血热有出血、发热和肾衰竭；溶血尿毒综合征常有肠道感染史；肾结核不仅有血尿，更多伴脓尿；最常见的泌尿系统感染可由细菌、病毒、衣原体、支原体等引起，表现为血尿伴尿路刺激症状，但小婴儿可仅表现为发热、拒食、哭闹及体重不增等。

（3）血尿伴相关症状和体征：血尿伴蛋白尿、水肿和高血压：最常见为急性肾炎综合征，当血清补体C_3下降且在8周内恢复正常时，则可确诊为急性链球菌感染后肾小球肾炎；当血尿伴有进行性少尿、肾功能急骤恶化时则考虑急进性肾炎；持续低补体伴血尿及中度以上蛋白尿多见于膜增殖性肾炎；生长发育障碍、中度以上贫血、持续高血压及肾功能不全首先想到慢性肾炎；血尿伴大量蛋白尿则为肾炎性肾病，病理可见多种形态改变，特别应注意微小病变，也有13%可出现镜下血尿；血尿伴不明原因的发热、消瘦、贫血及咯血史应疑为肺出血肾炎综合征；发热伴面、颈、上胸部潮红，热退后出现低血压、休克、少尿，继而出现血尿应考虑流行性出血热；溶血尿毒综合征除血尿、少尿外还有皮肤黏膜出血及黄疸；家族性良性血尿常有明确家族史，当同时伴耳聋、眼疾、肾功能进行性恶化者，尤其是男孩，最多见为Alport综合征；血尿伴贫血、皮疹、关节疼痛、血清补体C3下降、抗核抗体阳性应考虑狼疮，但不典型病例可以急性肾衰竭或溶血性贫血、神经系统改变为首发症状；血尿伴出血性皮疹可考虑为紫癜性肾炎。

（4）特殊类型血尿：包括剧烈运动后一过性血尿，特发性高钙尿症及胡桃夹现象。后者须通过尿红细胞形态、尿Ca/Cr比值、24小时尿钙定量及腹部B超鉴别。

6. 病因诊断

（1）泌尿系统疾病：肾实质的疾病是血尿的主要原因，约占血尿的半数以上。

1）原发性肾小球疾病：如急性、慢性肾小球肾炎，急进性肾炎，IgA肾病，遗传性肾炎（Alport综合征、家族性良性再发性血尿等）。

2）继发性肾小球疾病：如系统性红斑狼疮肾炎、紫癜性肾炎、乙肝相关性肾炎、肺出血肾炎综合征等。

3）泌尿道感染：约10%泌尿道感染患者出现血尿，但典型者尿中白细胞亦增多，做尿培养及涂片检菌可鉴别。出血性膀胱炎是由病毒感染所致除血尿外，尿道刺激症状明显，常伴有发热。泌尿系统结核可引起较为突出的血尿，常伴随全身结核感染的其他症状。

4）泌尿系统结石：男孩多见。膀胱结石多伴有排尿时剧烈疼痛，尿流中断，可有尿潴留，常在排尿终末出现数滴血尿；输尿管结石有绞痛发作，沿输尿管向同侧下腹大腿内侧及外阴部放射。输尿管结石及肾盂结石均可致肾盂积水。

5）泌尿系统先天畸形：多囊肾、海绵肾、异位肾、马蹄肾、双肾双输尿管、肾下垂等均可出现血尿。临床上常可触及腹部包块。通过肾超声、肾扫描、肾盂造影等可确诊。

6）药物性血尿：氨基糖苷类抗生素，磺胺类药物，镇痛药（非那西汀、水杨酸），抗癌药物（环磷酰胺、氮芥、喜树碱），抗凝剂（双香豆素、肝素）等有时可引起血尿。

7）泌尿系统的各类损伤：肾、膀胱或尿道外伤、尿道异物、放射性肾炎，此类疾病均可询问到有关的特殊病史。

8）泌尿系统肿瘤：偶见肾胚胎瘤、肾癌或神经母细胞瘤。

（2）全身性疾病

1）血液病：血小板减少性紫癜，镰状细胞贫血，再生障碍性贫血，白血病，血友病，维生素 C、维生素 K 缺乏症。

2）急性传染病：流行性出血热、钩端螺旋体病可有严重血尿，普通传染病如麻疹、猩红热等极期有时也可有镜下血尿。

3）血管疾病：肾静脉栓塞在各年龄组小儿均有报道。新生儿或小婴儿在严重缺氧、脱水、再加以感染时可导致肾静脉血栓形成，发生肉眼血尿、少尿。年长儿肾病综合征、泌尿道血管瘤、充血性心力衰竭等也可引起血尿。

4）代谢性疾病：肾淀粉样变、糖尿病性肾病。

5）其他：剧烈运动、高热、高代谢状态、高原反应等。

【治疗要点】 病因治疗，对症处理。

诊断血尿的思维方式？

第五节 蛋 白 尿

病例 4-8-9

患儿，女，13岁，学生，因间断泡沫尿3年来诊。患者3年前因尿频，无尿急、尿痛，伴泡沫尿就诊，无其他不适。查尿常规示 Pro（＋），RBC（－），WBC（－），未作24小时尿蛋白定量，就诊医院诊为"肾炎"，给予肾八味、金水宝/百令胶囊治疗，后复查尿蛋白（－～＋），长期随访尿常规，结果如前。每因劳累或剧烈运动（体育课）后加重。2周前，劳累后，泡沫尿明显加重，来我院就诊，尿检：Pro（＋＋），RBC（－）2次，为进一步诊治收入院。既往病史：无特殊；无类似家族史。查体：血压95/65mmHg，脉搏78次/分，无阳性体征。辅助检查：血常规示 Hb 134g/L，WBC 6.1×10⁹/L，PLT 237×10⁹/L；尿常规示 Pro（＋），RBC（－），WBC（－），24h 尿蛋白定量0.16g/24h；肝、肾功能，血脂，电解质正常；ALB 47.8g/L，sCr 38μmol/L，免疫球蛋白、补体正常；CRP、ESR、ANA、dsDNA、ENA 均正常；Ccr 181.7ml/min；胸片、心电图、肾脏超声均正常。入院后给患者做卧位蛋白尿，结果显示：立位，尿 Pro（＋＋＋）；卧位，尿 Pro（－）。随后彩超检查左肾静脉受压情况，卧位时左肾静脉受压不明显，立位后逐渐明显，随着站立时间延长，左肾静脉扩张0.88cm－0.99cm－1.15cm。

1. 初步诊断是什么？
2. 诊断依据是什么？
3. 还需什么治疗？

参考答案

1. 初步诊断 胡桃夹综合征。

2. 诊断依据 间断泡沫尿3年，每因劳累或剧烈运动后加重。体格检查无异常所见。辅助检查：立卧位蛋白尿测定，立位尿 Pro（＋＋＋），卧位尿 Pro（－）；彩超检查左肾静脉受压情况，卧位时左肾静脉受压不明显，立位后逐渐明显，随着站立时间延长左肾静脉扩张0.88cm－0.99cm－1.15cm。

3. 治疗 无需特殊治疗，随访观察。

临床思维：蛋白尿

蛋白尿是一个常见症状，对尿蛋白的量与质进行分析，可为肾脏疾病诊断治疗提供有用的资料。正常人尿中含少量蛋白质，但用一般定性方法不能测知。现国内外学者公认 24 小时蛋白如大于 150mg 或 100mg/m² 则肯定为异常，小于 50mg 为正常，50～100mg 应予追踪观察。

【分类】

1. 按发病机理不同分类　按发病机理不同可分为肾小球性蛋白尿与肾小管性蛋白尿。正常情况下血浆蛋白中各种成分可以通过肾小球滤过膜到达原尿，但绝大部分为肾小管再吸收，最后只有很少量蛋白质随尿排出。当肾小球滤过膜出现病变可导致蛋白质滤过增多，一旦超出了肾小管再吸收的能力就发生蛋白尿。此称肾小球性蛋白尿，是临床上常见的蛋白尿。此类蛋白尿的量可多可少，有时高达 10g/d。肾小管功能损伤，致使正常经肾小球滤出的蛋白，不能在肾小管正常再吸收而产生的蛋白尿称肾小管性蛋白尿，临床上较少见，主要见于肾小管酸中毒、药物毒物中毒、缺血性肾病等。尿蛋白量较少，一般小于 1g/d，很少超过 3g/d。其成分是低分子量蛋白。

2. 临床类型

（1）症状性蛋白尿：多种肾脏病及全身性疾病均可有蛋白尿，蛋白尿是其诸多临床表现中的一个。引起蛋白尿的疾病以肾脏病为最重要，如各类原发和继发肾小球疾病、肾小管疾病、泌尿道感染和畸形以及肿瘤等。全身性疾病中以发热为最常见的原因，其他如心力衰竭、脱水、腹部手术，使用血管活性药物等也可引起蛋白尿。症状性蛋白尿的患儿除蛋白尿外还有原发疾病所特有的症状、体征及化验检查所见，故明确蛋白尿的原因不存在困难。还有一些非病理因素如寒冷、剧烈运动、强烈的感情压力等也可引起一过性蛋白尿。

（2）无症状性蛋白尿：包括直立性或体位性蛋白尿及无症状持续性蛋白尿。多数无症状性蛋白尿是暂时的。

1）直立性蛋白尿：临床特点是直立体位尿蛋白明显增多，卧位时尿蛋白正常，无肾脏病症状和体征，尿沉渣检查、血系列化验及肾功能均正常。直立试验阳性可确诊。直立性蛋白尿预后良好不需治疗，亦不需严格限制体力活动，重要的是定期随访，以便及早发现出现的病情加重。

2）无症状性持续性蛋白尿：患儿不只在直立时尿蛋白增加，卧位时尿蛋白也超过正常，这点是与直立性蛋白尿的重要区别。尿蛋白排出量通常较直立蛋白多，往往超过 1g/d，但也没有肾脏病的任何症状和体征，尿沉渣、血生化、肾功能均正常。临床上要注意与早期肾病综合征鉴别，尤其是蛋白量排出较多、持续时间较长者应警惕其向肾病综合征转变。预后亦好，不需治疗，但与直立蛋白尿比较就有进展为肾脏病的一定可能性，故定期随访更为必要。

3. 常用尿蛋白检查方法

（1）蛋白试纸法：用溴酚蓝做批示剂。尿蛋白增加时，带有指示剂的试纸由黄变为蓝绿色。此法简便，是个做筛查的好方法，但敏感性、特异性均低，且结果粗略。

（2）沉淀法：包括煮沸醋酸法、磺基水杨酸法、三氯醋酸法等。尿液如含较多蛋白经上述试剂处理原则呈现白色沉淀，根据沉淀多少可粗略估计尿蛋白含量。这些方法操作简便，其结果较试纸法准确。

（3）尿蛋白定量检查：收集 24 小时尿液做定量检查，可以较准确地测知每 24 小时排出的蛋白量。常用的是三氯醋酸沉淀比浊法，其他还有亚铁氰化钾法、苦味酸-枸橼酸沉淀法等。

（4）尿蛋白盘状电泳测定：用此法可测知尿中各种不同分子量蛋白的比重。正常人尿中蛋白量不多，但大、中、小分子量蛋白均可见到，其中白蛋白占 30%。尿蛋白中以大分子量为主者提示较严重的肾小球病变。肾小管病变时则以低分子蛋白为主。肾小球及肾小管均有病变时则为大量混合性蛋白尿。当肾小球(肾小管)病变好转或恢复时大分子量(低分子量)蛋白比重下降,故盘状电泳也有助于各种肾脏病治疗过程中的动态观察。盘状电泳是一个操作简便、结果精确的方法。

4. 蛋白尿选择性测定 高选择性蛋白尿是指尿中只有少量大分子蛋白,而以白蛋白为主。非选择性蛋白尿中含有较大比例大分子蛋白。蛋白尿选择性的程度常与肾小球疾病类型有关,故由此可估计疗效及预后。小儿肾病综合征的蛋白尿如为高选择性,其病理类型绝大多数为微小病变型,对激素治疗敏感,预后也较好。如尿蛋白属非选择性常属于非微小病变,对激素疗效差,预后不如前者。

5. 尿 β₂-微球蛋白(β₂-M)测定 β₂-M是一种低分子蛋白,可自由通过肾小球滤过膜,99%为近端肾小管重吸收,当肾小管功能受损时,尿中β₂-M大大增加,故尿β₂-M的排泄量是判断肾小管受损程度的一个指标。尿中β₂-M增多可能提示近端肾小管重吸收障碍,其原因很多如氨基糖苷类抗生素或重金属中毒、创伤或休克等造成肾小管损伤;肾小管酸中毒或免疫系统疾病所致的肾小管受累,以及肾盂肾炎、肾衰竭、肾移植等均可使尿β₂-M增高。临床上使用此指标的意义在于:有上述临床情况时观察有无肾小管功能受损;动态观察β₂-M变化以评价肾小管功能的恢复或恶化,间接估计病情变化。

6. 尿酶测定 目前研究较多的有N-乙酰-B-D氨基葡萄糖苷酶(NAG)、溶菌酶(LyS)、乳酸脱氢酶(LDH)、碱性磷酸酶(AKP)、亮氨酸氨基肽酶(LAP)等。在多种肾实质疾病中尿酶可以出现异常,临床上多用于协助判断病情是否活动或有无好转恶化的指标。

常用尿蛋白检查方法?

复 习 题

一、名词解释
1. 急性肾小球肾炎　2. IgA肾病　3. 无症状性血尿或蛋白尿　4. 肾病综合征
二、简述题
1. 急性肾小球肾炎起病1周内常出现的并发症是什么?
2. 简述单纯性肾病及肾炎性肾病的诊断标准。
三、问答题
1. 患者,男,13岁,学生,因半个月来咽部不适,5天来水肿、尿少来诊。患者于半个月前着凉后感到咽部不适,轻度干咳,无发热,自服感冒药无好转。5天前发现双眼睑水肿,晨起时明显,并感双腿发胀,同时尿量减少,尿色较红。于外院化验尿蛋白(++),尿RBC和WBC不详,血压增高,口服"保肾康"后无变化来诊。发病以来饮食和睡眠可,无尿频、尿急、尿痛,无关节痛、皮疹、脱发和口腔溃疡,大便正常,体重半个月来增加4kg。既往健康,无高血压和肾脏病史,无药物过敏史。无烟酒嗜好,家族中无高血压肾病患者。查体:T36.5℃,P 80次/分,R 18次/分,BP 155/95mmHg。一般状态可,无皮疹,浅表淋巴结无肿大,双眼睑水肿,巩膜无黄染,咽充血(+),扁桃体不大,心肺(一),腹平软,肝脾肋下未触及,移动性浊音(一),双肾区无叩击痛,双下肢轻度凹陷性水肿。实验室检查:Hb 142g/L,WBC 9.2×10⁹/L, N 0.76, L 0.24,PLT 220×10⁹/L;尿蛋白(++),WBC 0~1个/HP,RBC 20~30个/HP,偶见颗粒管型,24小时尿蛋白定量3.0g;血 ALB 35.5g/L,BUN 8.5mmol/L,Cr 140μmol/L,Ccr 60ml/min,血 IgG、IgA、IgM 均正常,C3 0.5g/L,ASO效价大于1:400,乙肝两对半(一)。请对本病例提出诊断及诊断分析,并提出相应的鉴别诊断。
2. 患者因服用药物后出现肉眼血尿。试述血尿的分类及分类依据,并列出可出现血尿的五种常见疾病。

参考答案

一、名词解释

1. 急性肾小球肾炎的临床表现为急性起病,多有前驱感染,以血尿为主,伴不同程度蛋白尿,可有水肿、高血压,或肾功能不全等特点的肾小球疾患。

2. IgA 肾病是肾小球肾炎的一种,特点为免疫荧光显示系膜区 IgA 沉积,临床通常表现为反复发作的镜下或肉眼血尿。

3. 无症状性血尿或蛋白尿　持续或复发性肉眼血尿或镜下血尿,可伴有轻度蛋白尿,主要见于 IgA 肾病。

4. 有些肾炎如膜性肾炎、脂性肾病、膜性增生性肾炎、系膜增生性肾炎,表现为大量蛋白尿、全身性水肿、低蛋白血症,高脂血症和脂尿,称为肾病综合征。

二、简述题(略)

三、问答题(略)

(李翠萍)

第九章 血液系统疾病

第一节 营养性巨幼红细胞性贫血

病例 4-9-1

患儿,男,20个月。半月来出现面色苍黄,手足震颤,智力落后,少哭不笑就诊。体格检查:神志清,精神差,皮肤黏膜苍黄,无皮疹及出血点,浅表淋巴结无肿大,心肺听诊无异常,肝脾轻度肿大,踝阵挛(+)。血常规:WBC $4.0×10^9$/L,中性粒细胞分叶过多,RBC $1.5×10^{12}$/L,Hb 80g/L,MCV 100fl,MCH 36pg,骨髓象呈红细胞增生为主。

1. 初步诊断是什么?

2. 诊断依据是什么?

3. 治疗方案是什么?

参考答案

1. **初步诊断** 营养性巨幼红细胞性贫血。

2. **诊断依据** 半月来出现面色苍黄,手足震颤,智力落后,少哭不笑,皮肤黏膜苍黄,肝脾轻度肿大,踝阵挛(+)。红细胞低,血红蛋白低,呈大细胞性贫血,骨髓象呈红细胞增生为主。

3. **治疗方案**

(1)一般治疗:去除病因,改善饮食,按时添加辅食。

(2)药物治疗:①维生素 B_{12} 疗法:突击疗法 0.5~1mg 一次肌内注射。②叶酸疗法:口服 5mg/次,每日 3 次+维生素 C 200mg/d。③维生素 B_6 10mg/d。

(3)对症治疗:必要时输血治疗。

病例 4-9-2

患儿,男,10个月。因长期腹泻,近 1 个月发现其面色渐发黄,不愿活动,外观虚胖,头部时而震颤就诊。体格检查:精神差,皮肤黏膜苍黄、散在出血点,浅表淋巴结无肿大,心肺听诊无异常,肝脾轻度肿大,踝阵挛(+)。红细胞以大者为多,其总量减低大于血红蛋白减低,血清铁检查无异常。骨髓象:红系统中原红细胞及早幼红细胞增加。

1. 初步诊断是什么?

2. 鉴别诊断是什么?

3. 治疗方案是什么?

参考答案

1. **初步诊断** 营养性巨幼红细胞性贫血。

2. **鉴别诊断**

(1)营养性缺铁性贫血:由缺铁引起,常有口腔炎,异食癖,智力低下,皮肤干燥,反甲,呈现红细胞以小者为多,其总数减低小于血红蛋白减低,血清铁小于 60μg/dl。骨髓象:红细胞系统增生活跃,以中、晚幼红细胞增加为主。

(2)红白血病的红血病期:如全面考虑两病的特征,不难区别。营养性巨幼红细胞性贫血多有特异的神经系统症状和体征,而红白血病无此表现。营养性巨幼红细胞性贫血的血象中往往不出现有核细胞,而红白血病的红血病期血象中出现较多有核红细胞。两者的病程、转归及对治疗的反应也不相同。

3. 治疗方案 ①去除病因、注意营养、加强护理、预防感染。②药物治疗:维生素 B_{12} 和叶酸治疗。

临床思维:营养性巨幼红细胞性贫血

营养性巨幼红细胞性贫血(nutritional megaloblastic anemia)是由于维生素 B_{12} 和(或)叶酸缺乏引起的一种大细胞性贫血。此病在部分农村地区仍可见到。

【临床表现】 以 6 个月~2 岁多见,起病缓慢。

1. 一般表现 多呈虚胖,或伴颜面轻度水肿,毛发稀疏发黄,严重者皮肤有出血点或瘀斑。

2. 贫血表现 皮肤常呈现蜡黄色,睑结膜、口唇、指甲等处苍白,偶有轻度黄疸;疲乏无力,常伴有肝、脾肿大。

3. 精神神经症状 可出现烦躁不安、易怒等症状。维生素 B_{12} 缺乏者表现为表情呆滞、嗜睡,对周围反应迟钝,少哭不笑,智力、动作发育落后,甚至退步。部分病例可出现不规则性震颤,舌颤动与下切齿摩擦可形成舌系带溃疡,对诊断很有帮助;手足无意识运动,甚至抽搐、感觉异常、共济失调、踝阵挛和 Babinski 征阳性等。

4. 其他 消化系统症状,如厌食、恶心、呕吐、腹泻和舌炎等常出现较早。贫血严重者可有心前区收缩期杂音,心脏扩大甚至心功能不全。

【实验室检查】

1. 血象 呈大细胞性贫血(红细胞平均直径>7.5μm,MCV>94fl,MCH>32pg)。红细胞数的减少比血红蛋白量的减少更为明显,红细胞中央淡染区不明显,偶见到巨幼变的有核红细胞,网织红细胞正常或减少。白细胞计数减少,以中性粒细胞计数减少明显。粒细胞体积大,核分叶过多,并可见到巨大晚幼、巨大带状核中性粒细胞,白细胞改变早于红细胞,对早期诊断有重要意义。血小板一般均减少,可见巨大血小板。

2. 骨髓象 骨髓增生活跃,以三系细胞增生并巨幼变为特征,红细胞增生为主。

【诊断】 根据发病年龄、喂养史、临床表现和神经精神症状,结合血象特点,一般诊断不难,必要时可作骨髓检查以协助诊断。当患儿有明显的精神神经症状,即可考虑为维生素 B_{12} 缺乏所致的巨幼红细胞性贫血,进一步确诊可测定血清维生素 B_{12} 的含量,低于 100ng/L,则提示维生素 B_{12} 缺乏;若无神经系统症状,则考虑为叶酸缺乏,进一步测定血清叶酸含量,若<3μg/L,而血清维生素 B_{12} 含量正常,即时确定诊断为叶酸缺乏。

【治疗】

1. 一般治疗 去除病因,注意营养与护理,防治感染及用镇静剂治疗震颤等对症治疗。

2. 特殊治疗 单纯维生素 B_{12} 缺乏者,用维生素 B_{12} 疗效显著,目前多以维生素 B_{12} 0.5~1mg 一次性肌注,患儿血象很快恢复正常。开始治疗时,不应同时给予叶酸,以免加重神经系统症状。但对维生素 B_{12} 治疗反应较差者,可加用或改用叶酸治疗;单纯叶酸缺乏者更宜首选叶酸口服,每次 5mg,每日 3 次,疗程 3~4 周,最好同服维生素 C。病情危重不能进食者,开始可用叶酸 2~5mg 肌内注射。用维生素 B_{12} 治疗 2~4 天后,一般精神症状好转;网织红细胞增加,6~7 天时达高峰,约于 2 周时降至正常。红细胞和血红蛋白约于治疗 2 周后开始升高。神经系统症状消失较慢。

小儿营养性巨幼红细胞性贫血的神经系统症状有哪些?血象特点是什么?与缺铁性贫血最重要的鉴别点有哪些?

第二节　营养性缺铁性贫血

病例 4-9-3

患儿，女，10 个月。单纯母乳喂养，面色渐苍白 2 个月，烦躁、食欲不佳、不愿活动。查体：一般状态尚可，神志清，皮肤无出血点，双肺呼吸音粗，心率 138 次/分，心尖区闻及Ⅲ级收缩期杂音，肝肋下 2cm，脾肋下可触及边缘，无震颤，血象 Hb 70g/L，RBC 3.6×10^{12}/L，MCV 70fl，MCH 23pg，CMHC 29%。

1. 初步诊断是什么？
2. 诊断依据是什么？
3. 治疗方案是什么？

参考答案

1. 初步诊断　营养性缺铁性贫血。

2. 诊断依据　患儿 10 个月，单纯母乳喂养，面色渐苍白 2 个月，不愿活动，心尖区闻及Ⅲ级收缩期杂音，肝肋下 2cm，脾肋下可触及边缘，无震颤，血象 Hb 70g/L，RBC 3.6×10^{12}/L，MCV 70fl，MCH 23pg，CMHC 29%。

3. 治疗方案　①一般治疗：去除病因，加强护理、避免感染，按时添加辅食。②铁剂治疗：口服铁剂的剂量为元素铁 4～6mg/（kg·d），分 3 次口服，一次剂量不应超过元素铁 1.5～2mg/kg；再加用维生素 C 200mg/d，服用时在两餐之间，不宜与牛奶、钙剂、浓茶、咖啡等同服。

病例 4-9-4

患儿，男，14 个月。牛奶和稀粥喂养，近 2 个月来腹泻不愈，食欲欠佳，但时而自食墙皮和泥块，皮肤黏膜渐苍白来院就诊。查体：一般状态尚可，皮肤黏膜渐苍白，无出血点，心肺听诊无异常。血象：Hb 60g/L，RBC 3.5×10^{12}/L，WBC 4×10^9/L。

1. 初步诊断是什么？
2. 鉴别诊断是什么？
3. 进一步确诊需检查的项目？
4. 治疗方案是什么？

参考答案

1. 初步诊断　营养性缺铁性贫血。

2. 鉴别诊断　①铁粒幼红细胞性贫血：与缺铁性贫血症状体征类似，铁粒幼红细胞性贫血血清铁正常或增高，骨髓中可见较多铁粒幼红细胞，其铁颗粒多而粗大，且绕核成环状，可资鉴别。②营养性巨幼红细胞性贫血：贫血症状与营养性缺铁性贫血类似，但营养性巨幼红细胞贫血有震颤表现，无食墙皮和泥块症状，红细胞降低较血色素降低明显，而营养性缺铁性贫血与之相反。

3. 辅助检查　进一步确诊需检查的项目查 MCV、MCH、CMHC、血清铁蛋白、红细胞游离原卟啉，血清铁、总铁结合力和转铁蛋白饱和度，骨髓象等。

4. 治疗方案　①去除病因，加强护理、避免感染，按时添加辅食。②铁剂治疗和对症治疗。

临床思维：营养性缺铁性贫血

营养性缺铁性贫血(nutritional iron deficiency anemia)是由于体内铁缺乏致使血红蛋白合成减少而引起的小细胞低色素性贫血,婴幼儿最常见。

【临床表现】　任何年龄均可发病,以6个月至2岁最多见。发病缓慢,其临床表现随病情轻重而不同。

1. 一般表现　皮肤黏膜逐渐苍白,以唇、口腔黏膜及甲床较明显。易疲乏,不爱活动。年长儿可诉头晕、耳鸣、眼前发黑等。

2. 髓外造血表现　肝、脾和淋巴结轻度肿大;年龄越小、病程越久,贫血越重,肝、脾肿大越明显,但很少超过中度。

3. 非造血系统症状

(1) 消化系统症状:食欲减退,常有呕吐、腹泻,少数有异食癖:如喜食生米、泥土、墙皮等。可出现口腔炎、舌炎或舌乳头萎缩。重者可出现萎缩性胃炎或吸收不良综合征症状。

(2) 神经系统症状:常表现为烦躁或萎靡,年长儿精神不集中、记忆力减退,智力多低于同龄儿。

(3) 心血管系统症状:明显贫血时,可出现心脏扩大和心前区收缩期杂音,随着贫血的加重,心率增快,重者可发生心力衰竭。

(4) 其他:由于缺铁时细胞免疫功能降低,常合并感染。可因上皮组织异常而出现反甲、皮肤角化。

【实验室检查】

1. 血象　红细胞和血红蛋白均减低,以后者减低更明显,呈小细胞低色素性贫血。血涂片可见红细胞大小不等,以小细胞为多,中央淡染区扩大。平均红细胞容积(MCV)<80fl,平均红细胞血红蛋白量(MCH)<26pg,平均红细胞血蛋白浓度(MCHC)<31%。网织红细胞计数正常或轻度减少。白细胞和血小板一般无特殊改变。

2. 有关铁代谢的检查

(1) 血清铁蛋白:血清铁蛋白是反映体内铁储存情况的较灵敏指标,在铁减少期已降低,在红细胞生成缺铁期和缺铁性贫血期降低更明显。用放射免疫法测定,3个月以上小儿低于$12\mu g/dl$提示缺铁。但应注意,当合并感染、肿瘤、肝脏及心脏疾病时,血清铁蛋白可不降低。

(2) 红细胞游离原卟啉:红细胞游离原卟啉增高是缺铁性贫血较敏感的检测指标,若>$500\mu g/dl$,则提示为红细胞生成缺铁期。但应与铅中毒、慢性炎症和先天性原卟啉增多症鉴别。

(3) 血清铁、总铁结合力和转铁蛋白饱和度:在红细胞生成缺铁期和缺铁性贫血期血清铁降低,总铁结合力增高,转铁蛋白饱和度降低(<15%)。血清铁生理变异较大,在感染、恶性肿瘤、类风湿性关节炎等多种疾病时也可降低。总铁结合力生理变异较小,但在病毒性肝炎时也可增高。

(4) 骨髓可染铁:反映体内储存铁敏感而可靠的指标。骨髓涂片用普鲁士蓝染色镜检,缺铁时细胞外铁粒减少,铁粒幼细胞数亦可减少(<15%)。

3. 骨髓象　骨髓呈增生现象,红细胞增生旺盛,以中晚幼红细胞增生为主,各期红细胞均较正常小,血红蛋白含量少。铁粒幼细胞减少甚至消失。巨核细胞系和粒细胞系一般无明显异常。

【诊断】　根据病史,特别是喂养史,临床表现及血象特点,一般可作出诊断,必要时可作骨髓检查。进一步作有关铁代谢的生化检查有确诊意义,用铁剂治疗有效也可证实诊断。

【预防】

1. 合理喂养　提倡母乳喂养,及时添加含铁丰富且易吸收的辅食。婴儿如以牛乳喂养,要煮沸后食用。

2. 铁剂　早产、双胎、低体重儿储存铁较少,宜从生后2个月左右给予铁剂预防。婴幼儿食品(牛乳制品、谷类制品等)可加入适量铁剂进行强化。

3. 其他 注意防治腹泻、呕吐等消化功能紊乱、感染性疾病和钩虫、息肉等肠出血性疾病。

【治疗】 主要原则为去除病因和铁剂治疗。

1. 一般治疗 加强护理、避免感染、合理喂养、注意休息。

2. 去除病因 是根治的关键。

3. 铁剂治疗 铁剂是治疗本病的特效药物。主要用口服铁剂,二价铁比三价铁易于吸收,口服剂量以元素铁计算,剂量为 $6mg/(kg \cdot d)$,以往均采用日分 3 次服用法,近年国内外采用每周口服 1～2 次方法代替每天 3 次法防治缺铁性贫血。最好在两餐之间服药,有利于铁的吸收。同时服用维生素 C,铁剂不宜与牛乳、钙剂、浓茶、咖啡等同服以免影响吸收。

铁剂治疗有效者网织红细胞于治疗 3～4 天开始升高,7～10 天达高峰;2～3 周后下降至正常;治疗 1～2 周后,血红蛋白逐渐上升,临床症状亦随之好转;3～4 周后贫血可纠正,但铁剂继续服用至血红蛋白达正常水平后 2 个月左右再停药。

4. 输血治疗 一般病例无需输血。重度贫血并发心功能不全或明显感染者应给予输血,或输浓缩红细胞。血红蛋白低于 $30g/L$ 的极重度贫血应立即进行输血,或输入浓缩的红细胞,但必须采取少量多次的方法,每次 5～10ml/kg,输血速度过快、量过大,可引致心力衰竭。

营养性缺铁性贫血髓外造血表现有哪些?确诊营养性缺铁性贫血较敏感的检测指标是什么?铁剂治疗需注意的事项有哪些?

第三节 急性淋巴细胞白血病

病例 4-9-5

患儿,男,12 岁。发热伴全身酸痛 2 周,加重伴出血倾向 5 天来院就诊,2 周前无明显诱因开始低热,伴全身酸痛,无咳嗽,食欲减退,曾在当地医院治疗,按一般感冒治疗无效。5 天来上述症状加重,刷牙时牙龈出血。查体:体温 38℃,脉搏 110 次/分,呼吸 26 次/分,患儿全身皮肤略苍白,前胸和下肢有数个出血点,压之不褪,颈部及下颌下有 4 个淋巴结约黄豆粒大小、质硬、压之疼痛、活动欠佳,胸骨轻度压痛,心肺无异常,肝肋下 2cm,脾肋下 3cm。血常规:WBC $2.5 \times 10^9/L$,RBC $2.5 \times 10^{12}/L$,Hb $45g/L$,PLT $29 \times 10^9/L$。骨髓象检查:原始及幼稚淋巴细胞极度增生,占骨髓非红系细胞的 90%。

1. 初步诊断是什么?

2. 诊断依据是什么?

3. 治疗方案是什么?

参考答案

1. 初步诊断 急性淋巴细胞白血病。

2. 诊断依据 发热伴全身酸痛 2 周,加重伴出血倾向 5 天,体温 38℃,全身皮肤略苍白,前胸和下肢有数个出血点,颈部及下颌下有 4 个淋巴结约黄豆粒大小、质硬、压之疼痛,胸骨轻度压痛,肝肋下 2cm,脾肋下 3cm。血常规:WBC $2.5 \times 10^9/L$,RBC $2.5 \times 10^{12}/L$,Hb $45g/L$,PLT $29 \times 10^9/L$。骨髓象检查:原始及幼稚淋巴细胞极度增生,占骨髓非红系细胞的 90%。

3. 治疗方案

(1)一般治疗:卧床休息,高热量、高蛋白饮食,注意口腔卫生,防止交叉感染。

(2)化疗:采取早期连续强化疗和长期维持治疗的方针。治疗程序是依次进行诱导缓解、巩固治疗、髓外白血病预防性治疗等方法。

病例 4-9-6

患儿,男,8岁。在半小时前突然出现恶心、呕吐2次,伴抽搐1次来院就诊,此患者曾在8个月前确诊急性淋巴细胞白血病,一直应用化疗药物,但患儿用药后副作用很大,家长自动停用1个月药后即出现上述症状。入院后查体:体温36.5℃,脉搏110次/分,呼吸28次/分,血压130/90mmHg,全身皮肤黏膜苍白,无皮疹及出血点;颈强(+),颈部、下颌部,腋下部淋巴结肿大约花生大小,质稍硬,活动度可;心肺听诊无异常;腹部触诊肝肋下3cm,脾肋下4cm,质软,边缘光滑;神经系统检查提示 Kernig 征、Brudzinski 征、Babinski 征均阳性。血常规:WBC 25×10^9/L,RBC 2.1×10^{12}/L,Hb 55g/L,PLT 80×10^9/L;骨髓象检查:原始及幼稚淋巴细胞极度增生;脑脊液常规加生化检查:脑脊液压力为增高,白细胞计数为 20×10^6/L,蛋白2.0g/L,涂片可找到白血病细胞。

1. 初步诊断是什么?

2. 诊断依据是什么?

3. 如何治疗?

参考答案

1. 初步诊断 中枢神经系统白血病。

2. 诊断依据 ①在半小时前突然出现恶心、呕吐2次,伴抽搐1次。②8个月前曾患急性淋巴细胞白血病。③血压130/90mmHg,全身皮肤黏膜苍白,颈强(+),颈部、下颌部,腋下部淋巴结肿大约花生大小。④肝肋下3cm,脾肋下4cm。⑤神经系统检查:Kernig 征、Brudzinski 征、Babinski 征均阳性。⑥血常规:WBC 25×10^9/L,RBC 2.1×10^{12}/L,Hb 55g/L,PLT 80×10^9/L。⑦骨髓象检查:原始及幼稚淋巴细胞极度增生。⑧脑脊液常规加生化检查:脑脊液压力为增高,白细胞计数为 20×10^6/L,蛋白2.0g/L,涂片可找到白血病细胞。

3. 治疗方案 ①一般治疗:镇静,止惊;②三联鞘内注射:甲氨蝶呤+阿糖胞苷+地塞米松,大剂量甲氨蝶呤-四氢叶酸钙疗法、颅脑放射治疗。三联鞘内注射,第1周3次,第2周和第3周各2次,第4周1次,共8次。

临床思维:急性淋巴细胞白血病

急性淋巴细胞白血病(acute lymphocytic leukemia,All)简称急淋,是小儿时期最常见的一种白血病。特点是:骨髓中原始和幼稚淋巴细胞过度增生、进入血流并浸润到各组织器官,从而引起一系列临床表现。任何年龄均可发病,但以学龄前期和学龄期小儿多见。

【分型】

1. 形态学、免疫学和遗传学分型

(1) L_1型:以小细胞为主,核染色质均匀,核形规则,核仁很小,一个或无,胞浆量极少,胞浆空泡不明显。

(2) L_2型:以大细胞为主,核染色质不均匀,核形不规则,核仁一个或数个,胞浆量中等,胞浆空泡不定。

(3) L_3型:细胞体积较大,细胞大小一致,核染色质细点状,均匀,核形规则,核仁一个或多个,胞浆量较多且含有较多的空泡。

2. 临床分型 临床一般将 ALL 分为标危型(standard risk,SR)和高危型(high risk,HR)两大类。

【临床表现】

1. 感染 发热是最常见的症状之一,反复不规则发热常为首发症状。

2. 贫血 常为首发征象,呈进行性加重。

3. 出血 皮肤和黏膜出血多见,表现为紫癜、瘀斑、鼻出血、牙龈出血和血尿。消化道出血和颅内出血常为本病致死原因。

4. 白血病细胞浸润引起的症状 肝、脾、淋巴结肿大,骨、关节疼痛;颅内压增高症状可出现在病程的任何时期,尤其在应用化疗而未采取有效的中枢神经系统白血病的预防者。睾丸浸润可致睾丸无痛性肿大。

【实验室检查】

1. 血象 白细胞数明显增多或减少,可见到原始和幼稚细胞,血红蛋白和血小板常减少。

2. 骨髓象 为原始及幼稚细胞极度增生(原始+幼稚细胞≥30%);幼红细胞和巨核细胞减少。除了对骨髓涂片作瑞氏染色进行细胞分类计数、观察细胞形态改变外,还应作过氧化酶、糖原染色、酸性磷酸酶和非特异性酯酶等组织化学染色,以进一步确定异常细胞性质并与急性非淋巴细胞白血病鉴别。

【诊断】 根据临床表现、血象和骨髓象中原始和幼稚细胞增多可做出诊断。

【鉴别诊断】

1. 再生障碍性贫血 全血低、肝脾淋巴结不大,无幼稚细胞。

2. 传染性单核细胞增多症 有肝脾淋巴结大和异型淋巴细胞,但本病病程经过一般良好,血象多于1个月左右恢复正常,骨髓无幼稚细胞,嗜异性凝集反应阳性。

【治疗】 根据白血病分型选择化疗方案,采取早期连续强化疗和长期维持治疗的方针。治疗程序是依次进行诱导缓解、巩固治疗、髓外白血病预防治疗、早期强化、维持治疗和强化治疗。

治疗原则:早期诊断、早期治疗、要长期治疗,交替使用多种药物。同时要防治中枢神经系统白血病和睾丸白血病,注意支持治疗。持续完全缓解2.5~3.5年方可停止化疗。

白血病的临床表现是什么?与再生障碍性贫血的区别有哪些?骨髓象是什么?

第四节　特发性血小板减少性紫癜

病例 4-9-7

患儿,男,7岁,1周前患儿因嗓子痛曾口服胖大海含片4天后,出现全身多处皮内和皮下出血点,散在瘀斑3天。查体:一般状态好,神志清,全身皮肤黏膜多处针尖大小的出血点,压之不褪色,未高出皮肤,见散在瘀斑,咽部无充血,心肺听诊正常,腹软,无压痛。血常规:WBC 7.8×10^9/L,RBC 5.5×10^{12}/L,Hb 120g/L,PLT 20×10^9/L,出血时间延长,凝血时间正常,血块收缩不良,血清凝血酶原消耗不良。骨髓象:巨核细胞数目增多,但功能差。

1. 初步诊断是什么?
2. 诊断依据是什么?
3. 还需做什么检查?
4. 治疗原则是什么?

参考答案

1. 初步诊断　特发性血小板减少性紫癜。

2. 诊断依据　①全身多处皮内和皮下出血点,散在瘀斑3天。②全身皮肤黏膜多处针尖大小的出血点,压之不褪色,未高出皮肤,见散在瘀斑。③血小板 20×10^9/L,出血时间延长,凝血时间正常,血块收缩不良,血清凝血酶原消耗不良。④骨髓象:巨核细胞数目增多,但功能差。

3. 辅助检查　还需检查:①血小板结合抗体 PAIgG 检测。②血小板寿命测定。③束臂试验。

4. 治疗方案　①一般治疗:减少活动,防止外伤出血,防感染。②药物治疗:早期大量短程用地塞米松静点,或口服泼尼松,大量维生素 C 静点和维生素 P 口服。

临床思维:特发性血小板减少性紫癜

特发性血小板减少性紫癜(idiopathic thrombocytopenic purpura,ITP)又称自身免疫性血小板减少性紫癜,是小儿常见的出血性疾病。其临床特点是自发性出血、血小板减少、血小板寿命缩短、抗血小板抗体增高、骨髓巨核细胞正常或增多。

【临床表现】　本病见于小儿各年龄时期,分为急性型与慢性型两种类型。

1. 急性型　病程在 6 个月以内者为急性型,此型较为常见,多见于2～8岁小儿。男女发病数无差异。发病前1～3周常有急性病毒感染史,偶见于某些疫苗接种之后发生。起病突然,常伴发热,以自发性皮肤和黏膜出血为突出表现,多为散在针尖大小的皮内或皮下出血,形成瘀点或瘀斑,分布不均,通常以四肢较多,常伴有鼻出血或齿龈出血。颅内出血少见,如一旦发生,则预后不良。出血较重者可引起贫血。淋巴结不肿大,偶见肝脾轻度大。本病呈自限性经过,85%～90%患儿于发病后1～6个月内自然痊愈。约有 10% 患儿转变为慢性型。病死率约为1%,主要致死原因为颅内出血。

2. 慢性型　病程超过 6 个月者为慢性型,多见于学龄儿童,女性多于男性。起病缓慢,出血症状较急性型轻,主要为皮肤和黏膜出血,可为持续性出血或反复发作出血,每次发作可持续数月甚至数年,病程呈发作与间歇缓解交替出现。间歇期的长短不一,可自数周至数年,在间歇期可全无出血或仅有轻度鼻出血。约30%患儿于发病数年后自然缓解。反复发作者有轻度脾大。部分患儿可伴有血小板功能异常。

【实验室检查】

1. 血液检查　血小板计数<100×10⁹/L,急性型血小板常降至 20×10⁹/L 以下,慢性型血小板常在(30～80)×10⁹/L之间。出血时间延长,凝血时间正常,血块收缩不良,血清凝血酶原消耗不良。

2. 骨髓象　急性型巨核细胞总数正常或稍高,慢性型巨核细胞增多。巨核细胞大小不一,有空泡形成,幼稚巨核细胞增加,而成熟释放血小板的巨核细胞少见。

3. 血小板结合抗体 PAIgG 检测　用荧光标记或酶联免疫法测定,约 80%～90%阳性。

4. 血小板寿命测定　正常为7～10天,急性 ITP 可缩短到1～6 小时,慢性型为12～24 小时。

5. 其他　束臂试验阳性。

【诊断】　临床以出血为主要症状,无明显肝、脾淋巴结肿大,血小板计数<100×10⁹/L,骨髓中巨核细胞分类,以成熟未释放血小板的巨核细胞为主,血清中检出抗血小板抗体,血小板寿命缩短。

【治疗】

1. 一般治疗　减少活动,防止外伤出血、防治感染;忌服具有抑制血小板功能的药物(如阿司匹林、非那西丁);可静脉给予大量维生素 C 和口服维生素 P 等。

2. 肾上腺皮质激素的应用　用药原则是早期、大量、短程。泼尼松1.5～2mg/(kg·d),分3次口服。或地塞米松 10～15mg/(m²·d),静脉点滴,连用 3 天,症状缓解后改口服泼尼松。一般用药3～4周,切忌长期使用。停药后如有复发,可再用泼尼松治疗。慢性患者需足量用药

3～4周后，出血多可停止，激素即可减量，当血小板升至 $50 \times 10^9/L$，即可停药观察。

3. 输血小板和红细胞　急性大量出血和重要脏器出血如颅内出血时才可输血小板或富含血小板血浆，但应同时给予较大剂量的肾上腺皮质激素，以减少输入血小板被破坏。

4. 大剂量丙种球蛋白　多用于出血重、血小板减少明显的急性患儿。剂量为 $400mg/(kg \cdot d)$，连用5天静脉滴注。

5. 免疫抑制剂　适用于长期应用上述治疗方法无效，或复发的难治性患者。常选用：长春新碱每次 $1.5 \sim 2mg/m^2$（最大剂量 $2mg/次$），每周缓慢静注1次，连用4～6周；环磷酰胺 $2.0 \sim 3.0mg/(kg \cdot d)$，分3次口服，或每次 $300 \sim 600mg/m^2$ 静脉注射，每周1次，有效时多在2～6周，若8周无效可停药，有效者可继续用药4～6周；这些免疫抑制剂可与皮质激素合用。免疫抑制剂的副作用较多，用药期间应严密观察，定期检查血常规和肝、肾功能。

6. 脾切除　严格掌握手术适应证：①病程超过1年，药物治疗无效，而有严重出血危及生命。②需要长期大量服用激素才能控制出血者。手术宜在5岁以后进行。对巨核细胞数减少，血小板抗体显著增高者，脾切除效果差。

特发性血小板减少性紫癜的急性期临床表现是什么？脾切除的适应证是什么？主要用什么药治疗？

第五节　传染性单核细胞增多症

病例 4-9-8

患儿，女，7岁，以发热15天伴颈部淋巴结肿大为主诉入院，入院15天前患儿出现发热、嗓子痛，颈部出现4个肿大淋巴结，曾于家中口服消炎药及退热药15天后无嗓子痛，但发热不退，颈部淋巴结未消失，发病来饮食欠佳，时有恶心，无呕吐，睡眠尚可，大小便无异常，为明确诊断入院治疗。查体：体温 38.6℃，脉搏90次/分，呼吸32次/分，神志清，呼吸急促，精神萎靡，急性病容，全身皮肤黏膜无黄染及出血点，两侧颈部可触及4个黄豆粒大小的淋巴结，表面光滑，有弹性，有轻度压痛，与周围组织无粘连，局部无红肿，咽充血（＋），双侧扁桃体肿大Ⅱ度，颈软，心肺听诊正常，腹软，无压痛，肝脏右肋下 2.5cm，脾左肋下 3cm，质地中等，无触痛。WBC $21.8 \times 10^9/L$，RBC $5.0 \times 10^{12}/L$，Hb 136g/L，PLT $110 \times 10^9/L$，M 0.62，N 0.25，异常淋巴细胞 0.12。血清嗜异凝集反应阳性。肝功能检查：谷丙转氨酶 70U/L，谷草转氨酶 65U/L。

1. 初步诊断是什么？
2. 诊断依据是什么？
3. 治疗原则是什么？

参考答案

1. 初步诊断　传染性单核细胞增多症。

2. 诊断依据　①患儿7岁以发热15天伴颈部淋巴结肿大为主诉。②体温 38.6℃，呼吸急促，精神萎靡，两侧颈部可触及4个黄豆粒大小的淋巴结，有轻度压痛，有嗓子痛症状，咽充血（＋），双侧扁桃体肿大Ⅱ度，肝脏右肋下 2.5cm，脾左肋下 3cm，质地中等，无触痛。③WBC $21.8 \times 10^9/L$，RBC $5.0 \times 10^{12}/L$，Hb 136g/L，PLT $110 \times 10^9/L$，M 0.62，N 0.25，异常淋巴细胞 0.12。④血清嗜异凝集反应阳性。⑤谷丙转氨酶 70U/L，谷草转氨酶 65U/L。

3. 治疗方案　①一般治疗：卧床休息，减少活动，加强护理，避免发生并发症。②药物治疗：退热、有感染时消炎，抗病毒及应用激素治疗，中药及保护肝脏治疗。

临床思维:传染性单核细胞增多症

传染性单核细胞增多症(infectious monocytosis,简称传单)亦称腺热,是由 EB 病毒所致的一种急性或亚急性传染病。临床上以发热、咽峡炎、淋巴结和脾大及周围血液中出现异型淋巴细胞,血清中嗜异性抗体滴度增高和出现 EB 病毒抗体为主要特征。

【临床表现】 潜伏期 2～8 周,一般 4～15 天,临床分前驱期(4～5 天的上呼吸道感染症状)、腺肿期及恢复期。主要临床表现见于腺肿期。小儿多为亚临床型。

1. 发热 多呈不规则型,波动于 37.5～40℃,持续 4～21 天。亦可低热(占 8.8%)长达 3 个月。

2. 呼吸系症状 婴幼儿以上呼吸道炎及肺炎常见。半数患者有渗出性咽峡炎、扁桃体炎,扁桃体有厚霜样渗出物、溃疡或假膜,可发生水肿,波及悬雍垂及软腭。支气管肺炎可迁延月余。

3. 淋巴结、肝脾肿大 本病特征为全身淋巴结肿大(占 31.4%,尤为颈淋巴结),脾大者＞50%,多为 2～3cm,可达盆腔,质稍硬,可有压痛。肝轻度肿大(80%),可达肋下 6cm,一般 2～3 周消失,部分病例可持续数月之久。

4. 消化系症状 多有轻度呕吐、腹泻、腹痛。黄疸(10%)、肝酶异常(80%～100%),一般肝炎病程 2～6 周,肝功能异常可持续 2 个月以上,重者发生肝性脑病。

5. 皮肤黏膜症状 病程第 4～10 天出现各型皮疹(10%～20%),数日内消失,可有皮肤、黏膜瘀点、瘀斑,鼻出血或消化道出血,年幼儿有眶周水肿。

6. 神经系统症状 脑膜炎、脑脊髓膜炎、脑干脑炎和小脑及周围神经炎(0.37%～7.3%),脑脊液细胞数及蛋白含量增高,或蛋白、细胞分离,可见异形淋巴细胞。

7. 其他 心肌炎或心包炎(1%～6%),肾脏受累等。

【实验室检查】

1. 血象 白细胞数中度增加,(15～20)×10^9/L,高者可达 60×10^9/L。单核细胞增高(＞60%),异形淋巴细胞达 10% 可考虑诊断,≥20% 可肯定诊断,亦可达 60%～90%。

2. 血清学检查 ①血清嗜异凝集反应:嗜异性凝集反应＞1:56 为阳性,可作为诊断依据,＜5 岁幼儿多阴性。②EB 病毒抗体测定:100% 病例检出 EB 病毒抗体(IgM),即使嗜异性凝集反应阴性也可确诊。

3. 其他 胆红素可升高,肝功能损害,ALT、AST 升高。

【诊断与鉴别诊断】 本病诊断依据包括①临床表现:尤为多脏器损害的特征(年龄越小,临床表现越复杂)。②外周血异形淋巴细胞＞10%～20%。③嗜异性凝集反应阳性和(或)EB 病毒抗体阳性。但注意与急性咽喉炎、急性扁桃体炎、急性传染性淋巴细胞增多症、急淋、淋巴肉瘤、病毒性肝炎、脑膜炎、支气管肺炎等鉴别。

【治疗原则】

1. 急性期 应卧床休息,并按病毒性肝炎对症治疗。

2. 抗菌药物 仅用于咽或扁桃体继发链球菌感染时。

3. 抗病毒或中药治疗

4. 糖皮质激素 重症患者合并并发症时可用糖皮质激素。

传染性单核细胞增多症是由哪一种病毒感染引起的? 能否引起传染? 血常规检查中哪一种细胞增多最明显? 血清嗜异性凝集反应是什么结果?

复 习 题

一、名词解释

1. 贫血 2. 骨髓外造血

二、简答题

1. 简答贫血的分度。

2. 简答生理性贫血。

3. 体内缺铁到出现贫血要经过哪三个阶段?

三、问答题

1. 患儿,男,9 个月,因 2 个月前出现表情呆滞,活动减少,舌常抖动,面色渐苍白并出现便稀,呈蛋花汤样便,头发稀疏发黄,睑结膜苍白,肝脏右肋下 3cm,脾脏可及边缘,血 RBC 1.5×10^{12}/L,Hb 80g/L,WBC 4×10^9/L,中性粒细胞分叶过多,血清铁 $80\mu g$/dl 。请问可诊断何病,进一步检查什么?

2. 患儿,男,8 个月,因面色苍白 2 个月,4 个月加米糊,未添加其他辅食,皮肤黏膜苍白,心率 124 次/分,律齐,心尖区闻级柔和吹风样收缩期杂音,肝肋下 2.5cm,质软,脾未及,血 RBC 3.5×10^{12}/L,Hb 70g/L,MCV 68fl,MCH 23pg,MCHC 0.22,网织红细胞 0.01,WBC 10×10^9/L,N 0.6,L 0.38,M 0.01,血小板 150×10^9/L,血涂片是红细胞大小不等,以小细胞为主,中央浅染,诊断为营养性缺铁性贫血,问如何补铁,补铁注意事项是什么?

3. 患儿,男,12 岁,发热,牙龈出血,皮肤瘀斑 5 天,胸骨压痛明显,肝脾肋下触及,WBC 2.0×10^9/L,RBC 2.5×10^{12}/L,Hb 50g/L,PLT 50×10^9/L,N 0.42,L 0.50,骨髓象检查:原始及幼稚淋巴细胞极度增生,最可能的诊断是什么?

参考答案

一、名词解释

1. 贫血是指外周血中单位容积内的红细胞数或血红蛋白量低于正常。

2. 骨髓外造血是指当发生感染性贫血或溶血性贫血等造血需要增加时,肝、脾和淋巴结可随时适应需要,恢复到胎儿时的造血状态,出现肝、脾、淋巴结肿大。同时外周血中可出现有核红细胞或幼稚中性粒细胞。这是小儿造血器官的一种特殊反应,称为"骨髓外造血"。

二、简答题(略)

三、问答题(略)

(王伟娟)

第十章　神经系统疾病

第一节　病毒性脑炎

病例 4-10-1

患儿,男,6 岁。因发热、头痛 3 天伴呕吐,频繁抽搐收入院。3 天前开始发热,体温 38～38.5℃,同时中等程度头痛,轻度喷射性呕吐,4～5 次/日,按"感冒"自行服药 2 天无显效,今日突然频繁抽搐,呈大发作,每次持续 7～8 分钟,此后意识不清,以"抽搐原因待查"收入病房。入院后呈昏迷状态,瞳孔等大等圆,对光反射存在,颈无抵抗,布氏征、克氏征阴性,双侧巴氏征阳性。

1. 初步诊断是什么?
2. 诊断依据是什么?
3. 进一步要做哪些检查?
4. 需与哪些疾病鉴别?
5. 治疗方案是什么?

参考答案

1. 初步诊断　病毒性脑炎(弥漫性大脑病变)。

2. 诊断依据　①急性起病,有"感冒"史,经治疗 2～3 天无显效。②病后发热、头痛,轻度喷射性呕吐,突发频繁抽搐,继而进入昏迷状态。③双侧巴氏征阳性,脑膜刺激征阴性。

3. 辅助检查　进一步要做的检查:①血常规,电解质,肝功能,肾功能,心肌酶。②腰穿:查脑脊液常规,生化,涂片和细菌培养,病毒培养,特异性病毒抗体。③做血清特异性病毒抗体。④做脑电图。⑤头颅 CT,MRI,必要时增强扫描。

4. 鉴别诊断　需与化脓性脑膜炎,结核性脑膜炎鉴别。

5. 治疗方案　①特护,吸氧,镇静,保持呼吸道通畅。②维持水、电解质平衡,必要时鼻饲,合理营养供给。③控制脑水肿和颅内高压:静脉注射脱水剂,20％甘露醇 5ml/(kg・次),酌情调整次数。④抗病毒:阿昔洛韦 10～15mg/(kg・d),7～14 天。无环鸟苷 5～10mg/kg,每 8 小时 1 次;丙氧鸟苷 5mg/(kg・次),每 12 小时 1 次。两种药均需连用 10～14 天,静脉滴注给药。

病例 4-10-2

患儿,女,4 岁。因流涕 5 天伴发热,按"上呼吸道感染"治疗 3 天无显效,近 2 天躁狂、幻觉,以"颅内感染性质待查"收入我科。入院后明显情绪异常,狂躁不安,幻觉日趋加剧。颈无抵抗,布氏征、克氏征阳性,巴氏征阴性。

1. 初步诊断是什么?
2. 诊断依据是什么?
3. 进一步要做哪些检查?
4. 需与哪些疾病鉴别?
5. 治疗方案是什么?

参考答案

1. 初步诊断　病毒性脑炎(病变主要累及额叶底部)。
2. 诊断依据　①4 岁患儿,急性起病,按"上呼吸道感染"治疗 3 天无效。②"上呼吸道感染"后患儿出现明显精神情绪异常,如狂躁,幻觉。
3. 辅助检查　进一步要做的检查:①血常规。②腰穿。③脑电图。④头颅 CT。
4. 鉴别诊断　①化脓性脑膜炎。②结核性脑膜炎。③躁狂型精神分裂症。
5. 治疗方案　①镇静为主 ②保持液体平衡,供给充足营养。③抗病毒:阿昔洛韦,无环鸟苷。

临床思维:病毒性脑病

【定义】　病毒性脑炎是指由多种病毒引起的颅内急性炎症。

【诊断要点】

1. 诊断　大多数病毒性脑炎诊断依赖于排除颅内其他非病毒性感染、Reye 综合征等急性脑部疾病后确立;少数明确地并发于某种病毒性传染病(如腮腺炎、水痘、麻疹)。

2. 脑脊液　特异性病毒抗体阳性,支持颅内病毒性感染。

3. 脑电图　提示异常脑功能。

【辅助检查】

1. 血常规　白细胞正常或偏低,以淋巴细胞为主。

2. 脑电图　弥漫性或局灶性异常慢波背景活动为特征,少数伴有棘波,棘-慢综合波。某些患者脑电图可正常。

3. CSF　压力:正常或增加;常规:白细胞数正常或轻度增加,分类淋巴细胞为主,恢复期血清特异性抗体滴度高于急性期 4 倍以上有诊断价值。

4. 头颅 CT 、MRI

【鉴别诊断】

1. 结核性脑膜炎　起病缓慢,常有结核接触史和肺部等处结核病灶,PPD 试验阳性。CSF 提示外观毛玻璃样,白细胞数十至数百×10^6/L,淋巴细胞为主。蛋白增高或明显增高。糖明显降低,薄膜涂片抗酸染色及培养可找到结核杆菌。

2. 化脓性脑膜炎　发病年龄偏小,婴幼儿多见。经过不规则治疗的化脑,其脑脊液改变,可与病脑相似。应结合病史,治疗经过,特别是细菌学检查鉴别。

3. Reye 综合征　因急性脑病表现和脑脊液改变与病脑相似。但其无黄疸而肝功明显异常,病程自限等可鉴别。

【治疗】　急性期积极正确的支持与对症治疗,是降低病死率和致残率的关键。

1. 抗病毒治疗　阿昔洛韦 10～15mg/(kg·d),7～14 天。无环鸟苷 5～10mg/kg,每 8 小时 1 次;丙氧鸟苷 5mg/(kg·次),每 12 小时 1 次。两种药均需连用 10～14 天,静脉滴注给药。

2. 对症治疗　维持水、电解质平衡,降温降颅压,止惊。合理营养供给。对呼吸道和心功能监护与支持。

3. 病情缓解给予细胞激活剂治疗

4. 恢复期康复治疗

病毒性脑炎的诊断要点有哪些?

第二节 化脓性脑膜炎

病例 4-10-3

患儿,男,2个月。因吐奶2天,频繁抽搐半天急诊入院。病后吐奶明显,乘火车外出途中出现凝视,肢体抖动,半天来抽搐频繁。来院后查体:体温35.4℃。精神萎靡,反应差,面色灰白。前囟略饱满,张力高,双眼凝视,颈略抵抗,心肺听诊正常。脐部轻度红肿,可见脓性分泌物。巴氏征、布氏征、克氏征均阴性。血常规:WBC 24×10^9/L,N 0.8,L 0.2。

1. 初步诊断是什么?
2. 诊断依据是什么?
3. 进一步要做哪些检查?
4. 需与哪些疾病鉴别?
5. 治疗方案是什么?

参考答案

1. 初步诊断 化脓性脑膜炎。
2. 诊断依据 ①2个月大的患儿,急性起病。②吐奶,频繁抽搐发作。③精神萎靡,反应差,面色灰白,双眼凝视,前囟略饱满,张力高。颈略抵抗,脐部轻度红肿,可见脓性分泌物。巴氏征、布氏征、克氏征阴性。④血常规:WBC 24×10^9/L,N 0.8,L 0.2。
3. 辅助检查 进一步要做的检查:①血培养+药敏。②脐部分泌物培养+药敏。③CSF:常规+生化,细菌培养+药敏。④头颅CT、MRI:增强扫描。
4. 鉴别诊断 本病应与结核性脑膜炎,病毒性脑膜炎,隐球菌性脑膜炎相鉴别。
5. 治疗方案 ①吸氧、镇静、止惊,保持呼吸道通畅。②维持水、电解质平衡。③足量抗生素控制感染治疗:头孢噻肟钠200mg/(kg·d),10~14天,待细菌学检查结果出来后针对性选药。④降低颅内压:20%甘露醇5ml/(kg·次),8小时1次静滴。⑤肾上腺皮质激素:地塞米松0.5~1mg/(kg·d),一般连用2~3天。

病例 4-10-4

患儿,女,1岁,因高热3天伴呕吐入院。病后体温39℃左右,呕吐日趋明显,吐出胃内容物。体格检查:体温39.2℃,精神不振,表情呆滞,前囟饱满,咽部充血,颈部明显抵抗,心、肺听诊正常。克氏征、布氏征阳性。血常规:WBC 25×10^9/L,N 0.9,L 0.1。入院后按"化脓性脑膜炎"用第3代头孢菌素治疗2天,患儿体温不退,症状好转后又出现昏睡。

1. 初步诊断是什么?
2. 诊断依据是什么?
3. 进一步要做哪些检查?
4. 治疗方案是什么?

参考答案

1. 初步诊断 化脓性脑膜炎合并硬膜下积液。
2. 诊断依据 ①1岁患儿,急性起病。②高热,呕吐。③体温39.2℃,精神不振,表情呆滞,咽部充血,颈部明显抵抗,克氏征、布氏征阳性。④血常规:WBC 25×10^9/L,N 0.9,L 0.1。

3. 辅助检查 进一步要做的检查:①血培养＋药敏。②腰穿:CSF常规＋生化,细菌培养＋药敏。③头颅CT、MRI。④硬脑膜下穿刺:积液做常规和细菌学检查。

4. 治疗方案 ①吸氧。②控制感染:头孢噻肟钠200mg/(kg·d),可联合万古霉素40mg/(kg·d),2～3周。③降低颅内压:20%甘露醇5ml/(kg·次),每6小时1次静滴。④肾上腺皮质激素:地塞米松0.5～1mg/(kg·d),连用3～4天。⑤硬脑膜下穿刺:放出积液,放液量每次、每侧不超过15ml。

临床思维:化脓性脑膜炎

【定义】 化脓性脑膜炎(以下简称化脑)是小儿、尤其婴幼儿时期常见的中枢神经系统感染性疾病。

【诊断要点】 典型病例具备以下特点:

1. 年龄 多见于5岁以下儿童,1岁以下是患病高峰年龄。

2. 季节 一年四季均有发生,肺炎链球菌以冬、春季多见,脑膜炎球菌(流脑)和流感嗜血杆菌分别以春、秋季节发病多。

3. 起病急 急性起病,多先有上呼吸道感染表现,流脑呈暴发起病,24小时内危及生命。

4. 感染中毒及急性脑功能障碍症状 包括发热,烦躁不安和进行性加重的意识障碍。患儿逐渐从精神萎靡,嗜睡,昏睡,昏迷到深昏迷。30%以上患儿有反复的全身或局限性惊厥发作。脑膜炎双球菌感染常有瘀点、瘀斑和休克。

5. 颅内压增高表现 头痛,呕吐,婴儿前囟饱满,张力增高,头围增大等,重症合并脑疝。

6. 脑膜刺激征 颈项强直,克氏征、布氏征阳性。

7. 3月以下幼婴和新生儿化脑临床表现多不典型 ①体温:可高可低,或不发热,体温不升。②颅内高压表现不典型,仅有吐奶,尖叫或颅缝分离。③惊厥不典型,仅见面部、肢体局灶或多灶性抽动,局部或全身性肌阵挛,或呈眨眼,呼吸不规则,屏气等各种不显性发作。④脑膜刺激征不明显。

【并发症】

1. 硬脑膜下积液 ①80%病例出现,约30%～60%有临床表现。②主要发生在1岁以下婴儿。③临床特征:经有效治疗48～72小时后脑脊液有好转,但体温不退或体温下降后再升高,或一般症状好转后又出现意识障碍,惊厥,前囟隆起或颅内压增高等症状。④头颅透光检查、CT、硬脑膜下穿刺液检查可证实。

2. 脑室管膜炎 ①主要发生在治疗被延误的婴儿。②有效抗生素治疗下发热不退,惊厥、意识障碍不改善,进行性加重的颈项强直甚至角弓反张。③脑脊液始终无法正常化。④CT示脑室扩张。⑤侧脑室穿刺:脑室内脑脊液异常。

3. 抗利尿激素异常分泌综合征 ①低钠血症和血浆低渗透压→加剧脑水肿→致惊厥和意识障碍加重。②直接因低钠血症→惊厥发作。

4. 脑积水 ①非交通性脑积水:炎症渗出物粘连堵塞脑室内脑脊液流出通道引起。②交通性脑积水:炎症破坏蛛网膜颗粒,或颅内静脉窦栓塞致脑脊液重吸收障碍造成。③临床特征:患儿烦躁不安,嗜睡,呕吐,惊厥发作。头颅进行性增大,颅缝分离,前囟扩大饱满,头颅破壶音,头皮静脉扩张。④晚期→进行性智力减退和其他神经功能倒退。

5. 各种神经功能障碍 ①10%～30%患儿并发神经性耳聋。②智力低下,癫痫,视力障碍,行为异常。

【实验室检查】

1. 血常规 白细胞总数$(20\sim30)\times10^9$/L,中性粒细胞$0.80\sim0.90$。

2. 脑脊液检查 是确诊的重要依据,应在用抗生素之前做。典型病例:①压力增高。②外观混浊似米汤样。③常规:白细胞$\geqslant1000\times10^6$/L,20%病例可能在250×10^6/L以下,分类以中性粒细胞为主。④生化蛋白显著增高,糖明显降低。⑤脑脊液涂片和培养检菌阳性。⑥脑脊液中可检测出致病菌特异性抗原检测,对涂片和培养未能检到致病菌的患者诊断有参考价值。

3. 皮肤瘀点、瘀斑涂片 是诊断脑膜炎双球菌重要而简便的方法。

4. 头颅 CT 疑有并发症时做。

【鉴别诊断】

1. 结核性脑膜炎 需与不规则治疗的化脑鉴别。结脑亚急性起病,有结核密切接触史,有结核感染中毒症状,具有肺部等其他部位结核病灶,PPD阳性。表现不规则发热$1\sim2$周后才出现脑膜刺激征、惊厥或意识障碍等,或有脑神经、肢体麻痹。脑脊液常规、生化及结核菌检查可确诊。

2. 病毒性脑膜炎 感染中毒及神经系统症状均较化脑轻,脑脊液改变轻微或正常,细菌学检查阴性。

3. 隐球菌性脑膜炎 临床与脑脊液改变和结脑相似,病情进展更缓慢,头痛等颅内压增高表现更持续和严重,脑脊液涂片墨汁染色和培养找到致病真菌为确诊依据。

【治疗】

1. 抗生素治疗

(1)用药原则:尽早选择对病原菌敏感且能较高浓度透过血-脑屏障的杀菌药,剂量足,疗程够。根据病情及药物半衰期分次静脉给药。

(2)病原菌未明的抗生素选择:头胞噻肟200mg/(kg·d)或头胞曲松100mg/(kg·d),疗效不理想可联合万古霉素40mg/(kg·d),对β内酰胺类过敏的选用氯霉素100mg/(kg·d)。

(3)病原菌明确的:①肺炎链球菌:头胞噻肟或头胞曲松+万古霉素,对β内酰胺类过敏的选用氯霉素。药敏提示对青霉素敏感,可选用青霉素20万~40万U/(kg·d),疗程$10\sim14$天。②脑膜炎球菌:首选青霉素,少数耐青霉素改选第3代头孢菌素,疗程7天。③流感嗜血杆菌:氨苄西林200mg/(kg·d),耐药用第3代头孢菌素或氯霉素,疗程$10\sim14$天。

(4)其他:金黄色葡萄球菌→选乙氧奈青霉素,万古霉素或利福平,疗程21天。革兰阴性杆菌者→选第3代头孢菌素外,可加用氨苄西林或氯霉素,疗程21天。

2. 肾上腺皮质激素 ①抑制多种炎症因子的产生,降低血管通透性,减轻脑水肿和颅内高压。②常用地塞米松0.6mg/(kg·d),分4次静注,连用$2\sim3$天。

3. 对症和支持治疗 ①急性期:严密监测T、P、R、BP,定时观察患儿意识、瞳孔、呼吸节律改变,及时处理颅内高压,预防脑疝发生。②控制惊厥。③监测并维持体内水、电解质、血浆渗透压和酸碱平衡。对有抗利尿激素异常分泌综合征表现者,适当限制液体入量。对低钠血症严重者,酌情补充钠盐。

化脓性脑炎与病毒性脑炎、结核性脑炎的脑脊液有何特点?

第三节 吉兰-巴雷综合征

病例 4-10-5

患儿,男,10岁。10天前曾发热3天,体温$38\sim38.5$℃。同时腹泻,黄色稀水便每日$7\sim8$次。量中等,未吐,对症治疗病情好转。$2\sim3$天来双下肢疼痛难忍,活动无力,逐渐行走困难。今晨起不能下床,急诊来院。

体格检查:精神不振、表情痛苦。双瞳孔等大等圆,对光反射存在,心肺听诊正常。颈无抵抗,双下肢肌力Ⅰ～Ⅱ级,膝反射消失。抬高下肢有明显疼痛感,克氏征阳性。

1. 初步诊断是什么?

2. 诊断依据是什么?

3. 进一步要做哪些检查?

4. 需与哪些疾病鉴别?

5. 治疗方案是什么?

参考答案

1. **初步诊断** 吉兰-巴雷综合征。

2. **诊断依据** ①起病急,病前有"腹泻史"。②双下肢无力、疼痛、逐渐行走困难,以至不能下床。③双下肢肌力Ⅰ～Ⅱ级,膝反射消失,抬高下肢有明显疼痛感,克氏征阳性。

3. **辅助检查** 进一步要做的检查:①血常规、电解质、肌酶。②血清特异性病原抗体滴度增高:如空肠弯曲菌抗体、肺炎支原体抗体IgM。③CSR:常规＋生化,第2周出现蛋白-细胞分离现象。④肌电图:运动和感觉神经传导速度、远端潜伏期延长。

4. **鉴别诊断** 要和其他急性弛缓性瘫痪鉴别。①肠道病毒引起的急性迟缓性麻痹。②急性横贯性脊髓炎。

5. **治疗方案** ①保持呼吸道通畅,勤翻身,防止坠积性肺炎或褥疮。②尽早对瘫痪肌群进行康复训练,防止肌肉萎缩,促进恢复。③供给足够水分、热量和电解质。④严密监测生命体征,及时对症治疗。⑤大剂量丙种球蛋白静脉注射,400mg/(kg·d),连用5天,或2g/kg,一次负荷剂量静脉滴注。

临床思维:吉兰-巴雷综合征

【定义】 吉兰-巴雷综合征,又称急性炎症性脱髓鞘性多神经根病。是目前我国和多数国家小儿最常见的急性周围神经病。以肢体对称性弛缓性瘫痪为主要临床特征。病程自限,大多数在数周内完全恢复,严重者急性期可死于呼吸肌麻痹。

【诊断要点】

1. **年龄** 任何年龄都可患病,以学龄前和学龄期儿童居多。

2. **季节** 夏秋季发病增多。

3. **病史** 病前可有腹泻或呼吸道感染史,农村多于城市。

4. **运动障碍** 急性或亚急性起病,四肢尤其下肢弛缓性对称性瘫痪为特征。进展迅速者短期内出现呼吸肌麻痹,引起呼吸急促,声音低微,发绀,绝大多数进行性加重不超过3～4周。部分患儿伴有对称或不对称脑神经麻痹。以核下性面瘫最常见。其次为展神经,个别病例为由上向下发展的瘫痪。

5. **感觉障碍** 症状相对轻微,主要为神经根痛和皮肤感觉过敏。多在数日内消失,可有颈项强直,克氏征阳性。

6. **自觉神经障碍** 症状较轻,表现为多汗、便秘,不超12～24小时,一过性尿潴留,血压轻度增高,或心律失常等。

【实验室检查】

1. **血常规、电解质、肌酶**

2. **血清特异性病原抗体滴度检测** 如空肠弯曲菌抗体,巨细胞病毒抗体,肺炎支原体抗体等。

3. CSR 常规＋生化,80%～90%本病患者脑脊液中蛋白增高但白细胞数和其他均正常。这种蛋白-细胞分离现象的特征性改变,要到起病后第2周出现。

4. 神经传导功能测试 以髓鞘脱失为主者,主要呈运动和感觉神经传导速度、远端潜伏期延长和反应电位时程增宽,波幅减低不明显。以轴索变性为主者,呈运动神经反应电位波幅显著减低或运动和感觉神经电位波幅减低,传导速度基本正常。

【鉴别诊断】

1. 肠道病毒引起的急性迟缓性麻痹 ①病毒:脊髓灰质炎病毒、科萨奇病毒、埃可病毒等。②肢体瘫痪不对称,近端重远端轻,无感觉障碍。③脑脊液中可有白细胞增多。④急性期粪便病毒分离阳性。⑤周围神经传导功能正常。

2. 急性横贯性脊髓炎 ①在锥体束休克期表现四肢弛缓性瘫痪,与吉兰-巴雷综合征相似应与之鉴别。②表现尿潴留等持续括约肌功能障碍。③病变水平以上运动、感觉障碍平面及自主神经功能障碍。④CSF及脊髓MRI可鉴别。

【治疗】

1. 一般治疗 ①保持呼吸道通畅,勤翻身,防止坠积性肺炎或褥疮。②吞咽困难患儿要鼻饲,以防吸入性肺炎。③保证足够水、电解质和热量供应。④尽早对瘫痪肌群进行康复训练,防止肌肉萎缩,促进恢复。

2. 药物治疗 对病情进行性加重,尤其有呼吸肌或Ⅸ、Ⅹ、Ⅻ脑神经麻痹者,可试用:①大剂量丙种球蛋白400mg/(kg·d)静注,连用5天,或2g/kg一次负荷量静滴,有效者24～48小时内病情不再进展,也有无效者。②目前多认为肾上腺皮质激素对本病治疗无效。

3. 呼吸肌麻痹的抢救 呼吸肌麻痹是本病的主要死因,对出现呼吸衰竭或因咳嗽无力及Ⅸ、Ⅹ、Ⅻ脑神经麻痹致咽喉分泌物积聚者:①及时作气管切开或插管。②必要时使用机械呼吸以保证有效通气和换气。

吉兰-巴雷综合征的诊断要点有哪些?

第四节 重症肌无力

病例 4-10-6

患儿,女,1岁。因发热、咳嗽2天,双侧眼睑下垂1天伴四肢疲劳无力收入院。近2天发热,体温38℃左右,同时干咳无痰。按"上呼吸道感染"治疗无显效,今日出现双眼睑下垂,午后加重,同时运动后四肢肌肉疲劳无力,无呼吸困难。体格检查:体温38℃,精神欠佳,呼吸平缓。双眼睑下垂,双侧瞳孔等大等圆,对光反射正常。心肺听诊正常。四肢肌力Ⅲ～Ⅳ级,运动后肌肉疲劳无力加重。血常规:WBC10.5×10⁹/L,N 0.54,L 0.46。

1. 初步诊断是什么?
2. 诊断依据是什么?
3. 进一步要做哪些检查?
4. 治疗方案是什么?

参考答案

1. 初步诊断 重症肌无力(混合型)。

2. 诊断依据 ①急性起病,上呼吸道感染后发病。②双眼睑下垂,晨轻暮重。③按"上呼吸道感染"治疗无显效。④运动后四肢肌肉疲劳无力,四肢肌力Ⅲ～Ⅳ级。

3. 辅助检查　进一步要做的检查:①血生化,肌酶。②肌电图。③新斯的明试验或腾喜龙(依酚氯铵)试验。④血清 Ach-R 抗体检查。

4. 治疗方案　①胆碱酯酶抑制剂:首选溴吡斯的明,口服 10~15mg,每日 3~4 次。②控制感染:适用当用青霉素治疗。③糖皮质激素:首选泼尼松,1~2mg/(kg·d),逐渐减量,总疗程 2 年。④大剂量静脉注射丙种球蛋白和血浆交换疗法。⑤抗生素避免用氨基糖苷类,以防加重病情。

临床思维:重症肌无力

【定义】　重症肌无力是免疫介导的神经肌肉接头处传递障碍的慢性疾病。临床以骨骼肌运动中极易疲劳并导致肌无力,休息或用胆碱酯酶抑制剂后症状减轻为特征。

【诊断要点】

1. **年龄**　大多婴儿期发病,2~3 岁是患病高峰,最年幼者 6 个月。

2. **性别**　女孩多见。

3. **症状**　急性起病,"上呼吸道感染"后出现症状。

4. **眼肌型**　最多见,眼睑下垂,晨轻暮重。多为一侧或双侧眼睑下垂。反复用力作睁闭眼动作也使症状更明显,复视、斜视。

5. **脑干型**　吞咽或构音困难,声音嘶哑等。

6. **全身型**　运动后四肢肌肉疲劳无力,严重者卧床难起。呼吸肌无力危及生命。

7. **混合型**　兼有上述 2~3 种类型。

8. **药物诊断性实验**　腾喜龙或新斯的明药物试验有助确立诊断。

(1) 腾喜龙:短效,不用于婴儿,儿童每次 0.2mg/kg(最大<10mg)静注或肌注,用药 1 分钟即可见肌力明显改变,2~5 分钟后作用消失。

(2) 新斯的明:每次 0.04mg/kg,皮下或肌内注射,最大<1mg,最大作用在用药后 15~40 分钟。婴儿反应阴性者 4 小时后加量为 0.08mg/kg。为避免毒蕈碱样不良反应,用该药前先肌注阿托品 0.01mg/kg。

9. **肌电图检查**　作神经重复刺激检查,重复电刺激中反应电位波幅的快速降低,对诊断有特异性。

10. **血清抗 Ach-R 抗体检查**　阳性有诊断价值。婴幼儿阳性率低,随年龄增加而增高。眼肌型(40%),全身型 70%。

【治疗】

1. **胆碱酯酶抑制剂**　首选溴吡斯的明,口服量每次新生儿 5mg,婴幼儿 10~15mg,年长儿 20~30mg,最大量每次<60mg,每日 3~4 次。根据症状控制的需求和是否有毒蕈碱样不良反应发生,可适当增减每次剂量与间隔时间。

2. **糖皮质激素**　各种类型的重症肌无力均可使用糖皮质激素。长期规则应用可明显降低复发率。首选泼尼松 1~2mg/(kg·d),每日或隔日清晨顿服,症状完全缓解后再维持 4~8 周,此后逐渐减量,总疗程 2 年。

3. **胸腺切除术**　对于药物难控制的病例可考虑胸腺切除术。血清 Ach-R 抗体滴度增高和病程不足两年者常有更好疗效。

4. **大剂量静注丙种球蛋白(IVIG)和血浆交换疗法**　部分患者有效,缺点价格昂贵,一次治疗维持时间短暂,需重复用药以巩固疗效,主要试用于难治性重症肌无力或重症肌无力危象的抢救。IVIG 400mg/（kg·d），连用 5 天。

5. 肌无力危象的识别与抢救 治疗过程中患儿可发生两种肌无力危象。①肌无力危象：因治疗延误或措施不当使重症肌无力本身病情加重，因呼吸肌无力而呼吸衰竭。注射新斯的明使症状迅速改善。②胆碱能危象：因胆碱酯酶抑制剂过量引起，除明显肌无力外，尚有面色苍白、腹泻、呕吐、高血压、心动过缓、瞳孔缩小及黏膜分泌物增多等严重毒蕈碱样症状，采用腾喜龙 1mg 肌注，胆碱能危象者出现症状短暂加重，重症肌无力危象者因用药而减轻。

6. 禁用药物 氨基糖苷类抗生素、普鲁卡因胺、普萘洛尔、奎宁等药物，有加重患儿神经肌接头传递障碍的作用，甚至呼吸肌严重麻痹，应禁用。

重症肌无力的诊断要点及临床治疗有哪些？

第五节 进行性肌营养不良

病例 4-10-7

患儿，男，7 岁。母孕史、出生史正常。4 岁前患儿行走正常。4 岁以后患儿行走逐渐费力。上台阶、楼梯困难。5 岁以后行走摇摆如鸭步态，频繁跌倒。不能跳跃和上楼，目前躺下难起，来求医。父母非近亲婚配。体格检查：精神尚可，呼吸平稳，神志清楚，眼睑下垂，眼球各方向运动灵活。双侧上肢上抬时可见翼状肩胛，双下肢腓肠肌肥大，触之坚韧，从卧位坐起时见 Gower 征，行走时步态呈鸭步。

1. 初步诊断是什么？
2. 诊断依据是什么？
3. 进一步需要做哪些检查？
4. 需与哪些疾病相鉴别？
5. 治疗方案是什么？

参考答案

1. **初步诊断** 进行性肌营养不良。

2. **诊断依据** ①7 岁，男，4 岁后发病，进展缓慢。②进行性肌无力和运动功能倒退，主要表现为上台阶、上楼梯困难，从卧位起立时呈典型 Gower 征，行走摇摆如鸭步态，双上肢上抬时见翼状肩、双下肢腓肠肌肥大，触之坚韧。

3. **辅助检查** 进一步需要做的检查：①肌酶：CK 及同工酶。②肌电图。③肌肉活检。④遗传学检查，抗肌萎缩蛋白的细胞免疫化学检查或 DNA 序列分析，证实抗肌萎缩蛋白基因突变或缺失。

4. **鉴别诊断** ①脊髓性肌萎缩。②肌张力低下型脑性瘫痪。③Emery-Dreifuss 肌营养不良。④面肩肱型肌营养不良。⑤肢带型肌营养不良。⑥慢性多发性肌炎。

5. **治疗方案**

（1）一般治疗：①无特效治疗，积极的对症和支持治疗为主，以提高生活质量，延长生命。②鼓励并坚持主动和被动运动，延缓肌肉挛缩。③加强营养，保证钙和蛋白质等营养摄入。④避免过劳，防止呼吸道感染。⑤使用支具以帮助运动和锻炼。

（2）药物治疗：无肯定效果，试用泼尼松有改善肌力，延缓病情发展的功效 1mg/（kg·d），用药 10 天后肌力进步，有效者维持剂量平均 0.75mg/（kg·d）连用 2 年以上，维持缓解。注意长期应用激素的副反应。

（3）基因工程治疗正在研究过程中。

临床思维：进行性肌营养不良

【定义】 进行性肌营养不良是一组原发于肌肉的遗传性变性疾病。临床特点为进行性加重的对称性肌无力、肌萎缩。

【诊断要点】

1. 血清 CK 显著增高 是诊断本病的重要依据，可高出正常数十甚至数百倍。

2. X-链锁隐性遗传病 男性，出生史正常，5 岁后症状开始明显，大多数 10 岁后丧失独走能力，20 岁前出现声音低微，吞咽和呼吸困难。易发吸入性肺炎等感染死亡。

3. 症状 进行性肌无力和运动功能倒退，鸭步态，频繁跌倒，不能上楼和跳跃。

4. Gower 征阳性

5. 体征 腓肠肌假性肌肥大和广泛肌萎缩，有"翼状肩胛"。

6. 肌电图 呈典型肌源性损害，周围神经传导速度正常。

7. 肌肉活检 显微镜下见肌纤维轻重不等的广泛性坏死，间有深染的新生肌纤维。束内纤维组织增生或脂肪充填，并见针对坏死肌纤维的反应性灶性单核细胞浸润。

【实验室检查】

1. 血清磷酸肌酸激酶（CK）显著增高 可高出正常数十甚至数百倍，其增高在症状出现以前就已存在，疾病晚期，几乎所有肌纤维已变性时，血清 CK 反可下降。

2. 肌电图 呈典型肌病表现，周围神经传导速度正常。

3. 肌肉活检 显微镜下见肌纤维轻重不等的广泛性坏死，间有深染新生肌纤维。束内纤维组织增生或脂肪充填，并见针对坏死肌纤维的反应性灶性单核细胞浸润。

4. 遗传学诊断 对活体肌肉组织进行抗肌萎缩蛋白的细胞免疫化学诊断，或采血 DNA 序列分析可证实抗肌萎缩蛋白基因突变或缺失。

【鉴别诊断】

1. 少年型脊髓性肌萎缩 本病是由于 5q11-13 位点上运动纤维原存活基因缺失而引起脊髓前角细胞变性。2~7 岁发病，最初仅为下肢近端肌无力，进展缓慢，需与本病鉴别。根据血清 CK 不增高，肌电图有大量失神经电位，容易鉴别。

2. 肌张力低下型脑性瘫痪 根据婴儿期即有肌乏力症状，血清 CK 不增高，无假性肌肥大，可与进行性肌营养不良区别。

3. Emery-Dreifuss 肌营养不良 X-连锁隐性遗传，病变基因位于 Xq28，可在儿童期发病。罕见，进展缓慢，肩胛肌和心肌受累明显，但面肌运动正常，智力正常，无假性肥大，血清 CK 增加。

4. 面肩肱型肌营养不良 常染色体显性遗传，男、女均受累。起病晚，多在青少年期。面肌最先受累，呈特征性肌病面容。逐渐波及肩胛带。

5. 肢带型肌营养不良 常染色体隐性或显性遗传，主要影响骨盆带和肩胛带肌群，也可有远端肌萎缩和假性肥大，起病晚，多在青少年或成年期起病，男、女均受累，很少有心肌、面部肌肉和智力受损者。

6. 慢性多发性肌炎 无遗传史，病情进展缓慢，血清 CPK 正常或轻度升高。肌肉活检符合肌炎，糖皮质激素有效，可以鉴别。

【治疗】 无特效治疗，积极的对症和支持治疗有助于提高患儿生活质量与延长生命。鼓励坚持主动和被动运动，尽可能从事日常活动，以延缓肌肉萎缩。避免劳累和积极防治致命性的呼吸道感染。使用支具、物理疗法和矫正畸形治疗，帮助运动和锻炼，防止脊柱弯曲，肢体畸形和肌肉挛缩。加强营养，供给足够的钙和蛋白质等。药物治疗：无肯定效果。

泼尼松似有改善肌力,延缓病情发展的功效,开始剂量 1mg/(kg·d),一般用药 10 天后肌力进步,有效者维持剂量平均 0.75mg/(kg·d)连续用药可维持缓解 2 年以上。要注意长期使用肾上腺皮质激素的副作用。针对抗肌萎缩蛋白的基因工程治疗正在研究过程中。做好遗传咨询,家系调查,CK 测定,DNA 分析以及怀孕的基因携带者进行胎儿产前诊断,正确开展生育指导。

进行性肌营养不良的诊断要点有哪些?

第六节　癫　痫

病例 4-10-8

患儿,10 岁,男。因反复抽搐 1 年入院。患儿于 1 年前开始,无明显诱因在放学路上突然全身肌肉强直性收缩伴意识丧失,呼吸暂停,颜面发绀。继而全身反复、短促的猛烈屈曲性抽动,持续约 1 分钟,发作后有头痛、嗜睡、疲乏无力。1 年内间断发作,从 1 个月发作 2~3 次,逐渐加重至 1 个月发作 5~6 次,查体无阳性体征。

1. 初步诊断是什么?
2. 诊断依据是什么?
3. 进一步要做哪些检查?
4. 需与哪些疾病鉴别?
5. 治疗方案是什么?

参考答案

1. 初步诊断　癫痫(强直-阵挛发作,又称大发作)。
2. 诊断根据　①10 岁,男孩,反复抽搐 1 年。②反复间断发作,发作形式相似,每次持续约 1 分钟,可自行缓解,发作后头痛、嗜睡、疲乏无力。
3. 辅助检查　进一步要做的检查:①血常规、肝功能、肾功能、电解质,血钙、磷。②脑电图。③头颅 CT、核磁共振。④血生化及代谢检查,了解有否代谢异常。
4. 鉴别诊断　①Tourette 综合征。②晕厥。③癔症性发作。
5. 治疗方案　①确定是否用药:1 年发作≥2 次必选用药。②早期治疗:早期规则治疗者成功率高。③正确选药:强直-阵挛性发作,选丙戊酸、卡马西平、苯巴比妥、氯硝基安定、妥泰(托吡酯)、拉莫三嗪。④个性化治疗:从最低量开始逐渐加量,如丙戊酸 15~40mg/(kg·d),7~10 天加 1 次量,不同个体用量不同。⑤单药或联合用药的选择:近 3/4 病例用一种抗癫痫药物能控制其发作,多种发作类型的患儿亦可 2~3 种作用机制互补的药物联合治疗。⑥长期规则服药以保证稳定血药浓度,长期监测(癫痫控制情况、血药浓度、血常规、肝功能等)。

临床思维:癫痫

【定义】　癫痫是脑部的一种慢性疾患,其特点是大脑神经元反复发作性异常放电引起相应的突发性和一过性脑功能障碍。

【诊断要点】

1. 病史　①发作史:详细准确的发作史对诊断特别重要。有否发作性和重复性是癫痫的基本特征。问清从先兆发作起始到发作全过程,有无意识障碍,是局限性还是全面性发作,发作次数,时续时间,有无任何诱因以及与睡眠的关系。②个人史与过去史:有否与脑损伤相关的如围生期异常,运动及智力发育落后,颅脑疾病,外伤史等。③家族史:家族有无癫痫、精神病及遗传代谢病史。

2. 病因 弄清发作是痫性发作,还是非痫性发作。若是痫性发作,弄清发作类型,或属于某一特殊的癫痫综合征。尽可能明确或推测癫痫发作的病因。

3. 体格检查 尤其与脑部疾患相关的阳性体征,如头围、智力低下、瘫痪、锥体束征或各种神经皮肤综合征。

4. 脑电图 脑电图是诊断癫痫最重要的手段,最常用的方法,对癫痫的确认,发作类型和转归均有重要价值。脑电图中出现棘波、尖波、棘-慢复合波等痫样发放波者,有利癫痫的诊断。清醒描记阳性率不到40%,加上睡眠等各种诱发试验可增至70%,故一常规脑电图报告正常不能排除癫痫的诊断。必要时可作动态脑电图或录像脑电图,连续24小时或更长时间记录,使阳性率提高至80%~85%。

5. 影像学检查 当临床表现或脑电图提示为局灶性发作或局灶继发全面发作的患儿,应做头颅CT、MRI等。

【鉴别诊断】

1. 抽动性疾患 抽动是指突发性不规则肌群反复而间断的异常收缩或发声。原因不明,精神因素可致发作加剧。主要有3种形式:

(1)简单性抽动:仅涉及一组肌肉短暂抽动,如眨眼,头部抽动或耸肩等。或突然爆发出含糊不清的单音。如吸气、清喉、吸吮、吹气甚至尖叫声。

(2)复杂性抽动:多肌群协同动作,如触摸、撞击、踢腿、跳跃等。缺乏目的性,成为不适时机的异常突发动作或模仿性姿势。语声性抽动表现为秽亵性语言,自身或模仿他人用词的重复性语言。

(3)Tourette综合征是指多种运动性和语声性抽动症状持续1年以上的21岁以下儿童及青少年患者,可能与遗传因素有关。发作时轻时重,形式多变。5~10岁之间发病,男孩更多见。初为简单性抽动,后发展为反复性抽动,病情波动,反复迁延不愈甚至持续到成年。

抽动症需与癫痫肌阵挛发作鉴别。抽动症为单侧肌群抽动,动作幅度较小,可伴发声性抽动。患者能有意识地暂时控制其发作。睡眠中消失,情绪紧张导致发作加重。脑电图无痫样放电,也不见全部性慢波背景异常。

2. 晕厥 晕厥是暂时性脑血流灌注不足引起的一过性意识障碍,年长儿多见,尤其是青春期。常发生在持久站立或从蹲位突然站起,剧痛,劳累,见血,情绪激动,洗浴憋气,阵发性心律不齐,家族性QT间期延长等情况。患儿常先有眼前发黑,头晕,苍白,出汗,无力等。继而出现短暂意识丧失不超15秒,偶有肢体强直或抽动,意识迅速恢复并完全清醒为特点。清醒后对意识障碍不能回忆,有疲乏感,与癫痫不同,晕厥患者意识丧失和倒地均逐渐发生,发作中少有躯体损伤,脑电图正常。头竖直-平卧倾斜试验呈阳性反应。

3. 癔症性发作 癔症发作无真正意识丧失,发作中慢慢倒下,不会有躯体受伤,无大小便失禁或舌咬伤。抽搐动作杂乱无规律,瞳孔无散大,浅反射存在。发作时面色正常。神经系统无阳性体征,发作后嗜睡,常有夸张色彩,发作期与发作间期脑电图正常。暗示治疗有效与癫痫易鉴别。

【治疗】

1. 药物治疗 合理使用抗癫痫药物是当前治疗癫痫的主要手段。抗癫痫药物使用原则:

1)早期治疗,早期规则治疗成功率高,减轻反复发作导致新的脑损伤。

2)根据发作类型的选药,常用药物中,丙戊酸(VPA)与氯硝西泮(CZP)是对大多数发作类型均有效的广谱抗癫痫药,在抗癫痫新药中,妥泰(TPM)、拉莫三嗪(LTG)等均有较广抗癫痫谱。不同药物治疗不同类型发作有明显差异。

表 4-10-1　不同癫痫发作类型的药物选择

发作类型	常用抗癫痫药物	抗癫痫新药
强直-阵挛性发作	VPA、CBZ、PB、PHT、CZP	TPM、LTC
肌阵挛、失张力、强直性或	VPA、CZP、NZP	TPM、LTG
不典型失神发作		
失神发作	ESM、VPA、CZP	LTG
局灶性发作、继发性强直-阵挛发作	CBZ、VPA、PHT、PB、CZP	TPM、OCBZ
婴儿痉挛	ACTH、NZP、CZP、VPA	VGB、TPM、LTG

注：卡马西平(CBZ)；苯巴比妥(PB)；苯妥英(PHT)；硝西泮(NZP)；乙琥胺(ESM)；奥卡西平(OCBZ)；促肾上腺皮质激素(ACTH)；氨己烯酸(VGB)

3) 单药或联合用药的选择：近 3/4 病例用一种抗癫痫药物即能控制其发作。多种发作类型的患儿，应考虑 2~3 种作用机制互补的药物联合治疗。

4) 用药剂量个体化：从小剂量开始，根据疗效、血浓度，逐渐增加并调整剂量，达最大疗效或最大血药浓度时为止。一般经 5 个半衰期的服药时间可达该药的稳态血浓度。

5) 长期规则服药以保证稳定血药浓度：一般应在服药后安全不发作 2~4 年，再经 3~6 月逐渐减量过程才能停药。不同发作类型的疗程也不同。失神发作在停止发作 2 年，复杂性局灶性发作，LGS 等则要停止发作 4 年才考虑停药。婴幼儿期发病，不规则服药，脑电图持续异常以及同时合并大脑功能障碍者，停药后复发率高。青春期来临易致癫痫复发或加重，应避免在这个年龄期减量与停药。

6) 定期复查：定期监测血常规，血小板计数，肝、肾功能。在用药初期、病情反复或更换新药时，均应监测血药浓度。每年至少复查 1 次常规脑电图。

2. 手术治疗

(1) 手术适应证：有明确局灶性癫痫发作起源的难治性癫痫。

(2) 手术禁忌证：伴有进行性大脑疾病、严重精神智能障碍($IQ<70$，或活动性精神病)，或术后会导致更严重脑功能障碍的难治性癫痫患者。

(3) 常用手术方法：①颞叶病灶切除术。②非颞叶皮质区病灶切除术。③病灶半球切除术。④不切除癫痫灶的替代手术(如胼胝体切除术、软脑膜下皮层横切术)。

3. 癫痫持续状态(SE)的急救处理

(1) 尽快控制 SE 发作：立即静注足量、有效的抗癫痫药，首选地西泮(安定)，0.3~0.5mg/(kg·次)，一次总量不超过 10mg，多在 1~2 分钟内止惊。原液可不稀释直接静注，速度<1~2mg/分(新生儿 0.2mg/分)。必要时 1/2~1 小时后可重复 1 次，24 小时内可用 2~4 次。静脉注射中要密切观察有无呼吸抑制。静注困难时用同样剂量经直肠注入比肌注见效快，5~10 分钟可止惊。与地西泮同类有效药还有劳拉西泮、氯硝西泮、咪哒唑仑等。此外，苯妥英钠、苯巴比妥都属抢救 SE 的第一线药物，其作用各有特色，单独或联合应用。

(2) 支持治疗：①生命体征监测，重点注意呼吸循环衰竭或脑疝体征。②保持呼吸道通畅，吸氧，必要时人工机械通气。③监测与矫治血气、血糖、血渗透压及血电解质异常。④防治颅内压增高。

癫痫的不同类型及药物治疗有哪些？

复 习 题

一、名词解释

1. 癫痫持续状态　2. 颅内压增高

二、简述题

1. 如何诊断化脓性脑膜炎并发的硬脑膜下积液?

2. 简述抗癫痫药物的应用原则。

三、问答题

1. 患儿,男,7岁,左侧面部以耳垂为中心肿胀、疼痛2～3天,发病次日发热,头痛,呕吐,嗜睡,颈项强直,克氏征阳性等。血常规:白细胞总数偏低。试问该患儿最可能是哪种病原体的感染? 这种病原体常常侵入哪个系统?

2. 患儿,女,3岁,发热,咳嗽3天伴流涕,咽部明显充血,扁桃体Ⅱ度,按"上呼吸道感染"常规治疗无显效,患儿又出现精神萎靡,面色晦暗,急来门诊。查见腹部及腰背部有散在红色、暗红色大小不等的瘀点、瘀斑,血压60/40mmHg,颈项强直明显,克氏征阳性。血常规:WBC32×10⁹/L,N0.95,L0.05.试问哪种常见的致病菌能够导致上述临床表现? 哪个季节容易高发? 哪种检查方法对诊断既重要又简便易行?

3. 患儿,男,8岁。一周前曾发热3～4天伴轻咳,对症治疗病情好转。2天来双下肢活动无力,皮肤感觉过敏,行走困难,同时呛咳,声音低哑,吞咽困难。精神紧张,表情痛苦,双下肢肌力Ⅱ～Ⅲ级,颈项强直,膝反射消失。临床初步诊断:吉兰－巴雷综合征。试问该病的主要临床特征是什么? 脑脊液将出现怎样的特征性改变?

参 考 答 案

一、名词解释

1. 癫痫持续状态是指癫痫发作连续30分钟以上,或反复发作持续30分钟以上,发性间期意识不恢复者。

2. 颅内压增高是指密闭的颅腔内,脑、脑脊液和血液3种成分容积的增加,超出颅内容积代偿能力而出现颅内压力增高的一系列临床表现,如头痛、呕吐及视盘水肿等。婴儿有前囟饱满、颅缝增宽,甚至昏迷,出现脑疝。

二、简答题(略)

三、问答题(略)

（高晓宇）

第十一章　内分泌、代谢、遗传、免疫缺陷病

第一节　生长激素缺乏症

临床思维：生长激素缺乏症

生长激素缺乏症是由于腺垂体合成或分泌生长激素部分或完全缺乏，或由于 GH 分子结构异常、受体缺陷等所致的生长发育障碍性疾病。患者的身高处于同性别、同年龄健康儿童平均数减 2 个标准差或第 3 百分位以下者。符合矮身材标准。

【病因】

1. 原发性　①下丘脑和垂体功能障碍：垂体发育异常，如不发育或发育不良；②遗传性生长激素缺乏。

2. 继发性　继发于下丘脑、垂体或其他颅内肿瘤、感染、放射性损伤和头颅损伤等。其中产伤是国内 GHD 患儿的最主要原因。

3. 暂时性　体质性青春期延迟、社会心理性生长抑制、原发性甲状腺功能减低症等。

【临床表现】

以男孩多见，男：女比例为 3：1。患儿出生时身高和体重均正常，1 岁以后出现生长速度减慢，身高落后比体重落后更为明显。身高符合矮身材标准，身高年增长速率＜5cm/年。肢体匀称，面容幼稚，智力正常。骨龄落后(低于实际骨龄 2 岁以上)，青春期发育大多延迟。

【辅助检查】

1. GH 激发试验　包括生理试验(运动试验和睡眠试验)和药物试验，常用药物激发剂有胰岛素、精氨酸、左旋多巴、可乐定等。根据 GH 激发峰值来判断 GH 的缺乏程度。GH 峰值＜5μg/L，GH 为完全缺乏；GH 峰值 5～10μg/L，GH 为部分缺乏；GH 峰值＞10μg/L，GH 不缺乏。

2. 胰岛素样生长因子(IGF-1)和 IGFBP-3 的测定

3. 骨龄测定 摄左手腕部＋指骨平片；下丘脑-垂体 MRI。

4. 其他内分泌检查

5. 染色体检查

【诊断依据】

1. 均匀性身材矮小 身高落后于同年龄、同性别正常健康儿童生长曲线第 3 百分位数以下。

2. 生长缓慢 身高年增长速率<5cm。

3. 骨龄 落后于实际年龄 2 岁以上。

4. 生长激素激发试验 GH 部分或完全缺乏。

5. 智力 正常,与年龄相称。

6. 排除其他影响生长的疾病

【鉴别诊断】

1. 家族性矮身材 父母身高均较矮,小于身高在第 3 百分位数左右,生长速率大于 5cm/年,骨龄与年龄相称,智力与性发育正常。

2. 体质性青春期延迟 青春期开始发育的时间比正常儿童迟 3～5 年,青春期发育后,其最终身高正常,父母一方往往有青春延迟病史。

3. 特发性矮身材 原因不明。

4. 先天性卵巢发育不全(Tunner 综合征) 女孩身材矮小应考虑此病。典型 Tunner 综合征不难区别,但嵌合型或等臂染色体所致者,因症状不典型,常仅以生长迟缓为主,应进行染色体核型分析鉴别。

5. 先天性甲状腺功能减低症 除有生长发育落后、骨龄明显落后,还有智力低下基础代谢率低。有些晚发病例症状不明显,需借助血 T_4 降低、TSH 增高指标鉴别。

6. 骨骼发育障碍 如各种骨、软骨发育不良等都有特殊的面容和体态,可选择进行骨骼 X 线片检查以鉴别。

7. 其他 遗传代谢病(如黏多糖病、糖原累积病等),以及精神心理压抑等因素所致者,都应通过对病史、体检资料分析和必要的特殊检查来鉴别。

【治疗】

1. 生长激素 基因重组人生长激素(rhGH)替代治疗已被广泛应用,目前大都采用 0.1U/kg,每晚临睡前皮下注射 1 次,每周 6～7 次的方案。治疗应持续至骨骺闭合为止。

2. 其他 同时伴有性腺轴功能障碍的生长激素缺乏症患儿骨龄达 12 岁时可开始用性激素治疗。男性可注射长效丙酸睾酮 25mg,每月 1 次,每 3 个月增加 25mg 直到每月 100mg;女性可用炔雌醇 1～2μg/d,或妊马雌酮自每日 0.3mg 起酌情逐渐增加,同时需检测骨龄。

生长激素缺乏症的诊断依据有哪些?

第二节 中枢性尿崩症

> **病例 4-11-2**
>
> 患儿,女,8 岁,以"食欲低下,嗜睡,烦渴、多饮、多尿,消瘦 5 个月余"入院。白天喝水次数及排尿次数较频,夜间起床喝水 3～5 次/夜,饮水量 5～6L/d,限制喝水烦躁,尿为淡黄色。体检:体重 17kg,血压 90/60mmHg(12/8kPa),神志清,精神差,皮肤弹性欠佳,皮下脂肪 0.1cm,心率 84 次/分,律齐,双肺及腹部未见异常。随机查尿常规:比重<1.005,尿糖阴性。

1. 初步诊断及依据是什么?

2. 进一步做哪些检查?

3. 如何治疗?

参考答案

1. 初步诊断 中枢性尿崩症。诊断依据:有典型的烦渴、多饮多尿症状,尿量>4L/d,尿色淡黄,限制饮水烦躁,尿比重<1.005,尿糖阴性。

2. 辅助检查 为进一步明确诊断,还需做:①垂体 MRI。②血生化(电解质、血渗透压)。③禁水试验。④尿渗透压测定。⑤加压素试验。⑥影像学检查(头颅 X 线平片、CT 或 MRI)以除外颅内肿瘤。

3. 治疗 ①病因治疗:主要治疗原发病。②药物治疗:如鞣酸加压素(长效尿崩停),1-脱氨-8-精氨酸加压素等。

临床思维:中枢性尿崩症

尿崩症是下丘脑的室上核及室旁核的神经内分泌细胞所分泌的抗利尿激素(ADH)不足或肾小管对 ADH 不反应,患儿完全或部分丧失尿液浓缩功能,以多饮、多尿、尿比重低为特点的临床综合征。前者称为中枢性尿崩症,后者称为肾性尿崩症。

【病因】

1. 特发性 下丘脑室上核或室旁神经核发育不全或退行性病变所致。

2. 器质性 肿瘤、颅脑损伤、感染等。

3. 家族型

【临床表现】 多数患儿突然起病。烦渴、多饮、多尿、每日饮水量或尿量>4L/d,尿量与饮水量相当。常因饮水过多影响食欲,夜尿增多,出现遗尿,影响睡眠。体重不增或明显消瘦,病程长者可出现生长障碍。饮水不足时可发生便秘、低热、出现脱水征甚至休克,年幼儿可出现烦躁、高热,甚至抽搐等症状,严重脱水可致脑损伤及智力缺陷。出现斜视、复视、视野改变,性早熟,颅内压高等症状时需要排除颅内占位性病变。因朗汉斯细胞增生症引起的尿崩症可伴有发热、皮疹、突眼及骨质破坏等。

【辅助检查】

1. 常规检查 血生化,肾功能,尿比重,尿常规,血、尿渗透压及血气分析,血 ADH。

2. 影像学检查 眼底、肾脏 B 超,头颅 CT 或 MRI。

3. 特殊检查

(1) 禁水试验:用于鉴别神经性多饮及中枢性尿崩症。根据病情及患者反应情况选择 8 小时或 12~16 小时限水试验。前者经限水后尿渗透压明显上升,对限水试验耐受良好。限水后尿比重<1.010,需进一步做垂体加压素试验。若尿比重在 1.010~1.016 之间为部分性尿崩症。

(2) 垂体加压素试验:用于鉴别中枢性尿崩症与肾性尿崩症。可与限水试验连续进行。剂量 5U/m²,前者注射后尿比重明显上升>1.016,尿渗透压大血渗透压。而后者尿量及尿比重无明显变化。

【治疗】

1. 病因治疗 肿瘤者手术或放疗;朗汉斯细胞组织细胞增生症可采用化疗方案。

2. 药物治疗 ①人工合成去氨加压素(DDAVP)0.1/片,每次 0.05~0.1mg,每日 2~3 次,剂量个体化。②鞣酸加压素(长效尿崩停)肌内注射,从每次 0.1~0.2ml 开始,根据疗效逐步调整剂量,最大量每次 0.5ml。注意血压及水中毒情况。③其他药物:氯磺丙脲、氢氯噻嗪、吲哚美辛、氯贝丁酯、酰胺唑嗪上述药物临床以很少应用。

中枢性尿崩症的临床表现有哪些?

第三节　性　早　熟

病例 4-11-3

患儿,女,7岁,乳房增大、身高增长加快1年余、阴道出血3天。体格检查:乳房明显发育,阴毛 P2 期(青春期阴毛发育2期)。B超检查示:子宫卵巢增大,卵泡直径 0.6cm 的 7 个。促性腺激素释放激素(GnRH)刺激试验示:LH 峰值/基础值>3。

1. 初步诊断及依据是什么?

2. 进一步做哪些检查?

3. 鉴别诊断是什么?

参考答案

1. 初步诊断　真性性早熟。诊断依据:年龄小于8岁就开始发育,有生长加速,有第二性征发育(乳房发育、阴毛发育、月经初潮)。辅助检查:子宫、卵巢体积大,有大于 0.5cm 卵泡。性激素刺激试验提示进入青春期表现。

2. 辅助检查　进一步明确诊断,还需做:①左手腕部+指骨片(骨龄片)。②脑垂体MRI。③性激素测定。④肾上腺 B 超等检查。

3. 鉴别诊断　女孩还需与中枢性神经系统疾病、卵巢肿瘤、女性化肾上腺皮质肿瘤、骨纤维发育不良伴性早熟综合征等鉴别。

临床思维:性早熟

性早熟是指女孩在8岁以前、男孩在9岁以前出现第二性征,称为性早熟。女孩多于男孩,女孩约为男孩的9倍。近年研究儿童青春期发育时间有提前趋势。

【临床表现】

1. 特发性性早熟　女性最初症状是乳房发育,男性为睾丸和阴茎的发育,继之阴毛、腋毛出现。随第二性征出现,体格发育加速,生长加快,骨龄增速。其发育过程遵循正常的性发育规律进行,只是整个性成熟的时间提前。骨龄成熟过快和骨骺提前闭合而影响其终生身高。其智力发育与年龄相符,但精神发育与体格发育之间有明显的不均衡性。

2. 假性性早熟　其性发育过程不按正常发育规律出现,往往有第二性征的部分缺乏,如女性卵巢肿瘤引起的性早熟不出现阴毛;21-羟化酶缺乏、肾上腺肿瘤时,男性阴茎增大而无相应的睾丸增大,女性为异性性早熟;误服避孕药可使乳房增大,乳头、乳晕及会阴部皮肤色素沉着极为明显,甚至女孩阴道出血。

3. 部分性性早熟　只有1种第二性征出现,而缺乏其他第二性征表现,无骨骼早熟,如单纯性乳房早发育、单纯性阴毛出现或单纯性早熟。

【辅助检查】

辅助检查包括:①骨龄测定。②测定 LH、FSH、T、E_2、PRL、17α-OHP、17KS 等。③黄体生成素释放激素(LHRH)刺激试验:一般采用静脉注射,按 $2.5\mu g/kg$,最大量 $100\mu g$。刺激后 LH、FSH 明显增高,LH 峰值与基础值之比>3,LH/FSH 峰值比值>0.7 支持中枢性性早熟。④B超检查:肾上腺、卵巢、子宫。注意成熟卵泡大小和数目。⑤眼底、视野检查。⑥怀疑肿瘤者做 CT 或 MRI 检查。

【诊断】

诊断标准：

(1) 女孩在 8 岁以前、男孩在 9 岁以前出现第二性征。

(2) 骨龄超过实际年龄 1 岁以上。

(3) 生长速度增快＞7cm/年。

(4) LHRH 兴奋试验支持中枢性性早熟。

(5) 子宫、卵巢超声检查符合性早熟表现。

以上 5 项至少有 3 项符合诊断标准。

(6) 排除中枢器质性病变及其他内分泌疾患者。

【治疗】　本病的治疗依病因而定。中枢性性早熟的治疗目的：①抑制或减慢性发育，特别是阻止女孩月经来潮。②抑制骨骼成熟，改善成人期最终身高。③预防与性发育有关的精神社会问题。

1. 对因治疗　如肿瘤引起者应手术摘除或进行化疗、放疗；甲状腺功能低下所致给予甲状腺制剂纠正。

2. 药物治疗　①促性腺激素释放激素类似物（LHRHa）：它是治疗特发性性早熟的首选药物，60～90μg/kg，每 28 天 1 次，肌内注射。应用至患儿骨龄达 11～12 岁。②甲羟孕酮：10～30mg/d，但本药既不能充分抑制促性腺激素的分泌，也不能阻止骨骼的快速成熟，因而也不能改善最终身高。③环丙孕酮：70～100mg/(m² · d)。具有很强的抗雄性激素作用，能抑制垂体促性腺激素的分泌，使睾酮水平降低，可抑制特发性早熟。

性早熟的辅助检查有哪些？

第四节　先天性甲状腺功能减低症

病例 4-11-4

患儿，男，3 岁，自出生以来生长发育迟缓，少哭，11 个月会翻身，12 个月时会坐，18 个月会站立，2.5 岁会独立行走，发音低哑，说话不清。食欲不振，常便秘。体格检查：身高 74cm，皮肤粗糙；表情呆滞，颜面水肿，眼距宽，鼻梁低，舌大而厚，常伸出口外；心率 80 次/分，心音较低，肺部正常，腹部膨隆，四肢短粗。

1. 初步诊断及依据是什么？

2. 进一步做哪些检查？

3. 鉴别诊断是什么？

参考答案

1. 初步诊断　先天性甲状腺功能减低症。诊断依据：患儿生长发育落后（身高 74cm、10 个月会翻身、11 个月会坐、18 个月会站立、2.5 岁独立行走），有特殊面容（眼距宽、鼻梁低、舌大而厚、常伸出口外），智力发育落后（表情呆滞），生理功能低下（皮肤粗糙、发音低哑、食欲不振、便秘、心率 80 次/分、心音较低）。

2. 辅助检查　为进一步明确诊断，还需做：①甲状腺功能测定。②摄左手腕部＋指骨片（骨龄片）。③甲状腺 B 超。

3. 鉴别诊断　还需要与生长激素缺乏症、唐氏综合征、软骨营养障碍等鉴别。

临床思维:先天性甲状腺功能减低症

甲状腺功能减低症简称甲低,又称克汀病,根据其发病和年龄不同分为先天性和获得性两类。先天性甲状腺功能减低症是由于胚胎过程中甲状腺组织发育异常、缺如或异位,甲状腺激素合成过程中酶缺陷,造成甲状腺激素分泌不足,导致机体代谢障碍,生长发育迟缓和智力低下和生理功能低下。

【临床表现】

1. 一般表现 ①生长缓慢甚至停滞,身材比例不匀称。②运动和智力发育落后。③特殊面容和体态:头大、颈短,表情淡漠、面部苍黄、臃肿、鼻梁宽低平、眼距宽、唇厚、舌体宽厚、常伸出口外。患儿身材矮小,躯干长而四肢短小,上部量/下部量>1.5,皮肤粗糙、头发稀疏干燥、腹大、脐疝。脊柱畸形、手足心发黄。④代谢低下:体温低、四肢凉、怕冷、心脏增大、心率缓慢、心音低钝,喂养困难,腹胀、便秘。

2. 特殊表现 ①假性肌肥大。②聋哑。③性早熟。

3. 新生儿甲低特点 ①过期产、出生体重常大于4000g。②喂养困难、拒奶、呕吐。③胎便排出延迟、腹胀、便秘、常有脐疝。④皮肤发花、四肢凉、末梢循环不好。⑤心音低钝、心率减慢。⑥生理性黄疸时间延长。

4. 迟发性甲低特点 ①发病年龄较晚,逐渐表现出甲状腺功能不足的症状。②面色苍白、表情淡漠、疲乏无力、学习成绩下降。③食欲减退、嗜睡、怕冷、少动、便秘、皮肤粗糙、黏液水肿。④病程长者出现生长落后。

【辅助检查】

1. 新生儿筛查

2. 甲状腺激素测定 血清甲状腺激素(T_3、T_4)及促甲状腺素(TSH)测定,必要时测定游离T_3和游离T_4及甲状腺素结合球蛋白。

3. TRH 刺激试验

4. 甲状腺自身免疫性抗体 甲状球蛋白抗体(TGAb)、甲状腺过氧化酶抗体(TPO-Ab)。

5. 核素检查 ^{99m}Tc 或^{131}I甲状腺扫描对甲状腺缺失、甲状腺发育不全和异位的诊断有帮助。

6. X 线检查 左腕骨正位片,患儿骨龄落后于实际年龄。6个月以下婴儿需摄膝关节正位片。

【治疗】

1. 治疗原则 早期诊断(生后3月内)、早期治疗、避免对脑发育的损害,根据年龄调整剂量、注意剂量个体化,坚持终身治疗,不能中断,否则前功尽弃。

2. 甲状腺激素替代疗法 从小剂量开始,逐步加到足量,然后采用维持量治疗。①优甲乐(L-甲状腺素)50μg/片。维持量:新生儿10μg/(kg·d),婴幼儿8μg/(kg·d),儿童6μg/(kg·d)。②甲状腺片40mg/片,该制剂临床上已经不用。

3. 复查 定期复查甲状腺功能、骨龄、监测身高、体重等,以指导剂量调整。

【预后】 新生儿筛查阳性者立即正规治疗,预后良好。如果生后3个月内开始治疗,预后尚可,智能绝大多数可达到正常;6个月后开始治疗可改善生长状况,但智能仍会受到严重损害。

先天性甲状腺功能减低症的临床表现有哪些?

第五节　儿童糖尿病酮症酸中毒

病例 4-11-5

患儿,男,12岁,稀水便、腹痛、恶心、呕吐3天余,诊断肠炎治疗3天,出现嗜睡、呕吐加重来就诊。发病前1周有流涕、咳嗽症状。体格检查：血压 10.4/6.2kPa，神智清，精神萎靡，呼吸深长，嗜睡，口腔黏膜干燥，皮肤弹性差，心率 110 次/分，双肺呼吸音粗，无啰音。实验室检查：血糖 28mmol/L，血 pH7.2，HCO_3^- 13mmol/L；尿糖（＋＋＋＋）；尿酮体（＋＋＋）。

1. 该患儿诊断及诊断依据是什么？
2. 该患儿的治疗方案是什么？

参考答案

1. 诊断 糖尿病酮症酸中毒。诊断依据：①急性起病，恶心、呕吐，伴神志改变。②血压下降、呼吸深长并有脱水征。③起病前有上呼吸道感染史。④血糖 28mmol/L，尿糖（＋＋＋＋），尿酮体（＋＋＋），血气分析示中毒代谢性酸中毒。

2. 治疗方案 酸中毒时建立2条静脉通道，1条用于控制感染，抗休克，纠正脱水、酸中毒以及补充电解质。输液开始的第1小时，按 20ml/kg 静脉快速输入 0.85％氯化钠溶液。第2~3 小时换用 0.45％氯化钠溶液，按 10ml/kg 液量静脉滴注。当血糖＜17mmol/L后，改用含有 0.2％氯化钠的 5％葡萄糖注射液静脉滴注，要求在开始 12 小时至少补足累积损失量的一半，在此后的 24 小时内，根据情况按 60~80ml/kg 静脉滴注同样溶液。另1条静脉用于小剂量胰岛素持续静脉滴注，先静脉注射 0.1U/kg 胰岛素，然后按每小时 0.1U/kg 速度，将胰岛素 25U 加入等渗盐水 250ml 中（100U/L）缓慢静脉滴注。输入 1~2小时后，复查血糖以调整输入量。当血糖＜17mmol/L 时，应输入液体换成含 0.2％氯化钠的 5％葡萄糖注射液，并停止静脉滴注胰岛素，改为胰岛素皮下注射，每次 0.25~0.5U/kg，每 4~6 小时 1 次，直至患儿开始进食，血糖稳定为止。

临床思维：儿童糖尿病酮症酸中毒

【病因】 儿童1型糖尿病常以酮症酸中毒为首发症状发病。各种感染，胰岛素治疗中断或使用不当，饮食不当或在各种应激情况下如外伤、手术、精神刺激等均可诱发酮症酸中毒。

【临床表现】 糖尿病酮症酸中毒（DKA）起病时，患者常先有口渴、多尿、恶心、呕吐；有时以腹痛为突出症状而被误诊为急腹症。严重者精神状态发生改变，有不同程度的意识障碍。DKA 患者常呈现慢而深的呼吸模式，及 Kussmaul 呼吸，呼出的气体常有酮味，常形容为一种烂苹果味。脱水严重时，可表现为口唇干裂，皮肤干燥，短期内体重下降，血压降低。感染诱发DKA，常可表现为感染性休克，如只注意抢救感染性休克而忽略糖尿病的诊断，可使患者丧失抢救机会。

【诊断】 DKA 的诊断并不困难，其关键是应考虑到糖尿病的可能。对存在如下情况的患者：①不明原因的昏迷患者。②顽固性脱水酸中毒难以纠正。③呕吐、腹痛伴有明显呼吸深长，呼出气体有烂苹果味。④已能控制排尿的小儿反复出现遗尿。⑤食欲下降、乏力原因不明时。⑥反复皮肤、尿路感染而不能用其他原因解释者，应及时查血糖，尿糖及酮体。如尿糖、尿酮体增高同时血糖升高，无论既往有无糖尿病史均应考虑 DKA 的诊断。

【辅助检查】

1. **血糖** ＞16.8mmol/L（300mg/dl）。
2. **血电解质** 血 pH＜7.3，HCO_3^-＜15mmol/L。
3. **阴离子间隙增高正常值** 8~16，计算公式：$(Na^+)-(Cl^-＋HCO_3^-)$。
4. **血酮体和尿酮体及尿糖阳性**

【治疗】

1. DKA 治疗目的　纠正水和电解质紊乱;迅速用胰岛素纠正糖和脂肪代谢的紊乱,逆转酮血症和酮中毒;去除引起 DKA 的诱因。

2. 小剂量胰岛素静脉持续滴注法　具体方法简便易行,疗效可靠,无迟发低血糖和低血钾反应等优点(应用第 1 条静脉通道)。

(1) 剂量:开始为常规胰岛素(RI)0.1U/(kg·h),以 0.9％生理盐水稀释,利用输液泵控制输液速度为每分钟 1ml。每 1 小时监测血糖 1 次,根据血糖下降情况,8.4～11.2mmol/L(150～200mg/dl)为宜。

(2) 停用指征:当血糖降至 11.2mmol/L(200mg/dl)以下时,如酮症消失,可持续静脉滴注胰岛素,在停止滴注前半小时,需皮下注射 RI0.25U/kg,以防血糖过快回升。开始进餐后,转为常规治疗。

3. 补液　DKA 诊断一经确诊,应同时开放 2 个静脉通道,以迅速恢复循环血容量,保证重要器官心、脑、肾的灌注,并逐渐补足总体和细胞内液体的丢失及纠正电解质紊乱。

(1) 补充累计损失(应用第 2 个静脉通道):一般按中度脱水估计,即按 80～100ml/kg 计算,首批输注生理盐水 20ml/kg,于 0.5～1 小时内输入;从第 2 批液体开始,即可输入不含糖的半张含钾液,其中钾的浓度为 40mmol/L。累积损失的 1/2 量应在开始治疗后 8～10 小时内给予,余量在其后 14～16 小时内匀速输入。

(2) 生理维持量:按 1500ml/(m²·d)计算,在 24 小时内均匀输入。液体种类为去糖维持液,即含钠 30mmol/L、钾 20mmol/L。

(3) 继续丢失:随丢随补。

(4) 补钾:发生酮症酸中毒时,由于机体组织大量破坏,体内钾离子随大量尿液而丢失,造成总体缺钾。由于酸中毒时钾离子由细胞内移至细胞外,可造成血钾正常的假象。随着酸中毒的纠正,特别是应用胰岛素后,血钾迅速转入细胞内,致使血钾下降,因此需及时补钾。第一个 24 小时内可按 3～6mmol/kg 给予,浓度为 40mmol/L。能进食后,改为每日口服氯化钾 1～3g/d,持续 5～7 天。

(5) 含糖液的应用:补充外源性胰岛素后,在足量葡萄糖的环境中有利于胰岛素发挥作用,由于胰岛素降血糖作用快速,而酮体的代谢较慢,如不注意糖的补充,可出现低血糖和酮血症并存。当血糖下降至 11.2mmol/L 以下时,应给予含糖液,其浓度为 2.5％～5％,葡萄糖与胰岛素的比例一般按 4g 葡萄糖:1U 胰岛素。也应注意治疗的个体化,以维持血糖在 8.4～11.1mmol/L 为宜。

(6) 碱性液的应用:DKA 使用碱性液的原则与一般脱水酸中毒不同,需严格掌握应用指征。经过输液和胰岛素治疗后,体内过多的酮体可转化为内源性 HCO_3^-,纠正轻度酸中毒。经适当治疗后如复查血气仍 pH<7.2,可考虑使用碱性液。所需按 5％NaHCO₃＝kg 体重×(15-所测 HCO_3^-)×0.6,先给半量,以蒸馏水稀释成等张掖(1.4％)才能使用。酸中毒越严重,血 pH 越低,纠正酸中毒的速度不宜过快,避免引起脑水肿。

(7) 磷的补充:适量应用口服磷酸盐合剂。

4. 其他　消除诱因,选择有效地抗生素,积极控制感染。在 DKA 的整个治疗过程中,必须守护患者,严密观察,掌握治疗方案的具体实施情况,随时根据病情变化修正治疗计划,避免医源性损害。

儿童糖尿病酮症酸中毒如何临床急救?

第六节　21-三体综合征

> **病例 4-11-6**
>
> 患儿,女,11 月,因常张口伸舌就诊。体格检查:精神呆滞,眼距宽,眼裂小,双眼外侧上斜,鼻梁低平,四肢短,肌张力低,心尖部Ⅱ～Ⅲ级收缩期杂音,心脏 B 超房间隔缺损。
>
> 1. 初步诊断及依据是什么?
> 2. 进一步做哪些检查?
> 3. 鉴别诊断是什么?
>
> **参考答案**
>
> 1. **初步诊断**　21-三体综合征。诊断依据:智力低下(精神呆板),有特殊面容(眼距宽、鼻梁低平、上眼角上斜),四肢短,肌张力低下,伴有先天性心脏病。
> 2. **辅助检查**　进一步做染色体核型分析。
> 3. **鉴别诊断**　本病与先天性甲状腺功能减低症、黏多糖病等鉴别。

临床思维:21-三体综合征

21-三体综合征(又称唐氏综合征,以前也称先天愚型)属染色体畸变,是染色体疾病中最常见的一种,母亲年龄愈大,本病的发生率愈高。

【临床表现】　21-三体综合征患儿的主要特征是智能落后,特殊面容,生长发育迟缓,并可伴有多种畸形。

1. 智能落后　所有患儿均有不同程度的智力低下,随年龄增长而逐渐明显。

2. 生长发育迟缓　患儿出生的身长和体重均较正常儿低,生后体格发育、动作发育均迟缓,身材矮小,骨龄落后于实际年龄,出牙延迟且常错位;四肢短,关节过度弯曲,肌张力低下,腹膨隆;手指粗短,小指尤短,中间指骨短宽向内弯曲。

3. 特殊面容　眼距宽,眼裂小,眼外侧上斜,鼻根低平,外耳小,硬腭窄小,舌常伸出口外,流涎多。

4. 皮纹特点　通贯手,atd 角增大;第 4、5 指箕挠增多;脚拇指球胫侧弓形纹,第 5 指只有 1 条指褶纹。

5. 其他　约 50% 伴有先天性心脏病等,易患各种感染,甲低和白血病的发生率增高。

【细胞遗传学诊断与遗传咨询】　按染色体核型分析可将 21-三体综合征分为 3 型。

1. 标准型　患儿核型为 47,XX(或 XY),+21。双亲外周血淋巴细胞核型正常。

2. 易位型

(1) D/G 易位:D 组中以 14 号染色体为主,其核型为 46,XX(或 XY),−14,+t(14q,21q),少数为 15 号。这种易位型患儿半数为遗传性,即亲代中有 14/21 平衡易位染色体携带者,核型为 45,XX(或 XY),−14,−21,+t(14q,21q)。

(2) G/G 易位:是由于 G 组中两个 21 号染色体发生着丝粒融合,形成等臂染色体 t(21q,21q),或一个 21 号染色体易位到一个 22 染色体上,即 t(21q,22q)。

易位型患儿的双亲应作染色体核型分析,以便发现平衡易位携带者:如母方为 D/G 易位,则每一胎都有 10% 的风险率;父方为 D/G 易位,风险率为 4%;绝大多数 G/G 易位病例为散发,父母亲核型大多正常,但亦有 21/21 易位携带者,其下一代 100% 为本病。

3. 嵌合体型　患儿体内有 2 种或 2 种以上的细胞株(以两种为多见),一株正常,一株为 21-

三体细胞,临床表现随正常细胞所占百分比而定。

【诊断与鉴别诊断】 典型病例根据其特殊面容、皮肤纹理特征和智能落后,即可确定诊断。嵌合型患儿、新生儿或症状不典型的智力低下患儿都应作染色体核型分析鉴别。

本病应与先天性甲状腺功能减低症鉴别,后者在出生后可有嗜睡、哭声嘶哑、喂养困难、腹胀、便秘等症状,舌大而厚,但无本症的特殊面容。可检测血清 TSH、T_4 和染色体核型分析进行鉴别。

21-三体综合征临床上有哪些特殊表现?

第七节 苯丙酮尿症

病例 4-11-7

患儿,男,生后 7 个月,因反复抽搐发作、智力低下 4 个月入院,系母乳喂养。体格检查:反应迟钝,表情呆滞,毛发呈黄褐色,皮肤白嫩,智力低下,前囟 2.0cm×2.0cm,平软,颈软,心肺无异常,腹软,肝脾未扪及,布氏征阴性,克氏征阴性。尿有霉臭样气味。

1. 该患儿的诊断及确诊的实验室检查方法是什么?

2. 该患儿的治疗措施是什么?

参考答案

1. 诊断 苯丙酮尿症。确诊检查:①血浆苯丙氨酸浓度＞1200μmol/L 可确诊。②血浆游离氨基酸和尿液有机酸分析,为本病提供生化诊断依据。③尿蝶呤分析,可鉴别各型苯丙酮尿症。

2. 治疗 应尽早给予积极治疗,主要是饮食疗法。①苯丙氨酸饮食:喂养采用特制的低苯丙氨酸配方奶,添加辅食以淀粉、蔬菜和水果为主;饮食治疗维持到青春期以后;治疗期间维持血的苯丙氨酸浓度在 0.12～0.6mmol/L。②低苯丙氨酸饮食治疗至少持续到青春期,终身治疗对患者更有益。治疗过程中需定期监测血苯丙氨酸的浓度,根据患儿的具体情况调整食谱。③BH4、5-羟色胺和 L-DOPA;诊断 BH4 缺乏型 PKU,应补充 BH4、5-羟色胺和 L-DOPA,一般不需饮食治疗。

临床思维:苯丙酮尿症

苯丙酮尿症(PKU)是苯丙氨酸代谢途径中酶缺陷所致,患儿尿液中排出大量苯丙酮酸,是氨基酸代谢障碍中较常见的一种常染色体隐性遗传病。

【病因】 本病为典型和非典型 2 种。典型 PKU 是由于患儿肝细胞缺乏苯丙氨酸-4-羟化酶,不能将苯丙氨酸转化为酪氨酸。苯丙氨酸在血中、脑脊液、各种组织和尿液中浓度极高,同时产生大量苯丙酮酸、苯乙酸、苯乳酸和对羟基苯丙酮酸等旁路代谢产物并自尿中排出。高浓度的苯丙氨酸及其旁路代谢产物可导致脑细胞受损。非典型 PKU 鸟苷三磷酸环化水合酶、6-丙酮酰四氢蝶呤合成酶或二氢生物蝶呤还原酶缺乏所致,它们是合成或再生四氢生物蝶呤所必需的酶,缺乏时不仅苯丙氨酸不能氧化成酪氨酸,而造成多巴胺、五羟色胺等重要神经递质的合成受阻,加重神经系统的功能障碍。

【临床表现】 患儿出生时正常,通常在 3～6 个月开始出现症状,1 岁时症状明显。

1. 神经系统 智能发育落后最突出,智商常低于正常。有行为异常,如兴奋不安、多动、可有癫痫小发作,少数呈肌张力增高和腱反射亢进。

2. 皮肤 患儿出生数月后因黑色素合成不足,头发变黄,皮肤白皙,湿疹多见。

3. 体味 由于尿和汗中排出较多苯乙酸,可有明显鼠尿臭味。

【实验室检查】

1. 新生儿期筛查 新生儿哺乳 3 天后,针刺足跟血,滴于专用采血滤纸上,晾干后进行苯丙氨酸浓度测定。

2. 血苯丙氨酸浓度的测定 正常浓度小于 $120\mu mol/L$,经典型 PKU 大于 $1200\mu mol/L$。

3. 尿三氯化铁及 2,4-二硝基苯肼试验

4. 尿嘌呤图谱分析

5. DNA 分析

【诊断】 本病为少数可治性遗传代谢病之一,应力求早诊断、早治疗,以避免神经系统的损害。根据智能落后、头发由黑变黄、特殊的体味和血苯丙氨酸升高可以确诊。

【治疗】

疾病一旦确诊,应立即治疗。开始治疗的年龄越小,预后越好。低苯丙氨酸饮食,饮食控制至少持续到青春期,终身治疗对患者更有益。对诊断 BH4 缺乏症患者,治疗需补充 BH4、5-羟色氨和 L-DOPA 。成年女性患者在怀孕前应重新开始饮食控制,血苯丙氨酸应在 $300\mu mol/L$ 以下,直到分娩。对有家族史的夫妇可进行 DNA 分析,对其胎儿进行产前诊断。对诊断 BH4 缺乏者,补充 BH4、5-羟色胺和 L-DOPA 。

苯丙酮尿症的实验室检查有哪些?

第八节 小儿肥胖症

病例 4-11-8

患儿,男,7 岁,因体态肥胖就诊,患儿平时食欲极佳,食量大,喜欢甜食及肉类,活动较少,夜间打呼噜。体格检查:体重 45kg,身高 137cm,体态肥胖,皮肤可见白色或紫色纹,皮下脂肪丰厚,以面部、胸部、腹部及下肢较为明显,乳房隆起,外阴示阴茎短小,心肺未见异常。

1. 该患儿的初步诊断及依据是什么?

2. 进一步要做哪些检查?

参考答案

1. 初步诊断 小儿肥胖症。诊断依据:有典型的食入高脂饮食,活动少,体态肥胖,皮下脂肪较厚(面、胸腹部、双下肢等),有男性假性乳房肥大,外阴被堆积的脂肪覆盖。BMI ＞20%,身高、体重超过正常人群 20%。

2. 辅助检查 进一步需要做:①肝、肾功能,血脂分析。②腹部 B 超(尤其了解肝脏脂肪变形)。③糖耐量及胰岛素释放实验。④性激素测定。

临床思维:小儿肥胖症

肥胖症是以体内脂肪过度积聚、体重超过一定范围的一种慢性营养障碍性疾病。儿童肥胖症已经成为我国儿童严重的健康问题。儿童肥胖症的发生不仅与遗传因素有关,更与不健康的生活方式有关,是以过度营养、缺乏运动、行为异常为特征,是环境因素与个体因素相互促进的结果。有逐步增加趋势,约占 5%～8%。

【诊断】

1. 体重 超过同性别、同身高参照人群均值 10%～19% 者为超重;超过 20% 以上可诊断为肥胖症;20%~29%者为轻度肥胖;30%~49%为中度肥胖;超过50%者为过度肥胖。

2. 体重测量法 以身高比体重超过参照人群的20%作为肥胖的标准。肥胖度(%)=(实际体重－标准体重)/(标准体重)×100%。肥胖分度:超出标准体重20%~30%为轻度;30%~50%为中度;超过>50%为重度。

3. 体重指数(BMI) BMI=体重(kg)/身高(m^2),BMI>20%者为肥胖。

【临床表现】

发病年龄,易发生肥胖的3个时期为婴儿期、5~6岁及青春期。食欲旺盛,多食,喜食甜食、油脂类食物,常有不良饮食习惯。皮下脂肪分布较均匀,重度肥胖儿皮肤可出现皮纹。膝外翻、扁平足。注意识别假性乳房肥大及男孩的外生殖器发育不良。青春期前可生长过速,骨龄正常或超过实际年龄。性发育常较早,常有心理障碍,如自卑、胆怯。注意并发症,如高血压、糖尿病、脂肪肝、肥胖肺通气不良综合征、痛风等。

【辅助检查】 对中、重度肥胖患儿应全面检查:①糖耐量及INS释放试验。②血脂4项即载脂蛋白确定。③瘦素。④肝功能。⑤肝脏B超。⑥对眼底改变者应查脑CT,除外颅内占位性病变。⑦怀疑性发育障碍者应检查骨龄,LH、FSH、T、E_2。

【治疗】

1. 预防为主 预防比治疗更重要、更有效。

2. 目的 ①以控制体重为基本原则,不以单纯减少体重为目标。②促进生长发育,保证身高的正常增长,并保持脂肪的适当增长。③培养良好的饮食和运动习惯。

3. 方法

(1) 饮食管理和调整

1) 控制期采用低能量平衡饮食:在限制能量基础上,使蛋白、脂肪、糖类配比适宜,无机盐、维生素供给充分,以满足小儿基本营养及生长发育的需要:①热量控制标准:5岁以下600~800kcal/d;5~10岁1000~1200kcal/d;10~14岁1200~1500kcal/d。②热量分配:蛋白质不低于总热量的30%或1~2g(kg·d);糖类50%左右;脂肪20%~25%。③保持正氮平衡。④合理选择食物,既注意营养成分又具饱足感。⑤注意烹调方法,用煮、炖、凉拌,以清淡为主。

2) 改变不良生活习惯:坚持膳食记录,建立良好饮食习惯,控制好意识环境。

(2) 体育锻炼:根据不同年龄和条件选择适宜运动,循序渐进,有规律地进行,把运动变成日常生活的一个内容,持之以恒方可奏效。以平均每天运动1小时,平均消耗热量约350kcal为宜。

(3) 行为矫正和心理治疗:关心、鼓励患儿,发挥其主观能动性,建立其坚持治疗的决心和信心。

(4) 药物治疗:苯丙胺类和马吲哚类等食欲抑制剂以及甲状腺素等增加消耗类药物对儿童均应慎用。

小儿肥胖症的治疗目的及方法有哪些?

复 习 题

一、名词解释

1. 性早熟 2. 苯丙酮尿症 3. 尿崩症 4. 先天性甲状腺功能减低症
5. 糖尿病 6. "神经性"综合征

二、简答题

1. 21-三体综合征(唐氏综合征)的临床表现有哪些?

2. 21-三体综合征(唐氏综合征)根据核型分析可分为哪几型?

3. 简述糖尿病酮症酸中毒的临床表现。

4. 先天性甲状腺功能减低症年长患儿应该与哪些疾病鉴别?

5. 1 型糖尿病患儿的典型症状是什么?

三、问答题

1. 男孩,12 岁。患 1 型糖尿病,近日因肺部感染诱发酮症酸中毒。在治疗中如何应用碳酸氢钠?

2. 患儿,3 岁半,生长发育迟缓,生后常便秘、腹胀、少哭,2 岁半时会独立行走,皮肤粗糙,面色萎黄,眼睑水肿,鼻梁低,舌长伸出口外,四肢末端冷。此患儿最可能的诊断是什么? 该病的实验室检查有哪些?

参 考 答 案

一、名词解释

1. 性早熟是指女孩在 8 岁、男孩在 9 岁之前出现第二性征。

2. 苯丙酮尿症是一种常见的氨基酸代谢病,是由于苯丙氨酸代谢途径中的酶缺陷,使得苯丙氨酸不能转变为酪氨酸,导致苯丙氨酸及其酮酸蓄积并从尿中大量排出,属常染色体隐性遗传。

3. 尿崩症是由于患儿完全或部分丧失尿液浓缩功能,以多饮、多尿、尿比重低为特点的临床综合征。多由抗利尿激素分泌或释放不足引起。

4. 先天性甲状腺功能减低症是由于甲状腺激素合成不足所造成的一种疾病。

5. 糖尿病是由于胰岛素缺乏所造成的糖、脂肪、蛋白质代谢紊乱症,分为原发性和继发性两类。

6. "神经性"综合征主要表现为共济失调、痉挛性瘫痪、聋哑、智能低下,但身材正常,甲状腺功能正常或轻度减低。

二、简答题(略)

三、问答题(略)

(胡亚萍)

第十二章　儿科常见症状鉴别

第一节　头　痛

病例 4-12-1

患儿,男,10 岁,因高热、头痛、频繁呕吐 3 天,于 3 月 23 日来诊,患者 3 天前突然高热达 39℃,伴发冷和寒战,无抽搐,伴剧烈头痛、呕吐,呈喷射性呕吐出食物和胆汁,无上腹部不适,进食少,二便正常。既往无消化道疾病和结核病史,无药物过敏史,所在学校有类似患者发生。体格检查:体温 40℃,脉搏 116 次/分,呼吸 26 次/分,血压 120/80mmHg,急性热病容,神志清楚,精神烦躁,呼吸略促,无鼻煽,无吸气性三凹征,无口唇发绀,皮肤无黄染,可见散在瘀点压之不褪色,浅表淋巴结未触及,咽充血,扁桃体无肿大,颈有抵抗,两肺叩清,听诊无啰音,心界叩诊不大,心率 116 次/分,律齐,无杂音,腹平软,肝脾肋下未触及,无压痛及反跳痛,无包块及肠型,肠鸣音正常,四肢末梢温,周身无水肿。神经系统检查:双侧瞳孔等大同圆,对光反射存在,球结膜水肿,Brudzinski 征阴性,Kernig 征阳性,Babinski 征阳性。实验室检查:血 Hb124g/L,WBC14.4×10^9/L,N 0.84,L 0.16,PLT 210×10^9/L,尿常规阴性,大便常规阴性。

1. 初步诊断是什么?

2. 诊断依据是什么?

3. 鉴别诊断是什么?

参考答案

1. 初步诊断　流行性脑脊髓膜炎。

2. 诊断依据

(1) 临床表现:①普通型:发热,鼻、咽炎,或有结膜炎,发展为败血症时可表现为突然高热,伴寒战,表情淡漠,肌肉疼痛,皮肤、黏膜出现斑丘疹或瘀点,细菌入脑膜后表现为头痛,喷射性呕吐、颅高压症状及脑膜刺激征。②暴发型:起病急,发展快,除上述症状外常有神志改变,昏迷或惊厥,以及循环衰竭和呼吸衰竭表现。

(2) 实验室检查:①外周血象:白细胞总数及中性粒细胞显著升高。②脑脊液检查:压力高,外观混浊,细胞数增多,以中性粒细胞为主,蛋白定量增高,糖和氯化物降低,脑脊液涂片染色可找到革兰阴性双球菌。

(3) 细菌学检查:①瘀点处刺破取组织液涂片染色镜检找革兰阴性双球菌。②血及脑脊液培养。

(4) 血清免疫学检查:早期查血清或脑脊液中脑膜炎球菌抗原,恢复期查血清中抗体。

3. 鉴别诊断

(1) 病毒性脑膜炎:常继发于肠道及呼吸道感染后,表现为发热、咳嗽、咽痛、肌肉痛、精神行为异常、头痛、呕吐,重者抽搐、昏迷。查体见颅高压表现如前囟张力增高,球结膜水肿,脑膜刺激征等。脑脊液外观清亮,白细胞数正常或轻度增加,多低于 300×10^6/L,分类以淋巴细胞为主,糖、氯化物无明显改变,蛋白质定量正常或轻度增高。

(2) 结核性脑膜炎:多数起病缓慢,有结核接触史及中毒症状,OT 试验常阳性。脑脊液外观呈毛玻璃样混浊,细胞数(50~500)×10^6/L,蛋白定量增加,糖及氯化物含量降低。

（3）化脓性脑膜炎：腰穿颅压增高，血白细胞数和中性粒细胞比例增高，脑脊液外观明显混浊，细胞数明显增加，糖含量降低，蛋白质增高。

（4）瑞氏综合征：是急性进行性脑病，临床表现为前驱感染 3～7 天后突然高热、呕吐、惊厥、意识障碍，重者呼吸循环衰竭，病理特点是急性脑水肿和肝脏的脂肪变性。有血氨值增高、血糖含量减低和血转氨酶活性增高的典型改变，脑脊液压力明显增高，细胞数正常，低血糖明显者糖含量降低。

（5）过敏性紫癜：多有前驱感染，表现为皮肤黏膜瘀斑、瘀点，血管神经性水肿，腹痛，血便，关节肿痛，少有血尿，罕有神经脱髓鞘病变表现。

临床思维：头痛

【病史】

1. 新生儿期　应询问有无胎儿宫内窘迫和难产史。

2. 呕吐与进食等的关系　应了解呕吐的发生与食物、精神因素的关系。有无不洁饮食及误服药物、毒物史。有无颅脑外伤史。

3. 呕吐物性质　呕吐物为奶汁、奶凝块、食物而无胆汁多见于贲门失弛缓、幽门痉挛及梗阻。呕吐物含胆汁多见于呕吐剧烈者、高位小肠梗阻及胆道蛔虫症。呕吐物带粪汁多见于下段或更低位的肠梗阻。喷射性呕吐多见于颅内高压及先天性肥厚性幽门狭窄。

4. 其他伴随症状　呕吐伴腹泻多见于胃肠道感染性疾病。呕吐伴发热注意急性感染。呕吐伴剧烈头痛注意颅内高压症。

【体检】　全面查体，注意病儿的一般精神状态，有无脱水、酸中毒，着重注意腹部体征，并做神经系统检查。

【实验室检查】　反复呕吐可造成水与电解质紊乱，根据病情作血清钠、氯、钾、血 pH、尿素氮、血糖、尿酮体等检查，怀疑颅脑疾患需要时作脑脊液常规检查，必要时作呕吐物化验、毒物分析等检查。

【特殊检查】　腹部 X 线透视或平片、胃肠钡餐透视或摄片、内镜检查等有助于了解消化道梗阻、腹腔炎症或先天性消化道畸形。疑为颅内出血、颅内占位性病变时可作脑超声波、脑血管造影、电子计算机断层脑扫描及磁共振成像等检查。

第二节　水　肿

病例 4-12-2

患儿，女，7 岁，因"水肿 1 周"入院，患儿入院前 1 周无明显诱因出现双眼睑轻度水肿，尿量略少，无尿频、尿急、尿痛，无肉眼血尿，无发热及咳喘，无吐泻，家长未重视，近 3 天水肿加重，且双下肢水肿，腹胀。入院查体：体温正常，神志清，精神不振，面色无华，呼吸平稳，双眼睑明显水肿，口唇色淡，周身无皮疹及出血点，浅表淋巴结未触及，无咽充血，双肺呼吸音粗，无啰音，心音有力，律齐，心率 98 次/分，无杂音，腹胀，液波震颤阳性，叩诊移动性浊音阳性，肝脾未触及，四肢温，活动正常，双下肢可凹陷性水肿，神经系统无异常。辅助检查：血常规：WBC 12.94×10^9/L，Hb143g/L，PLT 278×10^9/L；血凝：PT 10.1 秒，APTT39.7 秒，TT 14 秒，FIB 3.58g/L，D-Dimer0.05mg/L；生化：TP 41.86g/L，ALB 20.73g/L，GLB 21.13g/L，CHOL 10.01mmol/L，K 4.28mmol/L，Na 141.41mmol/L，Ca 1.85mmol/L，CO_2-CP

20.99mmol/L,BUN 4mmol/L,Cr 43.48μmol/L,CRP 3.01mg/L;尿流式：Pro（＋＋＋），BLD（－）；24 小时尿蛋白定量 3.15g/24h,血沉：70mm/第 1 小时。

　　1. 初步诊断是什么？

　　2. 诊断依据是什么？

　　3. 鉴别诊断是什么？

参考答案

　　1. 初步诊断　肾病综合征。

　　2. 诊断依据　①大量蛋白尿＞50mg/(kg·d)。②低蛋白血症＜25g/L。③高脂血症：胆固醇＞5.7mmol/L。④水肿：最常见，开始见于眼睑，以后可遍及全身。以上 4 项为肾病四大临床特点之一，前两项为必备条件。儿科临床除外部分非典型的链球菌感染后肾炎、系统性红斑狼疮性肾炎、过敏性紫癜性肾炎、乙型肝炎病毒相关性肾炎及药源性肾炎继发性肾病综合后才可诊断为原发性肾病综合征。临床上根据血尿、高血压、氮质血症、低补体血症的有无将原发性肾病综合征分为单纯性和肾炎性。必要时可肾活检明确病理类型。

　　3. 鉴别诊断

　　(1) 急性肾小球肾炎：多有前驱呼吸道感染，临床表现为血尿、蛋白尿、水肿、高血压，辅助检查血浆蛋白轻度下降，少见肾病水平蛋白尿，有一定程度的高脂血症，GFR 下降，血沉加快，抗"O"升高，补体 C3、C4 早期下降，6～8 周后恢复正常，尿红细胞形态为肾性。

　　(2) IgA 肾病：多见年长儿，诱因常见为呼吸道感染，临床表现为发作性肉眼血尿、水肿、高血压、血尿素氮及肌酐可增高，此病确诊需肾穿活检。

临床思维：水肿

　　1. 水肿发生的年龄特点　新生儿期水肿，多见于新生儿溶血症、硬肿症，先天性心脏病。少数正常新生儿亦可有轻度水肿。婴幼儿期水肿常见于低蛋白水肿、肾病综合征、先天性心脏病、神经血管性水肿等。年长儿的水肿常见于肾小球肾炎、肾病综合征、心力衰竭、肝源性水肿、静脉回流阻塞性水肿以及血管神经性水肿等。

　　2. 水肿部位及其发展过程　肾性水肿首发于眼睑、面部、以后延及全身。心性水肿首发于双下肢、臀部等处，严重者波及面部。肝性水肿常以腹水为主，皮下水肿次之，但伴有低蛋白血症者，其水肿波及全身，常因患者长期维持坐位，下肢水肿则更为显著。神经血管性水肿多为局部性，如唇、咽、喉、四肢远端以及躯干区域。其水肿的发生及消退均较迅速。

　　3. 伴随水肿的其他临床表现　水肿发生前有上呼吸道感染史或疖疮史，有显著的泌尿症状或伴有高血压者，多系肾性水肿。水肿伴有心悸、呼吸困难等心血管系统症状者，多系心性水肿。水肿伴肝大、肝硬化以及消化系统症状者，多系肝性水肿。有慢性或消耗性疾病、热量供给不足或维生素缺乏者，常伴贫血，水肿区指压凹陷显著则多系低蛋白水肿或称营养性水肿。患者有过敏史或家庭中有过敏史者，水肿伴皮疹，奇痒或疼痛等现象则多属血管神经性水肿。

第三节　呕　　吐

病例 4-12-3

　　患儿，男，16 个月，因呕吐 2 天，血便 1 次入院，患儿 2 天前无明显诱因出现频繁呕吐，食后即吐，非喷射性呕吐胃内容物及胆汁，伴阵发性哭闹，无发热，无皮疹，无排气，今早排果酱样黏液血便,患儿精神不振,哭时泪少,食欲差,尿量减少。入院查体:体温正常,非喷射性呕吐1次胃内容物,未排便排气,精神萎靡不振,口唇干,双眼窝凹陷,面色苍白,呼吸平稳,无咽充血,双肺呼吸音清,无啰音,心音有力,律齐,心率142次/分,腹略胀,右上腹肋下可触及包块,光滑质硬,稍可移动,肠鸣音亢进,四肢温暖活动正常,神经系统检查双侧瞳孔等大同圆对光反射灵敏,腹壁反射对称引出,膝腱反射对称引出,双侧巴氏征阴性,布氏征阴性,克氏征阴性。辅助检查:血常规:WBC 20.4×10^9/L, Hb 98g/L,PLT 429×10^9/L。便常规:红细胞满视野。腹部B超:右上腹可见同心圆肿块图像。

1. 初步诊断是什么?
2. 诊断依据是什么?
3. 鉴别诊断是什么?

参考答案

1. **初步诊断**　肠套叠。
2. **诊断依据**　①临床表现:突然出现阵发性哭闹、呕吐、便血和腹部肿块。②腹部B超:可见同心圆或靶环状肿块图像。③空气灌肠:为诊断治疗手段,由肛门注入气体,在X线透视下可见杯口阴影可确诊,且可以空气压力将肠管复位。
3. **鉴别诊断**　①细菌性痢疾:表现为高热,排黏液脓血便,里急后重,全体感染症状重,便常规可见脓细胞,大便培养阳性。②过敏性紫癜:表现在阵发性腹痛,呕吐、血便,腹部触诊多无肿快,可伴皮肤瘀斑、瘀点、关节肿痛及血尿。此病可继发肠套叠。③中枢神经系统感染:表现为发热,喷射性呕吐,头痛,精神反应差,重者抽搐、昏迷。腹部体征多正常,神经系统检查可见病理反射,确诊及定性需做腰椎间穿刺查脑脊液检查。

临床思维:呕吐

【**病史**】　询问发病缓急、与呕吐相关疾病、流行病史、用药史、呕吐方式及呕吐物性质。

【**体征**】　注意观察精神状态、营养状况、腹部体征、神经系统体征和相关的疾病体征。

【**实验室检查**】　根据不同疾病进行有针对性的实验室检查如血、尿、便常规、电解质、血糖、肝肾功能、内分泌化验、脑脊液等相关检查。腹部超声,腹部X线片,消化道造影,CT,心电图,必要时行纤维胃镜检查。

【**发病年龄**】

1. 新生儿期　生后数小时到1~2天内呕吐者多见于消化道畸形,如食管、肛门闭锁,咽下羊水,颅内出血。新生儿期呕吐者可见于胃扭转、胃肠旋转不良、胎粪性肠梗阻。

2. 小婴儿期　先天性肥厚性幽门狭窄、幽门痉挛、喂养不当、肠套叠、神经系统疾病等。

3. 学龄前及学龄期　常见于感染性疾病、急腹症、阑尾炎、肠梗阻、继发性肠套叠、神经系统疾病、各种中毒等。

【**呕吐方式**】

1. 喷射性呕吐　多见于颅内压增高、先天性肥厚性幽门狭窄、肠梗阻。

2. 持续性呕吐　见于消化道炎症、消化道梗阻等。

3. 间歇性呕吐　可见于幽门痉挛、胃黏膜脱垂等。

【**呕吐物性质及伴随症状**】

1. 呕吐物性质　呕吐物为奶者提示病变在食管;呕吐物有乳凝块而无胆汁提示病变在十二指肠上端;呕吐物含胆汁者提示在十二指肠壶腹以下;呕吐物含粪便者提示低位性肠梗阻;呕吐物带血者提示消化性溃疡、胃黏膜脱垂、食管裂孔疝、食管贲门黏膜撕裂综合征。

2. 呕吐伴腹痛 提示肠套叠、肠蛔虫症、胆道蛔虫、细菌性痢疾、急性出血坏死性肠炎、急性阑尾炎、胰腺炎等;呕吐呈喷射状伴头痛多见于颅高压、颅内感染或占位性病变。伴眩晕者应除外内耳前庭系统疾病。

3. 呕吐伴腹胀 见于幽门梗阻、肠梗阻等。

4. 呕吐伴发热 提示感染或传染性疾病。

第四节 惊 厥

病例 4-12-4

患儿,男,3岁,因高热伴抽搐1次入院,患儿今日中午发热,无呕吐及腹泻,无皮疹及咳嗽,于医院候诊时突然抽搐,表现为意识丧失,双目凝视,头后仰,四肢抖动,口周发绀,口吐涎沫,无二便失禁,测体温 40.2℃。立即给予 10% 水合氯醛灌肠,静注安定镇静,阿尼利定(安痛定)及地塞米松肌注退热,低流量鼻氧处置后患儿入睡抽搐缓解,历时约 5 分钟。查体:发热面容,呼吸略促,无发绀,无鼻煽,喉中痰鸣,双瞳孔针尖大小,对光反射迟钝,无球结膜水肿,腹壁反射末引出,膝腱反射对称引出,颈软,双侧巴氏征阴性,布氏征阴性,克氏征阴性,咽充血,双侧扁桃体Ⅱ度肿大,可见脓苔,双肺呼吸音粗,偶闻痰鸣音,心音有力,律齐,心率 138 次/分,无杂音,腹平软,肝脾未触及。血常规:WBC15×10^9/L,Hb121g/L,PLT153×10^9/L,N 0.89,L 0.13。电解质:Na138mmol/L,Ca2.25mmol/L,CO_2-CP19mmol/L,GLU6.1mmol/L,K4.1mmol/L。脑电图:正常儿童脑电图;颅脑 CT 无异常。追问既往史:患儿近 1 年有 3 次高热惊厥史,查脑电图及颅脑 CT 均正常。追问家族史:否认癫痫病史。

1. 初步诊断是什么?

2. 诊断依据是什么?

3. 鉴别诊断是什么?

参考答案

1. 初步诊断 化脓性扁桃体炎合并高热惊厥。

2. 诊断依据

(1) 发热 40.2℃伴抽搐。

(2) 咽充血,扁桃体Ⅱ度肿大,可见脓苔,双瞳孔针尖大小,对光反射迟钝,无球结膜水肿,腹壁反射未引出,膝腱反射对称引出,颈软,双侧巴氏征阴性,布氏征阴性,克氏征阴性。

(3) 血常规:WBC15×10^9/L, Hb121g/L,PLT 153×10^9/L,N 0.89,L 0.13。电解质:Na138mmol/L,Ca2.25mmol/L,CO_2-CP19mmol/L,GLU6.1mmol/L,K4.1mmol/L。脑电图:正常儿童脑电图;颅脑 CT 无异常。

(4) 既往史:患儿近1年有3次高热惊厥史查脑电图及颅脑 CT 均正常。否认癫痫病史。

3. 鉴别诊断

(1) 癫痫:表现为突然发生的阵发性、短暂性、反复发作的大脑功能障碍。表现多样如失神发作、全身强直-阵挛性发作等,发作期脑电图可见棘波或尖波为确诊依据,多有家族史。

(2) 中枢神经系统感染性疾病:多表现为发热,喷射性呕吐,头痛,精神反应差,重者抽搐、昏迷。腹部体征多正常,神经系统检查可见病理反射,确诊及定性需做腰椎间穿刺查脑脊液检查。

(3) 低钙性抽搐:多为佝偻病早期、甲状腺功能低下或消化道疾病体液丢失,一般无发热出现惊厥,神经系统检查无异常,查血钙、血磷浓度异常。

临床思维:惊厥

【病史】

1. 年龄

（1）新生儿期:生后1～3天常见病因是产伤窒息、HIE、颅内出血、低血糖等;4～10天常见病因是低钙血症、低镁血症、核黄疸、早期败血症及化脓性脑膜炎、破伤风、颅脑畸形。

（2）婴幼儿期:常见病因有上呼吸道感染、低血糖、细菌性痢疾、化脓性脑膜炎、中毒性脑病、颅脑畸形、癫痫、婴儿痉挛症、苯丙酮尿症以及维生素K缺乏性晚发型颅内出血。

（3）学龄前期、学龄期:常见病因中有中毒、颅脑创伤、感染、肿瘤、癫痫、脑寄生虫病、肾性高血压脑病等。

2. 发病季节　热性惊厥由上呼吸道感染引起,全年可见,春季常见惊厥多由引起;夏季常见惊厥多由常肠道病毒脑膜炎引起;秋季常见的惊厥多由肺炎以及低钙血症、百日咳脑病引起;癫痫及中毒引起的惊厥全年可见。

【体检】　医生争取第一时间观察到惊厥发作全过程,在全面体检前提下重点检查神经系统。

【实验室检查】

1. 血尿便常规

2. 血生化检验　如电解质、肝肾功能等。

3. 脑脊液检查　惊厥病因不明怀疑中枢神经系统感染者可做腰穿,脑脊液检查是颅内疾病诊断及鉴别诊断的重要方法。

4. 脑电图　脑电图是脑细胞功能变化的标志,能反映疾病时脑功能障碍与否,不能反映程度,此检查对癫痫的诊断和分类最有价值,其他脑性疾病需结合临床和其他检查才有意义。

5. 脑CT、MRI　检查脑结构有无异常。

第五节　青　紫

病例 4-12-5

患儿,男,4个月,因喘促4个月,青紫1天入院,患儿自出生以来于哭闹及进乳后即喘促、汗多,近1天喘促加重伴口周青紫,精神反应差,无发热,无咳嗽、无呕吐及腹泻,追问病史患儿为第1胎第1产,足月正常分娩,胎盘及羊水情况正常,围产期无乏氧史,生长发育落后,出生体重3.3kg,现8kg,不能翻身。否认家族遗传病史。查体:神志清,精神不振,面色苍白,口周发绀,呼吸促,汗多,前囟平坦,无咽充血,双肺呼吸音粗,无啰音,叩诊心界增大,第一心音低钝,可闻及奔马律,心率160次/分,无明显杂音,腹平软,肝右肋下3cm,质中,脾未触及,四肢末梢欠温,神经系统无异常。查血常规正常,胸片示心影增大,肺淤血。心电图:窦性心律,心率150次/分,左心室肥大,ST-T改变。心脏彩超:左室扩大,左室后壁运动幅度减弱,左室内膜回声增强,二尖瓣反流。

1. 初步诊断是什么?

2. 诊断依据是什么?

3. 鉴别诊断是什么?

参考答案

1. 初步诊断　心内膜弹力纤维增生症。

2. 诊断依据

(1) 喘促 4 个月,青紫 1 天。

(2) 查体面色苍白,口周青紫,呼吸促,汗多,叩诊心界增大,第一心音低钝,可闻及奔马律,心率 160 次/分,无明显杂音,腹平软,肝右肋下 3cm,质中,脾未触及,四肢末梢欠温。

(3) 胸片示心影增大,肺淤血。心电图:窦性心律,心率 150 次/分,左心室肥大,ST-T 改变。心脏彩超:左室扩大,左室后壁运动幅度减弱,左室内膜回声增强,二尖瓣反流。

(4) 自出生以来于哭闹及进乳后即喘促、汗多,生长发育落后。

3. 鉴别诊断

(1) 急性病毒性心肌炎:多有前驱病毒感染史,临床表现为心前区不适、胸闷、心悸、头晕及乏力等,心脏可轻度扩大,伴心动过速、心音低钝、奔马律。

(2) 支气管肺炎:多表现为发热、咳嗽、喘促,肺部听诊可闻及固定湿啰音,胸片可见肺纹理增粗,密度增高影。重者气体交换障碍可致乏氧青紫及心力衰竭。

(3) 先天性心脏病(右向左分流):如法洛四联征、大动脉转位等。患儿可出现生长发育落后,喂养困难,可出现慢性心衰竭或急性心衰发作,心脏超声可明确。

(4) 急性心包炎:为全身性疾病的一个组成部分,年长儿可诉心前区疼痛,婴幼儿往往缺乏典型症状,如在肺炎、脓胸及败血症的过程中不能解释的呼吸困难、心动过速、心脏扩大可考虑,心脏超声可诊断。

临床思维:青紫

【病史】

1. 母亲病史　询问可能引起胎儿畸形或宫内窒息、宫内感染的各种因素。

2. 患儿病史

(1) 询问生后状况,注意喂养和肺部感染史。

(2) 与青紫有关的情况,注意青紫出现的时间、部位及伴随症状。

1) 未成熟儿和新生儿:出生青紫呈持续性者,依次考虑青紫型先天性心脏病、原发性肺部疾病、先天性高铁血红蛋白血症。①青紫呈阵发性,喂奶后发生或伴呼吸暂停、无力者见于未成熟儿。喂奶当时发作,见于气管食管瘘、先天性膈疝、鼻后孔闭锁等。安静时青紫,哭后好转见于小颌巨舌畸形综合征。经胎盘输血的婴儿,可为新生儿红细胞增多症,青紫大多持续 2 周左右,然后消失。②青紫呈局限性,见于分娩时局部受压,可逐渐消失;局部受冻致小动脉收缩出现的青紫,保暖后恢复;青紫上肢重而下肢轻,为大血管错位伴动脉导管未闭的特征;仅下肢青紫而上肢不青紫,见于主动脉缩窄伴动脉导管未闭。

2) 婴儿:持续性青紫,主要是青紫型先天性心脏病,如法洛四联征、肺动脉瓣狭窄、法洛三联征、完全性肺静脉异位引流、永存动脉干、右室双出口伴动脉狭窄等。①青紫突然发生,不伴呼吸困难见于后天性高铁血红蛋白血症。青紫伴声嘶及吸气性呼吸困难,见于喉痉挛、喉异物等。②青紫呈进行性伴声嘶见于急性或过敏性喉炎,咽白喉,咽后壁脓肿等;进行性青紫无心脏病,且伴呼吸困难,见于肺炎、气胸、脓胸等。

3) 儿童:持续性青紫伴杵状指趾,见于青紫型先天性心脏病及艾森曼格综合征;青紫伴呼吸困难见于哮喘、慢性肺疾病如肺纤维化以及各种原因的心力衰竭。青紫突然发作可能为后天性高铁血红蛋白血症、各种原因的中毒、休克及少见的血紫质病等。青紫呈局限性,见于上腔静脉阻塞综合征等。

【体检】 在全面体检上,注意心、肺、腹、四肢以及各种伴发畸形。

【辅助检查】

1. 一般检查 血、尿、便常规,血糖,血气分析,电解质、血培养等。

2. 影像学检查 X线检查、心电图、心脏超声、心导管或心脏血管造影。

第六节 皮 疹

病例 4-12-6

患儿,男12个月因发热3天,皮疹2天入院,患儿入院前5天出现发热,体温最高39.8℃,无抽搐及寒战,无咳嗽,无腹泻及呕吐,无皮疹,精神状态正常,进食正常,家长给予口服尼美舒利退热,服抗病毒口服液及头孢克肟治疗3天,患儿热退,但热退半天后出现皮疹,表现在红色斑丘疹,压之褪色,初分布于发际、颜面,后遍及躯干部及上肢,无疱疹,患儿精神状态好,家长给予口服脱敏药无效。追问既往史:顺次接种疫苗,否认传染病接触史。家族史无特殊。入院后查体,体温正常,精神反应好,可见颜面、躯干、上肢散在较密集红色丘疹,压之褪色,无疱疹及脱皮。双耳后可触及肿大淋巴结,黄豆大小,无压痛,活动度不佳。咽充血,双肺呼吸音清,心音有力,律齐,心率104次/分,无杂音,腹平软,无压痛及反跳痛,肝脾未触及肿大,四肢温活动正常,神经系统无异常。血常规示 WBC 9.6×10^9/L,Hb130g/L,PLT 361×10^9/L,N 0.14,L 0.78。

1. 初步诊断是什么?

2. 诊断依据是什么?

3. 鉴别诊断是什么?

参考答案

1. 初步诊断 幼儿急疹。

2. 诊断依据 ①发热3天,皮疹2天。②精神反应好,可见颜面、躯干、上肢散在较密集红色丘疹,压之褪色,无疱疹及脱皮。双耳后可触及肿大淋巴结,黄豆大小,无压痛,活动度不佳。咽充血。③血常规 WBC 9.6×10^9/L,Hb 130g/L,PLT 361×10^9/L,N 0.14,L 0.78。患儿一般状态好,发热3天后热退疹出,临床表现典型。查体耳后淋巴结肿大,且血常规提示病毒感染,支持目前诊断。

3. 鉴别诊断

(1) 麻疹:多有麻疹接触史,表现为发热、上呼吸道感染、结膜炎症状,发热3~4天后出疹,出疹仍发热,口腔颊黏膜可见麻疹黏膜斑。多可合并肺炎、脑炎心肌炎等。疹退后可有皮肤色素沉着。

(2) 血小板减少性紫癜:可有前趋感染,表现为皮肤出血点,多为针尖大小,重者可见瘀斑,压之不褪色。伴鼻出血及牙龈出血,少有消化道出血及颅内出血,查血小板计数低于正常。

(3) 猩红热:表现为高热、头痛、咽痛、渗出性扁桃体炎,杨梅舌,发热1天出疹,24小时遍及全身,呈密集细小红色皮疹,鸡皮样。压之褪色,口周有苍白圈,皮肤皱折处可见帕氏线。血常规特点为白细胞总数增高,分类以中性粒细胞为主。

(4) 丘疹样荨麻疹:好发于夏秋季节,四肢和向躯干分批出现风团性红斑,中央有针头到黄豆大小的丘疹,以后风团性红斑消失,丘疹持续1~2周,脱敏治疗有效。

临床思维:皮疹

1. 病史 有关原发病或皮疹病因的病史,疑为传染病所致皮疹者应询问既往患病史、预防接种史、传染病接触史。

2. 体征

(1)皮疹的特征:注意检查皮疹的形态、分布、大小、数量、颜色、坚实度等,并注意检查出疹和退疹的演变过程。

(2)其他特异表现:麻疹患者体征有黏膜斑,口腔颊黏膜处有成片呈黄白色细沙粒样小白点,周围呈红晕。风疹患者常有耳后,枕部淋巴结长大。猩红热患者常有杨梅舌,渗出性或脓性扁桃体炎。流行性脑脊髓膜炎患儿有脑膜刺激征。肠道病毒感染脑脊液常呈无菌性脑膜炎之改变等。

3. 实验检查

(1)微生物学检查:用于感染性疾病病原学诊断,包括涂片染色查病原微生物、培养和动物接种等。

(2)血清学试验:适用于感染性疾病,包括血凝抑制试验、中和试验、补体结合试验,ELISA,PCR。

(3)皮疹细胞学检查:疱疹、大疱经挑破疱膜,放出疱液后,用刀片刮取疱底物涂片,染色检查细胞形态,以协助诊断。

(4)皮肤活体组织检查适用于结缔组织疾病或恶性肿瘤样疾病。

(5)皮肤过敏试验:用于过敏性疾病的检查。

(6)其他:血液疾病应作骨髓穿刺检查,肝、脾淋巴结穿刺检查,凝血因子测定,血小板计数等。红斑性狼疮查狼疮细胞、抗核抗体等试验,类风湿病查乳胶凝集试验、类风湿因子等。

第七节 长 期 发 热

病例 4-12-7

患儿,女,12 岁,因发热 2 周入院,患儿入院前 2 周出现发热,体温波动于 38~39℃,无抽搐及寒战,发热时有头痛,无呕吐,偶咳,咽痛,乏力,双眼睑轻度水肿,无音哑、喘促及胸闷,食欲不振,二便正常,发病期间偶见荨麻疹,无关节肿痛,无畏光、脱发、光敏、口腔溃疡。给予头孢氨苄片及抗病毒口服液治疗 7 天仍发热,静点 5 天阿奇霉素治疗无好转。追问既往史:否认传染病接触史,按计划接种疫苗。追问家族史:否认家族遗传病史。入院查体,发热 38.5℃,偶咳,发热面容,精神不振,双眼睑略水肿,呼吸平稳,周身无皮疹、出血点及黄染。双颌下、颈后可触及肿大淋巴结,有触痛,活动度好无粘连,咽充血,双扁桃体 II 度肿大,可见白色渗出。颈软,双肺呼吸音粗,无啰音,心音有力,律齐,心率 98 次/分,无杂音,腹平软,肝右季肋下 1cm,质软,边锐,脾左肋下 2.5cm,质硬,有触痛,四肢及神经系统无异常。辅助检查:血常规示 WBC $4.5×10^9$/L,Hb102g/L,PLT $361×10^9$/L,N 0.16,L 0.77;外周血涂片提示异型淋巴细胞 0.13。胸片提示双肺纹理增粗,紊乱。血生化:TP 65.4g/L,ALT 65U/L,AST 105U/L,HBDH 185.6U/L,LDH 320.9U/L,CK 77U/L,CK-MB 56U/L,K 5.1mmol/L,Na132.8mmol/L,Ca2.23mmol/L,CRP4.5mg/L;尿流式:Pro(-),BLD(-);血沉 25mm/h;EBV(-),IgM 阳性;腹部超声提示肝、脾增大;抗"O"160U/L;抗 DNA 抗体阴性,抗核抗体阴性,SM 抗体阴性。

　　1. 初步诊断是什么?

　　2. 诊断依据是什么?

　　3. 鉴别诊断是什么?

　　参考答案

　　1. 初步诊断　传染性单核细胞增多症。

　　2. 诊断依据　①长期发热,可伴呼吸道感染症状,多形性皮疹。②体格检查可见咽部渗出物,浅表淋巴结肿大,肝脾大。③辅助检查可见异型淋巴细胞＞10％,EBV 抗体阳性,肝功能损伤。

　　3. 鉴别诊断

　　(1) 系统性红斑狼疮:多见于青春期儿童,女多于男,临床表现为持续或间歇发热,关节痛,面部蝶形红斑,口腔溃疡,脱发,可多脏器受累如肾脏、肺脏、心脏、消化道、神经系统、造血系统。辅助检查可见贫血,血小板、白细胞减少,蛋白尿,血尿,血生化示血沉加快,CRP增高,补体 C3、C4 下降,自身抗体阳性。

　　(2) 幼年类风湿:临床表现为长期发热、皮疹、淋巴结肿大,对称性关节肿痛,可进行性畸形,少有肾损伤,RF 因子高滴度阳性,抗 DNA 抗体及 SM 抗体多为阴性。

　　(3) 结核病:原发性肺结核可长期不规则低热,轻咳、倦怠、食欲不振、盗汗、消瘦,结核菌素试验多为阳性,胸部 X 线检查可见哑铃状影或支气管淋巴结肿大。

　　(4) 恶性淋巴瘤:多有无痛性颈部或锁骨上淋巴结肿大,可粘连,深部淋巴结肿大可有相应压痛症状,可伴发热,盗汗、乏力、消瘦,可查淋巴结病理确诊。

　　(5) 急性白血病:原因不明的发热伴贫血、淋巴结肿大肝脾肿大应骨穿查骨髓象以除外。

临床思维:长期发热

1. 病史

(1) 应注意发病年龄、性别、季节、流行地区、传染病接触史、预防接种史等。

(2) 了解发热的规律性及发展过程。特殊的热型,在诊断上有一定意义,如下:

1) 稽留热:多见于伤寒、副伤寒、大叶性肺炎及川崎病等。

2) 弛张热:多见于败血症、局灶性化脓性感染、风湿热、类风湿病、感染性心内膜炎、网状内皮细胞增生症、结核病等。幼年特发性关节炎,每日温差可达 5℃。

3) 间歇发热:多见于间日疟、三日疟。

4) 不规则发热:多见于脓毒败血症、风湿热、感染性心内膜炎、渗出性胸膜炎、恶性疟疾等。

5) 波浪热:多见于布氏菌病、恶性淋巴瘤、周期热等。

6) 双峰热:多见于脊髓灰质炎、黑热病、恶性疟疾、大肠杆菌败血症等。

7) 双相热:多见于脊髓灰质炎、麻疹、病毒性肝炎、淋巴细胞性脉络膜丛脑膜炎等。

(3) 发热及伴随症状:如发热伴皮疹可见于败血症、伤寒或副伤寒、风湿热、结缔组织疾病、恶性淋巴瘤、药物热等;如发热伴淋巴结肿大,可见于传染性单核细胞增多症、白血病、恶性淋巴瘤、转移癌、淋巴结结核等;如发热伴肝脾肿大,可见于传染性单核细胞增多症、疟疾、黑热病、急性血吸虫病、结缔组织疾病、白血病、恶性淋巴瘤等。

　　2. 查体　长期发热原因不明时,应反复全面仔细查体,注意搜索感染病灶及其他与发热有关的疾病体征。

　　3. 一般检查　对病史、体征和常规化资料进行分析,提出可能的诊断,根据可能的诊断和具体条件选择相关特殊化验或器械检查。

第八节 新生儿黄疸

病例 4-12-8

患儿,女,14天,因皮肤黄染9天,脐部渗液2天入院。患儿为第2胎第1产,足月剖宫产娩出,出生体重3kg,出生时无窒息,无脐带绕颈,羊水清亮,胎盘无老化。患儿生后6小时进乳,人工喂养,吸吮有力,无呛咳,患儿生后5天出现皮肤黄染渐加重至今未退,无发热及抽搐,3天胎便排尽转黄,无白陶土样便,尿色尿量正常,脐带于入院当日脱落,脐窝有少许脓性血性液渗出,未用药入院。追问其母无肝炎病史,孕期无明显感染史,正规产检无异常,血型"A",其父血型"O"。体格检查:体温正常,精神反应欠佳,呼吸平稳,颜面、躯干部皮肤可见黄染,巩膜轻度黄染,周身无出血点,前囟平坦,2cm×2cm,颈软,双肺呼吸音清,无啰音,心音有力,律齐,心律138次/分,无杂音,腹平软,肝右肋下1.5cm,质软,边锐,无触痛,脾未触及,脐窝可见少许脓性血性液渗出,肠鸣音正常,四肢温暖,肌力及肌张力正常,原始反射可引出。辅助检查:血常规示 WBC 19.1×10⁹/L,Hb186g/L,PLT 205×10⁹/L,N 0.40,L 0.44;血型"A";单纯疱疹病毒抗体阴性,风疹病毒抗体阴性,巨细胞病毒抗体阴性,弓形虫抗体阴性;肝功能:TP 64.61g/L,ALB 47.05g/L,TBIL 483.37μmol/L,DBIL 13.81μmol/L,IBIL 469.65μmol/L,TAB 12.2μmol/L,ALT 44.53U/L,AST 102.21U/L;腹部超声:肝胆脾结构未见异常;血培养:大肠埃希菌。

1. 初步诊断是什么?
2. 诊断依据是什么?
3. 鉴别诊断是什么?

参考答案

1. **初步诊断** 新生儿脐炎,新生儿败血症。

2. **诊断依据** ①皮肤黄染9天,脐部渗液2天。②精神反应欠佳,颜面、躯干部皮肤可见黄染,巩膜轻度黄染,脐窝可见少许脓性血性液渗出。③血常规 WBC19.1×10⁹/L,Hb186g/L,PLT 205×10⁹/L,N 0.40,L 0.44;血型"A";单纯疱疹病毒抗体阴性,风疹病毒抗体阴性,巨细胞病毒抗体阴性,弓形虫抗体阴性;肝功能:TP 64.61g/L,ALB 47.05g/L,TBIL 483.37μmol/L,DBIL 13.81μmol/L,IBIL 469.65μmol/L,TAB 12.2μmol/L,ALT 44.53U/L,AST 102.21U/L;腹部超声:肝胆脾结构未见异常;血培养:大肠埃希菌。

3. **鉴别诊断**

(1) 新生儿肝炎:常于宫内通过胎盘感染胎儿,或在产时、产后通过母乳和接触感染,表现为发热,嗜睡、吸奶无力、拒乳、呕吐、抽搐,黄疸多于生后1~3周出现,亦可在生后24小时出现,黄疸常为轻至中度,以直接胆红素增高为主,也可为混合性,肝大,质略硬,大便色正常或灰白。转氨酶升高。

(2) 母乳性黄疸:母乳喂养,患儿无明显症状及体征,生长发育良好,暂停母乳喂养,血胆红素很快下降,且再给予母乳喂养胆红素不会达到停母乳前的水平。

(3) 新生儿溶血性黄疸:母婴的 Rh、ABO 或其他血型不合,或红细胞形态异常,红细胞酶缺陷,黄疸发生于生后36天内,伴贫血、网织红细胞升高,直接或间接 Coombs 试验阳性。

(4) 先天性胆道闭锁和先天性胆总管囊肿:婴儿出后一般无明显症状,大便颜色正常,黄疸常于第2周后出现,进行性加重,大便也由黄白变为灰白色,尿色逐渐加深,肝脏肿大,变硬,3个月后可发展为肝硬化,实验室检查可见贫血,胆红素升高,转氨酶升高,凝血时间延长,超声检查可明确。

临床思维:新生儿黄疸

1. 区别生理性或病理性　区别黄疸是生理性或病理性非常重要,出现以下情况应疑为病理性黄疸:①黄疸出现于生后 24 小时内;②血总胆红素增加每天>85.5μmol/L(5mg/dl);③血总胆红素>205.2μmol/L(12mg/dl)(足月儿),或>239.4μmol/L(14mg/dl)(未成熟儿);④血直接胆红素>17.1μmol/L(1mg/dl);⑤黄疸持续 1 周以上(足月儿)或 2 周以上(未成熟儿)。

2. 黄疸出现的时间　①出生后 24 小时内出现黄疸者多为新生儿溶血症,婴儿常有血红蛋白下降和 Coombs 试验阳性。巨细胞病毒感染,风疹和先天性弓形虫病极少见。②出生后第 2~3 天内出现黄疸者多为生理性,家族性非溶血黄疸极少见。③生后 3~7 天出现黄疸者多见于败血症或其他感染,如巨细胞病毒、弓形虫病、梅毒等。④出生后 1 周后出现黄疸者,提示败血症、肝炎、胆道闭锁、胆总管扩张、半乳糖血症、先天性球形或非球形细胞性溶血、母乳性黄疸。⑤出生后 1 月内持续黄疸者提示胆汁浓缩综合征、肝炎、胆道闭锁、胆总管扩张、半乳糖血症等。

第九节　血　尿

> **病例 4-12-9**
> 患儿,男,13 岁,因血尿 3 天入院,患儿入院前 3 天,无明显诱因出现肉眼血尿,浓茶色,伴轻度腰痛,无发热,无尿频、尿色、尿痛,无水肿及皮疹。追问既往史:无外伤,无特殊用药史。追问家族史:无相关遗传病史。体格检查:体温正常,形体瘦长,精神反应正常,面色正常,呼吸平稳,无咽充血,颈软,双肺呼吸音清,无啰音,心音有力,律齐,心率 84 次/分,无杂音,腹平软,肠鸣音正常,叩诊移动性浊音阴性,无肾区叩击痛,肝脾未触及,四肢温,活动正常,神经系统无异常,周身无水肿及出血点。辅助检查:尿常规:BLD(+++),Pro(一);尿红细胞形态:未见变形红细胞;血常规:WBC 6.1×10^9/L, Hb130g/L,PLT 305×10^9/L,N 0.65,L 0.32;补体 C3、C4 正常;血生化:TP 74g/L,ALB 43g/L,K 3.78mmol/L,Na 136mmol/L,Ca 2.22mmol/L,CO$_2$-CP 21.3mmol/L,BUN 3.2mmol/L,Cr17μmol/L,CRP 6mg/L;血沉:5mm/第 1 小时;尿培养:未见致病菌生长;24 小时尿钙测定:0.05mmol/L;泌尿系彩超:双肾、输尿管、膀胱未见异常,左肾静脉走行于主动脉及肠系膜上动脉之夹角间,左肾静脉远端扩张。
>
> 1. 初步诊断是什么?
> 2. 诊断依据是什么?
> 3. 鉴别诊断是什么?
>
> **参考答案**
> 1. **初步诊断**　胡桃夹现象(左肾静脉受压综合征)。
> 2. **诊断依据**　①血尿 3 天,浓茶色,伴轻度腰痛。②形体瘦长,周身无水肿及出血点,腹平软,肠鸣音正常,叩诊移动性浊音阴性,无肾区叩击痛。③尿常规:BLD(+++),Pro(一);尿红细胞形态:未见变形红细胞;泌尿系彩超:双肾、输尿管、膀胱未见异常,左肾静脉走行于主动脉及肠系膜上动脉之夹角间,左肾静脉远端扩张。
> 3. **鉴别诊断**
> (1) 泌尿系统畸形:常见肾盂-输尿管连接部狭窄、肾盂积液和多囊肾等,经超声等影像学检查可明确。
> (2) 高钙尿:诊断依据为尿钙测定。
> (3) 泌尿系结石:可表现为腹痛、腰痛,排尿困难及尿痛。B 型超声检查可明确。

（4）IgA 肾病：表现为反复发作性血尿，可伴有蛋白尿，多以呼吸道感染为诱因，肾活检可明确。

（5）过敏性紫癜肾炎：表现为皮肤瘀斑、瘀点，可伴关节肿痛或腹痛，血尿程度轻重不一，可伴蛋白尿。肾活检可见新月体。

（6）急性肾小球肾炎：多有前驱链球菌感染 1～4 周后起病，表现为水肿、尿少、血尿，高血压。血清补体 C3 下降，抗"O"升高。

临床思维：血尿

【确定是否系真性血尿】 血尿的红色可鲜可暗，每呈混浊，震荡时呈云雾状，放置后可有少量红色沉淀，镜检有多量的红细胞。血红蛋白尿一般呈均匀暗红色，如含大量血红蛋白时，可呈酱油样，震荡时不呈支雾状，放置后无红色沉淀，镜检无红细胞或仅发现少数红细胞、而联苯胺试验阳性。

血尿要与某些药物、染料试剂如大黄（在碱性尿中）、酚磺胺（酚红）等药物色素所致红色尿相区别。后者尿液呈鲜红色，镜检无红细胞，联苯胺试验阴性，口服呋喃唑酮、利福平或静脉注射力复霉素后小便呈深黄色，有时可误认为血尿。此外还要注意将周围血或动物血混入尿液的假性血尿相鉴别。

【判断血尿产生的部位】

1. 用三杯试验鉴别出血的部位 排尿开始有血而中段和末端无血，提示病变可能在前尿道；排尿终末有血，提示病变可能在后尿道或膀胱；整个尿程有血，提示出血部位在膀胱以上。

2. 尿红细胞形态检查出血的部位 肾小球性血尿为均一变形红细胞，变性红细胞数多于 30%；非肾小球性血尿多为均一正常红细胞，或含有少量变形红细胞，均少于 30%。

【病史】

1. 症状 ①乙型溶血性链球菌感染史及皮肤脓皮病史：血尿继发于链球菌感染或脓皮病后并们有高血压、水肿、蛋白尿常见于急性肾小球肾炎。②发冷发热等全身感染症状：血尿伴发冷发热等全身症状及尿频、尿急、尿痛等膀胱刺激症状多为尿路感染性疾病，如经抗泌尿系统感染药物治疗无效，应考虑肾结核的可能。③皮肤、黏膜出血倾向：血尿伴有皮肤黏膜出血应考虑血小板减少性紫癜、白血病、血友病、过敏性紫癜等血液病。④服用药物史：服用某些药物后，可发生一次性血尿，一般停药后迅速好转。

2. 年龄 不同年龄期引起血尿的疾病不同。如新生儿期的血尿多见于新生儿期自然出血，泌尿系统的畸形如多囊肾、海绵肾、输尿管的畸形，以及肾静脉血栓和先天性的肾盂积水。婴儿期的血尿可见于尿道口溃疡、炎症、肾脏肿瘤如肾胚胎瘤或肾细胞瘤、肾静脉血栓以及溶血尿毒综合征。学龄前期多见于肾小球肾炎、紫癜性肾炎、尿道炎症和外伤，以及肾脏肿瘤等。年长儿血尿以肾炎、肾结石结核多见。血尿尚应注意月经混入、创伤和出血性膀胱炎。

【体检】 急性病容多见于急性肾炎、肾盂肾炎。慢性病容、贫血、神志不清多见于肾脏疾病伴尿毒症。皮肤黏膜出血常见于血液病。扁桃体充血、化脓，脓皮病或残留瘢痕多见于急性肾炎或慢性肾炎急性发作。血压升高、心界扩大及奔马律多见于急性肾炎心力衰竭。肾区肿块见于肾脏肿瘤及肾盂积水。肾区叩击痛多见于泌尿系统炎症。肛门指诊（双手合诊法）对发现膀胱内大结石及肿瘤有一定帮助。

【实验室及其他检查】

1. 一般检查 疑为泌尿系统疾患者均需做以下检查：血常规、尿常规、尿培养、抗"O"、血沉、肾功能、血气分析、血清补体、电解质、血浆蛋白电泳、血生化等。

2. 特殊检查 ①廓清实验。②腹部 X 线平片：了解肾脏大小及形态、位置及泌尿系结石等。③静脉肾盂造影：用于了解泌尿道有无结石、结核、梗阻、畸形等。④肾脏超声波：了解有无多囊肾、肾盂积水及肾下垂，了解有无胡桃夹现象。⑤同位素肾图：用于肾功测定。⑥肾扫描：了解肾脏大小、结构、功能等。⑦排尿时膀胱尿道造影：明确有无膀胱输尿管反流。⑧肾血管造影：了解肾脏血管疾病。⑨肾穿刺活组织检查：明确肾脏疾病病理分类。

第十节 昏 迷

病例 4-12-10

患儿，女，5岁，因发热2天，意识不清2小时入院，患儿入院前2天出现发热，体温38℃左右，无抽搐及寒战，偶咳，无音哑及喘促，无呕吐及腹泻，无头痛，无皮疹，家长给予口服阿奇霉素2天患儿仍发热，偶咳，今日给予静点头5%葡萄糖注射液200ml加头孢呋辛钠1.5g，输液后患儿精神反应差，渐意识不清，嗜睡约2小时入院。追问病史：无传染病接触史，近3个月患儿食量增加，喜饮水，夜尿多，体重下降3kg。家族史：否认家族遗传病史。体格检查：体温正常，意识不清，嗜睡，不易唤醒，深大呼吸，可见鼻煽及吸气性三凹征，无发绀，口唇干燥，颈软，咽充血，双肺呼吸音粗，无啰音，心音有力，律齐，心率132次/分，无杂音，腹平软，肝脾未触及，四肢末梢凉，毛细血管再充盈时间＞3秒，神经系统检查压眶反射阳性，双瞳孔等大同圆，对光反射灵敏，无球结膜水肿，腹壁反射对称引出，膝腱反射对称引出，双侧巴氏征阴性，布氏征阴性，克氏征阴性。辅助检查：血常规 WBC 20.1×10^9/L，Hb 142g/L，PLT 417×10^9/L，N 0.64，L 0.28；血生化 TP 68g/L，ALB 42g/L，GLB 17g/L，K 3.58mmol/L，Na 128mmol/L，Ca 2.09mmol/L，GLU 32.7mmol/L，BUN 7.4mmol/L，Cr 32μmol/L，CRP 16.771mg/L；尿流式：Pro(－)，BLD(－)，GLU(＋＋＋)，酮体(＋＋＋)；血气分析：PH 7.1，PaO_2 55mmHg，$PaCO_2$ 30mmHg，TCO_2 11mmol/L，BE(－13)。

1. 初步诊断是什么？
2. 诊断依据是什么？
3. 鉴别诊断是什么？

参考答案

1. 初步诊断　糖尿病酮症酸中毒。

2. 诊断依据　①发热2天，意识不清2小时。②意识不清，嗜睡，不易唤醒，深大呼吸，可见鼻煽及吸气性三凹征，无发绀，口唇干燥，颈软，咽充血，四肢末梢凉，毛细血管再充盈时间＞3秒。③血常规 WBC 20.1×10^9/L，Hb 142g/L，PLT 417×10^9/L，N 0.64，L 0.28；血生化 TP 68g/L，ALB 42g/L，GLB 17g/L，K 3.58mmol/L，Na 128mmol/L，Ca 2.09mmol/L，GLU 32.7mmol/L，BUN 7.4mmol/L，Cr 32μmol/L，CRP 16.771mg/L；尿流式：Pro(－)，BLD(－)，GLU(＋＋＋)，酮体(＋＋＋)；血气分析：PH 7.18，PaO_2 55mmHg，$PaCO_2$ 30mmHg，TCO_2 11mmol/L，BE(－13)。④近3个月患儿食量增加，喜饮水，夜尿多，体重下降3kg。

3. 鉴别诊断

(1) 中枢神系统感染：多有前趋感染表现，如发热、头晕、头痛、呕吐、嗜睡、抽搐、昏迷等，查体可见病理反射，脑电图可见异常，脑脊液检查可明确诊断。

(2) 肺性脑病：肺部疾病肺心病时可因缺氧、二氧化碳潴留及呼吸性酸中毒，致出现脑水肿、颅高压表现，晚期发生昏迷肌阵挛、扑翼样震颤。

（3）中毒型细菌性痢疾：起病急，高热，反复惊厥，迅速发生呼吸衰竭、休克或昏迷，肠道症状可不明显，甚至无腹痛及腹泻。

临床思维：昏迷

1. 颅内高压　表现为头痛、喷射性呕吐及视盘水肿。

2. 意识障碍　昏迷是大脑损害或脑干网状结构上升激活系统损害或高波抑制结果，可分为意识模糊、嗜睡、昏睡、昏迷。

3. 脑干功能障碍　①呼吸变化：呼吸变慢提示镇静剂过量、颅内高压等。呼吸深快提示代谢性酸中毒或呼吸性碱中毒。深吸气后呼吸暂停提示额叶病损，桥脑病损。潮式呼吸提示双大脑深部或间脑病损。呼吸快而不规则提示中脑病损。过度呼吸提示大脑、中脑、上桥脑病损。持续性规律的快而深呼吸提示脑桥下 1/3 以下有病损。呼吸浅而不规则提示延髓病损。自动呼吸停止提示脑死亡。②瞳孔变化：昏迷早期瞳孔缩小，晚期瞳孔扩大，瞳孔忽大忽小多见于脑干病变或脑疝早期。瞳孔在正常范围内，但固定，对光反射消失见于中脑病变。③脑疝：小脑幕切迹疝出现病灶对侧肢体硬瘫（痉挛性瘫痪）和锥体束征，以及病灶同侧动眼神经麻痹。枕骨大孔疝可致中枢性呼吸循环衰竭，双侧锥体束征阳性，后组脑神经征。

复 习 题

名词解释

1. 发热　2. 生理性黄疸　3. 肉眼血尿　4. 轻度昏迷　5. 发绀

参 考 答 案

名词解释

1. 在致热原作用下，体温调节中枢的调定点上移而引起的调节性体温升高。当体温上升超过正常值的 0.5℃时称为发热。

2. 生理性黄疸常于生后 2～3 天出现，4～5 天达高峰，一般状况良好，足月儿在 2 周内消退，早产儿可延迟到 3～4 周消退，血清胆红素浓度最高值为 205.2～256.5μmmol/L，以未结合胆红素为主，结合胆红素小于 26μmmol/L。

3. 当离心尿沉渣镜检红细胞＞50 个/Hp 时，肉眼即可发现尿色之异常，称之为肉眼血尿。

4. 轻度昏迷也称浅昏迷，患者的随意运动丧失，对周围事物以及声、光等刺激全无反应，但强烈的疼痛刺激可见痛苦表情、呻吟和防御反射，吞咽反射、咳嗽反射、角膜反射以及瞳孔对光反射仍然存在，呼吸、脉搏、血压一般无明显变化，大小便潴留或失禁。

5. 血中含有过量的还原血红蛋白，致皮肤和黏膜出现广泛的青紫颜色称发绀。

（王　佳）

第五篇　儿科诊疗常规

第一章　儿科操作诊疗常规

第一节　骨髓穿刺术

【适应证】　适应于血液病,特别是白血病、再生障碍性贫血的诊断及疗效观察;原因不明的血小板减少、贫血、白细胞减少的诊断;长期发热的原因不明,或在某些传染病或寄生虫病需行骨髓病原体培养或涂片寻找病原体;恶性肿瘤疑骨髓转移者。

【禁忌证】　血友病患儿禁用。

【操作方法】

1. 穿刺部位

(1) 髂前上棘穿刺点:位于髂前上棘后1~2cm,该部位骨面较平,易于固定,操作方便,无危险性。

(2) 髂后上棘穿刺点:位于臀部上方、骶椎两侧显著突出部位。

(3) 胸骨穿刺点:胸骨柄与胸骨体交界处正中点的位置,胸骨较薄(约1cm),其后方为心房和大血管,穿刺时严防穿透胸骨发生意外。但由于胸骨骨髓液含量丰富,当其他部位穿刺失败时,仍需做胸骨穿刺。

(4) 腰椎棘突穿刺点:位于腰椎棘突突出处。

(5) 胫骨穿刺点:胫骨结节平面下约1cm(或胫骨上中1/3交界处)的前内侧面,仅适用于2岁以内的患儿。

2. 体位　髂前上棘或胸骨穿刺时,患者取仰卧位。髂后上棘穿刺时应取俯卧位。腰椎棘突穿刺时取坐位或侧卧位。

3. 操作步骤

(1) 常规消毒局部皮肤,铺洞巾,取2%利多卡因作局部皮肤、皮下及骨膜麻醉。

(2) 将骨髓穿刺针固定器固定在适当的长度上,用左手拇指和食指固定穿刺部位,以右手持针向骨面垂直刺入,当针尖接触骨质后将穿刺针左右旋转,慢慢钻入骨质,当感到阻力消失,且穿刺针已固定在骨内时,表示已进入骨髓腔。若穿刺针未固定,则应再钻入少许达到能固定为止。

(3) 拔出针芯,接上干燥的10ml或20ml注射器,适当用力抽吸,若针头确在骨髓腔内,抽吸时患者感到一种轻微锐痛,随即有少量红色骨髓液进入注射器中。骨髓涂片吸取量以0.1~0.2ml为宜。如作骨髓液的细菌培养,再抽取骨髓液1~2ml。

(4) 将抽取的骨髓液滴于载玻片上,涂片数张备作有核细胞计数、形态学及细胞化学染色检查。

(5) 抽吸完毕,拔出穿刺针,同时即将纱布盖于针孔上,并按压1~2分钟,再用胶布将纱布加压固定。

【注意事项】　行骨髓穿刺术需注意:①骨穿术前应向患儿及家属解释清楚检查目的及方法,以取得配合。②穿刺前应检查用具是否完好适用,注射器与穿刺针必须干燥,以免发生溶血。③穿刺针头进入骨质后避免摆动过大,以免折断;胸骨穿刺不可用力过猛,以防穿透内侧骨板。④抽取骨髓涂片检查时,应慢慢增加负压,抽吸骨髓量不宜过多,过多会使骨髓液稀释,影响有核细胞增生度判断、细胞计数及分类结果,如抽不到骨髓液时,可将穿刺针略前进或后退再抽,或旋转穿刺针适当角度再抽取。⑤骨髓液取出后应立即涂片,否则会很快发生凝固,使涂片失败。涂片用玻片须干净,手指应避免触及其表面,所用推片要平整光滑。所取的骨髓液要适量,骨髓膜厚薄要适当,涂片应使其自然、干燥,不可高温烤干,以免细胞皱缩变形或变质而影响着色。良好的涂片在染色后镜检,成熟的红细胞应铺开平列而互不重叠。⑥如骨髓穿刺成功,则被抽出的骨髓液含有骨髓小粒或呈浅黄色米粒样脂肪颗粒;涂片检查时有骨髓固有的细胞,如巨核细胞、网状细胞、浆细胞、幼粒细胞、有核红细胞等。⑦标本应及时送检。如不能及时送检,应置室温,不能放入冰箱及暴晒处。⑧如骨髓穿刺失败,则被抽出的骨髓液无浅黄色骨髓颗粒及或油珠;如血常规白细胞和血小板计数正常,则骨髓内粒细胞系与巨核细胞系不应减少,若镜检时,幼粒细胞及巨核细胞均明显减少,则可能为骨髓取材不满意;一般骨髓中杆状/分叶核粒细胞>血中杆状核/分叶核粒细胞,如仅中性分叶核粒细胞增多或比例倒置,则骨髓可能被稀释。

第二节 腰椎穿刺术

【适应证】

1. 诊断性穿刺 有以测定脑脊液压力(必要时进行脑脊液的动力学检查)。进行脑脊液常规、生化、细胞学、免疫学和细菌学等检查,并可向蛛网膜下腔注入造影剂,进行空气或碘水脊髓造影等。

2. 治疗性穿刺 有以引流血性脑脊液、炎性分泌物或造影剂等,或向蛛网膜下腔注入各种药物。在某些脑膜炎、脑蛛网膜炎、正压性脑积水和脑炎时,也可放取适量脑脊液以降低颅内压和改善临床症状。

【禁忌证】 病情危重者或败血症或穿刺部位的皮肤、皮下软组织或脊柱有感染时,均不宜进行,后者因穿刺后可将感染带入中枢神经系统。此外,颅内占位性病变,特别是有严重颅内压增高或已出现脑疝迹象者,以及高颈段脊髓肿物或脊髓外伤的急性期,也属禁忌,因前者可引起脑疝,后者可加重脊髓的受压,均可引起呼吸甚至心跳停止而死亡。

【操作方法】 腰椎穿刺术的操作方法:①嘱患者侧卧于硬板床上,背部与床面垂直,头向前胸部屈曲,两手抱膝紧贴腹部,使躯干呈弓形;或由助手在术者对面用一手抱住患者头部,另一手挽住双下肢腘窝处并用力抱紧,使脊柱尽量后凸以增宽椎间隙,便于进针。②确定穿刺点,以髂后上棘连线与后正中线的交会处为穿刺点,一般取第3~4腰椎棘突间隙,有时也可在上一或下一腰椎间隙进行。③常规消毒皮肤后戴无菌手套与盖洞巾,用2%利多卡因自皮肤到椎间韧带作局部麻醉。④术者用左手固定穿刺点皮肤,右手持穿刺针以垂直背部的方向缓慢刺入,进针深度约为2~4cm。当针头穿过韧带与硬脑膜时,可感到阻力突然消失有落空感。此时可将针芯慢慢抽出(以防脑脊液迅速流出,造成脑疝),即可见脑脊液流出。⑤在放液前先接上测压管测量压力。正常侧卧位脑脊液压力为0.69~1.764kPa或40~50滴/分。若了解蛛网膜下腔有无阻塞,可做 Queckenstedt 试验。即在测定初压后,由助手先压迫一侧颈的颈静脉约10秒,然后再压另一侧,最后同时按压双侧颈静脉;正常时压迫颈静脉后,脑脊液压力立即迅速升高1倍左右,解除压迫后10~20秒,迅速降至原来水平,称为梗阻试验阴性,示蛛网膜下腔通畅。若压迫颈静脉后,不能使脑脊液压力升高,则为梗阻试验阳性,示蛛网膜下腔完全阻塞;若施压后压力缓慢上升,放松后又缓慢下降,示有不完全阻塞。凡颅内压增高者,禁做此试验。⑥撤去测压管,收集脑脊液2~5ml送检;如需作培养时,应用无菌操作法留标本。⑦术毕,将针芯插入后一起拔出穿刺针,覆盖消毒纱布,用胶布固定。⑧术后患者去枕平卧4~6小时,以免引起术后低颅压头痛。

【注意事项】 行腰椎穿刺术需注意:①严格掌握禁忌证,凡疑有颅内压升高者必须先做眼底检查,如有明显视盘水肿或有脑疝先兆者,禁忌穿刺。凡患者处于休克、衰竭或濒危状态以及局部皮肤有炎症、颅后窝有占位性病变者均禁忌穿刺。②穿刺时患者如出现呼吸、脉搏、面色异常等症状时,应立即停止操作,并作相应处理。③鞘内给药时,应先放出等量脑脊液,然后再等量转换性注入药液。

第三节 胸腔穿刺术

【适应证】

1. 诊断性穿刺 胸部外伤后疑有血气胸,需进一步明确者;胸腔积液性质待定,需穿刺抽取积液作实验室检查者。

2. 治疗性穿刺 大量胸腔积液(或积血)影响呼吸、循环功能,且尚不具备条件施行胸腔引流术时,或气胸影响呼吸功能者。

【禁忌证】 出血性疾病患者,病情危重不能耐受操作者。

【操作方法】 胸腔穿刺术的操作方法:①患者反向坐在椅子上,健侧手臂搭在椅背,头枕在手臂上,患侧上肢伸举过头顶;或取半侧卧位,患侧向上,患侧手臂上举过头,以使肋间相对张开。②穿刺抽液宜取叩诊实音处,一般在肩胛下角第7~8肋间,或腋中线第5~6肋间。包裹性积液穿刺部位应根据 X 线透视或超声检查定位。③气胸抽气,一般取半卧位,穿刺点取第2~3肋间锁骨中线处,或第4~5肋间腋前线处。④术者应严格执行无菌操作,戴口罩、帽子及无菌手套,穿刺部位皮肤用碘酊、酒精常规消毒,铺手术巾。局部麻醉应浸润至胸膜。⑤进针应沿下一肋骨之上缘缓慢刺入,与穿刺针相连的乳胶管应先以止血钳夹住。当穿过壁层胸膜进入胸腔时,可感到针尖抵抗突然消失的"落空感",然后连接注射器,放开乳胶管上的止血钳,即可抽液或抽气(抽气时亦可在证实抽出胸腔积气时连接人工气胸器,行连续抽气)。⑥抽液完毕,拔出穿刺针,针孔处以无菌纱布按压1~3分钟,并胶布固定。嘱患者卧床休息。⑦危重伤病员穿刺时,一般取平卧位,不宜为穿刺而过于移动体位。

【注意事项】 行胸腔穿刺术需注意:①穿刺抽液量:以诊断为目的者,一般为50~100ml;以减压为目的时,第1次不宜超过600ml,以后每次不要超过1000ml。创伤性血胸穿刺时,宜间断放出积血,随时注意血压,并加快输血输液速度,以防抽液过程中突然发生呼吸循环功能紊乱或休克。②穿刺过程中应避免患者咳嗽及体位转动,必要时可先服可待因。术中若出现连续咳嗽或胸闷、眼花、出冷汗等虚脱表现,应立即停止抽液,必要时皮下注射肾上腺素。③胸腔积液、气胸行胸腔穿刺术后,应继续临床观察,可能数小时或1、2天后,胸腔液、气体又增多,必要时可重复穿刺。

第四节 心包腔穿刺术

【适应证】 心包腔穿刺术常用于判定积液的性质与病原;有心包填塞时,穿刺抽液以减轻症状;化脓性心包炎时,穿刺排脓、注药手术效果。

【禁忌证】 出血性疾病禁用。

【操作方法】 心包腔穿刺术的操作方法:①患者取坐位或半卧位,以手术巾盖住面部,仔细叩出心浊音界,选好穿刺点。常用心尖部穿刺点,据膈位置高低而定,一般在左侧第5肋间心浊音界内 2.0cm 左右;也可在剑突与左肋弓缘夹角处进针。②常规消毒局部皮肤,术者及助手均戴无菌手套、铺洞巾。自皮肤至心包壁层以 2%利多卡因作局部麻醉。③术者持针穿刺,助手以血管钳夹持与其连接的导液橡皮管。在心尖部进针时,应使针自下而上,向脊柱方向缓慢刺入;剑突下进针时,应使针体与腹壁成 30~40°角,向上、向后并稍向左刺入心包腔后下部。待针锋抵抗感突然消失时,提示针已穿过心包壁层,同时感到心脏搏动,此时应稍退针,以免划伤心脏。

助手立即用血管钳夹住针体固定深度,术者将注射器接到橡皮管上,尔后放松橡皮管上止血钳,缓慢抽吸,记取液量,留标本送检。④术毕拔出针后,盖消毒纱布,压迫数分钟,用胶布固定。

【注意事项】 行心包腔穿刺术需注意:①严格掌握适应证。因为此术有一定危险性,应由有经验医师操作或指导,并应在心电图监护下进行穿刺,较为安全。②术前须进行心脏超声检查,确定液平段大小与穿刺部位,选液平段最大、距体表最近点作为穿刺部位,或在超声显像指导下进行穿刺抽液更为准确、安全。③术前应向患者作好解释,消除顾虑,并嘱其在穿刺过程中切勿咳嗽或深呼吸。术前半小时可服安定10mg与可待因0.03g。④麻醉要完善,以免因疼痛引起神经源性休克。⑤抽液量第1次不宜超过100～200ml,以后再抽渐增到300～500ml。抽液速度要慢,过快、过多,使大量血回心可导致肺水肿。⑥如抽出鲜血,立即停止抽吸,并严密观察有无心包填塞出现。⑦取下空针前夹闭橡皮管,以防空气进入。⑧术中、术后均需密切观察呼吸、血压、脉搏等的变化。

第五节　静脉压测定

【适应证】

1. 急性循环衰竭患者 测定中心静脉压借以鉴别是否血容量不足,抑或心功能不全。

2. 需要大量补液、输血时 借以监测血容量的动态变化,防止发生循环负荷超重的危险。

3. 拟行大手术的危重患者 借以监测血容量维持在最适当水平,更好耐受手术。

4. 血压正常而伴少尿或无尿时 借以鉴别少尿为肾前性因素(脱水)抑或为肾性因素(肾衰竭)。

【操作方法】

1. 静脉选择单位 经锁骨下静脉或右颈内静脉穿刺插管至上腔静脉。经右侧腹股沟大隐静脉插管至下腔静脉。一般认为上腔静脉测压较下腔静脉测压更能准确反映右房压力尤其在腹内压增高等情况下。

2. 中心静脉搏压测定装置 用一直径0.8～1.0cm的玻璃管和刻有 cmH_2O 的标尺一起固定在输液架上,接上三通开关与连接管,一端与输液器相连,另一端接中心静脉导管。有条件医院可用心电监护仪,通过换能器,放大器和显示仪,显示压力波形与记录数据。

3. 排空气泡 插管前将连接管及静脉导管内充满液体,排空气泡,测压管内充液,使液面高与预计的静脉压上。

4. 穿刺 穿刺部位常规消毒、铺巾、局部麻醉穿刺后插入静脉导管,无论经锁骨下静脉、颈内静脉或股静脉穿入导管时,导管尖端均应达胸腔处。在扭动三通开关使测压管与静脉导管相通后,测压内液体迅速下降,当液体降至一定水平不再下降时,液平面在量尺上的读数即为中心静脉压。不测压时,扭动三通开关使输液瓶与静脉导管相通,以补液并保持静脉导管的通畅。中心静脉压正常值为0.49～1.18kpa(5～12cm H_2O)。

【临床意义】

1. 低血压、中心静脉压低于0.49kPa(5cmH₂O) 提示有效血容量不足,可快速补液或补血浆,直至中心静脉压升至0.59～1.18kPa(6～12cm H_2O)。

2. 低血压、中心静脉压高于0.98kPa(10cmH₂O) 应考虑有心功能不全的可能。需采用增加心肌收缩力的药物如毛花苷C或多巴酚丁胺并严格控制入量。

3. 中心静脉压高于1.47～1.96kPa(15～20cmH₂O) 提示有明显的心衰,且有发生肺水肿可能,需采用快速利尿剂与洋地黄制剂。

4. 低中心静脉压 也可见于败血症、高热所至的血管扩张。必须指出,评价中心静脉压高低的意义,应当从血容量、心功能及血管状态3个方面考虑。当血容量不足而心功能不全时,中心静脉压可正常。故需结合临床综合判断。

【目的】　中心静脉压是测量近心端大静脉的压力。临床上常用此法监测外周循环与心泵功能状态。连续观察其数值变化。对处理休克有重要指导意义,适用于严重休克,原因判断困难;尿少或无尿,原因不明;严重水电解质紊乱,难以保持平衡时;大量补液,输血时,即可作为有效的进液途径,又可监护进液量及速度。

【注意事项】　静脉压测定需注意:①测压管0点必须与右心房中部在同一水平,体位变动时应重新调整两者关系。②导管应保持通畅,否则会影响测压结果。③导管留置一般不超过5天,过久易发生静脉炎或感染。

第六节　结核菌素试验

【方法】　有皮上、皮肤划痕或点刺与皮内注射法,以后者应用最为广泛,效果准确。

1. 部位　选左臂屈侧中部皮肤无瘢痕部位,如近期(2周内)已作过试验,则第2次皮试应选在第一次注射部位斜上方3～4cm处,或取右前臂。

2. 局部75%酒精消毒　用1.0ml注射器、4.5号针头(针头斜面不宜太长),吸取稀释液0.1ml(5TU)皮内注射,使成6～8mm大小圆形皮丘。

3. 结果观察　注后48小时观察1次,72小时判读结果,测量注射局部红肿处的硬结横、纵径,取其均值为硬结直径。<5mm为阳性,5～9mm为弱阳性(＋),10～19mm为阳性(＋＋),≥20mm或局部出现水泡、坏死或有淋巴炎,均为强阳性(＋＋＋)。

【意义】

1. 阳性　①示机体受到结核杆菌感染,且已产生变态反应。②城市居民,成人绝大多数为阳性,一般意义不大;如用高倍稀释液(1/10000)1TU皮试呈强阳性,提示体内有活动性结核病灶。③3岁以下儿童,呈阳性反应(＋＋),不论有无临床症状,均现为有新近感染的活动性结核,应予治疗。

2. 阴性　提示:①机体未受到结核菌感染,或虽已感染但机体变态反应尚未建立(4～8周内);如1周后,再用5TU重新皮试,利用结素的复强作用,若仍为阴性,则可除外结核菌感染。②高龄,一般60岁以上20%、70岁以上30%、80岁以上50%为阴性。③儿童患麻疹、百日咳后,变态反应被抑制,大约3周后可渐恢复。④重症结核病,当经过治疗随病情好转,结素反应可复阳。⑤结节病(阳性率仅10%,且多为弱阳性)、淋巴瘤与其他恶性肿瘤患者。⑥接受糖皮质激素或免疫抑制剂治疗者。⑦营养不良和AIDS患者。

【注意事项】

1. 试剂保存　已配制稀释液置有色瓶内。避免日光直射、4℃可保存2周。玻璃及塑料对结素有明显吸附作用,抽取后务于1小时内用完,否则效价降低影响效果。

2. 处理　结素试验后可能会出现一些异常反应,应予妥善处理。

(1) 局部:出现水泡、溃疡,应保持清洁,涂2%甲紫,必要时可用注射器将水泡液抽除。

(2) 全身:①发热,多属热原反应与器具消毒不严有关,一般于数小时内可恢复。②晕厥与休克,多与精神紧张、恐惧有关,可嘱其平卧、保温,必要时皮下注射0.1%肾上腺素0.5～1.0ml。③病灶反应,注后数小时肺部病灶周围毛细血管扩张,通透性增加,浸润渗出,形成变态反应性病灶周围炎,一般不必特殊处理,2～5天可自行消退。

3. 有下列情况暂不宜作结素试验　发热,体温37.5℃以上;传染病恢复期,器质性心脏病、肝肾血管疾病、精神病、癫痫、细胞免疫功能缺陷、丙种球蛋白缺乏和月经期。

(张丽文)

第二章 儿科疾病诊疗常规
第一节 营养及营养障碍性疾病
一、维生素 A 缺乏症

【诊断】

1. 长期摄入不足史 如长期哺以谷类食物,炼乳及未及时添加食物;患病后长期素食等。

(1) 消化吸收障碍史:如慢性痢疾,迁延性腹泻,肠结核及肝胆系统疾病等慢性消化道疾病时可影响维生素 A 的消化,吸收及储存;长期服用液状石蜡通便也可影响维生素 A 的吸收。

(2) 代谢障碍史:如蛋白质,锌缺乏时可影响维生素 A 的转运和利用;糖尿病和甲状腺功能低下时,胡萝卜素转变成维生素 A 的障碍。

(3) 慢性消化性疾病史。

2. 临床表现

(1) 眼部:最初为暗适应时间长,以后视力减退,继而发展成夜盲症,眼干燥不适,可在近角膜旁球结膜处形成泡沫状小白斑,即比托斑;可出现角膜软化,溃疡,穿孔,甚至失明。

(2) 皮肤:皮肤干燥脱屑,角化增生,状似"鸡皮",头发干枯,易脱落,指(趾)甲脆薄多纹,易折断。

(3) 其他:体格及智力发育轻度落后,常伴营养不良,贫血和其他维生素缺乏。牙釉质发育不良,常伴呼吸道,消化道及泌尿道感染。

3. 实验室检查

(1) 血浆维生素 A 浓度 $<0.68\mu mol/l(20\mu g/dl)$,为缺乏;$<1.05\mu mol/l(30\mu mol/l)$,$>0.68\mu mol/l(20\mu g/dl)$为边缘缺乏;$>1.05\mu mol/l(30\mu g/dl)$为正常。

(2) 相对量反应试验(RDR)$>20\%$为维生素缺乏症。测定方法为先测空腹血清维生素 A 的浓度 A_0,随早餐服维生素 A450μg,5 小时后于午餐前复查血浆维生素 A(A_5),将数值带入公式 RDR-$(A_5$-$A_0)/A_5\times100\%$。RDR 对临床诊断维生素 A 缺乏有诊断意义。

(3) 尿沉渣中可见过多角化上皮细胞,生理盐水拭刮结膜涂片,镜下可见角质上皮细胞。

【治疗】

1. 去除病因 治疗原发病,给予富含维生素 A 和胡萝卜素的饮食。

2. 维生素 A 的治疗 轻者可每日口服维生素 A 5000U;重者或者消化道障碍者,可用维生素 A 水剂每日 10000～50000U 分次口服,症状改善后减量;也可用维生素 A,D 油剂,每日 1ml (每支 0.5ml 含维生素 A 25000U,维生素 D 2500U),深部肌内注射,3～5 天后改为口服,据报道同时口服维生素 E 可提高疗效,治疗中应避免维生素 A 过量而中毒。

3. 治疗眼部病变 应请专科医师共同处理。双眼可滴消毒的鱼肝油及 0.25％氯霉素眼药水。用 0.5％红霉素软膏或金霉素眼膏防止继发感染;角膜溃疡患者加滴 1％阿托品扩瞳以防止虹膜脱出及粘连;治疗护理时动作要轻柔,切忌压迫眼球以免角膜穿孔。

二、维生素 D 缺乏症

【诊断】

1. 病史有光照不足史 摄入不足史;生长过速史;如早产儿或双胎儿体内维生素 D 储存不

足,且出生后生长速度过快,易发生维生素 D 缺乏性佝偻病;有胃肠病史;严重肝、肾损害病史;长期服用药物及糖皮质激素等用药史。

2. 临床表现

(1) 初期:多见 6 个月以内,特别是＜3 个月的婴儿,主要为神经兴奋性增高等非特异性表现,如易激惹、烦躁、夜啼、多汗等。查体可见枕秃,此期无骨骼病变。X 线可正常或钙化带稍模糊。血生化:血钙、血磷降低,血清碱性磷酸酶正常或轻度增高,血清 $25-(OH)D_3$ 含量下降。

(2) 激期:初期症状进一步加重,出现甲状腺功能亢进,钙、磷代谢失常和典型的骨骼改变。严重低磷可导致肌肉糖代谢障碍,使全身松弛,乏力,出现运动功能发育落后等表现。查体可见颅骨软化(多见于＜6 个月婴儿),方颅(7～8 月),1 岁左右可见肋骨串珠,郝氏沟,漏斗胸,鸡胸,手、足镯及 O 形腿等改变。X 线长骨片显示骨骺端钙化带消失,成杯口状,毛刷样改变,骨骼软骨带增宽(＞2mm),骨质疏松,骨皮质变薄,可有骨干弯曲畸形或青肢骨折,骨折可无临床症状。血生化改变:血钙、磷浓度明显下降;血清碱性磷酸酶明显升高,血 TPH 增高,血清维生素 D 含量下降明显。

(3) 恢复期:患儿经治疗和日光照射后,临床症状和体征逐渐减轻,消失;骨骼 X 线影像在治疗 2～3 周后有所改变,出现不规则的钙化线,以后钙化带致密增厚,骨质密度逐渐恢复正常,血钙、磷逐渐恢复正常,碱性磷酸酶约需 1～2 月降至正常水平。

(4) 后遗症期:无任何临床症状,重度佝偻病可残留不同程度的骨骼畸形,多见于＞2 岁的儿童。无任何临床症状,骨骼干骺端活动性病变不复存在,血生化正常。

3. 血清学检查　血清 $25-(OH)D_3$ 在早期明显降低为可靠的诊断标准。其正常值为 20～125μmol/l。当＜8μg/ml 为维生素 D 缺乏症。

【鉴别诊断】

1. 先天性甲状腺低下　患儿智力低下,有特殊面容。血清 TSH、T_4 测定可资鉴别。

2. 软骨营养不良　本病出生时即可见四肢粗短、头大、前额突出、腰椎前突、臀部后突。根据特殊的体态(粗肢型矮小)和骨骼 X 线检查可做出诊断。

3. 其他　此外尚需与其他原因所致的继发性佝偻病鉴别,如家族性低磷血症、远端肾小管酸中毒、维生素 D 依赖性佝偻病、肾性佝偻病、肝性佝偻病等鉴别。

【治疗】

1. 一般治疗　加强护理、合理喂养、坚持户外活动、防治可导致维生素 D 缺乏的各种疾病。

2. 药物治疗

(1) 初期(轻度):可每天口服维生素 D 1000～2000U,如有低钙症状可静脉或口服补钙。激期(中重度):中度每日 3000～4000U,重度每日 5000～6000U。国外报道用 $1,25-(OH)_2D_3$ 0.5～0.2μg/d 口服,与维生素 D 2000～6000U/d 获得同等疗效。恢复期:同初期。

(2) 对有并发症的佝偻病或无法口服者,轻度可一次肌内注射维生素 D 30 万 U、15 万 U,中重度 20 万～30 万 U。一个月后复查,痊愈期同初期治疗。

(3) 钙剂:应同时加用钙剂,尤其是 3 个月内小婴儿或有过手足抽搐病史者,肌内注射维生素 D 制剂前宜先用钙剂 2～3 日。

3. 其他治疗　加强体格锻炼,改善骨骼畸形,对骨骼畸形严重的后遗症期患儿可外科手术矫治。

【预防】

孕妇多做户外运动,饮食中应含有丰富维生素 D,新生儿出生 2 周后每日给予生理量维生素 D(200～400U/d),生长发育高峰期的婴幼儿应采取综合性预防措施。

(赵丽艳)

第二节　新生儿及新生儿疾病

一、新生儿窒息

【诊断】

1. 病史　出生前有宫内窘迫史,出生时有羊水3度污染,或异常分娩史。

2. 新生儿窒息　新生儿出生时无呼吸或呼吸抑制者或出生时无窒息,而数分钟后出现呼吸抑制者称为新生儿窒息。

3. Apgar评分　4~7分为轻度窒息,0~3分为重度窒息。

4. 新生儿重度窒息　①Apgar评分:1分钟≤3分,5分钟≤6分。②抢救10分钟以上建立自主呼吸者。③需人工呼吸、正压给氧2分钟以上者。

【治疗】

1. 复苏　对于新生儿出生时有呼吸抑制者,要进行复苏。对于有胎儿宫内窒息、羊水3度污染、出生时无活力的新生儿,出生时要进行气管插管,反复冲洗气道,直到吸出液清亮为止。对于入室后的新生儿出现呼吸暂停,心动过缓或发绀(呼吸评分为7分者,也要进行复苏)。

2. 方案　要求复苏人员做到分秒必争,在20秒内完成气管插管术,同时采取ABCDE方案:①建立通畅的呼吸道。②建立有效的呼吸。③建立有效的循环。④药物治疗。⑤评价和监护。

3. 其他　复苏后注意观察生命体征及多脏器功能损害的监护和治疗,维持内环境稳定,必要时营养支持治疗。

二、新生儿缺氧缺血性脑病

【诊断】

有明确的可导致胎儿宫内窘迫的病史,及胎儿宫内窘迫的表现,羊水3度污染。出生后12小时内,有意识障碍,肌张力改变,原始反射异常。病情较重时可有惊厥或频繁发作惊厥,因脑水肿出现囟门张力增高。重症病例可出现脑干症状,如呼吸节律不齐等中枢呼吸衰竭表现;瞳孔改变部分患儿出现眼球震颤。应注意和产伤性颅内出血区别,并需除外宫内感染性脑炎和中枢神经系统先天畸形及电解质紊乱。根据病情及病程将此病分为轻、中、重度。

【治疗】

1. 三项维持(支持)治疗　①维持良好的通气、换气功能,使血气和pH在正常范围内。②维持全身和各脏器足够的血液灌注,使心率和血压保持在正常范围。③维持血糖在正常高值,以保证神经细胞代谢所需。

2. 三项对症治疗　①控制惊厥:首选苯巴比妥,首次剂量20mg/kg,维持量3~5mg/(kg·d),用到症状明显好转停药。②降低颅内压:6小时内用呋塞米1mg/kg;6小时后用甘露醇4~6小时1次,3天内输液量控制在60~80ml/(kg·d)。③消除脑干症状:纳洛酮0.05~0.1mg/kg,用2~3天停药。④用脑细胞代谢激活剂:胞磷胆碱、脑活素等神经营养因子及丹参。⑤中重度缺氧缺血性脑病应进行新生儿期后的随访,早期干预和治疗。

三、新生儿败血症

新生儿败血症(neonatal septicemia)指病原菌侵入婴儿血循环,在其中生长、繁殖、产生毒素,由此造成全身各系统的严重病变,需排除引起这种异常生理状态的非感染因素。出生后3天内发病者常为胎内或产程中感染,以大肠埃希菌和B组溶血性链球菌多见;3天以后发病则往往与内环境污染有关,除金黄色葡萄球菌外,其他有克雷白杆菌、变形杆菌等。

【诊断】

1. 病史 母亲多有产前或临产感染、胎膜早破、羊水污染、产程延长等病史。患儿常有脐部感染或皮肤黏膜破损史。

2. 临床表现 症状常不典型,一般表现为反应低下,嗜睡、不哭、不动、体温不稳、体重不增等;足月儿体温正常或升高,早产儿体温不升,以下特殊表现常提示败血症的可能性。

(1) 黄疸常见:在生理性黄疸期间黄疸加重或消退后复现,常伴有肝大,严重者有核黄疸表现。

(2) 皮肤表现:有时可见蜂窝织炎、脓肿、瘀点、红斑等,紫罗兰色皮损且中心有坏死者常为绿脓杆菌感染,严重时有出血倾向,如抽血后针孔渗血、呕血、便血及肺出血等。

(3) 休克表现:重症患儿有心动过速、心律失常和外周循环灌注不良,脉细速,皮肤呈大理石花纹状,尿少或尿闭,低血压,如出现硬皮症为不良预兆。

(4) 其他:胃肠功能紊乱,有畏食、呕吐、腹胀,重症可出现中毒性肠麻痹,呼吸窘迫表现为气急、青紫、呼吸不规则或暂停。

(5) 易合并脑膜炎、骨髓炎、化脓性关节炎和深部脓肿等。

3. 实验室检查

(1) 以下 5 项化验中,有 2 或 3 项以上阳性则提示感染可能性大。①杆状菌/中性粒细胞之比值≥0.2。②白细胞计数$<5\times10^9$/L。③C-反应蛋白升高(≥15mg/ml,微量法＋＋～＋＋＋)。④第 1 小时血沉≥15mm。⑤乳胶亲血色球蛋白阳性(25mg/dl)。

(2) 周围血象:多数有白细胞总数增高,中性粒细胞增高,核左移及中毒颗粒。严重病例白细胞计数可明显减少。血小板计数常降低。血红蛋白及红细胞计数常下降。

(3) 血培养:抽血时须严格消毒,有条件者可在不同部位抽取 2 份血样本送培养,或 1 份血注入 2 个营养瓶,同时作厌氧菌及 L 型细菌培养,必要时行脑脊液及尿培养。

(4) 局部病灶细菌培养和涂片检查有参考意义。尤其在 2 或 3 处找到同一病原时有意义。

【治疗】

1. 抗生素治疗 当临床及实验室检查结果提示有细菌感染时,需在抽血送血培养后立即开始应用杀菌性抗生素。在病细菌不明确时,一般采用联合用药。

(1) 如在 1 周内发病,尤其是 3 天内发病者,可选用氨苄西林 50mg/(kg·次)。每日 2 次静脉滴注,加氨基糖苷类,如尼泰欣 4～8mg/(kg·d)每日 1 次静脉滴注。或者选用第 3 代头孢菌素,如头孢噻肟 50mg/(kg·次),每日 2 次静脉滴注;或头孢曲松 50～100mg/(kg·d),每日 1 次静脉滴注。

(2) 1 周以后发病者,以葡萄球菌感染可能性大,可用万古霉素 10～15mg/(kg·次),每日 2 次静脉滴注;铜绿假单胞菌首选头孢拉定 50mg/(kg·次),1 日 2 次静脉滴注;厌氧菌首选甲硝唑,每次 15mg/kg,每日 3～4 次,24～48 小时后每次 7.5mg/kg 静脉滴注。

(3) 泰能为新型 β 内酰胺类抗生素,对绝大多数 G 阳性及 G 阴性需氧菌和厌氧菌有强大杀菌作用,每次 20mg/kg(≤36 周)或每次 20～30mg/kg(≥36 周),每日 2 次静脉滴注。

2. 支持疗法 ①保暖、供氧、及时纠正水、电解质紊乱和酸中毒。②少量多次输血或血浆,丙种球蛋白 500mg/kg,每日 1 次,共 3～5 次。

3. 对症治疗 有心功不全加用地高辛,有高胆红素血症及时光疗或换血,有休克者用肾上腺皮质激素及多巴胺等;合并 DIC 者可应用肝素。

四、新生儿低钙血症

【诊断】 婴幼儿无热惊厥,反复发作。发作后清醒而无其他神经体征。血清总钙<1.75～

1.88mmol/L,离子钙<1.0mmol/L。

【治疗】

1. 急救处理 ①控制惊厥或喉痉挛,水合氯醛或地西泮。②吸氧和保持呼吸道通畅。

2. 钙剂治疗 10%葡萄糖酸钙5~10ml加等量10%葡萄糖缓慢静脉注射(10分钟以上),每日1~2次,直至惊厥停止后改为口服钙。若伴有低镁血症,可给25%硫酸镁0.25ml/kg,肌内注射,6小时1次,直至症状控制。

3. 维生素D治疗 症状控制后用维生素D治疗量。

五、小于胎龄儿

【诊断】 根据新生儿出生时的体表特征及母亲的末次月经判断新生儿的胎龄。根据该新生儿出生时体重在同龄儿平均体重的第10百分位数以下,或低于平均体重2个标准差可诊断。

【治疗】

1. 病史 进一步了解其母亲的孕期情况及家族情况。

2. 准备 产前应做好复苏准备。

3. 保暖 娩出时必须在30℃以上的温暖环境下处理并必要时复苏。注意保暖。

4. 吸氧 复苏后或有呼吸困难和青紫者须及时给予氧吸入。

5. 预防低血糖 早期喂养是预防低血糖的有效措施,对于体重低、口喂量不足,可静脉补充葡萄糖或给静脉高营养液。

6. 其他并发症的治疗 有缺氧窒息史者应及早纠正酸中毒。如出现低钙血症应静脉注射葡萄糖酸钙。有红细胞增多症症状者,可作交换输血治疗。

7. 防治感染

8. 其他 智能训练,长期随访。

六、新生儿肺透明膜病

【诊断】

1. 病史 本病见于早产儿及糖尿病母亲所生的新生儿。出生时哭声正常,出生后不久即出现呼吸频率增快、呻吟、吸气三凹征、并进行性加重,继而呼吸不规则、呼吸暂停、青紫,甚至呼吸衰竭。

2. 体检 早产儿貌,呼吸频率80~100次/分,鼻煽、呻吟、吸气三凹征、两肺呼吸音减低,严重者面色青灰。

3. X线检查 有肺透明膜病的响应改变(4级)。根据X线表现严重度将病情分为4级:Ⅰ级,仅有小颗粒状阴影的轻微改变;Ⅱ级,支气管充气征越过心脏边缘;Ⅲ级,病变进一步加重,心隔模糊不清;Ⅳ级,普通密度增加,称"白肺"。

4. 羊水或胃液泡沫振荡试验 出生后立即做羊水或胃液泡沫振荡试验,提示阳性。

【治疗】

1. 护理 按早产儿加强护理。监测患儿生命体征。置患儿在中性温度的暖箱内,适度在50%左右为宜。保持呼吸道顺畅,注意液体进入量及营养。

2. 呼吸支持 ①持续气道正压呼吸(CPAP),用于轻型及早期患儿。②机械通气:用于CPAP治疗无效、频发呼吸暂停、Ⅱ型呼吸衰竭。

3. 肺表面活性物质(PS)替代疗法 应早期给药,每次剂量为100~200mg/kg,可用2~3次,每次间隔约6~12小时,经气管内给药。

4. 并发症的治疗　动脉导管未闭时可用吲哚美辛,共用 3 剂,持续肺动脉高压可吸入 NO 治疗,常用 20ppm。

5. 保持内环境稳定　保暖、纠酸、控制液体量、保证能量的供给、维持心肾的功能。

6. 预防感染

七、新生儿肺炎

【诊断】

1. 病史　产前吸入污染的羊水或孕母感染经胎盘传给胎儿;产时吸入母亲阴道的分泌物;产后经皮肤、脐带、消化道、呼吸道等途径感染。

2. 临床表现　产前感染多在 24 小时内发病,出现呼吸增快、呻吟、体温不升、黄疸加重、口周发绀;出生后感染肺炎与感染时间有关,可表现为吐奶、呛奶、口吐泡沫、呼吸急促、鼻翼煽动、呼吸困难及三凹征,严重可出现呼吸衰竭或心功能衰竭的表现。查体:双肺呼吸音粗糙,有或无干湿性啰音。

3. X 线检查　可确定诊断肺炎。

4. 实验室检查　血常规、病原学检查、血气分析。

【治疗】

1. 加强护理　保证适中温度,早产儿及体温不升者应放置在暖箱内。

2. 供氧　可根据病情采用鼻罩、口罩或头罩给氧,更严重者可机械通气,使 PaO_2 维持在 $6.7\sim9.8kPa(50\sim70mmHg)$、$SaO_2$ 维持在 $87\%\sim95\%$。

3. 物理治疗　体位引流、胸部叩击及吸痰以协助分泌物排出。肺部病变广泛,出现呼吸衰竭者可用呼吸机治疗。

4. 病原体治疗　根据病情及病原体选择合适的抗生素。对所有患儿应做咽拭子或其他病灶分泌物培养及细菌药敏试验,以便有针对性的使用有效抗生素。

5. 支持治疗　供给足够的营养及液体,病情轻者可少量多次喂养,重症患者可鼻饲,不能进食者静脉补充。

6. 对症处理并防治并发症　烦躁不安者用镇静剂;及时纠正低血糖及低血钙;发生脓胸及脓气胸时立即抽气或插管引流;发生心力衰竭立即抗心力衰竭处理。

八、新生儿出血症

【诊断】　多于出生后 2～5 天发病,早产儿可迟至 2 周发病。出血为主要症状,常见脐出血、呕血、便血。皮肤瘀斑,偶有颅内出血,少见肺、心包、肾、腹腔、阴道等处出血。出血后引起不同程度贫血。化验示凝血酶原及部分凝血酶的时间长,而出血时间、血小板计数正常。

【治疗】

1. 一般治疗　有消化道出血时应禁食,待便血控制粪潜血阴性后给予喂养。

2. 特殊治疗　①维生素 K 疗法 5～10mg/d,静脉注射,连用 3 天。②输新鲜血:重症出血者输新鲜全血,按 10～20ml/(kg·次),可及时补充凝血因子,纠正低血压和贫血。

九、新生儿低血糖

【诊断】　全血血糖＜2.22mmol/L(40mg/dl),即为低血糖诊断标准。

【治疗】　出生后能进食者应提倡尽早喂养,根据病情给予 10% 葡萄糖或吸吮母乳。早产儿或窒息儿尽快建立静脉通路,保证葡萄糖输入。静脉注射葡萄糖时应严格执行输注量及速度,应用输液泵控制并每小时观察记录 1 次。定期检测血糖,及时调整输注量及速度,防止治疗过程中发生医源性高血压症。有症状患儿应静脉输注葡萄糖。对持续或反复低血糖静脉注射葡萄糖外,结合病情予氢化可的松静脉滴注。胰高血糖素肌内注射或泼尼松口服。

十、早 产 儿

【诊断】 胎龄不足 37 周的活产婴儿,体重低。

【治疗】 早产儿生活能力差,抵抗力低下,需加强护理。

1. 保暖 早产儿室应保持在 24～36℃,相对湿度 50%～60%,出生后即擦干婴儿,放在保温床上处理。以后将婴儿至于保温箱中,维持中性温度,一般在 32～35℃ 之间,根据婴儿体温及日龄随时调节,使皮肤温度保持在 36.5℃ 左右。

2. 喂养 以母乳喂养或用早产儿配方奶为宜,胎龄大于 32 周、婴儿能协调地吮吸和吞咽及临床情况稳定者,可直接由母亲抱喂婴儿。不会吮吸和吞咽者可用滴管和小匙喂乳或用胃管喂养、体重过低或一般情况差者,可推迟喂养,用静脉营养。早产儿喂养需耐心,开始阶段喂乳量需耐心,开始阶段喂乳量根据早产儿的耐受能力,以不发生呕吐为原则,待喂乳量增加后则需注意蛋白质和能量的供给。早产儿对能量和水分的需要量有较大的差异,不可硬性规定,每日所需能量最多可达 160～180kcal/kg(668.8～753.1kJ/kg)。从出生后第 3 周开始加维生素 C,每日 50mg,维生素 D 每日 1000U 左右。为预防出血症,出生后第 1 天肌内注射维生素 K,每日 1～5mg,连用 3 天。为预防早产儿贫血,出生后第 2 天注射维生素 E,每日 50mg,连用 2～3 天,或口服维生素 E,每日 20～30mg/kg,共 2～3 月第 5 周起可加铁剂。

3. 预防感染 加强对脐部,皮肤褶皱及臀部的护理,一旦出现微小感染灶,即应引起重视,并认真处理。在新生儿或婴儿室工作的医护人员,都必须健康,发生感染性疾病即应暂时隔离,不能与早产儿接触。

4. 供氧 勿常规使用,尽在发生呼吸困难和青紫时才予吸氧,且不宜长时间持续使用。氧浓度以 30%～40% 为宜。浓度过高、吸氧时间过长容易引起晶体后纤维组织增生,导致视力障碍。供氧方式依早产程度和呼吸功能而定。如缺氧较轻,可用面罩给氧。如无效,但自主呼吸有力者,可采用持续气道加压呼吸。若呼吸功能差,或频繁出现呼吸暂停者,可采用机械通气,以维持动脉血氧分压在 6.7～10.7kPa。呼吸暂停发作时可采用弹足底或托背呼吸,无效时可用氨茶碱等静脉滴注或静脉注射。同时给予氧气吸入。

5. 早产儿出院标准 出院标准包括:①体重增至 2000g 以上;②在不吸氧的情况下无呼吸暂停;③能自己吮吸乳汁;④不在温箱保暖的情况下能维持体温稳定;⑤全身没有病理情况。早产儿出院后要定期随访。

十一、新生儿黄疸及溶血病

【诊断】

1. 病史 要注意询问:黄疸出现时间、进展速度,母亲既往妊娠史(流产、死胎),神经系统改变(嗜睡、拒乳、高热、肌张力增高、角弓反张)。

2. 体格检查 全身皮肤黄染明显,皮肤苍黄,肝脾不同程度肿大。合并胆红素脑病时神经系统检查:意识状态抑制,囟门张力增高,双眼有凝视,四肢肌张力亢进,成角弓反张。

3. 辅助检查 溶血试验,血常规,肝功能检查。

4. 鉴别诊断 先天性肾病,新生儿贫血,生理性黄疸。

【治疗】

1. 产前治疗 减轻溶血对胎儿的损害,避免发生流产、死胎。

（1）血浆置换：对 Rh 抗体效价明显增高、但又不易提前分娩的孕妇进行血浆置换。以换出抗体，减少胎儿溶血。

（2）宫内输血：对胎儿水肿，胎儿血红蛋白<80g/L，肺未成熟者，将与孕妇血清不凝集的红细胞在 B 超下注入脐血管或胎儿腹腔，以纠正贫血。

（3）孕妇口服苯巴比妥：孕妇在产前 1～2 周口服苯巴比妥诱导胎儿葡萄糖醛酸转移酶的产生增加，减轻新生儿黄疸。

（4）提前分娩：既往有输血，死胎流产和分娩史的 Rh 阴性孕妇，本次妊娠中 Rh 抗体效价升高至 1：32 或 1：64 以上，羊水胆红素增高且 L/S≥2，提示胎肺已成熟者，可考虑提前分娩。

2. 出生后新生儿治疗 降低血清未结合胆红素，预防胆红素脑病。

（1）光照疗法：未结合胆红素在光照作用下，转变成水溶性异构体，经胆汁和尿液排出。波长 427～475nm 的蓝光和波长 510～530nm 的绿光效果好。指征：一般患儿血清总胆红素≥205μmol/L，ELBW>85μmol/L，VLBW>103μmol/L；溶血病患儿血清总胆红素>85μmol/L。不良反应：发热，腹泻，皮疹，核黄素缺乏症，青铜症。为改善上述症状可停止光疗，补充水分，核黄素和钙剂。

（2）药物治疗

1）供给清蛋白：1g/kg，以增加胆红素和清蛋白的结合，防止胆红素脑病。

2）纠正酸中毒：应用 5‰NaHCO$_3$，有利于胆红素和清蛋白的结合。

3）肝酶诱导剂：苯巴比妥 5mg/(kg·d)，分两次口服，共 4～5 次。尼可刹米 100mg/(kg·d)，每日 2～3 次。

4）静脉用免疫球蛋白：1g/kg，抑制吞噬细胞破坏红细胞。

（3）换血疗法

1）作用：换出抗体，致敏的 RBC；胆红素；纠正贫血，防止心力衰竭。

2）指征：①产前已明确诊断，出生时脐血总胆红素>68μmol/L，Hb<120g/L，伴水肿，肝脾大，心衰者；②出生后 12 小时内胆红素上升，每小时>12μmol/L(0.7mg/dl)；③已有胆红素脑病早期表现者。早产儿或上一胎溶血严重者，指征应放宽。

3）血源：Rh 溶血病选择 Rh 与母亲相同、ABO 系统与新生儿相同的血液。ABO 溶血病选用 AB 型血浆，O 型红细胞混合血。

4）换血量：150～180ml/kg 约为患儿血量的 2 倍。

5）途径：经脐静脉插入导管换置。

3. 预防 Rh 阴性分娩 Rh 阳性婴儿 72 小时内，肌内注射抗 RhD IgG 300μg，以避免红细胞被致敏。

十二、正常足月儿

1. 保暖 新生儿出生后应立即擦干全身，放保暖台上，室温控制在 20～22℃，并且阳光充足，保持适当的温度，使体温控制在 36.5～37.5℃。

2. 喂养 新生儿出生后 15 分钟即开始吮吸母亲乳头，已使母亲尽早泌乳，出生后 4～6 小时即开始喂养，尽量母乳喂养，不定时，不定量。有母乳喂养绝对禁忌证者给予婴儿配方奶粉喂养。

3. 预防感染 ①工作人员应身体健康，主要个人卫生，严守无菌操作规程及消毒隔离制度，护理检查每个婴儿前后洗手。②皮肤护理：新生儿每天洗澡，并每天进行眼部、耳朵、口腔、脐带等处的消毒护理，皮肤褶皱处撒少许婴儿爽身粉。注意臀部的护理，防止皮肤溃烂感染。③新生儿室用湿法进行清洁，并定期大扫除，建立消毒隔离制度，并进行隔天 1 次紫外线消毒。④禁止家属探视,减少交叉感染机会。

4. 预防出血 出生后 3 天内常规肌内注射维生素 K1mg/d 连用 3 天,防止新生儿自然出血症。

5. 预防接种 出生后 24 小时内常规接种卡介苗及乙肝疫苗,并进行先天性甲状腺功能低下、苯丙酮尿症及先天性髋关节脱位、先天性耳聋的筛查。

6. 其他 每天新生儿科医师常规检查新生儿,了解其一般状况及有无异常情况。

(赵丽艳)

第三节 结缔组织疾病
一、川 崎 病

川崎病又称皮肤黏膜淋巴结综合征,是一种以全身血管炎变为主要病理特点的急性发热性出疹性小儿疾病。易累及中等大小动脉特别是冠状动脉。

【诊断】

(1) 不明原因发热持续 5 天以上,抗生素治疗无效。

(2) 双眼球结膜弥漫性充血。

(3) 口唇或口腔变化中至少有下述改变中的一项:①口唇潮红、干燥、皲裂;②舌乳头突起,杨梅舌;③口咽黏膜充血。

(4) 病初(1～9 天)手指和(或)足趾硬性肿胀,掌跖潮红;恢复期(9～21 天)出现指趾端膜状脱屑;肛周脱屑发生更早。

(5) 全身多形性充血皮疹,无水疱及结痂。

(6) 颈淋巴结非化脓性肿大,多为双侧,直径达 1.5cm 或更大。

以上 6 项中具备 5 项即可诊断,如有 4 项主要症状,二维超声心动图或冠状动脉造影查出冠状动脉瘤或扩张,亦可确诊。血沉加快,C-反应蛋白阳性支持诊断。

【治疗】

1. 阿司匹林 服用剂量每天 30～100mg/kg,分 3～4 次。热退后 3 天逐渐减量,约 2 周左右减至每日 3～5mg/kg,一次顿服,维持 6～8 周,如有冠状动脉病变时,应延长用药时间,直至冠状动脉恢复正常,有巨大冠脉瘤者服药时间可能终身小剂量服用。

2. 大剂量丙种球蛋白静脉滴注 推荐在病程 10 天内使用,最佳用药时机为病程第 5～7 天,剂量为 1～2g/kg。

3. 糖皮质激素 剂量为每天 2mg/kg,用药 2～4 周,逐渐减量停药。对丙种球蛋白抵抗患儿,有人也建议用大剂量甲基泼尼松龙静脉冲击治疗,每天 30mg/kg,用药 1～3 天,直至急性期症状缓解。

4. 抗凝治疗 如双嘧达莫每天 3～5mg/kg,可减轻血小板 凝聚及血管炎症反应。有冠脉病变特别是巨大冠脉瘤患儿可在密切观察情况下使用肝素类药物。

5. 其他治疗 可根据情况给予对症及支持治疗,如补充液体、护肝、控制心力衰竭、纠正心律失常等,有心肌梗死时应及时进行溶栓治疗,应用抗生素治疗合并感染。

二、风 湿 热

风湿热是 A 组乙型溶血性链球菌咽峡炎后的免疫性炎性疾病,病变累及全身结缔组织,心脏损害尤为严重,是儿童和青少年后天性心脏病中最常见的病因之一。

【诊断】 风湿热诊断主要依靠临床表现,缺乏特异性的诊断方法。在确定链球菌感染证据的前提下,有两项主要表现或一项主要表现伴两项次要表现即可作出诊断。

1. 主要表现 ①心脏炎;②多关节炎;③舞蹈病;④环形红斑;⑤皮下小结。

2. 次要表现 ①发热;②关节痛;③血沉增高;④CRP 阳性;⑤P-R 间期延长。

3. 链球菌感染证据 ①咽拭子培养阳性;②链球菌抗原试验阳性;③抗链球菌抗体滴度升高;④白细胞总数和中性粒细胞增高。

【治疗】 急性风湿热应早期诊断、合理治疗,以控制严重症状并防止疾病复发。

1. 注意休息 急性期无心脏炎患儿卧床休息 2 周或至急性症状消失。心脏炎无心力衰竭患儿卧床休息 4 周,于 4 周内逐渐恢复活动。伴充血性心力衰竭患儿需卧床休息至少 8 周,在以后 2~3 个月内逐渐增加活动量。

2. 控制链球菌感染 应用青霉素治疗 10 天。

3. 抗风湿热治疗 糖皮质激素和阿司匹林均有退热,抑制关节症状及控制心脏炎作用。心脏炎时宜早期使用泼尼松,每天 2mg/kg,每天最大量≤60mg,分次口服,2~4 周后减量,总疗程 8~12 周;无心脏炎患儿可用阿司匹林,每天 100mg/kg,每天最大量≤3g,分次服用,2 周后逐渐减量,疗程 4~8 周。

4. 对症治疗 有充血性心力衰竭时,给予大剂量糖皮质激素,可给予利尿剂和血管扩张剂。舞蹈病时可用苯巴比妥、安定等镇静剂。

三、幼年型类风湿性关节炎

幼年类风湿性关节炎是儿童时期常见的风湿性疾病,以慢性关节滑膜炎为主要特征,伴全身多脏器功能损害。是小儿时期残疾或失明的重要原因。

【诊断条件】 无特异诊断依据,诊断主要依靠临床表现。分全身症状或关节症状持续 6 周以上,能排除其他疾病者,应考虑此病。

(1) 起病年龄在 16 岁以下。

(2) 一个或多个关节炎。关节炎为:①关节肿胀或关节腔积液;②具备以下症状之 2 项或多项(活动受限、活动后疼痛或关节触痛、关节局部发热)。仅有关节痛或触痛不能诊断为关节炎。

(3) 关节炎症状至少持续 6 周以上。

【分型标准】 根据病程最初 6 个月内的临床表现及受累关节数将 JRA 分为 3 型。

1. 全身型 具备下列 3 项并除外其他疾病可确诊。①每日弛张高热,至少持续 2 周以上;②随发热隐现的不固定的一过性红色皮疹;③单发或多发性关节炎,关节炎可能在起病后几周或几个月才出现。如只具备上述 3 条中的 2 条,尤其是缺乏之、客观关节炎症状者,属疑诊全身型 JRA。

2. 多关节炎型 病初 6 个月内受累关节数≥5 个,全身症状轻微,无弛张高热,可有低热、类风湿结节和肝、脾肿大。根据类风湿因子阳性和阴性分为两个类型。

3. 少关节型 病初 6 个月内受累关节数≤4 个,多为大关节受累。

(1) 少关节Ⅰ型:女孩多见,起病年龄多在 4 岁前,无弛张高热,约半数发生慢性虹膜睫状体炎,可致盲。

(2) 少关节Ⅱ型:男孩多见,起病年龄>8 岁,部分患儿发生急性虹膜睫状体炎,但不易致盲。

【治疗】

1. 一般治疗 不主张过多地卧床休息。宜鼓励患儿参加适当的运动,定期进行裂隙灯检查以发现虹膜睫状体炎。心理治疗也很重要,应克服患儿因慢性疾病或残疾造成的自卑心理。

2. 药物治疗

（1）非甾体类抗炎药

1）阿司匹林：剂量 60～80mg/(kg·d)，分 3～4 次口服。总剂量不超过 3.6g/d。病情缓解后逐渐减量。以最低临床有效剂量维持，可持续数年。

2）布洛芬：剂量为 30～40mg/(kg·d)，分 4 次口服。

3）萘普生：剂量为 15～20mg/(kg·d)，半衰期 14 小时。宜分 2 次口服。

4）双氯芬酸钠：剂量为 0.5～3mg/(kg·d)。

5）消炎痛：剂量为 1～3mg/(kg·d)，分 3～4 次口服。对全身型控制发热有效。

6）尼美舒利：剂量为 50～100mg/次，2～3 次/天。

（2）缓解病情抗风湿药 即二线药物，又称慢作用抗风湿药。

1）羟氯喹：剂量 5～6mg/(kg·d)，不超过 0.25g/d，分 1～2 次服用。疗程 3 个月～1 年。

2）柳氮磺吡啶：50mg/(kg·d)，服药 1～2 个月即可起效。

（3）糖皮质激素：不能阻止关节破坏，长期使用不良反应太大，而一旦停药将会严重复发。因此，糖皮质激素不作为首选或单独使用的药物。应严格掌握指征。

糖皮质激素的适应证：①多关节型：对 NSAIDs 和 DMARDs 未能控制的严重患儿。②全身型：非甾体抗炎药物或其他治疗无效的全身型可加服泼尼松 0.5～1mg/(kg·d)(≤40mg/d)，一次顿服或分次服用。③少关节型：可酌情在单个病变关节腔内抽液后，注入醋酸氢化可的松混悬剂局部治疗。④虹膜睫状体炎：轻者可用扩瞳剂及糖皮质激素眼药水点眼。对严重影响视力患者，除局部注射糖皮质激素外需加泼尼松口服。

（4）免疫抑制剂

1）甲氨蝶呤：10mg/m²，每周 1 次顿服。服药 3～12 周即可起效。

2）其他免疫抑制剂：可选择使用环孢素 A、环磷酰胺、来氟米特和硫唑嘌呤、雷公藤多甙。但其治疗 JIA 的有效性与安全性尚需慎重评价。

（5）其他：大剂量 IVIG：治疗难治性全身发病型 JIA 的疗效尚未能得到确认。抗肿瘤坏死因子-α 单克隆抗体：对多关节型 JIA 效果好。正清风痛宁、帕夫林、湿热痹冲剂和尪痹冲剂等。

3. 理疗 对保持关节活动，肌力强度是极为重要的。尽早开始保护关节活动及维持肌肉强度的锻炼，有利于防止发生或纠正关节残废。

四、过敏性紫癜

过敏性紫癜是儿童时期最常见的系统性血管炎之一。主要病变在全身小血管。临床特点为血小板不减少性紫癜，常伴关节炎或关节痛、腹痛、胃肠道出血及尿血、蛋白尿、肾炎等。

【诊断】

1. 病史 多有感染、食物、药物、花粉、虫咬、疫苗接种等病史。

2. 有典型特征性皮肤紫癜 皮肤紫癜多见于下肢及臀部，对称分布，分批出现，较重者累及上肢及躯干。紫癜大小不等，呈紫红色，高出皮面，可伴有荨麻疹、血管神经性水肿。结合关节、胃肠或肾脏症状以及反复发作史。

3. 血常规 全血白细胞及嗜酸性粒细胞增高，出血严重时，红细胞及血红蛋白降低。

4. 其他 血沉增快，CPR 可呈阳性，血清 IgA 增高。有肾损害时，可见血尿及蛋白尿。

【治疗】 无特效疗法，主要是对症和支持治疗。

1. 一般治疗 急性期应卧床休息，积极寻找和去除致病因素，补充维生素，注意保持水电解质平衡。如有感染，应给予有效抗生素或抗病毒药物。

2. 对症治疗 有荨麻疹或血管神经性水肿时，应用抗组胺药物和钙剂，还可静脉滴注西咪替丁,每天 20～40mg/kg。腹痛时应用解痉剂,消化道出血时应禁食,必要时输血。

3. 皮质激素和免疫抑制剂 单独皮肤或关节病变时,无激素使用指征。下列几种情况可使用激素。

(1)严重消化道病变、特别是出血时,可用强的松 1～2mg/(kg·d)口服或地塞米松、甲基泼尼松龙静脉滴注,症状缓解后可停用。

(2)严重紫癜性肾炎,表现为肾病综合征时,泼尼松 1～2mg/(kg·d),疗程 8 周以上。如表现为急进性肾炎时,甲基泼尼松龙冲击治疗。重症紫癜性肾炎激素效果不佳时,可加用免疫抑制剂如环磷酰胺、硫唑嘌呤或雷公藤多甙片等。

4. 抗凝治疗

(1)阻止血小板聚集和血栓形成的药物:阿司匹林 3～5mg/(kg·d),或 25～50mg/d,每天 1 次服用,双嘧达莫 3～5mg/(kg·d),分次服用。

(2)肝素:可使用小剂量肝素预防紫癜肾炎。肝素钠 120～150U/(kg·d)加入葡萄糖液中静脉滴注,每天 1 次,连续 5 天,或皮下注射肝素钙 10U/kg,连续 7 天。

(3)尿激酶:每天 1000～3000 U/kg 静脉滴注。

5. 其他 钙通道拮抗剂如硝苯地平每天 0.5～1.0mg/kg 分次服用。严重病例可使用大剂量静脉丙种球蛋白治疗。急进性肾炎或急性肾功能不全时可采用血浆置换及透析治疗。

(温玉玲)

第四节 感染性疾病

一、麻 疹

麻疹是由麻疹病毒引起的急性出疹性呼吸道传染病,临床上具有发热、结合膜炎、流涕、咳嗽、麻疹黏膜斑和全身斑丘疹,疹退后糠麸样脱屑并留有色素沉着等特征。

【诊断】 典型麻疹可借流行病学史,各期典型表现,恢复期疹退脱屑和色素沉着确立诊断,必要时辅以病原学检查,尤其是非典型麻疹者。

1. 前驱期 一般 3～4 天。发热、结合膜炎、上感样表现和柯氏斑。

2. 出疹期 持续 3～5 天。皮疹顺序:耳后发际→额面部→躯干和四肢。为玫瑰色斑丘疹,略高出皮面,疹间皮肤正常,可融合成片。出疹时体温升高,咳嗽加剧,肺部少量啰音,颈淋巴结和脾脏可轻度肿大。

3. 恢复期 皮疹按出疹顺序消退,疹退处有麦麸样脱屑并留有色素沉着。全身情况好转,体温下降,呼吸道症状消失,整个病程 10～14 天。

【治疗】

1. 一般护理 ①患儿可在家隔离,直至出疹后 5 天,并发肺炎者延长至 10 天。②居室经常通风,保持适宜的温度及湿度。③卧床休息并进食富含营养、易消化的流质或半流质食物。注意补充多种维生素,尤其是维生素 A、维生素 D。

2. 对症治疗 ①咳嗽者用镇咳祛痰药,烦躁者予镇静药。②发热时及时退热。③不能进食者可静脉补液,体弱者,可使用丙种球蛋白。

3. 并发症的治疗

二、水 痘

水痘是一种传染性很强的出疹性疾病。其临床特点为皮肤和黏膜相继出现和同时存在丘疹、水疱疹、结痂等各类皮疹。

【诊断】 根据流行病学资料和典型水痘皮疹特征,可做出临床诊断。必要时可做病原学检查。10~24 天前有水痘接触史。在同一时期内查见丘疹、疱疹、结痂疹、痂盖等不同类型的皮疹。皮疹呈向心性分布。疱疹位置较浅,囊比较薄,内含透明液体。

【治疗】

1. 一般治疗 应严密隔离,注意手和皮肤的卫生,防止继发感染,保持液体和电解质平衡。

2. 抗病毒治疗 ①利巴韦林:肌内注射或静脉滴注,每次 10mg/kg,每 6 小时 1 次,疗程 7~10 天。②阿昔洛韦:每日 250~450mg/m² ,分 3 次口服或静脉滴注,疗程 3~7 天。

三、流行性腮腺炎

流行性腮腺炎是有腮腺炎病毒引起的急性呼吸道传染病,腮腺肿大为其主要临床表现。可并发脑膜脑炎和胰腺炎。

【诊断】 根据流行病学、接触史和典型腮腺炎表现易诊断。如缺乏腮腺炎或接种过疫苗者需行病原学诊断。有腮腺炎患儿接触史。腮腺肿大,以耳垂为中心呈马鞍形伴轻触痛。合并脑膜炎时有发热、头痛、呕吐、颈项僵直,脑脊液呈无菌性脑膜炎改变。合并睾丸炎、附睾炎时突起发热、寒战、头痛、恶心、呕吐、下腹痛。因常为单侧受累,很少影响生育。

【治疗】 无特殊治疗主要是对症、支持治疗。急性期注意休息,补充水分和营养,避免酸性饮食,高热给以退热剂,腮腺肿痛者给以止痛剂。可用中药板蓝根口服或注射。睾丸炎时,局部冷湿敷,并将阴囊吊起。胰腺炎或脑膜炎时,可加用利巴韦林。

四、猩 红 热

猩红热是由 A 组乙型溶血性链球菌引起的急性出疹性传染病。临床以发热、咽炎、草莓舌、全身鲜红皮疹、疹退后蜕皮为特征。

【诊断】 根据发热、咽炎、草莓舌和皮疹特征,外周血白细胞总数和中性粒细胞升高,可作出诊断。抗链球菌溶血素"O"有助于诊断。

(1)发热。

(2)咽及扁桃体充血显著,可见脓性分泌物,有软腭细小红疹或出血点及草莓舌。

(3)皮疹于 24 小时迅速出现,初见颈部、腋下和腹股沟,24 小时遍及全身,呈密集而均匀红色细小丘疹,疹间皮肤弥漫性潮红。

(4)有口周苍白圈、帕氏线和腐败粟粒样汗疱疹等特征性表现。

(5)鼻咽拭子培养分离出 A 组 β 溶血性链球菌,或咽拭子涂片用免疫荧光法有 A 组溶血性链球菌存在,可证实诊断。

【治疗】

1. 一般治疗 呼吸道隔离 6 天,注意皮肤和呼吸道清洁,避免皮肤感染。

2. 病原治疗 首选青霉素抗菌治疗,疗程 7~10 天。青霉素过敏者或耐药者可选用红霉素或头孢菌素类治疗。重者可联用 2 种抗生素。

3. 并发症治疗 针对风湿病、肾小球肾炎的相应治疗。

五、流行性脑脊髓膜炎

流行性脑脊髓膜炎,简称流脑,是由脑膜炎奈瑟菌引起的化脓性脑膜炎,经呼吸道传播,临床特征起病急,突起发热、头痛、皮肤、黏膜瘀点和脑膜刺激征。重者可留有后遗症或死亡。

【诊断】　有相关流行病学史。病初可有上呼吸道感染症状,如鼻炎、咽炎、扁桃体炎等。突发高热,伴恶心呕吐、惊厥、头痛、关节疼痛等,起病数小时后出现皮疹后出血点是本病特征。皮疹为出血性瘀点,分布不均匀,多少及大小不等,急速增多、扩大、融合,成为紫红色。多数于24小时左右出现脑膜刺激征。瘀点或脑脊液涂片见革兰阴性双球菌阳性,血或脑脊液培养阳性均有助于诊断。

【治疗】

1. 抗生素应用　①青霉素:青霉素为首选药。剂量20万U/(kg·d),分4~6次静滴,至少持续7天或至发热退后4~5天。②头孢霉素:第3代头孢霉素如头孢曲松和头孢噻肟对脑膜炎球菌感染有效,故应作为首选。③磺胺药:磺胺甲噁唑,每次30mg/kg,每日2次复方磺胺甲噁唑作用比前者强。

2. 对症治疗

3. 一般治疗　强调早诊断、早隔离、早治疗。

4. 暴发型流脑治疗　①纠正休克。②抗DIC治疗。③肾上腺皮质激素。

六、细菌性痢疾

细菌性痢疾,简称菌痢,是由痢疾杆菌引起的常见的肠道传染病,儿童发病率最高。临床表现为发热、腹痛、腹泻、里急后重及黏液脓血便,中毒性菌痢可发生惊厥及休克乃至死亡。

【诊断】

1. 流行病学资料　菌痢多发生在夏秋季节。多见于学龄前儿童,病前1周内有不洁饮食或患者接触史。

2. 主要临床表现

(1) 急性典型菌痢:发热伴腹痛、腹泻、黏液脓血便、里急后重、左下腹压痛等。

(2) 急性非典型菌痢:急性发作性腹泻,每日便次超过3次后腹泻连续2天以上,仅有稀水样后稀黏液便者,应注意:病前1周内有菌痢接触史;伴有里急后重感;左下腹明显压痛;粪便镜检10个高倍视野,平均每个高倍视野白细胞多于10个或连续2次镜检,白细胞总数每个高倍视野超过5个;粪便培养检出痢疾杆菌。具有上述前3项中之一和后2项之一者即可诊断。

(3) 急性中毒型菌痢:该型病情进展迅猛、感染、惊厥,于起病数小时内发生意识障碍或伴循环、呼吸系统衰竭的临床表现先后或同时出现者。

【治疗】

1. 隔离　消化道隔离至临床症状消失及粪便培养连续2次阴性。

2. 补液　呕吐不能正常进食脱水严重者,予补液及纠正水电解质失衡。

3. 抗菌治疗　口服庆大霉素10mg/(kg·d),阿莫西林10mg/(kg·d),大儿童可用氟喹诺酮类药物或依细菌药敏结果选择抗生素。

4. 中毒性菌痢　迅速降温,积极控制惊厥,尽量使用解除微血管痉挛药,同时快速补充碱性液及等张钠液,待循环改善后继续补液。

七、沙门菌属感染

沙门菌感染系指伤寒副伤寒以外的沙门菌感染的肠道传染病。

【诊断】

1. 流行病学史　起病前有不洁饮食史。

2. 症状　急性起病,病程短,发热、腹痛、腹泻墨绿色含黏液糊状便和里急后重,后出现嗜睡、心悸、乏力、口干,尿量明显减少。

3. 检查 便常规可正常,但胃肠炎型患儿新鲜大便可发现多核细胞、红细胞及黏液。确诊依靠大便、血液、便细菌培养见沙门菌。

【治疗】 消化道隔离。严重病例应选用第 3 代头孢菌素静脉给药。对胃肠炎型应注意维持水、电解质、酸碱平衡及对症处理。

八、小儿结核病

(一)原发型肺结核

原发型肺结核为结核菌初次侵入人体后发生的原发感染。是小儿肺结核的主要类型,包括原发综合征和支气管淋巴结结核。

【诊断】

1. 症状 起病缓慢,有食欲减退、体重不增、低热、乏力、盗汗、消瘦等。重者起病可急,突然高热达 39~40℃,但一般情况尚好,与发热不相称,2~3 周后转为低热,并有明显的结核中毒症状,当发生支气管结核时,可因肿大淋巴结而发生一系列压迫症状,如百日咳样咳嗽、喘憋、声音嘶哑。

2. 有结核病接触史

3. 体格检查 ①过敏性症状:疱疹性结膜炎、结节性红斑、过敏性关节炎等。②全身浅表淋巴结轻度或中度肿大。③肺部体征:一般不明显,与肺内病变不一致。若有支气管结核,肺部可闻及痰鸣音或喘鸣音。

4. 辅助检查 ①结核菌素试验多呈阳性。②血沉可增快。③痰或胃液或支气管肺泡灌洗液可找到结核菌。④纤维支气管镜检查或淋巴结穿刺或活检证实结核病存在。⑤胸部 X 线或 CT 显示肺门或气管、支气管、淋巴结肿大,有或无原发病灶及胸膜反应。⑥生化、分子生物学、免疫学有关结核病的检查证实结核菌的存在。

【治疗】

1. 化疗 可用 INH、RFP、SM、PZA,并根据病情轻重,选择不同的治疗方案,强化阶段至少选择 INH+RFP 两药。总疗程 6~9 个月。

2. 浸润病变大及中毒症状重者 在抗结核药物采用同时,可加用肾上腺皮质激素。

3. 局部治疗 对合并有支气管结核者可采取雾化吸入或纤维支气管镜局部给药治疗。

4. 手术治疗 胸腔内肿大淋巴结压迫气管或支气管致呼吸困难,肿大淋巴结有干酪液化后破入气管引起窒息,或破入肺部引起干酪性肺炎之可能时,应考虑及时手术摘除。

(二)结核性脑膜炎

结核性脑膜炎是小儿结核病中最严重的病型,常在初染后 1 年内发生。多由血行播散引起,是全身血行播散性结核病的一部分。

【诊断】

1. 病史 强调重视结核病接触史,特别是家庭内接触开放性肺结核患者对诊断有很大意义。其次卡介苗接种史和近期内患传染病对诊断亦很有帮助。

2. 结核菌素试验 其阳性是诊断结核性脑膜炎的重要依据。

3. 临床表现 一般结核中毒症状;脑膜刺激症状;颅神经损害症状;颅内压增高的症状;脑实质损害症状;脊髓障碍症状;自主神经功能障碍。

4. 脑脊液改变及其他检查中发现的结核感染的证据 其中肺部活动性或陈旧性肺结核的表现是结核性脑膜炎有力的客观诊断依据;皮肤粟粒疹和眼底脉络膜结核结节对诊断有决定性意义;脑脊液中找到结核杆菌是诊断最可靠的根据。

【治疗】

1. 化疗　强化阶段 INH＋RPF＋PZA＋SM 四药联用 3 个月,巩固阶段 INH＋RPF＋PZA 3 个月后,INH＋RPF 6 个月,总疗程 12 个月。

2. 肾上腺皮质激素　在有效抗结核药物应用下并用泼尼松 1～2mg/(kg·d)(＜30mg/d),4～6 周后逐渐减量,8～12 周为 1 疗程。应注意激素减量中的反跳现象。

3. 降低颅内压　①20％甘露醇 2～4 次/天,视情况调整用量。②口服乙酰唑胺(醋氮酰胺)减少脑脊液分泌。③侧脑室引流,适用于急性脑积水及慢性脑积水急性发作,应用其他降颅压措施无效,或已出现脑疝先兆症状时。

4. 鞘内注射　适应证有较重的晚期病例;脑脊液蛋白增高明显有梗阻趋势;口服抗结核药出现肝功能异常时;复治病例避免口服激素的患者;激素减量过程,脑脊液出现反跳,不再加用口服激素者。

5. 外科治疗　对阻塞性脑积水患儿炎症控制后可考虑脑室脑池分流术。

(三)潜伏结核感染

潜伏结核感染是指结核菌素皮肤试验阳性者,但需除外卡介苗接种和非结核杆菌感染引起的阳性。一般胸部影像学检查正常,不伴有结核中毒症状。但约有 1/3 的患者有结核的早期症状,这些表现不特异,很容易被疏忽。

【诊断】

可有结核中毒症状,如食欲减退、体重不增、低热、乏力、盗汗、消瘦等。可有全身一系列功能障碍症状,如精神状态改变、精神不振、睡眠不安等。或无临床症状。有或无结核病接触史。体检可有全身浅表淋巴结肿大、疱疹性结膜炎、结节性红斑等。结核菌素试验呈阳性反应。这种反应是指未接种卡介苗者的阳性反应及接种卡介苗的自然感染阳性反应。肺部 X 线检查正常,身体其他部位找不到结核病灶。

【治疗】

1. 下列情况必须药物预防　①3 岁以下婴幼儿未接种卡介苗,而结核菌素试验阳性者。②有结核中毒症状,结核菌素试验阳性者。③结核菌素试验新近由阴性转为阳性者。④结核菌素试验阳性,近期患传染病者。⑤密切接触开放性肺结核患者的婴幼儿,不论结核菌素试验呈阳性或阴性。⑥结核菌素试验阳性,需用激素治疗其他疾病时。

2. 下列情况可考虑预防性治疗　无临床症状,结核菌素试验呈强阳性,尤其是女孩(青春前期或青春期)。无临床症状,结核菌素试验呈一般阳性,但有与开放性结核患者接触者。

3. 用药及疗程　方案 1:用 INH 10mg/(kg·d),一次顿服,每日总量不超过 0.3g,疗程 6 个月。方案 2:是异烟肼和利福平联合应用 3 个月,对儿童隐性结核感染同样有效。如在治疗中发现有限局性病灶,则应联合用药,正规治疗。年长儿及已知或怀疑有耐药菌感染时应联合用药。

(温玉玲)

第五节　消化系统疾病

一、小儿腹泻病

【诊断】

1. 病史　详细询问病史是诊断的关键,也是治疗的依据。应包括以下几方面。

(1)流行病学史:年龄、性别、居住环境、散发或集体、地方性或流行性、季节、近期有无腹泻病接触史等。如病毒性腹泻常在秋冬季流行、细菌性腹泻则多发生在夏季。

（2）过去用药情况：长期应用广谱抗生素、肾上腺皮质激素或免疫抑制剂治疗的体弱儿，出现顽固性腹泻，粪便为黄色水样便，有时呈豆腐渣样或较多泡沫、带黏液、绿色者，应注意白色念珠菌性肠炎。

（3）粪便的性质：了解粪便的性质有助于病因诊断。

1）饥饿性腹泻：粪便黏液多、粪质少、色深绿，见于长期饥饿或母乳不足的婴儿。

2）糖（淀粉）过多：粪便呈深棕色、水样有泡沫便，呈酸性反应，表示碳水化合物消化不良。

3）脂肪消化不良：粪便为淡黄色、液状、量多、发亮，在尿布上油腻不易洗掉。

4）小肠炎：粪质稀甚至水样或蛋花汤样，常无肉眼脓血。病毒性肠炎粪便多为白色米汤样或蛋花汤样。

5）结肠炎：常为黏液、脓血便。

6）血便：鲜血水样或果酱样粪便，腥臭味并发热、腹痛、腹胀者应考虑为出血性坏死性肠炎。粪质极少，伴有阵发性腹痛者应考虑肠套叠。阿米巴痢疾粪便以血便为主，并有大量黏液。

（4）其他胃肠道症状

1）腹痛：分泌性腹泻可无或只有轻度腹痛；腹痛突出以渗出性腹泻和侵袭性腹泻多见。腹痛的部位可能提示病变的部位，如小肠病变的疼痛位于脐周或右下腹；结肠病变的疼痛多位于下腹部；直肠受累则多有里急后重。腹泻不伴有腹痛，提示非炎症性肠功能紊乱。

2）呕吐：吐出物多系不消化物，严重时吃什么吐什么。严重酸中毒时可吐咖啡渣样物。轮状病毒性肠炎患儿呕吐常发生在腹泻之前，腹泻出现后呕吐可持续1～2天停止。

3）发热：各种肠炎可有不同程度发热。

2. 体检

（1）脱水：一般腹泻患儿都有不同程度的脱水。根据临床表现并结合腹泻次数和量的多少、呕吐及尿量的多少来判断脱水的状况，见表5-2-1。

表 5-2-1　脱水的临床表现及诊断、治疗

		一	二	三
望诊	一般状况	良好	＊烦躁、易激惹	＊嗜睡或昏迷、软弱无力
	眼窝	正常	下陷	明显下陷
	眼泪	有	少或无	无
	口舌	湿润	干燥	非常干燥
	口渴	饮水正常无口渴	＊口渴、想喝水	只能少量饮水或不能饮水
触诊	皮肤弹性	捏起后回缩快	＊捏起后回缩慢（小于2秒）	＊捏起后回缩很慢（大于2秒）
诊断		无脱水征	有些脱水：有两个或多个以上上述体征，其中至少包括一个＊所示的体征。丢失水分占体重的3%～10%	重度脱水：有两个或两个以上上述体征，其中至少包括一个＊所示的体征。丢失水分大于体重的10%
治疗		采用方案1	采用方案2	采用方案3

（2）腹部检查：腹部呈舟状或膨隆、肠鸣音低或亢进、腹部压痛部位，有无包块及包块部位、大小、形状、压痛和移动性。

（3）注意有无并存的全身性感染体征：应全面查体，以发现相应体征，如肺炎、败血症、脑膜炎等。

3. 病程分类

（1）急性腹泻病：病程在 2 周以内。

（2）迁延性腹泻病：病程在 2 周至 2 个月。

（3）慢性腹泻病：病程在 2 个月以上。

4. 病情分类

（1）轻型：无脱水、无酸中毒症状。

（2）中型：有些脱水或有轻度中毒症状。

（3）重型：重度脱水或有明显中毒症状。

5. 实验室检查

（1）粪便检查：应注意粪便的外形、量、稠度及有无食物残渣、黏液、血和脓性分泌物等。镜检应尽量采用新鲜标本，进行涂片和病原体染色，可做出相应病原学诊断。

（2）粪便培养：腹泻应进行大便细菌培养，各种肠炎可培养分离出相关的病原。

（3）粪便的电镜检查：可发现检查人类轮状病毒颗粒和诺瓦克病毒等病原体。

（4）血清学检查：用血清学方法，形成抗原-抗体复合物，可以检测未知抗原或抗体。已采用的有免疫荧光测定、免疫黏附试验、补体结合试验等多种方法。

（5）病毒分离。

（6）特殊检查：对慢性腹泻的诊断有帮助。

1）十二指肠、空肠液检查：有无寄生虫；培养并行计数菌落，观察有无细菌过度繁殖、了解细菌的种类。

2）乙状结肠镜检查：对阿米巴痢疾、细菌性痢疾有鉴别诊断价值。

3）X 线钡剂灌肠检查：可鉴别局限性肠炎、溃疡性结肠炎、肠吸收不良综合征等慢性腹泻病例。

【治疗】　腹泻病治疗原则包括预防脱水、纠正脱水、继续饮食、合理用药。

1. 急性腹泻病的治疗

（1）治疗方案 1：适用于无脱水征患儿，可在家庭治疗。家庭治疗 3 原则包括：①给患儿口服足够的液体以预防脱水。可选用米汤加盐溶液、糖盐水、口服补液盐。②给患儿足够的食物以预防营养不良：如患儿为 6 个月以内的婴儿，可用患儿日常食用的奶或奶制品继续喂养；若患儿为 6 个月以上患儿，则给研磨或捣碎的易消化之饮食。

（2）治疗方案 2：适用于有些脱水的患儿，用口服补液盐及时纠正脱水。

（3）治疗方案 3：适用于重度脱水患儿。①静脉输液：重度脱水患者需立即静脉输液，按 100ml/kg 计算。第 1 阶段给 20ml/kg 等张液，1 小时内滴完，第 2 阶段给 2/3 张或 1/2 张液，80ml/kg 于 5~6 小时内滴完。②注意补钾、补钙。

（4）药物治疗：①急性水样便腹泻患者多为病毒或产肠毒性细菌感染，一般不用抗生素，做好液体疗法，患者可以自愈。②黏液脓血便者多为侵袭性细菌感染，可选用喹诺酮类、氨基糖苷类、第 3 代头孢菌类等。

2. 迁延与慢性腹泻病的治疗

（1）积极做好液体疗法，预防和治疗脱水，纠正水、电解质酸碱平衡紊乱。

（2）营养治疗：此类患者多有营养障碍，因此继续喂养是必要的治疗措施，禁食是有害的。

（3）药物治疗：抗菌药物应慎用，仅用于分离出特异病原的感染，并要依据药物敏感试验结果选用。补充微量元素：锌、铁，维生素 P，维生素 A、C、B_1、B_{12} 和叶酸，同时考虑微生态疗法。

二、上消化道出血

【诊断】

1. 临床表现 上消化道出血的主要临床表现为呕血和便血,以及大量出血引起的系列全身改变。呕血可表现为鲜血或咖啡色血样液体;血便的颜色随消化道出血量、出血部位及血在消化道内停留的时间不同而不同,可呈鲜红色、暗红色或柏油样。短期大量出血可出现失血性休克周围循环衰竭的症状,如烦躁不安、口干、头晕、面色苍白、出冷汗、四肢发凉、脉快、血压下降、尿量减少或无尿等。

2. 确定上消化道出血前应排除下列情况

(1)小儿口腔、牙龈、咽部尤其是鼻腔出血被咽下后再吐出,在诊断呕血前应仔细检查上述部位,可见出血痕迹或损伤。

(2)应注意区别由于进食大量动物血、药用炭、某些中药或铁剂、铋剂等而出现黑便。

3. 区别呕血与咯血 见表5-2-2。

表5-2-2　呕血与咯血的鉴别

项目	呕血	咯血
常见病因	消化性溃疡、肝硬化食管静脉曲张、过敏性紫癜、应用肾上腺皮质激素及抗风湿药	肺结核、支气管扩张、风湿性心脏病二尖瓣狭窄、肺含铁血黄素沉着症
出血方式	呕血	咯血
出血前症状	呕前常有上腹部不适、恶心、呕吐、心悸、有时晕厥	咳嗽常有喉部瘙痒感、咳嗽、胸闷
出血物性状	无泡沫,呈暗红色或棕色,常混有食物及胃酸多呈酸性反应,痰中无血	泡沫状,呈鲜红色,常混有痰液,呈碱性反应痰中有血
出血后大便	有柏油样或棕色大便	无血液咽下时,粪便无改变

4. 如何估计上消化道出血的速度和量 上消化道出血症状的轻重,与失血的速度和量有关。急性失血超过总血容量的1/5时,可出现循环衰竭,慢性失血超过总血容量的1/3才显出循环衰竭的症状和体征。失血量不大或速度较慢时,短期内患儿面色及精神状态可良好,脉搏、血压正常,血红蛋白常在70g/L以上,上消化道失血时,患儿常有面色苍白、精神萎靡、脉搏细而快、血压下降、血红蛋白低于60g/L,但需注意,在急性失血的早期,红细胞和血红蛋白下降可能不明显,不能据此认为出血量不大,应密切注意观察脉搏及血压等临床征象的变化。

5. 确定上消化道出血的病因

(1)病史:生后2~5天出现呕血、便血或伴有皮肤紫癜和脐带断端渗血者多系新生儿出血症;具有慢性上腹部疼痛、嗳气和返酸史者,提示出血最大可能来自胃、十二指肠溃疡;肝炎、黄疸、血吸虫病或肝吸虫病病史者,有利于食管与胃底静脉曲张破裂出血的诊断。某些药物如肾上腺皮质激素、水杨酸制剂引起的出血,常见于大剂量和长疗程用药的病例。

(2)体检:呕血、便血伴肝脾肿大、腹水、腹壁静脉曲张者见于肝硬化、门静脉高压食管或胃底静脉曲张破裂出血;伴皮肤或其他多部位出血者;多见于出血性疾病。

(3)化验检查:呕血患者大便潜血试验多为强阳性。红细胞压积测定、红细胞计数和血红蛋白测定有助于估计失血的程度。出、凝血时间测定、血小板计数、凝血酶原时间及血细胞学检查,对出血性疾病所致的上消化道出血的病因诊断有帮助。各项肝功能试验有助于食管及胃底静脉曲张破裂出血的病因诊断。尿及血浆胃蛋白酶原增高有助于消化性溃疡的诊断。

(4)特殊检查

1)X线检查:X线钡剂造影检查是诊断消化道出血的主要辅助手段,一般在出血停止、病情稳定 2~3 天后进行检查。

2）纤维胃镜检查：是上消化道出血病因诊断的首选方法。在大出血时也可检查，不仅提高上消化道出血诊断的正确率，还有助于出血的局部治疗，如应用冰盐水冲洗或药物注射出血灶进行止血。

3）选择性腹腔动脉造影：对急性上消化道出血可做选择性肠系膜上动脉造影，对血管病变、炎症、溃疡、出血部位的确定有重要价值。

4）核素检查：胃、十二指肠憩室和重复畸形也是上消化道出血的原因，在憩室或重复肠段内往往有胃黏膜组织，而核素^{99m}Tc 高磷酸盐对胃黏膜组织有特殊亲和力，经腹部扫描可见核素异位浓集区，提示该部位有出血。采用静脉注射^{51}Cr 示踪红细胞，也可查出憩室、血管瘤、异位胰腺等。

5）超声波检查：对提示肝硬化、胆囊肿大及脾肿大有意义。

【治疗】

1. 病因治疗 溃疡病出血使用 H_2 受体拮抗剂，西咪替丁、雷尼替丁、法莫替丁；质子泵抑制剂、黏膜保护剂。全身感染、出血性疾病应针对病因采取综合治疗措施。

2. 对症治疗

（1）急救处理：对急性大出血伴休克者应立即进行监护，紧急输血补充血容量，纠正酸碱失衡，保证各主要脏器的生理功能。

（2）应用止血药物：如氨甲苯酸（止血芳酸）、酚磺乙胺（止血敏）、维生素 K、6-氨基己酸、垂体后叶素、生长激素抑制剂 SS_{14} 肽。

三、胃　炎

【诊断】

1. 急性胃炎

（1）病因：感染因素，应激因素，化学因素（主要是非甾体类药物引起多见），物理因素（过食生冷、过热、辛辣食品、暴饮暴食、进食粗糙食物等）。

（2）临床表现：发病急，轻者仅有上腹部不适、疼痛、食欲不振、恶心呕吐，重者可有呕血和黑便，以及电解质紊乱和全身中毒症状。

2. 慢性胃炎

（1）病因：遗传因素、年龄（年龄越大胃黏膜的功能、抵抗力愈差，愈容易受外界不利因素的影响而造成损伤）、药物、幽门螺杆菌感染、胃肠运动功能失调及营养因素。

（2）临床表现：反复腹痛是小儿临床常见的症状。小儿对疼痛的部位常表达不清，泛指脐周或脐上痛。往往伴有呕吐，饱胀、恶心、食欲不振、呕血、黑便，严重者可有营养不良或生长停滞。

3. 辅助检查

（1）纤维胃镜检查：黏膜充血、水肿、呈花斑状红白相间改变，且以红相为主，或呈麻疹样表现，有灰白色分泌物附着，可有局限性糜烂和出血点。

（2）组织病理学检查：活检标本进行病理切片，HE 染色可做出病理诊断，免疫组化法对 Hp 相关性胃炎诊断更确切。

（3）幽门螺杆菌检测：标本的细菌染色、快速尿素酶实验、13C 尿素或 14C 尿素呼吸试验、免疫学检测、PCR 法。

【鉴别诊断】 急性发病的并伴有呕血、黑便者应与其他上消化道出血疾病鉴别，如胃和十二指肠溃疡、胃底和食管静脉曲张破裂等。慢性腹痛而无相关病史者应与肠寄生虫、腹型癫痫、功能性消化不良等鉴别。

【治疗】

1. 急性胃炎 去除病因,停止服用一切刺激性食物或药物,呕吐严重时可暂禁食,及时纠正水、电解质紊乱。腹痛时用解痉药阿托品、654-2 等。有上消化道出血者应卧床休息,输血、输液保证生命体征平稳,可用 H_2 受体拮抗剂、质子泵抑制剂。有细菌感染者可用抗生素。

2. 慢性胃炎 治疗目的在于改善和消除临床症状,无症状者无需治疗。合并 Hp 感染者应以抗 Hp 治疗。

(1)一般治疗:饮食规律,定时适当,食物宜软易消化,避免过硬、过冷、过酸、粗糙的食物和酒类以及含咖啡因的饮料,改善睡前进食的习惯,避免精神紧张。尽量不用或少用对胃有刺激性的药物如非甾醇类抗炎药和肾上腺皮质激素等药物。

(2)药物治疗

1)抗酸药:常用氢氧化铝凝胶、复方氢氧化铝片、复方碳酸钙等,饭后 1 小时服用,片剂易嚼后服用。

2)H_2受体拮抗剂:常用雷尼替丁、西咪替丁和法莫替丁等。

3)解痉剂:如溴丙胺太林(普鲁本辛)每次 0.5mg/kg,1～3 次/日。

4)胃动力药:吗丁林每次 0.2～0.5mg/kg,每日 3 次饭前服用。

5)黏膜保护剂:硫糖铝每次 20mg/kg,3 次/日,饭前 1 小时服用。

(3)幽门螺杆菌阳性者,应进行抗 Hp 治疗。临床上对 Hp 治疗有效的抗菌药物常用的有:枸橼酸铋钾(CBS)每日 6～8mg/kg、阿莫西林每日 30～50mg/kg、甲硝唑每日 15～20mg/kg、替硝唑每日 10mg/kg、呋喃唑酮每日 3～5mg/kg、克拉霉素每日 15～20mg/kg,单用一种药物对 Hp 不能取得较高的根治率,常需联合用药以达到根治目的。H_2受体拮抗剂和质子泵抑制剂与抗生素合用可提高抗生素活性。

治疗方案:①CBS 4～6 周＋H_2受体拮抗剂 4～8 周＋1 种抗生素(阿莫西林 4 周、甲硝唑 2 周、替硝唑 2 周、呋喃唑酮 2 周或克拉霉素 2 周);②CBS 4～6 周＋上述抗生素中的 2 种;③质子泵抑制剂＋2 种抗生素 2 周;④H_2受体拮抗剂＋2 种抗生素 2～4 周。

四、胃食管反流病

【诊断】

1. 临床表现

(1)消化系统症状:新生儿和婴幼儿以呕吐为主要症状,多于喂奶后发生,呕吐物为胃内容物,有时带胆汁,时有溢乳、反胃和吐沫,烦躁、拒食和喂养困难。年长儿表现为反酸、嗳气、胸骨后烧灼感或烧灼痛、咽下疼痛、咽下困难。严重者有呕血及黑便。

(2)全身症状:反复肺部感染、哮喘,6 个月以内婴儿和早产儿可由于反流导致窒息、反流的胃液尚可侵蚀咽部、声带和气管而引起慢性咽炎、慢性声带炎和气管炎。另有婴幼儿反复鹅口疮,年长儿反复口腔溃疡。

2. 辅助检查

(1)食管腔内 pH 测定:是诊断此病的金标准。通过 24 小时动态观察食管下端 pH,准确反映反流发生频率和时间。

(2)食管内压测定:通常采用充满水的连续灌注导管系统测定食管腔内压力,以估计食管下括约肌和食管的功能。如食管下括约肌张力低及频发一过性松弛,则可明确诊断。

(3)食管吞钡 X 线检查:早期和轻度反流性食管炎的主要表现为食管功能和轻微的黏膜形态改变。炎症引起的食管痉挛性收缩,在钡剂造影时常可以看到食管下端数厘米的一段轻度狭窄,其上方有少量钡剂存留,钡剂通过时狭窄段能扩张到正常程度。在钡剂通过后狭窄又复出现。直立位检查时,钡剂可自食管通过,但排空时间较正常延迟。卧位服钡剂后表现为正常食管蠕动波停止于主动脉弓平面,钡剂虽能进入下部食管,但多在第二次吞钡时有少量钡剂进入胃内。

（4）内镜检查及活组织病理检查:通过内镜及活组织病理检查,可以确定是否有反流性食管炎的病理改变,以及有无胆汁反流存在对诊断本病和估计病变的严重程度有重要价值。

（5）超声检查:彩超辅助食管 pH 测定胃食管反流,可以检测到极短时间及 pH 为中性的反流现象。超声检查有实时、直观、方便、廉价、无伤害性等优点,易为患者接受。

【鉴别诊断】 新生儿、小婴儿的呕吐及喂养困难应除外消化道器质性疾病如肠旋转不良、胃扭转、先天性肥厚性幽门狭窄等。年长儿应除外其他致病因素引起能发生同样症状的组织损伤疾病。

【治疗】

1. 体位 应俯卧位,俯卧位能促进胃的排空,降低反流的频率,减少反流物的吸入,睡眠时应保持俯卧位,且床头抬高 20~30cm。睡前两小时不予进食,保持胃处于非充盈状态。

2. 饮食治疗 饮食宜少量多餐,以高蛋白低脂肪为主,不宜过饱,尽量减少胃的容量,婴儿的进食间隔时间一般不少于 60 分钟,避免餐后即平卧,裤带不宜束得过紧,避免各种引起腹压过高状态。

3. 药物治疗 原则是减少胃食管反流、减低反流的酸度、增加食管廓清能力和保护食管黏膜。

（1）促胃动力药:吗丁啉,每天 3~4 次,睡前和餐前服用。剂量每次 0.3mg/kg,小于 1 岁慎用。西沙必利,剂量是每次 0.3mg/kg;5 天~11 个月婴儿的剂量是每次 0.15~0.2mg/kg,每天3~4次。

（2）制酸剂:可中和胃酸,从而降低胃蛋白酶的活性,减少酸性胃内容物对食管黏膜的损伤。碱性药物本身也还具有增加食管下括约肌张力的作用。H_2 受体拮抗剂-西咪替丁,剂量 200mg,3~4 次/天;质子泵抑制剂-奥美拉唑 20mg/d。

（3）黏膜保护剂:能保护黏膜免受盐酸、胆盐和胰蛋白酶的侵蚀,如蒙脱石散。

4. 手术治疗 内科治疗无效,需手术治疗。主要适用于严重食管狭窄、伴有严重的反复呼吸道感染、神经系统有缺陷的胃食管反流患儿、神经系统障碍伴有咽喉部反射功能失调的胃食管反流的患儿。

五、消化性溃疡

【诊断】

1. 临床表现 不同年龄的小儿,临床表现差异很大。

（1）新生儿期:多为急性溃疡,无性别差异,出生 24~48 小时发病最多。病前多无前驱症状,呕血、便血、穿孔是最早出现的症状。

（2）婴幼儿期:病儿常表现食欲差,多因呕血、便血就诊,也有以原因不明的贫血为首发症状的,穿孔少见。

（3）学龄前及学龄儿童:腹痛是最常见的症状,疼痛多位于脐周或上腹部,为隐痛或钝痛。学龄前儿童的腹痛与进食无明显规律,而学龄儿童则与成人相似,典型腹痛常有季节性和周期性,春秋季节好发,胃溃疡的疼痛多在餐后半小时,持续 1~2 小时至下次进餐前消失,而十二指肠溃疡的疼痛,往往是空腹痛,有时夜间痛,进食后疼痛可缓解或消失。其他消化道症状,如嗳气、反酸、恶心、呕吐等。

（4）体征:无并发症的消化性溃疡,常缺乏阳性体征,发作期常有上腹压痛,且与溃疡部位基本相符。

2. 辅助检查

(1) X 线检查:消化性溃疡的钡餐造影特征主要是龛影以及变形和激惹现象,龛影是诊断溃疡病的直接证据,十二指肠球部激惹现象和变形等为间接征象。

(2) 内镜检查是确诊溃疡病、评定溃疡活动程度、确定有无 Hp 感染及评价疗效的最佳方法。

(3) Hp 感染检测:见胃炎节。

【鉴别诊断】

1. 慢性胃和十二指肠炎症 病史常不典型,症状无特异性,可通过上消化道钡餐和内镜检查与消化性溃疡鉴别。

2. 功能性消化不良 临床出现上腹不适、胃灼热、嗳气、早饱或餐后饱胀等消化道症状,持续时间超过 4 周,但内镜、X 线、超声等影像学检查均未发现异常。

3. 胆囊炎和胆石症 临床以发热、腹痛、黄疸为主要表现,腹痛剧烈,以右上腹明显,可放射至右肩或右背部,伴恶心、呕吐,X 线及 B 超检查可以确认。

4. 胃癌 小儿少见,可通过 X 线及内镜检查确诊。

【治疗】

1. 一般治疗 培养良好生活习惯,饮食要规律,定时定量,避免劳累和精神紧张,尽量少用或不用对胃黏膜有刺激或有损害的食物和药物。

2. 药物治疗 消化性溃疡药物治疗通过以下 3 条途径:抑制胃酸分泌、强化黏膜防御能力、抗 Hp 治疗。

(1) 抑制胃酸治疗:H_2 受体拮抗剂-雷尼替丁每日 3~5mg/kg,每 12 小时一次或睡前一次服用,疗程 4~8 周;质子泵抑制剂-奥美拉唑 0.6~0.8mg/kg,每天清晨顿服,疗程 2~4 周;中和胃酸的药物-氢氧化铝凝胶,饭后 1 小时服用。

(2) 胃黏膜保护剂:硫糖铝每日 10~25mg/kg,分 4 次,疗程 4~8 周;胶体次枸橼酸铋每日 6~8mg/kg,分 3 次口服,疗程 4~6 周;蒙脱石散年长儿 3g/次,每日 2~3 次,婴幼儿酌减。

(3) 抗幽门螺杆菌治疗:见本节"三、胃炎"。

3. 手术治疗 消化性溃疡并发大出血、幽门梗阻经内科积极治疗不缓解者,急性穿孔,可考虑手术治疗。

六、肠 套 叠

【诊断】

1. 临床表现

(1) 阵发性腹痛:腹痛突然发生,疼痛时病儿面色苍白,出汗,下肢屈曲,有些患儿并不啼哭,表现烦躁不安,持续数分钟而突然安静,玩耍如常,但不久后上述情况又复重现。

(2) 呕吐:反复呕吐,呕吐物为胃内容物,患儿常拒绝哺乳或拒食,最后呕吐物为粪便样带有臭味。

(3) 便血:为肠套叠最重要症状之一。发病后 4~12 小时就可出现紫红色或"果酱样"大便,并有黏液。

(4) 腹部包块:在患儿安静或熟睡时,腹壁松弛情况下,在腹部可摸到"腊肠样"的肿块。右下腹有"空虚感"。

(5) 全身状况:在病程早期,患儿一般情况良好,体温正常,但面色苍白,精神欠佳,晚期精神萎靡、脉搏快而弱、嗜睡、脱水、发热、腹胀甚至休克、腹膜炎表现。此时由于腹胀,右下腹的空虚感及肿物均不易查出。

2. 辅助检查

（1）X线检查：对于诊断比较困难的早期病儿，如一般情况较好，且无肠坏死征象，可酌情进行低压钡剂灌肠，灌肠时，其压力以不超过 130cmH$_2$O 为安全，如发现有"杯口状"X线征象，则可进一步证明为肠套叠。

（2）B超检查：当肠套叠包块位于结肠或脾区时，隐于季肋部或肝脾后下部分难以触及，或患儿有腹胀或腹膜炎肿物不易触及，可行 B 超检查。肠套叠的横断面呈"同心圆"或"靶环"影像，纵断面呈"套筒"影。

【鉴别诊断】

1. 细菌性痢疾　多见于婴幼儿。早期发热，腹部无包块，大便为脓血性，内含大量的脓细胞，粪检为脓血便。但菌痢患儿可诱发肠套叠。

2. 过敏性紫癜　除肠道表现外，常先有典型的皮疹、关节肿痛等症状。

3. 梅克尔憩室溃疡出血　多见于婴儿，出血量多，发作突然，腹痛轻，便血严重，开始为暗红色，后为鲜红色，该病在器质性病因肠套叠中占首位。

【治疗】

1. 气体压力灌肠　当患儿全身状况良好，无严重脱水、酸中毒及休克表现，无高热及呼吸困难者；便血时间不超过 24 小时，无鲜血样大量血便；腹不痛，无压痛及肌紧张，腹部肿物尚无触痛等，可行气体压力灌肠。

2. 手术治疗　凡不具备灌肠复位的条件或灌肠复位失败者应及时手术，避免延误时机，造成肠坏死或穿孔。

（张丽文）

第六节　呼吸系统疾病

一、急性上呼吸道感染

急性上呼吸道感染（简称上感），是小儿最常见的疾病，病毒引起者多见，约占原发感染的 90%，细菌占 10%左右，肺炎支原体亦可引起感染。

【诊断要点】

1. 症状　婴幼儿呼吸道卡他症状轻，全身症状重，常突发高热、食欲不振、呕吐、腹泻，甚至热惊厥。年长儿呼吸道卡他症状明显，常有流涕、鼻塞、喷嚏、咽部不适、咽痛、发热等症状，可伴有声咳与声嘶，部分患儿有阵发性脐周腹痛。

2. 体征　①咽部充血，咽后壁滤泡增生，扁桃体肿大。②由病毒引起的急性扁桃体炎可见扁桃体表面白色斑点状渗出物，软腭及后壁可见小溃疡；由细菌感染的扁桃体呈弥漫性红肿，滤泡增生，有脓性分泌物。③下颌淋巴结肿大，有压痛。④心肺听诊无异常。

上感自然病程 3～5 天，如体温持续不退或病情加重，应考虑炎症波及其他部位。

3. 上呼吸道感染的特殊类型　疱疹性咽峡炎：由柯萨奇病毒 A 引起。①突起高热。②咽痛明显，可致吞咽困难，患儿拒食、流涎。③咽部充血明显，在咽、软腭、悬雍垂黏膜上可见数个至数十个灰白色小疱疹，直径1～3mm，周围有红晕，1～2 天后疱疹破溃形成溃疡。④咽结合膜热：由腺病毒 3、7 型引起。发热、咽炎与滤泡性结合膜炎三联征。枕部、耳后、颌下淋巴结无痛性肿大。

4. 实验室检查　病毒感染时白细胞正常或偏低；细菌感染时白细胞及中性粒细胞百分比常增高。

【治疗要点】

1. 一般治疗 注意休息,多饮水。保持空气清新。保证充足的热量摄入,在发热期宜给予易消化而营养丰富的流食或软食。

2. 对症处理

(1)降温:对发热的患儿最好行温水浴。体温超过 38.5℃时,可给予退热剂,根据病情可 4～6 小时重复 1 次。对小婴儿,尤其是新生儿,更要慎用或忌用大剂量退热剂,避免体温骤降,大量出汗,诱发虚脱。

(2)镇静:对高热惊厥或烦躁不安的婴幼儿应给予镇静剂。

(3)鼻塞影响睡眠或哺乳时,用 0.5%麻黄碱 1～2 滴/次滴鼻。

(4)咽痛、咽部有溃疡者可口含润喉止痛消炎含片或口腔炎喷雾剂。

3. 抗病毒治疗

(1)1%病毒唑滴鼻剂每15分钟滴1次,共4次,以后每1～2小时1次,夜间停用,热退后改为每日4次,3～4天为1个疗程。

(2)口服利巴韦林,如不能口服或病情较重者可静脉滴注利巴韦林。

(3)金刚烷胺:每次 2～3mg/kg,每天 2 次,口服,最大量不超过 150mg/d,疗程不超过 10 天。

4. 合理使用抗生素 由于上感绝大多数是由病毒引起,故抗生素治疗无效。对 2 个月以内的小婴儿,上感超过 5～7 天,症状不缓解,脓鼻涕较多,白细胞、中性粒细胞增高,可能有继发细菌感染者或合并中耳炎、鼻窦炎时,可加用抗生素。

5. 中医治疗 根据临床表现,分为风寒感冒和风热感冒两型,应辨证施治。

二、急性喉炎

急性喉炎为喉部黏膜的弥漫性炎症,多发生在冬春季节,发病以 1～3 岁婴幼儿为主,多在病毒感染的基础上继发细菌感染。

【诊断要点】 发病前有上感的一般表现,如发热、咳嗽等。咳嗽为犬吠样,哭声嘶哑,可有喉梗阻表现:吸气性呼吸困难、鼻翼扇动、三凹征、发绀及烦躁不安或嗜睡、衰竭等症状,以夜间为重。

【治疗要点】 小儿急性喉炎发展快,易致喉梗阻,应及时治疗,以免危及生命。主要使用抗生素及肾上腺皮质激素治疗。

1. 抗生素治疗 因病情进展迅速,多有细菌感染,应及早应用抗生素。

2. 肾上腺皮质激素 有抗炎、抗过敏及减轻喉头水肿作用,但药量要够大。凡有Ⅱ度以上喉梗阻者均用激素治疗。

3. 对症治疗

(1)吸氧:有呼吸困难、发绀者予以吸氧。

(2)镇静剂:有烦躁不安者宜用镇静剂,首选异丙嗪,此药既有镇静又有减轻喉头水肿作用。

(3)手术:Ⅲ度喉梗阻严重者或Ⅳ度喉梗阻者应考虑气管切开。

(4)其他:加强营养并纠正水电解质紊乱。

三、急性支气管炎

支气管炎常继发于上呼吸道感染,可由病毒或细菌感染所后致,也可在病毒感染的基础上继发细菌感染。

【诊断要点】

1. 临床表现　起病可急可缓,大多数先有上感症状,逐渐出现咳嗽加重,初为干咳,1~2天后转为湿咳。症状可轻可重,轻者无病容,重者可发热、头痛、乏力、食欲欠佳,可伴腹痛、腹泻、呕吐,如不及时治疗可引起肺炎。

2. 体格检查　肺部闻及不固定的干性啰音或痰鸣音、大中水泡音,咳嗽后或体征变化后湿啰音减少或消失。

3. 辅助检查　X线检查:①胸片多为阴性或双肺纹理增粗紊乱。②实验室检查:白细胞正常或增高。

4. 病程　一般可延续7~10天,发热先退,咳嗽有时可延续2~3周。

【治疗要点】

1. 一般治疗　通风、保温、保湿、隔离,加强营养,变换体位有助排痰。

2. 抗生素治疗　无细菌感染一般可不用抗生素。如疑为细菌感染,可适用有效抗生素。

3. 祛痰止咳　5岁以下小儿禁用磷酸可待因、喷托维林(咳必清)等抑制咳嗽中枢的镇咳剂。一般轻微咳嗽不主张用止咳剂或镇咳剂,以避免痰液咳不出。咳嗽加重并影响睡眠时,可用一般止咳剂。

4. 平喘　可根据病情选用美普清及博利康尼等支气管扩张剂。

5. 超声雾化吸入　痰液黏稠不易咳出者,可超声雾化吸入。

四、毛细支气管炎

毛细支气管炎是由多种致病原感染引起的急性毛细支气管炎症,是婴幼儿期引起喘憋的常见疾病。多见于冬春两季,多为散发,有时亦呈流行性。本病多由病毒所致,其中呼吸道合胞病毒为最常见病原。

【诊断要点】

1. 临床表现　①多见于6个月内小儿,最大不超过2岁。②体温多正常或略高,无继发感染者少见高热。③病前2~3天常有上呼吸道感染前驱症状,随后可出现剧烈咳嗽、呼气性呼吸困难及阵发性喘憋。④呼吸困难常呈阵发性。夜间及晨起好发作;剧烈活动、哭闹或吃奶后喘鸣加重,休息及改善通气后有时可自行缓解。⑤严重病例可合并急性呼吸衰竭、心力衰竭及中毒性脑病等;严重者可骤然出现呼吸暂停及窒息。

2. 体格检查　①呼吸及心率加快,常表现为呼吸浅表,脉快而细。轻者烦躁不安,重者面色苍白及口周发绀,呈喘憋状。可见明显的鼻翼煽动及三凹征。②胸部叩诊呈过清音,肺肝界下移。听诊双肺呼吸音延长,可闻及典型的呼气性喘鸣音或高调哮鸣音;喘憋时常听不到湿啰音,缓解时可闻及弥漫性细湿啰音。喘憋严重时喘鸣音有时反而减弱。

3. 辅助检查　血白细胞多正常或轻度增加。血气分析可见低氧血症以及动脉血二氧化碳分压降低或升高。胸部X线片见肺纹理增粗、双肺透亮度增强或有小片阴影和肺不张。有条件可做呼吸道分泌物病毒快速诊断以明确病毒种类。

【治疗】

1. 一般处理　保护气道通畅,加强湿化,保持室内温湿度、通风、吸氧、吸痰、翻身拍背,加强超声雾化吸入。

2. 补液　补液量根据脱水程度而定,一般以每日100ml/kg为宜,有水电解质紊乱时应及时纠正,注意热量的维持。

3. 对症治疗　镇静、祛痰、止喘,对喘憋者可短期应用激素治疗。有并发症时也应及时处理,例如出现心力衰竭时积极控制心衰。

4. 病因治疗 应用抗病毒药物,如利巴韦林、双黄连等。交叉细菌感染时应用相应的抗生素。

五、肺　　炎

肺炎是小儿时期常见病,是婴幼儿死亡的主要原因。肺炎的诊断分类至今尚无统一的方法,常用的方法有 3 种:①按病理形态分类,在临床沿用已久,如大叶性肺炎、支气管肺炎、间质性肺炎。②按病原分类,如病毒性肺炎(呼吸道合胞病毒、腺病毒、流感病毒等)。细菌性肺炎(肺炎链球菌、肺炎杆菌、大肠埃希菌)、支原体肺炎等。③根据病程长短还可分为急性肺炎(病程在 1 个月以内);迁延性肺炎(病程在 1～3 个月);慢性肺炎(病程在 3 个月以上)。临床一般采用以病原分类为主,结合病理、病程的分类方法。

(一) 支气管肺炎

支气管肺炎多由细菌引起,尤以肺炎链球菌多见,其次为金黄色葡萄球菌、流感杆菌、大肠埃希菌等。病毒如腺病毒、呼吸道合胞病毒、流感病毒等也可引起。起病多急骤,新生儿或小婴儿有时发病迟缓。

【诊断】

1. 临床表现

(1) 发病前可先有上呼吸道感染,起病一般较急,有发热、咳嗽和气促等症状。

(2) 体征:鼻翼煽动、三凹征、口唇和鼻唇沟及指趾端发绀。

(3) 肺部体征早期往往不明显,或仅有呼吸音变粗或稍减低。以后可听到中粗湿啰音,细小湿啰音或捻发音。

(4) 重症患者常有其他系统症状或体征,如呕吐、腹泻、抽搐、心音低钝、心率快等。

(5) 并发症:常见的并发症为肺气肿或肺不张、心力衰竭及中毒性脑病。

2. 辅助检查

(1) 胸部 X 线检查:可见非特异性小斑片状肺实质浸润影,中内带较多,少数可融合成大片浸润影。

(2) 血象及细菌培养有助于病原学诊断:细菌性肺炎白细胞总数大多数增高,病毒性肺炎白细胞总数多数减低或正常。

【治疗】

1. 一般治疗 保持室内一定温湿度,保证患儿休息。保证热量供给,保证液体入量。

2. 对因治疗 细菌感染或混合细菌感染者可用适当抗生素,如青霉素、红霉素、头孢菌素等。病毒性肺炎,可选用抗病毒药,如利巴韦林等。

3. 对症治疗

(1) 氧气疗法:根据患儿缺氧程度决定输氧量大小及持续时间。注意湿化气道,保持呼吸道通畅。

(2) 退热及镇静。

(3) 止咳平喘。

(4) 并发症的治疗:对合并呼吸衰竭、心力衰竭、中毒性脑病的患儿应及时对症处理。

(二) 支原体肺炎

【诊断】

1. 临床表现 支原体肺炎是儿童和青少年时期最常见的肺炎。①起病可急可缓,呼吸道症状突出,表现为剧烈阵咳、痰少。②肺部体征少,大部分患者仅呼吸音粗或减低。③部分患者有肺外损害,例如神经系统损害,包括无菌性脑膜炎和脑膜脑炎、心肌炎、溶血性贫血、血小板减少等。此外还可并发皮疹和肌肉、关节病变。④本病病情一般较轻,发热持续 1～3 周,咳嗽可延长至 4 周或更长。严重肺外并发症可能危及生命。

2. 肺部 X 线表现　①大片阴影,以右肺中、下野为多见。②弥漫或局限性纹理增多为间质型。③间质病变基础上并有斑片影为混合型。

3. 实验室检查　①血清冷凝集素测定大部分患者＞1∶64。②支原体抗体(IgM)阳性可协助诊断。

【治疗】　治疗原则与一般肺炎大致相同,控制感染常选用大环内酯类抗生素,如红霉素、柔红霉素、克拉霉素、阿奇霉素等。重症患者红霉素疗效不满意者可加用利福平。

(三) 腺病毒肺炎

本病多见于 6 个月～2 岁的婴幼儿,为我国北方地区病毒性肺炎中最严重的一种类型。

【诊断】

1. 临床表现

(1) 症状:潜伏期 3～8 天,起病多急骤,先有上感样症状或咽结膜热,3～4 天后出现高热,呈稽留热或弛张热,同时面色苍白、精神委靡或烦躁。咳嗽初为干咳,3～5 天后出现呼吸困难、鼻翼煽动、三凹征、发绀等。

(2) 体征:初期肺部体征不明显,3～5 天后可听到湿啰音,病灶融合者可听到管状呼吸音。

(3) 并发症:腺病毒肺炎患儿一般病情重,易并发心力衰竭、呼吸衰竭、中毒性脑病及弥散性血管内凝血等,病死率高。

(4) 易继发细菌感染:以金黄色葡萄球菌、大肠埃希菌多见。重症多遗留慢性肺炎、支气管扩张、肺气肿、肺不张等。

2. X 线检查　早期肺纹理增粗模糊,伴肺气肿改变,发病 3～5 天出现片状模糊阴影并形成融合病灶。

3. 实验室检查　有条件者可做咽、鼻分泌物的腺病毒抗原或病毒分离。

【治疗】　目前尚无特殊治疗方法,主要是综合治疗,同支气管肺炎治疗。抗病毒可选用利巴韦林。活血化瘀中药有较好疗效。

(四) 金黄色葡萄球菌肺炎

本病为金黄色葡萄球菌感染所致,可以是原发,也可继发于败血症之后。多见于婴幼儿及新生儿,年长儿也可发病。

【诊断】

1. 临床表现

(1) 症状:起病急骤,进展快,呈弛张热型,但新生儿、早产儿可低热或无热。可伴有猩红热样皮疹。中毒性肠麻痹,中毒症状严重者可有惊厥及休克发生。呼吸道症状与其他肺炎相同。

(2) 体征:肺部体征出现早,呼吸音低,散在湿啰音,合并脓气胸时叩诊浊音,呼吸音及语颤减低及纵隔移位。

(3) 并发症:易合并肺脓肿、肺大泡、脓胸、脓气胸、心力衰竭、呼吸衰竭、中毒性休克、脑病、DIC 等。

2. X 线检查　多合并小脓肿、脓气胸、肺大泡及小胞型肺气肿。

3. 实验室检查　①白细胞增多,中性粒细胞比例增大,有核左移及中毒颗粒。②细菌培养、痰培养及涂片可发现金黄色葡萄球菌,合并胸腔积液时,脓液培养出金黄色葡萄球菌。

【治疗】

1. 抗生素　常根据药敏选用抗生素,对耐甲氧西林金葡肺炎,目前临床多选用万古霉素,或头孢菌素类加氨基糖苷类。

2. 对症治疗 同支气管肺炎。

3. 毛细支气管炎合并胸腔积液的处理 可根据液量多少,行穿刺或施胸腔闭式引流术予持续引流排脓。

(李翠萍)

第七节 心血管系统疾病
一、心 律 失 常

(一)阵发性室上性心动过速

阵发性室上性心动过速简称室上速。包括一组异位冲动形成或折返环路位于房室束分支以上的快速心律失常。其临床表现和心电图特点相似,统称室上速。

【诊断】

1. 临床表现 发作时为阵发性,突发突止,心率可达160~300次/分,与年龄有关,心率多整齐。婴儿可表现面色苍白、气促、烦躁不安;儿童常诉心悸、胸闷、头疼、无力等。发作时间长、年龄小、伴有先天性心脏病者易出现心衰。

2. 实验室检查

(1) 心电图:①R-R间期匀齐,心室率160~300次/分。②QRS形态正常;伴室内差异性传导时,QRS宽大畸形呈右束支型;房室折返逆传型,QRS呈预激图形。③半数可见逆P波位于QRS波后。④可有暂时性ST段及T波改变。

(2) 心电生理学:PSVT大多数由折返引起,其中房室折返最多见,常规心电图部分患儿可见预激δ波形图。

【治疗】 有循环衰竭者首选电击复律。无循环衰竭者首选刺激迷走神经,如无效,无心衰者选用普罗帕酮、维拉帕米、β受体阻滞剂,也可用快速洋地黄化。

(二)室性心动过速

起源于希氏束分叉部分以下的一系列宽大QRS波组成的心动过速,称为室性心动过速(VT),简称室速。

【诊断】

1. 临床表现 发作时多为阵发性,心率常为150~250次/分,与年龄无关,心率略有不齐,表现与室上速相同,小儿烦躁不安、苍白、呼吸急促。年长儿主诉心悸、心前区疼痛。严重病例发生心衰,甚至发生阿-斯综合征及心源性休克。其中特发室速多为无器质心脏病,室率偏慢,可无症状,为非持续发作。

2. 心电图检查 ①R-R间期相对匀齐,心室率150~250次/分,QRS波宽大畸形。②P、QRS波分离,P波频率较QRS频率慢。③常伴心室夺获及室性融合波。④可呈多源性、单源性、尖端扭转型、反复短阵发作。⑤特发室速分为右室速:电轴右偏,呈左束支阻滞图形;左室速:电轴左偏,呈右束支阻滞图形。

【治疗】

1. 有循环衰竭者 首选电击复律,转复后再用利多卡因维持。

2. 无循环衰竭者 首选利多卡因0.5~1.0mg/kg静脉滴注或缓慢推注。必要时可每隔

10～30 分钟重复 1 次,总量不超过 5mg/kg。

3. 洋地黄中毒者　首选苯妥英钠或利多卡因,避免电击复律。右室型特发室速首选 β 受体阻滞剂;左室型特发室速首选维拉帕米,两者对普罗帕酮亦有效。

4. 预防复发　可口服美西律、普罗帕酮、莫雷西嗪。

(三) 房室传导阻滞

房室传导阻滞(AVB)指由于房室传导系统某部位的不应期异常延长,激动自心房向心室传播过程中传导延缓或部分甚至全部不能下传的现象。

【诊断】

1. 临床表现　Ⅰ度 AVB 无临床症状,偶有第 1 心音低钝。Ⅱ度 AVB 者出现漏搏较多时可有心悸、胸闷等。Ⅲ度 AVB 者取决于有否合并先心病、起病急缓、心室率快慢等,严重者可出现阿-斯综合征发作。

2. 心电图检查

(1) Ⅰ度 AVB:①按年龄及心率,P-R 间期超过正常高值。②心率未变或增快时,P-R 较前延长 0.04 秒以上。

(2) Ⅱ度 AVB:Ⅰ型(又称为文氏现象),P-R 间期逐次延长,R-R 间隔逐渐缩短至 QRS 脱落,且最长 R-R 间隔小于 2 倍最小 R-R 间隔之和;Ⅱ型,P 波按比例下传,部分 QRS 脱落,且 P-R 间期基本恒定。

(3) Ⅲ度 AVB:①P、QRS 波各有其规律。②房率大于室率,略不齐。③QRS 波正常或增宽,多匀齐。

【治疗】　Ⅰ度、Ⅱ度 AVB 主要是病因治疗,基本上不需要特殊治疗,预后较好。而Ⅲ度AVB 的治疗取决于心室率及临床症状,急性Ⅲ度 AVB 伴心室率过缓,阿-斯综合征发作者需要装临时起搏器。先天性Ⅲ度 AVB 如心室率过低(<40 次/分)发生阿-斯综合征或心衰者应安装永久性心脏起搏器。

(四) 病态窦房结综合征

病态窦房结综合征(SSS)是由于窦房结和心房传导系统的器质性病变,使其起搏频率降低或发生传导阻滞。窦房结失去了心脏起搏主导作用,因而产生心律失常,并有心、脑、肾供血不足的临床症状。

【诊断】

1. 临床表现　①轻症者:头晕、乏力、胸闷、心悸等。②重症者:阿-斯综合征发作、心衰、心源性休克。

2. 心电图检查　①严重的窦性心动过速。②窦房阻滞或窦性停搏。③交界区逸搏心律,可合并房室或束支阻滞。④快速心率失常与心动过缓交替。⑤阿托品、运动试验可以协助诊断窦房结功能不全。⑥食管调搏:窦房结回复时间及传导时间均延长。

【治疗】　在治疗原发病的同时对症:无快速心率失常者可用阿托品、异丙肾上腺素;禁用减慢心率的药物;有阿-斯综合征发作、心衰不能控制、药物无效者安装起搏器。

二、先天性心脏病

先天性心脏病是小儿在胎儿时期心脏血管发育异常所引起的畸形,常分为左向右流型和右向左流行型,前者常见房间隔缺损、室间隔缺损、动脉导管未闭,后者常见法洛四联征。

（一）房间隔缺损（继发孔型）

【诊断】

1. 临床表现

（1）症状：依年龄及缺损大小而异。出生后及婴儿期大多无症状，年龄稍大可有发育迟缓、体格瘦小、易感疲乏、反复呼吸道感染及心力衰竭的表现。

（2）查体：典型者胸骨左缘第2、3肋间闻及Ⅱ～Ⅲ/Ⅵ级柔和的喷射样杂音，可有震颤。

2. 辅助检查

（1）心电图：电轴右偏，Ⅰ度房室传导阻滞，不完全右束支传导阻滞，右房扩大，右室肥厚。

（2）X线：右心室轻度或中度扩大，肺动脉段突出，肺血增多。

（3）超声心电图：右心房、右心室内径增大，房间隔连续中断。

（4）心导管检查：右房平均血氧饱和度高于上、下腔静脉，平均血氧饱和度7%以上，导管可通过缺损进入左房。

【治疗】 预防及治疗上呼吸道感染及心力衰竭。定期检查以决定手术时间。

（二）房室隔缺损

【诊断】

1. 临床表现

（1）症状：分流小者无任何症状，分流大者可影响生长发育。喂养困难，活动后气促、乏力、反复呼吸道感染。晚期合并肺动脉高压时有发绀。

（2）查体：胸骨左缘3～4肋间可触及收缩期震颤及Ⅱ～Ⅴ/Ⅵ级全收缩期杂音，合并肺动脉高压时，肺动脉第2心音亢进。

2. 辅助检查

（1）心电图：左室肥厚或双室肥厚。

（2）X线：左心室扩大，肺动脉段凸出，肺血增多。

（3）超声心动：左房、左室增大，室间隔回声中断，中断处有右向左分流频谱。

（4）右心导管检查：部分病例心导管可通过缺损进入左心室。进一步证实诊断及进行血流动力学检查评价肺动脉高压程度。

【治疗】 预防和及时治疗呼吸道感染及心力衰竭，择期手术。

（三）动脉导管未闭

【诊断】

1. 临床表现

（1）症状：取决于分流量的大小，分流量小临床可无症状。分流量大者生长发育落后，活动后气促，严重者有心力衰竭，可反复发生呼吸道感染。

（2）查体：胸骨左缘2、3肋间可闻及连续性"机器"样杂音，占整个收缩期和舒张期。

2. 实验室检查

（1）心电图：左室肥厚，合并肺动脉高压时双室肥厚。

（2）X线：心脏扩大，肺动脉段突凸出，肺血增多。

（3）超声心动图：左房、左室扩大，可见未闭合的导管或肺动脉内可探及分流频谱。

（4）心导管检查：肺动脉平均血氧饱和度高于右心室平均血氧饱和度3%以上。

【治疗】 确诊本病者均应手术治疗，分流量较大者应尽早手术。

（四）法洛四联征

【诊断】

1. 临床表现

（1）症状：出生后数周或数月逐渐出现青紫，可有缺氧发作，表现为阵发性呼吸急促、深长、发绀加剧，烦躁不安，意识不清，重者抽搐。年长儿可有活动气促、乏力及蹲踞现象。

（2）查体：发育营养差，发绀，杵状指（趾）胸骨左缘2～4肋间有Ⅲ～Ⅳ/Ⅵ级喷射性杂音，肺动脉瓣关闭音减低。

2. 辅助检查

（1）心电图：电轴右偏，右室肥厚。

（2）X线：心影呈靴型，肺动脉段下陷，心尖上翘，肺血减少。

（3）超声心动：主动脉内径增大、前壁前移，与室间隔连续中断形成室间隔缺损及主动脉骑跨，肺动脉狭窄。右室前壁增厚。

（4）心导管检查：右室压力增高与左室相似，右室与肺动脉有压力阶差及过渡区，心导管可经过室间隔缺损至升主动脉。

【治疗】　合理喂养，保证入量。预防及治疗缺氧发作，吸氧。择期手术。

三、心内膜弹力纤维增生症

心内膜弹力纤维增生症为小儿原发性心肌病中较为常见的一种，2/3病儿的发病年龄在1岁以内，多为呼吸道感染之后发生充血性心力衰竭，也称原发性心内膜弹力纤维增生症。

【诊断】

1. 临床表现

（1）暴发型：多发生于新生儿期，起病急，症状重可猝死。

（2）急性型：多发生于4～10个月婴儿，起病较急。多数死于心衰。

（3）慢性型：起病年龄稍大，症状略轻，病情迁延，可合并栓塞。可因反复发作心衰而死亡。

临床表现主要为充血性心力衰竭：烦躁、哭闹、面色苍白、呼吸促、拒奶、多汗、心动过速。心脏扩大，一般无心脏杂音，二尖瓣受损害时可在心尖部闻及Ⅱ～Ⅲ/Ⅵ级收缩期杂音，肺部可出现啰音。

2. 辅助检查

（1）X线：心影扩大、左室扩大为主，心脏搏动减弱，肺部淤血。

（2）心电图：窦性心动过速，左心室肥厚，ST-T改变，可有期前收缩及传导阻滞。

（3）超声心电图：左心室扩大，重者呈球形。心内膜回声增粗增强，房室隔及左室后壁运动幅度减低，收缩功能减低。

【治疗】　一般治疗　镇静、吸氧、控制入量及输液速度。

1. 控制心衰

（1）地高辛：依年龄及体重给予，病情稳定后给维持量数年，至心脏大小正常为止。

（2）减轻心脏负荷：用卡托普利。

2. 抗感染　合并感染时合理选用抗生素。

3. 激素　泼尼松，病情稳定后小剂量应用1～1.5年。

四、病毒性心肌炎

心肌炎是有各种感染性、中毒性、结缔组织性过程侵犯心肌所致。最常见的是病毒性心肌炎,以心肌炎性病变为主要表现的疾病,其病理特征为心肌细胞的变性或坏死,有时病变也可累及心包或心内膜。本病临床表现轻重不一,预后大多良好,但少数可发生心力衰竭、心源性休克、甚至猝死。

【临床表现】

1. 症状 表现轻重不一,取决于年龄和感染的急性或慢性过程。预后大都良好,部分起病隐匿,有乏力、活动受限、心悸、胸痛症状,少数重症患者可发生心力衰竭并发严重心律失常、心源性休克,甚至猝死。部分患者呈慢性过程,演变为扩张性心肌病。新生儿患病时病情进展快,常见高热、反应低下、呼吸困难和发绀,常有神经、肝脏和肺的并发症。

2. 体征 心脏有轻度扩大,伴有心动过速、心音低钝及奔马律,可导致心力衰竭及昏厥等。反复心力衰竭者,心脏扩大明显,肺部出现湿啰音及肝、脾肿大,呼吸急促和发绀;重症者可突然发生心源性休克,脉搏细弱,血压下降。

【辅助检查】

1. 心电图 可见严重心律失常,包括各种期前收缩、室上性和室性心动过速、房颤和室颤、Ⅰ度或Ⅱ度房室传导阻滞,心肌受累明显时可见 T 波降低、ST-T 段的改变,但是心电图缺乏特异性,强调动态观察的重要性。

2. 心肌损害血生化指标 ①磷酸肌酸(CPK)在早期多有升高,其中以来自心肌的同工酶(CK-MB)为主。血清乳酸脱氢酶(SLDH)同工酶增高在心肌炎早期诊断有提示意义。②近年来通过随访观察发现心肌肌钙蛋白(cTnI 或 cTnT)的变化对心肌炎诊断的特异性更强。

3. 病毒学诊断 早期可从咽拭子、咽冲洗液、粪便、血液中分离出病毒,但需结合血清抗体测定才更有意义。恢复期血清抗体滴度比急性期有 4 倍以上增高,病程早期血中特异性 IgM 抗体滴度在 1∶128 以上,利用聚合酶链反应或病毒核酸探针原位杂交自血液或心肌组织中查到病毒核酸可作为某一型病毒存在的依据。

4. 心肌活检 仍认为是诊断的黄金指标,但由于取样部位的局限性,阳性率仍然不高。病毒性心肌炎诊断标准(中华医学会儿科学会心血管学组中华儿科杂志编辑委员会,1999 年):

(1) 临床诊断依据:①心功能不全、心源性休克或心脑综合征。②心脏扩大(X 线、超声心动图检查具有表现之一)。③心电图改变:以 R 波为主的 2 个或 2 个以上主要导联(Ⅰ、Ⅱ、aVF、V5)的 ST-T 改变持续 4 天上伴动态变化,窦房、房室传导阻滞,完全右或左束支传导阻滞,成联律、多型、多源、成对或并行期前收缩,非房室结及房室折返引起的异位性心动过速,低电压(新生儿除外)及异常 Q 波。④CK-MB 升高或心肌肌钙蛋白阳性。

(2) 病原学诊断依据

1) 确诊指标:自心内膜、心肌、心包(活体组织检查、病理)或心包穿刺液检查发现以下之一者可确诊。①分离到病毒。②用病毒核酸探针查到病毒核酸。③特异性病毒抗体阳性。

2) 参考依据:有以下之一者结合临床表现可考虑心肌炎由病毒引起。①于粪便、咽拭子或血液中分离到病毒,且恢复期血清同型抗体滴度较第一份血清升高或降低 4 倍以上。②病程早期血中特异性 IgM 抗体阳性。③用病毒核酸探针自患儿血液中查到病毒核酸。

3) 确诊依据:具备临床诊断依据两项,可临床确诊。发病同时或发病前 1~3 周有病毒感染的证据支持诊断者;同时具备病原学确诊依据之一者,可确诊病毒性心肌炎;具备病原学参考依据之一者,可临床诊断为病毒性心肌炎;凡不具备确诊依据,应给予必要的治疗或随诊,根据病情变化,确诊或除外心肌炎。

【治疗】

1. 休息 急性期需卧床休息,减轻心脏负荷。

2. 药物治疗 ①早期患者,可病毒治疗,但疗效不确定。②改善心肌营养:1,6-二磷酸果糖疗程 10~14 天,同时选用 VitC、CoQ$_{10}$。中药生脉饮、黄芪口服液等。③大剂量丙种球蛋白:通过免疫调节作用减轻心肌细胞损害,剂量 2g/kg,2~3 天内分次静脉滴注。④皮质激素:通常不使用。对重型患者合并心源性休克、致死性心律失常、心肌活体组织检查证实慢性自身免疫性心肌炎症反应者应足量、早期应用。⑤其他治疗根据病情应用利尿剂、洋地黄和血管活性药物,洋地黄较常规剂量减少。避免中毒。⑥心律失常治疗。

五、充血性心力衰竭

心力衰竭是指心脏工作能力下降,即心排血量绝对或相对不足,不能满足全身组织代谢的需要的病理状态。心力衰竭是儿童时期危重症之一。

【临床表现】 年长儿心衰的症状与成人相似,主要表现为乏力、活动后气急、食欲减低、腹痛和咳嗽。安静时心率增快,呼吸浅表、增速,颈静脉怒张,肝大、有压痛,肝颈反流试验阳性。病情较重者尚有端坐呼吸、肺底部可听到湿啰音,并出现水肿,尿量明显减少。心脏听诊除原有疾病产生的心脏杂音和异常心音外,常可听到心尖区第一心音减低和奔马律。

婴幼儿心衰的临床表现有一定特点。常见症状为呼吸快速、表浅、频率可达 50~100 次/分,喂养困难,体重增长缓慢,烦躁多汗,哭声低弱,肺部可闻及干啰音或哮鸣音。水肿首先见于颜面、眼睑等部位,严重时鼻唇三角区呈现青紫。

【诊断标准】

1. 临床诊断依据 ①安静时心率增快,婴儿>180 次/分,幼儿>160 次/分,不能用发热或缺氧解释者。②呼吸困难,青紫突然加重,安静时呼吸达 60 次/分以上。③肝大达肋下 3cm 以上,或在密切观察下短时间内较前增大,而不能以横膈下移等原因解释者。④心音明显低钝,或出现奔马律。⑤突然烦躁不安,面色苍白或发绀,而不能用原有疾病解释。⑥尿少、下肢水肿,以除外营养不良、肾炎、维生素 B$_1$ 缺乏等原因所造成这。前四项为临床诊断的主要依据。

2. 其他检查 诊断尚可结合其他几项以及下列 1~2 项检查进行综合分析。

(1)胸部 X 线检查:心影多呈普遍性扩大,搏动减弱,肺纹理增多,肺门或肺门附近阴影增加,肺部淤血。

(2)心电图检查:不能表明有无心衰,但有助于病因诊断及指导洋地黄的应用。

(3)超声心动图检查:可见心室和心房腔扩大,M 型超声心动图显示心室收缩时间期延长,射血分数降低。心脏舒张功能不全时,二维超声心动图对诊断和引起心衰的病因判断有帮助。

【治疗】 应重视病因治疗,先天性心脏病患者的内科治疗往往是术前的准备,而且手术后亦需继续治疗一个时期;心肌病患者,内科治疗可使患者获得暂时的缓解;如心衰由甲状腺功能亢进、重度贫血或维生素 B$_1$ 缺乏、病毒性或中毒性心肌炎等引起者需要及时治疗原发疾病。心力衰竭的内科治疗有下列几个方面:①去除病因。②减轻心脏负荷。③改善心脏负荷(收缩及舒张功能);保护心衰心脏。

1. 一般治疗 ①充分休息和睡眠可减轻心脏负担,平卧或取半卧位,尽量避患儿烦躁、哭闹,必要时可适当应用镇静剂,苯巴比妥、吗啡(0.05mg/kg)皮下或肌内注射常能取得满意效果,但需警惕抑制呼吸。②饮食:给予易消化和富有营养的食物,少量多餐,限制钠盐摄入。③限制液体量:每日控制在 60~80ml/kg,以 10%葡萄糖液为主,于 24 小时内均匀补充。④吸氧。⑤病因治疗。

2. 洋地黄类药物 常用毛花苷 C、地高辛。

(1)饱和量法(全效量法):<2 个月者 30μg/kg,2 个月~2 岁者 40μg/kg,>2 岁者 30μg/kg,首次给予饱和量的 1/2 或 1/3 剂量,余量分 2~3 次间隔 6~8 小时给予。24 小时达饱和,末次用药后 12 小时按维持量用药。

(2)维持量法:维持量按饱和量的 1/4~1/5 计,每日分 2 次,每 12 小时 1 次。维持量的疗程视病情而定:急性肾炎合并心力衰竭者往往不需用维持量或仅需短期应用;短期难以去除病因者如心内膜弹力纤维增生症、风湿性心瓣膜病等,则应注意患儿体重增长及时调整剂量,以维持血清地高辛的有效浓度。

(3)使用洋地黄的注意事项:用药前应了解患儿在 2～3 周内的洋地黄使用情况,以防止药物过量引起中毒。各种病因引起的心肌炎患者对洋地黄耐受性差,一般按常规剂量减去 1/3,且饱和时间不宜过快。未成熟儿和未满 2 周的新生儿因肝肾功能尚不完善,易引起中毒,洋地黄化剂量应偏小,可按婴儿剂量减少 1/3～1/2。钙剂对洋地黄有协同作用,故用洋地黄类药物应避免用钙剂。注意低血钾可使洋地黄中毒。

(4)洋地黄药物毒性反应:心力衰竭越重、心功能越差者其治疗量和中毒量越接近,易发生中毒。肝、肾功能障碍、电解质紊乱、低钾、高钙、心肌炎、大剂量利尿之后的患儿均易发生洋地黄中毒。小儿洋地黄中毒最常见的表现为心律失常,如房室传导阻滞、室性期前收缩、阵发性心动过速等;胃肠道症状如恶心、呕吐;神经系统症状如嗜睡、头昏、色视等较少见。

洋地黄中毒时应立即停用洋地黄和利尿剂,同时补充钾盐。小剂量钾盐能控制洋地黄引起的室性期前收缩、阵发性心动过速。轻者每日用氯化钾 0.007～0.1g/kg,分次口服;严重者每小时 0.03～0.04g/kg 静脉滴注,总量不超过 0.15g/kg,滴注时用 10%葡萄糖稀释成 0.3%浓度。肾功能不全合并房室传导阻滞时忌用静脉给钾。钾盐治疗失败或并发其他心律失常时参见心律失常节。

3. 利尿剂 水钠潴留为心力衰竭的一个主要病理生理改变,故合理利尿剂为治疗心力衰竭的一个重要措施。当使用洋地黄类药物心衰仍未完全控制,或伴有显著水肿者,宜加利尿剂。急性心衰或肺水肿可选用快速强效利尿剂如呋塞米,慢性心衰一般联合使用噻嗪类和保钾利尿剂并采用间歇疗法维持治疗,防止电解质紊乱。

4. 血管扩张剂 近年来应用血管扩张剂治疗顽固性心力衰竭取得一定疗效。

(1)血管紧张素转换酶抑制剂:卡托普利剂量为每日 0.4～0.5mg/kg,分 2～4 次口服,首次 0.5mg/kg 以后根据病情逐渐增加。依那普利剂量为每日 0.05μg/kg,1 次口服。

(2)硝普钠:扩张小动脉、静脉的血管平滑肌,作用强,生效快。对急性心衰(尤其是急性左心衰、肺水肿)伴周围血管阻力明显增加者效果显著。剂量为每分钟 0.2μg/kg,以 5%葡萄糖液稀释后静点,以后每隔 5 分钟,可增加 0.1～0.2μg/kg,直到获得疗效或血压有所降低。最大剂量不超过每分钟 3～5μg/kg。

(3)酚妥拉明:剂量为每分钟 2～6μg/kg,以 5%葡萄糖稀释后静滴。

5. 其他药物治疗 心衰伴有血压下降时可用多巴胺,每分钟 5～10μg/kg。必要时可适量增加,一般不超过每分钟 30μg/kg。如血压显著下降,应给予肾上腺素每分钟 0.1～1.0μg/kg 持续静脉滴注,这有助于增加心排出量、提高血压而心率不一定明显增快。

(胡亚萍)

第八节 泌尿系统疾病

一、肾小球疾病的分类

(一)儿科肾小球疾病的临床分类

1. 原发性肾小球疾病

(1)肾小球肾炎

1)急性肾小球肾炎:急性起病,多有前期感染,以血尿为主,伴有不同程度的蛋白尿,可有水肿、高血压或肾功能不全,多在 1 年内。可分为急性链球菌感染后肾小球肾炎和非链球菌感染后急性肾小球肾炎。

2) 急进性肾小球肾炎:起病急,尿改变(血尿、蛋白尿、管型尿),高血压,水肿,并常有持续性少尿或无尿,进行性肾功能减退,预后很差。

3) 迁延性肾小球肾炎:指有明确急性肾炎病史,血尿和/蛋白尿迁延达 1 年以上,或没有明确急性肾炎病史,但血尿蛋白尿超过半年,不伴肾功能不全或高血压。

4) 慢性肾小球肾炎:病程超过 1 年,或隐匿起病,有不同程度的肾功能不全的肾小球肾炎。

(2) 肾病综合征:大量蛋白(尿蛋白＋＋＋～＋＋＋＋;24 小时尿蛋白定量大于等于 50mg/kg);血浆清蛋白低于 30g/L;血浆胆固醇高于 5.7mmol/L;不同程度的水肿。

上面几项中以大量蛋白尿和低蛋白血症为必要条件。

(3) 孤立性血尿或蛋白尿

1) 孤立性血尿:指肾小球源性血尿,分为持续性和复发性。

2) 孤立性蛋白尿:分为体位性和非体位性。

2. 继发性肾小球疾病 ①紫癜性肾炎。②狼疮性肾炎。③乙肝病毒相关性肾炎。④其他:毒物、药物中毒或其他全身性疾患致的肾炎。

3. 遗传性肾小球肾炎 ①先天性肾病综合征。②遗传性进行性肾炎。③家族性再发性血尿。④其他:如甲-膑综合征。

(二) 儿科肾小球疾病的病理分类

1. 轻微的肾小球异常 ①微小病变。②肾小球轻微病变。

2. 局限性/节段性病变 ①局灶性肾小球肾炎。②局灶性节段性肾小球硬化。

3. 弥漫性肾小球肾炎

(1) 膜性肾病。

(2) 增生性肾小球肾炎:①系膜增生性肾小球肾炎。②毛细血管内增行性肾小球肾炎。③膜增生性肾小球肾炎:1 型、2 型、3 型。④新月体性肾小球肾炎。

(3) 硬化性肾小球肾炎。

二、急性肾小球肾炎

急性肾小球肾炎(急性肾炎)是一组急性起病,临床具有血尿水肿及高血压表现的疾病。由多种病因引起,多数发生于急性溶血性链球菌感染后,故又称链球菌感染后肾炎,通常临床所谓急性肾炎,指此种而言。

【诊断】

1. 临床表现 潜伏期:链球菌感染后 1～2 周出现食欲减退,呕吐、头晕、乏力、腰痛等症状。

(1) 血尿:为初起症状,肉眼或镜下血尿约在 6 个月内消失,也可持续 1～3 年。

(2) 水肿:多伴有少尿,轻者仅眼睑、面部为主,严重者可有浆膜(胸、腹)腔积液。一般于 2～3 周内消退,尿量随之增多。

(3) 高血压:轻度至中度增高(收缩压为 16～20kPa),于病程 1～2 周后降至正常。

2. 严重表现

(1) 严重循环充血:①肺淤血症状:气急,发绀,端坐呼吸,两肺底湿啰音,粉红色泡沫样痰或咯血。②心率增快,心尖区收缩期杂音,血压往往降低。③肝脏肿大,颈静脉怒张,静脉压增高。

(2) 高血压脑病:血压急剧增高,头痛,呕吐,复视或一过性失明,严重者出现惊厥、昏迷,为高血压脑病。

（3）急性肾衰竭：病程早期可有少尿或无尿。暂时性氮质血症，持续 3～5 日后尿量增加。若持续少尿或无尿则出现急性肾衰竭症状，如高血钾、代谢性酸中毒等电解质紊乱。

3. 辅助检查

（1）血液及尿常规检查。

（2）免疫学检查：包括 ASO 总补体或 C3，以及免疫球蛋白及血清蛋白电泳等。

（3）肾功能测定：尿素氮、肌酐治疗前后对比测定。

（4）X 线胸片检查。

（5）心电图检查：用于循环充血状态及急性肾衰竭病例。

（6）非典型病例酌情进行肾活检。

【治疗】

1. 一般治疗 患病最初 2 周应卧床休息，并限制水分及钠盐（钠盐每日 1～2g/kg），低蛋白质（0.5g/kg）饮食。如有感染应予青霉素等抗生素治疗。不需用预防性治疗，杜绝使用肾毒性药物。

2. 对症治疗

（1）利尿剂：氢氯噻嗪，每次 1～2mg/kg，每日 1～2 次。循环充血状态可用呋塞米静脉注射，每次 1～2mg/kg，根据病情每 4～8 小时重复给予。

（2）降压药：利舍平口服或肌内注射，一次量 0.07mg/kg，（不超过 2mg）；硝苯地平，每次 0.25～0.5mg/kg，每 8～12 小时 1 次，口服，如出现脑病征象可按下列治疗。

1）镇静剂：地西泮静脉注射或苯巴比妥肌内注射。

2）降压药：①硝普钠，5～10mg 加入 10% 葡萄糖液 100ml，开始以每分钟 1μg/kg 速度静脉注射（每分钟不超过 8μg/kg）。②二氮嗪，3～5mg/kg，静脉快速注射。③利舍平，静脉注射剂量同上。以上 3 种降压药任选一种使用。

3）利尿脱水药：呋塞米等，酌情使用 20% 甘露醇。

（3）严重循环充血，肺水肿。

1）镇静剂：盐酸哌替啶 1mg/kg，或盐酸吗啡 0.1～0.2mg/kg，加葡萄糖液 10～20ml 静脉缓慢注射。

2）血管扩张剂：硝普钠或酚妥拉明 0.1～0.2mg/kg，加葡萄糖液 10～20ml 静脉缓慢注射。

3）洋地黄制剂：目前已不用。

4）透析疗法：上述处理无效应行透析疗法。

（4）急性肾衰竭。

三、肾病综合征

肾病综合征是由多种病因、病理和临床疾病引起的一组综合征。表现为大量蛋白尿、低蛋白血症、高脂血症、水肿。分原发性和继发性两类，而原发性肾病综合征在小儿中占多数。

【诊断】

1. 大量蛋白尿、低蛋白血症、高脂血症、水肿

2. 分型

（1）按病因及临床表现分：

1）原发性肾病综合征：①单纯性肾病综合征：3～7 岁男孩居多，全身凹陷性水肿，大量蛋白尿，血浆总蛋白、清蛋白降低，血胆固醇增高。②肾炎性肾病：除以上 4 大症状外，尚有血尿、高血压、肾功能不全或持续低补体血症。

2）继发性肾病综合征：继发于过敏性紫癜、红斑狼疮、乙型肝炎、疟疾、糖尿病、多发性骨髓瘤、恶性肿瘤、药物(青霉胺)、金、汞等重金属中毒。

3) 先天性肾病:出生后 3 个月以内起病称芬兰型,属常染色体隐性遗传,病理特点为近曲小管囊性扩张;3 个月以上起病以弥漫性系膜硬化为主。临床上除出现肾病 4 大症状外,还对激素治疗效果差。

(2) 按糖皮质激素反应分:

1) 激素敏感型肾病综合征:足量激素(泼尼松 1.5～2mg/kg)治疗 8 周,尿蛋白转阴。

2) 激素耐药型肾病综合征:足量激素(泼尼松 1.5～2mg/kg)治疗 8 周,尿蛋白未转阴。

3) 激素依赖型肾病综合征:激素敏感,但一减量或停药肾病复发,反复 2 次以上。

复发:尿蛋白由阴转阳≥2 周。

频复发:1 年之内复发≥3 次,半年之内≥2 次。

(3) 按病理分:常见有:微小病变、系膜增生性肾小球肾炎、膜性肾病、系膜毛细血管性肾小球肾炎、IgA 肾病等。

3. 有无并发症　感染、电解质紊乱、高凝状态、肾功能不全、肾小管功能受损、生长迟缓、肾上腺皮质危象。

4. 有无潜伏感染灶　结核、中耳炎、鼻窦炎、龋齿等。

【辅助检查】

1. 三高一低

(1) 尿蛋白定性≥(＋＋＋),24 小时尿蛋白定量≥50mg/kg。

(2) 肝功:血浆清蛋白降低<30g/L,A/G 倒置。

(3) 血脂:血胆固醇>5.7mmol/L。

2. 分型

(1) 原发性、继发性:乙肝 6 项、狼疮 7 项。

(2) 单纯性、肾炎性:血尿、补体 C3、肾功能(肾炎性肾病有轻重不等的肾功能障碍及氮质血症,而单纯性肾病在水肿初期有暂时性轻度氮质血症外,肾功能一般正常)。

(3) 病理检查:肾病综合征常见病理类型为微小病变、系膜增生、局灶节段硬化、膜增生及膜性肾病,其中前 3 型可随病情加重而转型,膜性肾病多继发于乙肝肾炎。

3. 有无并发症

(1) 感染:血常规、病毒、支原体、抗"O"。

(2) 电解质紊乱:电解质。

(3) 高凝状态、血栓形成:凝血功能筛查。

(4) 肾功能不全:Ccr 肾功能。

(5) 肾小管功能:尿比重,必要时可查尿电解质。

4. 有无潜伏感染灶　PPD、胸片。

【治疗】

1. 一般治疗　去除复发因素:感染、过劳、预防注射。低盐饮食,高生物价的优质蛋白质每日 1.2～1.8g/kg,占每日总量的 8％～10％,每日至少摄入非蛋白源性能量 30～50cal/kg。

2. 防治感染　抗生素不作为预防感染,一旦发生感染则应积极选用抗生素控制感染。

3. 利尿消肿　水肿较重患儿可用氢氯噻嗪或呋塞米(速尿)加螺内酯(安体舒通),上述治疗效果不佳可采用右旋糖酐 40,每次 10～15ml/kg,加入呋塞米,每次 1～2mg/kg,静脉滴注。

4. 激素治疗　目前,采用泼尼松中长程疗法。泼尼松每日 1.5～2mg/kg,最大量不超过每日 60mg,清晨顿服。4 周后每 2～4 周减 5～10mg,总疗程 6 个月,此为中程疗法。长程治疗诱导阶段同中程疗法,隔日顿服 4 周后,每 2～4 周减 2.5～5mg,疗程可延长到 9～12 个月。

5. 难治性肾病治疗 难治性肾病指激素治疗耐药(泼尼松正规治疗8周无效);频繁复发(泼尼松治疗初次有效后6个月内2次或1年内3次以上复发或反复发作);激素依赖(停激素或减量在14日内复发或反复,且重复2次以上)。

(1)环磷酰胺每日2.5～3mg,口服,共8～12周,累积总量不超过200～250mg/kg,如必须重复使用,至少间隔1年。

(2)环磷酰胺静脉冲击治疗,每次500～750mg/m²,每3～4周1次,6～12次为1疗程。总量不大于150mg/kg,治疗日给予20ml/kg液体量,以利排出环磷酰胺代谢产物,同时适当补充氯化物,避免水中毒。

(3)甲泼尼龙静脉冲击,每次15～30mg/kg溶于100～200ml葡萄糖内,0.5～1小时内静脉滴注,最大不超过1.0g。每次<20mg/kg时不良反应少。连续3日为1疗程,冲击后48小时再用泼尼松,可隔1～2周重复应用1～2疗程。

(4)环孢素(CS-A)开始剂量每日5～7mg/kg,口服,以后血浓度监测调整药物剂量,疗程3个月,在激素诱导缓解后开始应用,停药后可早期复发,延长用药时间及减量停用可减少复发。注意肾损害的不良反应。

(5)血管紧张素转换酶抑制剂(ACEI)可起到降蛋白尿、保护肾功能的作用:①卡托普利:开始每次0.3mg/kg,每日3次,最大剂量每日5mg/kg,疗程半年。②依那普利:每日0.1～0.2mg/kg;贝那普利10mg,每日1次,口服,疗程3～6个月。

(6)其他可采用中药雷公藤降蛋白尿,如有高凝状态可用肝素每日100～200mg/kg,静脉滴注。做凝血酶原时间监测,控制在正常值2倍以内,4周后改华法林每日1～2mg,口服6个月。

(李翠萍)

第九节　血液系统疾病

一、小儿造血与血液特点

【造血特点】 小儿造血分为胚胎期造血和生后造血两种。

1. 胚胎期造血 造血细胞的生成始自卵黄囊的血岛,然后肝脏、脾脏、淋巴结等髓外造血器官,最后是骨髓造血。

(1)中胚叶造血期:在胚胎第3周起开始出现卵黄囊造血,之后在中胚叶的组织中出现广泛的原始造血成分,其中主要是原始的有核红细胞。在胚胎的第6周后,中胚叶造血开始减退。

(2)肝脾造血期:胚胎中期以肝脏造血为主。肝脏造血自胚胎第6周开始,首先产生有核红细胞,以后产生粒细胞和巨核细胞。在胎儿8周左右,脾脏也参加造血,主要生成红细胞、粒细胞、淋巴细胞和单核细胞。胎儿5个月之后,肝脾造血功能均渐减退,并于出生时停止造血;但脾脏制造淋巴细胞的功能可持续终身。

(3)骨髓造血期:自胎儿4个月开始,骨髓出现造血活动,约在胎儿6个月后,骨髓成为主要造血器官。

2. 生后造血 分骨髓造血和骨髓外造血两种。

(1)骨髓造血:生后主要是骨髓造血。在生后头几年内,骨髓均为红髓,均有活动性造血能力;至5～7岁开始长骨中部分红髓逐渐为黄髓所代替,至18岁时红髓仅分布于椎骨、胸骨、肋骨、颅骨、肩胛骨、锁骨和骨盆等扁平骨,以及肱骨、股骨的近端。黄髓具有潜在造血功能,当生血需要增加时,则转变为红髓,重新发挥造血功能。

(2)骨髓外造血:在正常情况下,骨髓外造血极少。当婴幼儿遇到各种感染、贫血、溶血等需要增加造血时,肝、脾和淋巴结可以随时适应需要恢复到胎儿时期的造血状态,此时肝、脾和淋巴结肿大,周围血象可出现有核红细胞或(和)中幼粒细胞。当病因去除后,即可恢复正常的骨髓造血。小儿在出生后头几年因缺少黄髓,骨髓的潜在造血功能较弱,较易发生骨髓外造血。

【血象特点】

1. 红细胞(RBC)和血红蛋白(Hb)

(1) 胎儿期和初生时为最高时期。

RBC:5～7×10^{12}/L

Hb:150～220g/L

升高的原因:①缺氧:红细胞生成素合成增加。②浓缩:因进食较少和不显性失水。

(2) 生理性贫血:2～3月,RBC 3×10^{12}/L,Hb 110g/L。网织红细胞减少,原因:①生后血氧含量增加,红细胞生成素减少,红细胞生成减少。②胎儿红细胞寿命短,易于破坏。③婴儿生长发育迅速,血循环量迅速增加,血液被稀释。

(3) 3个月后 RBC 和 Hb 缓慢增加,12岁时达成人水平,整个婴儿期 RBC 维持在(4～4.5)×10^{12}/L。

(4) 网织红细胞:初生3天内为0.04～0.06,出生后4～7天为0.005～0.015,4～6周为0.02～0.08,5月后与成人相同为0.005～0.015。

2. 白细胞(WBC)、分类变化

(1) WBC:出生为15～20×10^9/L,出生后6～12小时达21～28×10^9/L,1周平均12×10^9/L,婴儿期维持在10×10^9/L,8岁接近成人(4～10)×10^9/L。

(2) 白细胞分类:注意中性粒细胞和淋巴细胞比例。初生时中性粒细胞较高,约占65%,淋巴细胞约占30%,生后4～6天两者相等,出现第1次交叉。在整个婴儿期均是淋巴细胞占优势,约占60%,中性粒细胞占30%。学龄前期中性粒细胞逐渐增加,4～6岁两者又相等,形成第2次交叉。7岁后白细胞分类与成人相似。

3. 血小板(PLT)　与成人相似,150～350×10^9/L。

4. 血容量　小儿血容量相对较成人多,新生儿血容量约85ml/kg,婴儿及儿童约75～80ml/kg。

二、小儿贫血概述

【定义】　贫血是指外周血中单位容积内红细胞数和(或)血红蛋白量低于正常。根据世界卫生组织的资料,6个月～6岁小儿血红蛋白值的低限为110g/L,6～14岁为120g/L,新生儿期则为145g/L。

【分类】

1. 按血红蛋白降低程度分类

(1) 成年人贫血

轻度　　　　　—90g/L

中度　　　　　—60g/L

重度　　　　　—30g/L

极重度　　　　<30g/L

(2) 新生儿贫血

轻度　　　　　—120g/L

中度　　　　　—90g/L

重度　　　　　—60g/L

极重度　　　　＜60g/L

2. 病因分类

（1）红细胞生成不足：包括造血物质缺乏和骨髓造血功能障碍。

1）造血物质缺乏：如铁、维生素 B_{12}、叶酸、维生素 C、维生素 B_6 等。

2）骨髓造血功能障碍：再生障碍性贫血、单纯红细胞再生障碍性贫血。

（2）红细胞破坏过多（溶血性贫血）

1）红细胞内在缺陷：①红细胞膜结构缺陷：如遗传性球形细胞增多症,阵发性睡眠性血红蛋白尿等。②红细胞酶缺陷：如葡萄糖 6-磷酸脱氢酶缺乏症（G-6-PD）。③血红蛋白异常：如地中海贫血等。

2）红细胞外在因素：①免疫性因素：自身免疫性、药物性、新生儿同族免疫性。②感染因素：肺炎支原体。③物理化学因素。④其他。

（3）失血性贫血：①急性外伤性失血。②慢性失血：钩虫病、溃疡病、肠息肉等。

3. 形态分类　见表5-2-3。

表5-2-3　贫血的形态学分类

	MCHC(%)	MCV(fl)	MCH(pg)
正常值	80～94	26～32	31～35
大细胞性贫血	＞94	＞32	31～35
正细胞性贫血	80～94	26～32	31～35
单纯小细胞性贫血	＜80	＜26	31～35
小细胞性低色素性贫血	＜80	＜26	＜31

【临床表现】

1. 一般表现　皮肤、黏膜、甲床呈苍白色,重度贫血者呈蜡黄色,病程较长者常常有乏力、毛发干枯、营养低下、体格发育迟缓。

2. 造血器官反应　骨髓外造血：肝、脾、淋巴结肿大。外周血出现有核红细胞、幼稚粒细胞。

3. 各系统症状

（1）循环和呼吸系统：呼吸加速、心率加快,贫血性心脏病、充血性心力衰竭等。

（2）消化系统：食欲减退、恶心、腹胀、便秘、舌乳头萎缩。

（3）神经系统：由于脑组织缺氧,或因缺铁或维生素 B_{12} 缺乏。

表现为精神不振,注意力不集中,情绪易激动。年长儿头痛、昏眩、耳鸣等。

【诊断要点】　诊断分两步：诊断有无贫血及其程度；查明贫血的性质和原因。

1. 病史

（1）发病年龄：①出生即严重贫血：产前、产时、产后失血。②出生后24小时内发生伴黄疸者：新生儿溶血可能性大。③生后2～3个月可发生"生理性贫血"。④婴儿期贫血：考虑营养性贫血、溶血性贫血和感染性贫血。⑤学龄前和学龄儿童：应多考虑造血系统疾病（如再生障碍性贫血、白血病）和慢性失血。

（2）病情经过和伴随症状：①起病急、进展快者提示急性溶血或失血。②起病缓慢者提示营养性贫血、慢性溶血和失血。③伴有黄疸和血红蛋白尿,肝脾明显增大提示溶血。④伴有神经精神症状提示 B_{12} 缺乏。⑤伴有骨骼疼痛者提示白血病或其他骨髓浸润性疾病等。

（3）既往史：①既往有反复发作的感染或慢性感染：如寄生虫感染、结核病、慢性肾病、类风湿。②服药史：如氯霉素、化疗药致再障；磺胺类、青霉素可致免疫性溶血；苯妥英钠可致巨幼性贫血。

（4）个人史：①喂养史：如喂养方法、食物的质和量、辅食添加情况等对诊断营养性贫血很重要。②生长发育史：如慢性贫血多有生长发育障碍。

（5）家族史：与遗传有关的贫血：如球形红细胞增多症、椭圆形红细胞增多症、地中海贫血、蚕豆病等患儿的家族中常有同样患者。

2. 体格检查 ①生长发育，慢性贫血情况。②营养状况。③皮肤、黏膜情况。④指甲、毛发情况。⑤肝、脾、淋巴结肿大；贫血伴明显淋巴结肿大提示造血系统恶性病变。⑥其他系统。

3. 辅助检查 首先对贫血小儿做全血象检查。

（1）红细胞形态：血涂片中红细胞大小、形态及染色情况对贫血的诊断有较大启示。①红细胞较小，染色浅，中央淡染区扩大，多提示缺铁性贫血。②红细胞体积大，染色正常，提示由缺乏叶酸和（或）维生素 B_{12} 引起的巨幼红细胞性贫血。③红细胞呈球形（超过 20%）或椭圆形（超过 25%）则提示遗传性球形红细胞增多症或椭圆形红细胞增多症。④红细胞形态正常多见于急性溶血或骨髓造血功能障碍。

（2）网织红细胞计数：①增多提示骨髓造血功能活跃，可见于急、慢性溶血或急性失血。②减少提示造血功能低下，经铁剂治疗 1 周后，网织红细胞计数由减少转为升高则为营养性缺铁性贫血。③持续减少则提示再生障碍性贫血。

（3）白细胞和血小板计数：对诊断白血病、再生障碍性贫血、感染性贫血及出血性疾病引起的贫血有帮助。

（4）骨髓检查：直接了解骨髓造血功能情况，对白血病、再生障碍性贫血、营养性巨幼红细胞性贫血及骨髓转移瘤的诊断和鉴别诊断有重要意义。

（5）血红蛋白分析检查：对地中海贫血和异常血红蛋白病诊断有帮助。

（6）红细胞脆性试验：对诊断遗传性球形红细胞增多症有帮助。

（7）红细胞酶活力测定：对先天性红细胞酶缺陷所致溶血性贫血，应做此检查。

（8）抗人球蛋白试验：对自身免疫性溶血性贫血的诊断有意义。

【治疗原则】

1. 去除病因 是治疗贫血的关键。

2. 药物治疗 针对病因选择有效的药物。

3. 输血治疗 出现心功能不全或血红蛋白低于 30g/L，可输血；输血时注意量和速度，用浓缩红细胞，每次 5~10ml/kg。

4. 造血干细胞移植

5. 并发症治疗

三、营养性巨幼红细胞性贫血

营养性巨幼红细胞性贫血（nutritional megaloblastic anemia）是由于缺乏维生素 B_{12} 或叶酸致红细胞的生成与成熟发生障碍而造成的贫血，见于 6 个月~2 岁之婴儿，此病在部分农村地区仍可见到。

【诊断要点】

1. 病史 多见于婴幼儿，纯母乳喂养，未添加辅食或以羊奶喂养者，以及偏食和胃肠道疾病者。

2. 症状 起病缓慢，面色逐渐苍白，嗜睡表情淡漠，少哭不笑，智力和运动发育缓慢，甚至有倒退现象，条件反射不易形成。

3. 体征 面色蜡黄苍白，呈虚肿样，头发稀疏手足震颤（多为维生素 B_{12} 缺乏者）。肝脾肿大,贫血严重者心率快,心脏扩大,有收缩期杂音,心衰等。

4. 实验室检查

(1) 血象:呈大细胞性贫血(红细胞平均直径>7.5μm,MCV>94fl,MCH>32pg)。红细胞大而卵圆形,中性粒细胞分叶过多。

(2) 骨髓象:骨髓增生活跃,以三系细胞增生并巨幼变为特征,红细胞增生为主。

(3) 血清维生素 B_{12}<100ng/L,血清叶酸<3μg/L。

【鉴别诊断】

1. 营养性混合性贫血 临床表现兼有缺铁性贫血及巨幼细胞。贫血的特点,一般先有缺铁性贫血的特点,以后合并巨幼细胞贫血的特点。血象中同时有巨型红细胞、中心染色过浅的红细胞和粒细胞的特殊形态改变;骨髓象中具有缺铁性及巨幼细胞性两种营养性贫血的表现。

2. 红血病或红白血病 巨幼细胞贫血末梢血中出现有核红细胞,骨髓红系极度增生伴巨幼变等极似红血病,该病血红蛋白 F 显著增高,对维生素 B_{12} 及叶酸的治疗与营养性巨幼细胞性贫血不同。

3. 内因子缺乏恶性贫血 在儿童中罕见,发病年龄一般大于 10 岁,伴胃酸缺乏及内因子分泌缺乏。神经系统症状为:亚急性脊髓联合退行性改变。骨髓可见巨幼红细胞及病态白细胞和巨核细胞。

4. 黄疸性肝炎 少数巨幼红细胞性贫血呈现黄疸,消化道症状,肝大,尿胆元阳性,血清胆红素升高等易误为黄疸性肝炎。但患儿有中度至重度贫血,肝大而无叩、压痛,骨髓象改变及维生素 B_{12} 或叶酸治疗后黄疸迅速消退,网织红细胞迅速上升等可与肝炎区别。

5. 再生障碍性贫血 肝脾多不肿大,全血细胞减少,骨髓象呈造血机能不良表现,色素指数及红细胞平均容积正常。

6. 先天性脑发育不全 出生后有神经发育障碍,且无巨幼细胞性贫血的表现。

【治疗要点】

1. 一般治疗 改善营养,供给维生素 B_{12} 和叶酸丰富的饮食,按时添加辅食。

2. 药物治疗 ①有明显的神经系统症状者,以维生素 B_{12} 为主,剂量 0.5～1mg 一次性肌注,患儿血象很快恢复正常。②叶酸口服,每次 5mg,每日 3 次,疗程 3～4 周,最好同服维生素 C 200mg/d。适用于对维生素 B_{12} 反应差或无明显神经症状者。③促进神经系统症状恢复可加维生素 B_6 口服。④治疗后期可加用铁剂,以防缺铁性贫血,持续 1 个月。

3. 输血治疗 严重心功不全者,严重贫血者可输血。

四、营养性缺铁性贫血

营养性缺铁性贫血(nutritional iron deficiency anemia)是铁摄入不足,致体内储存铁减少,血红蛋白合成减少,形成的小细胞低色素性贫血。血清铁蛋白减少和铁剂治疗有效为特点,是婴幼儿一种常见的疾病之一。

【诊断要点】

1. 病史 多发生于 6 个月～2 岁的婴幼儿,早产儿双胎,或由于摄入不足(如偏食,喂养不当)及铁丢失和消耗过多(如长期腹泻)者易患病。

2. 症状 发病缓慢,易疲乏,不爱活动,易激惹,可有异食癖。年长儿自述有头迷眼花,注意力不集中等症状。

3. 体征 皮肤黏膜,甲床苍白,匙形甲,淋巴结、肝、脾轻度肿大,常并有营养不良,肌肉松弛。贫血严重者可有心率增快,心脏扩大,收缩期杂音,甚至发生心衰。

4. 实验室检查

(1) 血象:血红蛋白降低为主,呈小细胞、低色素性改变,红细胞平均容积(MCV)<80fl、红细胞平均血红蛋白量(MCH)<26pg、红细胞平均血红蛋白浓度(MCHC)<31% 红细胞呈大小不等,直径小,中心染色过浅。

(2) 骨髓象:红细胞系统增生活跃(重症者可增生低下),以中、晚幼红细胞增加为主,各期红细胞胞体均较小,胞浆少色偏蓝呈核浆发育不平衡。骨髓铁粒幼细胞减少或消失。

(3) 铁代谢检查:血清铁(SI)<10.7μmol/L,血清铁蛋白(SF)<16μg/L ,总铁结合力(TIBC)>62.7μg/dl,转铁蛋白饱和度(TS)<0.15 有参考意义,<0.1 有确诊意义,红细胞游离原卟啉(FEP)>0.97μmol/L。

5. 治疗　铁剂治疗有效,用铁剂治疗 6 周后血红蛋白上升 100g/L 以上。

【鉴别诊断】

1. 慢性感染性贫血　为小细胞低色素性贫血,血清铁和总铁结合力均降低,骨髓中铁粒幼细胞增高,铁剂治疗效果差,由慢性感染引起。

2. 铁粒幼细胞性贫血　骨髓中细胞外铁明显增加,见到环形铁粒幼细胞,血清铁高,铁剂治疗无效,用维生素 B₆有效。

3. 地中海贫血　呈小细胞低色素性贫血,可见较多的靶形红细胞。血清铁正常或增高。总铁结合力正常,红细胞游离原卟啉正常,血清铁蛋白及骨髓可染铁增高。

4. 铅中毒　有误服铅化合物或接触史,齿龈可见铅线,血涂片可见点彩红细胞增多,尿棕色素(尿卟啉)增多,尿铅含量增高,红细胞游离原卟啉增高较铁缺乏时明显。

【治疗要点】

1. 一般治疗　供给含蛋白质、铁、维生素多的食物(如肝、蛋黄、蔬菜、水果等)。

2. 病因治疗　婴儿合理喂养,按时添加辅食,纠正偏食,并查明去除病因。

3. 铁剂治疗　硫酸亚铁片:20~30mg/(kg·d),元素铁 2~6mg/(kg·d)(硫酸亚铁含元素铁 20%),同时服维生素 C,铁剂在两餐间服,也可服枸橼酸铁等,疗程贫血纠正后再服 1~3 月。

4. 输血治疗　一般营养性缺铁性贫血不需输血治疗。

五、急性淋巴细胞白血病

急性白血病是造血系统的恶性疾病,有"血癌"之称。根据细胞增生种类不同,分淋巴细胞型和非淋巴细胞型,临床上以淋巴细胞型多见。

【诊断要点】

1. 病因　遗传因素(约 50%染色体异常),病毒感染因素,物理和化学因素(放射线,同位素及含苯环的化学药物等)。

2. 症状

(1) 发热:常为首见症状,热型不定。

(2) 出血:口腔黏膜出血及鼻出血、呕血、便血及血尿。

(3) 贫血:进行性发展迅速。

(4) 骨骼及关节:游走性骨关节痛。

3. 体征　咽峡炎、咽峡溃疡,牙龈肿胀,皮肤黏膜出现出血点、瘀斑、紫癜,齿龈出血、渗血,甚至可致颅内出血,肝、脾、淋巴结肿大,有时有胸骨部压痛,可发生白血病浸润引起的颅神经麻痹、偏瘫、脑炎、脑膜炎等。

4. 实验室检查

(1) 血象:红细胞及血红蛋白均减低,多为正色素性贫血;白细胞计数增高(也有正常或减少者),涂片检查大多数出现大量原始及幼稚细胞;血小板多减少。

(2) 骨髓象:骨髓涂片中可见原始细胞及幼稚细胞占绝大多数,分类中以原始白细胞及晚期白细胞为主,中间各期幼稚细胞极少,称为白血病裂孔现象;红细胞系统、巨核细胞占绝大多数。

(3) 血细胞组织化学染色检查:过氧化酶染色阴性,糖原染色为糖原物质增高。

【鉴别诊断】

1. 血小板减少性紫癜 很少有明显的肝、脾、淋巴结肿大;血象中白细胞数一般正常,不会出现幼稚细胞。

2. 再生障碍性贫血 全血细胞减少,网织红细胞绝对计数降低;无肝、脾、淋巴结肿大;骨髓增生减低或中度减低,无原始白细胞高度增生表现。

3. 传染性单核细胞增多症 无出血和贫血;周围血涂片中有异形淋巴细胞;血清嗜异性凝集反应阳性;血小板计数正常。

4. 类白血病反应 以外周血出现幼稚白细胞或白细胞数增高为特征;原发病控制后,血象即恢复正常。

【治疗要点】

1. 一般治疗

(1) 预防和控制感染:发生感染用抗生素,注意口腔卫生。

(2) 支持疗法:充分休息,供给营养丰富的饮食及维生素。

(3) 纠正贫血和出血:严重时输全血,止血药。

2. 化疗 早期诊断,早期治疗,按照类型选用不同的化疗方案;药物剂量要足,早期予连续强化化疗;要长期治疗,交替使用多种药物;持续完全缓解 2.5～3.5 年者方可停止化疗。

六、特发性血小板减少性紫癜

特发性血小板减少性紫癜(idiopathic thrombocytopenic purpura,ITP)又称自身免疫性血小板减少性紫癜,是小儿常见的出血性疾病。其临床特点是自发性出血、血小板减少、血小板寿命缩短、抗血小板抗体增高、骨髓巨核细胞正常或增多。

【诊断要点】

1. 病因 病因尚未完全明了,约 80% 患儿发病前有急性病毒感染史。

2. 症状和体征 ①突然发生反复出血症状,最多见于皮肤及黏膜,皮肤出血多为出血点、瘀斑或皮下血肿,多见于四肢;鼻出血及牙龈出血,偶有血尿及胃肠道出血者。②肝、脾、淋巴结均不肿大。③出血严重者可有贫血及低热。

3. 实验室检查: ①血小板计数减少,血块收缩不良。②出血时间延长,毛细血管脆性增加。③凝血时间正常,凝血酶原时间正常。④出血量多者,血红蛋白及红细胞可减低,白细胞增高。⑤骨髓象:巨核细胞数目多增多,以未成熟者增多为主,血小板分离功能减低,有退行性病变及发育障碍表现,有时有嗜酸性粒细胞增多。

【鉴别诊断】

1. 再生障碍性贫血 全血细胞减少,网织红细胞绝对计数降低,无肝、脾、淋巴结肿大,骨髓增生减低或中度减低,多部位穿刺至少有一个部位增生减低。骨髓中无幼稚细胞。

2. 过敏性紫癜 皮肤初起为淡红色斑丘疹,渐变为深红色,压迫不褪色,略高出于皮肤表面(因血浆渗出),血小板计数正常,出血时间、凝血时间、血块收缩时间等均正常。

【治疗要点】

1. 一般治疗 卧床休息,预防感染,限制活动,避免外伤,予以富于铁剂及维生素的饮食。

2. 激素治疗　强的松 1~2mg/（kg·d）或地塞米松 0.1~0.25mg/（kg·d），分 2~3 次口服，至少连续一个月。

3. 输血　出血严重者可输新鲜血或血小板。

4. 脾切除术　对积极治疗 4 个月无效转为慢性型者；出血极严重，经输血和激素治疗两周，仍不能控制者。

七、传染性单核细胞增多症

传染性单核细胞增多症（infectious monocytosis，简称传单）亦称腺热，是由 EB 病毒所致的一种急性或亚急性传染病。临床上以发热、咽喉炎、淋巴结和脾肿大及周围血液中出现异型淋巴细胞，血清中嗜异性抗体滴度增高和出现 EB 病毒抗体为主要特征。

【诊断要点】

1. 病史　本病经口或飞沫传染，多于春季流行或散发。80% 病例 <13 岁，最小 3 个月，以 2~5 岁多见。潜伏期 2~8 周，一般 4~15 天。

2. 症状和体征　发热，全身疲倦、头痛、恶心、呕吐、腹泻及腹痛；上呼吸道症状，如咽喉炎、扁桃体炎；淋巴结肿大，以颈部及后头部淋巴结较明显；皮疹，部分患者可出现风疹样、猩红热样或麻疹样皮疹，多见于躯干及四肢；脾脏常肿大，肝脏可肿大，少数患者可出现黄疸；也有出现脑炎，脑膜炎及多发性神经根炎表现；个别患者偶有表现心肌炎症状。

3. 辅助检查

（1）血象：白细胞增高，淋巴细胞增高，有异形淋巴细胞，常占 10% 以上。红细胞、血小板计数正常。

（2）血清嗜异凝集反应：嗜异性凝集反应 >1:56 为阳性，可作为诊断依据，<5 岁幼儿多阴性。

（3）EB 病毒抗体测定：100% 病例检出 EB 病毒抗体（IgM），即使嗜异性凝集反应阴性也可确诊。

（4）肝功能可不正常。

（5）有神经系统症状者，脑脊液压力增高，细胞数正常或增高，主要为淋巴细胞，蛋白含量增加，糖正常。

（6）有心肌炎表现者，心电图可示 P-R 间期延长及 T 波改变。

【鉴别诊断】

1. 发热时间较长者　应与伤寒、风湿热、结核病鉴别。

2. 早期有咽部症状者　应与滤泡性扁桃体炎、溃疡性口腔炎、疱疹性咽炎等鉴别。

3. 有皮疹者　应与猩红热、麻疹、风疹、多形性红斑相鉴别。

4. 有黄疸者　应与传染性肝炎相鉴别。

5. 有神经系统症状者　应与脑炎、急性淋巴细胞性脑膜炎、脊髓灰质炎等相鉴别。

6. 其他　淋巴结肿大、脾肿大及出现之异常血象应与白血病相鉴别。

【治疗】

治疗要点：

（1）一般治疗：有发热及明显症状者应卧床休息，注意口腔卫生，予以易消化饮食及充足之维生素 B、C。

（2）口腔、咽喉及扁桃体有继发感染时，应予以青霉素等抗生素。

（3）症状严重者可予以强的松 1~2mg/（kg·d），分 2~3 次口服。

（4）有肝炎症状者，按传染性肝炎处理原则治疗。

（5）有神经系统症状者，按流行性乙型脑炎处理原则治疗。

(6) 对症治疗等。

（王伟娟）

第十节　神经系统疾病

一、病毒性脑炎

病毒性脑炎(简称病脑)是指由多种病毒引起的颅内急性炎症。常见的病毒有肠道病毒、虫媒病毒、腺病毒、单纯疱疹病毒、腮腺炎病毒等,一年四季均可发病。

【诊断要点】

1. 临床表现

(1) 大多数病脑的诊断要排除颅内其他非病毒性感染、Reye 综合征等急性脑部疾病后确立。

(2) 前驱症状:先有上呼吸道感染,消化道感染或前驱传染性疾病表现。如发热、头痛、咽痛、呕吐、软弱、腹泻等。

(3) 神经精神症状:表现为不同程度的意识障碍,颅内压增高,不同类型惊厥,也可有幻觉、躁狂等精神障碍,或瘫痪、脑疝。

(4) 伴随症状:可伴有皮疹,结膜炎,皮肤、黏膜疱疹,心肌炎,肺炎,腮腺炎等。

(5) 分型:主要依据受累部位不同可分为:病毒性脑炎,病毒性脑膜炎(弥漫性大脑病变,病变主要累及额叶皮质运动区,累及额叶底部、颞叶边缘系统,累及锥体束)。不同类型有相应的症状、体征,应注意症状的复杂性、多变性、交叉性。

2. 辅助检查

(1) 脑电图:以弥漫性或局限性异常慢波背景活动为特征,少数伴有棘波、棘-慢综合波。

(2) 脑脊液检查:外观清,压力正常或增加,白细胞数正常或轻度增多,分类计数以淋巴细胞为主,蛋白质大多数正常或轻度增高,糖含量正常。涂片或培养无细菌发现。

(3) 病毒学检查:脑脊液病毒培养阳性;脑脊液病毒特异性抗体检测阳性;恢复期血清特异性抗体滴度高于急性期 4 倍以上有诊断价值。

(4) 其他鉴别诊断的相应检查。

【治疗措施】

1. 抗病毒治疗　无环鸟苷,每次 5～10mg/kg,每 8 小时 1 次;或其衍生物丙氧鸟苷,每次 5mg/kg,每 12 小时 1 次。两种药物均需连用 10～14 天,静脉滴注给药。阿昔洛韦 10～15mg/(kg·d),7～14 天。

2. 控制脑水肿和颅内高压　静脉注射脱水剂:20% 甘露醇 0.5～1g/次,酌情调整给药次数;严格限制液体入量;过度通气,将 $PaCO_2$ 控制于 20～25kPa。

3. 对症及支持疗法　退热,止惊,维持水、电解质平衡,合理营养供给(鼻饲、静脉营养、白蛋白等)。

4. 监护　呼吸道和心血管功能的监护与支持。

5. 康复治疗　病情稳定后,重症者可进行康复治疗(如高压氧舱治疗、按摩、针灸等),以减轻后遗症。

二、化脓性脑膜炎

化脓性脑膜炎(简称化脑),是小儿(尤其婴幼儿)时期常见的中枢神经系统感染性疾病。常见的致病菌有脑膜炎球菌、肺炎链球菌和流感嗜血杆菌。本病致残率高。

【诊断要点】

1. 临床表现　典型临床表现为 3 个方面。

(1) 感染中毒及急性脑功能障碍症状：发热、烦躁不安和进行性加重的意识障碍（精神萎靡、嗜睡、昏睡、昏迷到深昏迷）。30% 以上患儿有反复的全身或局灶性惊厥发作。脑膜炎双球菌感染常有瘀点、瘀斑和休克。

(2) 颅内压增高表现：头痛，呕吐，婴幼儿前囟饱满与张力增高，头围增大等。合并脑疝时，有呼吸不规则，突然意识障碍加重及瞳孔不等大等体征。

(3) 脑膜刺激征：颈项强直最常见，其他 Kernig 征和 Brudzinski 征阳性。

(4) 发病年龄：90% 化脑为 5 岁以下；1 岁以下是患病高峰；流感嗜血杆菌引起的化脑多集中在 3 个月～3 岁儿童。

(5) 年龄小于 3 个月的幼婴和新生儿化脑表现多不典型，主要差异在：①体温：可高可低或不发热，甚至体温不升。②颅内压增高：表现可不明显，幼婴可仅有吐奶、尖叫或颅缝分离。③惊厥：可不典型，如仅面部、肢体局灶或多灶性抽动，局部或全身性肌阵挛，或呈眨眼、呼吸不规则，屏气等各种不显性发作。④脑膜刺激征不明显。

(6) 并发症表现

1) 硬脑膜下积液：凡经化脑有效治疗 48～72 小时后脑脊液有好转，但体温不退或体温下降后再升高；或一般症状好转后又出现意识障碍、惊厥，前囟隆起或颅内压增高等症状，首先应怀疑本病。头颅透光检查和 CT 扫描可协助诊断，硬膜下穿刺放出积液可确诊。

2) 脑室管膜炎：在治疗被延误的患儿经有效抗生素治疗后发热不退，惊厥、意识障碍不改善。进行性加重的颈项强直甚至角弓反张，脑脊液始终无法正常化，CT 见脑室扩大，侧脑室穿刺见异常脑脊液可确诊。

2. 辅助检查

(1) 脑脊液检查：是确诊的重要依据，典型病例表现为压力增高，外观混浊似米汤样（化脓性），白细胞总数显著增多，$\geqslant 1000 \times 10^6/L$，分类以中性粒细胞为主，糖含量明显降低，蛋白质显著增高。脑脊液涂片或培养阳性支持诊断。以乳胶颗粒凝集试验为基础的多种免疫学方法，可检测出脑脊液中致病菌的特异性抗原。

(2) 血培养：帮助寻找致病菌。

(3) 皮肤瘀斑、瘀点涂片是发现脑膜炎双球菌重要而简便的方法。

(4) 外周血象：白细胞总数大多明显增高，以中性粒细胞为主。

(5) 头颅 CT：协助鉴别诊断或检查并发症、后遗症。

【治疗措施】

1. 抗生素治疗

(1) 用药原则：应选择对病原菌敏感，能较高浓度透过血-脑屏障，不良反应低的强效杀菌药物。急性期静脉用药，做到早期、足量、足疗程。

(2) 病原菌明确前的抗生素选择：诊断初步确立但病原菌尚未明确；院外不规则治疗者。

应选对肺炎链球菌、脑膜炎球菌和流感嗜血杆菌三种常见致病菌均有效的抗生素。主要选择三代头孢菌素，包括头孢噻肟 200mg/(kg·d)，或头孢曲松 100mg/(kg·d)，疗效差可联合万古霉素 40mg/(kg·d)，对 β-内酰胺类药物过敏的患儿，可用氯霉素 100mg/(kg·d)。

(3) 病原菌明确后的抗生素选择：

1) 肺炎链球菌：选第 3 代头孢菌素，当药敏提示对青霉素敏感，可用青霉素 20～40 万 U/(kg·d)。

2) 脑膜炎球菌:首选敏感的青霉素,剂量同前。少数耐青霉素者选用第 3 代头孢菌素。

3) 流感嗜血杆菌:对敏感菌株选氨苄西林 200mg/(kg·d),耐药者使用第 3 代头孢菌素或氯霉素。

4) 其他:致病菌为金黄色葡萄球菌者应参照药敏试验选用乙氧奈青霉素、万古霉素或利福平等。革兰阴性杆菌者除用第 3 代头孢菌素外,可加用氨苄西林或氯霉素。

(4) 疗程:肺炎链球菌和流感嗜血杆菌脑膜炎静脉滴注有效抗生素 10~14 天,脑膜炎球菌者 7 天,金黄色葡萄球菌和革兰阴性杆菌脑膜炎应 21 天以上。有并发症还应适当延长疗程。

2. 肾上腺皮质激素　一般为早期、足量、短程。可用地塞米松 0.6mg/(kg·d),分 4 次静脉注射,连用 2~3 天。

3. 对症和支持治疗

(1) 急性期严密监测生命体征,定期观察患儿意识、瞳孔和呼吸节律改变,并及时处理颅内高压,预防脑疝发生。

(2) 及时控制惊厥发作,防止再发。

(3) 监测并维持体内水、电解质、血浆渗透压和酸碱平衡。对有抗利尿激素异常分泌综合征者,适当限制液体入量,对低钠血症严重者酌情补充钠盐。

4. 并发症治疗

(1) 硬脑膜下积液:大量积液应作硬膜下穿刺放出积液,放液量每次每侧不超过 15ml,有的需反复多次穿刺而治愈。个别迁延者,需外科手术引流。

(2) 脑室管膜炎:应侧脑室穿刺引流缓解症状。同时,针对病原菌并考虑用药安全性,选择敏感适宜抗生素脑室内注入。

(3) 脑积水:采用正中孔粘连松解、导水管扩张和脑脊液分流术的手术治疗。

5. 康复治疗　理疗、功能锻炼。

三、癫　痫

癫痫是脑部的一种慢性疾患,其特点是大脑神经元反复发作性异常放电引起相应的突发性和一过性脑功能障碍。癫痫发作大多短暂并有自限性,由于异常放电所累及的脑功能区不同,临床可有多种发作表现,包括局灶性或全身性的运动、感觉异常,或行为认知、自主神经功能障碍。全身性发作和一些较大范围皮质功能障碍的局灶性发作,常伴有程度不同的意识障碍。

【诊断要点】

确立癫痫诊断,要力求弄清 3 个问题:①是痫性发作,还是非癫痫性发作;②若是痫性发作,进一步弄清是什么发作类型,或属哪种特殊的癫痫综合征;③尽量明确或推测癫痫发作的病因。

1. 癫痫发作的临床表现

(1) 局灶性(部分性、局限性)发作:发作期脑电图可见某一脑区的局灶性痫性放电。

1) 单纯局灶性发作:发作中无意识丧失,发作后无不适现象,持续 10~20 秒。其中以局灶性运动性发作最常见,表现为面、颈或四肢某部分的强直或阵挛性抽动,特别易见头、眼持续性同向偏斜的旋转性发作。年长儿发作初期可有头痛,胸部不适等先兆。有的患儿出现 Todd 麻痹。局灶性感觉发作,自主神经性发作和局灶性精神症状发作在小儿时期少见。

2) 复杂局灶性发作:见于颞叶和部分额叶癫痫发作。可从单纯局灶性发作发展而来,或开始即有意识部分丧失伴精神行为异常。50%~75% 的儿童病例表现为意识混浊情况下的自动症,如吞咽、咀嚼、解衣扣、摸索行为或自言自语等。少数表现为发作性视物过大、过小,听觉异常,冲动行为等。

3) 局灶性发作演变为全面性发作:由单纯局灶性或复杂局灶性发作扩展为全面性发作。

(2) 全身性发作:指发作中两侧半球同步放电,均伴有程度不等的意识丧失。

1) 强直-阵挛发作(大发作):是临床最常见的发作类型之一,包括原发性及从局灶性扩展而来的继发性全面性强直-阵挛发作。发作主要分两期:强直期:开始就全身骨骼肌伸肌或屈肌强直性收缩伴意识丧失,呼吸暂停与发绀;阵挛期:紧接着全身反复、短暂的猛烈屈曲性抽动。常有头痛、嗜睡、疲乏等发作后现象。发作中脑电图呈全脑棘波或棘-慢复合波发放,继发性者从局灶放电扩散到全脑。部分年长儿能回忆发作前先有眼前闪光,胸中一股气向上冲等先兆,直接提示继发性癫痫的可能性。

2) 失神发作:发作时突然停止正在进行的活动,意识丧失但不摔倒,手中物品不落地,两眼凝视前方,持续数秒钟后意识恢复,对刚才发作不能回忆,过度换气可诱发发作。脑电图有典型的全脑同步 3Hz 棘-慢复合波。

3) 非典型失神发作:开始及恢复速度均较典型失神发作慢,脑电图为 1.5~2.5Hz 的全脑慢-棘慢复合波。多见于伴有广泛性脑损害的患儿。

4) 肌阵挛发作:为突发的全身或部分骨骼肌触电样短暂收缩(<0.35 秒),常表现为突然点头,前倾或后仰,两臂快速抬起。重症跌倒,轻者感到患儿"抖"了一下。发作中常伴有全脑棘-慢或多棘慢波爆发。大多见于有广泛性脑损伤的患儿。

5) 阵挛性发作:仅有肢体、躯干或面肌节律性抽动而无强直发作成分。

6) 强直性发作:突发的全身肌肉强直收缩伴意识丧失,使患儿固定于某种姿势,但持续时间较肌阵挛长,约 5~60 秒。常见角弓反张、伸颈、头仰起、头躯体旋转或强制性张嘴、睁眼等姿势,常有跌倒和发作后症状。发作间期脑电图背景活动异常,伴多灶性棘-慢或多棘慢波爆发。

7) 失张力发作:全身或躯体某部分肌肉张力突然短暂性丧失伴意识障碍。前者患儿突然跌倒,头着地甚至头部碰伤。部分失张力发作表现为点头样或肢体突然下垂动作。脑电图见节律性或不规则、多灶性棘-慢复合波。

8) 痉挛:这种发作最常见于婴儿痉挛,表现为同时出现点头、伸臂(或屈肘)、弯腰、踢腱(或屈腿)或过伸样等动作,其肌肉收缩整个过程大约 1~3 秒,肌收缩速度比肌阵挛发作慢,持续时间长,但比强直性发作短。

(3) 癫痫综合征

1) 伴中央颞区棘波的儿童良性癫痫:是儿童最常见的一种癫痫综合征,约 30% 患儿有类似家族史。多认为属常染色体显性异常,但外显率低且有年龄依赖性。通常 2~14 岁间发病,5~10 岁多见,8~9 岁为高峰,男略多于女。3/4 发作在入睡后不久及睡醒前。发作大多起始于口面部,呈局灶性发作,如唾液增多、喉头发声、不能主动发声或言语、面肌抽搐等,部分患儿很快继发全身性强直-阵挛发作而意识丧失,常因此时被家人发现而被描述为全身性抽搐。

体格检查无异常。发作间期脑电图背景正常,在中央区和颞中区可见棘、尖波或棘-慢复合波,一侧、两侧或交替出现,30% 仅在睡眠记录中出现异常。本病预后良好,药物易于控制,生长发育不受影响,大多在 12~16 岁前停止发作,但不足 2% 的病例可能继续有癫痫发作。

2) Lennox-Gastaut 综合征(简称 LGS):本综合征以儿童(1~8 岁)起病,频繁而多样的发作形式,慢-棘慢(<3Hz)复合波脑电图以及智力、运动发育倒退为基本特征。25% 以上有婴儿痉挛病史。患儿每天同时有多种形式发作,其中以强直性最多见,其次为不典型失神或失张力发作,还可有强直-阵挛、肌阵挛等。非快速眼动睡眠期较清醒时发作更频繁。多数患儿智力和运动发育倒退。脑电图显示在异常慢波背景活动上重叠 1.5~2.5Hz 慢-棘慢复合波。治疗困难,1/3 以上患儿对多种抗癫痫药物无效,是儿童期最常见的一种难治性癫痫综合征。

3) 全面性癫痫伴热性惊厥附加症(GEFS+):近年来,国际多数学者认定存在一种早期与一般热性惊厥有类似临床表现的儿童期常见癫痫综合征——GEFS+。GEFS+ 患儿 6 岁后继续有频繁的、伴发热或无热的痫性发作,总发作次数超过一般热性惊厥,甚至可达数十次(2～100多次)。

GEFS＋常有癫痫或热性惊厥家族史,受遗传因素影响,家系分析属常染色体显性遗传。近年来初步锁定本病的两个基因座分别在19q、12q上。一个家族中可有多种发作形式,多数仅表现为一般热性惊厥,但部分6岁后继续频繁的热性惊厥(强直-阵挛性发作)发作,称为热性惊厥附加症(FS＋)。较少见的发作类型包括FS＋伴失神发作,FS＋伴肌阵挛发作和FS＋伴失张力发作等。最近有报告,FS＋伴肌阵挛站立不能性癫痫(MAE)和FS＋伴婴儿严重肌阵挛癫痫(SMEI)者。除后两者外,GEFS＋一般呈良性经过,智能运动发育正常,大多在25岁前或儿童后期停止发作。

4) 不能分类的发作。

2. 实验室检查

(1) 脑电图检查:脑电图是诊断癫痫最重要的实验室检查,对癫痫的确认,临床发作分型和转归有重要价值。脑电图中出现棘波、尖波、棘-慢复合波等痫样发放波者,有利癫痫的诊断。常规清醒描记阳性率不到40%,加上睡眠等各种诱发试验可增至70%,一次脑电图报告正常不能排除癫痫的诊断。还可进一步作动态脑电图(AEEG)、录像脑电图,连续作24小时或更长时程记录,使阳性率提高至80%～85%。

(2) 影像学检查:当临床表现或脑电图提示为局灶性发作或局灶继发全面性发作的患儿,应作头颅CT、MRI甚至功能影像学检查。

(3) 脑脊液检查:除常规、生化、细菌学检查外,必要时做支原体、弓形虫、囊虫病等病因检查。

(4) 化验检查:结合临床选择电解质、血糖、血渗透压、血气分析、血胆红素、血乳酸、血氨基酸、T_3、T_4、TSH、肝肾功能等检查。

3. 相关病史

(1) 发作史:详细而准确的发作史对诊断特别重要。癫痫发作应具有发作性和重复性这一基本特征。问清从先兆,发作起始到发作全过程,有无任何诱因以及与睡眠的关系等。

(2) 提示与脑损伤相关的个人与过去史:如围生期异常、运动及智力发育落后,颅脑疾病与外伤史等。

(3) 癫痫、精神病及遗传代谢病家族史。

【治疗措施】 早期合理的治疗,能使90%以上患者的癫痫发作得到完全或大部控制。多数患儿可望癫痫不再复发。医患应树立信心,督促患儿接受正规治疗,并安排其规律的生活、学习、作息,并注意安全。

1. 药物治疗 合理使用抗癫痫药物是当前治疗癫痫的主要手段。

(1) 用药原则

1) 早期治疗:早期规则治疗成功率高,如首次发作较轻微,且无其他脑损伤等发作易感因素者,可待第二次发作后再用药。

2) 根据发作类型选药:常用药物中,丙戊酸(VPA)与氯硝西泮(CZP)是对大多数发作类型均有效的广谱抗癫痫药,在抗癫痫新药中,妥泰(TPM)、拉莫三嗪(LTG)等均有较广抗癫痫谱(表5-2-4)。

表 5-2-4　不同癫痫发作类型的药物选择

发作类型	抗癫痫药物	
	常用抗癫痫药物	抗癫痫新药
强直-阵挛性发作	VPA、CBZ、PB、PHT、CZP	TPM、LTG
肌阵挛、失张力、强直性或不典型失神发作	VPA、CZP、NZP	TPM、LTG
失神发作	ESM、VPA、CZP	LTG
局灶性发作、继发性强直-阵挛发作	CBZ、VPA、PHT、PB、CZP	TPM、OCBZ
婴儿痉挛	ACTH、NZP、CZP、VPA	VGB、TPM、LTG

　　3）单药或联合用药的选择：近 3/4 病例用一种药物即能控制其发作。经 2～3 种单药合理治疗无效，尤其多种发作类型的患儿，应考虑 2～3 种作用机制互补的药物联合治疗。

　　4）用药剂量个体化：从小剂量开始，依据疗效，患者依从性和血药浓度逐渐增加并调整剂量，达最大疗效或最大血药浓度时为止。一般经 5 个半衰期的服药时间可达该药的稳态血浓度。

　　5）停药：长期规则服药以保证稳定血药浓度。一般应在服药后完全不发作 2～4 年，又经 3～6 月逐渐减量过程才能停药。不同发作类型的疗程不同，失神发作在停止发作 2 年，复杂性局灶性发作、LGS 等要停止发作后 4 年才停药。青春期来临易致癫痫复发或加重，要避免在这个年龄期减量与停药。

　　6）定期复查：密切观察疗效与药物不良反应。每年应复查 1 次常规脑电图。针对所用药物主要副作用，定期监测血常规、血小板计数或肝、肾功能。在用药初期，联合用药，病情反复或更换新药时，均应监测血药浓度。

　　（2）传统抗癫痫药物与抗癫痫新药：见表 5-2-5。

表 5-2-5　抗癫痫药物

	药物	剂量	消除半衰期
传统抗癫痫药物	丙戊酸（VPA）	15～40mg/(kg·d)	6～16 小时
	卡马西平（CBZ）	10～30mg/(kg·d)	8～20 小时
	苯妥英（PHT）	3～8mg/(kg·d)	22 小时
	苯巴比妥（PB）	3～5mg/(kg·d)	4 天
	乙琥胺（ESM）	20～40mg/(kg·d)	55 小时
	氯硝基安定（CZP）	0.01～0.2mg/(kg·d)	20～30 小时
	硝西泮（NZP）	0.2～1mg/(kg·d)	8～36 小时
	促肾上腺皮质激素（ACTH）	25～40U	
抗癫痫新药	妥泰（TPM）	2～5mg/(kg·d)	15 小时
	拉莫三嗪（LTG）	5～15mg/(kg·d)，与 VPA 合用是为 1～5mg/(kg·d)	20～30 小时
	氨己烯酸（VGB）	40～80mg/(kg·d)	5～6 小时
	奥卡西平（OCBZ）	10～40mg/(kg·d)	8～6 小时

　　2. 手术治疗　　约有 20％～25％患儿对各种抗癫痫药物治疗无效被称为难治性癫痫，对其中有明确局灶性癫痫发病起源的难治性癫痫，考虑手术治疗。近年来手术治疗有增多趋势，其中 2/3 因颞叶病灶致癫痫难治而行病灶切除，术后约 67.9％发作完全停止，24％有不同程度改善。其他手术方式包括非颞叶皮质区病灶切除术、病灶半球切除术，以及不切除癫痫灶的替代

手术(如胼胝体切除术、软脑膜下皮层横切术)。

做好术前评估是决定术后疗效的关键,术前评估的主要目的在于:①确认手术中要切除的癫痫放电灶。主要借助脑电图、动态脑电图、录像脑电图、颅内电极脑电图、影像学和功能影像学等检查技术。②确认即将进行的手术能够回避对皮质重要功能区的损伤,以保证术后语音,肢体运动等重要功能的完好。

手术禁忌证包括:伴有进行性大脑疾病,严重精神智能障碍(IQ<70,或活动性精神病),或术后会导致更严重脑功能障碍的难治性癫痫患者。

3. 癫痫持续状态(SE)的急救处理

(1) 尽快控制 SE 发作:立即静脉注射有效而足量的抗癫痫药物,首选地西泮(安定),每次 0.3～0.5mg/kg,一次总量不超过 10mg,大多在 1～2 分钟内止惊。原液可不稀释直接静脉推注,速度不超过 1～2mg/min(新生儿 0.2mg/min)。必要时 0.5～1 小时后可重复 1 次,24 小时内可用 2～4 次。静注困难时用同样剂量经直肠注入比肌注见效快,5～10 分钟可望止惊,静脉注射中密切观察有无呼吸抑制。

与地西泮同类的有效药物还有劳拉西泮、氯硝西泮、咪哒唑仑等。此外,苯妥英钠、苯巴比妥都属于抢救 SE 的第一线药物,其作用各有特色,单独或联合应用。

(2) 支持治疗:生命体征监测,重点注意呼吸、循环衰竭或脑疝体征;保持呼吸道通畅,吸氧,必要时人工机械通气;监测与矫治血气、血糖、血渗透压及血电解质异常;防治颅内压增高。

四、吉兰-巴雷综合征

吉兰-巴雷综合征(GBS)又称急性炎症性脱髓鞘性多种神经根病,是目前我国或多数国家小儿最常见的急性周围神经病。该病以肢体对称性弛缓性瘫痪为主要临床特征。病程自限,严重者急性期可死于呼吸机麻痹。

【诊断要点】

1. 一般情况 ①任何年龄均可患病,以学龄前和学龄期儿童居多。②致病菌:我国患儿以空肠弯曲菌为前驱感染,故农村较城市多见。③季节:夏、秋季节发病增多。④病史:病前可有腹泻或呼吸道感染史。

2. 临床表现

(1) 运动障碍:是本病的主要临床表现。急性或亚急性起病,四肢尤其下肢弛缓性瘫痪是本病的基本特征。两侧基本对称,以肢体近端或远端为主,或近、远端同时受累。瘫痪可在数天或数周内由下肢向上发展,绝大多数进行性加重不超过 3～4 周。进展迅速者可在起病 24 小时或稍长时间内出现严重肢体瘫痪或(和)呼吸肌麻痹,后者引起呼吸急促,声音低微和发绀。

部分患儿伴有对称性或不对称脑神经麻痹,以核下性面瘫最常见,其次为展神经。当波及两侧Ⅸ、Ⅹ、Ⅻ脑神经时,患者呛咳、声音低哑、吞咽困难,口腔唾液积聚,很易引起吸入性肺炎并加重呼吸困难,危及生命。个别病例出现由上向下发展的瘫痪。

(2) 感觉障碍:相对轻微,很少有感觉缺失者,主要表现为神经根痛和皮肤感觉过敏。可有颈项强直,Kernig 征阳性。神经根痛和感觉过敏大多在数日内消失。

(3) 自主神经功能障碍:症状轻微,主要表现为多汗、便秘,不超过 12～24 小时的一过性尿潴留,血压轻度增高或心律失常等。

(4) 预后:病程自限,大多数患儿肌力逐渐恢复,3～6 个月内完全恢复,10%～15%患儿遗留不同程度的肌无力,1.7%～5%死于急性期呼吸肌麻痹。

3. 实验室检查

(1) 脑脊液检查:80%～90%患儿在病程第 2 周出现脑脊液中蛋白-细胞分离现象(蛋白增

高,白细胞计数和其他均正常)为本病特征。

(2)神经传导功能测试:以髓鞘脱失为病理改变者,主要呈现运动和感觉神经传导速度,远端潜伏期延长和反应电位时程增宽,波幅减低不明显。

以轴索变性为主要病变者,如急性运动轴索型神经病(AMAN)患者,主要呈现运动神经反应电位波幅显著减低,而急性运动感觉轴索型神经病(AMSAN)则同时有运动和感觉神经电位波幅减低,传导速度基本正常。

【治疗措施】

1. 护理　精心护理是顺利康复的关键。①保持呼吸道通畅,勤翻身,防止坠积性肺炎或褥疮;②吞咽困难者给鼻饲,以防吸入性肺炎;③保证足量的水分,热量和电解质供应;④尽早对瘫痪肌群进行康复训练,如按摩、针灸、理疗,防止肌肉萎缩,促进恢复。

2. 呼吸肌麻痹的抢救　呼吸肌麻痹是本病死亡的主要原因。对出现呼吸衰竭,或因咳嗽无力及Ⅸ、Ⅹ、Ⅻ脑神经麻痹致咽喉分泌物积聚者,及时作气管切开或插管,必要时使用机械呼吸以保证有效通气和换气。

3. 药物治疗　对病情进行性加重,尤其有呼吸肌或Ⅸ、Ⅹ、Ⅻ脑神经麻痹者,可试用静脉注射大剂量免疫球蛋白 400mg/(kg·d),连用 5 天。或按 2g/kg 一次负荷剂量静脉滴注。有效者24~48 小时内见病情不再进展,但也有无效者。其总疗效与血浆置换相当。

五、重症肌无力

重症肌无力是免疫介导的神经肌接头处传递障碍的慢性疾病。临床上以骨骼肌运动中极易疲劳并导致肌无力,休息或用胆碱酯酶抑制剂后症状减轻为特征。

【诊断要点】

1. 临床表现

(1)儿童期重症肌无力:大多数婴儿期发病,最年幼者 6 个月,2~3 岁是发病高峰,女孩多见。临床主要分 3 型:

1)眼肌型:最多见。单纯眼外肌受累,多数见一侧或双侧眼睑下垂,早晨轻,起床后逐渐加重。反复用力作睁闭眼动作也使症状更明显。部分患儿同时有其他眼外肌如眼球外展、内收或上、下运动障碍,引起复视、斜视等。瞳孔光反射正常。

2)脑干型:表现为Ⅸ、Ⅹ、Ⅻ脑神经麻痹所支配的咽喉肌群受累,突出症状是吞咽或构音困难,声音嘶哑等。

3)全身型:表现为运动后四肢肌肉疲劳无力,严重者卧床难起,呼吸肌无力时危及生命。

少数患儿兼有上述 2~3 种类型,或由 1 种类型逐渐发展为混合型。病程缓慢,可交替地完全缓解或复发,呼吸道感染常使病情加重。小儿重症肌无力偶可继发于桥本氏甲状腺炎等引起的甲状腺功能低下,约 2‰患儿有家族史,提示该病与遗传因素有关。

(2)新生儿期重症肌无力:病因特殊,包括两种类型。

1)新生儿暂时性重症肌无力:仅见母患重症肌无力所生新生儿中,约 1/7 因体内遗留母亲抗 Ach-R 抗体,可能出现全身肌肉无力,严重者需要机械呼吸或鼻饲。因很少表现眼肌症状易误诊。待数天或数周后,婴儿体内的 Ach-R 抗体消失,肌力即可恢复正常,以后不存在发生重症肌无力的特别危险性。

2)先天性重症肌无力:因遗传性 Ach-R 离子通道异常而患病,与母亲是否患重症肌无力无关,患儿出生后全身肌无力和眼外肌受累,症状持续,不会自然缓解,胆碱酯酶抑制剂和血浆交换治疗均无效果。

2. 药物诊断性试验　当临床表现支持本病时,药物试验有助诊断确立。

1) 腾喜龙：由于心律失常副反应一般不用于婴儿，儿童每次 0.2mg/kg（最大＜10mg），静脉或肌注，用药后 1 分钟即可见肌力明显改善，2～5 分钟后作用消失。

2) 新斯的明：很少有心律失常不良反应，剂量每次 0.04mg/kg，皮下或肌内注射，最大不超过 1mg，最大作用在用药后 15～40 分钟。婴儿反应阴性者 4 小时后加量为 0.08mg/kg。为避免新斯的明引起毒蕈碱样不良反应，注射该药前可先肌注阿托品 0.01mg/kg。

3. 实验室检查

(1) 肌电图检查：作神经重复刺激检查，表现为重复电刺激中反应电位波幅的快速降低，对本病诊断有特异性。本病周围神经传导速度多正常。

(2) 血清抗 Ach-R 抗体检查：阳性有诊断价值，婴幼儿阳性率低，随年龄增加而增高。眼肌型（约 40%）又较全身型（70%）低。

【治疗措施】

1. 胆碱酯酶抑制剂　首选溴吡斯的明，口服量每次新生儿 5mg，婴幼儿 10～15mg，年长儿 20～30mg，最大量每次不超过 60mg，每日 3～4 次。根据症状控制的需求和是否有"毒蕈碱样"不良反应发生，可适当增减每次剂量与间隔时间。

2. 肾上腺皮质激素　首选泼尼松，1～2mg/(kg·d)，症状完全缓解后再维持 4～8 周，然后逐渐减量达到能够控制症状的最小剂量，每日或隔日清晨顿服，总疗程 2 年。注意长期应用激素的副反应及应用激素初期一过性肌无力加重。

3. 胸腺切除术　对于药物难控制的病例考虑胸腺切除术。血清抗 Ach-R 抗体滴度增高或病程不足两年者常有更好疗效。

4. 大剂量静脉注射丙种球蛋白（IVIG）和血浆置换　部分患儿有效，两者价格均昂贵，且一次治疗维持时间短暂，需重复用药以巩固疗效，主要试用于难治性重症肌无力或重症肌无力危象的抢救。IVIG：400mg/(kg·d)，连用 5 天。对循环中抗 Ach-R 抗体滴度增高者可能疗效更佳。

5. 肌无力危象的识别与抢救

(1) 肌无力危象：因治疗延误或措施不当使重症肌无力本身病情加重，可因呼吸肌无力而呼吸衰竭。注射新斯的明使症状迅速改善。

(2) 胆碱能危象：因胆碱酯酶抑制剂过量引起，除明显肌无力外，尚有面色苍白、腹泻、呕吐、高血压、心动过缓、瞳孔缩小及黏膜分泌物增多等严重毒蕈碱样症状用腾喜龙 1mg 肌注，胆碱能危象者出现症状短暂加重，重症肌无力危象者会因用药而减轻。

6. 禁用药物　氨基糖苷类抗生素，普鲁卡因胺、普萘洛尔、奎宁等药物有加重患儿神经肌接头传递障碍的作用，甚至呼吸肌严重麻痹，应禁用。

六、进行性肌营养不良

进行性肌营养不良是一组原发于肌肉的遗传性变性疾病。临床特点为进行性加重的对称性肌无力、肌萎缩。根据发病年龄、肌无力分布、病程及预后可分为：假肥大型营养不良、Emery-Dreifuss 肌营养不良、面肩肱型肌营养不良、肢带型肌营养不良、眼咽型肌营养不良、远端型肌营养不良、强直型肌营养不良及先天性肌营养不良。

假肥大型肌营养不良是进行性肌营养不良中最常见，也是小儿时期最常见，最严重的一型，无种族或地域差异，分为 Duchenne 和 Becker（Duchenne/Becker muscular dystrophy，DMD/BMD）两种不同类型，其临床表现相似，下面主要介绍假肥大型肌营养不良。

【诊断要点】

1. 临床表现　男孩患病，个别女孩除携带突变基因外，由于另一 X 染色体功能失活也可发病。本病主要临床表现包括：

（1）进行性肌无力和运动功能倒退：患儿出生时或婴儿早期运动发育基本正常，少数有轻度运动发育延迟，或独立行走后步态不稳，易跌倒。5 岁后症状开始明显，骨盆带肌无力日益严重，行走摇摆如鸭步态，跌倒更频繁，不能上楼和跳跃。肩带和全身肌力随之进行性减退，大多数 10 岁后丧失独立行走能力，20 岁前大多出现咽喉肌肉和呼吸肌无力，声音低微，吞咽和呼吸困难，很易发生吸入性肺炎等继发感染死亡。BMD症状较轻，可能存活至 40 岁后。

（2）Gower 征：3 岁后患儿即不能从仰卧位直接站起，必须先翻身成俯卧位，然后两腿分开，双手先支撑于地面，然后一只手支撑到同侧小腿，并与另一手交替移位支撑于膝部和大腿上，使躯干从深鞠躬位逐渐竖直，最后呈腰部前凸的站立姿势。

（3）假性肌肥大和广泛肌萎缩：早期即有骨盆带和大腿部肌肉进行性萎缩，但腓肠肌因脂肪和胶原组织增生而假性肥大，与其他部位肌萎缩对比鲜明。当肩带肌肉萎缩后，举臂时肩胛骨内侧远离胸壁，形成"翼状肩胛"。

（4）其他：多数有心肌病，甚至心力衰竭，其严重度与骨骼肌无力并不一致。所有患儿均有不同程度的智力损害，与肌无力严重度也不平行，其中 20%～30% 较明显，IQ<70。

2. 实验室检查

（1）血清磷酸肌酸激酶（CK）显著增高：可高出正常数十甚至数百倍，其增高在疾病出现前就已存在。疾病晚期，几乎所有肌纤维已变性时，血清 CK 含量反可下降。

（2）肌电图：呈典型肌病表现，周围神经传导速度正常。

（3）肌肉活体组织检查：显微镜下见肌纤维轻度不等的广泛变性坏死，间有深染的新生肌纤维。束内纤维组织增生或脂肪充填，并见针对坏死肌纤维的反应性灶性单核细胞浸润。

（4）遗传学诊断：对活体肌肉组织进行抗肌萎缩蛋白的细胞免疫化学诊断，或采血 DNA 序列分析可证实抗肌萎缩蛋白基因突变或缺失。

【治疗措施】　目前，无特效治疗，但积极的对症和支持治疗措施有助于提高患儿的生活质量与延长生命。鼓励并坚持主动和被动运动，以延缓肌肉萎缩。对逐渐丧失站立或行走能力者，使用支具以帮助运动和锻炼，并防止脊柱弯曲和肌肉挛缩。保证钙和蛋白质等营养摄入，积极防治致命性呼吸道感染。曾试用多种药物治疗，无肯定效果。

泼尼松：似有改善肌力，延缓病情发展的功效，开始剂量 1mg/(kg·d)，一般用药 10 天后见肌力进步。有效者维持剂量平均 0.75mg/(kg·d)，连续用药可维持缓解 2 年以上。要注意长期使用肾上腺皮质激素的副作用。

针对抗肌萎缩蛋白的基因工程治疗正在研究。

【遗传咨询与预防】　通过家系调查、CK 测定、DNA 分析及对已怀孕的基因携带者进行胎儿产前诊断，以正确开展生育指导。

（高晓宇）

第十一节　内分泌、代谢、遗传、免疫缺陷病
一、儿童 1 型糖尿病

糖尿病是严重威胁儿童健康的一种慢性全身性疾病。过去称 1 型糖尿病为胰岛素依赖型糖尿病。流行病学调查，我国 1 岁以下儿童 1 型糖尿病每年平均发病率为 0.52/10 万。约有 40% 的病儿糖尿病酮症酸中毒为首发症状，若不及时救治，将危及患儿的生命。目前认为 1 型糖尿病是在遗传易感基因的基础上，在外界环境因素的作用下，引发机体的自身免疫功能紊乱，导致胰岛 B 细胞的损伤和破坏，最终胰岛 B 细胞功能衰竭而发生糖尿病。其环境因素的影响比

较复杂,可能与病毒感染等有关。

【诊断】

1. 临床表现 一般起病较急,常因感染、饮食不当等诱因发病,典型临床表现为"三多一少",即多尿、多饮、多食、体重减少。儿童 1 型糖尿病也常有不典型的隐匿起病表现,如夜尿增多或已经能够控制夜间排尿的儿童又出现遗尿;多食症状常不明显部分患儿食欲正常或减低;假如合并呼吸道、肠道、皮肤、等感染,原发糖尿病的诊断易被忽略而贻误治疗。体格检查除消瘦外,一般无阳性体征。

2. 糖尿病最新诊断标准 以静脉血浆葡萄糖(mmol/L)(使用葡萄糖氧化酶法测定)为标准,当患儿有"三多一少"症状、尿糖为阳性时,空腹血糖≥7.0mmol/L(≥126mg/dl),或随机血糖/OGTT 2 小时血糖≥11.1mmol/L(≥200mg/dl)者即可诊断为糖尿病。

【治疗】 治疗目的:降低血糖,消除症状,预防、延缓各种急慢性并发症的发生,提高生活质量,使糖尿病儿童尽量能像正常儿童一样生活、健康成长。

1. 胰岛素治疗 儿童 1 型糖尿病一经确诊需要终生依赖外源性胰岛素替代治疗。由于患儿胰岛残余 B 细胞的功能不同,要注意胰岛素治疗的个体化。

(1)胰岛素的剂量与调整

1)剂量:开始一般按 0.5～1.0U/(kg·d)给予。年龄小用量偏小,0.25～0.5U/(kg·d)。处于青春发育期患者用量偏大,0.6～1.0U/(kg·d)。

2)剂量分配:以常规胰岛素(RI)为例将全天总量分 3 次于餐前 20～30 分钟皮下注射。根据患儿病情,剂量分配可按如下 3 种方案选择。即:①餐前剂量相等。②早餐前用量偏大,午餐及晚餐前用量相等。③早餐前＞晚餐前＞午餐前;必要时睡前可增加 1 次,其剂量最小。

3)剂量调整:胰岛素治疗不可能一步到位,每调整一次剂量至少要观察 2～3 天,主要根据空腹和餐后 2 小时血糖及段、次尿糖定性指标来进行:①早餐前用量,参照前几日上午 7 时～11 时段尿及午餐前次尿尿糖记录进行调整。②午餐前用量,参照前几日上午 11 时～下午 5 时段尿及晚餐前次尿尿糖。③晚餐前用量,参照前几日下午 5 时至晚 10 时段尿及睡前次尿尿糖。④睡前用量,参照前几日晚 10 时次晨 7 时段尿及早餐次尿糖情况进行调整。

4)短、中效胰岛素混合治疗:短、中效的比例一般为 1:2 或 1:3,分 2 次于早餐及晚餐前注射。早餐前 2/3 量,晚餐前 1/3 量。根据胰岛素不同的作用时间及段、次尿糖情况分别调整短效及中效胰岛素的剂量。

(2)缓解期胰岛素治疗:此时期胰岛素用量可能仅为 2～4U/d,甚至更少,但一般不主张完全停药。

2. 饮食治疗

(1)治疗原则:①计划饮食,控制总热量,保证儿童正常生长发育的需要。②均衡膳食保证足够营养,避免高糖、高脂食物,多选择高纤维素食物,烹调以清淡为主。③定时定量进餐,最好三餐三点心。

需注意:进正餐和加餐的时间要与胰岛素注射时间及作用时间相配合。

(2)总能量:全天能量供给为 1000＋年龄×(70～100)kcal。①年龄小热量偏高。②胖瘦程度。③活动量大小。④平日的饮食习惯。⑤青春期女孩供给较低的能量。

(3)热量分配:全天热量分为三餐三点心;一般三餐分配比例分别为 1/5、2/5、2/5。每餐预留 15～20g 左右的食品,作为餐后点心。

(4)营养素的供给与分配:糖类占全天总热量为 55％～60％,应选择"血糖指数"低的食品。脂肪占 25％～30％,每日脂肪入量不能超过全日总热量的 30％,以不饱和脂肪酸为主,每日胆固醇入量不超过 3000mg。蛋白质为 15％～20％,注意选择、保证优质蛋白的摄入。

（5）保证维生素、微量元素和膳食纤维的摄入，应避免摄入盐过多，建议每日氯化钠摄入量为 $3\sim 6g$ 为宜。

（6）不适宜糖尿病患儿食用的食品：第 1 类为高脂肪食品，如肥肉、油炸食品；第 2 类为高糖食品，如果糖、含糖的饮料、含糖高的水果；第 3 类是纯淀粉食品，如粉丝。粉条、凉粉等。这些食品最好不吃或少吃。蔬菜中的黄瓜、西红柿、芹菜等所含热量很少，基本上可以不限制数量。

（7）正确对待"无糖食品"："无糖食品"虽不含糖，但既是食品就有一定的热量，食用后也应减去相应主食。

3. 运动治疗 运动治疗是治疗糖尿病的重要手段之一。儿童 1 型糖尿病患者病情稳定后都可以参加学校的各种体育活动，对糖尿病的病情控制有很好的促进作用。

（1）处方制定原则：①遵循个体化合循序渐进的原则。"持之以恒，量力而行"才能获得良好的效果。②运动强度要适当：可根据运动中和运动后有无不良反应来决定，注意安全。③运动时间：一般每日安排 1 次或 $4\sim5$ 次，每次 $30\sim 60$ 分钟为宜。原则上应在餐后半小时以后进行，以防出现低血糖。④定时定量运动：与定时定量注射胰岛素和定时定量进餐同样重要，坚持"三定"原则，才能收到良好的治疗效果。

（2）注意事项：①宜将胰岛素给为腹壁皮下注射，以免运动时吸收过快，而易发生低血糖。②运动后易出现低血糖者可与运动前有计划加用少量食品或适当减少胰岛素量。③运动时应注意选择合适的服装和鞋袜，运动后注意清洁卫生。④对年龄较小的儿童，最好家长能够参与，即可给予照顾又能增加乐趣，更利于坚持。

4. 心理治疗 这是糖尿病患儿综合治疗的一部分。呼吁社会、学校、家庭给予糖尿病儿童更多的关心和爱护，使他们能像正常儿童一样健康成长。

5. 糖尿病的（自我）检测指标

（1）段、次尿糖、尿酮体及 24 小时尿糖测定。

（2）24 小时尿糖测定：急性代谢紊乱期每周测定 1 次，病情平稳后可 $2\sim3$ 月测定 1 次。

（3）尿酮体：每天测定 1 次。

（4）血糖、血脂测定：有条件者可采用微量血糖仪每天监测 $2\sim4$ 次。一般每 $2\sim3$ 个月测定餐后 2 小时血糖 1 次，血脂每半年测定 1 次。

（5）糖化血红蛋白：它是葡萄糖在血液中与血红蛋白的非酶性结合产物，反映近期 $2\sim3$ 个月内血糖的平均水平，是检测糖尿病患者日常疾病疾病控制情况的良好指标，正常值为 $\leqslant 6\%$。应 $2\sim3$ 个月测 1 次，1 年至少 $4\sim6$ 次。

（6）果糖胺：反映 $2\sim3$ 周内血中平均血糖水平、根据病情选择应用。

（7）其他检查：儿童糖尿病患者按规定期监测血压，检查眼底、尿微量蛋白和 β_2-微球蛋白等，以早期发现、治疗糖尿病的慢性并发症。

二、小儿糖尿病酮症酸中毒

【诊断】 儿童 1 型糖尿病常以酮症酸中毒为首发症状发病。各种感染；胰岛素治疗中断或使用不当；饮食不当或在各种应激情况下如外伤、手术、精神刺激等均可诱发酮症酸中毒。

1. 临床表现 糖尿病酮症酸中毒（DKA）起病时，患者常现有口渴、多尿、恶心、呕吐；有时以腹痛为突出症状而被误诊为急腹症。严重者精神状态发生改变，有不同程度的意识障碍。DKA 患者长呈现慢而深的呼吸模式，即 Kussmaul's 呼吸，呼出的气味常有酮味，常形容为一种烂苹果味。脱水严重时，可表现为口唇干裂、皮肤干燥、短期内体重下降，血压降低。感染诱发 DKA，长可表现为感染性休克，如只注意抢救感染性休克，而忽略糖尿病的诊断，可使患者丧失抢救机会。

DKA 的诊断并不困难，其关键时应考虑到糖尿病的可能。对存在如下情况的患者：①不明原因的昏迷患者。②顽固性脱水酸中毒难以纠正。③呕吐、腹痛伴有明显呼吸深长,呼出气体有烂苹果味。④已能控制排尿的小儿反复出现遗尿。⑤食欲下降,乏力原因不明时。⑥反复皮肤、尿路感染而不能用其他原因解释者,应及时查血糖、尿糖及酮体。如尿糖、尿酮体增高同时血糖升高,无论既往有无糖尿病史均应考虑 DKA 的诊断。

2. 辅助检查 ①血糖>16.8mmol/L(300mg/dl)。②血 pH<7.3,HCO$_3^-$<15mmol/L。③阴离子间隙增高,正常值为 8~16,计算公式:[Na$^+$]-[Cl$^-$+HCO$_3^-$]。④血酮体和尿酮体及尿糖阳性。

【治疗】

1. DKA 治疗目的 纠正水和电解质紊乱;迅速用胰岛素纠正糖和脂肪代谢的紊乱,逆转酮血症和酮中毒;去除引起 DKA 的诱因。

2. 小剂量胰岛素静脉持续滴注法 具有方法简便易行,疗效可靠,无迟发低血糖和低血钾反应等特点。

(1)剂量:开始为常规胰岛素(RI)0.1U/(kg·h),以 0.9%生理盐水稀释,利用输液泵控制输液速度为每分钟 1ml。每 1 小时监测血糖 1 次,根据血糖下降情况,逐渐调整减慢输液速度。以血糖维持在 8.4~11.2mmol/L(150~200mg/dl)为宜。

(2)停止指征:当血糖降至 11.2mmol/L(200mg/dl)以下时,如酮症消失,可停止静脉滴注胰岛素,在停止滴注前半小时前,需皮下注射 RI 0.25U/kg,以防止血糖过快回升。开始进餐后,转为常规治疗。

3. 补液 DKA 诊断一经确定。应同时开放两个静脉通道,以期迅速恢复循环血容量,保证重要器官心、脑、肾的灌注,并逐渐补足总体和细胞内液体的丢失及纠正电解质紊乱。

(1)补足累计损失:一般按中度脱水估计,即按 80~100ml/kg 计算,首批输注生理盐水 20ml/kg。于 30 分钟~1 小时内输入;膀胱有尿,从第二批液体开始,即可输入不含糖的半张含钾液,其中钾的浓度为 40mmol/L。累计损失的 1/2 量应在开始治疗后 8~10 小时内给予,余量在其后 14~16 小时内匀速输入。

(2)生理维持量:按 1500ml(m^2·d)计算,在 24 小时之内匀速输入。液体种类为去糖维持液,即含钠 30mmol/L、钾 20mmol/L。

(3)继续丢失:随丢随补。

(4)补钾:发生酮症酸中毒时,由于机体组织大量破坏,体内钾离子随大量尿液而丢失,造成总体缺钾。由于酸中毒时钾离子由细胞内移至细胞外,可造成血钾正常的假象。随着酸中毒的纠正,特别是应用胰岛素后,血钾迅速转入细胞内,致使血钾下降,因此需及时补钾。第 1 个 24 小时内可按 3~6mmol/kg 给予,浓度为 40mmol/L。能进食后改为每日口服氯化钾 1~3g/d,持续 5~7 天。

(5)含糖液的应用:补充外源性胰岛素后,在足量葡萄糖的环境中有利于胰岛素发挥作用,由于胰岛素降血糖作用快速,而酮体的代谢较缓慢,如不注意糖的补充,可出现低血糖和酮血症并存。当血糖下降至 11.2mmol/L 以下时,应给予含糖液,其浓度为 2.5%~5%,葡萄糖与胰岛素的比例一般按 4g 葡萄糖:1U 胰岛素。也应注意治疗的个体化,以维持血糖在 8.4~11.1mmol/L 为宜。

(6)碱性液的应用:DKA 使用碱性液的原则与一般脱水酸中毒不同,需严格掌握应用指征。经过输液和胰岛素治疗后,体内过多的酮体可转化为内源性 HCO$_3^-$,纠正轻度酸中毒。经适当治疗后若复查血气仍 pH<7.2,可考虑使用碱性液。所需按 5%NaHCO$_3$=kg 体重×(15-所测 HCO$_3^-$)×0.6,先给半量,以蒸馏水稀释成等张液(1.4%)才能使用。酸中毒越严重,血 pH 越低,纠正酸中毒的速度不宜过快,避免引起脑水肿。

(7)磷的补充:适量应口服磷酸盐合剂。

4. 消除诱因,选择有效的抗生素,积极控制感染 在 DKA 的整个治疗过程中,必须守护患者,严密观察,掌握治疗方案的具体实施情况,随时依病情变化修正治疗计划,避免因处理不当而加重病情。

三、性早熟

一般认为,女孩在 8 岁以前,男孩在 9 岁以前出现第二性征,并伴有体格的过速发育,称为性早熟。

【诊断】

1. 临床表现

(1) 特发性性早熟:女性最初症状是乳房发育,男孩为睾丸和阴茎的发育,继之阴毛、腋毛出现。随第二性征出现,体格发育加速,生长速度加快,骨龄增速。其发育过程遵循正常的性发育规律进行,只是整个性成熟过程的提前。骨龄成熟过快而影响其最终身高。其智力发育与实际年龄相符,但精神发育和体格发育之间有明显的不均匀性。

(2) 假性性早熟:其性发育过程不按正常发育规律出现,往往有第二性征的部分缺乏,如女性卵巢肿瘤引起的性早熟不出现阴毛;21-羟化酶缺乏、肾上腺肿瘤时,男性阴茎增大而无相应的睾丸增大,女性为异性性早熟;误服避孕药可使乳房增大、乳头、乳晕及会阴部皮肤色素沉着极为明显,甚至女孩阴道出血。

(3) 部分性性早熟:只有 1 种第二性征出现,而缺乏其他第二性征表现,无骨骼早熟,如乳房早发育、单纯性阴毛出现或单纯性早潮。

2. 辅助检查

(1) 骨龄测定。

(2) 测定 LH、FSH、T、E_2、17α-OHP、17KS 等。

(3) LHRH 兴奋试验 剂量每次 $100\mu g/m^2$,最大量 $100\mu g$。刺激后 LH、FSH 明显增高、LH 峰值与基础值之比>3,LH/FSH 比值>1 支持中枢性性早熟。

(4) B 超检查肾上腺、卵巢、子宫。注意成熟卵泡大小和数目。

(5) 眼底、视野检查。

(6) 怀疑肿瘤者做 CT 或 MRI。

3. 特发性性早熟诊断条件

(1) 女孩在 8 岁以前、男孩在 9 岁以前出现第二性征。

(2) 骨龄超过实际年龄 1 岁以上。

(3) 生长速度增快>7cm/年。

(4) LHRH 兴奋试验支持中枢性性早熟。

(5) 子宫、卵巢超声检查符合性早熟表现。

以上 5 项至少 3 项符合标准。

(6) 排除中枢器质性病变及其他内分泌疾患者。

【治疗】

1. 对因治疗

2. 药物治疗

(1) 促性腺激素释放激素类似物:它是治疗特发性性早熟的首选药物。60～90μg/kg,每 28 天 1 次,皮下注射。应用至患儿骨龄达 11～12 岁。

(2) 甲羟孕酮:10～30mg/d,但本药既不能充分抑制促性腺激素的分泌,也不能阻止骨骼的快速成熟,因而也不能改善最终身高。

(3) 环丙孕酮 70～100mg/(m²·d):具有很强的抗雄性激素作用,能抑制垂体促性腺激素的分泌,使睾酮水平降低,可抑制特发性性早熟。

四、生长激素缺乏症

生长激素缺乏症是由于腺垂体合成或分泌生长激素部分或完全缺乏，或由于 GH 分子结构异常、受体缺陷等所致的生长发育障碍性疾病。患者的身高处于同性别、同年龄健康儿童平均数减 2 个标准差或第 3 百分位以下者，符合矮身材标准。

【临床表现】　以男孩多见，男：女为 3：1。患儿出生时身高和体重均正常，1 岁以后出现生长速度减慢，身高落后比体重落后更为明显。身高符合矮身材标准，身高年增长速率<5cm/年。肢体匀称，面容幼稚，智力正常。骨龄落后（低于实际骨龄 2 岁以上），青春期发育大多延迟。

【辅助检查】

1. GH 激发试验　包括生理试验（运动试验和睡眠试验）和药物试验，常用药物激发剂有胰岛素、精氨酸、左旋多巴、可乐定等。根据 GH 激发峰值来判断 GH 的缺乏程度。GH 峰值<5μg/L，GH 为完全缺乏；GH 峰值 5～10μg/L，GH 为部分缺乏；GH 峰值>10μg/L，GH 不缺乏。

2. 胰岛素样生长因子（IGF-1）**和 IGFBP-3 的测定**

3. 骨龄测定　摄左手腕部＋指骨平片，下丘脑-垂体 MRI。

4. 其他内分泌检查

5. 染色体检查

【诊断依据】

1. 均匀性身材矮小　身高落后于同年龄、同性别正常健康儿童生长曲线第 3 百分位数以下。

2. 生长缓慢　身高年增长速率<5cm。

3. 骨龄　落后于实际年龄 2 岁以上。

4. 生长激素激发试验　GH 部分或完全缺乏。

5. 智力　正常，与年龄相称。

6. 排除其他影响生长的疾病

【治疗】

1. 生长激素　基因重组人生长激素（rhGH）替代治疗已被广泛应用，目前大都采用 0.1U/kg，每晚临睡前皮下注射 1 次，每周 6～7 次的方案。治疗应持续至骨骺闭合为止。

2. 其他　同时伴有性腺轴功能障碍的生长激素缺乏症患儿骨龄达 12 岁时可开始用性激素治疗。男性可注射长效庚酸睾酮 25mg，每月 1 次，每 3 个月增加 25mg 直到每月 100mg；女性可用炔雌醇 1～2μg/d，或妊马雌酮自每日 0.3mg 起酌情逐渐增加，同时需检测骨龄。

五、中枢性尿崩症

尿崩症是下丘脑的室上核及室旁核的神经内分泌细胞所分泌的抗利尿激素（ADH）不足或肾小管对 ADH 不反应，患儿完全或部分丧失尿液浓缩功能，以多饮、多尿、尿比重低为特点的临床综合征。前者称为中枢性尿崩症，后者称为肾性尿崩症。

【临床表现】　临床上以多饮、多尿为主，喜液体饮食，重症可有脱水、便秘，唾液和汗液减少，夜间有遗尿，影响食欲甚至生长障碍。尿崩症患儿如伴有眼球突出时，应注意颅骨、肋骨有无病变。头颅 X 片、胸片和长骨片等显示骨质破坏者应与 Langerhans 细胞组织细胞增生症鉴别；后者常伴有低烧，肺部可能有浸润；对有皮疹如汗疹、黑痂、丘疹及出血性皮疹者，应及时做皮疹液涂片找组织细胞，或做病理检查电镜下寻找含 Birbeck 颗粒的郎格罕细胞以确诊，组织细胞增生症的治疗与中枢性尿崩症的治疗不同，而且多数预后较好。如出现斜视、复视、视野改变,性早熟,颅内压增高等症状时需排除颅内点位性病变。

【辅助检查】

1. 常规检查　尿常规、尿渗透压与血浆渗透压、肾功能、血生化等。

2. 影像学检查　肾脏 B 超、眼底、头颅 MRI。

3. 其他检查　疑为 Langerhans 细胞组织细胞增生症时需检查皮肤皮疹,涂片找组织细胞。

4. 特殊检查

(1) 禁水试验:用于鉴别神经性多饮及中枢性尿崩症。根据病情及患者反应情况选择 8 小时或 12~16 小时限水试验。前者经限水后尿渗透压明显上升,对限水试验耐受良好。限水后尿比重<1.010,需进一步做垂体加压素试验。若尿比重在 1.010~1.016 之间为部分性尿崩症。

(2) 垂体加压素试验:用于鉴别中枢性尿崩症与肾性尿崩症。肌内注射水剂 AVP(精氨酸加压素)5U,观察注射前后每小时的排尿量,尿比重和渗透压变化,如果排尿量减少,尿比重上升超过 1.015~1.020,尿渗透压较前升高>50%,即可终止实验并诊断为中枢性尿崩症。升高 10%~50%者为部分性尿崩症,升高<9%者为精神性多饮;尿量减少不明显,尿比重仍低者,可诊断为肾性尿崩症。

六、先天性甲状腺功能减低症

甲状腺功能减低症简称甲低,又称克汀病,根据其发病和年龄不同分为先天性和获得性两类。先天性甲状腺功能减低症是由于胚胎过程中甲状腺组织发育异常、缺如或异位,甲状腺激素合成过程中酶缺陷,造成甲状腺激素分泌不足,导致机体代谢障碍,生长发育迟缓和智力低下和生理功能低下。

【临床表现】　先天性甲状腺功能低下的主要临床表现是生长迟缓、智能发育迟滞和全身器官代谢低下。其表现随甲状腺素合成不足的严重程度而异,严重者在新生儿期已有症状,而缺陷轻者则可较迟发病,甚至在幼儿或儿童期才开始出现症状。

1. 新生儿及婴儿期　身长偏低,嗜睡,少哭,哭声低下且声音粗而嘶哑;少动,吸吮力差,进食差,便秘,生理性黄疸消退时间延迟。皮肤干而冷、粗糙,可伴片状脱屑;体温低、前囟大,腹胀,常有脐疝。

2. 幼儿和儿童期　面容臃肿,眼睑水肿,肤色蜡黄或苍白伴贫血;皮肤干、粗;舌大外伸,唇厚,鼻梁低塌;发稀而干。生长迟缓,并伴有神经系统功能障碍及代谢低下,甲状腺肿大。

【辅助检查】

1. 新生儿筛查　目的在于早期诊断,早期治疗,使患儿避免神经精神发育的不可逆性改变。

2. 甲状腺激素测定　血清甲状腺激素(T_3、T_4)及促甲状腺素(TSH)测定,必要时测定游离 T_3 和游离 T_4 及甲状腺素结合球蛋白。

3. TRH 刺激试验

3. 甲状腺自身免疫性抗体　甲状球蛋白抗体(TGAb)、甲状腺过氧化酶抗体(TPO-Ab)。

4. 核素检查　^{99m}Tc 或^{131}I甲状腺扫描 对甲状腺缺失、甲状腺发育不全和异位的诊断有帮助。

5. X 线检查　左腕骨正位片,患儿骨龄落后于实际年龄。6 个月以下婴儿需摄膝关节正位片。

【治疗】

1. 治疗原则　早期诊断(生后 3 月内)、早期治疗、避免对脑发育的损害,根据年龄调整剂量、注意剂量个体化,坚持终身治疗,不能中断,否则前功尽弃。

2. 甲状腺激素替代疗法　从小剂量开始,逐步加到足量,然后采用维持量治疗。①优甲乐(L-甲状腺素)$50\mu g$/片,维持量:新生儿 $10\mu g/(kg \cdot d)$;婴幼儿 $8\mu g/(kg \cdot d)$;儿童 $6\mu g/(kg \cdot d)$。②甲状腺片 40mg/片,该制剂临床上已经不用。

3. 复查　定期复查甲状腺功能、骨龄、监测身高、体重等,以指导剂量调整。

【预后】　新生儿筛查阳性者立即正规治疗,预后良好。如果生后 3 个月内开始治疗,预后尚可,智能绝大多数可达到正常;6 个月后开始治疗可改善生长状况,但智能仍会受到严重损害。

七、苯丙酮尿症

苯丙酮尿症(PKU)是苯丙氨酸代谢途径中酶缺陷所致,患儿尿液中排除大量苯丙酮酸,是氨基酸代谢障碍中一种较常见染色体隐性遗传病。

【诊断】

1. 病因　本病分为典型和非典型 2 种。典型 PKU 是患儿肝细胞缺乏苯丙氨酸-4-羟化酶,不能将苯丙氨酸转化为酪氨酸。苯丙氨酸在血、脑脊液、各种组织和尿液中浓度极度增高,同时产生大量苯丙酮酸、苯乙酸、苯乳酸和对羟基苯丙酮酸等旁路代谢产物并自尿液中排出。高浓度的苯丙氨酸及其旁路代谢产物可导致脑细胞受损。非典型 PKU 是鸟苷三磷酸环化水合酶、6-苯酮酸四氢蝶呤合成酶或二氢生物蝶呤还原酶缺乏所致,它们是合成或需的辅酶,缺乏时不仅苯丙氨酸不能氧化成酪氨酸,而且造成多巴胺、5-羟色胺等重要神经递质缺乏,加重神经系统的功能损害。

2. 临床表现　患儿出生时都正常,通常在 3～6 个月时出现症状,1 岁时症状明显。

(1) 神经系统:以智力发育落后为主,可有行为异常。多动或有肌痉挛、癫痫小发作,甚至惊厥,少数肌张力增高和减反射亢进。

(2) 外观:出生数月后因黑色素合成不足、毛发、皮肤和虹膜色泽变浅。

(3) 其他:常见呕吐和皮肤湿疹。尿和汗液有鼠尿臭味。

3. 确定诊断　本病为少数可治性遗产代谢病之一,力求早期诊断与治疗,避免其神经系统的不可逆性损伤。

(1) 新生儿期筛查:采用 Guthrie 细菌生长抑制试验可以半定量测定新生儿血液苯丙氨酸浓度。

(2) 三氯化铁试验和 2,4-二硝基苯肼试验。

(3) 血浆游离氨基酸分析和尿液有机酸分析。

(4) 尿蝶呤分析。

(5) DNA 分析。

【治疗】　低苯丙氨酸饮食。BH、5-DOPA,对非典型 PKU,除饮食控制外,尚应给予此类药物治疗。

八、21-三体综合征

21-三体综合征,又称唐氏综合征(以前称先天愚型)属染色体畸变,是染色体疾病中最常见的一种,母亲年龄愈大,本病的发生率愈高。

【临床表现】　患儿在出生时即已有明显的特殊面容,且常呈现嗜睡和喂养困难,其智能低下随年龄增长而逐渐明显,动作发育和性发育都延迟。患儿特殊面容表现为:眼距宽,鼻根低平,眼裂小,眼外侧上斜,有内眦赘皮,外耳小,舌常伸出口外,流涎多。身材矮小,头围小于正常,骨龄常落后于自身年龄,出牙延迟且常错位。头发细软而较少。四肢短,手指粗短,小指向内弯曲。患儿常伴有先天性心脏病等其他畸形,因免疫功能低下,易患各种感染。

【细胞遗传学诊断与遗传咨询】　按染色体核型分析可将 21-三体综合征分为 3 型。

1. 标准型　患儿核型为 47,XX(或 XY),+21,双亲外周血淋巴细胞核型正常。

2. 易位型

(1) D/G 易位:D组中以 14 号染色体为主,其核型为 46,XX(或 XY),-14,+t(14q;21q),

少数为 15 号。这种易位型患儿半数为遗传性,即亲代中有 14/21 平衡易位染色体携带者,核型为 45,XX(或 XY),−14,+21,+t(14q,21q)。

(2) G/G 易位:是由于 G 组中两个 21 号染色体发生着丝粒融合,形成等臂染色体 t(21q,21q),或一个 21 号染色体到一个 22 染色体上,即 t(21q,22q)。

易位型患儿的双亲应做染色体核型分析,以便发现平衡易位携带者:如母方为 D/G 易位,则每一胎都有 10%的风险率;父方为 D/G 易位,风险率为 4%;绝大多数 G/G 病例为散发,父母亲核型大多正常,但亦有 21/21 易位携带者,其下一代 100%为本病。

3. 嵌合体型　患儿体内有两种或两种以上的细胞株(以两种为多见),一株正常,一株为 21-三体细胞,临床表现随正常细胞所占百分比而定。

【诊断】　该病的特殊面容、手的特点和智能低下为临床诊断提供了依据,但是明确诊断必须依赖于染色体核型分析,因此染色体核型分析是 21-三体综合征的主要实验室检查技术。

【治疗】　目前尚无有效的治疗方法。平时注意预防感染,如伴有先天性心脏病、胃肠道或其他畸形,可考虑手术矫治。

九、小儿肥胖症

肥胖症是以体内脂肪积聚过多为主要症状的一种慢性营养障碍性疾病。儿童肥胖症已经成为我国儿童严重的健康问题。儿童肥胖症的发生不仅与遗传因素有关,更与不健康的生活方式有关,是以过度营养、缺乏运动、行为异常为特征,是环境因素与个体因素相互促进的结果。

【诊断】　体重超过同性别、同身高参照人群均值 20%以上者诊断为肥胖;20%~29%者为轻度肥胖;30%~49%者为中度肥胖;超过 50%者为重度肥胖。

【临床表现】　发病年龄,易发生肥胖的 3 个时期为生后 1 岁以内、4~5 岁及青春期。食欲极佳,多食,喜食甜、油脂类食品,常有不良饮食习惯。皮下脂肪分布较均匀,重度肥胖儿皮肤可见白色或淡红色条纹。注意识别假性乳房肥大及男孩的外生殖器发育不良。青春期前可生长过速,骨龄正常或超过实际年龄。青春期启动可早于一般儿童。注意合并症,如高血压、糖尿病、脂肪肝、肥胖肺通气不良综合征、痛风等。

【辅助检查】　对中、重度肥胖患儿应全面检查:①糖耐量及 INS 释放试验。②血脂 4 项即载脂蛋白确定。③瘦素。④肝功能。⑤腹部 B 超,必要时心肺功能检查。⑥对眼底改变者应查脑 CT,除外颅内占位性病变。⑦怀疑性发育障碍者应检查骨龄,LU、FSH、T、E_2。⑧特殊检查。

【治疗】

1. 饮食疗法　推荐低脂肪、低糖类和高蛋白食谱。食物的体积在一定程度上会使患儿产生饱腹感,故应鼓励其多吃体积大而热能低的蔬菜类食品,其纤维还可减少糖类的吸收和胰岛素的分泌。如萝卜、胡萝卜、青菜、黄瓜、苹果、莴苣等均可选择。

良好的饮食习惯对减肥具有重要作用,如避免晚餐过饱,不吃夜宵,不吃零食,少吃多餐,减慢进食速度、细嚼慢咽等。

2. 运动疗法　适当的运动能促使脂肪分解,减少胰岛素分泌,使脂肪合成减少,蛋白质合成增加,促进肌肉发育。

3. 药物治疗　苯丙胺类和马吲哚类等食欲抑制剂以及甲状腺素等增加消耗类药物对儿童均应慎用。

(胡亚萍)